"十二五"普通高等教育本科国家级规划教材

国家卫生健康委员会"十四五"规划教材

全 国 高 等 学 校 教 材

供八年制及"5+3"一体化临床医学等专业用

医学影像学
Medical Imaging

第4版

主　　编　金征宇　龚启勇

副 主 编　高剑波　郑传胜　宋　彬　孙浩然

数 字 主 编　金征宇　龚启勇

数字副主编　高剑波　郑传胜　宋　彬　孙浩然

人民卫生出版社
·北 京·

图书在版编目（CIP）数据

医学影像学 / 金征宇，龚启勇主编. -- 4 版.
北京 ： 人民卫生出版社，2024.11. --（全国高等学校
八年制及 "5+3" 一体化临床医学专业第四轮规划教材）.
ISBN 978-7-117-37139-1

I. R445

中国国家版本馆 CIP 数据核字第 2024386VH3 号

| 人卫智网 | www.ipmph.com | 医学教育、学术、考试、健康，购书智慧智能综合服务平台 |
| 人卫官网 | www.pmph.com | 人卫官方资讯发布平台 |

医学影像学
Yixue Yingxiangxue
第 4 版

主　　编：金征宇　龚启勇
出版发行：人民卫生出版社（中继线 010-59780011）
地　　址：北京市朝阳区潘家园南里 19 号
邮　　编：100021
E - mail：pmph @ pmph.com
购书热线：010-59787592　010-59787584　010-65264830
印　　刷：廊坊一二〇六印刷厂
经　　销：新华书店
开　　本：889 × 1194　1/16　　印张：40
字　　数：1183 千字
版　　次：2005 年 8 月第 1 版　　2024 年 11 月第 4 版
印　　次：2024 年 11 月第 1 次印刷
标准书号：ISBN 978-7-117-37139-1
定　　价：138.00 元

打击盗版举报电话：010-59787491　E-mail：WQ @ pmph.com
质量问题联系电话：010-59787234　E-mail：zhiliang @ pmph.com
数字融合服务电话：4001118166　E-mail：zengzhi @ pmph.com

编　委

（以姓氏笔画为序）

王　维（中南大学湘雅三医院）

王绍武（大连医科大学附属第二医院）

月　强（四川大学华西医院）

卢　洁（首都医科大学宣武医院）

朱文珍（华中科技大学同济医学院附属同济医院）

伍建林（大连大学附属中山医院）

孙浩然（天津医科大学总医院）

严福华（上海交通大学医学院附属瑞金医院）

李子平（中山大学附属第一医院）

余永强（安徽医科大学第一附属医院）

宋　伟（中国医学科学院北京协和医院）

宋　彬（四川大学华西医院）

张　冰（南京大学医学院附属鼓楼医院）

张　辉（山西医科大学第一医院）

张龙江（南京大学医学院附属金陵医院）

张永高（郑州大学第一附属医院）

张伟国（陆军军医大学陆军特色医学中心）

张雪宁（天津医科大学第二医院）

张惠茅（吉林大学第一医院）

陈　敏（北京医院）

金征宇（中国医学科学院北京协和医院）

郑传胜（华中科技大学同济医学院附属协和医院）

郑敏文（空军军医大学西京医院）

赵心明（中国医学科学院肿瘤医院）

侯　阳（中国医科大学附属盛京医院）

饶圣祥（复旦大学附属中山医院）

姜慧杰（哈尔滨医科大学附属第二医院）

洪　楠（北京大学人民医院）

徐文坚（青岛大学附属医院）

徐晓俊（浙江大学医学院附属第二医院）

徐海波（武汉大学中南医院）

高剑波（郑州大学第一附属医院）

曹代荣（福建医科大学附属第一医院）

龚启勇（四川大学华西医院）

鲜军舫（首都医科大学附属北京同仁医院）

廖伟华（中南大学湘雅医院）

薛华丹（中国医学科学院北京协和医院）

编写秘书

薛华丹（兼）

张大明（中国医学科学院北京协和医院）

数字编委

（数字编委详见二维码）

数字编委名单

3

融合教材阅读使用说明

　　融合教材即通过二维码等现代化信息技术，将纸书内容与数字资源融为一体的新形态教材。本套教材以融合教材形式出版，每本教材均配有特色的数字内容，读者在阅读纸书的同时，通过扫描书中的二维码，即可免费获取线上数字资源和相应的平台服务。

本教材包含以下数字资源类型

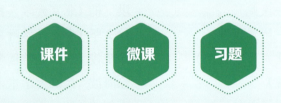

课件　　微课　　习题

获取数字资源步骤

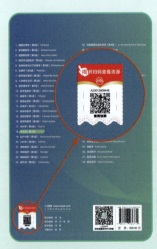　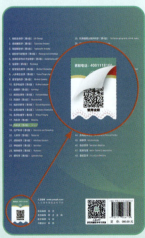　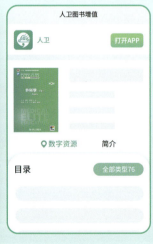　

①扫描封底红标二维码，获取图书"使用说明"。

②揭开红标，扫描绿标激活码，注册/登录人卫账号获取数字资源。

③扫描书内二维码或封底绿标激活码随时查看数字资源。

④登录 zengzhi.ipmph.com 或下载应用体验更多功能和服务。

APP 及平台使用客服热线　　400-111-8166

读者信息反馈方式

　　欢迎登录"人卫 e 教"平台官网"medu.pmph.com"，在首页注册登录（也可使用已有人卫平台账号直接登录），即可通过输入书名、书号或主编姓名等关键字，查询我社已出版教材，并可对该教材进行读者反馈、图书纠错、撰写书评以及分享资源等。

全国高等学校八年制及"5+3"一体化临床医学专业第四轮规划教材 修订说明

为贯彻落实党的二十大精神，培养服务健康中国战略的复合型、创新型卓越拔尖医学人才，人卫社在传承 20 余年长学制临床医学专业规划教材基础上，启动新一轮规划教材的再版修订。

21 世纪伊始，人卫社在教育部、卫生部的领导和支持下，在吴阶平、裘法祖、吴孟超、陈灏珠、刘德培等院士和知名专家亲切关怀下，在全国高等医药教材建设研究会统筹规划与指导下，组织编写了全国首套适用于临床医学专业七年制的规划教材，探索长学制规划教材编写"新""深""精"的创新模式。

2004 年，为深入贯彻《教育部 国务院学位委员会关于增加八年制医学教育（医学博士学位）试办学校的通知》（教高函〔2004〕9 号）文件精神，人卫社率先启动编写八年制教材，并借鉴七年制教材编写经验，力争达到"更新""更深""更精"。第一轮教材共计 32 种，2005 年出版；第二轮教材增加到 37 种，2010 年出版；第三轮教材更新调整为 38 种，2015 年出版。第三轮教材有 28 种被评为"十二五"普通高等教育本科国家级规划教材，《眼科学》（第 3 版）荣获首届全国教材建设奖全国优秀教材二等奖。

2020 年 9 月，国务院办公厅印发《关于加快医学教育创新发展的指导意见》（国办发〔2020〕34号），提出要继续深化医教协同，进一步推进新医科建设、推动新时代医学教育创新发展，人卫社启动了第四轮长学制规划教材的修订。为了适应新时代，仍以八年制临床医学专业学生为主体，同时兼顾"5+3"一体化教学改革与发展的需要。

第四轮长学制规划教材秉承"精品育精英"的编写目标，主要特点如下：

1. 教材建设工作始终坚持以习近平新时代中国特色社会主义思想为指导，落实立德树人根本任务，并将《习近平新时代中国特色社会主义思想进课程教材指南》落实到教材中，统筹设计，系统安排，促进课程教材思政，体现党和国家意志，进一步提升课程教材铸魂育人价值。

2. 在国家卫生健康委员会、教育部的领导和支持下，由全国高等医药教材建设研究学组规划，全国高等学校八年制及"5+3"一体化临床医学专业第四届教材评审委员会审定，院士专家把关，全国医学院校知名教授编写，人民卫生出版社高质量出版。

3. 根据教育部临床长学制培养目标、国家卫生健康委员会行业要求、社会用人需求，在全国进行科学调研的基础上，借鉴国内外医学人才培养模式和教材建设经验，充分研究论证本专业人才素质要求、学科体系构成、课程体系设计和教材体系规划后，科学进行的，坚持"精品战略，质量第一"，在注重"三基""五性"的基础上，强调"三高""三严"，为八年制培养目标，即培养高素质、高水平、富有临床实践和科学创新能力的医学博士服务。

4. 教材编写修订工作从九个方面对内容作了更新:国家对高等教育提出的新要求;科技发展的趋势;医学发展趋势和健康的需求;医学精英教育的需求;思维模式的转变;以人为本的精神;继承发展的要求;统筹兼顾的要求;标准规范的要求。

5. 教材编写修订工作适应教学改革需要,完善学科体系建设,本轮新增《法医学》《口腔医学》《中医学》《康复医学》《卫生法》《全科医学概论》《麻醉学》《急诊医学》《医患沟通》《重症医学》。

6. 教材编写修订工作继续加强"立体化""数字化"建设。编写各学科配套教材"学习指导及习题集""实验指导/实习指导"。通过二维码实现纸数融合,提供有教学课件、习题、课程思政、中英文微课,以及视频案例精析(临床案例、手术案例、科研案例)、操作视频/动画、AR模型、高清彩图、扩展阅读等资源。

全国高等学校八年制及"5+3"一体化临床医学专业第四轮规划教材,均为国家卫生健康委员会"十四五"规划教材,以全国高等学校临床医学专业八年制及"5+3"一体化师生为主要目标读者,并可作为研究生、住院医师等相关人员的参考用书。

全套教材共48种,将于2023年12月陆续出版发行,数字内容也将同步上线。希望得到读者批评反馈。

全国高等学校八年制及"5+3"一体化临床医学专业
第四轮规划教材　序言

"青出于蓝而胜于蓝",新一轮青绿色的八年制临床医学教材出版了。手捧佳作,爱不释手,欣喜之余,感慨千百位科学家兼教育家大量心血和智慧倾注于此,万千名医学生将汲取丰富营养而茁壮成长,亿万个家庭解除病痛而健康受益,这不仅是知识的传授,更是精神的传承、使命的延续。

经过二十余年使用,三次修订改版,八年制临床医学教材得到了师生们的普遍认可,在广大读者中有口皆碑。这套教材将医学科学向纵深发展且多学科交叉渗透融于一体,同时切合了"环境-社会-心理-工程-生物"新的医学模式,秉持"更新、更深、更精"的编写追求,开展立体化建设、数字化建设以及体现中国特色的思政建设,服务于新时代我国复合型高层次医学人才的培养。

在本轮修订期间,我们党团结带领全国各族人民,进行了一场惊心动魄的抗疫大战,创造了人类同疾病斗争史上又一个英勇壮举!让我不由得想起毛主席《送瘟神二首》序言:"读六月三十日人民日报,余江县消灭了血吸虫,浮想联翩,夜不能寐,微风拂煦,旭日临窗,遥望南天,欣然命笔。"人民利益高于一切,把人民群众生命安全和身体健康挂在心头。我们要把伟大抗疫精神、祖国优秀文化传统融会于我们的教材里。

第四轮修订,我们编写队伍努力做到以下九个方面:

1. 符合国家对高等教育的新要求。全面贯彻党的教育方针,落实立德树人根本任务,培养德智体美劳全面发展的社会主义建设者和接班人。加强教材建设,推进思想政治教育一体化建设。

2. 符合医学发展趋势和健康需求。依照《"健康中国2030"规划纲要》,把健康中国建设落实到医学教育中,促进深入开展健康中国行动和爱国卫生运动,倡导文明健康生活方式。

3. 符合思维模式转变。二十一世纪是宏观文明与微观文明并进的世纪,而且是生命科学的世纪。系统生物学为生命科学的发展提供原始驱动力,学科交叉渗透综合为发展趋势。

4. 符合医药科技发展趋势。生物医学呈现系统整合/转型态势,酝酿新突破。基础与临床结合,转化医学成为热点。环境与健康关系的研究不断深入。中医药学守正创新成为国际社会共同的关注。

5. 符合医学精英教育的需求。恪守"精英出精品,精品育精英"的编写理念,保证"三高""三基""五性"的修订原则。强调人文和自然科学素养、科研素养、临床医学实践能力、自我发展能力和发展潜力以及正确的职业价值观。

6. 符合与时俱进的需求。新增十门学科教材。编写团队保持权威性、代表性和广泛性。编写内容上落实国家政策、紧随学科发展、拥抱科技进步、发挥融合优势,体现我国临床长学制办学经验和成果。

7. 符合以人为本的精神。以八年制临床医学学生为中心,努力做到优化文字:逻辑清晰,详略有方,重点突出,文字正确;优化图片:图文吻合,直观生动;优化表格:知识归纳,易懂易记;优化数字内容:网络拓展,多媒体表现。

8. 符合统筹兼顾的需求。注意不同专业、不同层次教材的区别与联系,加强学科间交叉内容协调。加强人文科学和社会科学教育内容。处理好主干教材与配套教材、数字资源的关系。

9. 符合标准规范的要求。教材编写符合《普通高等学校教材管理办法》等相关文件要求,教材内容符合国家标准,尽最大限度减少知识性错误,减少语法、标点符号等错误。

最后,衷心感谢全国一大批优秀的教学、科研和临床一线的教授们,你们继承和发扬了老一辈医学教育家优秀传统,以严谨治学的科学态度和无私奉献的敬业精神,积极参与第四轮教材的修订和建设工作。希望全国广大医药院校师生在使用过程中能够多提宝贵意见,反馈使用信息,以便这套教材能够与时俱进,历久弥新。

愿读者由此书山拾级,会当智海扬帆!

是为序。

中国工程院院士
中国医学科学院原院长　　刘德培
北京协和医学院原院长
二〇二三年三月

主编简介

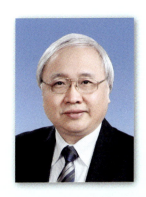

金征宇

男，1960 年 10 月生于北京。中国医学科学院北京协和医院主任医师、教授、博士研究生导师，北京协和医学院影像医学与核医学学系主任，医学技术学科带头人。担任国家放射影像专业质控中心主任，中国医师协会放射医师分会会长，《中华放射学杂志》总编辑，中华国际医学交流基金会副理事长，中国医学装备协会副理事长，中华医学会放射学分会前任主任委员，荣获北美、日本、欧洲、法国、德国放射学会及美国伦琴射线学会荣誉会员。

从事影像诊断及介入放射临床教学工作 30 余年。作为课题负责人承担科技创新 2030——"新一代人工智能"重大项目、国家自然科学基金、科技部"十二五"科技支撑计划、国家卫生健康委公益性行业科研专项、北京市科技计划项目等省部级以上课题 10 余项；国内外发表论文近 400 篇，主编专业著作 20 余部。先后获国家科学技术进步奖二等奖 3 项、卫生部科学技术进步奖一等奖 2 项、中华医学科技奖一等奖 2 项和三等奖 4 项、华夏医学科技奖二等奖 1 项和三等奖 3 项、北京市科技进步奖一等奖 1 项和三等奖 1 项，第十八届吴阶平-保罗·杨森医学药学奖，北京市优秀教师、北京市教育创新标兵，主编《医学影像学》荣获全国教材建设先进个人奖，总主编的《中华影像医学丛书·中华临床影像库（12 卷）》荣获第五届中国出版政府图书奖等荣誉称号。

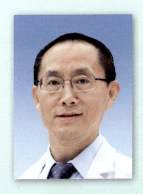

龚启勇

男，1963 年 10 月生于贵州遵义。主任医师、教授、博士研究生导师。四川大学华西厦门医院院长兼华西医院副院长，放射诊断学领域首位国家杰出青年科学基金获得者、教育部"长江学者"特聘教授；国家自然科学基金委员会创新群体负责人、国家重点研发计划首席科学家；国家自然科学基金委员会医学科学部第五届专家咨询委员会委员；国务院学位委员会学科评议组（临床医学）成员兼秘书长；国际医学磁共振学会（ISMRM）精神磁共振学组主席、*Psychoradiology*（精神影像学期刊）主编、*American Journal of Psychiatry*（美国精神病学杂志）副主编。

长期聚焦重大精神疾病放射影像研究，提出"脑行为偶联"理论，并在此基础上发现系列表征，建立精神影像体系，开创了学科新领域。受邀在放射学排名第一的 *Radiology* 上发表精神影像邀约综述、在 ISMRM 年会作 New Horizons Lecture 大会荣誉冠名主题演讲。以通信作者在 *Radiology* 和 *JAMA* 子刊等杂志发表 SCI 论文 180 余篇，成果获国家自然科学奖二等奖和 4 项省部级科学技术一等奖，入选"全球高被引科学家"和"中国高被引学者"。受邀主持编写北美放射医师《精神影像学》培训教材（计北美医师继续教育学分），被国际同行称为"leader in the field of psychoradiology（精神影像领域引领者）"，为确立我国放射学在精神影像领域的国际领先做了重要贡献。

副主编简介

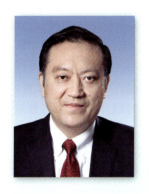

高剑波

男,1963年7月生于河南长葛。医学博士,主任医师,二级教授,博士研究生导师。郑州大学第一附属医院副院长,影像学科学术带头人。中华医学会影像技术分会第七届、第八届副主任委员,中国医学装备协会放射影像装备分会会长,河南省医学会影像技术分会主任委员等职务。

从事医学教研工作38年。主要从事胸腹部常见疾病影像诊断及新技术应用的研究。发表学术论文600余篇,其中SCI收录100余篇。主编、副主编医学影像学教材10部。主持国家自然科学基金面上项目3项。获省部级科学技术进步奖二等奖6项。主编《医学影像诊断学》获河南省首届教材建设奖特等奖。国务院政府特殊津贴专家、第八届国家卫生计生突出贡献中青年专家,中国医师奖、中原名医、河南省教学名师获得者。

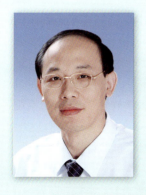

郑传胜

男,1966年8月生于湖北黄石。教授,主任医师,博士研究生导师。现任华中科技大学同济医学院影像医学系主任、华中科技大学同济医学院附属协和医院放射科主任和介入科主任。中华医学会放射学分会委员兼介入学组组长、中国医师协会介入医师分会副会长、中国医师协会放射医师分会委员、湖北省医学会介入医学分会主任委员及放射学分会候任主任委员、《临床放射学杂志》主编等。

从事放射诊断和介入治疗临床教学30余年。主要研究领域包括肿瘤和血管病介入诊疗等。承担国家级课题10项,省部级科研课题10余项。发表学术论文200余篇,其中SCI论文160余篇。获科技成果奖10项,包括国家科学技术进步奖二等奖、美国介入放射学会杰出研究奖。拥有国家专利20项,主编、副主编教材及专著8部。

副主编简介

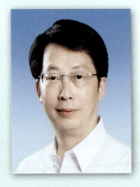

宋　彬

男,1966 年 10 月生于四川乐山。主任医师、教授、博士研究生导师,四川大学华西三亚医院党委书记、四川大学华西医院医学影像中心主任。中华医学会放射学分会副主任委员、中国医师协会放射医师分会副会长、中国医学影像技术研究会副会长、四川省学术和技术带头人、四川省放射医学质量控制中心业务主任、四川省医学会放射学专业委员会候任主委、四川省医师协会放射医师分会名誉主委、亚洲腹部放射学会执委会司库。

从事教学工作至今近 30 年。作为第一作者或通信作者在国内外公开刊物上发表学术论文 300 余篇,其中 SCI 论文 160 余篇。近五年主持/参与国家级、省部级及院级科研课题 20 项,主编、参编学术著作 10 余部。

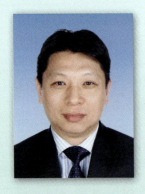

孙浩然

男,1970 年 3 月生于天津。天津医科大学总医院放射科主任,多模态临床前分子影像中心主任。担任中国医师协会放射医师分会委员,中华医学会放射学分会腹部学组委员、大数据与科学研究工作组成员,中国医师协会消化医师分会影像专业委员会委员、放射医师分会泌尿生殖专业委员会委员、放射医师分会质量控制专业委员会委员等,《中国医学影像学杂志》《国际医学放射学杂志》《实用放射学杂志》编委。

从事临床腹部影像诊断临床教学工作 27 年。主持国家自然科学基金 2 项,天津市自然科学基金课题 1 项,荣获天津市科学技术进步奖一等奖和三等奖各 1 项,获霍英东教育基金会第十届高等院校青年教师奖(教学类)三等奖。发表 SCI 论文 8 篇,中文论文 100 篇,主编或参编教材、专著 10 余部。

前　言

　　医学影像学在当今医疗工作中所占地位日益重要,医学影像学不仅包括诊断、治疗,还着眼于功能研究、分子研究,近年来人工智能在医学影像学中也有了蓬勃发展。医学影像学所包含的门类越来越多,不仅有传统 X 线成像、超声成像、核素检查、CT、MRI、介入放射学、PET 等各多门类成像,成像融合(如 PET-CT、PET-MRI 等)现今也在临床广泛应用。

　　全国多所高等医学院校开展了八年制临床医学教育,广大师生迫切需求相关教材。因此,2005 年人民卫生出版社出版了供八年制及"5+3"一体化临床医学等专业用的系列教材,并分别于 2010 年、2015 年出版了第 2 版、第 3 版。

　　在此次《医学影像学》的第 4 版编写过程中,我们在上一版的基础上,遵守"三基""五性""三特定"的要求,强调"三高"——高标准、高起点、高要求,将医学影像学的一些新技术、新进展增填至第 4 版教材中,努力使第 4 版教材达到"更新、更精、更深"的编写要求,以适合长学制临床医学教育。

　　该书分为十篇,第一篇概论侧重介绍医学影像学的发展、各种检查技术的原理及应用,并加入了医学影像领域技术的新进展。第二篇至第九篇中,每篇仍分为总论和各论两部分,总论侧重各系统如何进行各种检查技术的优选、正常影像解剖和基本病变;各论简要介绍各系统常见疾病的影像学优选以及影像学征象,并适度引入临床指南中与医学影像相关的内容,帮助学生理解医学影像学在疾病诊治临床路径中所起到的作用。第十篇介入性放射学主要介绍各种检查、治疗方法以及适用范围。我们强调影像学教材应以图为主,对图片进行了增改,力争做到图文并茂,便于学生理解,并制作了配套的数字资源,进一步丰富了教材的图片资源。本书在每节开始有英文重点内容提示,每章后有思考题,总结了推荐的参考读物,并在数字资源中配套了习题,利于学生温故知新。

　　本书的各位编者及其编写团队在编写过程中倾注了大量心血,薛华丹教授、张大明副主任医师作为编写秘书,进行了全书的文字修订、校审和编辑工作,在此一并致谢!

　　由于编者学识及笔力有限,难免有不尽如人意之处,偏颇和不足在所难免,诚恳希望各位师生批评指正,以期再版时修正补充。

金征宇

2024 年 5 月

目　录

第一篇　医学影像学概论

第二篇　中枢神经系统

第三篇　头　颈　部

第四篇　呼 吸 系 统

第五篇　循 环 系 统

第六篇　消 化 系 统

第七篇　泌尿系统与肾上腺

第八篇　生殖系统与乳腺

第九篇　骨骼肌肉系统

第十篇　介入放射学

第一篇
医学影像学概论

第一章
医学影像学基本技术与原理

第一节 X 线 成 像

Key points

- X-rays are generated from the interaction of accelerated electrons with tungsten nuclei within the tube anode.

- Three fundamental elements of X-ray image formation: penetrability, density and thickness differences in the penetrated tissue, and the remaining X-rays are invisible after image process.

- X-rays are potentially harmful to both patients and hospital staff. The safety of X-rays should always be concerned.

一、X 线的产生

1895 年,德国科学家威廉·康拉德·伦琴(Wilhelm Conrad Röntgen)偶然发现了一种具有很高能量、肉眼看不见、但能穿透不同物质并使荧光物质发光的射线,他称之为 X 线(图 1-1-1)。

1. **X 线的产生** X 线是由高速运行的电子群撞击阳极物质(如钨),后者原子电离时产生的。

2. **X 线发生装置** 主要包括 X 线管、变压器和控制器三部分。

3. **X 线的发生过程** 由降压变压器向 X 线管灯丝供电加热,在阴极附近产生自由电子,当升压变压器向 X 线管两极提供高压电时,阴极与阳极间的电势差陡增,自由电子受到吸引,成束以高速由阴极向阳极行进,撞击阳极靶面而发生能量转换,其中约 1%的能量转换成 X 线,由 X 线管窗口发射,其余 99% 以上转换为热能,由散热设施散发。

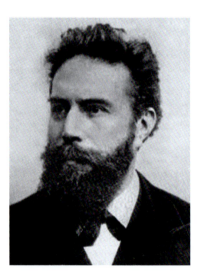

图 1-1-1 伦琴像

二、X 线的特性

X 线是一种波长很短的电磁波。

1. **物理效应(physical effect)** 包括干涉、衍射、反射、折射、穿透性(penetrativity)、荧光作用(fluorescence)、电离作用(ionization)等。穿透性指 X 线能够穿透可见光不能穿透的物体,在穿透过程中有一定程度的吸收即衰减,其穿透力与 X 线管电压和被照物体的密度和厚度有关。荧光作用指 X 线能激发荧光物质,使波长短的 X 线转换为波长较长的可见荧光。X 线通过任何物质被吸收时都可产生电离作用,电离程度与物质所吸收 X 线的量成正比。

2. **化学效应(chemical effect)** 包括感光作用(photosensitization)、着色作用。感光作用指 X 线可在照射溴化银离子(Ag^+)后将之还原为金属银(Ag)。以前的 X 线胶片上都涂有溴化银,经 X 线照射后产生银沉淀于胶片的胶膜内,在胶片上呈黑色,而未感光的溴化银在定影及冲洗过程中,从X线胶片上被洗掉,显出胶片片基的透明本色。由于金属银沉淀的不同,产生黑白不同的影像。

3. **生物效应(biological effect)**　指活体细胞在一定量的X线照射下,可发生活性抑制、功能损伤,甚至细胞坏死等反应。X线的生物效应是放射治疗学的基础,也是进行X线检查时需要注意防护的原因。

三、X线人体成像原理

X线能使人体在荧光屏上或胶片上形成影像,一方面是基于X线的穿透性、荧光作用和感光作用,其中荧光作用是X线透视的基础,感光作用是X线摄影的基础;另一方面是基于人体组织结构之间有密度和厚度的差别。当X线透过人体不同组织结构时,被吸收的程度不同,到达荧光屏或胶片上的X线量出现差异,从而在荧光屏或X线平片上形成黑白对比不同的影像(图1-1-2)。

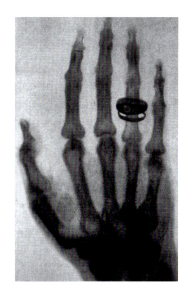

图1-1-2　伦琴夫人的手部X线平片,也是人类历史上的第一张X光片

(一) 形成X线影像的3个基本条件

1. X线要具备一定的穿透力。

2. 被穿透的组织结构必须存在密度和厚度的差异,从而导致穿透物质后剩余X线量的差别。

3. 有差别的剩余X线量,仍为不可见的,必须经过显像的过程才能获得有黑白对比、层次差异的X线影像。

(二) 人体组织结构的密度和厚度的差别是产生影像对比的基础,是人体X线成像的基本条件之一

根据人体组织结构的密度的高低及其对X线吸收的不同,可分为3类:

1. **高密度影像结构**　见于骨骼或钙化,密度大,吸收X线量多,X线平片上显示为白色。

2. **中等密度影像结构**　见于皮肤、肌肉、实质器官、结缔组织、内脏及体液等,密度中等,X线片上显示为灰白色。

3. **低密度影像结构**　见于脂肪及气体,密度低,在X线平片上分别显示为灰黑色和深黑色。

四、X线检查中的防护

X线穿透人体将产生一定的生物效应,过量照射时,会产生放射反应甚至放射损伤,因此必须重视X线的防护,保护工作人员和患者的健康。

放射防护的方法和措施有以下几个方面:①技术方面,应采取时间防护、距离防护和屏蔽防护的原则;②患者方面,应选择恰当的X线检查方法,避免一次大剂量或经常照射,投照时应当注意照射范围和照射条件,对性腺等敏感器官,应用铅防护服加以遮盖;③放射工作人员方面,应认真执行国家有关放射防护卫生标准的规定,采取必要的防护措施,正确进行X线检查的操作,定期进行剂量监测和身体检查。

五、传统X线检查技术

传统X线检查方法可分为常规检查和造影检查。

(一) 常规检查

1. **透视(fluoroscopy)**　透视简便易行,适用于人体天然对比较好的部位。胸部透视可观察肺、心脏和大血管;腹部透视则主要用于观察有无膈下游离气体和胃肠道梗阻;骨关节透视主要观察有无

骨折脱位及高密度异物。另外,多种造影检查和介入操作也常需要在透视下进行。

透视的优点是简便易行,可同时、多方位观察器官的形态变化和动态活动;其主要缺点是影像细节显示不够清晰,X线量较大,非数字化的透视检查无法留下永久记录。

2. **普通X线摄影(plain film radiography)**　普通X线摄影是临床上最常用最基本的影像检查手段,可用于人体任何部位,所得图像称为平片(plain film)。摄片的主要优点是应用范围广,图像空间分辨力高,胶片可作长期保存,用于复查对比和会诊,患者接受的X线量也较透视少。其缺点不能观察脏器及组织的运动功能、软组织分辨能力较差。部分临床功能已被CT、MRI等断层成像技术代替。但对于骨骼系统仍有很大的价值空间。

3. **体层摄影(tomography)**　体层摄影是使某一选定层面上组织结构的影像显示清晰,同时使层面以外的其他组织影像模糊不清的检查技术。体层摄影常用以明确平片难以显示、重叠较多和较深部位的病变,有利于显示病变的内部结构、边缘、确切部位和范围等。目前临床已经很少应用。

4. **高千伏摄影**　高千伏摄影是用120kV以上管电压产生穿透力较强的X线,获得在较小的密度值范围内能显示层次丰富的光密度影像照片的一种检查方法。高千伏摄影可缩短曝光时间,减少X线管负荷及患者接受的辐射线量。目前临床已经很少应用。

5. **软X线摄影**　40kV以下管电压产生的X线,能量低,穿透力较弱,故称"软X线",通常由钼靶产生。软X线摄影常用于乳腺、阴茎、咽喉侧位等厚度较小的检查部位。乳腺钼靶检查目前仍较为常用。

6. **放大摄影**　利用X线几何投影原理使X线影像放大,用于观察骨小梁等细微结构。

(二)造影检查

普通X线检查依靠人体自身组织的天然对比形成影像,对于缺乏自然对比的结构或器官,可将密度高于或低于该结构或器官的物质引入器官内或其周围间隙,人为地使之产生密度差别而形成影像,此即造影检查(contrast examination)。引入的物质以往称造影剂,现称对比剂(contrast medium)。造影检查显著扩大了X线检查的应用范围和临床价值(对比剂的种类及使用详见本章第六节)。

六、数字X线成像技术

(一)计算机X线摄影(computed radiography,CR)

1. **CR的工作原理**　CR是一种成熟的X线平片数字化技术,它不以X线胶片作为记录和显示信息的载体,而是使用可记录并由激光读出X线影像信息的成像板(imaging plate,IP)作为载体,经X线曝光及信息读出处理,形成数字式平片影像。

2. **CR的主要临床应用**

(1)头颈及骨关节系统:CR对骨结构、关节软骨及软组织的显示优于传统的X线成像。CR影像的密度分辨力明显高于传统X线平片,能够清晰显示听小骨、前庭、半规管等结构,并能准确判断鼻旁窦窦壁有无骨质破坏。

(2)胸部:CR胸片在总体上优于传统X线平片,特别是易于显示与纵隔和膈肌重叠的部分。CR对肺部结节性病变的检出率及显示纵隔结构,如血管和气管等方面优于传统X线平片。

(3)胃肠道和泌尿系统:CR在显示肠管积气、气腹和结石等病变方面优于传统X线影像。胃肠道双对比造影检查中,CR显示胃小区、微小病变、黏膜皱襞及结肠无名沟等结构明显优于传统的X线造影。CR在泌尿系统检查中,能够明显改善软组织的分辨力,并可增加对结石和微小钙化的显示能力。

(4)其他部位:除了上述方面以外,CR在乳腺病变显示、儿科和血管造影等方面也有较强优势。

3. **CR的优点与不足**　CR实现了常规X线摄影信息的数字化,能够提高图像的分辨和显示能力,可采用计算机技术实施各种图像后处理功能,增加显示信息的层次,可降低X线摄影的辐射剂量,有利于实现X线摄影信息的数字化储存、再现及传输。但目前其临床应用已逐渐被DR技术替代。

CR 不能用于动态透视成像,另外细微结构的显示与传统 X 线屏-片系统比较,CR 的空间分辨力有时稍有不足,但可以被更高的对比度弥补。

(二)数字 X 线摄影(digital radiography,DR)

1. DR 的工作原理 DR 是利用计算机数字化处理,使 X 线产生的模拟信号经过采样和模/数转换(analog to digit,A/D)直接进入计算机形成数字化矩阵图像。DR 主要包括电荷耦合器件(charge coupled device,CCD)阵列摄影、间接转换数字摄影(indirect digital radiography,IDDR)和直接转换数字摄影(direct digital radiography,DDR)三类成像方式,目前 DDR 是临床的主流应用技术。

2. DR 的应用范围 与 CR 基本相同。

3. DR 的优点与不足 DR 图像具有较高分辨力,图像锐利度好,细节显示清楚;放射剂量小,曝光宽容度大;与 CR 相同,DR 也可根据临床需要进行各种图像后处理,图像可直接存入影像存储与传输系统(picture archiving and communicating system,PACS),便于长期临床应用、教学与远程会诊。但图像为二维图像,对于肺内微小病灶及与软组织重叠的病灶显示欠佳。

(三)数字减影血管造影

数字减影血管造影(digital subtraction angiography,DSA)是 20 世纪 80 年代继 CT 之后出现的一种医学影像学新技术,它将影像增强技术、电视技术和计算机技术与常规的 X 线血管造影相结合,是数字 X 线成像技术之一,目前广泛应用于临床。

1. DSA 的基本设备和原理 DSA 基本设备包括 X 线发生器、影像增强器、电视透视、高分辨力摄像管、模/数转换器、电子计算机和图像存储器等。其基本过程和原理是:X 线发生器产生的 X 线穿过人体,产生不同程度的衰减后形成 X 线图像,X 线图像经影像增强器转换为视频影像,然后经电子摄像机将其转变为电子信号,再经对数增幅、模/数转换、对比度增强和减影处理,产生数字减影血管造影图像。数字减影的主要类型包括时间减影、能量减影、混合减影和动态数字减影体层摄影等方式,其中时间减影法是目前最普遍应用的减影方法之一。

随着 DSA 技术的发展,DSA 成像过程中球管与检测器同步运动而获得系列减影图像的方式,称为动态 DSA,能够对运动部位进行成像。常见的有数字电影减影、旋转式 DSA、步进式血管造影减影和遥控对比剂跟踪技术;通过软件控制在双 C 臂 DSA 系统中进行双平面血管造影及计算机处理,可以获得病变血管的三维影像,能够避免普通 DSA 血管重叠影响观察时需要多次造影和多体位投照的不足,大大减少对比剂用量,有利于介入过程的准确操作和缩短介入诊治的时间。

2. DSA 成像方式

(1)静脉注射数字减影血管造影(intravenous digital subtraction angiography,IVDSA):经静脉途径置入导管或套管针注射对比剂行 DSA 检查者,称为 IVDSA,包括非选择性和选择性两种。非选择性 IVDSA,为经静脉注射对比剂流经肺循环到体循环后使动脉显影的方法,主要用于主动脉及其主干疾病的诊断,如大动脉炎、主动脉缩窄和颈动脉体化学感受器瘤等。选择性 IVDSA 为将导管头置放于受检静脉或心腔内注射对比剂的方法,常用于上、下腔静脉疾病和累及右心、肺动脉、肺静脉等先天性心血管畸形的诊断。

IVDSA 的优点是可经周围静脉注入对比剂,操作方便,但缺点是检查区的血管同时显影,互相重叠,对比剂用量较多,因此目前已较少应用,仅在动脉插管困难或不适于 IADSA 时采用。

(2)动脉法数字减影血管造影(intraarterial digital subtraction angiography,IADSA):动脉法 DSA 同样分非选择性和选择性两种,一般经股动脉或肱动脉穿刺插管,其中将导管头置于靶动脉的主动脉近端注射对比剂做顺行性显影者称为非选择性 IADSA,而将导管头端进一步深入到靶动脉的主干或分支内造影者,称为选择性或超选择性 IADSA。由于对比剂直接注入靶动脉或接近靶动脉处,稀释少,即使应用较低浓度较少剂量的对比剂,IADSA 仍比 IVDSA 显示细小血管清晰。

3. DSA 的优点和临床应用 DSA 的密度分辨力和对比分辨力高,对比剂用量少,具备实时成像和绘制血管路径图的能力,特别有利于介入诊疗操作。

DSA 对全身各部位血管性病变的诊断价值目前部分被计算机体层成像血管造影（computed tomography angiography，CTA）等技术替代，但介入治疗是目前临床常用的微创治疗手段，具有不可替代的重要作用，也常用于对肿瘤的经血管化疗栓塞等。

第二节　计算机体层成像

Key points

- CT is one of the tomographic imaging techniques. CT images represent the density of a certain human body section. CT image has high density resolution.

- Windowing is the process in which the CT image greyscale component of an image is manipulated via the CT numbers; doing this will change the appearance of the picture to highlight particular structures. The brightness of the image is adjusted via the window level. The contrast of the image is adjusted via the window width.

- Contrast enhanced CT scan means CT scan that acquired after the intra-vessel injection of a contrast media（mostly with iodine component）. These images give information about vascular perfusion characteristics of targeted organs or tissue.

计算机体层成像（computed tomography，CT）由英国工程师高弗雷·纽·豪斯费尔德（Godfrey Newbold Hounsfield）于 1968 年设计成功。与传统 X 线成像相比，CT 图像是从二维成像向三维成像的进步，它显示的是人体某个断面的组织密度分布图，其图像清晰、密度分辨力高，CT 技术显著提高了病变的检出率和诊断准确率，大大促进了医学影像学的发展。

一、基本原理

CT 是利用扇形 X 线束对一定厚度（一般为几个毫米）的人体检查部位进行断层扫描，由探测器接收该层面上各个不同方向的人体组织对 X 线的衰减值，经模/数转换输入计算机，通过计算机处理后得到扫描断面的组织衰减系数的数字矩阵，再将矩阵内的数值通过数/模转换，用黑白不同的灰度等级在图像中的对应像素位置显示出来，即构成 CT 图像。

二、基本概念

（一）体素和像素

虽然我们将 CT 称为断层成像，但每一幅 CT 图像仍为一定厚度的人体层块影像信息，某一部位有一定厚度的层面分成按矩阵排列的若干个小的立方体，即基本单元，以该单元的 CT 值代表单元内所有物质的平均密度，这个小单元即称为体素（voxel）。与体素相对应，一幅 CT 图像是由许多按矩阵排列的小单元组成，这些组成图像的基本单元被称为像素（pixel）（图 1-1-3）。像素实际上是体素在成像时的表现，像素越小，图像的分辨力越高。

为更好地显示人体不同组织成分的结构特征，CT 图像可选择不同的卷积核算法（Kernal 值），来决定像素边缘的锐利度，常用的有标准算法、软组织算法和骨算法等。卷

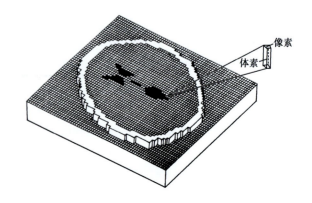

图 1-1-3　扫描层面体素及像素

积核算法选择不当会降低图像的分辨力。

（二）矩阵

矩阵（matrix）指一个横成行、纵成列的数字阵列，每一幅 CT 图像即由这样的一个像素矩阵组成。当图像面积为固定值时，像素尺寸越小，组成 CT 图像的矩阵越大，图像的清晰度越高。目前多数 CT 图像的矩阵为 512×512。

（三）空间分辨力

空间分辨力（spatial resolution）又称高对比度分辨力，指在较大密度差的前提下，分辨细微几何形态的能力。一般以两种物质 CT 值相差 100HU 以上时，能分辨的最多线对数或最小圆孔径衡量（单位为 lp/cm 或 mm）。CT 图像的空间分辨力不如 X 线图像高。

（四）密度分辨力

密度分辨力（density resolution）是指能分辨两种组织之间最小密度差异的能力。CT 的密度分辨力比普通 X 线高 10~20 倍。

（五）CT 值

体素的相对 X 线衰减度（即该体素中组织对 X 线的吸收系数，反应组织密度高低），表现为相应像素的 CT 值，单位为亨氏单位（Hounsfield unit，HU）。规定以蒸馏水的 CT 值为 0HU，空气的 CT 值为 -1 000HU。人体中密度不同的各种组织的 CT 值则基本居于 -1 000~+1 000HU 的 2 000 个分度之间（图1-1-4），但骨的 CT 值可以高达 1 000HU 甚至 2 000HU。

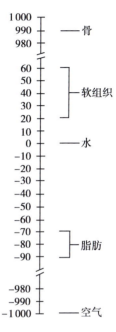

图 1-1-4　人体组织CT 值（单位：HU）

（六）窗宽与窗位

人体组织 CT 值一般分布在 -1 000~+1 000HU 之间，CT 图像可根据所需观察的结构进行灰阶显示窗的调节。

1. **窗宽（window width）**　指图像上所包括的从纯白到纯黑的 CT 值范围，在此 CT 值范围内的组织均以不同的模拟灰度显示，CT 值高于此范围的组织均显示为白色，而 CT 值低于此范围的组织均显示为黑色。窗宽的大小直接影响图像的对比度，加大窗宽图像层次增多，组织对比减少，缩窄窗宽图像层次减少，对比增加。

2. **窗位（window level）**　又称窗中心（window center），为窗的中心位置，一般应选择欲观察组织的 CT 值为窗中心。窗位的高低影响图像的亮度，提高窗位图像变黑，降低窗位则图像变白。

显示相应的人体结构，需选用合适的窗宽、窗位，一般肺窗的窗宽为 1 000~1 600HU，窗位为 -800~-600HU。

（七）伪影

伪影（artifact）是指在扫描或信息处理过程中，由于某一种或几种原因而出现的人体本身并不存在而图像中却显示出来的不同类型的影像，主要包括运动伪影、高密度（硬化）伪影和机器故障伪影等。伪影影响图像质量，扫描时如出现应查明原因、尽量避免，诊断时应注意与病变相鉴别。

（八）部分容积效应

由于 CT 图像实际包含有一定厚度的组织信息，当该厚度内含有两种以上不同密度的物质时，体素中的 CT 值则是它们的平均值，不再能如实反映其中某一种单一物质的 CT 值，这种现象称为部分容积效应（partial volume effect）。因此在 CT 图像中，凡径线小于层厚的病变，在其区域所测出的 CT 值代表层厚内所有组织的平均 CT 值，不能代表病变的真正 CT 值。在高密度组织中测量较小的低密度病灶时，所得 CT 值偏高；在低密度组织中测量较小的高密度病灶时，所得 CT 值偏低。

三、CT 检查技术

CT 扫描过程中，患者要制动，对儿童或不合作的患者可用镇静剂甚至麻醉药物。胸、腹部 CT 检查扫描前应训练患者练习屏气,以避免产生呼吸运动伪影。腹盆部平扫患者可口服阳性对比剂增加胃肠道的腔内对比度。

可采用薄层扫描(层厚<5mm)、靶扫描(是指对感兴趣区进行局部扫描的方法)联合高空间分辨力的卷积核算法提高 CT 对微小病灶及细微结构的显示能力。CT 的数据采集模式有两种:轴扫模式和螺旋扫描模式。轴扫模式下管球每扫描 360° 后检查床才前进一段距离(床不连续移动),螺旋扫描时检查床沿纵轴方向匀速连续移动,同时 X 线球管连续旋转式曝光,采集的扫描数据分布在一个连续的螺旋形空间内。特别是近年来已被临床广泛使用的多层探测器联合螺旋扫描的多层螺旋 CT 设备,具有以下优点:

1. 扫描速度快,屏气时间短,有效减少呼吸运动伪影,方便危重患者及婴幼儿患者的检查,可一次注射对比剂后完成器官的多期增强扫描,有利于病灶的检出和定性。

2. Z轴(头足轴)分辨力提高,CT 图像最小层厚可达 0.5mm,最大限度降低部分容积效应对病灶诊断和检出的影响。

3. 可进行高质量的多平面重建(multiple planar reconstruction,MPR)、最大强度投影(maximum intensity projection,MIP)、表面遮盖显示(shaded surface display,SSD)和容积再现(volume rendering,VR)、CT 血管造影(CT angiography,CTA)、CT 灌注成像和 CT 仿真内镜成像(CT virtual endoscopy,CTVE)等图像后处理,大大拓展了 CT 的应用范围,诊断准确性也有很大提高。

(一) 平扫

平扫(plain CT scan,non contrast scan)又称为普通扫描或非增强扫描,是指不用对比剂增强的扫描。

(二) 增强扫描

增强扫描(contrast enhanced scan)指在血管内注射对比剂后再行扫描的方法。目的是通过血供导致的对比剂强化差异提高不同组织间或正常/病灶间的密度差,以显示平扫上未被显示或显示不清的病变或结构,通过病变有无强化及强化特征,辅助病变定性。根据注射对比剂后扫描方法的不同,可分为单期或双期增强扫描、动态增强扫描(dynamic enhanced scan)、灌注扫描等方式。动态增强扫描指注射对比剂后对某一选定层面或区域、在一定时间范围内进行连续多期扫描(常用三期扫描,即动脉期、静脉期和实质期,也可多于三期),主要用于获取组织、器官或病变的血液灌注特征。

(三) CT 造影

CT 造影是指利用 CT 技术对某一器官或结构进行造影的方法,它能更好地显示该结构和发现病变。一般分为 CT 血管造影和 CT 非血管造影两种。CT 血管造影(CT angiography,CTA)可包括动脉造影和门静脉造影等,采用静脉团注的方式注入含碘对比剂 80~100ml(超低剂量的 CTA 扫描对比剂用量可低至 20ml),当对比剂流经靶区血管时,利用多层螺旋 CT 进行快速连续扫描再经多平面及三维 CT 重建获得血管成像。其最大优势是快速、无创,可多平面、多方位、多角度显示动脉系统、静脉系统,观察血管管腔、管壁及病变与血管的关系。该方法操作简便、易行,一定程度上可取代有创的血管造影,目前 CTA 的诊断效果已类似 DSA,可作为筛查动脉狭窄与闭塞、动脉瘤、血管畸形等血管病变的首选方法。常用的 CT 非血管造影包括 CT 肾盂输尿管造影(CTU)、CT 椎管造影(CT myelography,CTM)等。CT 肾盂输尿管造影指在静脉中注射非离子型水溶性碘对比剂,对比剂将流入肾脏、输尿管和膀胱,勾勒出这些结构的轮廓。CT 椎管造影指在椎管脊髓蛛网膜下腔内注射非离子型水溶性碘对比剂 5~10ml 后,让患者翻动体位,使对比剂混匀后,再行 CT 扫描,以显示椎管内病变。

第三节　磁共振成像

Key points

● MRI is a non-invasive, no radiation imaging technology. It is based on sophisticated technology that excites and detects the change in the direction of the rotational axis of protons found in the water that makes up living tissues.

- MRI scanners are particularly well suited to image the soft tissues of the body with different kinds of sequences.

一、基本原理

磁共振成像（magnetic resonance imaging，MRI）检查技术是在物理学领域发现核磁共振现象的基础上，于20世纪70年代继CT之后，借助电子计算机技术和图像重建数学的进展与成果而发展起来的一种新型医学影像检查技术。MRI是通过对静磁场中的人体施加某种特定频率的射频脉冲（radio frequency，RF），使人体组织中的氢质子受到激励而发生磁共振现象，当终止射频脉冲后，质子从高能级状态恢复到低能级状态时发生弛豫，弛豫过程释放能量产生各种MRI信号；设备经过对MRI信号的接收、空间编码和图像重建等处理过程，即产生MRI图像。人体内氢核丰富，而且用它进行磁共振成像的效果最好，因此目前MRI常规用氢核来成像。

二、基本概念

（一）质子的纵向磁化

氢原子核只有一个质子，没有中子。质子带正电荷，并作自旋运动，因此产生磁场。每个氢质子均为一个小磁体，其磁场强度和方向用磁矩或磁矢量来描述（图1-1-5）。在人体进入静磁场以前，体内质子的磁矩取向是任意和无规律的，因此磁矩相互抵消，质子总的净磁矢量为零（图1-1-6）。如果进入一个强度均匀的静磁场（即外磁场），则质子的磁矩按外磁场的磁力线方向呈有序排列，其中平行于外磁场磁力线的质子处于低能级状态，数目略多，而反平行于外磁场磁力线的质子处于高能级状态，数目略少，相互抵消的结果产生一个与静磁场磁力线方向一致的净磁矢量，称为纵向磁化（图1-1-7）。

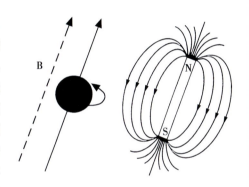

图 1-1-5　质子

质子带正电荷，并作自旋运动，因此产生磁场，质子可视为一个小磁体。

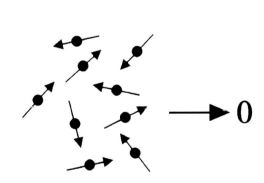

图 1-1-6　人体进入外磁场前，质子的排列状态

进入强外磁场前，质子排列杂乱无章，净磁矢量为零。

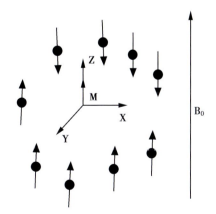

图 1-1-7　进入强外磁场后，质子的排列状态

进入强外磁场后，质子仅在平行或反平行于外磁场磁力线两个方向上排列，前者比后者略多，产生一个平行于外磁场 B_0 的净磁矢量 M。

NOTES

（二）进动

在静磁场中,有序排列的质子不是静止的,而是做快速的锥形旋转,称为进动(procession)。进动速度用进动频率表示,即每秒进动的次数。外磁场场强越强,进动频率越快。

（三）磁共振现象与横向磁化

当向静磁场中的人体发射与质子进动频率相同的射频脉冲时,质子会发生共振、吸收射频脉冲的能量,即受到激励,由低能级跃迁到高能级,从而使纵向磁化减少,与此同时,射频脉冲还使所有质子处于同步同速进动,即处于同相位,这样,质子矢量在同一时间指向同一方向,其磁矢量也在该方向叠加起来,产生横向磁化。

（四）弛豫与弛豫时间

终止射频脉冲后,宏观磁化矢量并不立即停止转动,而是逐渐向平衡态恢复,此过程称为弛豫(relaxation),所用的时间称为弛豫时间。弛豫的过程即为释放能量和产生 MRI 信号的过程。

1. **纵向弛豫与横向弛豫**　中断射频脉冲后,质子释放能量,逐渐从高能状态返回到低能状态,因此纵向磁化逐渐增大,直至缓慢恢复到原来的状态,此过程呈指数规律增长,称为纵向弛豫;与此同时,质子不再被强制处于同步状态(同相位),由于每个质子处于稍有差别的磁场中,开始按稍有不同的频率进动,指向同一方向的质子散开,导致横向磁化很快减少到零,此过程亦呈指数规律衰减,称为横向弛豫。

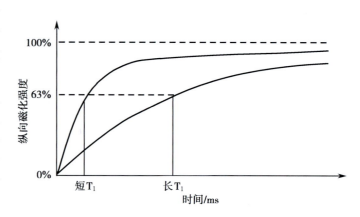

图 1-1-8　纵向弛豫时间

T_1 是指激励脉冲停止后,纵向磁化分量恢复到 63% 的时间,T_1 愈短,信号愈强。

2. **纵向弛豫时间与横向弛豫时间**　纵向磁化由零恢复到原来数值的 63% 时所需时间,称为纵向弛豫时间,简称 T_1(图 1-1-8);横向磁化由最大衰减到原来值的 37% 时所需的时间,称为横向弛豫时间,简称 T_2(图 1-1-9)。

3. **T_1 值和 T_2 值反映组织的特征**　T_1 的长短同组织成分、结构和磁环境有关,与外磁场场强也有关系,场强越高组织的 T_1 值越大;T_2 的长短与外磁场和组织内磁场的均匀性有关,但组织的 T_2 值几乎不随场强的变化而变化。人体不同组织的 T_1 和 T_2 值多存在一定差别,这种组织间两个弛豫时间上的差别,是 MRI 的成像基础。一般来说组织的 T_1 值都远远大于其 T_2 值,在 1.5T 中,以脑白质为例,T_1 值约为 600ms,T_2 值约为 90ms。

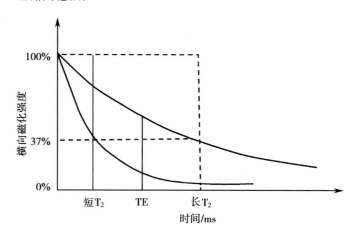

图 1-1-9　横向弛豫时间

T_2 是指激励脉冲停止后,横向磁化分量衰减到 37% 的时间,T_2 愈短,信号愈弱。

（五）脉冲序列与信号加权

MRI 是通过一定的脉冲序列实现的。

1. **脉冲序列**　连续施加特定激励脉冲的方式即脉冲序列。序列中各激励脉冲的组合决定着将从组织获得何种信号。

2. **重复时间（repetition time,TR）**　指在脉冲序列中，两次射频激励脉冲之间的间隔时间。TR的长短决定着能否显示出组织间 T_1 的差别，使用短 TR 可获得 T_1 信号对比，而长 TR 则不能。

3. **回波时间（echo time,TE）**　在激励射频脉冲作用后，从横向磁化强度最初产生到接收信号间的时间间隔被称为回波时间。TE 决定 T_2 信号加权，使用长 TE 可获得 T_2 信号对比。

4. **T_1 加权像（T_1weighted image,T_1WI）、T_2 加权像（T_2weighted image,T_2WI）和质子密度加权像（proton density weighted image,PDWI）**　T_1WI 是指这种成像方法重点突出组织纵向弛豫差别，而尽量减少组织其他特性如横向弛豫等对图像的影响。选用短 TR（通常小于 500ms）、短 TE（通常小于 30ms）所获图像的信号对比度主要由 T_1 信号对比决定。选用长 TR（通常大于 1 500ms）、长 TE（通常大于 80ms）所获图像的信号对比度主要由 T_2 信号决定（正在发生 T_2 弛豫尚未发生 T_1 弛豫），此种图像称为 T_2WI；选用长 TR、短 TE 所获图像的信号对比度，既不由 T_1 也不由 T_2 信号决定（两种弛豫均尚未发生），而主要由组织间质子密度差别所决定，此种图像称为质子密度加权像。

三、MRI 图像特点

（一）多参数成像

MRI 是多参数成像，其成像参数主要包括 T_1、T_2 和质子密度等，可分别获得同一解剖部位或层面的 T_1WI、T_2WI 和 PDWI 等多种图像，分别反映组织的 T_1、T_2 及质子密度等各种不同特征（表 1-1-1）；而包括 CT 在内的常规 X 线成像，几乎只能获得密度对比一种图像，只能测量 CT 值一种参数。

表 1-1-1　几种正常组织在 T_1WI 和 T_2WI 上的信号强度和影像灰度

加权成像类型	脑白质	脑灰质	肌肉	脑脊液和水	脂肪	骨皮质	骨髓质	脑膜
T_1WI	较高 白灰	中等 灰	中等 灰	低 黑	高 白	低 黑	高 白	低 黑
T_2WI	中等 灰	较高 白灰	中等 灰	高 白	较高 白灰	低 黑	中等 灰	低 黑

（二）多方位成像

MRI 可获得人体横轴位、冠状位、矢状位及任意倾斜层面的图像，有利于解剖结构和病变的三维显示和定位。

（三）流动效应

体内流动的液体中的质子与周围处于静止状态的质子相比，在 MRI 图像上表现出不同的信号特征，称为流动效应，主要包括流空现象和流入增强效应。血管内快速流动的血液，在 MRI 成像过程中虽然受到射频脉冲激励，但在终止射频脉冲后采集 MRI 信号时已经流出成像层面，因此接收不到该部分血液的信号，呈现为无信号黑影，这一现象称为流空现象（flow void phenomenon）。血液的流空现象使血管腔不使用对比剂即可显影，是 MRI 成像中的一个特点。

流动血液的信号还与流动方向、流动速度，以及层流和湍流有关。在某些状态下，流动液体还可表现为明显的高信号。

（四）质子弛豫增强效应与对比增强

一些顺磁性和超顺磁性物质可使局部磁场特征发生变化，缩短物质周围组织中氢质子的弛豫时间，此效应称为质子弛豫增强效应（proton relaxation enhancement effect），这一效应是 MRI 行对比剂增强检查的基础。

四、MRI 检查技术

（一）脉冲序列

MRI 成像中常用的脉冲序列有自旋回波（spin echo,SE）序列、梯度回波（gradient echo,GRE）序列、反转恢复（inversion recovery，IR）序列等，每种序列中又包括多种类型，临床上应根据不同检查部位和目的选择应用。

1. **SE 序列**   常规 SE 脉冲序列是临床上最常用的成像序列之一。该序列先发射一次 90° 射频激励脉冲，一定时间后再施加一次 180° 复相位脉冲使质子横向磁化相位重聚，产生自旋回波信号。通过调节 TR 和 TE 的长短可分别获得反映组织 T_1、T_2 及质子密度特性的 MRI 图像。SE 序列目前多用于获取 T_1WI，是颅脑、骨关节、软组织、脊柱脊髓等部位的常规 T_1WI 序列；T_2WI 的 TR 较长，且一次激发仅采集一个回波，因而序列采集时间较长，因此目前较少使用 SE 序列进行 T_2WI 和 PDWI 成像。

常规 SE 脉冲序列的主要优点是图像质量高，用途广，缺点是扫描时间相对较长。因此，在常规 SE 序列的基础上，开发了快速自旋回波（FSE）序列，使扫描时间显著缩短。

2. **GRE 脉冲序列**   GRE 序列是常用的快速成像脉冲序列，具有多种类型，其中常规 GRE 脉冲序列最为成熟，临床应用也最多。该序列由一次小于 90° 的小角度（或稍大于 90°，但不使用 90°）激励脉冲和读出梯度的反转构成。读出梯度的反转用于克服梯度场带来的去相位，使质子相位重聚产生回波，由于是梯度复相位产生回波，故称 GRE。

GRE 序列的主要优点是扫描速度快、成像时间短，而空间分辨力及信噪比均较高。主要用于屏气下腹部单层面快速扫描、动态增强扫描、血管成像、关节病变等检查。快速 GRE 成像序列进一步提高了扫描速度，能够在一次屏气下完成十几个层面的扫描成像。

3. **IR 脉冲序列**   IR 脉冲序列首先使用一次 180° 反转脉冲使全部质子的净磁矢量反转 180°，达到完全饱和；继而当质子的纵向磁化恢复一定时间后，施加一次 90° 脉冲使已恢复的纵向磁化翻转为横向磁化，以后再施加一次 180° 复相位脉冲，取得 SE。由于取得 SE，故也可称为反转恢复自旋回波（IRSE）。

IR 脉冲序列主要用于获取重 T_1WI，以显示解剖，通过选择适当的反转时间（time of inversion，TI）可得到不同质子纵向磁化的显著差异，获得比 SE 脉冲序列更显著的 T_1 加权效果。IR 脉冲序列还可用于增强检查，使顺磁性对比剂的短 T_1 增强效果更明显。IR 脉冲序列的主要优点是 T_1 对比效果好、信噪比高，缺点是扫描时间长。

（1）STIR 脉冲序列：是 IR 脉冲序列的一个类型，特征是选择特殊的 TI 值，恰好使脂肪质子的纵向磁化恢复到 0 点时施加 90° 脉冲，因此在 90° 脉冲后脂肪质子无横向磁化而无信号产生。主要用途是在 T_1WI 中抑制脂肪的短 T_1 高信号，即脂肪抑制。

（2）液体衰减反转恢复脉冲序列（fluid attenuated inversion recovery，FLAIR）：是 IR 序列的另一个类型，其特征是选择特殊的 TI 值，使脑脊液信号被抑制，主要用于 T_2WI 和 PDWI 中抑制脑脊液的高信号，使与脑脊液相邻的长 T_2 病变显示得更清楚，在中枢神经系统检查中应用价值较大。

4. **回波平面成像（echo planar imaging，EPI）**   EPI 是目前速度最快的图像采集技术，可在 30ms 内采集一幅完整的图像，使每秒钟获取的图像达到 20 幅。EPI 技术可与所有常规成像序列进行组合。

EPI 最大的优点是扫描时间极短而图像质量相当高，可最大限度地去除运动伪影，除适用于心脏成像、腹部成像、流动成像外，还可用于灌注和弥散成像等功能成像，此外，还可用于实时 MRI 和介入 MRI。

（二）脂肪抑制

短 T_1 高信号可来源于脂肪、亚急性期血肿、富含蛋白质的液体及其他顺磁性物质，采用如 STIR 等特殊的脉冲序列可将图像上由脂肪成分形成的高信号抑制下去，使其信号强度降低，即脂肪抑制（fat suppression），而非脂肪成分的高信号不被抑制，保持不变，从而可鉴别出是否为脂肪组织。

（三）MR 血管成像

MR 血管成像（magnetic resonance angiography，MRA）是使血管成像的 MRI 技术，一般无需注射对比剂即可使血管显影，安全无创，可多角度观察，但目前 MRA 对显示小血管和小病变仍不够满意，还不能完全代替 DSA。常用的 MRA 技术有时间飞跃（time of flight，TOF）法和对比剂增强的 MRA。

（四）MR 水成像

采用长 TR、很长 TE 的重 T_2 加权快速自旋回波序列加脂肪抑制技术,从而使体内静态或缓慢流动的液体呈现高信号,而实质性器官和快速流动的液体如动脉血呈低信号的技术。通过最大强度投影(maximum intensity projection,MIP)重建,可得到类似对含水器官进行直接造影的图像。

目前常用的 MR 水成像技术主要包括:MR 胆胰管成像(MR cholangiopancreatography,MRCP)、MR 尿路造影(MR urography,MRU)、MR 脊髓造影(MR myelography,MRM)等。MR 水成像具有无需对比剂、安全无创、适应证广、成功率高、可多方位观察等优点。

（五）功能磁共振成像

功能磁共振成像(functional magnetic resonance imaging,fMRI)是在病变尚未出现形态变化之前,利用功能变化来形成图像,以进行疾病早期诊断或研究脏器结构的功能。主要包括弥散成像、灌注成像和皮质激发功能定位成像等。

五、MRI 的优点和限度

（一）优点

1. 无 X 线电离辐射,对人体安全无创。
2. 脑和软组织图像分辨力高,解剖结构和病变形态显示清楚。
3. 多方位成像,便于显示体内解剖结构和病变的空间位置和相互关系。
4. 多参数成像。
5. 除可显示形态变化外,还能进行功能成像和生化代谢分析。

（二）限度

1. 对带有磁共振不兼容的心脏起搏器或对体内有铁磁性物质的患者不能进行检查。
2. 需监护设备的危重患者不能进行检查。
3. 对钙化的显示不如 CT,难以对以病理性钙化为特征的病变作诊断。
4. 常规扫描时间较长。
5. 对质子密度低的结构,如肺,显示不佳。
6. 设备较为昂贵,国产 MR 自主研发生产有望降低医疗成本。

第四节　超声成像

Key points

- Ultrasound refers to any sound waves with frequencies greater than 2 MHz,which cannot be heard by most humans.

- Ultrasound is a form of non-ionizing radiation that uses high-frequency sound waves to image the body.

- Ultrasound is a real-time investigation which allows assessment of moving structures and facilitates measurement of velocity and directionality of blood flow within a vessel.

一、基本原理

超声检查(ultrasound examination)是根据声像图特征对疾病作出诊断。超声波为一种机械波,具有反射、散射、衰减及多普勒效应等物理特性,通过各种类型的超声诊断仪,将超声发射到人体内,在传播过程中遇到不同组织或器官的分界面时,将发生反射或散射形成回声,这些携带信息的回声信号经过接收、放大和处理后,以不同形式将图像显示于荧光屏上,即为声像图(ultrasonogram 或 echogram),观察分析声像图并结合临床表现可对疾病作出诊断。

二、相关概念

(一) 超声波

超声是指频率超过人耳听觉范围,即大于 20 000Hz 的声波。能传播声波的物质叫介质。临床上常用的超声频率在 2~10MHz 之间。

(二) 反射与折射

声波在人体组织内按一定方向传播的过程中遇到不同声阻抗的分界面,即产生反射与折射,可利用超声波的这一特性来显示不同组织界面、轮廓,分辨其相对密度。

(三) 分辨力与穿透力

超声波具有纵向和横向分辨力,纵向分辨力与超声频率有关,频率越高,纵向分辨力越高;横向分辨力与声束的宽窄有关,声束变窄,可提高横向分辨力。

(四) 声能的吸收与衰减

超声波在介质传播过程中其声能逐渐减少,称为衰减。在人体组织中衰减的一般规律是:骨组织>肝组织>脂肪>血液>纯液体。其衰减对特定介质来说是常数,超声通过液体几乎无衰减,而致密的骨化、钙化和结石,衰减值特别大,其后方减弱以致消失,出现声影。

(五) 超声波的人体生物效应

超声波在人体组织中被吸收后转化为热能,使局部升温,并向周围组织传导。另外,超声波对人体组织还有空化作用和机械作用。超剂量声波照射会对人体组织产生一定的损伤,临床应用中应注意超声波照射的剂量和时间,根据不同个体和检查器官限制在安全范围内。也可有目的地利用超声波的人体生物效应达到某种治疗目的,如高能聚焦超声治疗肿瘤。

(六) 多普勒效应

多普勒效应(Doppler effect)是指发射声源与接收器之间存在相对运动时,接收器收到的频率因运动而发生变化的物理现象。发射频率与接收频率之间的差值称为频移,与运动速度成正比。根据这一原理,多普勒技术可用于测量血流速度、血流方向及血流的性质(层流或湍流)。多普勒超声即根据这一效应研制,分为频谱多普勒和彩色多普勒成像两大类。

三、图像特点

(一) 回声强度

通常把人体组织反射回声强度分为四级,即高回声、中等回声、低回声、无回声。对后方伴有声影的高回声,也称为强回声。

1. **强回声**　如骨骼、钙化、结石和含气的肺,超声图像上形成非常明亮的点状或团块状回声,后方伴声影。但小结石、小钙化点可无声影。

2. **高回声**　如血管壁、脏器包膜、瓣、肌腱、组织纤维化等,高回声与强回声的差别是不伴后方声影。

3. **中等回声**　如肝、脾、胰实质等,表现为中等强度的点状或团块状回声。

4. **低回声**　又称弱回声,为暗淡的点状或团块状回声,典型低回声为脂肪组织。

5. **无回声**　病灶或正常组织内不产生回声的区域,典型者为尿液、胆汁、囊肿液和胸腹腔漏出液。

6. **暗区**　超声图像上无回声或仅有低回声的区域,称为暗区,又可分为实性暗区和液性暗区。

7. **声影**(acoustic shadow)　由于障碍物的反射或折射,声波不能到达的区域,即强回声后方的无回声区,称为声影,见于结石、钙化及致密软组织回声之后。

(二) 超声图像的分析与诊断

观察分析声像图时,应注意以下内容:

1. **定位**　超声检查中为明确脏器或病变的方位,通常以体表解剖标志或体内重要脏器为标志标明方位,定位观察还应包括病变位于某脏器或脏器的某一部位。

2. **大小**　脏器及病变组织的大小测量,通常测三维径线的最大值即前后径、上下径及左右径,亦可测面积和周径。

3. **外形**　脏器的形态轮廓是否正常、有无肿大或缩小;如占位性病变,其外形是圆形、椭圆形、分叶形或不规则形。

4. **边缘轮廓**　脏器或肿块有无边界回声、是否光滑完整、有无模糊中断以及边缘回声强度如何,对病变性质的鉴别以及了解肿瘤的生物学活性等均有一定意义。

5. **内部结构特征**　应注意观察内部回声的强度大小、分布是否均匀、回声形态如何以及结构是否清晰。

6. **后壁及后方回声**　根据不同的后壁及后方回声,可对病变性质作进一步鉴别。

7. **周围回声及毗邻关系**　根据局部解剖判断病变与周围结构的关系,有无压迫移位、粘连或浸润,周围结构内有无异常回声,有无局部淋巴结肿大和继发性管道扩张。

8. **位置及活动度**　脏器位置是否偏移,固有的活动规律是否存在。病变的确切位置,是否随体位变动或呼吸运动而移动。

9. **量化分析**　包括对脏器或病变进行径线、面积、体积等测量,以及应用多普勒超声观察病变或脏器内部的血流分布、走行及形态,对有关血流动力学参数进行测量。

四、主要应用

(一) 超声解剖学和病变的形态学研究

超声检查可获得各脏器的断面声像图,显示器官或病变的形态及组织学改变,对病变作出定位、定量及定性诊断。

(二) 功能性检查

通过检测某些脏器、组织的生理功能的声像图变化或超声多普勒图上的变化作出功能性诊断,如用超声心动图和多普勒超声检测心脏的收缩及舒张功能;用实时超声观察胆囊的收缩和胃的排空功能。多普勒超声技术的发展使超声从形态学检查上升至"形态-血流动力学"联合检查,使检查水平进一步提高。

(三) 器官声学造影的研究

声学造影即将某种物质引入"靶"器官或病灶内,以提高图像信息量的方法。此技术在心脏疾病的诊断方面已经取得良好效果,能够观察心腔分流、室壁运动和心肌灌注情况,测定心肌缺血区或心肌梗死范围及冠状动脉血流储备。目前此技术已推广至腹部及小器官的检查。

(四) 介入性超声的应用

介入性超声(interventional ultrasound)包括内镜超声、术中超声和超声引导下进行经皮穿刺、引流等介入治疗。高能聚焦超声还可用来治疗肿瘤等病变。

五、优点和局限性

(一) 优点

1. 属无辐射、无创性检查技术。

2. 能取得多种方位的断面图像,并能根据声像图特点对病灶进行定位和测量。

3. 实时动态显示,可观察器官的功能状态和血流动力学情况。

4. 能及时得到检查结果,并可反复多次重复观察。

5. 设备轻便、易操作,对危重患者可行床边检查。

(二) 局限性

1. 超声对骨骼、肺和胃肠道的显示较差。

2. 声像图表现的是器官和组织的声阻抗差改变,缺乏特异性,对病变的定性诊断需要综合分析并与其他影像学表现和临床资料相结合。

3. 声像图显示的是某局部断面,对脏器和病灶整体的空间位置和构型很难在一幅图上清晰显示。三维超声技术可部分解决此问题。

4. 病变过小或声阻抗差不大时,不引起反射,难以在声像图上显示。

5. 超声检查结果的准确性与超声设备的性能以及检查人员的操作技术和经验有很大关系,为操作人员依赖性(operator dependent)技术。

第五节　核　医　学

Key points

● Nuclear medicine is a method of producing images by detecting radiation from different parts of the body by introducing radioactive tracer to the patient.

● The main difference between nuclear medicine imaging and other radiologic tests is that nuclear medicine imaging evaluates how organs function.

● Radioactive tracers are made up of carrier molecules that are bonded tightly to a radioactive atom. These carrier molecules vary greatly depending on the purpose of the scan.

一、放射性核素显像

放射性核素显像(nuclear imaging)技术是临床核医学中的主要内容,包括心、脑、肺、肝、脾、甲状腺、肾上腺、甲状旁腺、胰、骨、睾丸和肿瘤显像等。主要有单光子发射计算机断层成像(single photon emission computed tomography,SPECT)和正电子发射断层显像(positron emission tomography,PET),可局部和全身显像。核医学影像与X线、CT、MRI和超声检查等同属影像医学技术,在临床诊断和研究中具有重要作用。

(一) 基本原理

放射性药物引入体内后,与脏器或组织相互作用,参与体内的代谢过程,被脏器或组织吸收、分布、浓聚和排泄。放射性核素在自发衰变过程中能够发射出射线,如γ射线,射线能够被γ照相机等显像仪器定量检测到并形成图像,从而获得核素或核素标记物在脏器和组织中的分布代谢规律,达到诊断疾病的目的。

脏器或组织摄取显像剂的机制很多,主要包括:合成代谢,如 ^{131}I 甲状腺显像等;细胞吞噬,如肝胶体显像或淋巴显像;循环通道,如心血管动态显像、脑脊液显像等;选择性浓聚,如亲肿瘤显像或放射免疫显像;选择性排泄,如肾动态显像等;通透弥散,如肺通气/灌注(V/Q)显像;细胞拦截,如热变形红细胞脾显像;化学吸附,如骨骼显像;特异性结合,如放射免疫显像、受体显像等。

(二) 显像技术

1. **静态显像**　当显像剂在脏器组织或病变内达到分布平衡时所进行的显像称为静态显像(static imaging)。多用来观察脏器和病变的位置、形态、大小和放射性分布,也可根据一定的生理数学模型,计算出一些定量参数,定量研究脏器的局部功能和局部代谢。

2. **动态显像**　显像剂引入人体后以一定速度连续或间断地多幅成像,用以显示显像剂随血流流经或灌注脏器、被器官不断摄取与排泄、在器官内反复充盈和射出等过程所造成的脏器内放射性在数量或位置上随时间而发生的变化,称为动态显像(dynamic imaging)。

3. **局部显像**　局部显像(regional imaging)指显影范围仅局限于身体某一部位或某一脏器的显像,是最常用的显像方式。

4. **全身显像**　显像装置沿体表从头到脚匀速移动,依序采集全身各部位的放射性并显示成为一帧影像称为全身显像（whole body imaging）。常用于全身骨骼显像、全身骨髓显像、探寻肿瘤或炎症病灶，有重要的临床价值。

5. 平面显像 将放射性显像装置的放射性探头置于体表的一定位置，显示某脏器的影像称为平面显像（planar imaging）。由于平面影像为放射性的叠加，因此可掩盖脏器内部局部放射性分布的微小差异，对较小的或较深在的病变不易发现，可用多体位显像来克服这种不足。

6. 断层显像 断层显像（section imaging, tomography）是用特殊的放射性核素显像装置在体表自动连续或间断地采集众多体位的平面影像数据，再通过计算机重建成为各种断层影像。断层影像在一定程度上避免了放射性的重叠，能够比较准确地显示脏器内放射性分布的真实情况，有助于检出较小的病变和进行较为精确的定量分析。

7. 阳性显像 阳性显像（positive imaging）又称"热区"显像（hot spot imaging），指在静态显像上以放射性增高为异常的显像，如急性心肌梗死灶显像、肝血池显像、骨骼显像、放射免疫显像等。这种显像较易发现异常病灶。

8. 阴性显像 阴性显像（negative imaging）又称"冷区"显像（cold spot imaging），指在静态显像上以放射性减低为异常的显像，如心肌灌注显像、肝显像、肾显像等。

（三）图像分析

1. 静态图像分析

（1）位置：注意被检器官与解剖标志和邻近器官之间的关系，有无移位。

（2）形态大小：受检器官的外形和大小是否正常、轮廓是否清晰完整、边界是否清楚。

（3）放射性分布：以受检器官的正常组织放射性分布为基准，比较判断病变组织的放射性分布是否增高或减低、正常或缺如。

2. 动态显像分析

（1）显像顺序：是否符合正常的血流方向和功能状态。

（2）时相变化：主要用于判断受检器官的功能状态，影像的出现或消失时间超出正常规律时，则提示被检器官或系统的功能异常。

3. 断层显像分析 应正确掌握不同脏器和组织的断层方位以及各层面的正常所见，对各断层面的影像分别进行形态、大小和放射性分布及浓聚程度的分析。

（四）显像特点

1. 反映脏器代谢和功能状态 放射性核素显像是以脏器内、外放射性差别以及脏器内部局部放射性差别为基础的，而脏器和病变内放射性的高低直接与显像剂的聚集量有关，聚集量的多少又取决于血流量、细胞功能、细胞数量、代谢率和排泄引流等因素。因此，放射性显像不仅能够显示脏器和病变的位置、形态和大小，更重要的是同时提供有关血流、功能、代谢和受体等方面的信息。血流、功能和代谢异常常常是疾病的早期变化，可在形态结构发生改变前发生，故放射性核素显像常有助于疾病的早期诊断，并广泛用于脏器代谢和功能状态以及疾病在分子水平的机制研究。

2. 动态显像 放射性核素显像具有多种动态显像方式，使脏器和病变的血流和功能情况得以动态而定量地显示，与静态显像相配合能对疾病的诊断更加准确。

3. 较高的特异性 一些放射性核素显像因脏器或病变能够特异性地聚集某种显像剂而显影，因此影像具有较高的特异性，可特异地显示诸如各种神经受体、不同组织类型的肿瘤及其转移灶、炎症、异位的正常组织（如甲状腺、胃黏膜等）和移植的组织器官等影像。而这些组织单靠形态学检查常常难以确定，甚至不可能显示。

4. 空间分辨力较差 与主要显示形态结构变化的 X 线、CT、MRI 和超声检查相比，能够显示功能代谢信息和具有较高的特异性是放射性核素显像的突出优点。但是，放射性核素显像的空间分辨力较差、影像不够清晰，影响对细微结构的显示和病变的精确定位。目前，已开发出 PET-CT 等设备和图像融合等技术，能够同时显示解剖结构和功能代谢信息，对疾病的诊断更加全面准确。

二、正电子发射断层显像

正电子发射断层显像（positron emission tomography，PET）属于核医学显像技术，是一种利用向生物体内部注入正电子同位素标记的化合物而在体外测量它们的空间分布和时间特性的三维成像无损检测技术，它是目前生物和医学研究以及临床诊断的核医学成像的最新发展。

（一）基本原理

PET 技术的基础是正负电子"湮没"所发出的成对光子的符合检测。从 ^{11}C、^{13}N、^{15}O、^{18}F 等核素中发射出来的带正荷的电子，很快与周围广泛分布的带负电荷的电子碰撞，发生"湮没"，并将能量转化为两个方向相反的 511keV 的光子。两个光子被 PET 仪相对的两个探头同时检测到，称为"符合事件"，表明两个探头连线上存在着被正电子核素标记的药物。"符合事件"的多少由药物在局部的密集程度决定。这样，PET 就能够对体内放射性标记药物的分布进行准确的定位和定量，再经过计算机重建，即可获得三维的人体 PET 图像。

通过将 ^{11}C、^{13}N、^{15}O、^{18}F 等核素标记在人体所需营养物质（如葡萄糖、氨基酸、水、氧等）或药物上，PET 可以从体外无创、定量、动态地观察这些物质进入人体后的生理、生化变化，从分子水平洞察代谢物或药物在正常人或患者体内的分布和活动。因此，PET 图像反映的是用发射正电子的核素标记的药物在体内的生理和生化分布，以及随时间的变化。通过使用不同的药物，可以测量组织的葡萄糖代谢活性、蛋白质合成速率，以及受体的密度和分布等。因此，PET 也被称为"活体生化显像"。

PET 的主要优势在于能够在体外无创地"看到"活体内的生理的和病理的生化过程，这对于研究生命现象的本质和各种疾病发生、发展的机制非常有用。在临床上，特别适用于在没有形态学改变之前，早期诊断疾病、发现亚临床病变以及早期、准确地评价治疗效果等。PET 药物是人体内源性代谢物或类似物，可以用碳、氮和氧等人体组成元素标记，符合人体生理的生理特性，能够准确地反映生物体（包括人体）的生化改变，并能对生化过程进行准确的定量分析。PET 采用光子准直和符合探测技术，使空间定位、探测灵敏度大大提高，图像清晰、诊断准确率高。此外，PET 可以一次获得三维的全身图像，可发现其他检查所不能发现的问题。而且，作为一种无创、安全的显像技术，一次全身 PET 检查的辐射剂量远小于一个部位的常规 CT 检查。

（二）PET 药物

能够显示特定疾病的特异放射性标记药物的研制和开发，是拓展 PET 应用领域的最重要的环节。常用的 PET 药物所模拟的生物类似物及反映的功能（表 1-1-2）。

表 1-1-2   常用的 PET 药物所模拟的生物类似物及反映的功能

放射性药物	生物类似物	反映的功能
^{18}F-脱氧葡萄糖（^{18}FDG）	葡萄糖	葡萄糖需要量
^{18}F-多巴胺（^{18}F-DOPA）	多巴胺	多巴胺能神经传递
^{11}C-甲硫氨酸	甲硫氨酸	氨基酸代谢
^{13}N-氨	铵盐	心肌、脑灌注
^{15}O-水	水	组织灌注
$^{15}O_2$	氧	氧的利用

^{18}FDG 是最常用的 PET 药物，占目前临床应用的 90% 以上。^{18}FDG 进入组织，能像葡萄糖一样被摄取和磷酸化，但几乎不被进一步降解或逆转返回血液，被"陷入"细胞内的 ^{18}FDG 在一定时间内相对稳定，可以用来反映组织对葡萄糖的需要量（也称利用率或代谢率）。^{18}FDG PET 可以用来测定脑各功能区的代谢、判断心肌存活以及诊断多种肿瘤等。

（三）临床应用

PET 的临床应用得到了快速的发展,主要应用于心肌梗死、肿瘤诊断、神经系统疾病诊断、受体功能成像以及脑功能定位等方面,其中在肿瘤中的应用是目前临床中的主要部分。

1. PET 在肿瘤中的应用　PET 肿瘤显像主要有下列作用:有助于异常肿块的良恶性鉴别及恶性程度的判断;肿瘤病程的分期及患者预后的评价;临床治疗效果的评价与肿瘤耐药的探讨;鉴别肿瘤治疗后残存组织的性质,即局部病灶已坏死或仍有存活的肿瘤;肿瘤复发的早期判断、复发或转移的诊断、转移灶定位及组织活检部位的选择。

2. PET 在神经系统中的应用

（1）局部氧耗量的减低与葡萄糖代谢率的增加是脑恶性肿瘤的重要表现形式。^{18}FDG PET 显像结果对脑肿瘤的病理分型,良恶性的鉴别和分级、分期,肿瘤复发和放疗、化疗坏死的鉴别等有重要价值。

（2）PET 还可用来研究脑缺血和梗死时的一些参数,如局部脑血流量、局部脑氧代谢、氧摄取分数和局部脑血容量等血流代谢定量指标,从而为脑血管病的早期诊断、及时治疗和预后评估等方面提供依据。

（3）PET 显像不仅能发现癫痫患者的发作病灶,为手术切除提供定位,而且还能探讨癫痫发作的机制。应用受体显像可以研究脑功能化学机制的变化,为精神分裂症、阿尔茨海默病等疾病的早期诊断提供宏观依据。

3. PET 在心脏病中的应用　可进行心肌血流灌注、心肌葡萄糖代谢、心肌脂肪酸代谢、心肌神经受体等方面的显像。它们是利用经正电子核素标记的显像剂在心肌灌注或标记的葡萄糖、脂肪酸等物质在心肌中的分布值与心肌代谢时局部血流量和物质摄取不同而进行的动态显像,对冠心病诊断、心肌梗死范围和大小的测定、心肌缺血、心肌病的研究评价及手术后疗效评价等都有极准确的诊断。

第六节　影像诊断用对比剂

Key points

- Contrast media is used to improve the diagnostic value of medical imaging exams.
- Contrast medium enters the body in direct or indirect ways. They can be swallowed, administered by enema or injected into blood vessel.
- Side effects and adverse and allergic reactions of contrast medium should be concerned before the examination.

一、X 线对比剂

（一）X 线对比剂的增强机制和引入方式

将能吸收 X 线的物质通过某种路径引入体内,改变病灶与正常组织和器官在 X 线或 CT 图像上的对比度,以显示其形态和/或功能的检查方法,称为造影检查。所采用的提高对比度的物质称为对比剂。对比剂的引入方式分为直接引入法和间接引入法两种。直接引入包括口服、灌注及穿刺或经导管直接注入器官或组织内;间接引入则为经静脉注射后,对比剂经肾脏排入尿道进行尿路造影。

（二）X 线对比剂的种类及特点

对比剂根据其对 X 线的吸收程度不同分为两种:

1. 阴性对比剂　这类对比剂密度低、吸收 X 线少,X 线图像上显示为密度低或黑色的影像,目前多用于消化道成像。常用的有空气、二氧化碳、氧气等。空气最方便、费用最低;二氧化碳可以通过碳酸氢钠遇到胃酸后反应形成,且易被肠黏膜吸收,作为消化道对比剂更为便捷和舒适。

2. 阳性对比剂　这类对比剂密度高、吸收 X 线多,X 线或 CT 图像片显示为密度高或白色的影像。

NOTES

常用的对比剂有硫酸钡和碘化合物。

（1）硫酸钡（barium sulfate）：纯净的硫酸钡粉末白色无臭，性质稳定，不溶于水或酸碱性水溶液，无毒副作用，在消化道内不被吸收，但可黏附于消化道内壁。主要用于食管、胃、肠检查。临床应用时根据需要将其制成不同浓度的混悬剂，采用不同方法（如口服或灌肠）导入体内。但硫酸钡容易凝结成块滞留在消化道内加重肠梗阻，故在不全梗阻的患者需慎用。

（2）碘化合物（iodide）：分为两大类，具体为：

1）无机碘制剂：以碘化油（lipiodol）为代表，是植物油与碘的结合剂。主要用于瘘管、子宫输卵管和淋巴管造影检查，用法为直接注入检查部位。在介入治疗中，也用于制备碘油化疗药物乳剂行血管内化疗栓塞以治疗肿瘤。

2）有机碘制剂（organic iodide）：水溶性，此类对比剂种类多、用途广、进展快、产品更新快，其毒性和不良反应不断降低。按是否在体内解离可分为离子型和非离子型两类；按其化学结构，又可分为单体和双聚体两类；按其渗透压高低，又分为低渗型、等渗型（与体液渗透压相同）和高渗型。

水溶性有机碘对比剂主要经血管注入用于全身各部位、各脏器和血管的 X 线造影及 CT 增强扫描；经椎管注入用于脊髓造影；经口服或静脉注入胆系对比剂用于胆系造影 CT。也可在不适于用钡剂的情况下用于消化道或瘘管造影。

（三）碘对比剂的不良反应及处理

临床上使用碘对比剂的主要问题是不良反应和肾毒性。

1. 不良反应分类

（1）特异质反应：为患者个体对碘的过敏反应，一般与剂量无关，难以预测和防止。

（2）物理和化学反应：主要与对比剂的渗透压和电荷有关，与剂量相关，可以预测或防止，较特异质反应更常见。

2. 对比剂类型与不良反应的相关性　非离子型碘对比剂与离子型碘对比剂相比，具有低黏度、低渗透压、不带电荷等优点，因此毒性较小，不良反应少见且程度较轻。对高危人群（有肝、肾功能损害、心脏病、糖尿病、多发性骨髓瘤、甲状腺功能亢进、恶病质、过敏体质或有过敏史的患者、婴幼儿及高龄患者）或进行高危造影检查（如心脑血管造影、脊髓造影等）时应使用非离子型碘对比剂。离子型碘对比剂目前已很少应用于临床。

3. 不良反应程度及处理原则　应根据碘对比剂不良反应的程度，进行相应处理（表 1-1-3）。

表 1-1-3　碘对比剂不良反应的程度及处理原则

程度	主要临床表现	处理
一般	潮红、头痛、恶心、呕吐、荨麻疹等	一般不需处理，可自行恢复
轻度	喷嚏、流泪、结膜充血、面部水肿	平卧、吸氧、观察生命体征、肌内注射或静脉注射地塞米松或异丙嗪，一般无生命危险
中度	反复重度呕吐、眩晕、轻度喉头水肿、轻度支气管痉挛、轻度和暂时性血压下降	平卧、吸氧、密切观察生命体征，及时对症处理
重度	呼吸困难、意识不清、休克、惊厥、心律失常、心搏骤停	有生命危险，应立即采取心肺复苏等急救措施

4. 不良反应的预防

（1）尽量选用非离子型碘对比剂。

（2）使用前了解用药史、过敏史及肝、肾功能等，筛选高危人群。

（3）对比剂存放符合说明书要求，使用前建议加温至 37℃，并放置在恒温箱中。

（4）结合患者病情，选择正确的水化方案。

（5）准备好完善的急救药品和设备。

（6）用药中及用药后均应密切观察患者，一旦发生不良反应，应立即停止注药，并采取相应处理措施。

二、MRI 对比剂

为了提高 MRI 显示病变的特异性和诊断的准确性，引入被称为 MRI 对比剂的顺磁性或超顺磁性物质，以改变体内局部组织磁场，缩短组织中氢质子的弛豫时间。大多以静脉内注射为给药途径，通常采用高压注射器经静脉团注方法给药。

（一）MRI 对比剂的增强机制

MRI 对比剂本身不显示 MRI 信号，只对邻近质子产生影响和效应。MRI 对比剂与质子相互作用影响 T_1 和 T_2 弛豫时间，由此造成 MRI 信号强度的改变；一般是使 T_1 和 T_2 时间都缩短，但常以其中一种为主，如临床最常用的钆对比剂以缩短 T_1 时间为主。

（二）MRI 对比剂的种类及特点

根据对比剂在体内分布、磁特性、对组织 T_1 或 T_2 弛豫时间的主要影响和所产生 MRI 信号强度的差异，目前有两种分类：

1. 生物分布性 分为细胞内、外对比剂两类。

（1）细胞外对比剂：目前临床广泛应用的钆制剂属此类，代表药物为钆喷酸葡胺（gadopentetate）。它在体内非特异性分布于细胞外间隙或间质间隙（extracellular or interstitial space），可在血管内与细胞外间隙自由通过，经肾脏排泄。成像时需掌握好时机，方可获得良好的组织强化对比。

（2）细胞内对比剂：以体内某一组织或器官的一些细胞作为靶细胞，如单核吞噬细胞系统（mononuclear phagocytic system）对比剂和肝细胞对比剂。此类对比剂注入静脉后，立即从血中廓清并通过胞吞或经细胞膜上的特殊通道进入相应细胞内，其优点是使摄取对比剂的组织和不摄取的组织之间产生对比。

2. 磁特性 分为顺磁性（paramagnetic）、超顺磁性和铁磁性 3 类。

（1）顺磁性对比剂：以钆、锰等顺磁性金属元素为代表，对比剂浓度低时，主要使组织 T_1 值缩短 T_1WI 图像信号升高；浓度高时，则组织 T_2 值缩短超过 T_1 效应，使 T_2WI 图像信号降低。临床上常利用其 T_1 缩短效应作为 T_1WI 序列中的阳性对比剂。

（2）铁磁性和超顺磁性对比剂：以氧化铁为代表，可使 T_2 弛豫时间缩短，一般用于 T_2WI 序列。代表药物为超顺磁性氧化铁（superparamagnetic iron oxide，SPIO），但目前尚未在临床推广应用。

（三）MRI 对比剂的临床应用

1. 钆螯合物 最常用者为钆喷酸葡胺，最初主要用于中枢神经系统检查，现已广泛用于腹部、乳腺、骨肌系统等部位的增强检查以及心脏大血管成像，可显示病变的形态、血供情况、区别病变组织与正常组织、发现平扫不能显示的微小病变以及进行血流灌注功能状态研究。常规剂量为 0.1mmol/kg，对多发性硬化和颅内转移瘤，为显示更多的微小病变，剂量可增加至 0.2~0.3mmol/kg。采用静脉内快速团注，T_1WI 序列结合脂肪抑制技术可以更好地显示血供对比效果。

2. 肝细胞特异性磁共振对比剂 钆塞酸二钠具有非特异性细胞外对比剂和肝胆特异性对比剂的特性，其多期动态增强效果与常规钆对比剂相似，可用于评估组织血供情况，通过正常功能肝细胞选择性摄取而强化，肝细胞功能减退或缺失的部位因对比剂不摄取或摄取减少而表现为低或稍低信号，从而进行肝胆特异性 MRI 成像，对肝脏局灶性病变的检出及定性诊断具有重要价值，由于对比剂从胆管排出，因此还可以进行胆道成像及肝功能评价。剂量为 0.5mg/kg，采用静脉内快速团注，在注射完对比剂 20 分钟后，进行肝胆期扫描。

三、超声对比剂

超声对比剂是一种用于增强超声成像效果的物质。它通常由气泡或微泡组成，当注射到血液中后,这些微泡能够反射超声波,从而提高组织和血流的可视化效果。超声对比剂具有较好的安全性,常用于心脏、肝脏、血管等器官的超声检查,以帮助医生更准确地评估病变、观察血流动力学和诊断疾病。与其他影像学对比剂相比,超声对比剂无放射性,且对患者的负担较小。

四、核医学示踪剂

核医学示踪剂是一种含有放射性同位素的化合物,广泛用于诊断和治疗疾病。它通过特定的生物过程在体内分布,并且放射性同位素会发出辐射信号,能够被特殊的成像设备(如 PET 或 SPECT 扫描仪)检测到。核医学示踪剂可以帮助医生实时观察器官的功能、代谢过程和疾病状态,常用于癌症、心血管疾病、神经系统疾病等的诊断。由于其高度敏感性,核医学示踪剂能够在早期阶段发现病变,为早期治疗提供依据。

第七节　分子影像学

Key points

- Molecular Imaging(MI)is a growing biomedical research discipline that enables the visualization, characterization, and quantification of biologic processes taking place at the cellular and subcellular levels within intact living subjects, including patients.

- The molecular imaging used clinically today is to inject a contrast agent(e.g., microbubble, metal ion, or radioactive isotope)into a patient's bloodstream and to use an imaging modality(e.g., ultrasound, MRI, CT, PET)to track its movement in the body.

分子影像学是在医学影像学和分子生物学、化学、物理学、材料学、生物工程学等多学科发展的基础上,相互结合而形成的一门新兴学科。1999 年美国哈佛大学韦斯莱德(Weissleder)教授最早提出了分子影像学(molecular imaging,MI)的概念:活体状态下,在细胞和分子水平上应用无创的影像学方法对生命活动进行监测的一门学科。它主要是利用体内某些特定的分子作为成像对比度源或成像的靶点,用医学影像技术对人体内部生理或病理过程在分子水平上进行无创的、实时的成像。这些过程包括:基因表达、蛋白质之间相互作用、信号传导、细胞代谢以及细胞示踪等。应用的技术包括:放射性示踪剂成像/核医学(PET-CT/SPECT)、磁共振成像(MRI)及波谱成像(MRS)、CT、光学成像(荧光/生物发光)、近红外成像、超声成像(USG)及多模式融合成像。

X 线、CT、MRI、超声等影像检查主要显示的是分子改变的终末效应,即疾病在解剖形态学及功能上的改变;而分子影像学通过发展新的工具、试剂及方法,探查疾病过程中细胞和分子水平的异常,在疾病尚未出现典型症状之前就检出异常,为探索疾病的发生、发展和转归,新药的开发及疗效评价提供了新的途径和方法,是转化医学的重要组成部分。

与生命科学领域内的其他学科相比,分子影像学的独特优势在于:①可将复杂的生物学过程(如基因表达、生物信号传递等)变成直观的图像,从而使我们能够更好地在分子水平理解疾病的机制及其特征;②能够发现疾病(如肿瘤)早期的分子变异及病理改变过程;③可在活体上早期、连续性地观察药物治疗及基因治疗的机制和效果;④实时地监视多个分子事件;⑤评估疾病分子病理水平上的进程。

近年来,分子影像在影像设备、对比剂的合成方面都取得了重大的进步。采用放射性核素、超顺磁性金属纳米粒子、荧光物质/生物发光物质、超声微泡标记合成的探针对疾病的研究已经深入到心血管、神经、肿瘤等各个领域。转基因动物模型、具有高度特异性的新型成像药物和探针的使用、小动物临床前成像设备的成功开发,以及基因组学、蛋白质组学、代谢组学到虚拟技术蛋白质芯片技术等高通量技术的发展,实现了对人体活检标本的检测,从而可以揭示越来越多的疾病相关的成像靶点,达到对疾病特异性的成像。不少的分子探针已经进入临床应用阶段,如多功能同位素探针、靶向超声微泡探针及光学探针等,在病变定性、定位中发挥着重要作用。

　　分子影像技术是医学影像学近年来最大的进步,也代表了今后医学影像学发展的方向,它对现代和未来医学模式将会产生革命性的影响。

思考题

　　1. 简述 X 线与临床医学成像有关的主要特性。

　　2. 什么是造影检查?

　　3. 简述 DR 系统的主要临床应用。

　　4. DR 的优点与不足有哪些?

　　5. 简述 DSA 成像方式及主要临床应用。

　　6. 解释下列 CT 基本概念:体素和像素、CT 值、窗宽与窗位、部分容积效应、伪影、薄层扫描、重叠扫描、靶扫描、高分辨力扫描。

　　7. 多层螺旋 CT 的优点有哪些?

　　8. 解释下列 MRI 基本概念:弛豫与弛豫时间、质子弛豫增强效应、脂肪抑制。

　　9. 简述 MRI 图像特点。

　　10. 简述几种常见人体正常组织在 T_1WI 和 T_2WI 上的信号强度和影像灰度。

　　11. MR 水成像的定义及应用。

　　12. MRI 的优点和局限性有哪些?

　　13. 简述碘对比剂的不良反应及处理。

　　14. 简述对比剂不良反应的预防。

　　15. MRI 对比剂的种类及特点有哪些?

　　16. 简述 MRI 对比剂的临床应用。

　　17. 简述超声检查的基本原理。

　　18. 简述多普勒效应及其应用。

　　19. 人体不同组织和液体的回声强度有哪些?

　　20. 观察分析声像图时,应注意哪些内容?

　　21. 超声检查的主要应用有哪些?

　　22. 简述超声检查的优点和局限性。

　　23. 简述放射性显像的原理。

　　24. 解释下列核素显像基本概念:静态显像、动态显像、局部显像、全身显像、平面显像、断层显像、阳性显像、阴性显像。

　　25. 放射性核素显像的特点有哪些?

　　26. 简述 PET 的临床应用。

　　27. 最常用的 PET 药物是什么?

(金征宇　高剑波)

NOTES

第二章

医学影像学进展

第一节 医学影像新技术

Key points

- Medical imaging is an equipment dependent discipline.
- The quick development of medical imaging techniques requires continuous learning of practitioners.

现代医学影像设备和技术的发展日新月异。近年来,许多影像新设备新技术不断开发并应用于临床,使临床诊断产生很多新的变化,促进了诊断学的发展,并产生很多新的方法和新的流程,同时也带来了一些需及时解决的新问题。

一、CT

多层螺旋 CT 的问世是 CT 发展史上的一个重要里程碑,极大地扩展了 CT 的应用范围和诊断水平。它具有单层螺旋 CT 相对于普通 CT 的所有优点,而且由于具有宽层探测器,使得 CT 的成像方式发生了实质性的飞跃,具体包括:①扫描距离更长;②扫描时间更短,最快扫描速度可达 0.25s/周;③Z 轴分辨力高,最小层厚为 0.5mm;④时间分辨力高,可用于心脏等动态器官成像。除了在前文已介绍的 CT 检查技术,目前 CT 还可进行:①灌注成像:利用静脉团注对比剂,对选定脏器的 1 屋至数层层面或全脏器进行快速动态 CT 扫描,再将扫描数据通过特殊软件处理后得到脏器组织血流灌注信息的一种检查方法。将不同时间脏器组织的密度值连成曲线,即可获得对比剂通过脏器组织的时间-密度曲线,经不同的数学模型分析曲线可得到血容量(cerebral blood volume,CBV)、脑血流量(cerebral blood flow,CBF)、平均通过时间(mean transit time,MTT)、达峰时间(time to peak,TTP)等脏器组织血流灌注的定量信息。临床上可用于评价正常及病变组织血流灌注情况,了解器官的血流灌注状态。当前主要用于急性或超急性脑缺血的诊断、脑梗死缺血半暗带的判断以及肿瘤新生血管的观察。②低剂量 CT:用于肺癌、结肠癌、冠状动脉等多种疾病的人群筛查,剂量甚至可低于胸部 X 线平片。

近年来,双能量 CT(DECT)在临床上的应用越来越广泛,实现双能量 CT 的方法包括:双源管球峰值管电压(kilovolts peak,kVp)法、单源管球电压闪烁法、单管球双层探测器法。用能级不同且能谱重叠度小的 X 线扫描物体是 DECT 实现物质分离的基础,目前存在单源与双源两种途径实现双 kVp,双源指在机架上装配有两个管球分别发射不同管电压实现双能量扫描,单源实现双 kVp 可以通过两次扫描间隔切换单个管球管电压的方式或者单源快速 kVp 切换的方式实现双能量扫描。此外,双层探测器法可通过上层探测器吸收低能光子、下层探测器吸收高能光子的方法进行双能量扫描。目前 DECT 的临床应用主要包括虚拟平扫图、虚拟单能成像、碘图、物质区分技术、有效原子序数图和有效电子密度图,比较成熟的临床应用包括:泌尿系统尿酸结石的检出、痛风石的检出、骨髓水肿评估等,部分技术的临床应用已进入指南或共识被广泛认可。

二、MRI

3T 场强的磁共振已应用于临床,各种新的 MRI 硬件和软件的开发、新的扫描序列的发展特别是各种快速序列,使 MRI 的成像时间越来越短,改善了图像质量,使一些成像技术更为成熟,更多地扩大了其临床应用范围。

(一)扩散加权成像

在均质的水中,水分子的扩散是一种方向完全随机的热运动。但在人体组织中,水分子的自由扩散运动会受到所在微观结构空间大小的限制。扩散加权成像(diffusion weighted imaging,DWI)通过检测组织中水分子扩散受限制的方向和程度间接了解水分子所在的微观空间结构情况;水分子扩散受限越严重,DWI 的信号强度就越高,反映水分子所在的微观空间越局促,即细胞间隙窄小和/或细胞内核巨大。DWI 既可用于急性脑缺血细胞毒性水肿的早期发现,也可用于多种恶性肿瘤的定性诊断。此外,水分子在白质束中各方向上的扩散是不同的,在与神经纤维走行一致的方向受限最小,运动最快,而在与神经纤维垂直的方向受限最大,运动最慢,称为扩散的各向异性(anisotropy)。扩散张量成像(diffusion tensor imaging,DTI)就是利用脑组织中水扩散的各向异性进行的一种定量成像方法,它是在传统 DWI 基础上发展起来的观察水分子扩散运动的技术,是目前唯一能无创性显示活体白质及白质束走行的手段。当白质束受到破坏时,DTI 可检测到这种各向异性的降低,常用相对各向异性(relative anisotropy,RA),或各向异性分数(fractional anisotropy,FA)来定量分析。扩散张量白质束成像(diffusion tensor tractography,DTT)则是用来显示各白质束的走行,它可帮助判定脑内病变对白质束及其走行的影响。磁共振扩散峰度成像(diffusion kurtosis imaging,DKI)是 DTI 技术的延伸,是可量化组织内水分子扩散非高斯运动的磁共振新技术。

(二)灌注加权成像

灌注加权成像(perfusion weighted imaging,PWI)是反映组织微循环的分布及其血流灌注情况,评估局部组织的活力和功能的磁共振检查技术。目前主要用于脑梗死的早期诊断,也已扩展用于心、肝和肾等器官的功能灌注及肿瘤的良恶性鉴别诊断。目前主要包括对比剂团注跟踪法(bolus tracking)和动脉自旋标记(arterial spin labeling,ASL)法。

1. 对比剂团注跟踪法　与 CT 灌注成像相似,通过团注 MRI 对比剂快速成像,当对比剂通过毛细血管网时,造成局部磁场不均匀而引起局部组织的 T_2 缩短,表现为信号下降,而缺乏灌注的组织因无或仅有少量对比剂进入,相对于正常组织其信号显得较高。通过时间-信号强度曲线可以计算出局部相对血流量(rCBF)、局部相对血容量(rCBV)和局部氧摄取率(rOEF)。

2. 动脉自旋标记法　利用动脉血液中的质子作为内源性对比剂,通过特殊设计的脉冲序列对流入组织前的动脉血液质子进行标记,检测受标记的质子流经受检组织时引起组织信号强度变化以此反映组织的血流动力学信息。其最大优势在于不需使用对比剂,目前该项技术已在高场 MRI 设备上实现,尚未普及。

(三)血氧水平依赖法

血氧水平依赖(blood oxygen level depending,BOLD)法是以 MRI 研究活体脑神经细胞活动状态的崭新检查技术。某种脑功能相对应的皮质神经元激活时,该区域的静脉血中氧合血红蛋白增加及去氧血红蛋白减少,引起磁敏感效应的变化。利用血氧水平依赖法,可以检出相应脑功能的皮质激活的区域。目前仍处在研究阶段,该技术多用于观察颅内肿瘤对运动感觉皮质的影响,辅助制订术前计划,以及术后评价;语言及记忆优势半球的定位;成瘾患者脑内功能的研究;难治性癫痫的定位;痴呆及认知障碍的研究等。

(四)MR 波谱成像

MR 波谱成像(MR spectroscopy,MRS)是一项可以进行活体观察组织细胞代谢及生化变化的无创性技术。不同的代谢物在外加磁场中存在共振频率的差异,即化学位移不同,MRS 记录的是不同化学位移处代谢物的共振信号。其原理与 MRI 相同,均遵循 Larmor 定律,差异在于数据的表现形式不同,MRS 表现的是信号的振幅随频率变化的函数。目前较为成熟的技术是氢质子波谱(^{1}H MRS)。在 3.0T 设备上,可行如 ^{31}P 等多种核的 MRS。临床上多用于急性脑缺血、脑瘤及前列腺癌的研究,也用于脑变性疾病、缺血缺氧脑病、艾滋病、多发性硬化和颞叶性癫痫等的研究。

(五) 磁共振弹性成像

磁共振弹性成像(magnetic resonance elastography,MRE)是通过机械波测量活体组织的弹性强度,反映组织的弹性力学特征,剪切波传播速度的平方与组织弹性值成正比,通过组织弹性硬度的变化反映疾病病程,被称为"影像触诊"。机械波发生器需要外置,目前应用的有气压机械波发生器、压电装置驱动、机电装置驱动及电磁感应机械波发生器等,产生的空气压缩波通过连接管传输至被动振动器,根据所测量的器官,将被动振动器放置于相应的腹壁位置。

(六) 扩散峰度成像

磁共振扩散峰度成像(diffusion kurtosis imaging,DKI)是一种在传统扩散张量成像的基础上延伸的新兴扩散成像技术,反映生物组织中水分子非高斯扩散特性。非高斯分布是指水分子受复杂的组织结构因素影响,在各方向扩散程度不同,即各向异性扩散。

(七) 化学交换饱和转移技术

化学交换饱和转移(chemical exchange saturation transfer,CEST)技术通过饱和特定质子并将饱和信号传给自由水质子,检测水信号的降低程度来进行间接成像,反映体内大分子物质的浓度信息和交换率,相比波谱成像对毫摩尔级别的代谢物更加灵敏。目前该技术主要以酰胺、谷氨酸、肌酸、氨基等成分研究为主,在神经系统疾病、肿瘤等疾病中开展较为广泛。

(八) DIXON 技术

DIXON 技术为化学位移水-脂反相位饱和成像技术,是 1984 年由学者 W.T.Dixon 发表于 *Radiology* 的论文中首次提出的,能将 MRI 图像中水和脂肪的信号区分开来。由于水质子与脂肪质子横向磁化矢量的相位呈同相及反相交替出现,MRI 信号的幅度也出现波动状态,同相位时,两者信号相加,反相时相者信号相减,使信号幅度下降,因此在反相图像上,水脂交界处及同时含水和脂肪的部位信号明显下降。

(九) 压缩感知技术

压缩感知(compressed sensing,CS)的概念在 21 世纪初提出,很快被应用到 MRI,它代表了通过利用图像冗余来提高 MRI 成像速度的方法,被称为压缩采样或稀疏采样,是数字信息采样和信息压缩领域的一大理论突破,证明了通过减少采样但是随机采样的办法可以得到不失真的信号。CS 目前已在神经成像、波谱成像、心血管成像、全身成像和肝脏成像等领域应用。

三、超声

超声在多普勒彩色血流成像、三维超声、谐波成像、数字和波束形成等技术方面也有很大的进展。

(一) 冠脉血流显像

新近开发的一项彩色多普勒血流技术,与其他冠状动脉显像的超声技术相比,其最大的特点就在于可以较好地显示心肌内的冠脉分支血流。

(二) 三维超声成像

能够提供三维解剖图像,较二维超声成像更具直观性。目前研究较多的是动脉血管、软组织及心脏的三维超声成像。①血管内的三维超声成像可精确和定量描述冠脉管壁的状况,判断粥样斑块的有无,并对其大小进行准确测量。②心脏的三维超声成像可提高先天性心脏病和心脏瓣膜疾病的诊断。③软组织的三维超声成像在肿瘤体积和胎儿形体测定上有一定的应用价值。

(三) 自组织谐波成像技术

主要针对心肌组织的谐振特性对心脏成像进行研究。

（四）多普勒组织成像

一种无创性室壁心肌运动分析技术，可在一定程度上定时、定量、定位地显示心内膜的室壁运动。

（五）数字化多声束形成技术

把数字化技术衍生到超声的发射和接收，而采用了该技术的超声诊断设备被称为全数字化超声诊断仪。

（六）超声弹性成像

生物组织的硬度或弹性信息常与组织的病理改变相关，对疾病的诊断具有重要的参考作用。超声弹性成像能定性或定量地测量组织内弹性的分布，并以图像或测量值的形式直观地显示，从而为区分正常和病变组织提供了一种新方法，目前在肝脏、乳腺、甲状腺、肌肉等领域有所应用。

四、人工智能

医学影像人工智能（artificial intelligence, AI）是指基于计算机视觉技术的神经元数学模型，通过充分挖掘海量多模态医学影像原始像素和有效组学特征，学习和模拟影像医师的诊断思路，进行特征挖掘、重新组合、综合判断的复杂过程。机器学习（machine learning, ML）是 AI 的核心技术。AI 目前在医学影像扫描、图像重建及辅助诊断等方面均有应用。

第二节　影像存储与传输系统

Key point

- PACS, HIS and RIS are important component of medical imaging system.

影像存储与传输系统（picture archiving and communication system, PACS）是应用于医院放射科或医院以及更大范围的医学图像信息管理系统，是专门为实现医学图像的数字化管理而设计的，包括图像存档、检索、传递、显示、处理和拷贝的硬件和软件，是计算机通信技术和计算机信息处理技术结合的产物。

PACS 系统的构建和医院信息系统（hospital information system, HIS）、影像信息系统（radiology information system, RIS）的逐步完善，已使临床医疗及影像诊治工作的流程发生了巨大的变化。

一、PACS 定义

PACS 是以高速计算机设备及海量存储介质为基础，以高速传输网络连接各种影像设备和终端，管理并提供、传输、显示原始的数字化图像和相关信息，具有查找快速准确、图像质量无失真、影像资料可共享等特点。

二、PACS 的组成

一套完整的 PACS 的组成必须包括：①数字化图像的采集；②网络的分布；③数字化影像的管理及海量存储；④图像的浏览、查询及硬拷贝输出；⑤与医院信息系统（hospital information system, HIS）、放射信息系统（radiology information system, RIS）的无缝集成。其中，数字图像的采集在 PACS 中最为关键。

三、PACS 的意义和局限

医院应用 PACS 的意义主要有：①医用影像的数字化，节约了购买、冲洗和保存胶片的费用；②能够快速、高效地调用影像和信息资料，提高工作效率；③可永久保存图像；④提供强大的后处理功能，可同时看到不同时期和不同成像手段的多帧图像，便于对照、比较；⑤实现资料共享，便于会诊及远程医疗。PACS 要求性能稳定,对系统要求高,技术复杂,需要根据具体情况进行建设,一次性投资较高,需要日常维护和不断更新。因此,目前 PACS 的推广应用受到一定限制。

第三节   影像诊断思维

Key point

- In order to obtain a correct diagnosis of the disease when interpreting images, it is important to follow the rule of "comprehensive observation, specific analysis, clinical combination, and comprehensive diagnosis".

医学影像是临床疾病诊断的重要方法之一,为了得出疾病正确的诊断,必须要遵守一定的原则,才能得到全面、客观的结论。一般应掌握 16 字原则,即"全面观察、具体分析、结合临床、综合诊断"。

一、全面观察

对于所有影像检查的资料首先进行分类、排序,按时间先后进行全面系统的观察,不能遗漏任何的部分和层面,在认识正常解剖和变异影像的基础上,发现异常影像表现。对于异常影像详细地观察与描述要从解剖部位、形态、大小、密度、周界状态等方面更加细致地审视。

二、具体分析

对于所见异常影像,要按照影像表现的特点进行分类和概括,进一步分析异常表现所代表的病理意义。要注意从病变的位置及分布、边缘及形态、数目及大小、密度信号和结构、周围情况、功能变化、动态发展等方面逐一进行分析。根据异常影像表现的特征,概括推断异常影像所反映的基本病理变化,并结合临床进一步推断是何种疾病所致。

三、结合临床

由于异常影像只是疾病发生发展过程中某一阶段某一方面的反映,存在"同影异病、同病异影"的问题,因此在具体分析弄清异常影像代表的病理性质后,必须结合临床症状、体征、实验室检查和其他辅助检查进行分析,明确该病理性质的影像代表何种疾病。除应了解现病史和既往史、临床体征和治疗经过外,分析时还应注意患者的年龄和性别、生长和居住地区、职业史和接触史以及结合其他重要检查,以尽量达到正确的诊断。

四、综合诊断

将临床、影像资料综合在一起,通过影像特点,做出疾病的否定性诊断、可能性诊断或肯定性诊断,当所掌握的资料不足以做出诊断时,应与临床医生充分沟通,并根据实际提供进一步检查的影像方法。

思考题

1. 简述 PACS 定义及组成。
2. 简述 PACS 的意义和局限。
3. 简述影像诊断的基本原则和步骤。

（金征宇　高剑波）

第二篇
中枢神经系统

第一章

中枢神经系统总论

第一节　颅　　脑

Key points

- The central nervous system includes brain and spinal cord.
- Imaging examination is indispensable for the diagnosis and treatment of central nervous system diseases.
- At present, the most commonly used brain imaging methods are CT and MRI.

一、常用的影像检查方法

（一）头颅平片

头颅平片（skull plain film）简便、易行，是最基本的检查方法，一般采用正、侧位，必要时加切线位。主要用于评估颅骨的骨质改变，如先天畸形、骨折、肿瘤、颅骨压迹等，也可用于小儿评估颅缝和囟门；对颅内绝大多数病变不能做出明确诊断。

（二）脑血管造影

可选择性的进行颈内动脉、椎动脉或颈外动脉血管造影，常用DSA技术（图2-1-1）。用于显示相应的脑动脉及其分支血管分布、位置、形态、管径、周围供血以及静脉回流等情况。脑血管造影（cerebral angiography）目前主要用于诊断及评价脑血管性病变，如动脉瘤、动静脉畸形、血管狭窄及闭塞等，作为CTA的补充检查方法，也可用于了解脑肿瘤的供血情况。在诊断的同时，可对上述某些疾

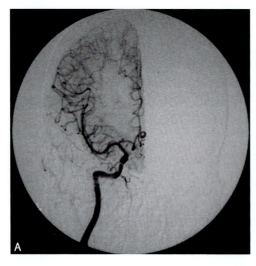
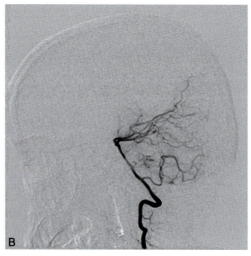

图 2-1-1　脑内动脉 DSA 影像

A. 后前位左侧颈内动脉系统造影，示左侧颈内动脉颈段、岩段、海绵窦段及床突上段，大脑前动脉，大脑中动脉及其分支；B. 侧位椎基底动脉系统造影，示椎动脉、基底动脉及大脑后动脉及其分支。

病进行介入治疗。

(三) CT

1. 扫描技术与参数 一般采用横轴位,CT 扫描基线采用眦耳线(即眼外眦与外耳道中心连线)或上眶耳线(眦耳线向后倾斜 20°),层厚 8~10mm,依次向上连续扫描 8~10 个层面;鞍区病变常采用冠状位,扫描定位线尽量垂直于鞍底。

2. CT 平扫及增强扫描 是颅内疾病的主要影像检查方法,能够发现多数疾病。CT 平扫对显示含钙化、骨化的病变有优势,对于颅骨骨折、急性颅脑外伤、脑出血、蛛网膜下腔出血、脑梗死、脑积水等疾病多可做出诊断,对部分先天性脑发育畸形和颅内占位也有诊断价值。增强 CT 扫描有助于进一步明确病变的性质,有利于评价颅内病变血脑屏障(blood brain barrier,BBB)破坏程度以及颅内肿瘤血供情况,常用于平扫显示不清、疑有等密度病灶或病变定性困难者,对于颅内肿瘤、血管畸形、炎症、感染性病变等病变大多数需要进行增强扫描。

3. 多平面及三维 CT 重建 可多方位、立体地显示颅脑正常结构及病变的情况,可用于观察颅骨骨折、颅骨病变及颅骨缺损等(图 2-1-2)。

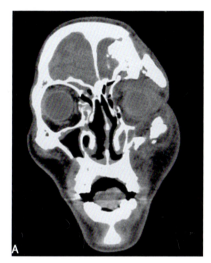
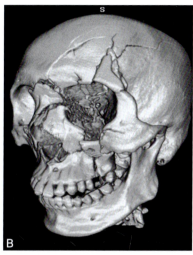

图 2-1-2　颅面 CT 影像

冠状位(A)及三维 CT 重建(B)图像,示左颅面骨多发骨折,碎骨块压迫左侧额叶脑组织。

4. CTA 主要用于脑血管病的检查,其诊断效果类似 DSA,可用于显示颅内动脉系统、静脉系统(图 2-1-3),观察脑血管管腔、管壁及病变与脑血管的关系,可以发现并诊断脑动脉狭窄或闭塞,也可作为筛查动脉瘤、血管畸形等脑血管病变的首选方法。部分颅内占位性病变可用 CTA 观察肿瘤的血供来源,以及肿瘤对血管的压迫和侵犯情况。

5. CT 灌注成像 可获得脑组织血流灌注的定量信息,包括脑血流量(cerebral blood flow,CBF)、脑血容量(cerebral blood volume,CBV)、平均通过时间(mean transit time,MTT)和达峰时间(time to peak,TTP),将这些灌注参数值赋予不同的灰阶或伪彩,便可得到直观的 CT 脑灌注图。临床上可用于评价正常及病变脑组织血流灌注情况,常用于发现或显示脑缺血及脑缺血半暗带、评价缺血后再灌注等。

(四) MRI

1. 扫描技术和参数 常规采用横轴位、矢状位扫描,根据病变部位辅以冠状位成像,常用 SE 序列 T_1WI、FSE T_2WI、液体抑制反转恢复序列(fluid attenuated inversion recovery,FLAIR)(图 2-1-4),也可采用快速自旋回波序列及梯度回波序列、脂肪抑制技术(图 2-1-5)。检查时一般横轴位、矢状位及冠状位。采用 4~5mm 层厚,垂体或听神经病变多选用 2~3mm 层厚。增强扫描采用静脉团注法注入

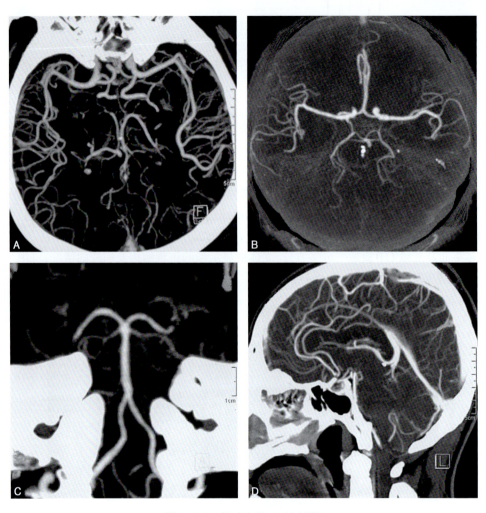

图 2-1-3   颅内血管 CTA 影像

A. 横轴位；B. 去骨横轴位，示 Willis 环及大脑前、中、后动脉；C. 冠状位重建影像，示双侧椎动脉、基底动脉、双侧小脑上动脉、大脑后动脉；D. 矢状位重建影像，示双侧大脑前动脉及其分支，可见部分静脉窦影像，包括：下矢状窦、大脑内静脉、大脑大静脉、直窦、窦汇、上矢状窦等。

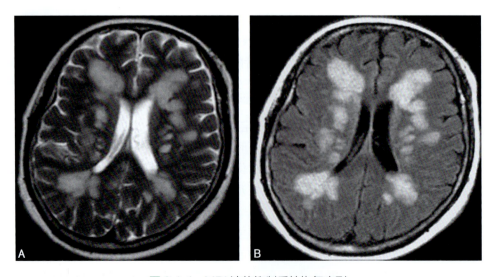

图 2-1-4   MRI 液体抑制反转恢复序列

双侧大脑白质多发脱髓鞘病灶，横轴位：A. T_2WI；B. FLAIR 像，见病变呈长 T_2 信号，FLAIR 像上病变呈高信号，脑室及脑沟内液体部位呈低信号。

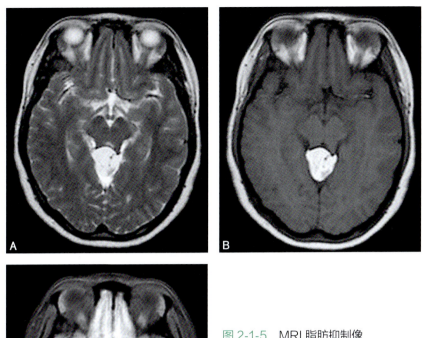

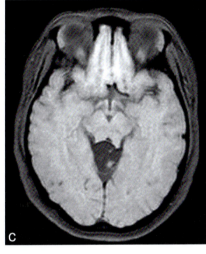

图 2-1-5 MRI 脂肪抑制像

四叠体区脂肪瘤,横轴位:A.T₁WI;B.T₂WI;
C.脂肪抑制像,见病变呈短 T₁、长 T₂ 信号,脂肪抑制像上脂肪组织被抑制呈低信号。

钆喷酸葡胺,剂量为 0.1~0.2mmol/kg。

2. **MRI 平扫** 适用于绝大多数颅脑病变。MRI 显示大脑灰白质对比明显优于 CT,T₁WI 上解剖结构显示较好,T₂WI 上发现病变敏感,FLAIR 图像较 T₂WI 发现病变的敏感性更高,脂肪抑制序列图像常用于颅内含脂病变,对于小病灶如垂体微腺瘤、血管壁粥样斑块需采用高分辨力 MRI 成像。

3. **磁敏感加权成像** 磁敏感加权成像(susceptibility weighted imaging,SWI)用于脑血管畸形、脑出血、脑外伤、肿瘤、帕金森病、顺磁性物质沉积等中枢神经系统病变诊断,尤其对于细小静脉、小出血灶和神经核团解剖结构的显示具有较大的优势(图 2-1-6)。

4. **MRI 增强扫描** 用于鉴别病变与正常组织、病变与水肿,显示微小病变如垂体微腺瘤及小转移灶,了解病变的血供情况及血脑屏障的破坏程度。增强扫描可提供更多的诊断信息,为病变定性诊断提供依据。

5. **MRA 及 MRV** 主要采用 TOF 法和 PC 法(图 2-1-7、图 2-1-8)。常用于脑血管病的筛查,如脑血管变异,脑动脉狭窄、闭塞,脑动脉瘤、动静脉畸形和静脉窦血栓等,也可用于显示肿瘤与血管、静脉窦的关系。

6. **特殊的 MRI 技术** 提供颅脑解剖形态学及脑功能、代谢等方面的信息。

(1)DWI:显示早期脑梗死的敏感性极高,可在梗死发生后 1~6 小时内显示病灶,临床上常用于早期及超急性期脑梗死(图 2-1-9)的诊断。也可用于脑肿瘤的诊断、鉴别诊断及评估病理级别等。

(2)扩散张量成像(diffusion tensor imaging,DTI)及弥散张量纤维束成像(diffusion tensor tractography,DTT):DTI 能无创性显示活体白质及白质束走行,当白质束受到破坏时,DTI 常用相对各

NOTES

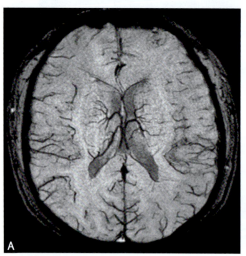
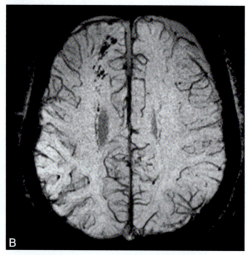

图 2-1-6 脑部 SWI 影像

A. 正常轴位 SWI 图像;B. SWI 图示右侧半卵圆中心前方有索条状低信号区(出血灶)。

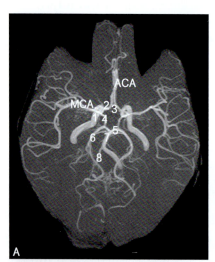
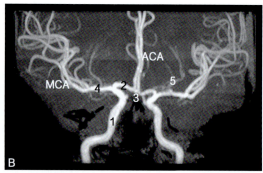
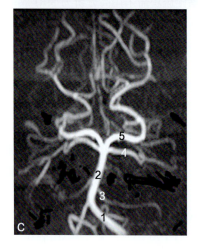

图 2-1-7 脑部 MRA 影像

A. 横轴位 MIP:1. 颈内动脉;ACA 大脑前动脉;MCA 大脑中动脉;2. ACA 的 A1 段;3. 前交通动脉;4. 后交通动脉;5. 大脑后动脉 P1 段;6. 大脑后动脉 P2 段;7. 基底动脉;8. 椎动脉;B. 颈内动脉系统重建影像:1. 双侧颈内动脉;2. 大脑前动脉 A1 段;3. 前交通动脉;4. 大脑中动脉 M1 段;5. 豆纹动脉;C. 椎基底动脉系统重建影像:1. 椎动脉;2. 基底动脉;3. 小脑前下动脉;4. 小脑上动脉;5. 大脑后动脉。

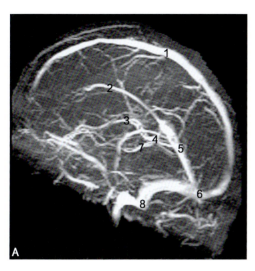
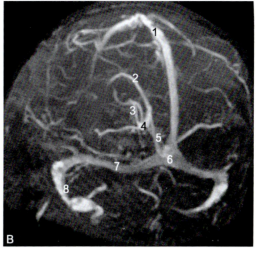

图 2-1-8 头部 MRV 影像

A. 矢状位重建影像:1. 上矢状窦;2. 下矢状窦;3. 大脑内静脉;4. 大脑大静脉;5. 直窦;6. 窦汇;7. 基底静脉;8. 乙状窦。B. 冠状位重建影像:1. 上矢状窦;2. 下矢状窦;3. 大脑内静脉;4. 大脑大静脉;5. 直窦;6. 窦汇;7. 横窦;8. 乙状窦。

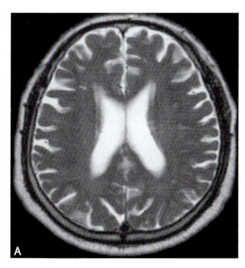
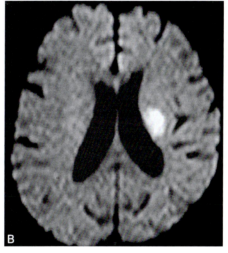

图 2-1-9 脑部 DWI 影像

左侧侧脑室旁超急性期(6小时内)脑梗死。A. T$_2$WI 未见异常;B. DWI 呈高亮信号。

向异性或各向异性分数(fractional anisotropy, FA)来定量分析。DTT 则是用来显示各白质束的走行和结构的完整性,以及病变所致的白质纤维束受压、移位、破坏或中断,帮助脑内病变的诊断、治疗及预后评估。

(3)PWI:主要参数同 CT 灌注成像,可反映脑组织微循环血流动力学状态,了解脑灌注情况,主要用于脑缺血和肿瘤性病变,也可用于垂体微腺瘤诊断。动脉自旋标记(arterial spin labeling, ASL)是一种非侵入性成像技术,无需对比剂,使用内源性动脉血作为动态示踪剂来量化器官的组织灌注,可获得 CBF 参数。

(4)MRS:可用于神经系统肿瘤和其他(感染、脱髓鞘、脑卒中等)病变的鉴别、脑内外肿瘤的鉴别、胶质瘤恶性程度的分级诊断、脑瘤放疗后复发与坏死的鉴别、颞叶癫痫及海马硬化的诊断、缺氧脑病的严重程度及预后的判断、神经变性和精神疾病的辅助诊断等方面。

(5)定量磁化率成像(quantitative susceptibility mapping, QSM):是一种可在体内对组织宏观磁

NOTES

化率定量的磁共振图像技术,可用于显示钙化和钙化定量,微出血的定量检测,多发性硬化的动态观察等。

（6）脑功能皮质定位成像:利用血氧水平依赖（blood oxygen level dependent,BOLD）成像原理,多用于观察颅内肿瘤对运动感觉皮质的影响,辅助制订术前计划,以及术后评价;语言及记忆优势半球的定位;成瘾患者脑内功能的研究;难治性癫痫的定位;痴呆及认知障碍的研究等。

（五）USG

对于囟门未闭的婴幼儿,USG可用于观察脑内结构,了解有否先天发育畸形、缺氧脑损伤等。经颅多普勒超声（transcranial Doppler,TCD）检查是一项无创性的脑血管疾病检查方法。通过检测颈部及颅内动脉血流速度的变化,分析其血流动力学的改变,有助于了解头颈部血管病变的情况。临床主要用于高血压、脑动脉硬化及椎基底动脉供血不足的病例,对鉴别耳源性眩晕与椎基底动脉供血不足性眩晕有重要意义。

（六）核医学

主要包括γ照相机、单光子发射计算机断层成像（single photon emission computed tomography,SPECT）及正电子发射断层显像（positron emission tomography,PET）。

1. **γ照相机的脑池显像**　用于交通性脑积水及脑脊液漏的诊断、脑脊液分流术的评价及随访。

2. **SPECT脑血流灌注显像**　用于缺血性脑血管病及颅脑损伤后的血流灌注及功能受损范围的评价、脑占位性病变的灌注情况的评价、癫痫病灶的辅助定位诊断、脑死亡的诊断、精神疾病的辅助诊断等。

3. **PET**　可以评价脑内病变组织的葡萄糖代谢、氧代谢及蛋白质代谢。主要应用于脑瘤恶性程度的分级判断、癫痫病灶的辅助定位诊断及术前评价、痴呆、锥体外系疾病（如帕金森病等）的诊断和精神疾病的辅助诊断等。

二、正常影像解剖及常见变异

（一）正常X线平片

1. **颅板**　分为内外板及板障,内、外颅板为致密骨,呈线样高密度影;板障居中,为松质骨,为低密度影。

2. **颅缝与囟门**　在颅骨发育中,分化出额骨、顶骨、颞骨、枕骨多个化骨核,各骨核之间小的间隙称为颅缝,大的间隙称为囟门。

（1）囟门（fontanelle）:新生儿有前、后囟门,前、后外侧囟门,呈边缘清楚的多角形透亮区。

（2）颅缝（cranial suture）:包括冠状缝、人字缝、矢状缝等,颅缝在颅外板多呈锯齿状,内板较为平直。新生儿的颅缝宽约1mm,随年龄增长逐渐变窄,30岁左右开始闭合,表现为颅缝边缘出现硬化。

（3）缝间骨（worm bone）:位于后囟门与人字缝间,数量不定。

3. **颅板的压迹**　包括脑回压迹、脑膜中动脉压迹、板障静脉压迹、蛛网膜颗粒压迹及导静脉压迹,X线上表现为不同形状的密度减低区或透亮影。

4. **蝶鞍**　侧位片显示清楚,位于颅底中央,前为鞍结节、后为鞍背,前后径7~16mm,深径7~14mm。

5. **岩骨及内耳道**　正常内耳道呈管状低密度区,位于颞骨岩部,两侧对称,一般宽4~6mm。

6. **生理性钙化**　包括松果体钙化、大脑镰钙化、床突间韧带钙化及脉络丛钙化,表现为致密影。

（二）正常脑血管造影

正常脑动脉管径光滑、走行自然,由近至远逐渐变细（见图2-1-1）。各支位置较为恒定并与脑叶有一定对应关系。

1. **颈内动脉系统**

（1）颈内动脉（internal carotid artery,ICA）:在颅内分为颈段、岩骨段、破裂孔段、海绵窦段、床突段、眼段和交通段,分别对应 C1~C7 段,其中岩骨段、破裂孔段、海绵窦段、床突段、眼段和交通段称为虹吸部,呈"U"形或"V"形。眼段发出眼动脉,继而发出后交通动脉和脉络膜前动脉。

（2）大脑前动脉（anterior cerebral artery,ACA）:分为水平段、上行段、膝段、胼周段及终段,分别对应 A1~A5 段。前交通动脉连接双侧大脑前动脉。

（3）大脑中动脉（middle cerebral artery,MCA）:分为水平段、回转段、侧裂段、分支段及终段,分别对应 M1~M5 段。

2. 椎-基底动脉（vertebrobasilar artery）系统

（1）椎动脉:起自锁骨下动脉,在第 1~6 颈椎横突孔穿行,经枕骨大孔入颅,汇合之前发出的主要分支为小脑后下动脉。

（2）基底动脉:双侧椎动脉在脑桥下缘汇合而成,主要分出小脑前下动脉、小脑上动脉、脑干穿支动脉及大脑后动脉（posterior cerebral artery,PCA）。大脑后动脉分为交通前段、环池段、四叠体段和距裂段,分别对应 P1~4 段。

3. Willis 环　完整的 Willis 环由颈内动脉的 C7 段、大脑前动脉的 A1 段、前交通动脉、后交通动脉、大脑后动脉的 P1 段组成,变异较多。

4. 颈外动脉（external carotid artery,ECA）　主要有脑膜中动脉、颞浅动脉及枕动脉三大分支。

5. 脑静脉

（1）硬膜静脉窦:位于两层硬膜间,将脑内血液引流到颈内静脉。上矢状窦和直窦汇入窦汇,再经横窦、乙状窦引流进入颈内静脉,海绵窦位于蝶鞍两侧,通过岩窦与横窦相通。

（2）大脑静脉:多不与动脉伴行,分为深、浅两组。

1）大脑浅静脉:收集皮质及皮质下髓质的静脉,包括大脑上、中、下浅静脉,分别汇入上矢状窦、下矢状窦、海绵窦、岩上窦和岩下窦。

2）大脑深静脉:收集深部髓质、基底神经节和丘脑的静脉,丘纹静脉和透明隔静脉汇合成大脑内静脉,双侧大脑内静脉汇合成大脑大静脉,大脑大静脉与下矢状窦汇入直窦。

（三）正常颅脑 CT

1. 平扫

（1）颅底:骨窗上,颅底薄层扫描可见蝶鞍,高密度的颞骨锥部,低密度的卵圆孔、破裂孔、内耳道（internal auditory canal）、颈静脉孔、舌下神经管等。鼻旁窦及乳突气房内气体呈极低密度。

（2）颅脑:颅脑 CT 扫描自下而上横轴上可显示的重要结构包括:小脑（cerebellum）、四脑室（forth ventricle）、桥小脑角池（cerebellopontine angle cistern）、垂体窝（hypophyseal fossa）、鞍上池（suprasellar cistern）、四叠体池（quadrigeminal cistern）、基底节（basal ganglia）、内囊（internal capsule）、胼胝体（corpus callosum）、第三脑室（third ventricle）、丘脑（dorsal thalamus）、松果体（pineal gland）、侧脑室（lateral ventricle）、放射冠（corona radiata）、半卵圆中心（semioval center）、大脑灰质（grey matter）、大脑白质（white matter）、大脑纵裂（longitudinal fissure）等。脑室、脑池、脑沟、脑裂内含脑脊液呈低密度;脑实质呈软组织密度,皮质密度略高于髓质（图 2-1-10）。

2. 增强扫描　正常脑实质轻度强化,脑血管、硬脑膜、垂体、松果体、脉络丛明显强化,正常情况下,蛛网膜和软脑膜不强化。

3. CT 血管造影（CT angiography,CTA）　观察颅内血管常采用 VR 或 MIP 图像（见图 2-1-3）,所见类似脑血管造影。

（四）正常颅脑 MRI

1. 常见体位

（1）横轴位:显示中脑（midbrain）、脑桥（pons）、延髓（medulla oblongata）、小脑等后颅窝的结构尤佳（图 2-1-11）。

（2）矢状位:清晰显示垂体（pituitary gland）、垂体柄（pituitary stalk）、乳头体（mamillary body）、视

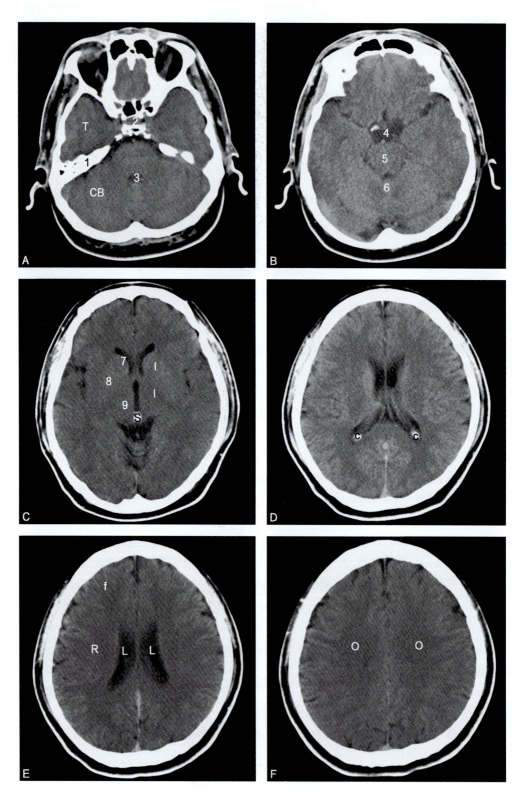

图 2-1-10　颅脑 CT 影像

A~F.横轴位 CT:1.颞骨锥部,2.垂体窝,3.四脑室,4.鞍上池,5.脑桥,6.小脑蚓部,7.尾状核头,8.豆状核,9.丘脑,I.内囊,S.松果体钙化,L.侧脑室,c.脉络丛钙化,R.放射冠,O.半卵圆中心,f.额叶,T.颞叶,CB.小脑半球。

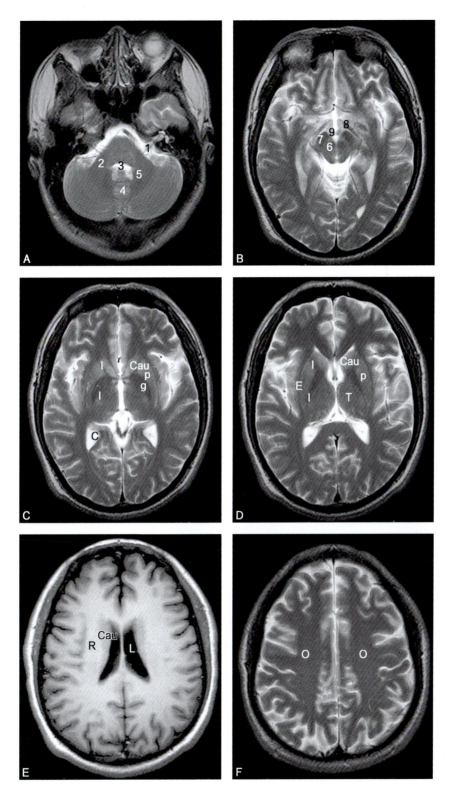

图 2-1-11　颅脑轴位 MRI

A~F. 横轴位 T₁WI：1. 面听神经混合支，2. 小脑中脚，3. 第四脑室，4. 小脑蚓，5. 小脑半球，6. 红核，7. 黑质，8. 视束，9. 乳头体，Cau. 尾状核，p. 壳核，g. 苍白球，I. 内囊，E. 外囊，L. 侧脑室，T. 背侧丘脑，R. 放射冠，O. 半卵圆中心。

束（optic tract）、中脑导水管（aqueduct）、松果体、胼胝体等中线结构（图 2-1-12）。

（3）冠状位：清晰显示视交叉（optic chiasma）、垂体、垂体柄、海绵窦（cavernous sinus）、海马（hippocampus）等结构（图 2-1-13）。

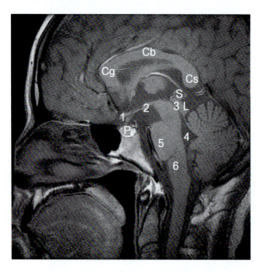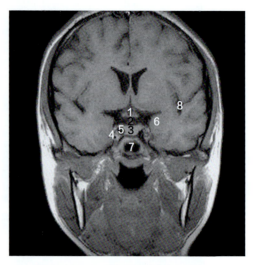

图 2-1-12　颅脑矢状位 MRI

矢状位 T_1WI：1. 视交叉，2. 乳头体，3. 中脑导水管，4. 第四脑室，5. 脑桥，6. 延髓，S. 松果体，Cg. 胼胝体膝，Cb. 胼胝体体部，Cs. 胼胝体压部，P. 垂体，L. 四叠体冠状位。

图 2-1-13　颅脑冠状位 MRI

冠状位 T_1WI：1. 视交叉，2. 垂体柄，3. 垂体，4. 海绵窦，5. 颈内动脉，6. 颞叶，7. 蝶窦，8. 外侧裂。

2. 正常 MRI 信号

（1）脑实质：分为灰质和白质，成人颅脑 T_1WI 上灰质信号低于白质，T_2WI 上则相反，新生儿脑实质 MRI 信号则与成人相反。苍白球、红核、黑质以及齿状核等部位有铁质沉积，在高场 T_2WI 上呈低信号。

（2）脑室、脑池、脑沟：其内充满脑脊液，T_1WI 上为低信号，T_2WI 上为高信号。

（3）脑神经：三维 MRI 能清晰显示脑神经，面听神经、三叉神经、舌咽神经成像等在临床均有应用（图 2-1-14）。

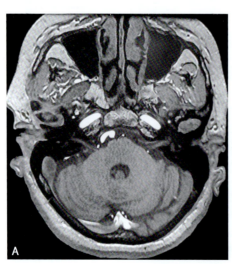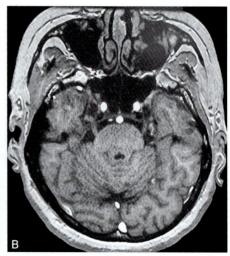

图 2-1-14　面听神经和三叉神经 MRI

A. 面听神经；B. 三叉神经。

（4）脑血管：MRI平扫动脉因流空效应而呈低信号，当静脉血流较慢时，可呈高信号。MRA和MRV可以直接显示脑血管，见类似脑血管造影（见图2-1-7，图2-1-8）。

（5）颅骨和软组织：头皮和皮下软组织富含脂肪，T_1WI、T_2WI上均为高信号；颅骨内外板、硬脑膜及含气结构均为低信号；颅骨板障内含脂肪和血管，呈高信号。

（五）常见变异

颅脑正常变异较少，主要见于脑脊液腔隙（如脑室系统、蛛网膜下腔、脑池等）和血管系统。

1. 脑室系统

（1）第五脑室：位于孟氏孔（foramen of Monro）前方、透明隔之间，又称为透明隔间腔。

（2）第六脑室：为第五脑室向后延伸至穹窿柱之间形成的脑脊液腔，其后界为胼胝体压部，又称为Vergae腔。

（3）侧脑室不对称（Asymmetry of the lateral ventricles，ALV）：5%~12%的正常人可见到ALV，透明隔可以移位。

2. 大枕大池、蛛网膜囊肿及神经上皮源性囊肿等。

3. Willis环的变异较多，其中仅有25%具有完整的Willis环，75%不完整。较常见的有：后交通动脉缺如、大脑前动脉A1段缺如、大脑后动脉直接起自颈内动脉（胚胎型大脑后动脉）、前交通动脉缺如。

三、基本病变的影像学征象

（一）X线平片的异常征象

1. 头颅大小形态异常

（1）头颅增大：若伴有颅壁变薄、颅缝增宽、脑回压迹增深，多见于婴儿脑积水；若伴有颅壁增厚，多见于畸形性骨炎、骨纤维性结构不良等。

（2）头颅变小：颅缝闭合伴有颅压增高，见于狭颅症；不伴颅压增高，见于脑过小、脑发育异常等。

（3）头颅变形：可分为舟状头、短头、尖头和偏头畸形，多见于狭颅症。

2. 颅骨骨质异常

（1）颅骨局部变薄：多见于颅内占位性病变压迫颅骨内板、板障所致，表现为密度减低区、边缘模糊不清，切线位显示局部骨质变薄。

（2）颅骨骨质破坏：以肿瘤性病变多见。骨质破坏可自颅骨内板向外板进展，严重时可造成骨缺损。颅骨本身病变所致骨质破坏主要位于板障，也可累及颅骨内、外板。

（3）颅骨骨质增生：弥漫性增生多见于畸形性骨炎、骨硬化病、骨纤维异常增殖症等；局限性增生，见于靠近脑表面的肿瘤，如脑膜瘤，可累及内板或颅骨全层。

（4）颅骨骨折和骨缝分离：多见于外伤，表现为颅骨连续性中断和骨缝间隙增宽。

3. 颅内压增高　常表现为颅板变薄，颅缝增宽，脑回压迹增多，蝶鞍骨质吸收、增大和变形，鞍背变短、后床突变小或消失，脉管压迹加深、变形。颅内压增高提示颅内有占位性病变，需进一步检查CT或MRI。

4. 蝶鞍的吸收、增大和变形　常见于鞍区或鞍旁病变，如垂体瘤，空蝶鞍，和颅内高压。

5. 病理性钙化　可见于肿瘤、炎症、寄生虫病、脑血管病。

6. 松果体钙化移位　常见于成人，其直径范围通常为3~5mm。松果体钙化面积大，移位，则应考虑到是否有松果体区肿瘤的可能性。

7. 内耳道及岩骨破坏　常见于听神经瘤，三叉神经瘤。

（二）CT与MRI的异常征象

1. 颅骨异常　可表现为骨质连续性中断、破坏、膨胀、增生及密度或信号异常等改变，常见于颅骨骨折及颅骨本身和邻近颅骨的肿瘤性病变。

2. 脑实质密度异常　高密度灶常见于钙化、颅内出血；等密度灶常见于亚急性出血、脑肿瘤、脑梗死的某一阶段；低密度灶常见于脑肿瘤、表皮样瘤、囊肿、脑梗死、脑水肿等；混杂密度灶常见于颅咽管瘤、恶性胶质瘤、畸胎瘤等颅内肿瘤。

3. 脑实质信号异常　发生在以下常见疾病（表 2-1-1）。

表 2-1-1　脑实质异常信号与常见疾病

T_1WI	T_2WI	常见疾病
低	高	脑肿瘤、颅内转移瘤、脑梗死、脑软化、脱髓鞘病变
低	低	动脉瘤、动静脉畸形、烟雾病、肿瘤内血管、钙化、骨化
高	高	亚急性期脑出血、瘤内出血、脂肪性病变、含黏液、蛋白质较高的病变
高	低	急性出血、黑色素瘤、肿瘤、卒中
混杂	混杂	动脉瘤、动静脉畸形伴血栓、部分脑肿瘤

4. 病灶的强化类型与程度

（1）类型：均匀强化常见于脑膜瘤、生殖细胞瘤、髓母细胞瘤；环形强化常见于脑脓肿、颅内转移瘤、星形细胞瘤；不均匀强化常见于恶性胶质瘤、血管畸形、炎症；脑回状强化常见于脑梗死（图 2-1-15）。

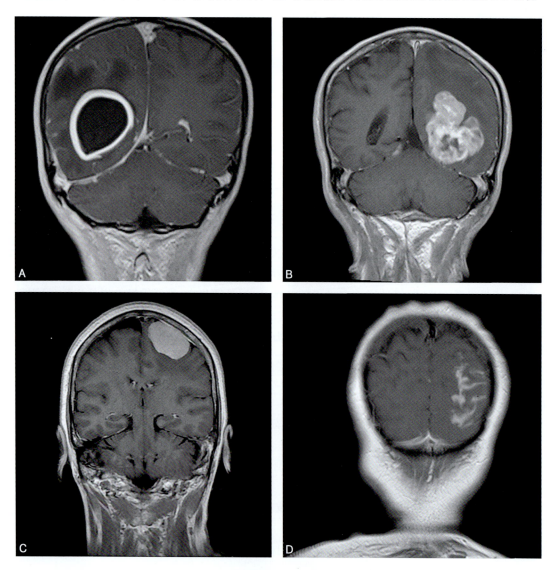

图 2-1-15　增强 MRI 病灶的强化类型
A. 环形强化；B. 不均匀强化；C. 均匀强化；D. 脑回状强化。

（2）程度：分为明显强化、中等强化、轻度强化及不强化。

5. 脑水肿　脑水肿是指水和钠在脑内的异常蓄积，是最常见的异常表现。脑水肿分为血管源性水肿（vasogenic edema）、细胞毒性水肿（cytotoxic edema）及间质性水肿（interstitial edema）（图2-1-16，图2-1-17），各型的发生机制、影像表现各有特点（表2-1-2）。血管源性水肿最常见，因原发或转移性脑肿瘤，脑脓肿，炎症，脑出血，脑梗死和脑挫裂伤等原因导致血脑屏障破坏引起血浆中富含蛋白质的滤液进入细胞外间隙，并表现出沿白质纤维束扩散的倾向。水肿区典型表现呈指状的 T_1WI 上低信号、T_2WI 高信号区域。细胞毒性水肿，多因缺血、缺氧或中毒引起细胞膜上的钠钾三磷酸腺苷酶失活，细胞内水、钠潴留，引起细胞肿胀、细胞外间隙减小的病理状态。水肿同时累及灰白质区，典型信号表现为 DWI 上呈高信号。间质性水肿，因脑室内压力升高引起，多见于梗阻性或交通性脑积水。典型表现为侧脑室，三脑室周围出现的 T_2WI 高信号区域。如脑室代偿性扩张或脑室内压力下降至正常后，间质性水肿可消失。增强检查可能会将病变与其周围的血管源性水肿完全区分，这主要取决于病变对血脑屏障的破坏程度；DWI 是目前检出细胞毒性水肿最敏感的方法。

6. 脑积水（hydrocephalus）　因脑室系统内脑脊液量过多所引起的脑室系统异常扩张，参见本

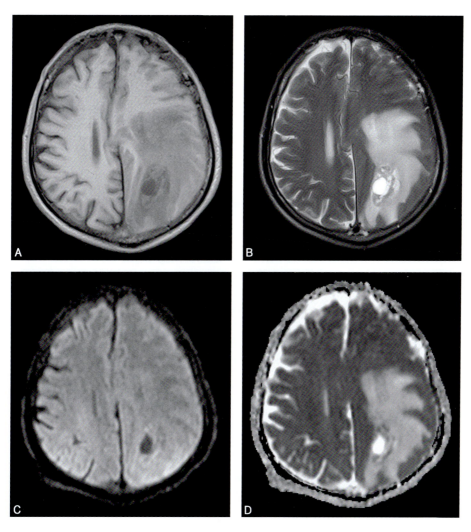

图 2-1-16　血管源性水肿

A. T_1WI；B. T_2WI；C. DWI 图；D. ADC 图；A，B 图示左侧顶叶类圆形稍长 T_1、长 T_2 信号占位性病变，内部信号不均匀，周围可见大片长 T_1、长 T_2 信号，呈"手指状"分布，C 图在 DWI 上呈等低信号，D 图 ADC 图上为高信号。

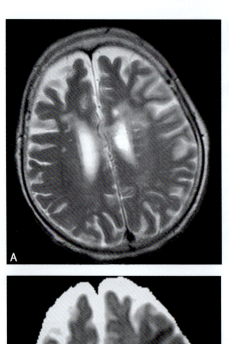
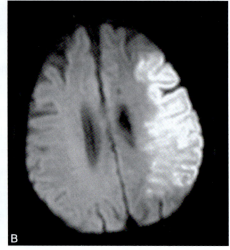
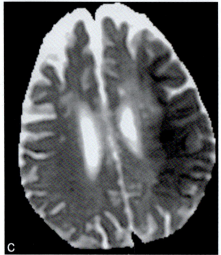

图 2-1-17　细胞毒性水肿

A. T₂WI；B. DWI；C. ADC 图；B 图示 DWI 上异常信号范围较 A 图 T₂WI 所示明显，C 图示 ADC 图显示该区域水分子自由扩散明显受限。

表 2-1-2　各型脑水肿的发生机制和影像表现

项目	血管源性水肿	细胞毒性水肿	间质性水肿
疾病	脑瘤、出血、创伤或炎症等	脑梗死超急性期	脑积水
机制	当毛细血管内皮细胞受损，血脑屏障发生障碍时，或新生毛细血管未建立血脑屏障时，血管通透性增加，血液中富含蛋白质的血浆大量渗入细胞外间隙	缺血数分钟后，神经细胞的 ATP 生成明显减少，细胞膜的 ATP 依赖性钠钾泵异常，钠在细胞内潴留，细胞内渗透压升高，细胞外间隙的水分子进入细胞内，从而造成细胞肿胀，细胞外间隙狭窄	脑积水造成脑室内压力升高，形成压力梯度，脑脊液透过室管膜进入脑室周围的白质内
分布	白质较灰质更明显	同时累及脑灰质和白质	侧脑室或第三脑室周围的脑白质
CT 表现	白质密度降低，常呈"手指状"	脑回增宽，脑沟变窄，脑实质密度无明显变化或轻度降低	侧脑室周围条形、边缘光滑的低密度影
MRI 表现	在 T₁WI 上呈低信号，在 T₂WI 上呈高信号	脑沟变窄、脑回肿胀模糊，在 FLAIR 上可见皮质信号增高	T₁WI 呈低信号，但略高于脑脊液信号，在 T₂WI 呈高信号
DWI	等低信号，ADC 值比正常脑组织高	高信号，ADC 值明显降低	等低信号，ADC 值轻度升高

篇第二章第二节的相关内容。

7. 占位效应（space occupying effect）　由于颅腔内容量限制，当颅内发生肿瘤、血肿、脓肿等占位性病变或继发性脑水肿时会产生占位效应。

（1）常见于肿瘤、出血等病变。

（2）影像表现：中线结构移位；脑室及脑池移位、变形、闭塞；脑室、脑池扩大；脑沟狭窄、闭塞；脑体积增大。

8. 颅内压增高及脑疝形成

（1）颅内压增高：指侧卧位脑脊液压力超过 2kPa。颅内占位性病变、脑脊液循环阻塞等导致颅内容物的容积增加超过了颅腔所能代偿的极限。

（2）脑疝（herniation）：升高的颅内压引起脑组织移位，脑室变形，使部分脑组织嵌入颅脑内的分隔（大脑镰下、小脑天幕裂孔）和颅骨孔道。常见的脑疝类型：扣带回疝，又称大脑镰下疝；小脑天幕疝，又称海马沟回疝；小脑扁桃体疝（图 2-1-18），又称枕骨大孔疝。

9. 颅内出血（hemorrhage）　参见本篇第二章第五节脑出血相关内容。

10. 铁沉积（iron accumulation）　脑内的铁沉积可以是生理性的，也可以是病理性的。高场强的磁共振设备对铁含量的变化非常敏感。

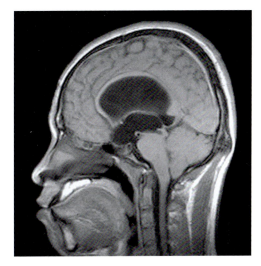

图 2-1-18　小脑扁桃体疝

矢状位 T_1WI，示小脑扁桃体向下延伸，超出枕骨大孔缘 5mm，第四脑室缩小，颈髓增粗，其内可见管状低信号影，为脊髓空洞。

（1）生理性铁沉积：常发生于神经核团。新生儿脑组织无明显铁沉积，脑组织在不同年龄段开始出现生理性铁沉积，苍白球的铁沉积始于 6 个月的婴儿，小脑齿状核铁沉积始于 3~7 岁；脑组织各部位铁沉积的发展速度存在差异，苍白球的铁沉积开始就比较明显，壳核开始时铁含量很低，随着年龄增长逐渐增多。

（2）病理性铁沉积：阿尔茨海默病患者大脑皮质铁沉积增多；帕金森病患者的壳核和苍白球铁沉积增多；慢性血肿周围铁沉积增多等。

11. 脱髓鞘（demyelination）

（1）分为原发性和继发性：原发性者依据发病时髓鞘发育是否已经成熟又分为正常髓鞘脱失的疾病和髓鞘形成缺陷的疾病，继发性者常继发于轴突变性（如 Wallerian 变性）。正常髓鞘脱失的疾病包括：急性播散性脑脊髓炎（acute disseminated encephalomyelitis，ADEM）、多发性硬化（multiple sclerosis，MS）、脑桥中央髓鞘溶解（central pontine myelinolysis，CPM）、进行性多灶性白质脑病（progressive multifocal leukoencephalopathy，PML）等。髓鞘形成缺陷的疾病包括：肾上腺脑白质营养不良、海绵状脑病等。

（2）影像表现：病变常位于侧脑室旁、皮质下及脑干，CT 呈低密度，MRI 在 T_1WI 上呈等或稍低信号，在 T_2WI 上呈高信号（图 2-1-19）。急性期病灶呈"开环状"或"C"形强化。

12. 脑萎缩（brain atrophy）　指各种原因引起的脑组织缩小，并继发脑室和蛛网膜下腔扩大。按照累及范围不同分为广泛性和局限性脑萎缩。影像表现包括：脑回变细，脑沟脑池增宽，脑室扩大，蛛网膜下腔增宽。

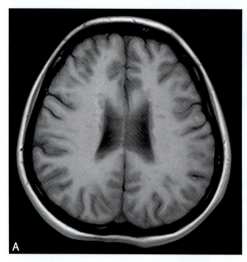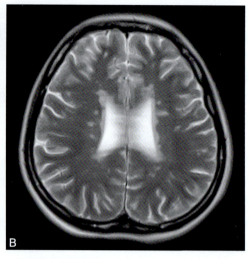

图 2-1-19　多发性硬化

A. T₁WI；B. T₂WI；A、B 图示双侧侧脑室旁多发脱髓鞘斑片，呈 T₁WI 低信号，T₂WI 高信号。

第二节　脊　髓

Key points

- The central nervous system includes brain and spinal cord.

- Tumors, inflammation, injury, vascular malformations and other diseases can cause morphological changes of the spinal cord, and often have abnormal imaging findings.

- At present, the most commonly used imaging methods of spinal cord are CT and MRI.

一、常用的影像检查方法

（一）X 线平片

不能直接显示脊髓，主要用于观察脊椎骨质结构、椎间隙、椎间孔等，常规采用正、侧位片，有时加斜位片。

（二）脊髓造影

脊髓造影（myelography）又称 X 线椎管造影，是经腰穿将非离子型水溶性碘对比剂注入脊髓蛛网膜下腔，通过改变患者体位，在透视下观察对比剂在椎管内的充盈形态与流动情况，借此来发现或诊断椎管内病变的一种检查方法，主要用于判定椎管内有无梗阻及梗阻部位，对蛛网膜粘连也有一定的诊断价值。由于该方法有创，目前多已被磁共振脊髓成像（MR myelography，MRM）所替代。

（三）DSA

脊髓血管造影用于检查脊髓血管畸形并作为诊断的“金标准”，还可进行介入治疗。也用于脊髓肿瘤病变的辅助诊断及介入治疗。

（四）CT

1. **常见体位**　一般采取横轴位，扫描线依据检查目的的不同可垂直于脊椎或平行于椎间盘，必要时靶区容积扫描后可进一步行矢状位、冠状位重建及三维 CT 重建（图 2-1-20）。

2. **平扫 CT**　常用于评估脊椎骨质改变和椎间盘病变，并显示椎旁软组织，是椎管病变的初筛方法，对疑为椎管内肿瘤和血管畸形者可行增强扫描。总体上，CT 诊断椎间盘突出症、椎管狭窄及脊柱病变价值很大，对于脊髓病变的诊断能力有限，一般无法直接显示大多数脊髓病变。

3. **CT 椎管造影**　现已少有应用，可用于显示椎管内病变。

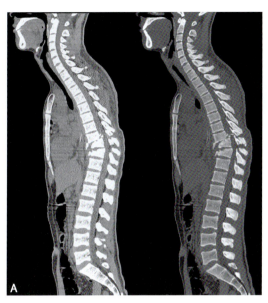
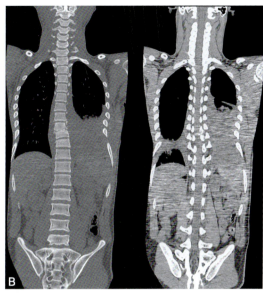

图 2-1-20　脊柱、脊髓 MPR 重建影像

A.脊柱正中平面矢状位 MPR 软组织像、骨像;B.沿椎体及椎管中平面冠状位曲面 MPR 骨像、软组织像,示第 8~10 胸椎体及附件骨折,第 9~10 胸椎体楔形变伴脊柱后突畸形,第 8 胸椎体 Ⅰ 度向前滑脱,相应部位椎管内可见小碎骨块。

(五) MRI

1. 平扫常用 SE 序列　T_1WI 及 T_2WI,以及压脂序列,一般层厚 3~5mm,可全面观察脊髓及周围组织结构,必要时加以增强检查,采用静脉团注法注入钆喷酸葡胺,剂量为 0.1~0.2mmol/kg,有助于脊髓和其他椎管内病变的诊断和鉴别诊断。成像以矢状位为主,辅以横轴位及冠状位成像(图 2-1-21)。

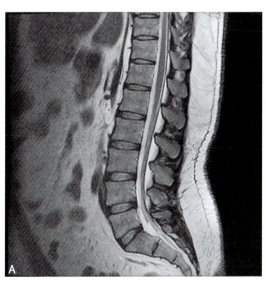
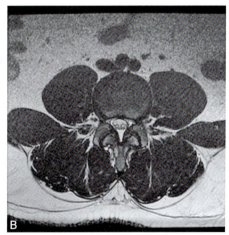

图 2-1-21　脊髓 MRI 影像

A.正常腰段脊髓圆锥及马尾;B.正常马尾轴位图像。

2. MR 脊髓成像 (MRM)　MR 水成像的一种。简便、易行、无创,成像效果和诊断价值类似脊髓造影和 CTM(图 2-1-22,图 2-1-23)。

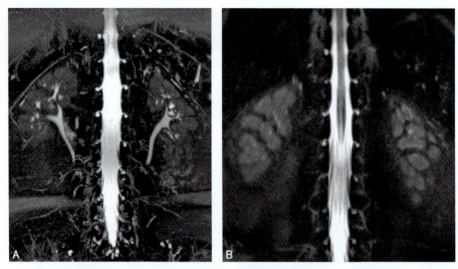

图 2-1-22　椎管 MRM 影像

A. 正常下胸腰段椎管 MIP 像,可见高亮信号的蛛网膜下腔及向两侧分布的神经根袖;B. 亚容积(7mm)重建 MIP 像,示蛛网膜下腔形态,脊髓圆锥、终丝、马尾及神经根袖。

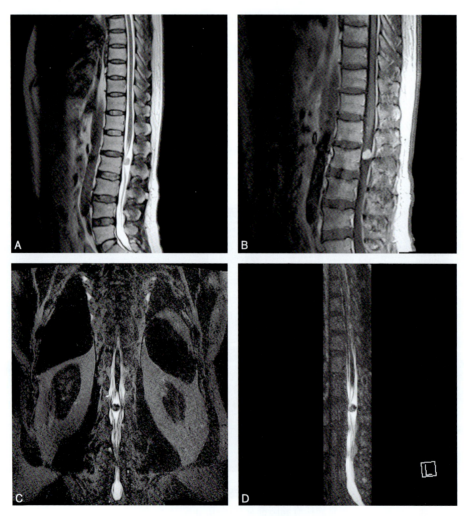

图 2-1-23　椎管 MRM 影像

椎管内肿瘤:A. 矢状位 T_2WI;B. 矢状位增强 T_1WI;C. MRM 冠状位原始图像;D. MRM 矢状位原始图像;图 A、C、D 可见肿瘤位于脊髓圆锥以远,向前及两侧压迫相应部终丝、马尾,图B 示增强扫描病变有强化。

3. MR 目前诊断脊髓病变最佳影像学检查方法,可直接显示脊髓的解剖及病变。适用于脊髓外伤、肿瘤、炎症、变性以及髓外椎管内各种病变。增强扫描可以更清楚地显示病变的范围、边缘及血供状态,进一步提高病变的正确诊断率。

二、正常影像解剖及常见变异

(一)正常 X 线椎管造影

1. 正位片上,椎管内对比剂呈柱状,两侧高密度窄条影为蛛网膜下腔,两侧对称向外突出的类三角形的致密影为神经根袖。侧位片上椎管内对比剂呈柱状,在椎间隙后方略有凹陷,凹陷程度2~4mm。

2. 脊髓影较淡,颈髓前后径 6~8mm,颈膨大横径 12~15mm,胸腰髓前后径 5~7mm。圆锥轻度增粗后,向下逐渐变细成终丝。马尾神经在蛛网膜下腔呈均匀排列的点、线状低密度影。

(二)正常 CT 表现

1. 椎管内硬脊膜囊借助周围脂肪密度显影,呈圆形或椭圆形,内含脊髓,呈均匀软组织密度;硬脊膜外间隙富含脂肪,神经根呈直径 1~3mm 的圆形软组织密度影,位于侧隐窝内。

2. CTM 在高密度的脊髓蛛网膜下腔衬托下可清楚显示脊髓、神经根和马尾。

(三)正常 MRI 表现

脊髓位于椎管中央,在 T_1WI 上呈中等信号,周围有低信号的蛛网膜下腔环绕;在 T_2WI 上仍为中等信号,蛛网膜下腔呈明亮的高信号(见图 2-1-22)。矢状位上纵行的脊髓呈条带状。在高质量的轴位 T_2WI 上可见 "H" 形蝴蝶状脊髓灰质,其周围为白质束。

(四)脊髓的变异现象

脊髓变异多为病理性的,常合并脊柱畸形。

三、基本病变的影像学征象

脊髓肿瘤、炎症、损伤、血管畸形等疾病会引起脊髓形态学改变,影像学上常有异常表现。

(一)脊髓形态异常

1. **脊髓增粗** 常见于髓内肿瘤(图 2-1-24)、脊髓损伤急性期、急性脊髓炎、脊髓空洞症等。脊髓血肿、水肿可引起脊髓形态增粗,脊髓血管畸形可引起脊髓增粗,伴有迂曲、增粗的血管影。

2. **脊髓变细** 可为节段性,也可累及脊髓全程。常见于髓外硬膜内肿瘤(图 2-1-25)、脊髓损伤后期。脊髓空洞症时,脊髓变细同时可见髓内囊性腔。

(二)脊髓密度(信号)异常

1. **局限性密度(信号)异常** 局限性髓内低密度(信号)或密度(信号)不均匀(在 T_1WI 呈低或等信号,在 T_2WI 上呈略高或高信号),常见于髓内肿瘤、多发性硬化(图 2-1-26)、视神经脊髓炎、脊髓感染、炎症及外伤;髓内多发异常迂曲的血管流空信号常见于脊髓血管畸形。

2. **弥漫性密度(信号)异常** 常见于脊髓感染及炎症、非感染性脊髓炎症、脊髓脱髓鞘性病变。

(三)蛛网膜下腔形态异常

1. **不全梗阻**

(1)在增粗的病变脊髓的两侧蛛网膜下腔变窄、部分闭塞,相应部位对比剂呈梭形缓慢流动,常见于髓内肿瘤。

(2)病变侧蛛网膜下腔增宽,内可见充盈缺损;健侧蛛网膜下腔变窄,常见于髓外硬膜内肿瘤。

2. **完全梗阻**

(1)梗阻侧上下方的蛛网膜下腔增宽,梗阻端呈偏心的浅杯口状;健侧蛛网膜下腔受压变窄,常见于髓外硬膜内肿瘤。

(2)梗阻端呈大杯口状,两侧蛛网膜下腔完全闭塞。

NOTES

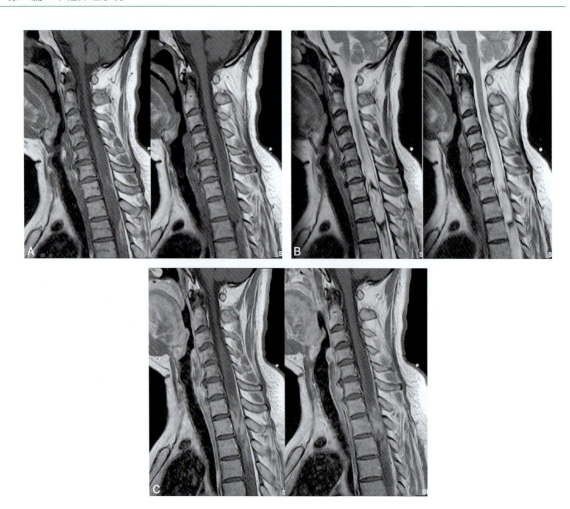

图 2-1-24　脊髓增粗、信号异常

脊膜瘤：A. T_1WI；B. T_2WI；C. 增强 T_1WI；图 A、B 示颈胸段脊髓增粗，其内可见不规则长条形等长 T_1、等长 T_2 异常信号，其内信号不均匀，周边可见短 T_1、短 T_2 低信号，图 C 示增强后呈明显不均匀强化。

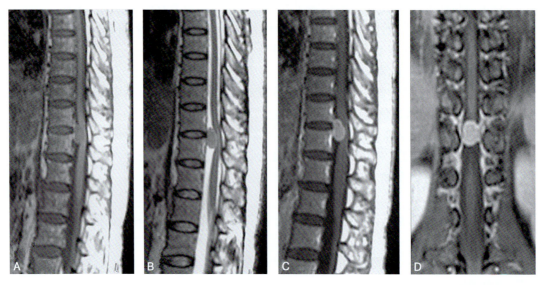

图 2-1-25　脊髓受压变细

脊膜瘤：A. 矢状位 T_1WI；B. 矢状位 T_2WI；C. 矢状位增强 T_1WI；D. 冠状位增强 T_1WI；图 A、B 示下段胸椎椎管内可见椭圆形等 T_1、等 T_2 异常信号影，相应水平脊髓受压变形移位，图 C 示增强后病灶呈明显均匀异常强化。

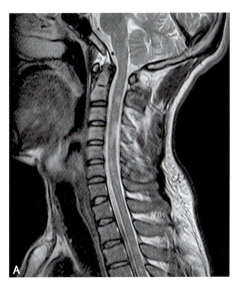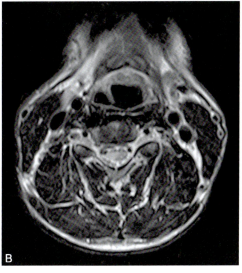

图 2-1-26　脊髓局限性信号异常

多发性硬化:A.矢状位 T_2WI;B.横轴位 T_2WI;图 A、B 示上段脊髓内偏右后部长 T_2 异常信号,病变在矢状位上呈多发斑片状,且与脊髓长轴平行为其特点。

 思考题

1. 简述中枢神经系统常用的影像学检查方法。
2. 简述脑和脊髓的正常影像学表现。
3. 简述 Willis 环的组成。
4. 简述脑水肿的病理分型及其 MRI 影像学特点。
5. 简述脑实质异常 MRI 信号特点及其成像病理基础。
6. 颅内病灶的强化类型有哪几种?
7. T_1WI、T_2WI 均表现为低信号的颅内病变有哪些?
8. T_1WI、T_2WI 均表现为高信号的颅内病变有哪些?
9. 简述脊髓形态、信号异常的影像学征象。

（张　辉　朱文珍　卢　洁）

第二章

中枢神经系统疾病

第一节　颅脑先天畸形

Key points

● The common comorbid malformations of agenesis of corpus callosum include cerebral fissure malformations, giant gyrus, intracranial cyst, and lipomas of the corpus callosum.

● The clinical symptoms of Chiari malformation Ⅱ are severe and patients often present with developmental delay, epilepsy, apnea, motor sensory impairment of the lower extremities and cerebellar symptoms.

● Arachnoid cysts are widely found in the lateral fissure pool, the convex surface of the cerebral hemisphere, the suprasellar pool and the greater occipital pool of the posterior cranial fossa.

颅脑先天畸形（congenital malformation of the brain）是出生时即存在的一类疾病，是由于胚胎期神经系统发育异常所致。自发性染色体突变、显性或隐性遗传、宫内因素（感染、缺氧、中毒等）为常见致畸原因，约60%患者致畸原因不明。

【先天性颅脑发育畸形的分类】　Demeyer分类应用最为广泛，分为器官源性和组织源性两种，前者按解剖结构分类，后者则按细胞结构分类。

1. 器官形成障碍

（1）神经管闭合畸形：①颅裂伴脑膨出、脑膜膨出、无脑畸形；②胼胝体发育不全；③小脑扁桃体延髓联合畸形；④丹迪-沃克综合征。

（2）憩室畸形：视-隔发育不良；前脑无裂畸形。

（3）神经元移行异常：无脑回畸形、巨脑回畸形、多小脑回畸形、脑裂畸形、灰质异位、半巨脑畸形。

（4）体积异常：脑过小、巨脑症等。

（5）破坏性病变：脑穿通畸形、积水性无脑畸形。

2. 组织发生障碍

（1）神经皮肤综合征：结节性硬化症、斯德奇-韦伯综合征、神经纤维瘤病、脑视网膜血管瘤病。

（2）血管畸形。

（3）先天性肿瘤。

一、胼胝体发育不全

胼胝体发育不全（agenesis of corpus callosum，ACC）是较常见的脑发育畸形，包括胼胝体缺如或部分缺如。

【临床表现】　单纯胼胝体部分发育不良可无任何症状，常见症状是智力低下、癫痫。合并其他畸形时，症状较重。

【影像学检查方法的选择】　CT和MRI可以清晰显示胼胝体发育不全的不同表现及伴随畸形，MRI正中矢状位可显示胼胝体全貌，有利于观察胼胝体缺如、部分缺如或变薄。

【病理生理基础】　胼胝体发育异常的部位和范围与病变发生的时间以及胼胝体形成的次序密切相关。在胼胝体形成起始时的病变导致胼胝体缺如或大部分缺如，仅见胼胝体膝部；后期的病变仅导致嘴部或压部的缺如，而膝、干部均存在。

【影像学征象】

1. 胼胝体缺如或部分缺如，变薄；大脑纵裂增宽与第三脑室前部相连；双侧侧脑室扩大、分离；第三脑室扩大上升介于侧脑室间；室间孔不同程度扩大和分离（图 2-2-1）。

2. 常见的伴随畸形　如脑裂畸形、巨脑回、大脑半球纵裂囊肿、胼胝体脂肪瘤等。

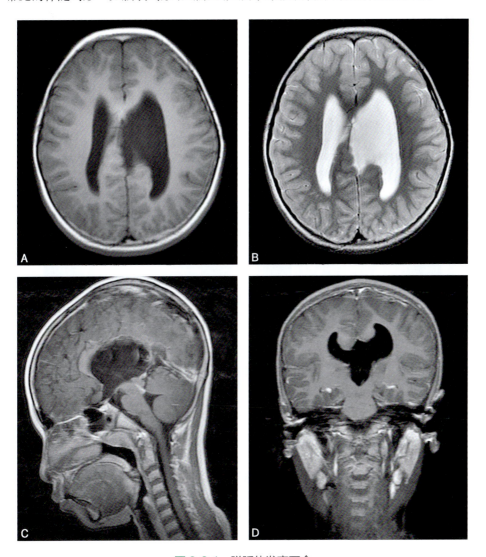

图 2-2-1　胼胝体发育不全

A. 横轴位 T_1WI；B. 横轴位 T_2WI，示双侧侧脑室分离，近似平行排列；C. 矢状位 T_1WI 增强扫描，示胼胝体干部后份及压部缺如；D. 冠状位 T_1WI 增强扫描，示第三脑室上移至侧脑室之间。

二、小脑扁桃体下疝畸形

小脑扁桃体下疝畸形（Arnold-Chiari malformation），又称 Arnold Chiari 畸形，为先天性后脑畸形，表现为小脑扁桃体及下蚓部疝入椎管内，脑桥与延髓扭曲延长，部分延髓下移，分为 4 型。

【临床表现】

（一）Arnold Chiari Ⅰ型畸形

最常见。好发于大龄儿童和成人，临床最轻且往往成年后才出现症状体征，常表现为轻度运动感觉障碍和小脑症状。早期诊断对患者预后很重要,尤其在未出现症状及并发症前,及时手术矫正或枕部减压效果较好。并发脊髓空洞症时,多出现感觉障碍、肢体乏力、肢体肌肉萎缩等症状,且随病情进展逐渐加重,预后较差。

(二) Arnold Chiari Ⅱ型畸形

在新生儿中最常见,临床症状严重,临床常有发育迟缓、癫痫、呼吸暂停,下肢运动感觉障碍和小脑症状。并发症多,病情进展快,往往未成年即死亡。

【影像学检查方法的选择】 MRI 是首选检查方法,能显示各种改变与伴发畸形。矢状位扫描可清晰显示小脑扁桃体下疝及其程度。CT 扫描并 CT 椎管造影也可用于检查 Arnold Chiari 畸形。CT 薄层扫描及三维重建便于观察伴发的颅颈交界区骨骼畸形。脊髓造影及脑池造影已不用。

【影像学征象】 Arnold Chiari 畸形分为 4 型。

(一) Arnold Chiari Ⅰ型

1. 小脑扁桃体下移经枕骨大孔疝入颈部上段椎管内。矢状位示小脑扁桃体下端变尖呈舌形,越过枕大孔水平 5mm 以上(正常<3mm,3~5mm 为可疑)(图 2-2-2)。

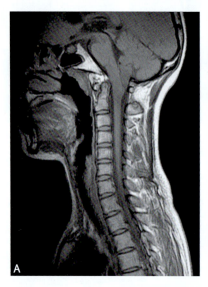
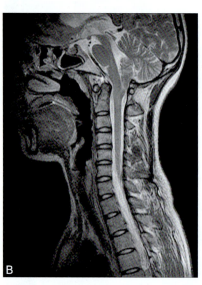

图 2-2-2　Arnold Chiari 畸形(Ⅰ型)

A. 矢状位 T_1WI,示延髓轻度前下移位;B. T_2WI,示小脑扁桃体下端变尖呈舌形,
下移并经枕骨大孔疝入颈部上段椎管内。

2. 延髓形态、位置正常或轻度前下移位;第四脑室不下移,形态、位置正常。

3. 常伴脑积水。

4. 可出现颈段脊髓空洞症。CT 平扫时,表现为脊髓中央圆形液性低密度影。MRI 可见髓内管状扩张影,信号与脑脊液相仿,T_1WI 呈均匀低信号,T_2WI 呈高信号;在 T_2WI 上高信号空洞中可见梭形或斑片状低信号,为脑脊液流空现象;空洞内可有间隔。

5. 可出现颅颈交界区骨骼畸形。颅底凹陷、寰枕融合畸形、寰椎枕化等。

6. 一般无其他脑畸形与脊髓脊膜膨出。

(二) Arnold Chiari Ⅱ型

1. 小脑扁桃体、小脑蚓部、延髓、第四脑室同时下移疝入颈部上段椎管内。

2. 脑干延长,脑桥下移。

3. 脑膜膨出。几乎出生时均存在。

4. 合并颅颈部骨骼畸形、脑积水、脊髓空洞症。

（三）Arnold Chiari Ⅲ型

最严重的一型，多见于新生儿或婴儿，为Ⅱ型伴有枕部或颈部脑或脊髓膨出，常合并脑积水。

（四）Arnold Chiari Ⅳ型

罕见，为严重小脑发育不全或缺如，脑干发育小，后颅凹扩大，充满脑脊液，但不向下膨出。

三、蛛网膜囊肿

颅内蛛网膜囊肿（arachnoid cyst）指脑脊液在蛛网膜内局限性积聚而形成囊肿，可以是先天性或后天性的，先天性少见。

【临床表现】 多见于儿童，且男性多于女性。通常无任何临床症状，可有头痛、头晕、听力下降、面瘫等，有时造成阻塞性脑积水。

【影像学检查方法的选择】 CT和MRI都可以对蛛网膜囊肿做出诊断，能够显示囊肿的性质、部位、大小及病灶周围情况，MRI鉴别血肿和肿瘤液化等优于CT。MRI流体定量技术可以鉴别蛛网膜囊肿是否与蛛网膜下腔交通。MRI弥散加权成像有利于蛛网膜囊肿与其他囊性占位如表皮样囊肿的鉴别。

【病理生理基础】 好发于侧裂池、大脑半球凸面、鞍上池及后颅窝枕大池。蛛网膜囊肿由半透明的囊壁包裹脑脊液形成，囊壁由两层蛛网膜细胞组成其内、外壁，边缘与正常蛛网膜相连，囊壁具有分泌作用，因而可能随时间而增大。囊肿可推压脑和颅骨，引起发育畸形和颅骨菲薄、膨隆。真性蛛网膜囊肿与蛛网膜下腔完全隔开，假性蛛网膜囊肿与蛛网膜下腔有狭窄的通道相连。

【影像学征象】

（一）CT表现

1. 边缘锐利的圆形或卵圆形脑脊液样均匀低密度，囊内出血罕见，颅中窝多见。增强后扫描无强化。

2. 具有脑外占位的征象。脑皮质被推移、白质塌陷征等。

3. 颅骨增厚或变形。

4. CT脑池造影可区分是否与蛛网膜下腔相通。

（二）MRI表现

1. 囊肿的MRI信号与脑脊液信号一致，在T_1WI上呈低信号、在T_2WI上呈高信号，FLAIR上呈完全低信号，DWI亦呈低信号（图2-2-3）。增强扫描，囊肿无强化。

2. 磁共振相位对比电影法（phase contrast cine MR）。流体定量检查可以鉴别蛛网膜囊肿与扩大的蛛网膜下腔。

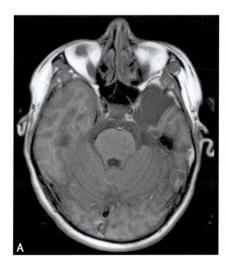
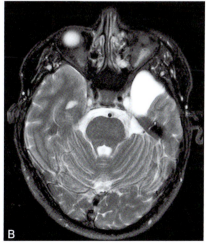

图2-2-3 蛛网膜囊肿

A. 轴位T_1WI；B. T_2WI，示囊肿信号与脑脊液信号一致，在T_1WI上呈低信号、在T_2WI上呈高信号。

四、结节性硬化症

结节性硬化症（tuberous sclerosis）是常染色体显性遗传的神经皮肤综合征，以发生在人体的任何器官的错构瘤或结节为特征，又称为伯恩维尔病（Bourneville disease）。

【临床表现】　在儿童更为多见，主要表现面部皮脂腺瘤、智力低下和癫痫，但不一定同时出现。其症状出现频率和严重程度随发病年龄不同。

【影像学检查方法的选择】　CT 对钙化敏感，而 MRI 对发现皮质结节、脑白质内异位细胞簇更加敏感。增强扫描可以发现平扫不能显示的结节。

【病理生理基础】　脑部是最常受累的部位，出现 4 种类型的病理改变。

1. **皮质结节**　皮质结节最常发生在额叶，其次是枕叶，由巨细胞组成，结节中的髓鞘被溶解或紊乱。

2. **脑白质内异位细胞簇**　脑白质内含有异位、簇状的巨细胞，排列方向呈放射状分布、浸润，从脑室的室管膜到正常的皮质或皮质结节。

3. **室管膜下结节**　常发生于尾状核的表面，位于室管膜下，向脑室内生长，使室管膜层上抬，但和邻近的室管膜相连。易产生阻塞性脑积水，易钙化。

4. **室管膜下巨细胞星形细胞瘤**　位于室管膜下或脑室内，在室间孔附近易发现。易产生阻塞性脑积水，易发生钙化。

【影像学征象】

（一）CT 表现

1. **皮质结节**　呈低密度，钙化少见，增强后无强化，合并脑皮质扩大、脑回扩大、增宽。

2. **脑白质内异位细胞簇**　皮髓质交界区或弥漫的脑白质内更低密度区，但一般平扫难以发现。

3. **室管膜下结节**　位于脑室边缘，向脑室内突入，大小不等，1 岁后可出现钙化（图 2-2-4A），部分表现为双侧对称、多发性，增强扫描结节明显强化，并可以发现平扫不能显示的结节。常见脑室扩大。

4. **少数合并脑内肿瘤**　一般为室管膜下巨细胞星形细胞瘤。肿瘤基底紧连室管膜，向脑室内生长，平扫为等密度的软组织肿块，囊变、坏死区呈低密度，钙化区呈高密度，边界清晰。增强后呈中等度强化，囊变、坏死、钙化区无强化。

（二）MRI 表现

1. 皮质结节 T_1WI 信号与脑实质相仿，T_2WI 呈高信号（图 2-2-4B）。

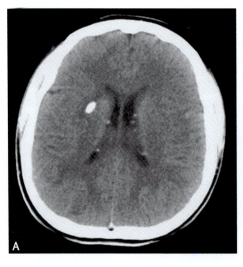
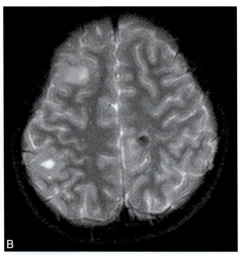

图 2-2-4　结节性硬化症

A. CT，可见右侧基底节区钙化结节及双侧室管膜下多发钙化小结节；B. MRI，示多个皮质结节应，其中左侧额顶叶结节影伴有钙化而呈低信号。

2. 脑白质内异位细胞簇在 T_1WI 显示不佳，T_2WI 表现为脑白质内异常高信号，放射状排列的高信号带更具特征性。

3. 室管膜下结节在 T_1WI 上呈中等信号，T_2WI 呈高信号，钙化部分在 T_1WI、T_2WI 均呈低信号。增强后扫描结节强化，因钙化程度不同而出现不同形式的强化，如圆形、环形、斑片状等。

4. 室管膜下巨细胞星形细胞瘤在 T_1WI 呈等信号，T_2WI 呈高信号，钙化区呈低信号。增强后有明显强化。当肿瘤阻塞室间孔时，出现一侧或双侧脑室积水表现。

第二节　脑　积　水

Key points

- The clinical manifestations of obstructive hydrocephalus are caused by increased intracranial pressure.

- Increased intracranial pressure due to hydrocephalus widely manifests as headache, vomiting, and optic disc edema in adults.

- Hydrocephalus is commonly observed as enlargement of the cranial cavity, skull thinning, and cranial suture separation.

脑积水（hydrocephalus）指脑脊液在脑室系统内的过量积聚，引起脑室系统部分或全部扩大，导致颅内压增高，并发生一系列临床症状。脑脊液的分泌、循环和吸收环节中的任何一个或几个发生障碍就会引起脑积水。

【临床表现】　临床表现与病变出现的年龄、病变的轻重、病程的长短有关。

阻塞性脑积水的主要临床表现由颅内压增高所致。胎儿先天性脑积水多致死胎。婴幼儿主要表现为出生后头颅进行性增大，前囟扩大隆起，颅缝分离，颅骨变薄，甚至透明，颞额部呈现怒张的静脉，眼球下旋，上巩膜时常暴露形成"日落征"。成人主要表现为头痛、呕吐及视神经盘水肿，有的以全身惊厥发作为首发症状。

交通性脑积水早期可无症状，晚期出现颅内压增高征象。患儿晚期出现营养不良、发育迟缓、智力减退。少数老人表现为缓慢进展的智力障碍及精神症状。

正常压力性脑积水一般无颅内压增高征象，而以痴呆、步态性失用、尿失禁三联症和腰穿脑脊液压力正常为特征。

【影像学检查方法的选择】　CT 和 MRI 均作为脑积水检查的首选检查方法，但 MRI 更可靠，可以准确测量脑室的大小及脑组织的厚度，对脑室周围间质水肿、深部白质缺血灶的显示更敏感，可以显示阻塞的部位，确定脑积水的病因、分类。其中相位对比法 MR 电影成像可以显示脑脊液流向，测定流速，有助于脑积水的鉴别。术后复查磁共振可以了解分流管位置及脑室缩小情况，评估手术疗效。

【病理生理基础】

1. 脑脊液循环或吸收障碍　可发生于脑脊液循环或吸收通路中的任何部位，又可分为交通性脑积水、正常颅压性脑积水、阻塞性脑积水。

（1）交通性脑积水：指第四脑室出口以后的脑脊液通路受阻或脑室内通畅而蛛网膜颗粒或绒毛吸收脑脊液障碍所致的脑积水。病因主要有蛛网膜下腔出血、脑膜炎、颅脑损伤以及静脉栓塞，也见于脑膜癌病。

（2）正常颅压性脑积水：又称常压性脑积水，多发生于交通性脑积水的基础上，部分完好的脑脊液循环吸收功能代偿，而脑脊液的分泌功能下降，从而形成新的平衡，此时虽然脑室系统明显扩大，但脑脊液压力正常，故称为常压性脑积水。

（3）阻塞性脑积水：又称非交通性脑积水，指第四脑室出口以上（包括第四脑室出口）任何部位发生阻塞所致的脑积水,是脑积水中最常见的一种。病因主要有先天性疾病、出血、感染性疾病和肿瘤。

2. 脑脊液分泌增加 非常少见,主要见于脑室内肿瘤,如脉络丛乳头状瘤。

3. 病理改变 脑室系统逐渐扩大,第三脑室明显扩大时向下方隆起压迫垂体及视交叉,使蝶鞍增大;透明隔可穿破,脑实质变薄,以额叶最明显,甚至穿破侧脑室与蛛网膜下腔相通。胼胝体、锥体束、基底节、四叠体、脉络丛及脑干等处均可因长期受压而萎缩。白质脱髓鞘改变,胶质增生及神经细胞退行性变,并可继发脑萎缩。晚期可发生脑室疝、颞叶疝或小脑扁桃体疝。

【影像学征象】

（一）头颅 X 线平片表现

1. 颅腔扩大、颅骨变薄、颅缝分离。

2. 蝶鞍扩大、鞍背骨质吸收变薄。

3. 颅骨内板脑回压迹增多、加深;板障静脉、导静脉和蛛网膜粒压迹扩大。

（二）CT、MRI 表现

1. 脑室系统扩张

（1）以侧脑室的角部和第三脑室较为明显,尤其是侧脑室的颞角和额角,枕角扩大较晚,一旦出现对脑积水的诊断意义较大(图 2-2-5)。

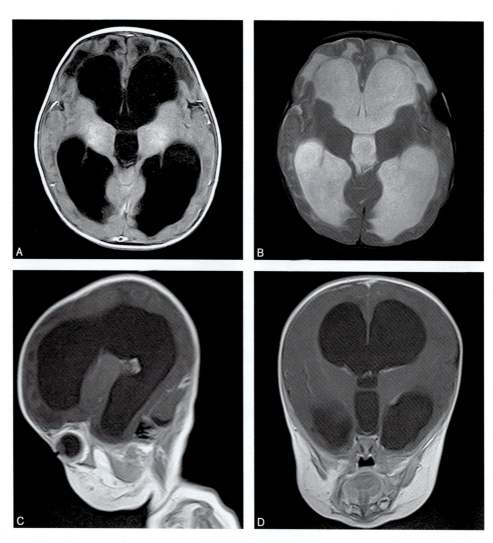

图 2-2-5 脑积水

A. 横轴位 T_1WI;B. 横轴位 T_2WI;C. 矢状位 T_1WI;D. 冠状位 T_1WI;示脑室明显扩大积水,侧脑室额角、枕角、颞角变钝,侧脑室周围可见间质性脑水肿。

（2）非交通性脑积水表现为梗阻水平以上的脑室系统扩张,梗阻水平以下的脑室系统无扩张;交通性脑积水表现为所有脑室均不同程度的扩张。

2. 间质性脑水肿　首先从侧脑室前角开始,逐渐累及侧脑室体部周围白质以及中线附近额、顶部白质,CT 上表现为不规则的低密度,MRI 的 T_1WI 上呈低或等信号,T_2WI 上呈高信号。

3. 脑组织可有不同程度的萎缩。

第三节　脑感染性疾病

一、脑脓肿

【临床表现】　脑脓肿(brain abscess)一般是在脑组织炎症的基础上形成,因此临床上患者多数有感染病史。发生脑炎、脑脓肿形成后,多有畏寒、发热、头痛、呕吐、抽搐、意识障碍和脑膜刺激征。早期即可有视神经盘水肿,并有明显的生命体征改变。血中性粒细胞增高、血沉加快、脑脊液白细胞增多。发生急性化脓性脑室炎、脑膜炎时,病情突然恶化,高热、昏迷、脑膜刺激征、角弓反张、癫痫发作,脑脊液可呈脓性。

【影像学检查方法的选择】　CT 对脑脓肿的诊断很有帮助,能够显示脓肿病灶及周围水肿,并可在 CT 导向下进行脑脓肿穿刺引流。MRI 是脑脓肿的最佳影像学检查方法,能精确显示脓肿范围,显示血脑屏障破坏,显示早期脓肿壁形成,并更容易区分坏死、液化和脑炎。磁共振弥散加权成像有助于鉴别脑脓肿与其他囊性占位性病变。不论是 CT 还是 MRI,增强扫描对脓肿壁的显示更好。

【病理生理基础】　脑脓肿的演变可分为 3 个时期。发病 1 周内为急性脑炎或脑膜炎期,此时脑内出现急性局限性炎症,中心可出现软化、坏死,附近脑组织水肿,脓肿近脑表面时有脑膜炎症反应。发病后 1~2 周为化脓期,此期脑内软化、坏死区扩大融合形成脓液,周围为水肿和炎症。发病后 2~3 周为包膜形成期,此期化脓灶被周围肉芽结缔组织和增生的胶质细胞包围,形成脓肿壁,炎症局限化,水肿减轻。

【影像学征象】　脑脓肿的不同分期的影像学表现各有特点(表 2-2-1,图 2-2-6)。如果破溃入脑室,可形成室管膜炎,表现为室管膜增厚、强化。后期可因粘连出现脑积水。

表 2-2-1　脑脓肿分期及其 CT、MRI 表现

分期	CT	T_2WI	T_1WI 增强扫描	DWI
脑炎期	略低密度,周围水肿明显	较高信号,周围水肿明显	无或轻度脑回样强化	略高
化脓期	中心为略低密度,外有等密度包绕,最外为周围水肿	高信号,周围水肿	不完整强化边	略高
包膜形成期	中心为低密度,包膜呈等密度,周围水肿减轻	中央脓液高信号,周边脓肿壁低信号带(包膜)并可分层,周围水肿减轻	环状强化,脓肿壁可分层强化	中央显著高信号

二、颅内结核

颅内结核(intracranial tuberculosis)包括结核瘤、结核性脑膜炎和结核性脑脓肿。常发生于儿童和青年人,患者可有肺结核或结核密切接触史。感染途径几乎均由结核菌血行播散而来。

【临床表现】　脑结核瘤多有慢性颅内压增高和局部神经损害症状。结核性脑膜炎常出现脑膜刺激征、颅压增高征、癫痫、意识障碍等症状;腰穿可见脑脊液压力增高,细胞及蛋白质含量中度增加。结核性脑脓肿可有发热、头疼、偏瘫等症状。

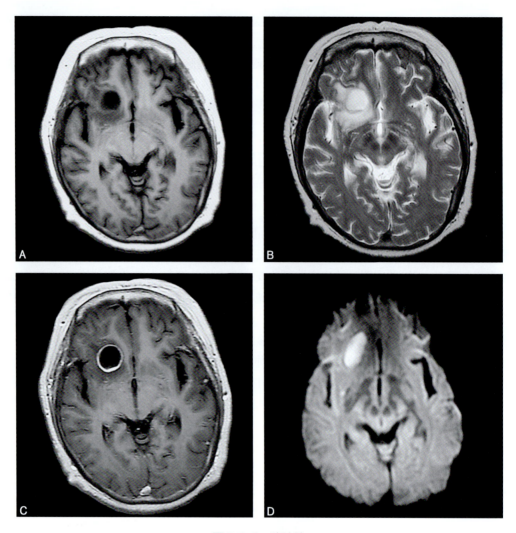

图 2-2-6　脑脓肿

A. 横轴位 T_1WI；B. T_2WI，示右额叶 T_1WI 低信号、T_2WI 高信号结节，包绕厚薄不均的等信号环，周围可见 T_1WI 低信号、T_2WI 高信号水肿带；C. 横轴位增强 T_1WI，示结节呈环形强化；D. DWI，示结节呈高信号。

【影像学检查方法的选择】　MRI 是颅内结核首选的检查方法，可清楚显示病灶范围、数目，增强扫描可显示脑膜病灶。CT 显示病灶的钙化较佳。

【病理生理基础】

1. **脑结核瘤（brain tuberculoma）**　结核菌在脑部引起的慢性肉芽肿，病灶常位于皮质内，结节状，中心为干酪坏死区，周围为炎症浸润，最外层为完整的纤维包膜。病灶区脑皮质多与脑膜有粘连。

2. **结核性脑膜炎（tuberculous meningitis）**　由结核菌引起的脑膜炎症，蛛网膜下腔多有大量炎性渗出物积聚黏附，尤以脑底部为甚；脑膜面上、脑实质内可有小结核结节形成。可产生血栓和脑软化，脑积水，脑水肿等。

3. **结核性脑脓肿**　较少见。在大体病理上与化脓性脑脓肿相仿，脓肿多为多房性，周边多为结核性肉芽组织。

【影像学征象】

（一）脑结核瘤

1. **CT 表现**　单发或多发等或略低密度结节，部分结节内可见钙化，周边或中心钙化（"靶征"）是结核的特征。灶周轻度水肿，有占位效应。

2. MRI 表现 病灶坏死部分在 T_1WI 上呈略低信号，T_2WI 上呈不均匀高信号；病灶肉芽肿部分在 T_1WI 上呈等或稍高信号，在 T_2WI 上呈低信号；病灶钙化部分在 T_1WI 上和 T_2WI 上均呈低信号；包膜在 T_1WI 上呈等信号，T_2WI 上呈低或高信号。增强扫描，病灶呈环状强化伴壁结节（图 2-2-7）。

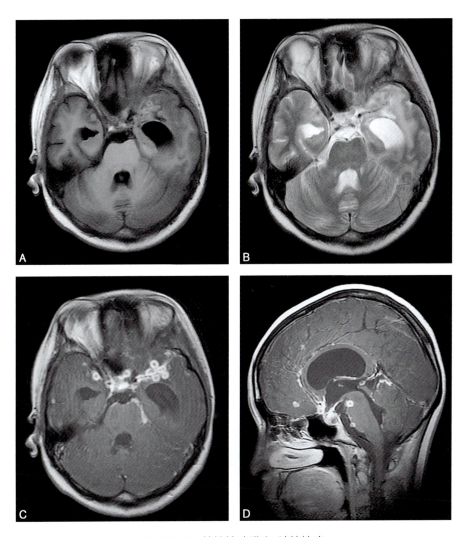

图 2-2-7　结核性脑膜炎、脑结核瘤
A. 横轴位 T_1WI；B. T_2WI，示鞍上池结构不清，呈软组织信号，病变延伸至双侧侧裂池；双侧脑室颞角明显扩大；C. 横轴位增强 T_1WI，示鞍上池、左侧环池及侧裂池脑膜增厚，呈明显强化，并可见多发小环形强化；D. 矢状位增强 T_1WI，示颅底脑池较广泛的脑膜增厚强化及多发小环形强化。

（二）结核性脑膜炎

1. CT 表现

（1）渗出物：平扫，蛛网膜下腔的脑脊液密度消失，而呈等、稍高密度，以脑底部脑池、外侧裂池明显增高。增强扫描呈明显不规则强化（图 2-2-7）。

（2）粟粒样结核结节：平扫，脑膜上见粟粒样等或低密度结节。增强扫描，小结节明显强化。

（3）可出现脑积水、脑水肿、局灶性脑缺血及脑梗死。

2. MRI 表现 蛛网膜下腔，特别是脑底部脑池、外侧裂池在 T_1WI、T_2WI 和 FLAIR 上脑脊液信号明显增高。增强扫描蛛网膜下腔明显强化，偶可见以硬脑膜强化为主的病变。其他表现与 CT 表现相似。

（三）结核性脑脓肿

CT 和 MRI 表现与化脓性脑脓肿相仿，二者很难通过影像学方法鉴别。

三、脑囊虫病

脑囊虫病指猪肉绦虫的幼虫(囊尾蚴)位于脑内,占囊虫病的 50%~80%。

【临床表现】 脑囊虫病(cerebral cysticercosis)一般起病缓慢,癫痫发作是最常见症状,其他症状有头痛、局灶性神经功能障碍以及精神障碍等。由于脑实质型囊虫病具有自限倾向,所以某些患者可无明显症状。

【影像学检查方法的选择】 MRI 是脑囊虫病的首选影像检查方法,能够显示脑室内、脑干及大脑半球表面的囊虫病灶,常用于囊虫病患者治疗的随访。CT 显示脑囊虫的钙化性病灶更加敏感。

【病理生理基础】 脑囊虫病按照发生部位可分为脑实质内型、脑室内型及软脑膜型。囊尾蚴的成长和演变可经历泡状期、胶状期、结节肉芽肿期、钙化期 4 个阶段。脑室内型及软脑膜型囊虫始终维持在泡状期阶段。囊尾蚴浸润在脑脊液中,在脑室内可以引起室管膜炎及梗阻性脑积水;在软脑膜上可以引起脑膜炎、血管炎及蛛网膜炎,形成脑梗死及交通性脑积水。脑实质型的囊尾蚴常位于灰白质交界处,典型者可经历 4 个发展阶段。泡状期为多发小囊改变,内含头节,炎症反应局限在邻近的脑组织;胶状期头节逐渐消失,囊壁增厚、皱缩、破裂,炎症反应加重,血脑屏障破坏较明显;结节肉芽肿期囊虫呈结节样萎缩,囊壁明显增厚伴胶原生成及肉芽肿形成;钙化期虫体死亡、病灶内胶质增生并最终钙化。

【影像学征象】

(一)脑实质内囊虫

1. 泡状期

(1)早期改变:边界不清的结节样病灶,增强扫描,结节有轻度强化,提示炎症反应。

(2)典型表现:多发小圆形囊变,CT 呈低密度,在 MRI 的 T_1WI 上呈低信号,在 T_2WI 上呈高信号,常可见到直径 2~3mm 的壁结节,这个结节代表头节。增强扫描,头节可呈点状强化,囊性区无强化。没有周围水肿(图 2-2-8)。

2. 胶状期 增强扫描可见环形强化病灶。

3. 结节肉芽肿期 在 MRI 的 T_1WI 上,结节与周围脑组织相比为低信号。增强扫描,结节状强化。病灶周围也还存在不同程度的水肿。

4. 钙化期 CT 上表现为高密度影。

(二)囊虫性脑炎

常见于儿童和青少年,表现为数量巨大的弥漫性病灶,伴随严重的弥漫性水肿。CT、MRI 上表现为多发直径 3~10mm 的小结节样或囊样病灶,有结节样或环样强化,常伴随不同程度的水肿。

四、急性单纯疱疹性脑炎

急性单纯疱疹性脑炎(herpes simplex encephalitis,HSE)是常见的病毒性脑炎(viral encephalitis)。

【临床表现】 成人多见,呈散发而无季节性和地方性。起病前多数有发热、头痛、全身不适和上呼吸道感染症状等前驱症状。意识障碍、脑膜刺激征、不同程度的颅内高压表现为常见的神经症状,也可出现眼球偏斜、肢体瘫痪、局部或全身抽搐、失语、视野改变、锥体外系症状等。

【影像学检查方法的选择】 MRI 是病毒性脑炎首选的影像学检查方法,能清楚显示病灶部位、形态及范围,对于诊断、病情程度及预后判断具有重要价值。DWI 显示病灶更佳。CT 的价值相对较小。病毒性脑炎的最终诊断要根据临床表现、脑脊液检查、血清学试验、影像学检查(MRI 或 CT)、脑电图及脑组织活检等资料综合考虑。

【病理生理基础】 脑部病理改变呈弥漫性,侵犯双侧大脑半球,但并不完全对称,而以颞叶为最常见部位,其次是额叶。受累神经细胞核内出现嗜酸性包涵体,出现局部或较广泛的神经细胞坏死与出血。

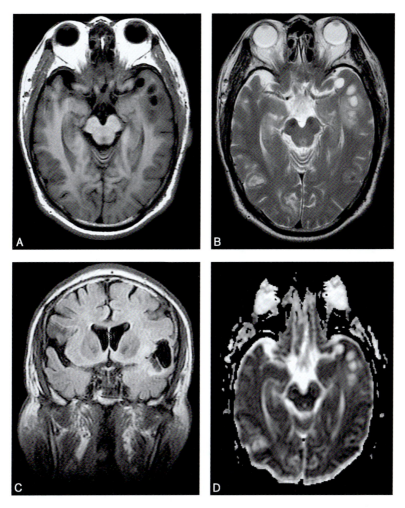

图 2-2-8 脑囊虫病

A. 横轴位 T_1WI；B. T_2WI；C. FLAIR，示左颞叶、右颞枕交界区多发小囊状影，呈 T_1WI 低信号、T_2WI 高信号，左颞枕交界区见点状 T_1WI 低信号、T_2WI 低信号（钙化）；D. ADC 图，示小囊状病灶 ADC 值升高。

【影像学征象】

（一）CT 表现

有时可见双颞叶稍低密度区，对称或不对称，病变分布范围广时涉及额叶等，严重时可有中线结构向一侧偏移等占位效应。

（二）MRI 表现

1. 平扫

（1）病变在 T_1WI 上呈略低信号区，在 T_2WI 上呈稍高信号。

（2）病变最常位于双颞叶底面、内侧面及岛叶，但一般不累及基底节区。额叶底部也常可见 T_2WI 高信号，多数患者发展为双侧性不对称的病灶。偶尔病变可累及脑干（图 2-2-9）。

（3）合并皮质出血多表现为点状出血灶，在 T_1WI、T_2WI 上均呈斑点状高信号，可持续数月。

（4）急性期可伴占位效应，慢性期或可形成脑萎缩、脑软化灶。

2. 增强扫描 疾病早期病变区脑实质即可出现异常强化，呈弥漫或脑回状强化。还可见软脑膜强化，脑实质强化程度低于软脑膜强化。

3. 氢质子磁共振波谱（^{1}H-MRS） 胆碱峰升高代表炎症反应，低 N-乙酰天冬氨酸（NAA）峰代表神经元损伤。

NOTES

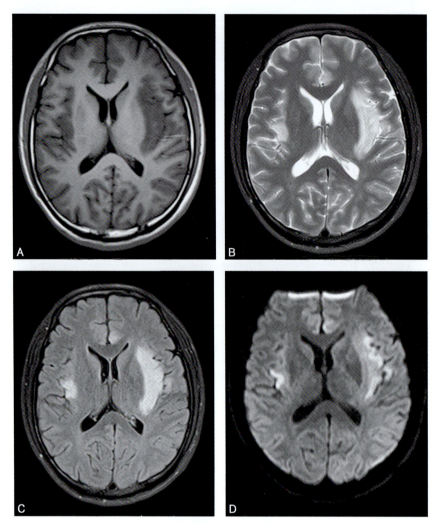

图 2-2-9　急性单纯疱疹性脑炎

A. T₁WI；B. T₂WI；C. FLAIR；D. DWI，示双侧岛叶、左侧颞叶、扣带回半片状 T₂WI 高信号，T₁WI 低信号、FLAIR 高信号影，DWI 可见弥散受限。

五、人类免疫缺陷病毒性脑炎

【临床表现】　人类免疫缺陷病毒（human immunodeficiency virus，HIV）性脑炎是艾滋病患者最常见的感染，主要临床表现为记忆力下降、注意力受损、性格改变、阅读困难以及精细运动功能减退，又称为艾滋病痴呆综合征。

【影像学检查方法的选择】　MRI 是首选的影像检查方法。CT 由于其软组织分辨力受限，价值相对较小。

【病理生理基础】　HIV 对神经组织有亲和性，可直接侵犯脑实质和脑膜，引起非化脓性脑炎和/或脑膜炎。HIV 开始侵犯脑白质，随后可侵犯基底节、脑皮质、脑干、小脑和脊髓以及脑膜。病理上主要是脑萎缩，脑灰质内可见小胶质细胞结节，受累的脑白质内可见散在灶性脱髓鞘和空泡变性，伴有胶质结节和多核巨细胞，还可见脑水肿，无炎性细胞。

【影像学征象】

1. CT 表现　弥漫性脑萎缩，脑白质内多发斑点状或弥漫性低密度影较常见，增强扫描病灶一般不强化，侵犯脑膜时可有脑底脑膜强化。少数患者表现为正常。

2. MRI 表现　非特异性脑萎缩，在 T₂WI 上脑白质深部均呈多发斑片状或弥漫性高信号，多见于额叶,通常为双侧,但常不对称,无占位效应,常不强化。伴发机会性感染或脑瘤时有相应的表现(图2-2-10)。可以见到非出血性脑梗死。少数患者表现为正常。

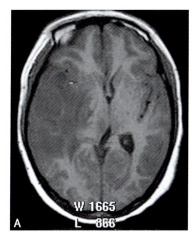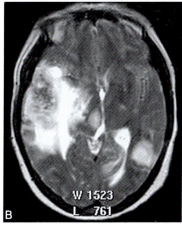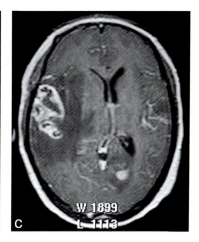

图 2-2-10　HIV 脑病合并弓形虫感染

A. 横轴位 T_1WI;B. T_2WI;C. 增强 T_1WI;示右侧颞叶大片 T_1WI 低信号、T_2WI 高信号影,增强扫描可见多房性分隔状强化,邻近岛叶、豆状核及丘脑有水肿改变。

第四节　颅 脑 外 伤

随着社会的发展,由于基建、交通等造成的颅脑损伤有所增加,能否及时的评价外伤类别,实施有力的抢救措施是增加存活率、减少死亡率和后遗症的关键。

颅脑外伤(brain trauma)是由于外力作用于头部所致,外力大小、部位及速率不同可产生不同程度的损伤。因此,了解颅脑损伤机制对判断头皮损伤、颅骨骨折、脑实质损伤是十分重要的。

颅脑损伤多为闭合性颅脑损伤,少数为锐器、火器所致的开放性颅脑损伤,也可同时发生。

一、硬脑膜外血肿

【临床表现】　硬脑膜外血肿(epidural hematoma)以急性者为最多,亚急性血肿、慢性血肿少见。主要表现为意识障碍,典型病例呈头部外伤→原发性昏迷→中间意识清醒(好转)→继发性昏迷,严重者可出现脑疝。颅内压增高症常出现于中间清醒期,眼底检查多显示视神经盘水肿。中枢性面瘫、轻偏瘫、运动性失语等局灶症状亦较常见。

【影像学检查方法的选择】　在急性期或超急性期 CT 为首选的影像学检查方法,在亚急性和慢性期 MRI 在颅脑损伤中的应用也得到肯定。若颅脑损伤伴有颈椎骨折时,应先摄平片(包括颈椎)或对颈椎骨折采取措施后,再作 CT 和 MRI 检查。

【病理生理基础】　硬脑膜外血肿多为冲击点伤。动脉性硬脑膜外血肿为动脉破裂出血所致,由于血压较高和出血量较大,常可以致硬脑膜外血肿迅速增大;静脉性硬脑膜外血肿为脑膜静脉、板障静脉和静脉窦破裂出血所致,由于静脉压较低,往往不再进一步快速进展。

【影像学征象】

（一）CT 表现

1. 血肿呈颅骨内板下梭形、双凸透镜形或弓形高密度区,边缘锐利、清楚,范围较局限(图2-2-11)。

2. 血肿的密度变化与血肿的期相有关(参见本书第二篇第二章第五节脑出血的相关内容)。

3. 常并发颅骨骨折,且 80% 颅骨骨折位于血肿的同侧,骨窗,尤其是薄层的骨算法图像显示骨折

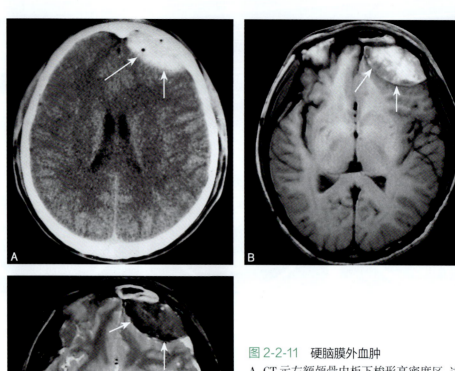

图 2-2-11 硬脑膜外血肿

A. CT 示左额颅骨内板下梭形高密度区,边缘锐利、清楚;B、C. MRI 示左额颅骨内板下梭形异常号,边界锐利、清楚。T₁WI 血肿信号强度与脑实质相仿(B);T₂WI 血肿则呈低信号(C)。

较好。有时可见血肿内有气泡。

4. 硬脑膜外血肿一般不跨越颅缝。中线附近的硬膜外血肿可以在中线两侧连续分布不中断。横跨半球呈压迫大脑镰向下的硬脑膜外血肿常见于静脉窦撕裂,往往需冠状位观察。

5. 一般不做增强扫描,慢性硬脑膜外血肿偶行 CT 增强扫描,可显见血肿内缘的包膜增强,有助于等密度硬脑膜外血肿的诊断。

(二) MRI 表现

1. MRI 可多轴位成像对了解血肿的范围优于 CT。

2. 硬脑膜外血肿的形态与 CT 相仿,血肿呈梭形或弓形、边界锐利、清楚(图 2-2-11)。

3. 血肿的信号强度变化,与血肿的期相和所用 MRI 的磁场强度有关(参见本书第二篇第二章第五节脑出血的相关内容)。

4. 血肿内缘可见低信号的硬膜。

二、硬脑膜下血肿

【临床表现】 硬脑膜下血肿(subdural hematoma)占颅脑外伤的 10%~20%。患者多有昏迷、单侧瞳孔散大和其他脑压迫症状,其中昏迷可逐渐加深或清醒后再昏迷。严重者可并发脑疝。慢性硬脑膜下血肿的外伤史常较轻微,颅内压增高及脑压迫症状出现较晚。预后多属良好。如果硬脑膜下血肿合并严重的脑挫裂伤者往往预后稍差。

【影像学检查方法的选择】 CT 是首选的影像学检查方法,MRI 对少量、亚急性和慢性硬脑膜下血肿具有较好的诊断价值。

【病理生理基础】 硬脑膜下血肿多为对冲伤,多为单侧性,双侧性硬脑膜下血肿以小儿多见,也会出现在部分老年患者中。损伤后,着力点对侧在暴力冲击引起皮质桥静脉撕裂、出血、形成硬脑膜下血肿。由于蛛网膜无张力,血肿范围较广,形状多呈新月形。

【影像学征象】

(一) CT 表现

1. 急性期血肿呈颅骨内板下方新月形高密度区,血肿范围较广,可超越颅缝。亚急性期血肿呈新月形或过渡型(血肿内缘部分凹陷,部分平直或凸出)(图 2-2-12A)。慢性期血肿呈过渡型低密度区。

2. 急性期血肿密度较均匀或呈低、高混合密度,这主要由于有活动性出血,血清回缩、血凝块溢出或蛛网膜撕裂脑脊液与血液混合所致。血肿密度改变随血肿相而异(参见第二篇第二章第五节脑出血的相关内容)。一般不做增强扫描。

3. 额底和颞底的硬脑膜下血肿用冠状位图像有助于确诊。

4. 硬脑膜下血肿可跨越颅缝,但通常不会在中线两侧连续分布。

5. 增大的血肿牵拉皮质静脉,约 5% 的患者可引起再出血。

(二) MRI 表现

1. MRI 信号改变,随血肿期相而异,与硬脑膜外血肿相仿(参见第二篇第二章第五节脑出血的相关内容)。

2. 形态与 CT 上相仿(图 2-2-12B、C)。

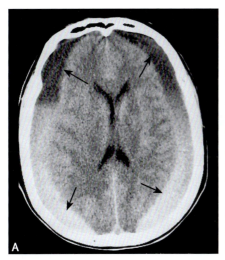
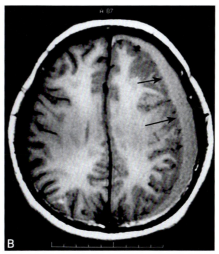
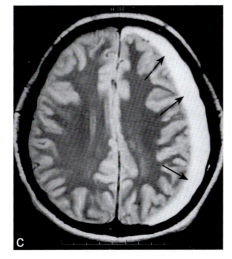

图 2-2-12 亚急性期硬脑膜下血肿
A. CT 示双侧额、颞、枕颅骨内板下方新月形异常密度,呈分层状,其上部呈低密度区,下部呈高密度区;B、C. MRI 示左额、颞、枕颅骨内板下方新月形异常信号,边界锐利、清楚;在 T_1WI(B)和 T_2WI(C)上均呈高信号(A 与 B、C 不是同一患者)。

三、脑挫裂伤

【临床表现】 脑挫裂伤(contusion and laceration of brain)很少出现原发性意识丧失,主要表现为颅内压增高症状及损伤部位的神经系统定位体征,常合并天幕裂孔疝和枕大孔疝的症状。脑皮质挫裂伤可伴有硬脑膜下血肿、硬脑膜外血肿和蛛网膜下腔出血,出现相应的症状。脑脊液化验呈血性。

【影像学检查方法的选择】 CT是脑挫裂伤的首选检查方法,特别是对于重症患者、形成脑内血肿的患者。MRI对于轻症患者更好,可以显示早期、少量的脑挫裂伤;对于脑挫裂伤的随访及后遗症的显示更佳。

【病理生理基础】 脑皮质挫裂伤是由于头颅受到不同加速/减速力的作用,导致大脑撞击颅板或硬膜皱褶,产生挫裂伤,此时挫裂伤较广泛。局限性脑皮质挫裂伤也可见于凹陷性颅骨骨折。病理上,典型的挫裂伤呈皮质内点状、线状浅小血肿。外伤后24~48小时点状、线状浅小血肿可融合成较大血肿。常伴有硬脑膜下血肿。

【影像学征象】 约半数患者累及额叶、额叶下端及额叶周边。大脑半球底部的挫裂伤少见。

(一) CT 表现

因时间不同而表现呈多样化。

1. **早期** 可无或仅有轻微异常发现,典型表现为额叶、颞叶斑片状、不规则低密度区,其内常混有点状高密度出血灶(图2-2-13)。损伤后24~48小时可见斑点、斑片状高密度区,约20%患者出现迟发血肿。脑皮质挫裂伤的部分病灶可融合形成脑内血肿。另外,脑皮质挫裂伤常伴硬脑膜下血肿或硬脑膜外血肿。增强扫描,脑皮质挫裂伤可见强化。

2. **亚急性期** 损伤几天后病灶周围出现水肿,并可见占位效应,水肿及占位效应随时间推移而逐渐减少,直至消失。

(二) MRI 表现

脑皮质挫裂伤的MRI表现变化较大,常随脑水肿、出血和液化的程度而异。

1. **非出血性脑皮质挫裂伤** 早期病灶在T_1WI呈低信号、在T_2WI呈高信号。常常在最初几天水肿区不断扩大,还可出现占位效应,随后水肿。随时间推移逐渐减退。病灶最终可完全吸收,或形成脑软化灶,伴局部脑室扩大和脑沟增宽。

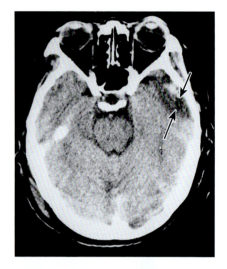

图2-2-13 脑挫裂伤
CT示左颞叶斑片状不规则低密度区,其内常混有点状高密度出血灶。

2. **出血性脑皮质挫裂伤** 随着血肿内所含成分的变化,信号强度的改变也有所改变(参见第二篇第二章第五节脑出血的相关内容)。

四、蛛网膜下腔出血

【临床表现】 外伤性蛛网膜下腔出血(subarachnoid hemorrhage,SAH)表现为外伤后剧烈头痛、继之呕吐,并可出现烦躁不安,意识障碍或抽搐,脑膜刺激征往往呈阳性。自发性蛛网膜下腔出血以40岁左右发病最多,男性稍多。半数患者有发作性头痛的前驱期。昏迷常较浅,持续时间较短。出血后常有一段时间发热。血压升高,脑脊液血性。

【影像学检查方法的选择】 CT是急性蛛网膜下腔出血检查的首选。出血最初24小时内CT显示率可达到90%。但3天后只有不到50%的SAH能被检出。MRI的FLAIR序列可显示急性期、亚急性期以及临床怀疑SAH而CT检查为阴性的SAH。后颅窝和基底池的脑脊液流动可干扰FLAIR图像。

【病理生理基础】　蛛网膜下腔出血多为外伤所致,自发性蛛网膜下腔出血相对少见。蛛网膜下腔出血可因脑表面血管破裂(蛛网膜动脉和静脉)引起,也可为脑内血肿破入脑室系统,随脑脊液流动经第四脑室正中孔和侧孔进入蛛网膜下腔所致。脑外伤所致的蛛网膜下腔出血常为局限性;动脉瘤破裂所致常为弥漫性,整个蛛网膜下腔含血,可见局部或广泛脑水肿。

【影像学征象】

1. CT 表现　沿蛛网膜下腔分布出血在 CT 上表现为脑沟内的线状高密度或分布在脑池内的高密度影(图2-2-14)。

2. MRI 表现　急性期多表现为阴性;亚急性期在蛛网膜下腔在 T_1WI 呈局限性高信号;慢性期在 T_1WI 和 T_2WI 上脑回表面尤其是小脑和脑干区可见极低信号线条影,代表血铁黄素蛋白沉积。FLAIR 序列上,SAH 显示为蛛网膜下腔脑脊液异常高信号(图2-2-14)。

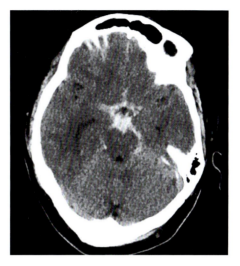

图 2-2-14　蛛网膜下腔出血
CT 示鞍上池内及脑干周围脑池内可见高密度影充盈。

第五节　脑血管疾病

一、脑梗死

【临床表现】　好发于中老年人,男女发病比例相似。患者通常有某些未加注意的前驱症状(如头昏、头痛等),部分患者有短暂性脑缺血发作病史或高血压动脉硬化病史。患者多在休息或睡眠中发病,常表现为不能说话,一侧肢体瘫痪,但生命体征改变一般较轻。

【影像学检查方法的选择】　CT 为脑梗死(cerebral infarction)的首选影像学检查方法,但可遗漏部分早期病灶。CT 灌注成像(包括 Xe-CT 灌注成像)对超急性和急性脑梗死的诊断、治疗和预后有帮助。CTA 用于检查颈动脉和椎基底动脉系统的较大血管的异常,但难以显示小分支异常。MR-DWI、MR-PWI、MRA 检查是超急性脑梗死首选的影像检查方法,可判断是否存在可恢复性脑缺血组织,可同时观察颈动脉和椎基底动脉系统的较大血管的异常。但 MRI 对早期出血灶不敏感。

【病理生理基础】

（一）超急性期脑梗死

发病小于 6 小时。大体病理改变常不明显。在起病 1 小时内电子显微镜可见神经细胞内线粒体肿胀造成的神经细胞内微空泡形成。数小时后光镜嗜伊红染色可见神经细胞胞质染色加深,尼氏体消失,核固缩、核仁消失。

（二）急性期脑梗死

发病 6~72 小时。梗死区脑组织肿胀变软,脑回扁平,脑沟变窄,切面上灰白质分界不清,有局限性水肿形成,并在 24~48 小时内逐渐达到高峰,即由最初的细胞毒性水肿发展到血管源性水肿。急性期的较早阶段显微镜下表现与超急性期者相似。急性期较晚阶段,神经细胞发生髓鞘脱失,急性坏死过程基本完成。

（三）亚急性期脑梗死

发病 3~10 天。坏死组织开始吸收,修复过程开始,逐步从梗死灶的周边向中心发展。表现为小胶质细胞向坏死区增生并吞噬坏死组织,此时星形胶质细胞增生活跃,内皮细胞增生形成新的毛细血管。当梗死区较大时,坏死组织常不能被完全清除,中央凝固性坏死区可长期存在。

NOTES

(四) 慢性期脑梗死

发病后第 11 天起进入此期,可持续数月或数年。脑梗死所引起的脑组织不可逆性损害,代表脑组织破坏逐步到达最终阶段。坏死的脑组织逐步液化和被清除,最终可能只留下一囊腔,其周围是胶质细胞增生所形成的胶质瘢痕,邻近的脑室、脑沟和脑池扩大,皮质萎缩。部分小的梗死灶可能没有囊腔,而只有胶质瘢痕,以后可逐渐缩小、消失。而较大范围的脑梗死灶中心凝固性坏死多难以完全清除,可长期存在。极少数可见梗死区营养不良性钙化。局灶性脑萎缩和囊变是慢性脑梗死的标志。

(五) 腔隙性脑梗死

腔隙性脑梗死(lacunar infarction)是脑深部小的穿动脉供血区域的小缺血性梗死灶,可能为小的穿动脉本身疾病或栓塞等其他原因所致,以穿动脉本身动脉硬化(可能伴血栓形成)所造成的动脉阻塞最常见。需要指出的是,除了小的梗死灶外,其他情况也可形成脑实质的腔隙状态,包括:①小的出血灶,即腔隙性出血;②血管周围间隙扩大;③脑深部小囊肿和脑室小憩室等。

【影像学征象】

(一) CT 和 MRI 表现

1. 超急性脑梗死　常规 CT 常阴性。但少数病例会表现出一些细微或浅淡的征象(图 2-2-15),这些征象主要出现在范围比较大的脑梗死病例中,这些征象包括:①动脉血管密度增高,即动脉致密征,以大脑中动脉最常见;②受累脑组织密度轻微减低,脑灰质及白质分界模糊;③邻近脑室脑池轻微受压等。这些征象需要仔细观察并具备一定的阅片经验才能比较准确地识别出来,同时影像诊断必须紧密结合患者的临床表现。MRI 的 T_1WI、T_2WI 及 FLAIR 序列较 CT 能更早的发现超急性期脑梗死病灶,表现为 T_2WI 及 FLAIR 信号增高,T_1WI 信号减低,脑组织可呈现肿胀的形态表现。MRI 的 DWI 对检出超急性期脑梗死的敏感性非常好,在梗死发生非常短的时间内就开始出现 DWI 信号升高(图 2-2-16)。CT 和 MRI 灌注成像超急性期脑梗死区域呈低灌注状态,同时灌注扫描能判断梗死的核心区及核心区周围是否有灌注减低但尚可逆转挽救的脑组织,即缺血半暗带,通常 DWI 高信号的区域及局部脑血流量/脑血流速度明显减低的区域为梗死核心区。

2. 急性期　急性期脑梗死在脑组织水肿达到顶峰的时刻,具备典型的 CT 及 MRI 表现(图 2-2-17)。在 CT 上表现为低密度,密度低于正常脑组织但高于脑脊液,MRI 的 T_1WI 为低信号,T_2WI 为高信号,T_1WI 及 T_2WI 的信号改变均处于正常脑组织和脑脊液之间。MRI 的 DWI 信号呈现明显的

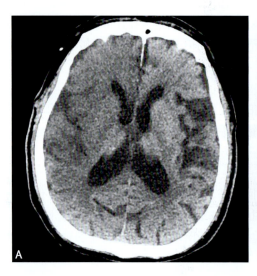
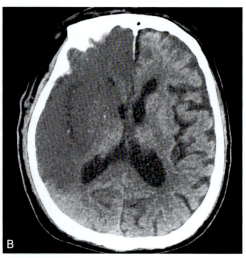

图 2-2-15　超急性脑梗死 CT 表现

A. 出现症状 3 小时左右的 CT,可见右侧额叶、颞叶密度较对侧稍低,右侧侧裂池较对侧变窄,右侧侧脑室非常轻微的受压变窄表现;B. 出现症状 26 小时的 CT,示右侧额叶、颞叶大片扇形低密度区,灰质白质同时受累,右侧侧脑室受压明显。

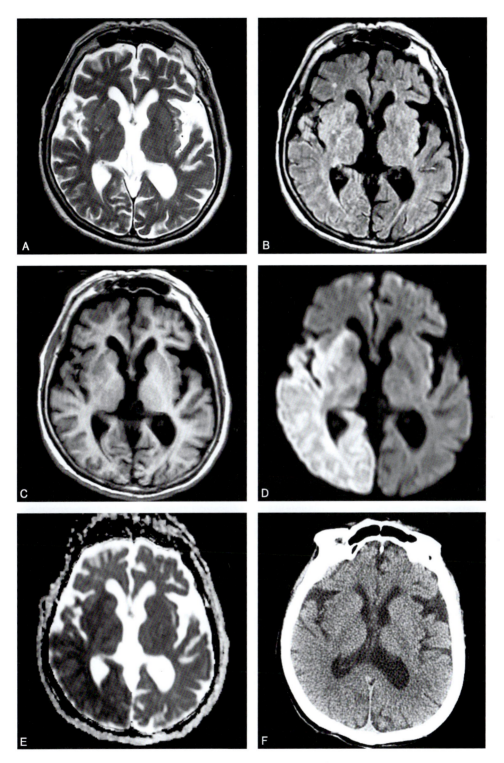

图 2-2-16　超急性脑梗死 MRI 表现

A. 横轴位 T_2WI；B. 横轴位 T_2-FLAIR；C. 横轴位 T_1WI，不论是 T_2WI、T_1WI 还是 T_2-FLAIR 图像上，超急性期脑梗死的密度改变极其轻微，仔细观察可见梗死区脑灰质轻微肿胀；D. DWI，示梗死区为右侧颞叶枕叶，呈比较明显的高信号表现；E. ADC，示梗死区为低信号，对应 DWI 图像为高信号，表明超急性期梗死灶以细胞毒性水肿为主，扩散受限；F. 同一患者的 CT 图像，该 CT 图像早于 MRI 图像约 1 小时，CT 图像上梗死区未见密度异常，仅右侧侧脑室极其轻微的变窄有一定的提示诊断意义。

NOTES

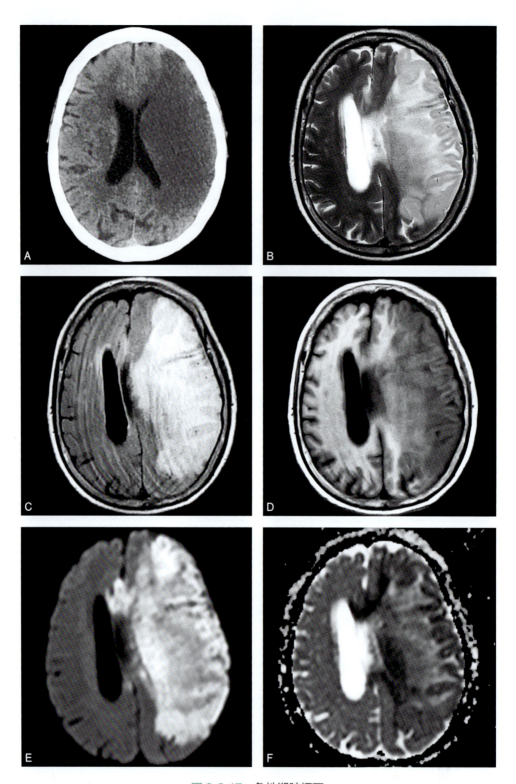

图 2-2-17 急性期脑梗死

A. 横轴位 CT;B. 横轴位 T_2WI;C. 横轴位 T_2-FLAIR;D. 横轴位 T_1WI;E. 横轴位 DWI 图;F. 横轴位 ADC 图;示左侧额叶顶叶大面积急性期脑梗死,CT 表现为低密度(密度介于脑脊液和脑组织之间),T_2WI 及 T_2-FLAIR 为高信号,T_1WI 为低信号(信号均介于脑脊液及脑组织之间),病灶呈大片扇形,灰质白质同时受累,同侧侧脑室受压,中线右偏。DWI 为明显高信号,ADC 图以低信号为主,请注意,ADC 图上脑梗死区内部分脑白质信号减低不明显,可能的解释是,急性期脑梗死病变区内除了有细胞毒性水肿导致的扩散受限外,梗死区内同样存在血脑屏障受破坏出现的血管源性水肿,血管源性水肿区扩散一般不受限,因此 ADC 图像信号减低不明显。

高信号。大面积急性期脑梗死的异常密度/信号区同时累及脑灰质及白质,分布上呈现折扇形或楔形的特点。同时大面积脑梗死伴明显的占位效应,表现为脑室脑池受压变窄甚至中线向对侧移位。

3. **亚急性期** CT 和 MRI 表现基本同急性期,随着脑梗死区的病理过程的演化,水肿导致的占位效应等逐渐减轻,DWI 信号逐渐减低。

4. **慢性期** 脑梗死灶演化为软化灶,CT 呈低密度,MRI 的 T_1WI 呈低信号,T_2WI 呈高信号,FLAIR 呈低信号,均与脑脊液密度近似(图 2-2-18);软化灶周边胶质增生带的 FLAIR 信号呈高信号,DWI 呈低信号(图 2-2-19)。此时水肿已经完全消退,软化灶呈现负占位效应,表现为周围脑室脑池受牵拉扩张。

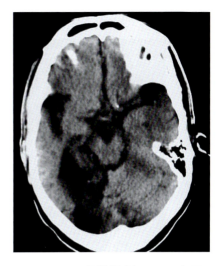

图 2-2-18 慢性期脑梗死 CT 表现
平扫 CT,示右枕叶大片不均匀低密度区,部分与脑脊液密度近似。

5. **出血性脑梗死** 脑梗死可能继发出血,即出血性脑梗死,一般为脑实质内出血,少数在脑实质出血的基础上再发生脑室内出血和蛛网膜下腔出血。通常表现为梗死区内的线状或脑回状出血密度或信号(图 2-2-20)。值得注意的是,神经病理检查发现将近 15% 的脑梗死区内伴有小出血灶,而多数时候这些小出血灶不为 CT 显示。

(二)腔隙性脑梗死

影像学表现上密度/信号类似上述脑梗死,病灶直径多为 5~15mm,一般没有明显的占位效应(图 2-2-21)。

二、脑出血

【**临床表现**】 好发年龄介于 55~65 岁之间,男女发病数相似。大多数患者有头痛、高血压病史。起病突然,多发生在白天精神紧张或体力劳动时,患者感剧烈头痛、头昏,继之恶心、呕吐,并逐渐出现一侧肢体无力,意识障碍。血压明显升高,脑膜刺激征阳性。

【**影像学检查方法的选择**】 CT 是脑出血(cerebral hemorrhage)的主要检查手段,尤其在超急性和急性期。MRI 一般不用于检查超急性和急性期脑出血,原因是该期患者多不耐受 MRI 较长的检查时间,且 MRI 也较难显示该期病灶。但 MRI 显示后颅窝、尤其是脑干的血肿较好。目前一般不用血管造影诊断脑出血。

【**病理生理基础**】 颅内出血的分期:

1. **超急性期(4~6 小时)** 出血区内红细胞完整,主要含有氧合血红蛋白,一般在出血 3 小时后出现灶周水肿。

2. **急性期(7~72 小时)** 血肿凝成血块,红细胞明显脱水、萎缩,棘状红细胞形成,氧合血红蛋白逐渐变为去氧血红蛋白,灶周水肿、占位效应明显。

3. **亚急性期**

(1)亚急性早期(3~6 天):红细胞内的去氧血红蛋白转变为高铁血红蛋白,上述改变先从血块的外周向中心发展,灶周水肿、占位效应仍存在。

(2)亚急性晚期(1~2 周):红细胞皱缩、溶解,并将高铁血红蛋白释放到细胞外。血块灶周水肿、占位效应减轻。血肿周围、血管周围出现炎性反应,并有巨噬细胞沉积。

4. **慢性期**

(1)慢性期早期:血块周围水肿消失,炎性反应开始消退。血管增生,血块缩小,灶周反应性星形细胞增生,还有细胞外高铁血红蛋白和巨噬细胞,巨噬细胞内含有铁蛋白和血铁黄素蛋白。

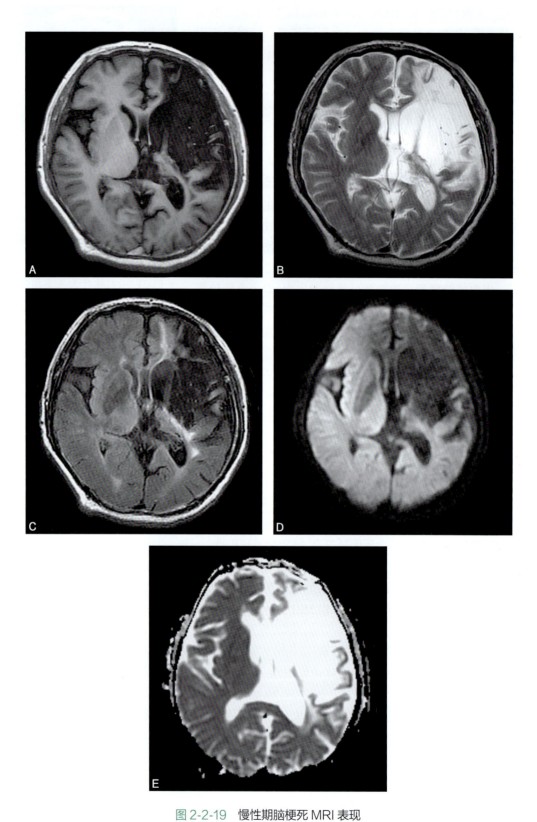

图 2-2-19 慢性期脑梗死 MRI 表现

A. 横轴位 T_1WI；B. T_2WI，示左额、颞叶大片 T_1WI 低信号、T_2WI 高信号；C. FLAIR，示病变呈低信号；D. DWI，示病变呈低信号；E. ADC 图，示病变区 ADC 值升高。

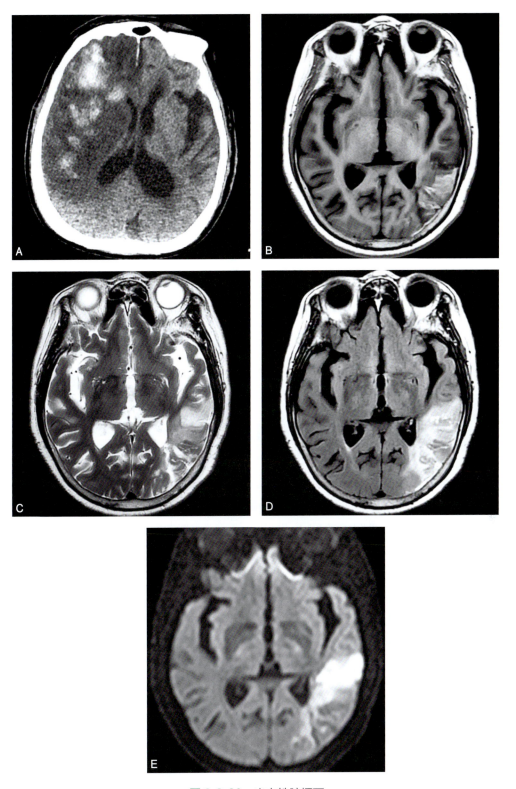

图 2-2-20 出血性脑梗死

A. 横轴位 CT，可见大片脑梗死区内斑片状高密度影；B. 另一例的横轴位 T_1WI；C. T_2WI；D. T_2-FLAIR；E. DWI，示左侧颞枕叶大片 T_1WI 低信号、T_2WI 高信号区，其内可见片状 T_1WI 高信号、T_2WI 低信号改变；T_2-FLAIR 为高信号内混杂低信号表现，DWI 图像上出血区信号减低。

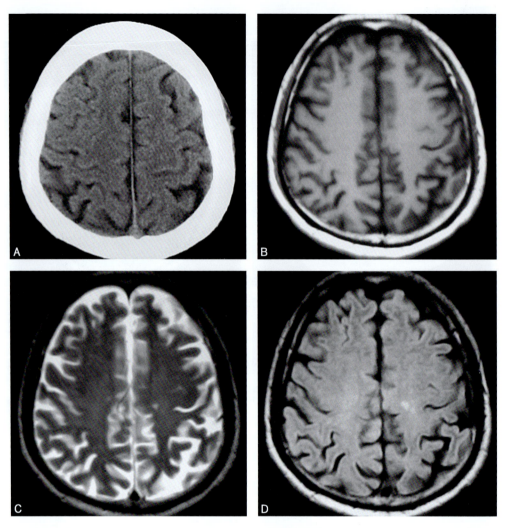

图 2-2-21 腔隙性脑梗死(急性期)

A. 平扫 CT,示正常;B. T_1WI;C. T_2WI;D. FLAIR,示左侧半卵圆中心点状 T_1WI 低信号,T_2WI 高信号区,高 FLAIR 信号。

（2）慢性期晚期:血肿退变期,边缘有致密的胶原包膜,包括新生毛细血管、血管纤维基质、蛋白质、血铁黄素蛋白等。

【影像学征象】

（一）CT 表现

1. 急性期(包括超急性期和急性期)

（1）典型表现:脑内圆形、类圆形、线形或不规则形的高密度灶,CT 值在 50~80HU 之间。血肿可破入脑室或蛛网膜下腔,破入脑室可形成脑室铸型。灶周水肿轻,血肿大者可有占位效应(图 2-2-22)。急性期一般不需增强,即使行增强检查,病灶亦无强化。

（2）不典型表现:血肿呈等密度,见于患者有凝血异常、血小板功能不全、血红蛋白下降、过多的纤维蛋白溶解反应、溶血反应、血块不收缩、出血性素质等;血块中出现液平,主要见于凝血功能异常;血肿密度普遍降低,并见液平,见于溶

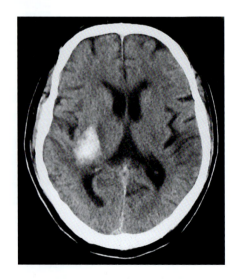

图 2-2-22 急性期脑出血

平扫 CT,示右基底节区类圆形高密度灶,灶周可见低密度水肿带。

栓治疗患者中;灶周水肿极明显,可见于脑梗死后的出血患者中。

2. 亚急性期　血肿密度逐渐降低,呈等密度。可出现下列征象:

(1)溶冰征象:血肿周边吸收,中心仍为高密度区(图2-2-23)。

(2)占位效应、灶周水肿逐步减轻。

(3)部分患者出现脑积水。

(4)增强扫描,病灶呈现环形或梭形强化,如中央部分出血未吸收时,可呈"靶征"。

3. 慢性期　病灶呈圆形、类圆形或裂隙状低密度(图2-2-24)。

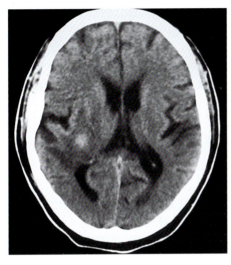 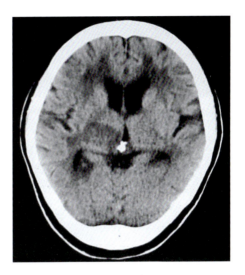

图2-2-23　亚急性期脑出血　　　　图2-2-24　慢性期脑出血
平扫CT,示血肿密度逐渐降低,呈溶冰征象。　平扫CT,示病灶呈类圆形不均匀低密度。

(二)MRI 表现

在显示出血、判断出血时间和原因等方面有着独特的优势,MRI 信号能够反映氧合血红蛋白(oxyhemoglobin,OHB)→去氧血红蛋白(deoxyhemoglobin,DHB)→高铁血红蛋白(methemoglobin,MHB)→血铁黄素蛋白(hemosiderin)的演变规律。

1. 超急性期　在初始阶段,血肿内容类似血液,为蛋白溶液。用中高磁场场强的 MRI 设备成像时,在 T_1WI 上呈等信号;而用低磁场场强的 MRI 设备成像时,在 T_1WI 可能为高信号,这可能与低场强设备对蛋白质的作用较敏感有关。由于氧合血红蛋白具有抗磁作用,造成 T_2 缩短,因此血肿在 T_2WI 上呈等信号、不均信号或高信号。在出血3小时后可出现灶周水肿,占位效应亦轻,除非血肿很大。总的来说,超急性期的血肿信号类似肿块或肿瘤,此时诊断效能不如 CT。

2. 急性期　红细胞细胞膜完整,去氧血红蛋白造成局部磁场的不均匀,由于磁敏感效应加快了质子失相位,能显著缩短 T_2 值,但对 T_1 值的影响较小,血肿在 T_1WI 上呈略低或等信号,在 T_2WI 上呈明显低信号。灶周出现血管源性水肿,占位效应明显(图2-2-25)。

3. 亚急性期

(1)亚急性早期:红细胞内的高铁血红蛋白造成 T_1、T_2 缩短,形成 T_1 高信号和 T_2 低信号表现,并且这种改变从血肿的外周向中心演变,血肿中心在 T_1WI 上呈等信号,外周呈高信号,且高信号逐渐向中心扩展(图2-2-26)。

(2)亚急性晚期:血肿溶血出现,高铁血红蛋白沉积在细胞外,T_1 缩短,T_2 延长。血肿在 T_1WI 和 T_2WI 上均呈高信号。灶周水肿,占位效应逐渐减轻。

4. 慢性期

(1)慢性期早期:血肿在 T_1WI 和 T_2WI 仍均呈高信号。病灶周围血铁黄素蛋白环造成 T_2 缩短,

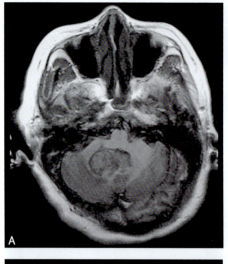
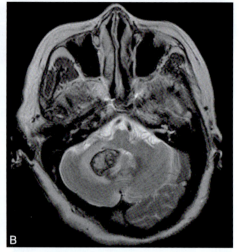
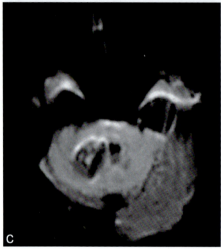

图 2-2-25   急性期脑出血
A. 横轴位 T_1WI；B. 横轴位 T_2WI；C. DWI，示右侧小脑半球可见不均匀的 T_1WI 低信号、T_2WI 低信号团块影，周围可见条带状 T_2WI 高信号的水肿征象。

在 T_1WI 上呈等信号，在 T_2WI 上呈明显低信号。水肿和占位效应消失。

（2）慢性期晚期：典型者形成类似囊肿/软化灶的 T_1WI 低信号，T_2WI 高信号灶，但周围仍可见低信号的血铁黄素蛋白环（图 2-2-27）。

总之，MRI 表现与血肿的期相关系密切。

三、脑动脉瘤

【临床表现】　中年人发病多见，未破裂的动脉瘤临床可无症状或仅有头痛发作，部分动脉瘤会有具备压迫症状，这与其所在部位有关，如后交通动脉瘤可压迫动眼神经而引起动眼神经麻痹。动脉瘤（aneurysm）破裂约 90% 发生在 30~70 岁，动脉瘤破裂一般有 3 种临床表现：①在用力、激动等情况下，血压升高而发病，呈剧烈头痛后马上昏迷；②剧烈头痛、恶心和呕吐，过一段时间后好转或昏迷；③极少患者无头痛等先兆，仅有意识障碍。

【影像学检查方法的选择】　DSA 仍然是诊断动脉瘤的"金标准"。MRA 可显示 3~5mm 大小的动脉瘤，显示 5mm 以上的动脉瘤较好，3D TOF 法常用于筛查 Willis 环动脉瘤。CTA 可发现约 2mm 的动脉瘤，且可较好地显示动脉瘤瘤颈，显示 5mm 以上的动脉瘤较佳。

【病理生理基础】　动脉瘤破裂出血与其大小相关：小于 5mm 的动脉瘤较少破裂（但存在争议，有人主张 6mm 以下的动脉瘤都应该干预治疗）；大于 8mm 的动脉瘤破裂更常见。

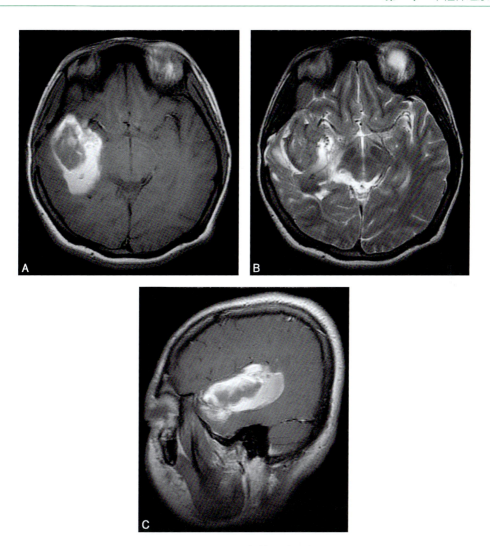

图 2-2-26 亚急性期脑出血

A. 横轴位 T_1WI；B. 横轴位 T_2WI；C. 矢状位 T_1WI，示右颞叶血肿外围呈 T_1WI 高信号、混杂 T_2WI 高信号，中心以等 T_1、等 T_2 信号为主。

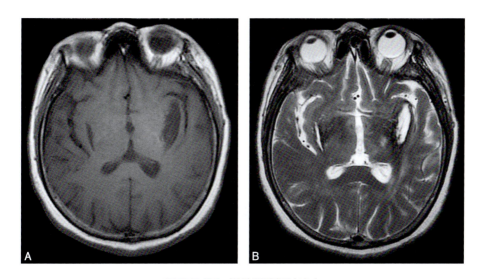

图 2-2-27 慢性期晚期脑出血

A. 横轴位 T_1WI；B. T_2WI，示双侧基底节区条形 T_1WI 低信号、T_2WI 高信号区，周围可见环形 T_2WI 低信号，为血铁黄素蛋白沉积所致，在 T_1WI 上为等或稍高信号。

【影像学征象】

（一）CT 表现

1. 动脉瘤表现与瘤腔内有无血栓有关

（1）无血栓的动脉瘤：较小时平扫可以无阳性发现。较大时，平扫呈圆形高密度区，增强扫描呈明显均匀强化，强化程度和动脉血管一致。CTA 显示瘤体与动脉相连（图 2-2-28）。

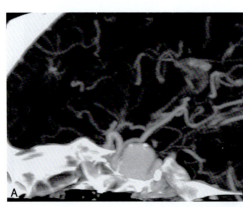
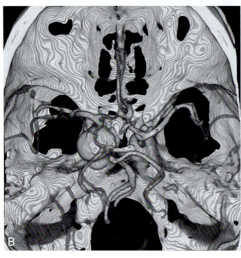
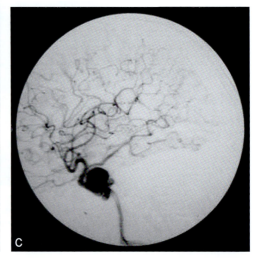

图 2-2-28 颈内动脉动脉瘤

A. MIP CTA；B. VRT CTA；C. DSA，示囊状结节，与颈内动脉相连。

（2）动脉瘤伴部分血栓形成：呈圆球形阴影，中心或偏心为高密度，中间为等密度，周围为高密度边，分别代表动脉瘤内腔、动脉瘤血栓及动脉瘤外层纤维囊壁。增强扫描，中心和囊壁明显增强，称为靶征。

（3）动脉瘤内完全为血栓组织充满：平扫呈等密度影，对比剂强化时仅出现囊壁增强。

2. 巨大的动脉瘤可出现占位效应，如脑室受压、移位等，但动脉瘤周围均无水肿。

3. 除薄壁动脉瘤外，有时瘤壁可见弧线状钙化影。

4. 动脉瘤破裂后，CT 多不能显示瘤体，但可出现出血、水肿及脑积水，甚至还可引起脑疝等，其中以出血最为多见，常造成蛛网膜下腔出血，也可形成脑内血肿或破入脑室。

（二）MRI 表现

无血栓者，在 T_1WI、T_2WI 上均为圆形或椭圆形、梭形流空信号区，边界清楚、锐利，有时可见载瘤动脉；有血栓者，在 T_1WI、T_2WI 上均为混杂信号。

（三）血管造影（DSA）表现

可明确显示动脉瘤的部位、大小、形态、数目，与载瘤动脉的关系。动脉瘤表现为梭形或囊状，可有蒂与动脉干相连（图 2-2-28）。出血或血肿形成时，动脉瘤轮廓模糊，邻近血管可发生痉挛和移位。但入口过窄或腔内有血栓可不显影。这时表现为假阴性。

四、颅内动静脉畸形

【临床表现】　多在 20~40 岁发病,80% 患者在 50 岁前出现症状。主要临床表现为出血,抽搐,进行性神经功能障碍,头痛。出血时出现头痛、呕吐、意识障碍、脑膜刺激征或脑实质损害的局灶体征,如偏瘫等。约 30% 患者首发症状为抽搐;约 20% 以头痛起病,不到 10% 患者以进行性偏瘫或局灶性神经损害为首发症状。

【影像学检查方法的选择】　增强 CT 能够发现绝大多数颅内动静脉畸形(arteriovenous malformation, AVM),CT 平扫还可显示 AVM 的钙化、局部脑组织萎缩等表现。MRI 显示 AVM 精确的位置和范围优于 CT,尽管 PC-MRA 可分辨 AVM 的不同组成(供血动脉、瘤巢和引流静脉),但目前 DSA 仍然是 AVM 诊断"金标准"。

【病理生理基础】　颅内动静脉畸形常见于大脑中动脉分布区的脑皮质,其次在大脑前动脉分布区的脑皮质。AVM 为动、静脉之间存在直接沟通而无毛细血管网,由粗大供血动脉、瘤巢和粗大迂曲的引流静脉组成,畸形血管粗细不等,可有扩张、迂曲,周围脑组织萎缩伴胶质增生。可伴发出血、梗死、软化和萎缩。

【影像学征象】

(一) CT 表现

1. 无并发症时　平扫呈等密度病灶。增强扫描,呈虫曲状、点状、索条状或小片状增强。

2. 伴发血肿时　平扫可呈高密度、低密度及低、等、高混合密度病灶,前者提示为急性血肿,后两者常提示为慢性血肿。增强扫描,部分病例病灶周围可显示畸形血管团,部分病例病灶周围呈环状增强(图 2-2-29)。

3. 伴发梗死、软化和萎缩时　平扫呈低密度区,形态为楔形、不规则形或条形。增强扫描,除部分病例可显示畸形血管团外,大多不增强。

(二) MRI 表现

可精确显示病灶大小和部位,可显示粗大的供血动脉和引流静脉、畸形血管团及并发的出血、囊变、血栓形成等(图 2-2-30)。

(三) 血管造影

一簇畸形血管团,与扩大、迂曲的动脉及静脉相连,静脉过早显影,邻近血管显影不良或变细(图 2-2-29、图 2-2-30)。

五、宾斯旺格病

【临床表现】　多见于 65 岁左右的老人,常有高血压、糖尿病、冠心病、心肌梗死、心力衰竭或心律失常等病史。患者逐渐出现记忆力减退、表情淡漠、注意力不集中、计算能力下降、行走和动作迟缓,并呈进行性发展。晚期可有尿失禁、偏瘫或四肢瘫。检查时发现面具脸、小步缓慢步态、四肢张力升高,四肢腱反射亢进,巴宾斯基征阳性。

【影像学检查方法的选择】　MRI 是宾斯旺格病(Binswanger disease)又称皮质下动脉硬化性脑病(subcortical arteriosclerotic encephalopathy)的主要的检查方法,显示皮质下小病灶较 CT 敏感,一般不用其他方法诊断本病。

【病理生理基础】　常见的病理表现为脑白质斑块状或弥漫变性、变软,灰白质分界不清。镜下病理表现为神经元肿胀、细胞质固缩,小动脉壁增厚,管径变细,内有血栓形成。

【影像学征象】

(一) CT 表现

侧脑室旁片状低密度区,边界不清。内囊、丘脑和脑干常伴有数量不等的腔隙灶,可见脑萎缩改变(图 2-2-31)。

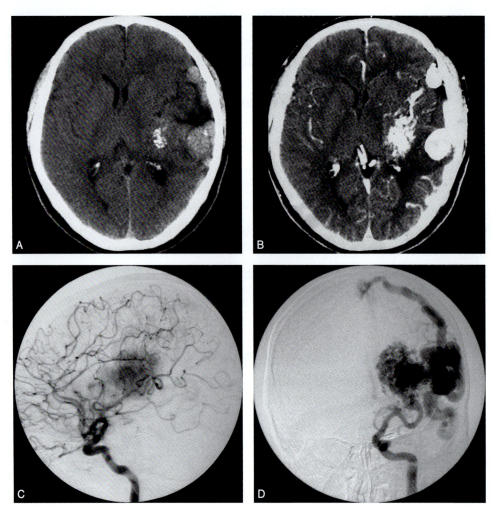

图 2-2-29　动静脉畸形

A. 平扫 CT,示左颞叶区低至高混合密度病灶,内有钙化;B. 增强 CT,示部分病灶明显强化,灶周可见畸形血管团;C. DSA 侧位动脉期,示脑内异常染色及静脉过早显影;D. DSA 后前位静脉期,示畸形血管团及粗大的引流静脉。

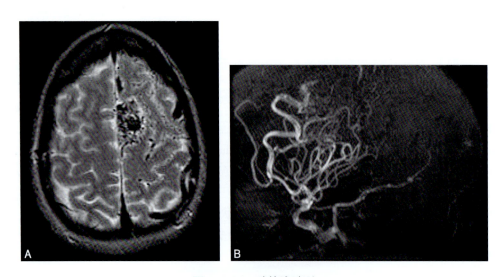

图 2-2-30　动静脉畸形

A. T₂WI,示左额顶叶类圆形病灶,内可见粗大、迂曲的血管流空影;B. MRA,示一簇畸形血管团,与扩大、迂曲的动脉及静脉相连,静脉过早显影,邻近血管显影不良或变细。

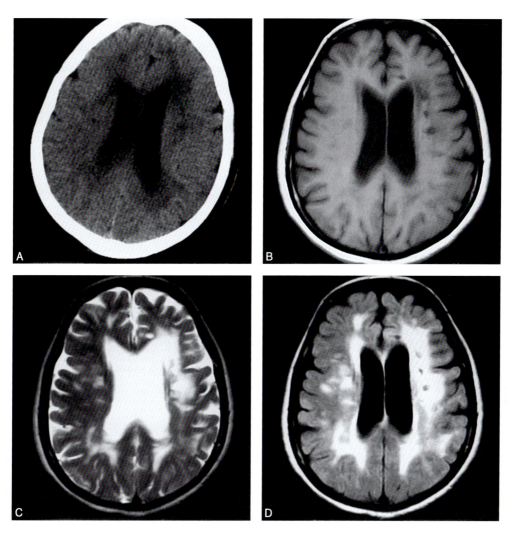

图 2-2-31　宾斯旺格病

A. 平扫 CT, 示双侧侧脑室旁片状低密度区, 边界不清, 左侧可见多个点状更低密度区; B. T$_1$WI;
C. T$_2$WI, 示双侧侧脑室旁弥漫性斑片状 T$_1$WI 略低信号、T$_2$WI 高信号, 无占位效应; 左侧尚可见点
状 T$_1$WI 低信号、T$_2$WI 高信号区; D. FLAIR, 示斑片影呈高信号, 左侧可见点状低信号(软化灶)。

(二) MRI 表现

在 T$_2$WI 和 FLAIR 上显示为侧脑室旁多个或弥漫性皮质下斑片状高信号区, 面积大于 2mm ×
2mm, 无占位效应(图 2-2-31)。基底节和脑干常可见多发腔隙灶, 可见弥漫性脑萎缩。

第六节　颅内肿瘤

Key points

- The fifth edition of WHO Classification of Tumors of the Central Nervous System, published in
2021, classified diffuse glioma into the adult-type and the pediatric type. The former is reorganized and the
latter is first proposed.

- MRI is the first choice of examination in the diagnosis of brain tumors. Multimodal functional
MRI is very important for the differential diagnosis of brain tumors.

- Diffuse glioma demonstrates a wide spectrum of imaging features although high-grade gliomas
tends to be heterogeneous with more remarkable enhancement and more aggressive pattern on functional

NOTES

MR imaging.

- Meningioma is characteristic of extra-axial location, intense enhancement and 'dural-tail' sign.
- Brain metastases are much more common than primary brain tumors in middle-aged and elderly people, which is characterized by multi-focal lesions with nodular or rim-like enhancement.

一、胶质瘤、胶质神经元肿瘤和神经元肿瘤

2021 年《WHO 中枢神经系统肿瘤分类（第五版）》以肿瘤的组织学病理特征、基因学特征、生长方式、好发年龄等作为分类依据对肿瘤进行整合诊断和分层报告。在该分类中，胶质瘤、胶质神经元肿瘤和神经元肿瘤（glioma,glioneuronal tumor and neuronal tumor）分为成人型弥漫性胶质瘤、儿童型弥漫性低级别胶质瘤、儿童型弥漫性高级别胶质瘤、局限性星形细胞胶质瘤、胶质神经元和神经元肿瘤、室管膜肿瘤。

（一）成人型弥漫性胶质瘤

成人型弥漫性胶质瘤（adult-type diffuse glioma）是最常见的胶质瘤，包括以下 3 类：星形细胞瘤，异柠檬酸脱氢酶（Isocitrate Dehydrogenase,IDH）突变（WHO 2~4 级）；少突胶质细胞瘤，IDH 突变伴 1p/19q 联合缺失（WHO 2~3 级）；胶质母细胞瘤，IDH 野生型（WHO 4 级）。

【临床表现】　患者症状主要与肿瘤侵犯的脑结构及继发的占位效应有关，累及皮质可出现抽搐、癫痫发作，累及运动区可出现运动障碍，累及感觉皮质可出现感觉异常，继发颅内高压可出现头痛、头晕、呕吐等，也可出现认知、精神障碍等高级神经功能异常。

【影像学检查方法的选择】

1. **MRI**　用于中枢神经系统肿瘤的诊断和鉴别诊断已经成为首选，且近年来随着多种功能性成像技术的发展，MRI 能为诊断、鉴别诊断及随访提供更多信息。MR 灌注扫描（MR perfusion,MRP）可了解病变血流动力学与血管通透性等信息；磁共振波谱（magnetic resonance spectroscopy,MRS）可以无创性测量肿瘤内代谢信息；MR 弥散技术能够提供肿瘤内部水分子弥散情况及脑肿瘤有无破坏脑白质纤维的信息；磁敏感加权成像（susceptibility weighted imaging,SWI）能显示肿瘤内出血、钙化信息。

2. **CT**　在显示肿瘤是否钙化、有无出血以及颅骨有无累及等方面仍有其独到之处，可作为脑肿瘤诊断的重要补充。

3. **DSA**　在行血管介入治疗或进行血管性病变鉴别时能提供有价值信息，但 DSA 是有创性操作，逐渐被 CTA 和 MRA 技术替代。

4. **PET-CT 或 PET-MRI**　因其价格昂贵，在胶质瘤的初诊初治阶段应用不多。但在胶质瘤治疗后的随访过程中，如出现不能鉴别肿瘤复发与放疗坏死等情况时，PET 尤其是 PET-MRI 有其独特价值。

【病理生理基础】

1. **星形细胞瘤,IDH 突变型（astrocytoma,IDH-mutant）**　系弥漫性、浸润性星形细胞胶质瘤，分级可为 WHO 2、3、4 级。WHO 2 级的星形细胞肿瘤组织学形态分化良好，缺乏或仅有低度的有丝分裂活性；WHO 3 级的星形细胞肿瘤存在有丝分裂活性，但缺乏微血管增生或坏死等特征；WHO 4 级的星形细胞瘤分化差，有明显的有丝分裂活性，且有微血管增生和坏死等特征。

2. **少突胶质细胞瘤,IDH 突变伴 1p/19q 联合缺失（oligodendroglioma,IDH-mutant,and 1p/19q-codeleted）**　系弥漫性胶质瘤，分级可为 WHO 2、3 级。WHO 2 级肿瘤具有良好的分化，预后良好；WHO 3 级肿瘤分化较差，镜下可见肿瘤细胞密集、成分多样，核呈多形性，病理性核分裂象及坏死、微血管增生较为明显。

3. **胶质母细胞瘤,IDH 野生型（Glioblastoma,IDH-wildtype）**　分级为 WHO 4 级。胶质母细胞瘤呈弥漫性、浸润性生长，肿瘤细胞密度高、分化差，有明显的核异型和活跃的核分裂，并有血管内血

栓形成、血管周围淋巴细胞套、微血管增生,肿瘤中心坏死明显。

【影像学征象】

1. 星形细胞瘤,IDH 突变型

(1) CT 平扫:常位于一侧大脑半球,平扫呈境界不清的低或等密度肿块,可见囊变,少见钙化,瘤周伴不同程度水肿,增强扫描呈不同程度强化。

(2) MRI 表现:肿块在 T_1WI 上呈混杂等、低信号,在 T_2WI、FLAIR 上呈混杂高信号。肿瘤的坏死、强化程度与分级相关,一般分级越高者坏死更常见,强化更明显。低级别肿瘤 DWI 上通常缺乏限制性弥散。MRS 呈高胆碱(Cho),低氮-乙酰天冬氨酸(NAA)(图 2-2-32)。

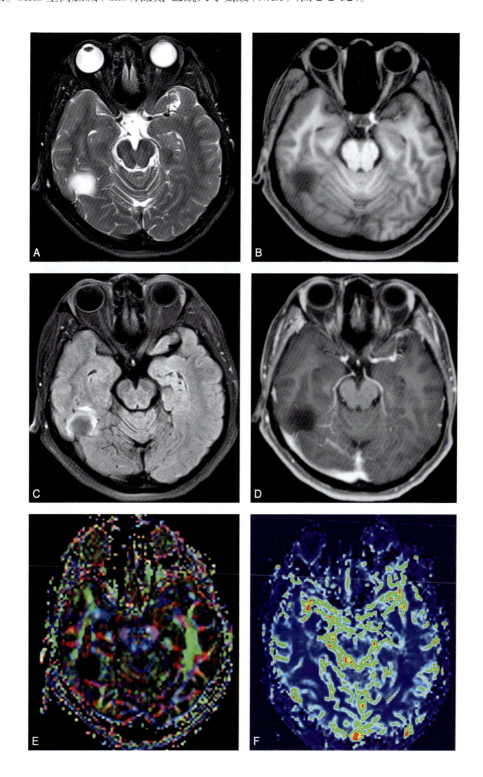

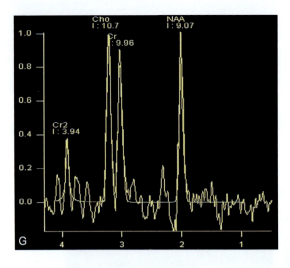

图 2-2-32　星形细胞瘤,IDH 突变型,WHO 2 级
A. T₂WI;B. T₁WI;C. FLAIR;D. T₁WI 增强;E. DTI;
F. CBF;G. MRS;右侧颞叶见稍长 T₁WI 稍长 T₂WI
信号肿块,增强未见明显强化,周围无水肿,DTI 示
病变区纤维束不连续,灌注未见明显异常,MRS 见
NAA 峰值减低,Cho 轻度升高,NAA/Cho 轻微倒置。

2. 少突胶质细胞瘤,IDH 突变伴 1p/19q 联合缺失

（1）CT 平扫:肿瘤呈低、等或略高密度肿块,边界清晰。钙化较为常见,多位于肿块周边部,特征为索条样钙化。部分肿块内可见出血、囊变。部分肿块可伴颅骨内板弧形压迹。灶周水肿一般较轻,占位效应与肿块大小有关。近半数肿块可见不同程度的强化(图 2-2-33）。

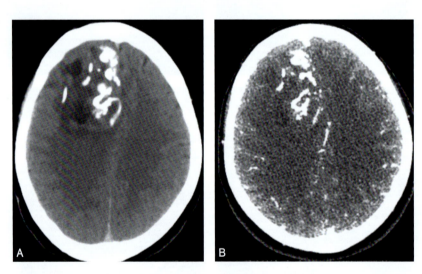

图 2-2-33　少突胶质细胞瘤,IDH 突变伴 1p/19q 联合缺失,WHO 3 级
A. CT 平扫;B. CT 增强;平扫内肿块多发条带状钙化灶,伴出血及坏死区,增强实
性部分强化。

（2）MRI 表现:肿块在 T₁WI 上呈低、等信号,在 T₂WI 上呈高信号,信号不均。有轻度的瘤周水肿。增强扫描,近半数肿块强化(图 2-2-34）。

3. 胶质母细胞瘤,IDH 野生型

（1）CT 表现:平扫肿块边界不清,病灶周围呈等密度,病灶周围有中到重度水肿。病变多侵及大脑深部,并可沿胼胝体向两侧呈蝴蝶状扩散,可随脑脊液种植转移。少数病灶可为多发性。增强扫描病灶呈边界清楚的不均匀明显强化、环状或花边状不规则强化。

（2）MRI 表现:病灶在 T₁WI 上呈等、低信号(伴有亚急性出血者可呈高信号),在 T₂WI/FLAIR 上呈高信号伴瘤周中至重度水肿。其他表现与 CT 表现相似。动态对比增强 MRI 能反映微血管的通透性,有助于肿瘤的分级诊断(图 2-2-35）。

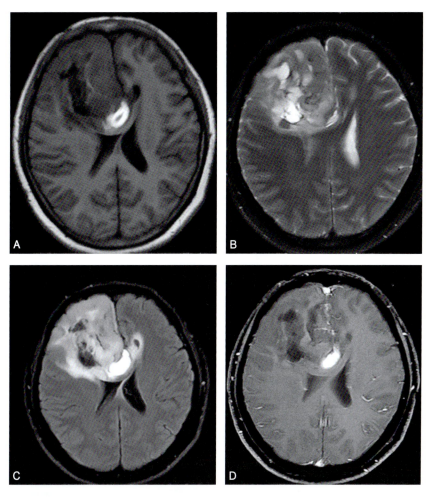

图 2-2-34 少突胶质细胞瘤,IDH 突变伴 1p/19q 联合缺失,WHO 3 级
A. T_1WI;B. T_2WI;C. FLAIR;D. T_1 增强;肿瘤累及胼胝体,双侧侧脑室受压变窄,中线结构向左侧移位,增强扫描肿块实质部分强化。

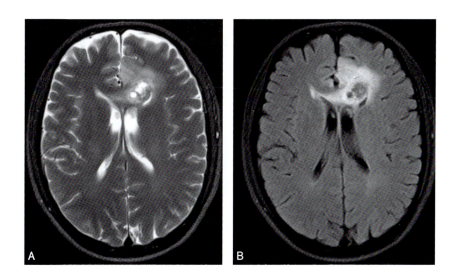

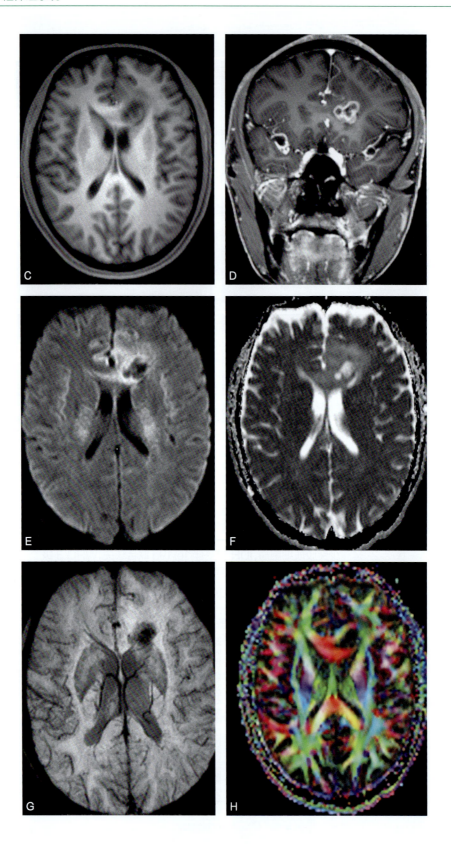

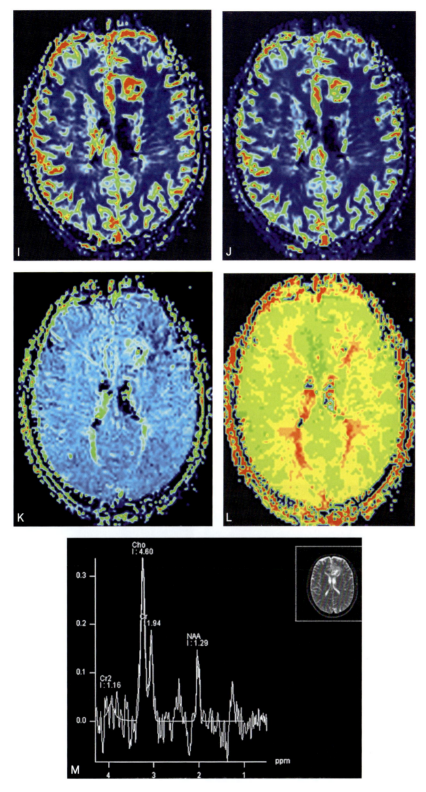

图2-2-35 胶质母细胞瘤,IDH野生型

A. T$_2$WI;B. FLAIR;C. T$_1$WI;D. T$_1$WI 增强;E. DWI;F. ADC;G. SWI;H. DTI;I. CBV;
J. CBF;K. MTT;L. TTP;M. MRS;右侧额叶见稍长 T$_1$WI 和稍长 T$_2$WI 信号肿块,信
号不均匀,内见坏死囊变,增强扫描为花环样强化,DWI 示病变边缘及周围水肿
带弥散受限,SWI 示病变内见顺磁性信号,提示陈旧性出血,DTI 示病变区纤维束
不连续,CBV 示病变灌注增加,MRS 示 Cho 峰/NAA 峰明显倒置。

（二）儿童型弥漫性低级别胶质瘤和儿童型弥漫性高级别胶质瘤

2021 年《WHO 中枢神经系统肿瘤分类（第五版）》中首次将儿童型弥漫性低级别胶质瘤（pediatric-type diffuse low-grade gliomas）和儿童型弥漫性高级别胶质瘤（pediatric-type diffuse high-grade gliomas）作为独立的肿瘤类型，这是因为儿童型弥漫性胶质瘤在发病机制、治疗和预后上均与成人型差异很大。值得注意的是，儿童型肿瘤虽然主要发生在儿童，但亦可以发生在成人中，发病年龄是其生物学特征之一，但并非诊断标准。此处以"弥漫性中线胶质瘤，组蛋白 H3 蛋白的第 27 位赖氨酸（H3 K27）突变"为例，简述其临床影像表现。

【临床表现】　与成人颅内肿瘤临床表现类似。

【影像学检查方法的选择】　与成人型弥漫性胶质瘤的影像学检查方法相似。

【病理生理基础】　"弥漫性中线胶质瘤，H3 K27 改变（diffuse midline glioma，H3 K27-altered）"可见肿瘤细胞浸润生长，部分可见核分裂象、微血管增生及坏死。病变的诊断需要同时满足肿瘤弥漫生长、位于大脑中线部位（间脑、脑干、丘脑、脊髓）、具有胶质瘤的组织学改变、分子病理水平存在 H3 K27 改变。

【影像学征象】　"弥漫性中线胶质瘤，伴 H3 K27 改变"最常发生在脑干，在 T_1WI 上呈低、等信号，在 T_2WI 上呈高信号，增强扫描从轻度强化到明显强化者均有；肿瘤呈浸润性生长，大部分肿瘤形态不规则且伴有不同程度的坏死和囊变，功能成像上可见不同程度的灌注改变和 NAA/Cho 倒置（图 2-2-36）。

（三）局限性星形细胞瘤

新版分类将一部分呈局限性生长的星形细胞胶质瘤归纳为局限性星形细胞瘤，此处以毛细胞型星形细胞胶质瘤（WHO 1 级）为例简述其临床影像表现。

【临床表现】　与成人颅内肿瘤临床表现类似。

【影像学检查方法的选择】　与成人弥漫性胶质瘤的影像学检查方法相似。

【病理生理基础】　毛细胞型星形细胞瘤（pilocytic astrocytoma，PA）好发于儿童、青少年，肿块主要位于小脑半球偏中线部位或小脑蚓部，也见于第四脑室、脑干和视交叉区域。大多数肿瘤境界清

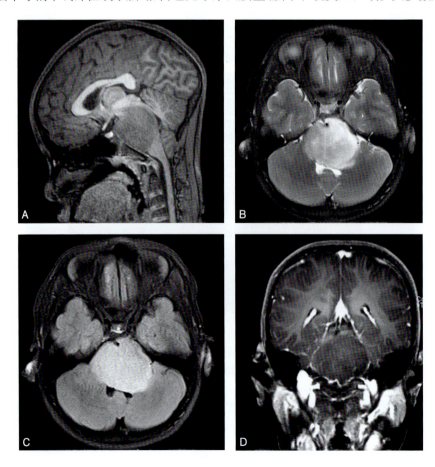

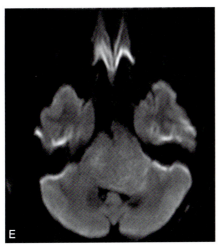
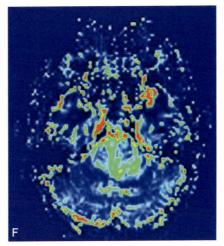

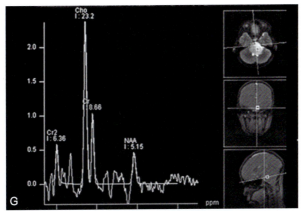

图 2-2-36　弥漫性中线胶质瘤,伴 H3 K27 改变,WHO 4 级

A. T_1WI;B. T_2WI;C. FLAIR;D. T_1 增强;E. DWI(b=1 000);F. CBV;G. MRS;脑干见稍长 T_1 稍长 T_2 信号肿块影,增强扫描轻度强化,弥散轻度受限,肿块灌注增加,MRS 示 Cho 峰升高,NAA 峰下降。

楚,无包膜。多数肿瘤伴囊变,有时囊变部分可明显超过瘤体本身,而将瘤体推向一侧形成壁结节。瘤周水肿轻或无。肿瘤常伴有一定的占位效应。肿块生长缓慢,预后好。

【影像学征象】

1. CT　可见小脑半球或蚓部的囊/实性肿块,呈低/等密度,钙化少见。多无瘤周水肿,常伴有一定的占位效应。增强扫描可见肿块实性部分明显强化。

2. MRI　实性肿块或肿块的实性部分在 T_1WI 上呈低/等信号,在 T_2WI 上呈等/稍高信号;肿块的囊性部分在 T_2WI 上呈高信号,FLAIR 上常不被抑制。增强扫描呈不均匀明显强化。MRS 显示高 Cho,低 NAA,高乳酸(图 2-2-37)。

(四)胶质瘤的诊断与鉴别诊断

胶质瘤的诊断在实际临床工作中是充满挑战的。胶质瘤需要与非肿瘤性病变以及其他颅内肿瘤性病变进行鉴别。部分胶质瘤占位效应不明显,需要与脑梗死、脑炎等进行鉴别。胶质瘤还需要与其他肿瘤病变,如单发脑转移瘤、淋巴瘤进行鉴别。转移瘤患者有原发肿瘤病史,转移瘤病变大小与水肿程度不匹配。淋巴瘤典型影像表现为 T_2WI 等/低信号,实性部分明显强化,病变弥散受限,但灌注无明显增加。在初步诊断为胶质瘤后,还需进一步进行分类。少突胶质细胞更容易发生钙化,而星形细胞瘤则更容易发生囊变,胶质母细胞瘤坏死常见,实性部分强化明显。但这些差别并不是绝对的。相比胶质瘤的细胞类型之间的鉴别,低级别和高级别的鉴别对评估患者预后更具价值。随着分子特征在胶质瘤诊断中地位的上升,越来越多的研究也在试图通过影像去判断分子病理状态。研究

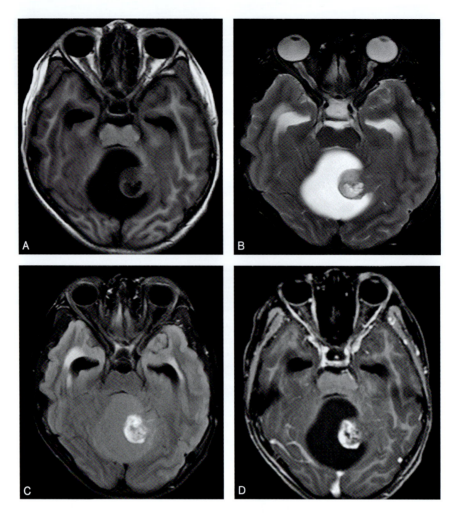

图 2-2-37　毛细胞型星形细胞瘤

A. T$_1$WI；B. T$_2$WI；C. FLAIR；D. T$_1$ 增强；小脑蚓部及左侧小脑半球囊实性占位,增强扫描实性部分明显强化,第四脑室受压,幕上脑室系统明显扩张、积水。

发现 T$_2$/FLAIR 图像信号不匹配征(即肿瘤在 T$_2$WI 上为高信号,FLAIR 上为低信号伴边缘高信号环)是 IDH 突变型胶质瘤的特征性表现。此外,目前国内外已有许多研究利用人工智能和影像组学预测胶质瘤的分子标记状态,预测模型达到较高准确性,但其临床应用仍有较长的路要走。

二、脑膜瘤

【临床表现】　中老年人好发,女性发病率约为男性 2 倍。脑膜瘤(meningioma)起病缓慢,病程长,初期症状和体征不明显,1/3 患者可无症状,以后逐渐出现颅内高压症以及局部定位症状和体征,症状与肿瘤发生部位有关。

【影像学检查方法的选择】　与胶质瘤的影像学检查方法的选择相似。

【病理生理基础】　肿瘤主要起源于蛛网膜的帽状细胞,少数起源于硬膜的成纤维细胞,多数位于脑实质外。良性肿瘤占大多数,其边界清晰,圆形或分叶状,可见出血或钙化,有包膜,血运丰富。肿块以广基底与硬脑膜相连,邻近的骨质增生硬化常见,非肿瘤性的硬膜增厚常见,明显的脑组织侵犯罕见。恶性脑膜仅占少数,肿瘤较大,呈膨胀性或浸润性生长,切面上多见出血、坏死、囊变。

【影像学征象】

(一) CT 表现

1. 肿瘤好发部位　依次为矢状窦旁、大脑镰、脑突面、嗅沟、鞍结节等。

2. 平扫　肿块呈圆形或椭圆形的均匀等密度或稍高密度灶,囊变、坏死较少见(图 2-2-38)。20%~25% 的肿块有钙化,部分呈沙砾样(图 2-2-39)。多数可见灶周低密度水肿带。增强扫描,绝大多数肿块呈均匀明显强化。

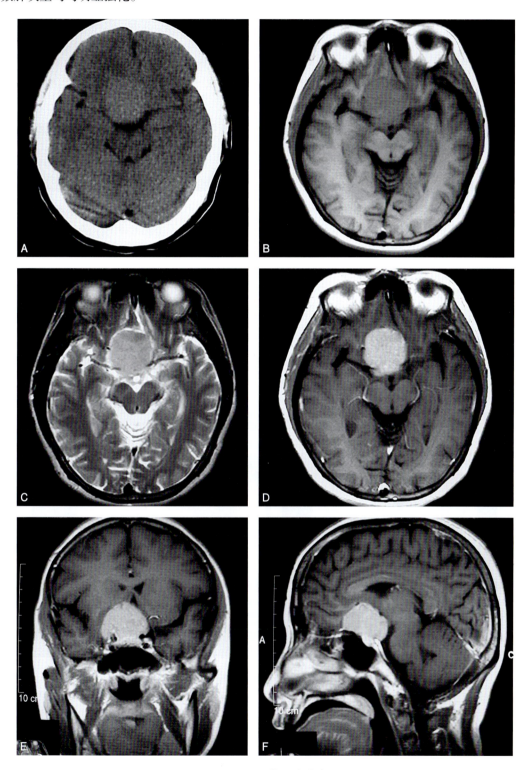

图 2-2-38　鞍区脑膜瘤

A. 平扫 CT,示鞍区类圆形的肿块,边界清晰,呈均匀稍高密度;B. 横轴 T_1WI;C. 横轴位 T_2WI,示肿块的 T_1WI 上呈均匀等信号、T_2WI 上呈稍高信号,可见白质塌陷征;D. 横轴位增强 T_1WI;E. 冠状位增强 T_1WI;F. 矢状位增强 T_1WI,示肿块明显均匀强化,斜坡脑膜增厚呈"脑膜尾征",垂体强化较肿块更明显,与肿块分界清楚。

NOTES

3. 脑外肿瘤的常见征象　肿瘤多位于脑外,多具有下列脑外肿瘤的常见征象。

（1）肿瘤邻近颅骨骨质增生硬化,骨皮质不规则,内生骨疣常见。

（2）白质塌陷征:指肿瘤位于颅骨内板下,突向脑皮质,皮质下呈指状突出的脑白质受压变平,与颅骨内板间的距离增大。

（3）肿瘤与硬脑膜广基相连:增强扫描,肿块邻近的增厚硬脑膜呈窄带状强化,随着远离肿瘤而逐渐变细。

（4）邻近脑沟、脑池扩大。

（5）静脉窦受压或阻塞:增强扫描,肿块邻近的静脉窦受压变形,静脉窦不强化或腔内出现充盈缺损。

4. 部分肿瘤有脑浸润　高度提示脑浸润的征象:肿瘤边缘毛糙模糊,可见"蘑菇征""伪足征"(肿瘤边缘指状突出),"毛刷征"等;可能提示脑浸润的征象:肿瘤轮廓呈结节状或分叶状。

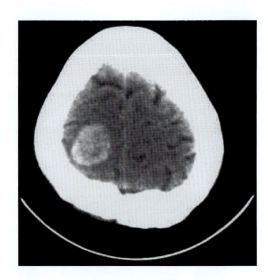

图 2-2-39　脑膜瘤

平扫 CT,示类圆形肿块,内有大量沙砾样钙化。

（二）MRI 表现

1. 肿块信号与脑皮质信号相近,在 T_1WI 呈等信号,在 T_2WI 上呈等或略高信号。肿块信号可不均匀,可见血管流空影。增强扫描,绝大多数肿块呈明显强化,多数脑瘤与脑膜相连处可见脑膜增厚、呈细尾状强化,称"脑膜尾征(dural tail sign)"(见图 2-2-38)。肿瘤包膜及肿瘤周小血管在 T_1WI 上表现为肿块与周围水肿间的纤细的低信号环。常见脑外肿瘤的征象(图 2-2-40)。

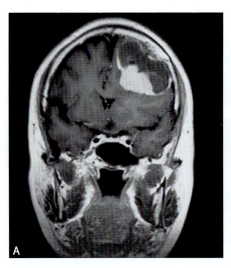
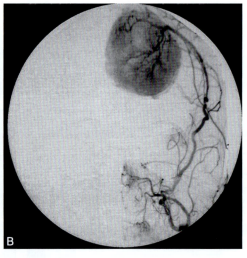

图 2-2-40　脑膜瘤

A. 冠状位增强 T_1WI,示左顶叶区颅板内侧肿块,明显环状强化,内有囊变;可见白质塌陷征和颅内板增生硬化;B. DSA 后前位,示左侧脑膜中动脉增粗,近中线区可见明显的圆形肿瘤染色。

2. **DWI、ADC 信号**　表现各异,多为等信号。

3. **MRS**　^1H-MRS 典型的脑膜瘤显示为 Cho 升高,Cr 下降,由于脑外肿瘤不含正常神经元,NNA 峰缺乏。丙氨酸(Ala)峰被认为是脑膜瘤的特征性代谢物峰,在 1.5ppm 出现丙氨酸峰可提示脑膜瘤。

4. **MRI 灌注**　脑膜瘤属于颅内脑外肿瘤,无血脑屏障,CBV 常表现为高灌注,恶性脑膜瘤的 rCBV 平均值高于良性脑膜瘤。

（三）DSA 表现

肿瘤周边由软脑膜血管供血，中心由硬脑膜血管供血（图 2-2-40）。

（四）恶性脑膜瘤

恶性脑膜瘤除具有脑膜瘤的一些表现外，可出现下列征象：

1. 肿块边缘不规则或呈锯齿状，边界不清。肿瘤侵犯半球呈蘑菇伞状，又称"蘑菇征"。

2. CT 平扫，肿块密度不均，可见囊变、出血，无钙化或仅有轻微钙化。MRI 平扫，肿瘤信号多不均匀。增强扫描，肿块呈斑片状或环状强化。

3. 瘤周出现明显水肿。

4. 包膜不完整，厚薄不一，不完整处镜下可见肿瘤组织侵犯并穿破包膜向脑内浸润。

5. 肿瘤附近可见明显的骨质破坏并可向颅外蔓延。

6. 术后易复发。

7. MRS 提示 NAA 成分无或少，Cho/Cr 比例升高，可见脂肪酸代谢。

应注意上述征象对于诊断恶性脑膜瘤只具有相对价值，比如瘤周明显水肿也可以出现在部分良性脑膜瘤中，但上述征象出现越多，恶性脑膜瘤的可能性也更大。

【诊断与鉴别诊断】　发生在桥小脑角区的脑膜瘤需与听神经瘤进行鉴别，听神经瘤与患侧增粗的听神经相连，一般伴有内耳道扩张。血管外皮瘤信号更为复杂，但"脑膜尾征"少见，邻近骨质也多无改变。恶性脑膜瘤还应与脑膜转移瘤鉴别，脑膜转移瘤有原发肿瘤病史，常为多发，可合并脑内转移瘤。

三、生殖细胞瘤

【临床表现】　生殖细胞瘤（germinoma）约占脑肿瘤的 0.5%，是生殖细胞起源肿瘤中最常见的类型，好发于儿童和青少年，以 10~20 岁高发。生殖细胞肿瘤主要临床表现与肿瘤发生部位有关，发生在松果体者，主要有帕里诺综合征和性早熟，脑积水和颅内高压；发生于鞍区者，主要表现为视力障碍、头痛、呕吐、多饮多尿和垂体功能低下；位于基底节者可有"三偏"症状。实验室检查部分患者可见人绒毛膜促性腺激素（HCG）、甲胎蛋白（AFP）增高，有利于明确诊断，但阴性者不能排除生殖细胞瘤的诊断。

【影像学检查方法的选择】　与胶质瘤的影像学检查方法的选择相似。

【病理生理基础】　源于生殖细胞，属于恶性肿瘤，80%~90% 发生在中线（松果体区>鞍上>两者均发），5%~10% 发生在基底节、丘脑。肿瘤为无包膜的实质性肿块，因此容易侵犯室管膜随脑脊液种植转移，可有微囊变，但坏死、出血不常见。

【影像学征象】

（一）CT 表现

1. 松果体区生殖细胞瘤表现为第三脑室后方等或高密度肿块，肿瘤本身钙化少见，但松果体易发生钙化，因此可见肿瘤围绕结节状聚集的钙化（被包裹的松果体）。增强扫描显著均匀或不均匀强化。近 50% 病例为多发。

2. 肿瘤可沿着室管膜和脑脊液播散，可多发，松果体、鞍上、室管膜等可同时存在病灶，同时刺激脉络丛分泌脑脊液，导致交通性脑积水。

（二）MRI 表现

1. **松果体区生殖细胞瘤**　平扫，肿块在 T_1WI 通常呈等或稍低信号，在 T_2WI 上呈高信号，有囊变者信号不均。增强扫描，肿块呈不均匀明显强化。

2. **鞍上生殖细胞瘤**　常见表现为垂体柄增粗（>4mm）；在 T_1WI 上正常垂体后叶高信号消失，肿块信号与脑皮质信号相似，在 T_2WI 上，肿块信号多变（图 2-2-41）；近半数肿块内可见囊变。

3. **基底节生殖细胞瘤**　肿块在 T_1WI 上为不均匀等、低信号，在 T_2WI 为混杂高信号，增强扫描明

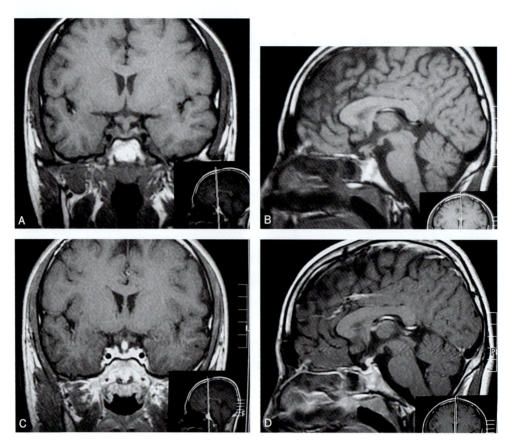

图 2-2-41　鞍上生殖细胞瘤

A、B. 冠状位和矢状位 T_1WI,示垂体柄增粗,正常垂体后叶高信号消失;C、D. 冠状位和矢状位增强 T_1WI,示垂体柄明显强化。

显不均匀强化,磁敏感加权成像(SWI)上常可见到瘤内低信号影,可能与出血或铁质异常沉积有关。

【诊断与鉴别诊断】　根据生殖细胞瘤发生部位,需要与以下肿瘤进行鉴别。松果体区生殖细胞瘤需要与松果体细胞瘤、脑膜瘤、胶质瘤等鉴别,鞍上生殖细胞瘤需与垂体瘤、颅咽管瘤等鉴别,基底节区的生殖细胞瘤需与胶质瘤、淋巴瘤等鉴别。松果体细胞瘤好发于中老年女性,影像表现为边界清楚肿块,增强扫描明显强化。脑膜瘤多发于中老年人,可见脑膜尾征。垂体瘤患者正常垂体信号消失,蝶鞍扩大。颅咽管瘤钙化常见,肿瘤边缘弧形钙化对诊断有提示作用,肿块信号不均匀,囊变常见。

四、转移性肿瘤

【临床表现】　脑转移瘤是中老年人最常见的颅内肿瘤。年龄以 40~70 岁多见,男多于女。转移瘤包括脑实质转移及脑膜转移,以脑实质型常见,发生部位以大脑半球为主,其次为小脑、基底节区和脑干。临床表现与肿瘤的占位效应有关,常见症状有头痛、恶心、呕吐、共济失调和视神经盘水肿等,部分病例无明显神经系统症状。

【影像学检查方法的选择】　目前公认检测肿瘤脑转移的最佳方法是 MRI 薄层增强扫描,敏感度更高,大剂量、磁化对比及增强后延迟扫描可以发现更多的病灶,尤其是早期病灶和小病灶。

【病理生理基础】　原发病灶以肺癌、乳腺癌、黑色素瘤等常见。好发于幕上,以大脑中动脉供血区的灰白质交界处多见。转移瘤可为单发或多发,转移瘤以圆形、类圆形多见,病变大小不一,相对分散分布,肿瘤通常推移而非浸润邻近组织,肿瘤周围水肿明显,水肿范围常常远大于肿瘤体积。镜下病理多与原发肿瘤相似,坏死、血管生成多见。

【影像学征象】

（一）CT 表现

平扫,肿瘤位于灰白质交界区,呈低或等密度结节或肿块,合并出血常见。增强扫描,肿块呈块状、结节状或环形强化。肿块周围水肿常比较明显,瘤体大小与瘤周水肿程度不成比例(瘤体小水肿范围大)为转移瘤的特征表现,但也有部分脑内广泛转移者水肿轻或无水肿(图 2-2-42)。硬膜转移瘤表现为局灶性等密度肿块。骨窗可显示邻近颅骨受累。

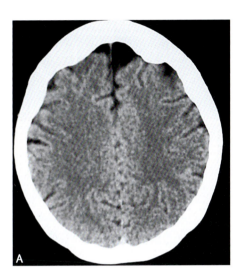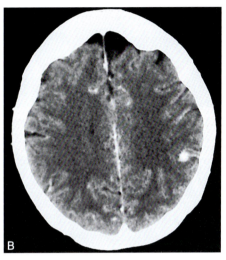

图 2-2-42　颅内转移瘤

A. 平扫 CT,示转移灶呈等密度;B. 增强 CT,示位于灰白质交界区的明显强化结节,瘤周无水肿。

（二）MRI 表现

肿瘤在 T_1WI 上呈低、等信号,在 T_2WI 及 FLAIR 上高信号(黑色素瘤、出血表现为低信号)。增强扫描,肿块呈明显块状、结节状或环形强化,且强化环通常呈圆或类圆形,厚薄不均匀,强化不均匀,内壁不光整而外壁光滑(图 2-2-43)。

【诊断与鉴别诊断】　转移瘤好发于皮髓质交界区,常为结节状或环形强化,典型者结节周围见明显水肿区。脑转移可为单发和多发,多发且有明确原发肿瘤病史者诊断不难,无原发肿瘤病史者需与脑脓肿、脑囊虫、脑结核、高级别胶质瘤等鉴别。

五、鞍区及其周围的常见肿瘤

鞍区的前界为前床突外侧缘与交叉沟的前缘,后界为后床突与鞍背,双侧界为颈动脉沟。鞍区主要结构包括:蝶鞍、垂体、视神经、视交叉、视束、海绵窦及其内容物、鞍上血管、下丘脑和第三脑室前下部等。这些结构相互间关系密切,且常有形态和位置的变异。

鞍区常见肿瘤包括起源于垂体的垂体瘤,起源于颅咽管残余上皮细胞的颅咽管瘤,起源于脑膜成分的脑膜瘤、血管外皮瘤等,起源于血管的动脉瘤、海绵状血管瘤等,起源于视交叉、下丘脑等的胶质瘤等。

（一）垂体瘤

垂体瘤(pituitary adenoma),鞍区最常见的肿瘤,30~60 岁多见。根据肿瘤是否分泌激素分为功能性垂体腺瘤和无功能性垂体腺瘤,前者又根据所分泌的不同激素分为催乳素瘤、生长激素腺瘤、促肾上腺皮质激素腺瘤等。

【临床表现】　常表现压迫症状和内分泌亢进症状。压迫症状:视力障碍、头痛、垂体功能低下、阳痿等;内分泌亢进症状:催乳素瘤常出现闭经、泌乳,生长激素腺瘤常出现肢端肥大,促肾上腺皮质激

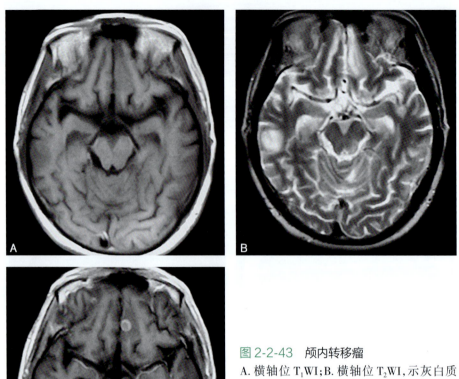

图 2-2-43　颅内转移瘤

A. 横轴位 T_1WI；B. 横轴位 T_2WI，示灰白质交界区 T_1WI 上略低信号、T_2WI 上高信号结节；C. 增强 T_1WI，结节呈明显结节状或环形强化。

素腺瘤常出现库欣综合征。

【影像学检查方法的选择】　MRI 的矢状位和冠状位的薄层扫描及增强扫描有助于微腺瘤的发现，动态增强扫描更佳。动态增强扫描时，必须强调对比剂的快速注射和早期快速扫描。CT 显示鞍底骨质的吸收破坏、肿瘤的钙化、出血较好。

【病理生理基础】　根据肿瘤的大小分为微腺瘤（小于 1cm）、大腺瘤（大于等于 1cm）和巨腺瘤（大于 4cm）。垂体的正常高度有一定变化范围，垂体高度异常时应该考虑是否存在垂体微腺瘤。垂体巨腺瘤通常破坏正常垂体组织，向周围侵犯，发生囊变、坏死和出血的机会更多。

【影像学征象】

1. 垂体微腺瘤 CT、MRI 表现

（1）直接征象：平扫，腺瘤呈边界不清的等或低密度（在 T_1WI 上呈低信号，在 T_2WI 上呈高或等信号），但病变显示常常不甚明确。增强扫描，病变呈相对低密度区（低信号区），边界规则或不规则。MRI 动态增强扫描，增强早期垂体微腺瘤的信号低于正常垂体，而在晚期微腺瘤的信号强度高于正常垂体组织（图 2-2-44）。

（2）间接征象：微腺瘤常需要借助于一些间接征象来协助诊断，较常见的征象包括：①鞍底局限性下陷或局限性骨质吸收；②垂体高度增加且上缘向上凸；③垂体柄移位；④垂体向外膨隆推压颈内动脉等。

2. 垂体大腺瘤

（1）X 线平片表现：蝶鞍扩大，前后床突骨质吸收、破坏，鞍底下陷。

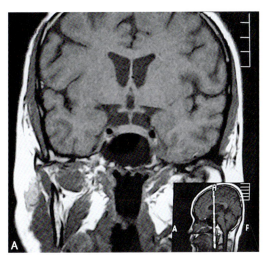
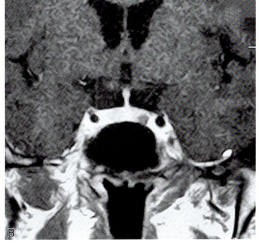

图 2-2-44　垂体微腺瘤

A. 冠状位 T_1WI,示垂体基本正常;B. 增强 T_1WI,示垂体左侧呈相对低信号区,边界规则。

（2）CT、MRI 表现

1）直接征象:鞍内肿块,肿瘤多数呈圆形或椭圆形,少数呈分叶状,有包膜,边缘光滑、锐利。腺瘤实质部分一般呈现等密度/信号,囊变、坏死区呈现低密度(在 T_1WI 上呈低信号、在 T_2WI 上呈高信号),出血呈高密度(T_1WI 呈高信号),可有囊变、坏死、出血,钙化少见。增强扫描肿瘤组织明显强化(图 2-2-45)。

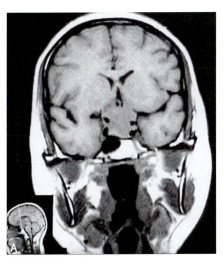
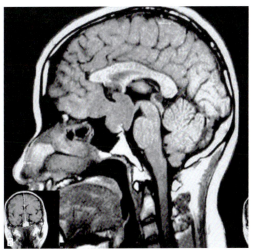
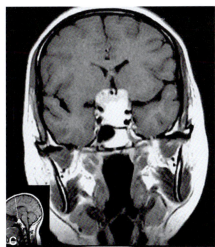

图 2-2-45　垂体大腺瘤

A. 冠状位 T_1WI;B. 矢状位 T_1WI,示鞍区类圆形肿块,边缘锐利,呈略低信号;可见"8"字征;肿块向鞍上生长使鞍上池闭塞,向鞍旁生长包裹颈内动脉;C. 增强 T_1WI,肿块明显强化。

2）肿瘤常侵犯、破坏周围结构,可出现下列征象:①肿瘤通常引起蝶鞍扩大和鞍底下陷;②向上生长突破鞍膈出现典型的"雪人状"或"束腰征",生长使鞍上池闭塞,视交叉受压上移;③向两侧鞍旁生长,可压迫或侵犯海绵窦,甚至闭塞海绵窦,包裹颈内动脉;④向下侵犯蝶窦和斜坡的骨质(图2-2-45)。

3. 垂体卒中　常继发于垂体腺瘤出血或缺血性坏死。患者常表现为症状突然加重,或影像检查发现鞍区肿块突然增大等。

CT平扫,肿瘤可呈低密度(水肿或坏死)或高密度(出血);MRI在T_1WI、T_2WI上可呈高信号(出血)(图2-2-46),或在T_1WI呈低信号、在T_2WI上高信号(梗死伴水肿)。

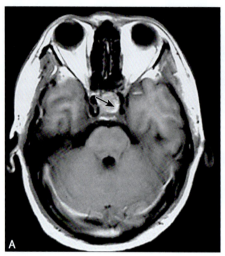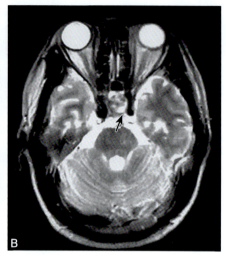

图 2-2-46　垂体卒中

A.横轴位T_1WI;B.横轴位T_2WI;示垂体增大,偏左侧T_1WI高信号、T_2WI高信号区(黑箭头)为出血。

(二) 颅咽管瘤

颅咽管瘤(craniopharyngioma)是鞍区常见肿瘤,占颅内肿瘤5%~6%,WHO 1级。5~10岁和40~60岁为两个高发年龄段。可分为两个类型:成釉细胞型和乳头状型。

【临床表现】　临床上可出现与垂体瘤类似的症状,主要表现为内分泌症状、视觉障碍症状和颅内高压症状。

【影像学检查方法的选择】　MRI 显示病灶的形态、大小、侵犯范围优于 CT,CT 显示对诊断有决定意义的钙化强于 MRI。

【病理生理基础】　起源于胚胎时期的拉特克囊(Rathke 囊)形成颅咽管时残留的鳞状上皮细胞,属于良性肿瘤。肿瘤一般位于鞍上,边界清晰,有包膜。通常为囊性,少数为实质性或囊、实混合型。囊液成分复杂,包含胆固醇结晶、蛋白质、散在的钙化或骨小梁。肿瘤实质和包膜常发生钙化。有近一半的颅咽管瘤侵犯蝶鞍。

【影像学征象】

1. CT 表现　常表现为鞍上池的肿块,可见正常的垂体组织,较大的肿瘤可突入第三脑室引起阻塞性脑积水。平扫,肿瘤实质部分通常呈等或略低密度;囊样区多呈低密度,囊性蛋白含量高也可呈等密度或高密度;钙化常见,一般为沿肿瘤边缘的、长短不一的壳状钙化,少数见点状或斑块状钙化。增强扫描,肿瘤实质部分和包膜可以出现强化。

2. MRI 表现　病变信号复杂,与肿瘤的成分有关。囊样区在T_1WI上可呈高、等、低信号;实质部分在T_1WI上呈等、低信号,在T_2WI上多呈高信号。增强扫描肿瘤实质和包膜明显强化(图2-2-47)。

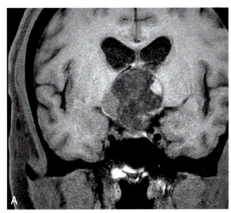
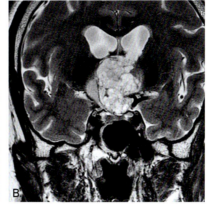
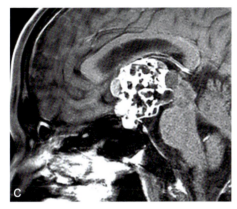

图 2-2-47　颅咽管瘤
A. 冠状位 T_1WI；B. 冠状位 T_2WI；C. 矢状位增强；鞍区及鞍上不规则肿块，内部信号不均匀，增强扫描肿块为不均匀明显强化。

（三）鞍区常见肿瘤的鉴别诊断

鞍区 4 种常见肿瘤的鉴别诊断见表 2-2-2。

表 2-2-2　鞍区常见肿瘤的鉴别诊断

类别	垂体巨腺瘤	颅咽管瘤	脑膜瘤	动脉瘤
部位	鞍内为主	鞍上为主	鞍旁为主	鞍内或鞍旁
形态	束腰征	椭圆形	规则	圆形，光滑
垂体	消失	存在	存在	存在
密度/信号	不均匀	不均匀，多为囊实性	均匀较高或等密度	流空低信号或混杂信号
钙化	少见	多见，壳样或斑点状	可见沙砾样钙化	少见，位于边缘
邻近骨质	鞍底骨质吸收或破坏	部分出现受压吸收改变	邻近骨质增生硬化	多无变化
强化	明显，实质均匀强化	明显，边缘或实质强化	明显均匀强化，脑膜尾征	多明显强化，瘤内有血栓时强化不均匀

六、脑神经肿瘤

脑神经肿瘤（tumor of cranial nerve）以主要起自前庭神经、但常以听觉障碍为首发症状的听神经瘤（acoustic neuroma）最多见，又称为前庭神经鞘瘤，为颅内良性肿瘤，是桥小脑角区最常见的肿瘤，约占 80%。最初认为听神经瘤是起源于耳蜗神经（听神经），随着组织病理学的发展，确定其实际起源于前庭神经，但旧称延续使用。

【临床表现】　首发症状多为患侧神经本身的症状，包括耳鸣、耳聋及眩晕，也可有患侧面神经、三叉神经受压迫导致的症状，也可表现小脑、脑干受压或颅内高压症状。

【影像学检查方法的选择】　CT 和 MRI 均可用于检查听神经瘤，MRI 显示微小听神经瘤优于 CT，

NOTES

但CT显示内耳道的骨质改变较佳。X线平片仅能显示内耳道的形态及骨质改变,故目前应用已较少。

【病理生理基础】　肿瘤通常以内耳道为中心向桥小脑角生长。微小听神经瘤通常不足1cm,局限于内耳道内;较大的肿瘤紧贴岩骨,形态多不规则,边界清晰,囊变多见,钙化和出血少见。瘤周水肿多为轻度,占位效应常较明显。镜下分为Antoni A区和Antoni B区,前者细胞富集,后者为基质区。

【影像学征象】

1. **X线平片表现**　内耳道扩大及周围骨质吸收。

2. **CT、MRI表现**

(1)肿瘤多位于桥小脑角区,在CT上多呈等、低密度肿块;在MRI的T_1WI上呈等、低信号,在T_2WI上,典型者Antoni A区呈等或稍高信号,Antoni B为高信号,二者混杂排列呈花斑状改变。增强扫描,肿块的实质部分(主要为Antoni A区)明显强化,而囊变部分无强化(图2-2-48)。较大神经鞘瘤主体位于桥小脑角内,并有锥状突起进入内耳道,整体呈"冰激凌"样外观。

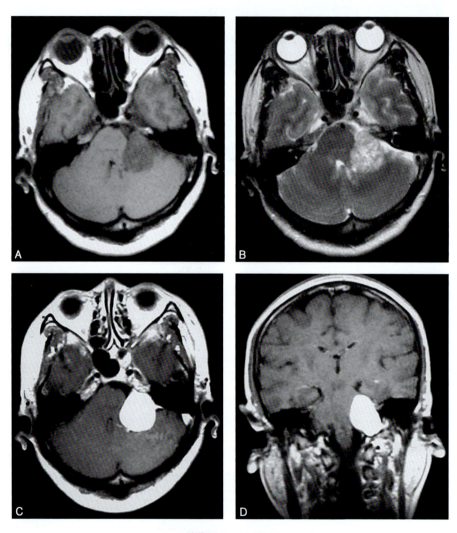

图2-2-48　听神经瘤

A. 横轴位T_1WI;B. 横轴位T_2WI;C. 横轴位增强T_1WI;D. 冠状位增强T_1WI;示左桥小脑角区肿块,呈T_1WI上低信号、T_2WI不均匀高信号,增强扫描肿块明显强化,可见一锥状小突起进入左侧内耳道。

(2)微小听神经瘤:在T_1WI上表现为患侧听神经增粗,T_2WI上多数呈略高信号。增强扫描,患侧听神经增粗并明显强化。

(3)肿块多以内耳道为中心生长,可引起内耳道扩大呈漏斗状,周围骨质吸收。

（4）占位效应：肿瘤巨大时引起脑干受压移位；第四脑室受压变形，甚至闭塞；有时肿瘤向上生长压迫侧脑室颞角，并使第三脑室变形移位；这些压迫都可引起梗阻性脑积水。

【诊断与鉴别诊断】　听神经瘤的诊断与鉴别诊断，详见表 2-2-3。

表 2-2-3　桥小脑角占位的影像鉴别诊断

类别	听神经瘤	脑膜瘤	表皮样瘤
部位	内耳道为中心	桥小脑角区	桥小脑角区
形态	不规则	半圆形	圆形或椭圆形
内耳道	扩大	一般无扩大	无扩大
密度/信号	不均匀，囊变、坏死、出血可见	均匀，囊变、坏死、出血少见	均匀或不均匀，水样或脂肪密度多见
钙化	少见	多见，沙砾样	少见，壳样
邻近骨质	内耳道骨质吸收	可有邻近骨质增生改变	无明显变化
增强扫描	实质部分明显强化	明显均匀强化，脑膜尾征	无明显强化

第七节　脑白质病、脑退行性疾病及代谢性疾病

Key points

- Multiple sclerosis is a common type of demyelination diseases, which is characterized by a typical history of recurrence-remission in clinical conditions, and multiple lesions from different regions as well as multiple lesions at different stages on medical imaging.

- Parkinson's disease is degenerative condition of brain. It results from damage to the neurons that produce dopamine, and therefore levodopa or carbidopa is effective for improving symptoms. The symptoms of Parkinson's disease vary from person to person as well as over times, hence diagnosis is difficult at every stage of the disease.

- Alzheimer disease is the most common type of dementia. It involves parts of the brain that control thought, memory, and language.

一、多发性硬化

【临床表现】　多发性硬化（multiple sclerosis, MS）是一种常见的脱髓鞘病变。一般起病于 20~40 岁之间，女性患者较男性患者多见。多为亚急性起病，常自然缓解和复发。脑神经功能失常、语言障碍、感觉障碍、运动障碍和精神障碍等诸多症状中，以运动乏力、感觉异常、视感度减退（视交叉、视神经等受损）和复视最为多见。

【影像学检查方法的选择】　CT 是最常用的检查手段，但常常不能显示早期和轻微病变。MRI 用于 MS 的诊断和鉴别诊断已经成为首选，FLAIR 有利于本症病灶的检出，为了帮助判断病灶是否处在活动期，增强扫描尤其是延迟扫描是必不可少的。功能成像方面，DWI 可能发现自旋回波序列不能显示的病灶，MR 弥散张量成像（DTI）能够提供有无破坏脑白质纤维的信息，脂肪抑制法行增强成像可显示视神经受累。磁共振波谱（MRS）有助于观察神经元受损的情况，对疾病分期与疗效监测有一定帮助。

【病理生理基础】　MS 的病因不明，可能与自身免疫反应和/或病毒感染有关。好发部位为侧脑室旁和邻近白质，其次为胼胝体和胼胝体隔区交界处，而儿童和少年患者中有幕下病灶者较多。病灶大多为长圆形，小而多发，或多发融合。脊髓任何节段均可能受侵犯，但颈段患病的机会较多。

【影像学征象】 MRI 所显示病灶的数目和部位常与临床表现不相符合,原因有二:①MRI 所显示者不少属慢性或静止期病灶;②MRI 对检出新病灶的敏感性高于其他临床诊断手段。

(一) CT 表现

对早期和轻微病变的显示欠佳。病灶较大时则可显示为较小的圆形或椭圆形低密度区。急性期或新鲜病灶常显示为实质性或环状增强。

(二) MRI 表现

1. 常为多发、散在病灶。大多数病灶发生于侧脑室周围白质,半卵圆中心和胼胝体也常受犯,发生于脊髓、基底节、内囊和前联合者则较少见。

2. 病灶呈长圆形或圆形,未融合的病灶常较小,T_1WI 为等或低信号,T_2WI 为高信号。位于侧脑室周围的病灶常有典型表现,长圆形病灶的长轴与大脑镰或侧脑室长轴相垂直,即所谓直角脱髓鞘征(Dawson finger sign)(图 2-2-49),且常不与侧脑室相连,有一狭窄正常信号带将病灶与侧脑室分开。病灶也可表现为不规则形,T_2 上呈双重信号强度或所谓"煎蛋征"。

3. MRS 上陈旧病灶可显示 NAA 峰下降,在急性期可见胆碱峰升高。此外,脂质峰和乳酸峰也可升高。

4. 视神经受侵犯时,呈现为 T_2WI 高信号,有时还可伴视神经增粗。

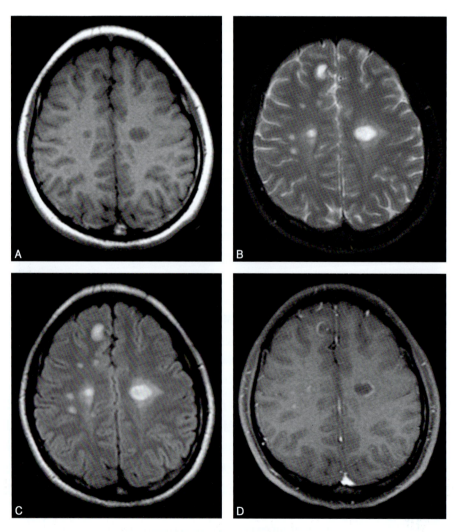

图 2-2-49   多发性硬化复发期
A. 侧脑室旁多发斑片样 T_1WI 低信号;B. T_2WI 高信号病灶,长径与侧脑室垂直;C. FLAIR 高信号病灶,长径与侧脑室垂直;D. 增强扫描,可见点状或环状强化。

5. 脊髓病灶常为纵长形，多数超过 1 个椎体长度，T_1WI 为等或低信号，T_2WI 为高信号。脊髓断面仅部分受累。病程很长者，可见脊髓萎缩。少部分患者只显示脊髓异常，而无脑部阳性发现。

6. 增强扫描时，脑部和脊髓病灶增强情况相仿。急性期或新鲜病灶常出现实质性或环状增强，延迟扫描环状增强者大多呈实质性增强，静止期或慢性病灶常不增强。MS 病灶的强化环常不完整，即所谓"开环状"强化，被认为是 MS 的特征之一。T_1WI 增强成像所见病灶均小于 T_2WI 平扫所显示病灶的大小。

7. 甾体激素治疗后，病灶的强化均减少或消失，但对病灶的 T_1WI 低信号、T_2WI 高信号似无明显影响（图 2-2-50）。

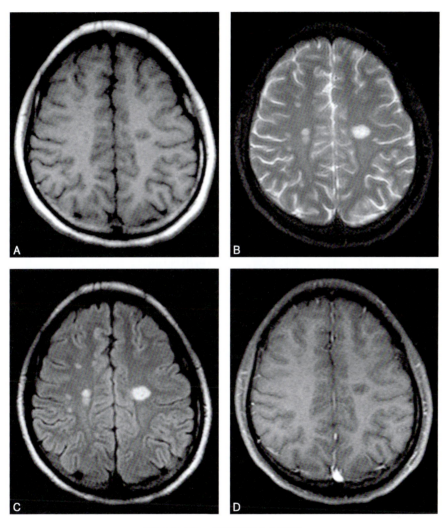

图 2-2-50 多发性硬化缓解期
与图 2-2-49 为同一患者。MRI 示双侧半卵圆中心斑片样 T_1WI（A）低信号、T_2WI（B）和 FLAIR（C）高信号病灶，增强（D）后病灶强化不明显。较复发期（见图 2-2-49）病灶数目减少、体积缩小、强化减弱。

【诊断与鉴别诊断】 MS 的诊断应符合"空间多发性"与"时间多发性"的特点，并应紧密结合临床表现及实验室检查。所谓空间多发性，是指在脑室旁、近皮质、幕下和脊髓中至少有两个区域出现病灶；时间多发性是指在同一次检查中同时存在活动期和静止期病灶，或在多次随访中出现新的病灶。MS 的诊断也应考虑患者有无相应的临床表现（典型者表现为"发作—缓解"相交替）和实验室检查证据（如寡克隆区带阳性）等。MS 主要应与视神经脊髓炎（NMO）相区别，后者在东亚人群中较 MS 更常见。MS 与 NMO 都可累及脊髓，相比之下，NMO 累及脊髓时更容易出现长节段（脊髓病变范围大于 3 个椎体节段）、横贯性（横断面上脊髓全程受累）的特点，实验室检查中发现水通道蛋白 4（AQP4）阳性对诊断 NMO 有提示价值。

二、帕金森病

帕金森病（Parkinson disease，PD），又称震颤麻痹，是累及锥体外系的中枢神经系统常见变性疾病，是最常见的系统退行性疾病之一。

【临床表现】　好发于中老年人，发病率随着年龄增长而增长，常为慢性、隐匿起病，进行性加重。帕金森病临床症状因人而异，且在疾病不同阶段症状也会不同，临床诊断通常比较困难。典型临床表现为静止性震颤、肌强直、运动迟缓及姿势步态异常等运动症状，也可出现非运动症状如精神行为异常、自主神经功能障碍等。

【影像学检查方法的选择】　PD 在 CT 和常规 MRI 上并无特异性征象，结构性成像对 PD 诊断有限，仅用于评估脑萎缩及排除其他疾病。功近年来 MRI 功能成像方法［如血氧水平依赖功能性磁共振成像（BOLD fMRI）、磁共振波谱（MRS）、磁敏感加权成像（SWI）等］在 PD 中的应用越来越多，这些方法能从功能、代谢等不同方面了解 PD 的内在变化，但由于成像与后处理技术较为复杂，且某些研究结果存在争议，故尚未广泛应用于临床影像诊断中。

【病理生理基础】　PD 的主要病理改变是中脑黑质多巴胺（dopamine，DA）能神经元变性坏死，导致纹状体内 DA 减少，纹状体 DA 递质抑制性作用减低，与其拮抗的乙酰胆碱（acetylcholine，ACh）兴奋性相对增强，从而出现相应的运动障碍症状。中脑边缘系统和中脑皮质系统 DA 含量也有显著减低，可能是精神行为异常等高级神经活动障碍的生化基础。

【影像学征象】

1. CT 表现　不具有特异性，常为脑萎缩，基底核可出现局限性稍低密度影。

2. 常规 MRI 表现　常见包括不同程度的脑萎缩和脑白质脱髓鞘改变，但无特异性。T_2WI 上可见黑质致密部变窄或消失（正常"燕尾征"消失），双侧壳核体积缩小且信号减低，对辅助诊断有一定意义。

3. MRI 功能成像表现　fMRI 可见执行运动任务时运动区皮质和前额叶皮质激活不足。MRS 可见黑质、基底节、前额叶皮质等部位存在代谢异常（如氮-乙酰天冬氨酸/肌酸比值的改变）。SWI 可见黑质区域的磁敏感性增强，提示矿物质（包括铁质）沉积增多，但不能说明这种改变是 PD 的原因还是结果。总之，功能磁共振成像方法为深入了解 PD 的发病机制、早期诊断 PD、鉴别帕金森叠加综合征和继发性帕金森病等提供了常规 MRI 所不能提供的重要信息，但要在临床诊治中作为常规方法来应用还有很长的路要走。

4. PET 显像　葡萄糖代谢（[18]F-FDG）PET 显像可见豆状核糖代谢减低或正常；[18]F-DOPA 作为示踪剂的 PET 显像可显示患者多巴胺递质合成减少。

【诊断与鉴别诊断】　PD 需和其他原因导致的帕金森综合征鉴别，如多系统萎缩、进行性核上性麻痹等。多系统萎缩患者对左旋多巴类药物反应不良，MRI 上可见小脑萎缩。进行性核上性麻痹特征表现有眼肌麻痹，尤其是下视麻痹，局灶性中脑萎缩是其特征性影像表现。

三、肝豆状核变性

肝豆状核变性（hepatolenticular degeneration），又称 Wilson 病（Wilson disease，WD），是常染色体隐性遗传的铜代谢障碍性疾病，累及器官包括脑、肝脏、角膜等。好发于 10~40 岁，男多于女。

【临床表现】　神经精神症状主要为进行性加重的锥体外系症状，表现为进行性加剧的肢体静止型震颤、肌强直、构音困难、精神症状等，常伴有肝肾功能损害，严重者出现肝硬化、脾大、门静脉高压等症状，98% 患者可因铜沉积于角膜形成特征性的色素环（Kayser Fleischer ring，K-F 环）。结合典型临床、影像表现，血浆铜蓝蛋白水平降低、血铜和 24 小时尿铜水平升高，可诊断本病。

【影像学检查方法的选择】　WD 在 CT 和 MRI 上具有典型表现，且其累及部位与临床表现有一定的相关性。MRI 对发现病灶更为敏感,同时进展期病变在 DWI 上呈高信号,有助于评估疗效与随访病情,是 WD 的首选检查方法。

【病理生理基础】 正常人血浆中的铜离子通过与铜蓝蛋白结合而被转运和清除。患者血浆中缺乏铜蓝蛋白,导致铜离子含量过高,进而沉积在肝、脑、肾、角膜等组织中沉积而引起相应组织的损害。脑部最常见的受累部位为深部灰质核团,包括豆状核、尾状核、丘脑、中脑和脑桥的核团、小脑齿状核等。深部白质也可受累。大体病理主要是脑萎缩,镜下可见水肿、变性、软化和胶质增生等改变。

【影像学征象】

1. CT 表现 双侧苍白球、壳核对称性密度减低,以壳核显著。尾状核头、丘脑、小脑齿状核也可出现对称性低密度灶,增强扫描无强化。病变晚期可见大脑皮质变薄,并有脑萎缩(图 2-2-51)。

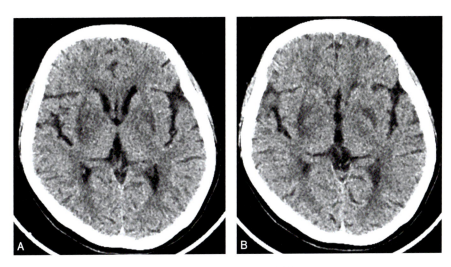

图 2-2-51 肝豆状核变性
A、B. CT 平扫示双侧豆状核对称性密度减低影。

2. MRI 表现 典型为双侧基底节、丘脑等对称性的 T_1WI 低信号影,T_2WI 可呈高信号、低信号或混杂信号,FLAIR 多呈高信号,部分病灶呈低信号,DWI 部分病灶呈高信号,病灶周围无水肿及占位效应。对称性分布是 WD 最重要的影像特点,根据受累神经核团的不同,可以表现为"八字形"或"蝴蝶状"。中脑及脑桥核团受累可表现为典型的"熊猫脸征"。病程较长者也可累及额、顶、枕叶,并多伴有不同程度的脑萎缩(图 2-2-52)。

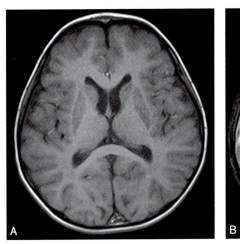
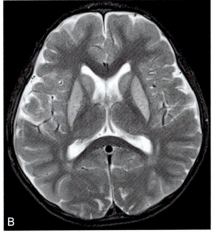

图 2-2-52 肝豆状核变性
A. T_1WI;B. T_2WI;示双侧豆状核对称性的 T_1WI 高、T_2WI 低信号影。

【诊断与鉴别诊断】　肝豆状核变性在 MRI 上可见特征性双侧豆状核对称性异常信号影,但该表现不具有特异性,还需要结合其他系统症状(如:肝硬化、K-F 角膜环)、血清铜蓝蛋白减低,血铜及尿铜升高才能最终确诊。双侧基底节区信号异常还可见于代谢性疾病(肝性脑病)、血管性疾病(缺血缺氧性脑病)、中毒性病变(CO 中毒、氰化钾中毒、变质甘蔗中毒)、感染性疾病(病毒性脑炎)等,因此需要结合患者病史和其他辅助检查进行综合判断。

四、阿尔茨海默病

阿尔茨海默病(Alzheimer disease,AD)是一种好发于老年人的中枢神经系统退行性疾病,是痴呆最常见的原因,占全部痴呆患者的 50%~70%,具有高发病率、高致残率的特点。

【临床表现】　AD 起病隐匿,临床上常以记忆力受损为早期表现,其中近记忆受损较为明显。随着疾病进行性发展,逐渐出现认知障碍和精神行为异常。晚期可出现运动症状。AD 的诊断主要依据临床病史和精神量表,并在排除血管性痴呆等其他类型的痴呆后作出。

【影像学检查方法的选择】　单独依据影像学改变无法诊断 AD。CT 及常规 MRI 可显示脑萎缩及皮质变薄等形态学改变,而新兴的脑结构定量分析方法[如基于体素的脑容积测定(VBM)]和 MRI 功能成像方法[如磁共振波谱(MRS)、磁共振灌注成像(PWI)、血氧水平依赖功能性磁共振成像(BOLD-fMRI)等]则能从细微结构、血流、代谢、功能等不同角度了解 AD 的改变。影像学检查的主要作用在于:①排除其他器质性病变;②结合临床表现与功能磁共振成像改变对 AD 进行早期诊断;③对 AD 的脑改变进行定量分析和全面评价。

【病理生理基础】　AD 的病因与发病机制尚不明确,阿尔茨海默病的发病机制有四大主要假说:基于 β-淀粉样蛋白(amyloid β-protein,Aβ)淀粉样斑块的 Aβ 假说;基于神经元纤维缠结的 Tau 蛋白假说;基于长期炎症反应造成脑损伤的炎症假说;以及基于神经突触功能失调及神经元死亡的神经保护假说。目前认为最重要的机制是 Aβ 沉积和 Tau 蛋白学说,早期 Aβ 蛋白沉积在大脑皮质和海马神经元外形成胞外淀粉样老年斑,而老年斑的出现引发 Tau 蛋白磷酸化和神经原纤维缠结。这些病理改变最终导致皮质中神经元的形态、结构及功能严重受损。

【影像学征象】

(一) 结构影像学检查

1. 常规 CT 和 MRI 表现　表现为弥漫或局限性脑萎缩,主要为海马、海马旁回、杏仁体、内嗅皮质及后扣带回等脑区的萎缩,在 AD 早期阶段即有不同程度的改变。对 AD 诊断的特异性及敏感性均较低,仅用于粗略评价大脑的萎缩程度和初步排除其他可引起痴呆的疾病,如颅内肿瘤、脑积水等。

2. CT 和 MRI 定量检查方法　通过定量分析方法,可以测定全脑或特定脑结构的容积、指定层面或区域的面积、皮质厚度与脑沟宽度等。其中容积是较为稳定可靠的指标。对 AD 患者海马与内侧颞叶的定量容积测定,不仅有助于鉴别 AD 与老年性脑萎缩,也有助于发现 MCI 的轻微脑结构改变。但目前这些定量分析方法尚无统一标准。

(二) 功能影像学检查

1. MRI 功能成像表现　MRS 上 AD 主要表现为氮-乙酰天冬氨酸降低和肌醇升高。PWI 可见患者颞顶叶灌注减低,并与 PET/SPECT 的变化一致。fMRI 示记忆功能试验中 AD 患者内侧颞叶的激活程度减低。

2. PET　在 AD 患者出现肉眼可见的脑萎缩前,^{18}F-FDG PET 可早期发现 AD 患者脑葡萄糖代谢改变。细胞外老年斑(senile plaques,SP)是 AD 病理学标志物之一。淀粉样蛋白 PET 示踪剂可与 Aβ 结合,直观反映活体脑组织 Aβ 分布模式,使得从病理学角度早期发现并预测 AD 成为可能。Tau PET 示踪剂可与异常折叠的 tau 蛋白相结合,从病理学角度阐明 Tau 蛋白与 AD 的关,使从病理学角度评估 AD 病情严重程度成为可能。

【诊断与鉴别诊断】　AD 的诊断需要结合病史筛查、临床资料分析、精神量表检查及影像检查等综合判断。其他引起痴呆病因主要包括脑血管性、感染性、中毒代谢性、自身免疫性、肿瘤性及神经变性等，需要结合多种辅助检查对常见病因进行针对性筛查。

五、脑萎缩

脑萎缩（brain atrophy）是指由于各种原因所引起的脑组织容积减少而继发的脑室和蛛网膜下腔扩大，脑组织的减少可分别或同时发生于脑白质或脑灰质。

【临床表现】　根据不同的发病原因、萎缩的程度及部位不同而出现不同的症状。临床上可出现头晕、记忆力下降、语言不流利、注意力不集中、癫痫发作，甚至痴呆；发生在小脑出现共济失调。

【影像学检查方法的选择】　利用 CT 可显示和诊断脑萎缩，而 MRI 是对脑萎缩进行定性和定量分析的最佳方法。通过特殊的后处理方法（如基于体素的形态学测量）和软件，不仅可以对全脑或局部的脑容积进行测定，还可以进行灰白质分割和皮质厚度测量等，从而为各种原因导致的脑萎缩提供更精细、更深入的信息。

【病理生理基础】

（一）根据萎缩范围进行脑萎缩分类

1. 弥漫性脑萎缩　较多见。脑实质容积弥漫性减少，出现广泛的脑室和蛛网膜下腔扩张。见于正常老年人，也可见于许多病理情况（宾斯旺格病、阿尔茨海默病、多发性硬化、帕金森病、肝豆状核变性、脑缺氧、中毒等）。

2. 局限性脑萎缩　局限性脑实质容积缩小，局部脑室、脑池扩大，脑沟增宽。见于许多病理情况（如外伤、感染、脑梗死、皮克病、大脑半球发育不全等）。

（二）根据病因进行脑萎缩分类

1. 生理性脑萎缩　以脑体积减小、脑实质的容积改变为主。

2. 病理性脑萎缩　除脑体积减小外，还有神经细胞数量的减少。

一般来讲，随年龄增加，生理性萎缩和病理性萎缩是相互呼应的，年龄越大，病理性因素越多，脑萎缩越明显，但两者之间又无明显界限。

【影像学征象】

（一）CT 和 MRI 表现

脑实质的减少、脑室和蛛网膜下腔的扩大为特征性表现（图 2-2-53）。

1. 侧脑室额角、颞角扩大，侧裂池、额叶脑沟和蛛网膜下腔增宽，因脑萎缩以脑组织丰富区域（如

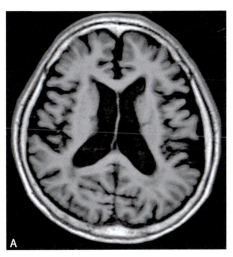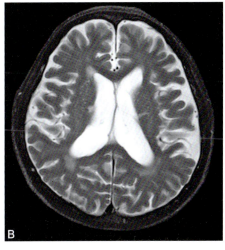

图 2-2-53　老年性脑萎缩

A. 横轴位 T_1WI；B. T_2WI；示侧脑室额角扩大，额叶脑沟和蛛网膜下腔增宽，脑室形态基本保持正常。

额叶、颞叶等)较为明显,脑组织薄弱处则不明显。

2. 脑室形态基本保持正常。由于脑萎缩所致的脑室扩大是脑室周围脑组织萎缩后向四周牵拉脑室所致。

(二)脑萎缩的测量方法

概括起来有两大类,即线性测量法和容积测量法。

1. 线性测量法　是对某一选定层面的标志进行线性测量,如最大颅内径、侧脑室额角间距、第三脑室最大横径、第四脑室最大横径等,并可计算不同测量数据之间的比例。

2. 容积测量法　是通过分别测量颅腔容积和脑室(或脑脊液腔)容积,然后计算两者比例来分析脑萎缩情况。脑萎缩的程度,根据脑室扩大变形可分为轻、中、重度。

【诊断与鉴别诊断】

1. 脑萎缩与脑积水所致脑室扩大不同(表2-2-4)。

表2-2-4　脑萎缩与脑积水影像表现的鉴别

类别	两侧脑室顶之间的夹角	第三脑室	视隐窝和漏斗隐窝
脑萎缩	扩大	扩大,不呈球形,前壁、后壁无明显膨隆	较尖锐
脑积水	变小	呈球形,前壁、后壁上抬	变钝,变浅或消失

2. 一侧半球脑萎缩与阻塞性脑积水均可造成单侧侧脑室明显扩大,但前者对侧脑室正常,脑室向同侧移位。后者正好相反,脑室向对侧移位。

第八节　脊　髓　疾　病

Key points

- Spinal tumors can be located inside of your spinal cord (intramedullary), in the tissues (meninges) covering your spinal cord (intradural-extramedullary), between the meninges and bones of your spine (extradural).

- Ependymomas and astrocytomas are the most common intramedullary tumors, and schwannomas/neurofibromas and spinal meningiomas are the most common intradural-extramedullary tumors.

- Accurate location of an intraspinal tumor is the key step leading to a right diagnosis.

一、脊髓内肿瘤

脊髓内肿瘤(intramedullary tumor)仅占椎管肿瘤的10%~15%,主要是室管膜瘤、星形细胞瘤等。室管膜瘤占髓内肿瘤的60%,为成人最常见的髓内肿瘤;星形细胞瘤占髓内胶质瘤的30%,是成人第二位常见髓内肿瘤,是儿童最常见的髓内肿瘤。

(一)室管膜瘤

【临床表现】　室管膜瘤(ependymoma)平均发病年龄为43岁,以30~60岁多见。主要临床为局限性颈部、背部、腿部或骶部疼痛,可逐渐出现肿瘤节段以下的运动障碍和感觉异常。

【影像学检查方法的选择】　平扫、增强MRI以及MRM是室管膜瘤的首要检查方法,能直接显示肿瘤部位、范围及与蛛网膜下腔等邻近结构的关系,对鉴别髓内、髓外硬膜下和硬膜外肿瘤有重要价值,增强扫描可判别肿瘤复发及发现沿蛛网膜下腔的种植转移灶。平扫、增强CT及CT椎管造影也可用于检查该病,但不如MRI。平片及椎管造影目前已较少应用。

【病理生理基础】　室管膜瘤是起源于脊髓中央管的室管膜细胞或终丝等部位的室管膜残留物。室管膜瘤可发生于脊髓各段,以马尾、终丝区最常见,次为颈髓区。室管膜瘤通常为良性肿瘤,生长缓慢,病程较长,就诊时瘤体范围常比较广泛。肿瘤呈腊肠形,边界锐利,囊变、出血多位于肿瘤边缘。多数肿瘤沿中央管呈纵向对称性膨胀性生长,部分可呈外生性生长。肿瘤上下两侧见囊变或空洞形成。肿瘤可沿终丝进入神经孔向髓外和硬脊膜外生长。也可经脑脊液向其他部位种植和发生蛛网膜下腔出血。

【影像学征象】

1. **平片表现**　大多数无阳性发现,仅少数患者可见椎管扩大或骨质破坏、椎弓根间距增宽。

2. **椎管造影表现**　大多数可见脊髓增粗,多节段累及,但无移位,周围可见新月状对比剂包绕。蛛网膜下腔部分阻塞时,碘柱呈对称性分流;完全阻塞时,两侧蛛网膜下腔均匀变窄或呈大杯口状闭塞。

3. **CT 表现**

(1)平扫,肿瘤呈低密度条块,通常低于正常脊髓密度,少数呈等或略高密度,边界不清,脊髓外形不规则膨大。增强扫描,肿块轻度强化或不强化。

(2)当肿瘤较大时,可压迫椎体后缘呈扇形压迹,椎管扩大伴椎间孔扩大。

(3)CTM 提示蛛网膜下腔变窄、闭塞、移位。

4. **MRI 表现**　肿瘤在 T_1WI 上呈均匀性低或等信号,在 T_2WI 上呈高信号,其内可见囊变、坏死、出血信号。增强扫描,肿块呈均匀强化,囊变坏死区无强化(图 2-2-54)。

(二)星形细胞瘤

【临床表现】　多见于儿童、青壮年,占儿童髓内肿瘤的 60%,无性别倾向。临床表现为疼痛,多为

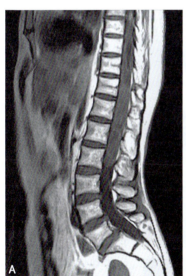
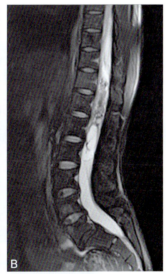
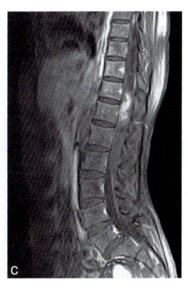

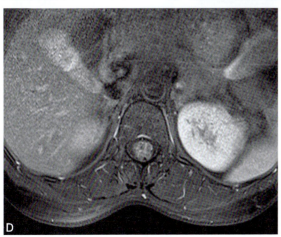

图 2-2-54　脊髓室管膜瘤
A. 矢状位 T_1WI;B. 矢状位 T_2WI;C. 矢状位 T_1WI 增强扫描;D. 横轴位 T_1WI 增强扫描;示胸腰段脊髓内囊实性占位,实性部分接近等信号,囊性部分呈 T_1WI 低、T_2WI 高信号,增强扫描实性部分明显强化,病变累及 2~3 个脊髓节段,伴近侧脊髓空洞形成。

局限性。晚期可引起神经脊髓功能不全症状和体征。

【影像学检查方法的选择】　星形细胞瘤（astrocytoma）与室管膜瘤的影像检查方法相似。

【病理生理基础】　肿瘤好发于颈、胸髓，其次为腰段脊髓。肿瘤沿纵轴伸展，往往累及多个脊髓节段，甚至脊髓全长。脊髓明显增粗，脊髓纹理消失，血管稀少，与正常脊髓分界不清。肿块内常见偏心、小而不规则囊变；肿块的头端或尾端也可发生非肿瘤性囊变，即合并脊髓空洞。部分脊髓表面可有粗大迂曲的血管匍匐。

【影像学征象】

1. 平片表现　大多数无阳性发现，少数可见轻度脊柱侧弯和椎弓根间距增宽。

2. 椎管造影表现　多节段脊髓增粗，相应蛛网膜下腔对称性变窄，甚至部分或完全闭塞。

3. CT 表现

（1）平扫：脊髓不规则增粗，常累及多个脊髓节段，肿瘤边界不清，呈低或等密度，少数可呈高密度，囊变、出血常见，钙化少见。增强扫描，肿瘤不同程度强化且常表现为不均匀强化。邻近蛛网膜下腔狭窄，偏良性星形细胞瘤可出现椎管扩大。

（2）CTM：脊髓膨大增粗，邻近蛛网膜下腔受压变窄甚至闭塞。

4. MRI 表现　肿瘤在 T_1WI 上呈低信号，T_2WI 上呈高信号，肿瘤内合并囊变或出血时，信号不均匀。肿瘤常位于脊髓后部，呈偏心非对称性，部分呈外生性。肿瘤的两端常见非肿瘤囊变区。增强扫描，肿瘤不同程度强化（图 2-2-55）。部分肿瘤可见脑脊液种植性转移。其他影像表现与 CT 相似。

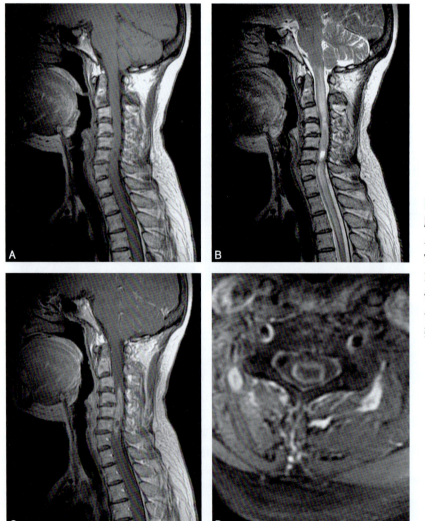

图 2-2-55　脊髓星形细胞瘤
A. 矢状位 T_1WI；B. 矢状位 T_2WI；C. 矢状位增强 T_1WI；D. 横轴位增强 T_1WI；示颈髓增粗，T_2WI 呈低至高混杂信号；增强后呈明显不均匀强化，可见囊性变。

二、髓外硬膜内肿瘤

髓外硬膜内肿瘤（intradural extramedullary tumors）包括神经鞘瘤（neurilemmoma, schwannoma）、神经纤维瘤（neurofibroma）、脊膜瘤（spinal meningioma）。

（一）神经鞘瘤与神经纤维瘤

神经鞘瘤及神经纤维瘤是最常见椎管内肿瘤，占所有椎管内肿瘤的 1/3，神经鞘瘤较神经纤维瘤多见。

【临床表现】　神经鞘瘤好发于 20~60 岁，男性略多于女性；神经纤维瘤好发于 20~40 岁，无性别差异。主要表现为神经根性疼痛，以后出现肢体麻木，酸胀感或感觉减退。可出现运动障碍，随着病情进展可出现瘫痪及膀胱、直肠功能障碍等脊髓压迫症状。

【影像学检查方法的选择】　平扫、增强 MRI 以及 MRM 是硬膜下髓外肿瘤的首要检查方法，能直接显示肿瘤部位、范围及蛛网膜下腔的异常，对鉴别髓内、髓外硬膜下和硬膜外肿瘤有重要价值，增强扫描可判别肿瘤复发及发现沿蛛网膜下腔的种植转移灶。平扫、增强 CT 及 CTM 也可用于检查该病，但不如 MRI。CT 薄层扫描与三维重建对脊椎的显示较佳，可显示骨质受累情况，可用于术前计划。平片能够显示脊椎形态与骨质改变，椎管造影能够显示蛛网膜下腔异常，但这两种方法目前已较少应用。

【病理生理基础】

1. 神经鞘瘤　源于神经鞘膜的施万细胞，故又称为施万细胞瘤（schwannoma）。肿瘤可发生于椎管内各个节段，以上、中颈段及上胸段多见。绝大多数肿瘤位于椎管后外侧的。肿瘤常呈卵圆形或分叶状肿块，多单发，有蒂，有完整包膜，大的肿瘤可发生囊变，甚至出血。肿瘤常累及神经根，可沿神经孔生长并蔓延至椎管外，使相应神经孔扩大，并形成典型的哑铃状。脊髓受压可见压迹甚至呈扁条状，多伴水肿、软化等。

2. 神经纤维瘤　源于神经纤维母细胞。肿瘤可发生于椎管内任何节段，但很少发生在圆锥以下。肿瘤在脊髓的侧方沿神经根生长，呈圆形肿块，易入椎间孔，造成邻近椎弓根与椎体的侵蚀。肿瘤一旦达到椎管外，生长十分迅速。

3. 多发神经纤维瘤　常见于神经纤维瘤病（von Recklinghausen syndrome）往往同时并有椎管、骨骼内脏方面的异常。神经纤维瘤病（neurofibromatosis, NF），其特点是多系统、多器官受累，多灶性是其主要特点。该病分为两型：①NF1 型：为周围神经纤维瘤病，又称为 von Recklinghausen 神经纤维瘤（图 2-2-56），占 NF 病例的 90% 以上，标志性特征为多发的咖啡牛奶斑和相关的皮肤神经纤维瘤。②NF2 型：为中枢神经纤维瘤病，标志性特征为双侧听神经瘤，可伴有多对脑神经、周围神经的神经纤维瘤。

【影像学征象】

1. 平片表现　椎弓根侵蚀破坏和椎间孔扩大最常见。有时可见病变相应部位椎体后缘的扇形压迹；有时可见椎管内病理钙化，或椎旁哑铃状软组织肿块。神经纤维瘤病患者可见脊柱侧弯、后凸畸形和缎带状肋骨。

2. 椎管造影表现　肿瘤侧蛛网膜下腔被肿瘤撑宽或呈三角形，肿瘤对侧的蛛网膜下腔被移位脊髓挤压而变狭窄，同时可见肿瘤侧神经根鞘袖抬高、歪斜等移位、变形征象。部分阻塞时，对比剂围绕肿瘤边缘而成充盈缺损；完全阻塞时，阻塞端呈典型的双杯口征。

3. CT 表现

（1）平扫：肿瘤呈圆形或卵圆形肿块，密度略高于脊髓密度，相应的脊髓受压、移位。肿瘤易向椎间孔方向生长，可引起椎管或神经孔扩大，椎弓根骨质吸收破坏。当肿瘤穿过硬脊膜囊沿神经根鞘向硬脊膜外生长时，可形成哑铃状肿块。增强扫描，肿瘤呈中等均匀强化。

（2）CTM：影像表现与椎管造影表现相似。

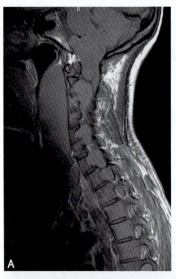
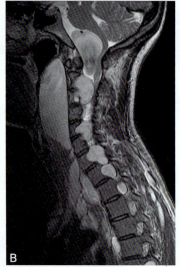
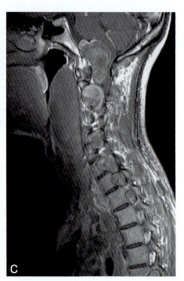
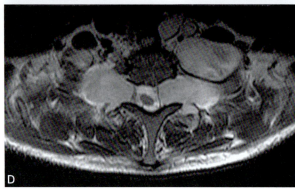

图 2-2-56 神经纤维瘤病Ⅰ型
A. 矢状位 T_1WI；B. 矢状位 T_2WI；C. 矢状位 T_1WI 增强扫描；D. 横轴位 T_2WI；示颈椎及胸椎上段双侧多个椎间孔扩大，多个肿块经椎间孔向椎管内及椎管外(椎旁、椎前间隙)蔓延，肿块呈 T_2WI 较高信号，T_1WI 等信号，增强扫描明显不均匀强化。

4. MRI 表现

（1）神经鞘瘤：肿块在 T_1WI 上呈等于或略高于脊髓信号，少数低于脊髓信号，在 T_2WI 上呈高信号。增强扫描，肿块呈均匀强化，合并囊变则呈不均匀强化。

（2）神经纤维瘤：肿块在 T_1WI 上呈低或等信号，在 T_2WI 上呈等或高信号。增强扫描，肿块呈明显强化。"靶征"为其特征表现，即病灶中心在 T_1WI 上和增强 T_1WI 上呈低信号，周边呈环形高信号，其中心低信号为胶原纤维组织，周边高信号为黏液基质成分(图 2-2-56)。

（二）脊膜瘤

脊膜瘤位于椎管内肿瘤的第二位，占 25%。好发于青中年，女性多于男性。

【临床表现】 临床表现与神经鞘瘤相似。

【影像学检查方法的选择】 与神经鞘瘤的影像学检查方法相似。

【病理生理基础】 脊膜瘤多起源于蛛网膜细胞，多数位于硬膜下。脊膜瘤好发于中上胸段，颈段次之，腰段少见。肿瘤常位于脊髓背侧，多呈圆形或卵圆形的实性肿块，质地较硬，可见钙化，包膜上覆盖有较丰富的小血管网。肿瘤基底较宽与硬脊膜粘连较紧。脊髓受压移位、变形，可出现水肿、软化甚至囊变。少数可经椎间孔长入硬脊膜外或椎管外。

【影像学征象】

1. 平片表现 多数正常，较大肿瘤可显示椎管膨大，少数可见结节状钙化。

2. 椎管造影表现 与神经鞘瘤等造影所见相似。

3. CT 表现

（1）平扫：椭圆形或圆形肿块，密度略高于脊髓，有时瘤体内可见不规则钙化，有完整包膜，邻近骨质可有增生性改变。增强扫描，肿块呈中度强化。

（2）CTM：与神经鞘瘤等造影所见相似。

4. MRI 表现

（1）平扫：肿块多呈卵圆形，在 T_1WI 上多呈等或略低信号，在 T_2WI 上多呈等或略高信号，钙化在 T_1WI、T_2WI 上均呈低信号。肿块以宽基底或无蒂附着在脊髓背侧的硬脊膜上，也可在脊髓的前方和侧后方，很少超过两个节段。脊髓常向健侧移位，但很少引起脊髓内水肿。少数恶性脊膜瘤可突破硬脊膜长入硬脊膜外（图 2-2-57）。

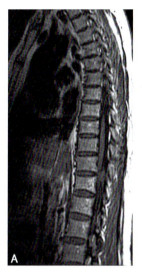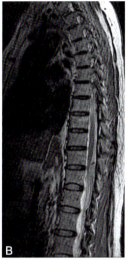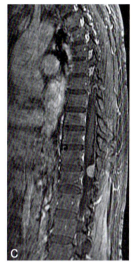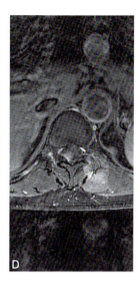

图 2-2-57　脊膜瘤

A. 矢状位 T_1WI；B. 矢状位 T_2WI；C. 矢状位 T_1WI 增强扫描；D. 横轴位 T_1WI 增强扫描，示第 10~11 胸水平椎管内占位，T_1WI 与 T_2WI 呈等信号，增强扫描明显强化，可见脊膜尾征。

（2）增强扫描：肿块呈持久性均匀强化，伴明显钙化或囊变时，呈轻度强化；邻近的硬脊膜可见"尾巴状"线性强化，即脊膜尾征，颇具特征。

【诊断与鉴别诊断】 椎管内常见肿瘤的诊断与鉴别诊断，详见表 2-2-5。

表 2-2-5　椎管内常见肿瘤的诊断与鉴别诊断

类别	脊髓内肿瘤		髓内硬膜外肿瘤		硬膜外肿瘤
	室管膜瘤	星形细胞瘤	脊膜瘤	神经纤维瘤	转移瘤
好发年龄	成人	儿童、青壮年	40 岁以下	20~40 岁	中老年人
好发部位	腰骶段	颈胸段	胸段	各节段均可见	各节段均可见
脊髓改变	梭形肿大	梭形肿大	受压	受压	受压
椎间孔扩张	无	无	无	可有	无
脊髓空洞	常见	可见	无	无	无
病灶形态	边界较清，累及 3~6 个椎体节段	浸润性生长，累及范围较广	边界清楚，相邻骨质可有增生	边界清楚，可多发哑铃状	可累及 2~3 个椎体节段
MRI 信号特征	T_1WI 呈较均匀的等低信号，T_2WI 为稍高信号，可以伴有囊变、坏死、出血，导致信号不均匀。增强扫描肿瘤实性部分明显强化	T_1WI 呈等、低信号，T_2WI 为稍高信号，增强为轻度强化，低级别肿瘤可不强化	肿瘤宽基底附着在硬脊膜或蛛网膜。T_1WI 等信号，T_2WI 为稍高信号。增强扫描肿瘤实性部分明显强化，可见脊膜尾征	在 T_1WI 上呈低或等信号，在 T_2WI 上呈等或高信号，典型者增强扫描为环性强化。肿块也沿神经根生长，易入椎间孔，造成邻近椎弓根与椎体的侵蚀	在 T_1WI 上呈低或等信号，在 T_2WI 上呈高信号，增强扫描明显强化

三、脊髓空洞症

脊髓空洞症(syringomyelia)是一种脊髓慢性进行性疾病。分为先天性和获得性两种,前者多伴有小脑扁桃体延髓联合畸形,后者多伴有外伤、肿瘤、蛛网膜炎等因素。

【临床表现】　好发于 25~40 岁,男性略多于女性。主要表现为节段性分离性感觉障碍即痛温觉消失、触觉存在;相关肌群的下运动神经元性瘫痪、肌肉萎缩;若锥体束受累则可出现上运动神经元损害症状。多伴有 Arnold Chiari 畸形。未经治疗的脊髓空洞症多有渐增大趋势。

【影像学检查方法的选择】　MRI 是脊髓空洞症的首选检查方法,可直接显示脊髓空洞的部位、范围及空洞形成的原因。CT 虽也用于检查该病,但不如 MRI。

【病理生理基础】　脊髓空洞症分为交通性和非交通性两大类。交通性脊髓空洞直接与蛛网膜下腔相连,多为先天性的,常合并 Arnold Chiari 畸形、脊髓脊膜膨出、脊髓纵裂等畸形;非交通性脊髓空洞不与蛛网膜下腔直接交通,可因外伤、肿瘤或蛛网膜炎等引起。脊髓空洞症可发生于脊髓任何节段,颈髓和上胸段脊髓最常见,有时可涉及延髓、下胸髓甚至达脊髓全长。Arnold Chiari 畸形伴发的脊髓空洞症常见于颈或颈胸段,肿瘤性空洞多位于颈段,外伤性空洞可发生于所有节段。

【影像学征象】

(一) CT 表现

1. 平扫　病变区脊髓外形膨大、正常或萎缩,髓内边界清晰的脑脊液样低密度囊腔,占据脊髓的 1/3 或 1/2。当空洞较小或蛋白质含量较高时,平扫可能漏诊。伴发脊髓肿瘤时,脊髓不规则膨大,密度不均匀,空洞壁较厚,增强扫描,肿瘤区可呈结节状、斑片状或环形强化。外伤后脊髓空洞常呈偏心性空洞,其内常可见分隔,增强后强化不明显。

2. CTM　交通性脊髓空洞症可见对比剂进入空洞内;非交通性脊髓空洞症在延迟 24 小时后,对比剂可通过脊髓血管间隙或第四脑室的交通进入空洞,可在脊髓空洞内见到高密度的对比剂。

(二) MRI 表现

1. 脊髓中央囊性空洞,在 T_1WI 和 T_2WI 上信号与脑脊液一致,空洞与正常脊髓之间分界清晰光滑(图 2-2-58)。非交通性空洞常为单发,长度、直径均小;交通性空洞由于脑脊液的搏动,可出现脑脊液流空现象即空洞在 T_1WI、T_2WI 上均呈低信号。增强扫描,先天或外伤等良性脊髓空洞症,病灶区无

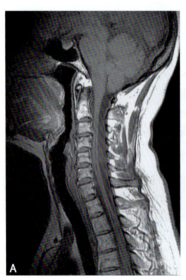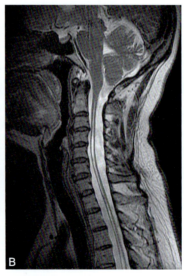

图 2-2-58　脊髓空洞症
A. T_1WI;B. T_2WI;示脊髓萎缩,中央可见空洞,脊髓空洞信号与脑脊液一致,空洞与正常脊髓之间分界清晰。

强化;肿瘤性空洞症,病灶多呈不均匀强化,可清楚辨别肿瘤和空洞。

2. 横轴位上,空洞多呈圆形,有时形态不规则或呈双腔形。不同原因的脊髓空洞症,其空洞形态有所不同。

（1）伴有 Arnold Chiari 畸形的脊髓空洞多呈节段性囊状或"串珠"样改变。

（2）外伤性脊髓空洞多呈多房性或"腊肠"样。

（3）肿瘤性脊髓空洞多呈多发、跳跃状,主要与肿瘤发生囊变有关,囊变部分的信号往往比空洞内液为高。

【诊断与鉴别诊断】　结合典型影像表现,MRI 上诊断脊髓空洞并不困难。鉴别脊髓空洞的类型,尤其是继发性脊髓空洞的成因才是鉴别诊断的重点。需要结合空洞以外的其他影像征象,如占位、强化、出血、软化、蛛网膜下腔粘连等,才能对脊髓空洞的成因做出正确判断。

第九节　精 神 疾 病

Key points

- Psychoradiology is a new emerging discipline at the intersection between radiology and psychiatry, which has promise to play a role in the clinical diagnosis, evaluation of treatment response and prognosis, and illness risk prediction for patients with psychiatric disorders.

- Individuals with schizophrenia have widespread cortical thinning and smaller cortical surface area, with the largest effects observed in frontal and temporal lobe region.

- Structural and functional alterations in the anterior cingulate cortex and amygdala have been widely observed in major depression disorder.

精神疾病（psychiatric disorder）是一组以个人认知、情绪调节或行为严重紊乱为主要临床特征的行为或心理模式。其主要是由于家庭、社会环境等外在原因,和患者自身的生理遗传因素、神经生化因素等内在原因相互作用而造成。

精神疾病目前的诊断标准包括美国《精神障碍诊断与统计手册》（Diagnostic and Statistical Manual of mental disorders, DSM）或国际疾病分类（International Classification of Diseases-10, ICD-10）。随着脑科学的不断发展,尤其是脑科学计划的推动,影像学检查在精神疾病诊断中的价值正在逐步确立。在此背景下,精神放射影像学（Psychoradiology）这一新型学科应运而生。精神放射影像学又称临床精神影像学,指利用放射影像学手段来发现精神疾病患者的脑结构、功能、代谢改变,以辅助疾病诊断和影像引导下介入治疗的医学影像学分支。目前,精神放射影像学还未达到临床实践必要的程度,但是它是一个快速发展的新型学科领域,不仅为精神疾病发生发展机制的探索提供了新的方法,更为未来精神疾病的诊疗提供了客观的影像学手段。

一、精神分裂症

【临床表现】　精神分裂症（schizophrenia）主要表现为思维过程的崩溃及情绪反应的损害,常表现为幻觉、妄想、思维混乱等阳性症状,以及情感缺乏、动作缺乏等阴性症状,严重者会有自毁及伤人的倾向,并出现社会或职业功能问题。患者通常于青少年晚期和成年早期显现疾病初期症状,其中约 1% 的患者终身为此病所苦。

【影像检查方法与表现】　常规 MRI 和 CT 主要用于明确精神分裂症患者是否存在脑部器质性病变。当确定精神分裂症不是由脑内器质性病变或脑外躯体疾病所引起,新的功能影像学技术和分析方法为认识疾病提供了有效的工具。随着近年来 fMRI、MRS、DTI 及 PET 等多种影像学技术的成熟和运用,可以从结构、功能、代谢甚至分子水平对精神分裂症患者大脑的改变进行研究和探索,能够更

NOTES

细微详细地揭示精神分裂症患者大脑解剖结构和功能的改变。

有研究发现精神分裂症在疾病早期已经存在脑解剖结构缺陷,灰质体积改变主要在丘脑-皮质网络。首发未用药精神分裂症患者皮质厚度减少主要见于右侧背外侧前额叶、右侧中央前回等区域,而皮质厚度增加则见于双侧颞叶前部、左内侧眶额叶和左侧楔叶。

【病理生理基础】 精神分裂症的发病机制现尚不清楚,但其包括出现类似症状和体征的多种疾病。遗传可能是该疾病的高风险因素。各种围生期问题会显著增加日后的精神分裂症风险。感染性疾病的致病因子亦可能是精神分裂症潜在的危险因素。免疫系统激活增加循环中促炎性细胞因子的水平。细胞因子可以改变血脑屏障,它可能是中枢神经系统局部激活的小胶质细胞产生的,与精神病症状加重及认知损伤有关。精神分裂症的多巴胺假说认为精神分裂症患者中脑边缘系统多巴胺亢进引起了阳性症状。氨基酸类神经递质假说认为谷氨酸功能不足可能是精神分裂症的病因之一。

【影像学征象】 目前 MRI 研究已初步发现精神分裂症患者潜在的大脑结构和功能异常主要集中在皮质-丘脑环路及额顶叶、默认网络(图 2-2-59),而发病初期脑结构和功能相关指标被认为是本病的重要生物学标志。运用 MRI 数据准确定量预测临床前期患者发展为精神分裂症的可能,将使临床医师有效地甄别哪些风险人群最有可能发展为精神分裂症,并在最早时间采取有效的预防性干预措施;同时在精神分裂症疾病早期识别和监测脑结构和功能改变模式,预测其对于抗精神病药物治疗的反应性,对于临床早期筛选合适的治疗措施、指导治疗、评估疗效及预后等都具有重要意义。

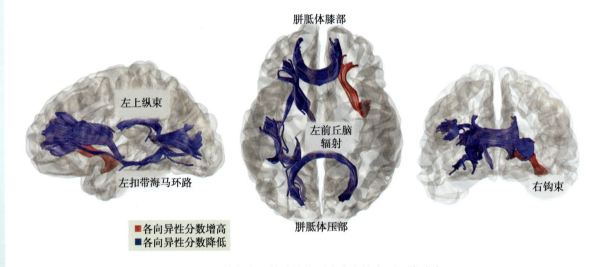

图 2-2-59   首发未用药精神分裂症患者的白质异常改变
红色,各向异性分数增加主要位于扣带回-海马纤维束;蓝色,各向异性分数减少主要位于皮质-丘脑环路和胼胝体。

二、抑郁症

【临床表现】 抑郁症,也称重性抑郁障碍(major depressive disorder),发作时以与其处境不相称的心境低落、兴趣或愉快感丧失为主,可以从闷闷不乐到悲痛欲绝,甚至发生木僵。严重者可出现幻觉、妄想等精神性症状。

【影像检查方法与表现】 目前,用于抑郁症的影像学检查手段包括 CT、MRI、PET 以及 SPECT 等,其中 MRI 在抑郁症疾病生物标志的研究中占主导地位。CT 和 MRI 常规临床序列检查主要用于明确抑郁症患者是否存在脑部的器质性病变。当确定抑郁症不是由脑内器质性病变或脑外躯体疾病所引起,则采用 MRI 科研序列检查对抑郁症发病机制、治疗、纵向随访的科学研究。

结构 MRI 主要表现为抑郁症患者双侧海马、前扣带、内侧前额叶、背外侧前额叶、眶额皮质体积减小或密度减低。双侧丘脑、楔叶体积增大或密度增高。左侧中扣带回、双侧中央前回、左侧中央旁小叶、双侧顶上回、左侧颞极和右侧枕外叶皮质厚度增加。

【病理生理基础】　迄今抑郁症的病因及发病机制并不十分清楚,生物心理与社会环境等诸多因素均参与了抑郁症的发病过程。主要包括:①性格因素,神经过敏症(消极情感作用)越严重的个体面对应激性生活事件时越容易出现抑郁发作;②环境因素,不幸的童年经历,特别是多种不同种类的不幸经历,是诱发的高危因素;③遗传及生理学因素,抑郁症患者的一级亲属患抑郁症的风险是普通人群的2~4倍;④病程调制,基本上所有重大的非情感障碍疾病都会增加个体患抑郁症的风险。

尸检结果发现抑郁症患者脑细胞水平的形态学改变存在3种模式:细胞减少(如膝下前额叶)、细胞萎缩(如眶额叶、背外侧前额叶)及细胞数目增多(如下丘脑、中缝背核)。亦有研究发现抑郁症患者扣带回、前额叶及顶叶皮质厚度增加,这可能与抑郁症早期大脑皮质代偿表现的炎症反应有关。炎症早期,星形胶质细胞可被炎性细胞因子激活,比如白细胞介素-6,从而出现肥大、增生,这些反应都可能导致皮质厚度增加。

【影像学征象】　对首发、未用药、非老年成年抑郁症患者的体素形态学研究指出海马体积减小可能是抑郁症的特征变化。研究发现抑郁症患者脑结构改变是一个动态过程,人生不同阶段的脑改变模式不同。有研究报道较小的海马体积可能提示抑郁症的预后不良。也有研究发现抑郁症的患者前扣带回的体积比健康对照组显著减小。症状的严重程度、病程、发作次数、治疗情况以及性别等因素都对抑郁症患者的大脑解剖结构有重要的影响(图2-2-60)。

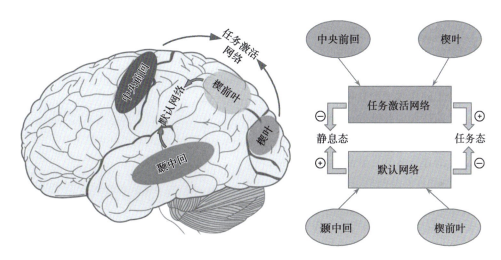

图 2-2-60　难治型抑郁症患者的异常脑网络连接
异常连接模式主要存在于默认网络的颞中回和楔前叶以及任务正激活网络的中央前回和楔叶。

三、创伤后应激障碍

【临床表现】　创伤后应激障碍(post-traumatic stress disorder,PTSD)是指经历超常的威胁性、灾难性的创伤性事件后延迟出现的长期持续性的精神障碍。其主要为四大核心症状群,包括重复体验、持续性回避、认知和心境方面的消极改变、警觉性增高。

【影像检查方法与表现】　结构MRI主要表现为PTSD患者海马、内侧前额叶和前扣带回的灰质体积较有创伤暴露史或无创伤暴露史的健康对照者缩小,颞中回、额上回、岛叶和海马旁回灰质体积较有创伤暴露史的健康对照者缩小,枕叶灰质体积较无创伤暴露的健康对照者缩小。DTI研究主要发现PTSD患者连接前扣带回和杏仁核的扣带束以及上纵束纤维数连接异常。

任务态功能MRI和PET研究主要表现为PTSD患者较有创伤暴露史或无创伤暴露史的健康对照者杏仁核激活增强、内侧前额叶 皮质激活降低、海马旁回激活增强及岛叶激活降低,而海马和前扣带回的功能改变既有增强,也有降低,可能是不同的任务方式对海马的激活存在差异。

NOTES

【病理生理基础】　PTSD 的直接病因是创伤性事件,而常见的能够引发 PTSD 的创伤性事件包括自然灾害、人为灾害和重大丧失。PTSD 的有关危险因素包括存在精神障碍的家族史与既往史、童年时代的心理创伤、性格内向、创伤事件前后有其他负性生活事件、家境不好、躯体健康状态欠佳等。

目前认为 PTSD 的发生可能与遗传、神经内分泌和神经环路有关。PTSD 的神经内分泌改变主要发生在下丘脑-垂体-肾上腺皮质轴,其异常可能源于糖皮质激素受体的敏感性增加,导致糖皮质激素对 HPA 轴的负反馈作用增强,致使儿茶酚胺分泌增加,而儿茶酚胺可促使患者注意力分散和高度警觉,激发恐惧并增强记忆等,从而促进恐惧反应的形成和发展。

【影像学征象】　目前研究发现 PTSD 患者海马体积缩小,且不受酒精滥用或抑郁症共病的影响,但是在儿童患者和症状相对较轻的慢性成人患者中海马体积并无缩小,提示海马体积缩小可能受神经成熟因素和症状严重程度的影响。基于体素的形态学研究发现 PTSD 患者内侧前额叶皮质、左侧海马、左侧颞中回及右侧额上回灰质体积较有创伤暴露史的健康对照者缩小,而内侧前额叶皮质及左侧枕叶皮质灰质体积较无创伤暴露的健康对照者缩小。

思考题

1. 简述胼胝体发育不良常见的伴随畸形。
2. 简述 Arnold Chiari 畸形的影像学表现。
3. 简述蛛网膜囊肿的好发部位及影像学征象。
4. 简述椎管内肿瘤鉴别诊断思路。
5. 简述脊髓空洞症的常见病因。
6. 不同病因类型脑积水的病理生理机制是什么?
7. 简述颅内肿瘤的鉴别诊断思路。
8. 简述脑外肿瘤的常见征象。
9. 简述鞍区常见肿瘤的鉴别诊断。
10. 简述转移瘤的分布特点。
11. 简述生殖细胞瘤的鉴别诊断。
12. 简述帕金森病和帕金森综合征的区别。
13. 简述肝豆状核变性的影像表现。
14. 简述双侧基底节区出现对称性密度改变的疾病。
15. 影像学能从哪些层面对精神障碍患者的大脑异常进行研究和探索?

（龚启勇　洪　楠　月　强）

第三篇
头 颈 部

第一章
头颈部总论

头颈部（head and neck）主要包括眼与眼眶、耳部、鼻与鼻旁窦、咽部、喉部、唾液腺、甲状腺及甲状旁腺等。头颈部常见疾病包括外伤、炎症、肿瘤及先天性疾病等。常用影像学检查方法主要包括 X 线平片、CT、MRI 和 USG 等。

第一节　眼　与　眼　眶

Key points

● The purpose of imaging examination of the eye and orbit is to understand：①congenital abnormalities，traumatic lesions，inflammatory lesions and tumor lesions of the orbital bone；②whether there is eyeball foreign body and its location；③exophthalmos and its etiology；④diagnosis of ocular and orbital diseases.

● X-ray plain film is mainly used for the diagnosis of orbital bone lesions and high-density foreign bodies or lesions in the orbit，but generally not for the diagnosis of soft tissue lesions.

● CT axial scanning and image post-processing reconstruction have special advantages in observing orbital fracture，accurately locating orbital foreign bodies and calcification. The enhanced CT scan should be performed to observe eye and orbital soft tissue lesions.

● MRI is more sensitive than CT in the diagnosis of eye and orbital soft tissue disorders，optic neuropathy，neoplastic lesions，the relationship between lesions and adjacent vessels，and early bone marrow involvement.

一、常用的影像学检查方法

（一）X 线检查

1. X 线平片　主要包括眼眶正位片（20°后前位）、侧位片和柯氏位摄片（53°后前斜位）。眼眶正位片用于观察眶骨，侧位片用于了解病变的深度情况，柯氏位摄片用于检查视神经孔。主要用于眼眶骨病变及眼眶内高密度异物或病变的诊断，一般不用于诊断软组织病变。

2. 泪囊泪道造影　用于观察泪囊、泪道的形态与功能，但目前应用较少。

（二）CT 检查

1. 扫描条件与参数

（1）横轴位扫描：患者仰卧位，扫描基线为听眶下线（外耳道孔至眶下缘之间的连线），层厚 1~3mm，层间隔小于等于层厚，连续扫描。扫描范围要求全部眼眶（包括眶上、下壁）。如病变微小，可用 1mm 或扫描设备最小层厚进行薄层扫描。扫描过程中嘱咐患者向前凝视，保持眼球固定。

（2）冠状位扫描：扫描基线为硬腭的垂直线，层厚 1~3mm，层间隔小于等于层厚，连续扫描，包括全部眼眶（从眼睑至眶尖或颅中窝）。

（3）窗宽窗位：观察软组织选用窗宽 350~700HU，窗位 40HU；观察骨组织选用窗宽 1 500~3 000HU，窗位 400~600HU。对于眼部外伤、钙化或病变累及眶壁时，需使用骨算法重建。

2. 横轴位扫描及图像后处理重建等在观察眼眶骨折、准确定位眶内异物及钙化等方面有其独特优势。除外伤和眼球异物外,眼和眼眶软组织病变一般都应行平扫和增强扫描。

(三) MRI 检查

1. 常规采用 SE 序列,选用眼眶表面线圈,也可采用头颅线圈,层厚 3mm,层间隔 1mm,行横轴位和冠状位 T_1WI 和 T_2WI 检查,通常加用脂肪抑制技术,需要时可加做斜矢状位扫描。发现病变需行钆喷酸葡胺增强扫描,推荐使用脂肪抑制技术。

2. 诊断眼和眼眶软组织、视神经病变、肿瘤性病变,明确病变与邻近血管的关系和早期骨髓受累情况等比 CT 敏感,但观察骨折、眼眶异物及钙化方面不及 CT 敏感,需要注意的是在不清楚眼眶异物性质的情况下禁止行 MRI 检查。

(四) USG 检查

1. 要求使用眼科专用超声仪,使用 5MHz 以上高频探头。检查时患者平卧,眼注视前方闭眼,眼睑表面涂抹耦合剂,行纵、横、斜多方位扫查。

2. 可用于筛查软组织病变,但定性诊断较困难。

二、正常影像解剖

(一) 正常眼眶 X 线平片表现

1. 20° 后前位片 眼眶呈类方形,四角圆钝。两侧眶窝大小、形状和密度基本相同,眼眶密度略高于正常上颌窦密度。双侧眶壁结构对称。

(1) 眶上壁(眶顶):即前颅窝底,前部由额骨眶部构成,后部为蝶骨小翼构成。

(2) 眶外侧壁:前部由额骨颧突和颧骨额突及眶面构成,后部由蝶骨大翼构成。

(3) 眶下壁(眶底):由颧骨、上颌骨及腭骨的眶板构成,分隔眼眶与上颌窦。

(4) 眶内壁:为眼眶最薄弱的部位,前部由上颌骨额突和泪骨构成,后部由筛骨纸板和蝶骨体构成。

(5) 眶尖:由蝶骨构成。

1) 眶上裂:分开眶顶和外壁,第 3、4、6 对脑神经、第 5 对脑神经眼支及眼静脉通过此裂。

2) 眶下裂:分开眶下壁和外壁,三叉神经上颌支的眶下神经、颧神经及眶下动脉通过此裂。此裂后连翼腭窝(pterygopalatine fossa),前连颞下窝。

2. 53° 后前斜位片 正常视神经孔呈类圆形或三角形,直径约 5mm。

(二) 正常眼眶 CT 表现

眼球壁由外膜、中膜和内膜三层组成。外膜前 1/6 为角膜,后 5/6 为巩膜;中膜由虹膜、睫状体及脉络膜构成;内膜为视网膜(图 3-1-1)。

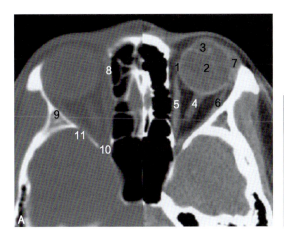
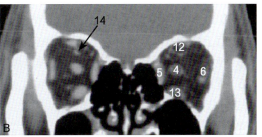

图 3-1-1 正常眼眶 CT

A.眼眶横轴位 CT;B.眼眶冠状位 CT;1.眼环;2.球内;3.晶状体;4.视神经;5.内直肌;6.外直肌;7.泪腺;8.眶内壁;9.眶外壁;10.视神经管;11.眶上裂;12.上直肌;13.下直肌;14.眼上静脉。

1. **眼环**　由巩膜、脉络膜和视网膜共同组成,位于眼球周边呈等密度环状,厚约2mm,增强后显示更清晰。

2. **球内**　房水和玻璃体呈均匀较低密度影,房水和玻璃体之间为呈梭形或类圆形高密度的晶状体。

3. **球后**　脂肪组织呈低密度。视神经和眼外肌在横轴位上呈直行条带状的软组织密度影,有时可稍有弯曲;冠状位上可较清晰显示眼环、六条眼外肌、上睑提肌及视神经。

4. **泪腺**　位于眶前的外上侧,呈椭圆形的均匀软组织密度影。

5. **眼球**　1/3位于两侧颧突连线之后,若不足1/3则提示突眼。

(三) 正常眼眶MRI表现

正常眼眶MRI表现为:眼球前房和玻璃体呈长T_1、长T_2信号,其间可见呈等T_1、短T_2信号的晶状体。巩膜T_1WI和T_2WI均呈低信号。脉络膜和视网膜呈T_1WI高信号、T_2WI稍高信号。球后脂肪组织在T_1WI和T_2WI上均呈高信号。视神经及眼外肌在T_1WI、T_2WI上均呈中等或低信号。眼眶骨皮质呈低信号,含脂肪的骨髓呈高信号(图3-1-2)。

(四) 正常眼眶USG表现

1. 眼球呈类圆形,角膜呈前后高回声带、中间低回声带。巩膜呈均匀强回声。虹膜呈强回声。

2. 前房和玻璃体呈无回声暗区,晶状体呈双凸状椭圆形低回声区。

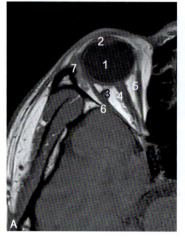
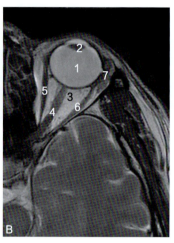

图3-1-2　正常眼眶MRI表现

A. T_1WI;B. T_2WI;1.玻璃体;2.晶状体;3.球后脂肪组织;4.视神经;5.内直肌;6.外直肌;7.泪腺。

3. 球后脂肪呈高回声,视神经和眼外肌呈低回声带状。

三、基本病变的影像学征象

(一) X线平片的异常征象

1. **眶窝扩大**　多呈均匀性膨大,见于眶内缓慢生长的肿瘤。

2. **眶壁改变**

(1) 邻近眶壁的肿瘤使眶壁局部受压、变形或破坏,如泪腺肿瘤使泪腺窝扩大或骨质缺损。

(2) 球后肿瘤使蝶骨大、小翼破坏。

3. **眶窝密度增高和钙化**　前者常见于眶内肿瘤;眶内静脉曲张可见静脉石;视网膜母细胞瘤、泪腺混合瘤、视神经胶质瘤和血管瘤等可发生钙化。

4. **眶上裂增宽与破坏**　见于眶内肿瘤与眶周病变,也可见于邻近眶上裂的颅内病变。

5. **视神经孔扩大和破坏**　常见于视神经肿瘤及侵犯视神经的视网膜母细胞瘤。

6. **眶内不透X线的异物**　高密度异物常见,有时较难确定异物与眼球的位置关系。

(二) CT检查

1. **眼球突出**　常见于眶内肿瘤、炎性假瘤(inflammatory pseudotumor)和格雷夫斯眼病(Graves ophthalmopathy)等。

2. **眼环增厚**　局限性增厚见于眼球肿瘤或视网膜脱离,弥漫性增厚通常为炎性病变所致。

3. **眼外肌增粗**　常为炎性假瘤(图3-1-3)和格雷夫斯眼病引起。格雷夫斯眼病特征性表现为

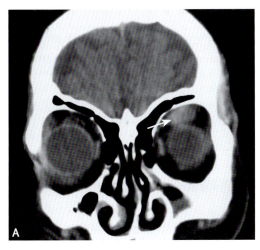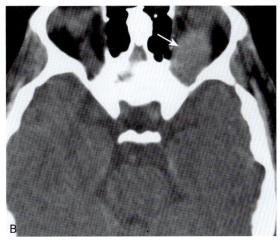

图 3-1-3　左眶炎性假瘤

A. 矢状位 CT；B. 横轴位 CT；示眼外肌增粗（白箭头）。

仅有肌腹增粗，且为双侧多条眼肌受累。

4. **球后脂肪密度增高或肿块**　常见于炎性假瘤和肿瘤。

5. **视神经增粗**　见于视神经肿瘤、炎症、格雷夫斯眼病和视神经挫伤等。

6. **眶内钙化和异物**　CT 探测敏感且能准确定位（图 3-1-4）。

7. **眶壁骨质改变**　良性肿瘤可引起眼眶的受压、扩大；恶性肿瘤引起不规则骨质破坏。

（三）MRI 检查

1. **眼球壁肿块**　T_1WI 多呈较高信号（较玻璃体），T_2WI 呈较低信号（较玻璃体）。

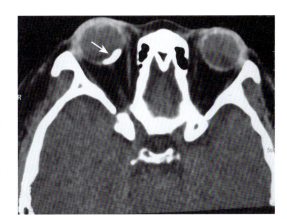

图 3-1-4　右眼脉络膜性骨瘤

横轴位 CT，示右眼环后壁钙化（白箭头）。

2. **眼外肌增粗**　T_1WI 和 T_2WI 呈中等或低信号，常见于炎性假瘤和格雷夫斯眼病。

3. **球后肿块**　在高信号的脂肪组织中，可见低信号肿块，其中皮样囊肿和畸胎瘤通常呈混杂信号。

4. **视神经肿块**　见于视神经肿瘤或累及视神经的眶内肿瘤，多呈长 T_1 和长 T_2 信号。

5. **钙化、异物和眶壁病变**　MRI 显示不如 CT，但眶壁骨髓病变、骨折所致脂肪组织疝入鼻旁窦，则 MRI 效果更佳。

（四）USG 检查

眶内回声异常见于各种肿瘤、视网膜脱离和眼球内异物；在眶内脂肪高回声对比下，肿瘤、炎症、视神经和眼外肌病变呈相对低回声。

第二节　耳　　部

Key points

- The mastoid X-ray plain film is suitable for observing acute and chronic otitis media and mastoiditis, epidermoid tumor and trauma, but it has almost been replaced by CT.

- HRCT can clearly show the structure and abnormality of the ear, and determine the scope and extent of the lesion.

● MRI examination is mainly applicable to inner ear malformations, facial/auditory neuropathy, inflammatory diseases, tumors and intracranial complications. If acoustic neuroma is suspected, MRI should be the first choice.

一、常用的影像学检查方法

（一）X 线检查

1. 乳突 X 线平片检查

（1）常用 25°侧斜位片：许氏位（Schüller method）是耳部常规检查和筛选方法，用于观察乳突气房、乳突窦、鼓室盖、乙状窦等。

（2）颞骨岩部轴位片：梅氏位（Mayer method），主要显示上鼓室（attic）、乳突窦入口（aditus of mastoid antrum）、乳突窦（mastoid antrum），即"三 A 区"，是中耳乳突表皮样瘤等疾病的重要检查部位。

（3）颞骨岩部后前位片：斯氏位（Stenver method），用于观察内耳、内耳道、骨窦等。

2. 适应证　可用于观察急性和慢性中耳乳突炎、表皮样瘤及外伤，因效果不如 CT 而目前几乎已被 CT 取代。

（二）CT 检查

1. 通常用高分辨力 CT，行横轴位扫描和冠状位重建。

（1）横轴位扫描：患者仰卧，扫描基线为眶下缘与外耳孔连线，层厚≤1mm，层间隔小于等于层厚，扫描范围自外耳道下缘至颞骨岩部上缘。

（2）冠状位重建：平面垂直于眶下缘与外耳孔连线，层厚≤1mm。范围自外耳道前缘 10mm 至外耳道后方 10mm 处。

（3）窗宽窗位：选用窗宽 3 000~4 000HU，窗位 300~500HU。一般使用软组织重建和骨重建两种算法。

（4）一般耳部炎症、先天畸形及外伤无须作增强扫描，对颞骨肿瘤尤其是血管源性肿瘤应作平扫和增强扫描。

2. HRCT 扫描是耳部常用的检查方法，它可清楚地显示乳突窦与气房、中耳及听小骨、内耳骨迷路及内耳道等的异常，清晰地显示病变范围、程度及细节，对于临床制订治疗方案有很大帮助。

（三）MRI 检查

1. 常规行横轴位和冠状位 SE 序列 T$_1$WI 和 T$_2$WI 检查，冠状位建议脂肪抑制序列，层厚 3mm，层间隔 1mm；采用梯度回波或重 T$_2$WI 并最大密度投影和三维重建技术法，可获得 MRI 迷路成像。

2. 所有累及耳部的病变均可行 MRI 检查，主要适用于内耳畸形、面/听神经病变、炎性病变及肿瘤等。尤其对于颅内并发症，应早期行 MRI 检查，对于治疗方案的选择将起到决定性的作用。如怀疑听神经瘤时，应首选 MRI 检查。

二、正常影像解剖

（一）正常乳突 X 线平片表现（许氏位）

1. 按乳突小房发育程度分为气化型、板障型、混合型和硬化型。

（1）气化型：小房发育良好，清晰透明。

（2）板障型、混合型和硬化型：小房数目和大小显示逐渐减少乃至消失。

2. 乳突前方两个重叠的圆形透亮影，为外耳道、鼓室和内耳道重叠影，大、小圆影分别为外、内耳道的轴面像；上方微向上突横行致密线代表岩锥鼓室盖；后方上下走行且微向前突的致密线系乙状窦前缘。上述两线于乳突后上方锐角相交，称为窦硬膜角。

（二）正常耳部 CT 表现

1. 外耳道　管状低密度影，边缘光滑（图 3-1-5）。

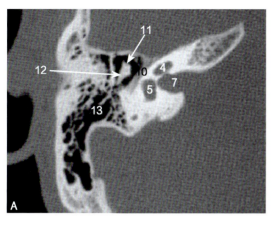 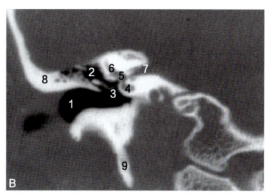

图 3-1-5 正常耳部 HRCT

A. 横轴位耳部 CT;B. 冠状位耳部 CT;1. 外耳道;2. 上鼓室;3. 中鼓室;4. 耳蜗;5. 前庭;6. 半规管;7. 内耳道;8. 颞骨鳞部;9. 茎突;10. 面神经管水平段;11. 锤骨头;12. 砧骨体;13. 乳突窦。

2. **鼓室**(tympanic cavity) 位于外耳道内侧,呈由后外向前内斜行的低密度气腔,其内可见高密度的听骨链。鼓室后方较窄的气道为乳突窦入口,与乳突窦相连(图 3-1-5)。

3. **迷路**(labyrinth) 居于鼓室内侧,自前向后依次为耳蜗、前庭、3 个半规管(图 3-1-5)。

(1)膜迷路呈低密度结构。

(2)耳蜗(cochlea):在横轴位上呈螺旋状,蜗顶指向前外;冠状位上呈蜗牛状。

(3)前庭(vestibule):呈圆形或椭圆形低密度影。

(4)3 个半规管:呈点状或半环形低密度结构,位于前庭附近并与之相连。

4. **内耳道** 位于耳蜗内侧,呈管状低密度影。双侧对称,前后径宽度相差小于 2mm。

5. **乳突小房** 呈大小不等的气腔,可延伸至颞骨鳞部(squamous portion)和颞骨岩部。

(三)正常耳部 MRI 表现

1. **外耳道、中耳、听骨链和乳突小房** 在 T_1WI 和 T_2WI 上均呈低信号。

2. **膜迷路及其内外淋巴液** 在 T_1WI 上呈低信号,在 T_2WI 上呈高信号。

3. **乳突和颞骨岩部** 骨髓在 T_1WI 和 T_2WI 分别为高和中等信号。

三、基本病变的影像学征象

(一)X 线平片的异常征象

1. 双侧颞骨不对称、畸形

(1)患侧乳突、面骨发育小:见于先天性外耳道骨性闭锁。

(2)患侧乳突不规则增大:见于乳突良性肿瘤。

2. 鼓室和乳突小房透光度改变

(1)密度增高,小房间隔模糊或破坏、小房内黏膜增厚:见于急、慢性中耳乳突炎。

(2)上鼓室和乳突窦区的类圆形空腔,周围见骨硬化带:是表皮样瘤的典型表现。

(二)CT 检查的异常征象

1. **外耳道软组织肿块** 常见于肿瘤性病变,合并骨质破坏及软组织侵犯多提示恶性。

2. **外耳道闭锁** 为常见的先天性畸形。

3. **听骨链呈团块状或消失,迷路部分或完全消失而呈骨性结构** 见于中、内耳先天性畸形。

4. **中耳鼓室、乳突窦、乳突小房密度增高** 多见于中耳乳突炎或外伤后。

5. **中耳鼓室、乳突窦、乳突小房密度增高伴有听小骨和邻近骨迷路破坏** 多见于胆脂瘤、中耳癌、颈静脉鼓室球瘤(图 3-1-6)等病变,中耳癌骨质破坏广泛且边缘不整。

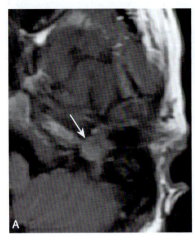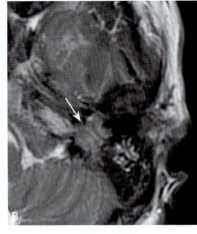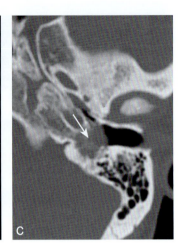

图 3-1-6   颈静脉鼓室球瘤

A. T₁WI；B. T₂WI：横轴位 MRI 示颈静脉窝软组织影，呈 T₁WI 稍高 T₂ 等信号影；C. CT：示颈静脉孔扩大，边缘不规则骨质吸收、破坏。

6. **双侧内耳道前后径宽度相差大于 2mm**   多见于听神经瘤。

7. **内耳骨迷路形态异常**   多见于先天性畸形、骨化性迷路炎。

(三) MRI 检查的异常征象

1. 乳突小房和中耳呈 T₂WI 高信号，见于中耳乳突炎。

2. 乳突窦和鼓室内肿块 T₁WI 呈等低信号、T₂WI 呈高信号，增强扫描无强化，见于胆脂瘤。

3. MRI 迷路成像显示部分或全部的正常迷路结构消失   可见于内耳先天性畸形；如伴有中耳肿块，多提示胆脂瘤或中耳癌的迷路侵犯。

第三节   鼻与鼻旁窦

Key points

● X-ray plain film can be used as a screening method for inflammation of nose and paranasal sinuses, traumatic fracture, and lesions with bone changes, and has been basically replaced by CT and MRI.

● CT examination can accurately evaluate the location, scope, bone destruction, the relationship between the lesions and the surrounding important structures, and the cervical lymph nodes of the nasal cavity and paranasal sinuses. Enhanced CT scanning is used to better understand the blood supply of the lesions.

● MRI can better distinguish inflammation, tumor and fibrous scar tissue of nasal cavity and paranasal sinus, especially for the location and characterization of malignant tumor, which is the most valuable imaging method for nasal cavity and paranasal sinus diseases. But it is less sensitive than CT to show bone lesions and calcification.

一、常用的影像学检查方法

(一) X 线检查

X 线平片可作为鼻和鼻旁窦一般性炎症、外伤骨折和有骨质改变的病变的筛查方法，因只能观察病变的大致情况，已基本被 CT、MRI 取代。

1. **顶颏位片（Water 位，华氏位）**   主要用于观察上颌窦、鼻腔及后组筛小房、蝶窦。

2. **鼻颏位片（Caldwell 位，柯氏位）**   用于观察前组筛小房及额窦。

(二) CT 检查

1. 扫描条件与参数

（1）横轴位扫描：一般取仰卧位，扫描范围自额窦上缘至硬腭，层厚 3~5mm，层间隔 3~5mm，如病变较大，可根据需要可扩大扫描范围。

（2）冠状位扫描：患者取俯卧位，基线垂直于硬腭，扫描范围自额窦前缘至蝶窦后缘，层厚 3~5mm，层间隔 3~5mm。

（3）若观察窦口等重要细微结构，采用层厚≤1mm 的 HRCT 扫描。鼻旁窦扫描检查必要时作增强扫描。

（4）窗宽窗位：观察软组织选用窗宽 350~700HU，窗位 40HU；观察骨组织选用窗宽 1 500~3 000HU，窗位 400~600HU。

2. CT 检查的优势 CT 检查能准确评价鼻腔、鼻旁窦病变部位、范围、骨质破坏情况、病变与周围重要结构的关系以及颈部淋巴结情况；CT 增强扫描可了解病灶血供情况，并且更清晰地显示病灶范围，故对临床制订治疗方案有极为重要的价值，是目前最常用的检查方法。

(三) MRI 检查

1. 常规行横轴位和冠状位 T_1WI 和 T_2WI 检查，通常加用脂肪抑制技术，层厚 3~5mm，层间隔 1mm。疑为肿瘤或肿瘤窦外延伸时，宜行增强扫描，推荐使用脂肪抑制技术。

2. 可较好区分鼻腔、鼻窦炎症、肿瘤和纤维瘢痕组织，尤其是对恶性肿瘤的定位、定性极为准确，为鼻腔、鼻旁窦病变最有价值的检查方法。但显示骨质病变和钙化等不及 CT 敏感。

二、正常影像解剖

(一) 正常鼻旁窦 X 线表现

1. 鼻腔呈梨形气腔，鼻中隔为纵行致密带影，顶、底和外侧骨壁易于显示。

2. 中、下鼻甲呈卷曲状，附于外侧壁上，上鼻甲多短小难以显示。

3. 鼻旁窦为含气空腔。

（1）额窦：呈扇形，位于眼眶内上方，可有骨性间隔。

（2）筛小房：呈蜂房状，居鼻中隔上方两侧和眼眶之间。

（3）上颌窦：呈尖端向下的三角形，位于眼眶下方，鼻腔外侧。

（4）蝶窦：呈类圆形，两侧常不对称。

(二) 正常鼻旁窦 CT 表现

1. 鼻腔和鼻旁窦呈低密度（图 3-1-7）。

2. 鼻甲、鼻中隔和鼻旁窦骨壁呈高密度。

3. 正常窦壁黏膜薄，不能显示。

4. 窦周软组织呈中等密度。

(三) 正常鼻旁窦 MRI 表现

1. 窦腔内气体和骨皮质呈低信号；骨髓呈高或中等信号（图 3-1-8）。

2. 窦壁黏膜在 T_1WI 上呈线形低或中等信号，在 T_2WI 上呈高信号。

3. 窦周脂肪层在 T_1WI 和 T_2WI 上分别呈高和中等信号。

三、基本病变的影像学征象

(一) X 线平片的异常征象

1. 鼻腔密度增高和含气量减少 见于黏膜水肿、鼻甲肥大、息肉、肿瘤或分泌物。

2. 鼻旁窦密度增高 见于鼻窦炎、肿瘤或先天性发育不良。

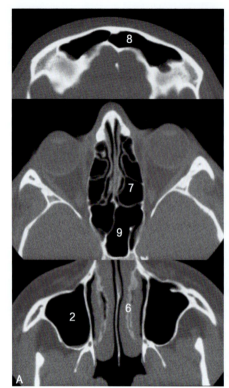

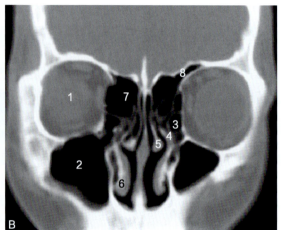

图 3-1-7   正常鼻旁窦 CT

A. 横轴位鼻旁窦 CT；B. 冠状位鼻旁窦 CT；1. 眼眶；2. 上颌窦；3. 筛泡；4. 钩突；5. 中鼻甲；6. 下鼻甲；7. 筛小房；8. 额窦；9. 蝶窦。

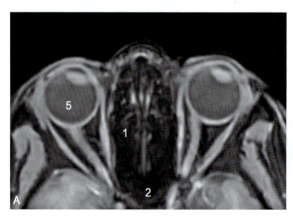

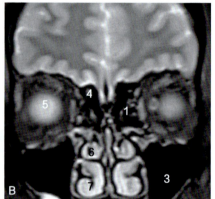

图 3-1-8   正常鼻旁窦 MRI

A. T$_1$WI 轴位；B. T$_2$WI 冠状位；1. 筛窦；2. 蝶窦；3. 上颌窦；4. 额窦；5. 眼球；6. 中鼻甲；7. 下鼻甲。

3. 鼻旁窦壁骨质改变

（1）鼻旁窦腔扩大，鼻旁窦壁膨出：见于良性占位病变。

（2）骨质破坏：见于恶性肿瘤或霉菌性感染。

（3）鼻旁窦骨壁增厚、密度增高：可见于慢性炎症、骨纤维结构不良和骨瘤等。

（二）CT 检查的异常征象

1. 鼻旁窦黏膜增厚。

2. 窦腔内出现气液平面或整个窦腔呈均匀性密度增高   多为鼻旁窦内积液，常见于炎症性病变（图 3-1-9）。

3. 鼻腔和鼻旁窦内软组织肿块伴壁骨质破坏或周围组织侵袭   常提示恶性肿瘤（图 3-1-10）。

4. 鼻旁窦壁骨质异常   常见于肿瘤、肿瘤样病变，也可见于慢性炎症性病变（图 3-1-10）。

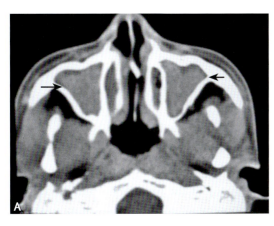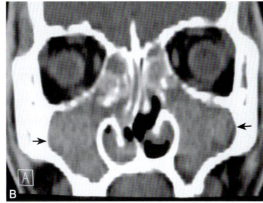

图 3-1-9 双侧上颌窦、窦小房炎

A. 横轴位鼻旁窦区 CT;B. 冠状位鼻旁窦区 CT;示双侧上颌窦、筛小房腔内密度均匀增高(黑箭头)。

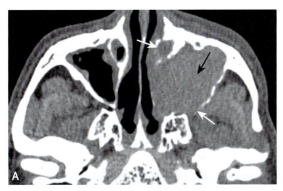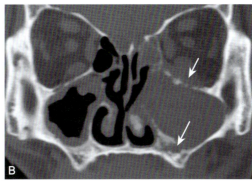

图 3-1-10 左侧上颌窦癌

A. 横轴位鼻旁窦区 CT;B. 冠状位鼻旁窦区 CT;左侧上颌窦内软组织密度填充(黑箭头),窦壁骨质破坏(白箭头)。

(三) MRI 检查的异常征象

1. 黏膜水肿、息肉或囊肿 多呈长 T_1、长 T_2 异常信号(图 3-1-11)。

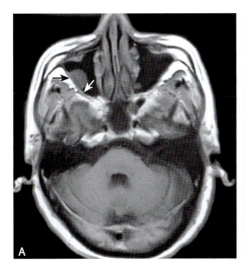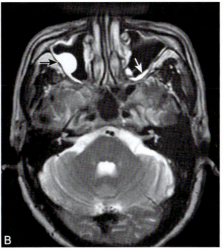

图 3-1-11 双侧上颌窦炎伴右侧上颌窦囊肿

A. 横轴位 T_1WI;B. 横轴位 T_2WI;示双侧上颌窦黏膜增厚(白箭头),呈等 T_1 长 T_2 信号;右上颌窦结节(黑箭头),边界光滑,呈均匀等 T_1 长 T_2 信号。

NOTES

2. **含黏液和蛋白质量高的囊肿**　在 T_1WI 和 T_2WI 上均呈高信号。

3. **细胞成分多的肿瘤**　在 T_1WI 和 T_2WI 上呈中等信号或中、低混杂信号。

第四节　咽　　部

Key points

● The pharynx is divided from top to bottom into nasopharynx, oropharynx, and hypopharynx, which are respectively bounded by the soft palate and hyoid bone plane. X-ray lateral film can show the thickening of the soft tissue of the posterior wall of the top of the nasopharynx and the stenosis of the nasopharynx cavity. It is mainly applicable to the diagnosis of pharyngeal inflammation and adenoid hypertrophy but has limited value for other diseases.

● CT can clearly show the anatomy of the nasopharynx, the location and scope of the lesion, and the relationship with the surrounding structures. Generally, it is not used to check oropharyngeal diseases.

● MRI has a better resolution of pharynx and surrounding tissues than CT, and can clearly show the extent of lesion invasion.

一、常用的影像学检查方法

（一）X 线检查

常摄取 X 线侧位片,可显示鼻咽顶后壁软组织是否增厚、鼻咽腔是否狭窄等。主要适用于咽部炎症、腺样体肥大等诊断,对于鼻咽部其他疾病诊断则价值有限。

（二）CT 检查

鼻咽腔横轴位扫描范围自蝶骨平台至硬腭平面;冠状位扫描范围自后鼻孔至颈椎。层厚 3~5mm,层间隔 3~5mm。怀疑肿瘤时,应行平扫和增强扫描。CT 可清晰显示鼻咽部解剖、病变部位、范围及与周围结构关系。一般不用于检查口咽疾病。

（三）MRI 检查

鼻咽部常规行横轴位扫描,冠状位和矢状位作为补充,用 SE 序列 T_1WI 和 T_2WI 检查。增强扫描推荐使用脂肪抑制技术,有利于显示病变的范围和内部结构。层厚 3~5mm,层间隔 1mm。扫描时患者平静呼吸并避免吞咽动作。MRI 对咽部及周围组织结构的分辨强于 CT,可清晰显示病变向周围侵犯路径及范围、病变性质等,利于治疗方案的制订及随访,故为常用的检查方法。

二、正常影像解剖

（一）正常咽部 X 线表现（侧位片）

鼻咽腔为含气空腔,顶、后壁呈连续窄带状软组织密度影,成人厚度 2~4mm。儿童因腺样体肥大,厚度不应超过 8mm。

（二）正常咽部 CT 表现

1. 横轴位图像（图 3-1-12 ）

（1）鼻咽腔:呈方形、长方形、梯形或双梯形含气空腔。两侧壁有突向腔内的咽鼓管圆枕(torus tubarius),其前、后方凹陷分别为咽鼓管开口和咽隐窝(pharyngeal recess)。鼻咽侧壁外侧为咽旁间隙,后壁为椎前软组织。

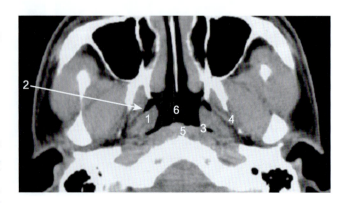

图 3-1-12　正常鼻咽部 CT

1. 咽鼓管圆枕;2. 咽鼓管开口;3. 咽隐窝;4. 咽旁间隙;5. 椎前软组织;6. 鼻咽腔。

（2）软腭：是口咽与鼻咽的分界，呈软组织密度。

（3）腭扁桃体与腭咽弓：呈等密度。腭扁桃体位于口咽外侧壁舌腭与腭咽弓间的扁桃体窝。

（4）黏膜皱襞：呈等密度。

2. 冠状位图像 显示鼻咽腔的顶壁、侧壁及咽旁间隙。

（三）正常咽部 MRI 表现

鼻咽 MRI 解剖结构与 CT 相似，但显示更清楚（图 3-1-13）。

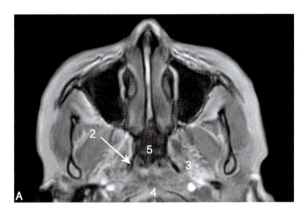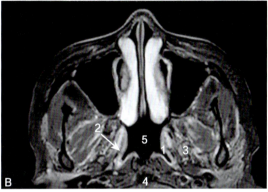

图 3-1-13 正常鼻咽部 MRI

A. T_1WI；B. T_2WI；1. 咽隐窝；2. 咽鼓管开口；3. 咽旁间隙；4. 椎前软组织；5. 鼻咽腔。

1. 鼻咽腔

（1）腔内气体：在 T_1WI 和 T_2WI 上均呈低信号。

（2）浅表黏膜：在 T_1WI 上呈低信号，在 T_2WI 上呈高信号。

（3）咽旁间隙（parapharyngeal space）：呈高信号；肌肉组织呈较低信号。

2. 软腭 在 T_1WI 上呈等、高信号，在 T_2WI 上呈高信号。

3. 腭扁桃体与腭咽弓 在 T_1WI 上呈等信号，在 T_2WI 上呈略高信号。

4. 黏膜皱襞 在 T_1WI 和 T_2WI 上均呈等信号。

三、基本病变的影像学征象

（一）X 线平片的异常征象

鼻咽部顶、后壁软组织肿块影，成人多见于鼻咽癌，儿童则以腺样体肥大（图 3-1-14）、化脓性感染和结核性脓肿常见。化脓性感染可见气泡或异物存留，结核性感染常有附近椎骨的骨质破坏。

（二）CT 检查的异常征象

1. 鼻咽部软组织增厚和肿块 常见于良、恶性肿瘤，以鼻咽癌多见（图 3-1-15）。少数为纤维血管瘤、淋巴瘤等。

（1）肿块强化：明显强化多见于鼻咽纤维血管瘤。鼻咽癌多为中等或较明显强化，密度可不均匀。轻度强化则多见于淋巴瘤。

（2）肿块内钙化：多见于脊索瘤。

2. 弥漫性鼻咽部软组织增厚 多见于炎症病变，低密度灶或伴有气体侧多为脓肿。

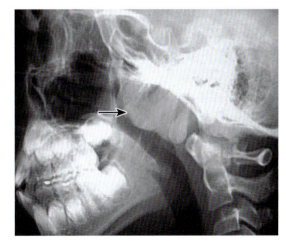

图 3-1-14 腺样体肥大

鼻咽侧位平片，示鼻咽后壁软组织结节状增厚。

3. 咽旁间隙异常

（1）咽旁肌增粗、移位,肌间脂肪层消失:见于炎症或恶性肿瘤的侵犯。

（2）咽旁间隙受压变窄:多为肿瘤性病变推压咽旁间隙所致。

4. 鼻咽顶壁骨质破坏 常见于鼻咽癌或脊索瘤。

（三）MRI 检查的异常征象

鼻咽部肿块通常呈长 T_1 和长 T_2 信号。

1. 肿块内流空血管,并有显著强化

多见于纤维血管瘤。

2. 肿块内有钙化,信号不均匀 多见于脊索瘤。

3. 咽旁间隙脂肪界面消失、肌肉增粗,并颈淋巴结增大及信号异常 多见于恶性肿瘤。

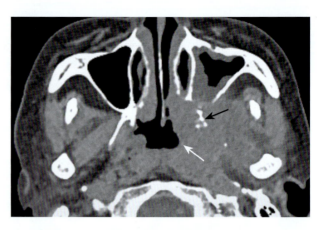

图 3-1-15 鼻咽癌

左侧鼻咽部软组织肿块,咽隐窝消失(白箭头),周围骨质破坏(黑箭头)。

第五节 喉   部

Key points

- The larynx uses cartilage as the scaffold, and the cartilage relates to muscle, ligament and fibrous tissue membrane to form the lumen. The laryngeal stent consists of thyroid cartilage, cricoid cartilage, epiglottic cartilage, arytenoid cartilage, wedge-shaped cartilage, and small horn cartilage.

- CT scanning can correctly show the scope and location of laryngeal lesions, whether there is cartilage destruction and the surrounding invasion. However, it is still difficult to display and characterize early laryngeal lesions, which needs to be combined with laryngoscopy and biopsy.

- MRI examination has its unique advantages in localization and characterization of laryngeal lesions, mainly for the differentiation of tumors from inflammation, edema, scar, etc.

一、常用的影像学检查方法

（一）X 线检查

常摄取侧位片,可大致显示喉部病变的整体外观和范围、声门下区改变、椎前软组织和颈椎骨质改变。用于一般性炎症、异物、中晚期肿瘤的检查,目前已被 CT、MRI 所取代。

（二）CT 检查

1. 扫描技术与参数

（1）喉部横轴位扫描时,患者仰卧,平静呼吸或屏气并停止吞咽运动。扫描基线以颈侧位作为定位片、取与喉室中线或以舌骨平行,层厚 2~5mm,层间隔小于或等于层厚的 50%,自舌骨平面至环状软骨下 1cm,相当于第 3 颈椎上缘至第 6 颈椎下缘。

（2）行三维重建,应做 0.5~1mm 薄层扫描。怀疑肿瘤时,应行平扫和增强扫描。发"依"音、"啊"音及平静呼吸与屏气动作扫描,可观察声带的活动功能。

（3）窗宽窗位:观察软组织选用窗宽 300~700HU,窗位 40HU。观察骨组织选用窗宽 1 500~3 000HU,窗位 400~600HU。

2. CT 检查的优势 CT 扫描可正确显示喉部病变范围、部位、有无软骨破坏及向周围侵犯情况,增强扫描可了解病变血供及判断有无颈部淋巴结转移,对于疾病定性、治疗方案的制订和预后估计有

NOTES

重大意义,是目前喉部肿瘤重要的影像学检查方法。但 CT 检查对于喉部早期病变显示及定性方面仍有困难,需要结合喉部内镜及活检等。

(三) MRI 检查

1. 喉部常规行横轴位扫描,冠状位和矢状位作为补充,用 SE 序列 T_1WI 和 T_2WI 检查。增强扫描推荐使用脂肪抑制技术,有利于显示病变的范围和内部结构。需用颈前线圈,层厚 3~5mm,层间隔 1mm。扫描时患者平静呼吸并避免吞咽动作。

2. MRI 检查对于喉部病变定位、定性方面有其独特优势,主要用于喉癌诊断,对于肿瘤与炎症、水肿、瘢痕等鉴别较 CT 为佳。

二、正常影像解剖

(一) 正常喉部 X 线表现

喉腔呈柱状含气空腔,中部横行透亮结构为喉室,喉室上为室带,下为声带。声带以上为声门上区,前上方新月状结构为会厌。喉软骨随年龄增长而出现钙化,以甲状软骨钙化常见。

(二) 正常喉部 CT 表现

1. 喉部声门上区可见含气的喉前庭,两侧为梨状窝。前壁为会厌软骨,侧壁为杓会厌皱襞,后壁为杓状软骨(图 3-1-16)。

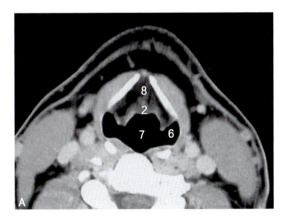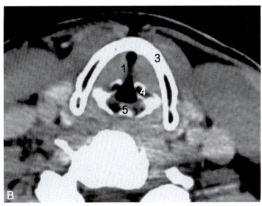

图 3-1-16　正常喉部 CT

A. 喉部声门上区横轴位 CT;B. 声门区横轴位 CT:1. 声带;2. 会厌;3. 甲状软骨;4. 杓状软骨;5. 环状软骨板;6. 梨状窝;7. 喉前庭;8. 会厌间隙。

2. 甲状软骨、环状软骨呈等或略高密度。会厌软骨呈等密度。

3. 室带附于甲状软骨板,两侧对称。声带两侧对称呈三角形,向后附于杓状软骨。声门裂,发"依"音时声门裂闭合(图 3-1-16)。

(三) 正常喉部 MRI 表现

喉部 MRI 形态表现与 CT 相似,但解剖结构显示更清楚。

1. 喉前庭、喉室、梨状窝在 T_1WI 和 T_2WI 上均呈低信号。

2. 喉旁和会厌间隙呈等、长 T_1,长 T_2 信号影。

3. 声带类似或稍高于肌肉的中等信号,室带信号略高于声带。

4. 喉软骨钙化与骨化则呈低信号,含脂肪的骨髓呈高信号。

三、基本病变的影像学征象

(一) X 线平片的异常征象

1. 喉腔内软组织肿块伴气道狭窄　见于良、恶性肿瘤。

2. 单纯气道受压狭窄　见于喉外病变。

(二) CT 检查的异常征象

1. 喉部 CT 异常征象与 X 线相似。

2. 喉旁和会厌间隙受累,或喉软骨破坏多见于恶性肿瘤(图 3-1-17)。

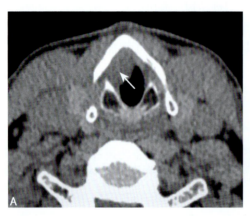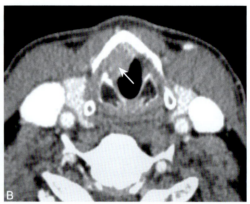

图 3-1-17　喉癌

A.声门区横轴位 CT 平扫;B.声门区横轴位 CT 增强扫描;右侧声带黏膜增厚,增强扫描见明显强化。

3. 喉软骨骨折、气道狭窄、周围软组织增厚、喉旁和会厌间隙密度增高见于喉外伤。

(三) MRI 检查的异常征象

1. 喉部软组织结节或肿块影,增强后有强化　多见于喉癌。

2. 喉部软组织水肿　呈长 T_1、长 T_2 信号,病变边界不清。

3. 喉部血肿　根据血肿不同时期在 MRI 上表现为不同信号。

第六节　腮　　腺

Key points

- The parotid gland：the lateral part located at the lateral side of the facial nerve is called the superficial lobe，and the medial part is called the deep lobe. CT and MRI cannot distinguish facial nerve，so the posterior mandibular vein accompanying facial nerve is taken as the boundary.

- X-ray examination can be used to observe high-density parotid gland stones and calcification. Parotid angiography is helpful to determine whether the structures of the ducts and acini at all levels of the parotid gland and the emptying function of the parotid gland are abnormal.

- The contrast resolution of MRI on parotid gland and its surrounding structures is higher than that of CT，which can better show the location，shape，signal changes of the lesions，as well as the relationship with the surrounding structures or the invasion path and scope.

- Doppler ultrasound can better understand the blood flow changes of the lesions and the relationship between the lesions and the surrounding large vessels.

一、常用的影像学检查方法

(一) X 线检查

仅可用于观察腮腺结石和钙化。

(二) 腮腺造影检查

1. 检查目的　有助于明确腮腺各级导管及腺泡结构、腮腺排空功能有无异常。

2. 检查方法　经腮腺导管开口注入 40% 碘化油或 60% 泛影葡胺 1~2ml,使腮腺导管充盈后摄充盈像;将蘸有 2.5% 柠檬酸棉签于舌背前 1/3 处 1 分钟,刺激腮腺排空对比剂,酸性刺激后 5 分钟内,清水漱口后摄取功能片以了解腮腺排空功能。腮腺急性炎症时不宜进行造影检查。

3. 适应证及禁忌证　适用于腮腺慢性炎症、干燥综合征、肿瘤、导管阴性结石及其他腮腺导管疾病,配合 CT 扫描则效果更佳。碘对比剂过敏及腮腺急性炎症时不宜进行造影检查。如已明确涎腺导管内有阳性结石,则应慎行涎腺造影。

(三) CT 检查

1. 扫描条件与参数

(1)根据需要取横轴位和/或冠状位扫描。横轴位扫描一般取仰卧位,扫描基线为下眶耳线,并使患者的下眶耳线与检查台面保持垂直,摆位置时应注意使两侧对称。怀疑肿瘤应行平扫及增强扫描。

(2)横轴位扫描范围自蝶鞍至下颌角。层厚 3~5mm,薄层扫描用 1~2mm,层间隔小于等于层厚。

(3)窗宽窗位:观察软组织选用窗宽 350~700HU,窗位 40HU;观察骨组织选用窗宽 1 500~3 000HU,窗位 400~600HU。

2. 主要适用于腮腺炎症和肿瘤性病变,能够显示病变范围、程度、血供及有无淋巴结转移等。

3. 腮腺造影 CT 可显示导管病变,并有助于腮腺肿瘤与炎症、良性与恶性肿瘤的鉴别。

(四) MRI 检查

1. 腮腺常规行横轴位扫描,用 SE 序列 T_1WI 和 T_2WI 检查,通常加用脂肪抑制技术。增强扫描推荐使用脂肪抑制技术,有利于显示病变的范围和内部结构。层厚 3~5mm,层间隔 1mm。

2. MRI 对腮腺及周围组织结构的对比分辨高于 CT,可较好显示病变的部位、形态、信号变化以及与周围结构的关系或侵犯路径及范围等。

(五) USG 检查

1. 行多方位多切面扫查,两侧对比。

2. 可确定腮腺内有无占位性病变,并可鉴别囊、实性病变。多普勒超声还可了解病灶血流改变及病灶与周围大血管关系等。

二、正常影像解剖

(一) 正常腮腺造影表现

1. 充盈相　正常导管系统分支逐级变细如树枝状,边缘光滑,走行自然。主导管长 5~7cm,直径 1~3mm(图 3-1-18)。

2. 排泄相　导管内对比剂基本排空。

(二) 正常腮腺 CT 表现

腮腺呈三角形,形态不规则。其含有较多的脂肪,密度介于肌肉和脂肪之间,平扫 CT 值 −30~−10HU 之间。下颌后静脉、颈外动脉可见。面神经及腮腺内导管不能显示。

(三) 正常腮腺 MRI 表现

腮腺在 T_1WI、T_2WI 上均呈较高信号,腮腺周围脂肪呈高信号(图 3-1-19)。下颌后静脉、颈外动脉呈点状无信号。面神经呈低信号,腮腺内导管显示困难。

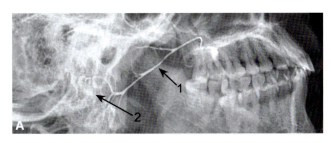
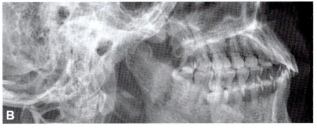

图 3-1-18　腮腺造影正常表现

A. 充盈相;B. 排泄相;经腮腺导管开口注入对比剂,使腮腺导管及腮腺显影,可清晰显示各级导管,也可见少量腺泡充盈;1. 腮腺导管;2. 腮腺。

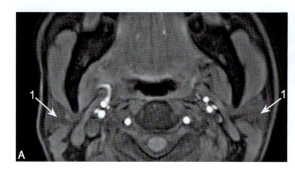
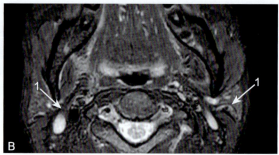

图 3-1-19　腮腺 MRI 正常表现

A. T$_1$WI；B. T$_2$WI；1. 腮腺为脂性腺体组织，T$_1$WI 呈等或稍高信号，T$_2$WI 呈高信号。

（四）正常腮腺 USG 表现

正常腮腺边缘光滑，呈光点细小、分布均匀的中等回声，前后径约 1cm，腺体内水平走行的高回声带为主导管。

三、基本病变的影像学征象

（一）X 线平片的异常征象

圆形或卵圆形、密度均匀或分层高密度结节，沿主导管方向分布，多见于腮腺结石。

（二）腮腺造影的异常征象

1. 腮腺导管充盈缺损　阴性结石常呈圆形或梭形，对比剂断端呈弧形。

2. 导管形态和管腔改变

（1）导管系统呈腊肠状扩张，边缘不整：见于慢性腮腺炎。

（2）末梢导管多发点状、球形扩张：见于舍格伦综合征（干燥综合征）。

（3）导管系统受压移位呈抱球状，边界清楚、边缘光滑，走行连续无破坏中断：多见于良性肿瘤。

（4）导管系统排列紊乱，管腔粗细不均、局部中断，对比剂有外溢：见于恶性肿瘤。

（三）CT 检查的异常征象

1. 腮腺体积及形态改变　腮腺弥漫性肿大多见于急性化脓性腮腺炎，后期因纤维化而萎缩变形。局限性肿大可见于腮腺占位。

2. 腮腺软组织占位　常见于肿瘤性病变。

（1）良性肿瘤：呈圆形或卵圆形，边缘清楚，其内可见钙化或囊变（图 3-1-20）。脂肪瘤和淋巴管瘤病灶呈低密度。血管瘤增强后见明显强化。

（2）恶性肿瘤：形态不规则，边缘模糊，密度多不均匀，内见出血、坏死和囊变区，增强扫描呈不均匀或环形强化。

3. 腮腺病变伴有颈部淋巴结肿大、颅底骨质破坏　多见于恶性肿瘤。

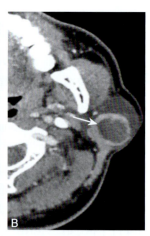

图 3-1-20　腮腺良性肿瘤：多形性腺瘤

A. 横轴位 CT 平扫；B. 横轴位 CT 增强扫描；左侧腮腺圆形病灶（白箭头），边缘清楚，内见囊变区，增强实性部分强化，囊性部分未见强化。

（四）MRI 检查的异常征象

大多数肿瘤 T$_1$WI 呈稍低或等信号，T$_2$WI 呈稍高或等信号。增强扫描示病灶信号均匀、边界清楚者多见于良性肿瘤；信号不均匀、边界不清楚伴囊变、坏死区域则多见于恶性肿瘤。

（五）腮腺 USG 的异常征象

腮腺病变显示其大小、形态和回声发生改变。

1. **腮腺肥大** 见于良性增生或炎症。

2. **腮腺缩小** 见于腺体萎缩或发育不全。

3. **肿块形态规则、边缘齐整、内部回声均匀** 多见于良性肿瘤。

4. **肿块非均匀性回声且形态不规则** 多见于恶性肿瘤。

第七节　颌　面　部

Key points

● The maxillofacial region includes the maxillary region, oropharyngeal cavity, mandibular region, and temporomandibular joint. In addition to the upper and lower mandibles and joints, it also contains many air containing cavities, muscles, fat spaces, etc.

● X-ray examination can be used to observe jaw cysts, tumors and tumor like lesions, but sometimes because of too much overlap in the maxillofacial region, it can also lead to missed diagnosis or misdiagnosis, so it's the current clinical application is getting much less.

● CT examination is applicable to the examination of maxillofacial trauma, inflammation, tumor and other lesions, which can comprehensively show the location, extent and scope of the lesions.

● MRI is mainly applicable to maxillofacial soft tissue, bone marrow and joint diseases. Temporomandibular arthrography is mainly aimed at temporomandibular joint diseases.

一、常用的影像学检查方法

（一）X 线检查

1. 下颌骨常规摄取正位、侧位、斜位或全景片，主要用于观察颌骨囊肿、肿瘤和肿瘤样病变。

2. 颞颌关节摄取两侧侧位闭、张口位片，可显示骨组织及含气空腔。用于观察外伤骨折、颌面骨炎症及肿瘤性病变以及颞颌关节病变等。但有时因为颌面部重叠太多，也可造成漏诊或误诊，故目前临床应用较少。

（二）CT 检查

1. 扫描条件与参数

（1）横轴位为主并辅以冠状位扫描。患者取仰卧位，下颌稍内收。

（2）扫描范围自下颌骨下缘至上颌骨全部，层厚 3~5mm；三维重建以 0.5~1mm 薄层重建，层间隔小于等于层厚。

（3）窗宽窗位：观察软组织选用窗宽 350~700HU，窗位 40HU；观察骨组织选用窗宽 1 500~3 000HU，窗位 400~600HU。

2. 适用于颌面部外伤、炎症和肿瘤等病变检查，可全面显示病变部位、程度及范围。

（三）MRI 检查

主要用于颞颌关节检查。常规行横轴位及矢状位的闭、张口位检查，常规采用 T_1WI 和 T_2WI 检查，层厚 3mm，层间隔 1mm，两侧对比观察。主要适用于颌面部软组织、骨髓和关节病变等。颞下颌关节造影主要针对颞下颌关节病变。

（四）DSA 检查

主要用于口腔颌面部血管瘤、动静脉血管畸形和富血供肿瘤的检查。

二、正常影像解剖

(一) 正常 X 线表现

颞颌关节闭口位像：下颌骨髁状突应位于关节窝内，关节间隙约 2mm。开口位像：下颌关节突（髁状突）前移至颞骨关节结节前下方。两侧活动度相等。上颌骨由体部及四个突起（额突、颧突、齿槽突、腭突）构成。下颌骨由体部和升支构成，交界处为下颌角。下颌骨骨皮质致密，松质骨呈网格状小梁。

(二) 正常 CT 表现

1. 除了观察上、下颌骨外，还可观察其周围软组织及关节病变。

2. 颞颌关节

（1）闭口位：关节盘位于髁状突与关节凹间，呈较高的软组织密度影；髁盂角的密度低于关节盘，CT 值 40~60HU，位于髁状突与关节结节间。

（2）开口位：下颌关节突（髁状突）前移至颞骨关节结节前下方，关节盘位于髁状突与关节结节间。

(三) 正常 MRI 表现

1. 在 T_1WI 上，关节窝、关节结节和髁状突的骨皮质呈均匀低信号，表面光滑；关节盘呈双凹透镜状低信号。

2. 闭口位上，髁状突位于关节窝中心，关节盘夹于二者之间。张口位上，关节盘与髁状突一起向前下移至关节结节顶点下方。

三、基本病变的影像学征象

(一) X 线平片的异常征象

1. **骨皮质断裂** 多为外伤骨折改变。

2. **骨质异常**

（1）颌骨牙根尖周围圆形透亮区：见于根尖周脓肿、囊肿或肉芽肿等。

（2）骨质硬化：可见于慢性骨髓炎等。

（3）骨质不规则破坏：多见于恶性肿瘤。

3. **颌面骨形态改变** 常见于先天发育不良、骨纤维性结构不良、外伤等。

4. **颞下颌关节病变** 功能紊乱期可见下颌骨髁状突移位，运动异常，同时伴有关节间隙异常增宽或变窄；器质病变期则见骨质增生硬化，皮质下囊状透亮区，髁状突磨平变小，关节结节变平，关节窝变浅。

(二) CT 检查的异常征象

与 X 线平片的异常征象相似，但显示可更加清晰。另外还可显示颌面部软组织病变。

(三) MRI 检查的异常征象

1. **占位性病变**

（1）颌骨囊肿类病变：在 T_1WI 上呈边缘光滑的类圆形低信号灶，在 T_2WI 上多呈高信号或混杂信号，多房性囊肿其内可见低信号线形分隔。

（2）实性肿块：在 T_1WI 上呈稍低或等信号灶，在 T_2WI 上呈高、等或混杂信号灶，决定于肿瘤的不同组织结构和类型。

2. **骨质信号异常** 骨质水肿、破坏表现为长 T_1、长 T_2 信号，脂肪抑制后为高信号。

3. **颞颌关节异常** 关节盘移位、变形和信号异常。

（1）关节盘移位：矢状位 T_1WI 的闭口位上，关节盘前移、位于髁状突前方；张口位上，前移位关节盘如能恢复至正常位置则为可复性移位，否则为非可复性移位。

（2）关节盘变形：指关节盘失去正常的双凹形，呈平板形或双凸形。关节盘中断、分离，提示关节盘穿孔。

（3）关节囊炎性水肿或渗液：在 T_2WI 上信号不同程度增高。

第八节　甲状腺和甲状旁腺

Key points

- The thyroid is closely attached to the surface of the larynx and trachea, and it is divided into left and right lobes and the isthmus connecting the two lobes. The lateral lobe extends downward from the middle of the thyroid cartilage to the plane of the sixth trachea ring, and the isthmus covers the surface of the second to fourth trachea rings.

- X-ray examination can show soft tissue calcification, pneumatosis, trachea morphology, etc. It is not used to diagnose thyroid and parathyroid diseases.

- CT can show the number, location, relationship with adjacent structures and whether there is lymph node enlargement of neck soft tissues (muscles, blood vessels, lymph nodes, thyroid and parathyroid glands, etc.), and can be followed up after surgery.

- MRI is mainly applicable to maxillofacial soft tissue, bone marrow and joint diseases. Temporomandibular arthrography is mainly aimed at temporomandibular joint diseases.

一、常用的影像学检查方法

（一）X 线检查

颈部摄正、侧位片，可显示软组织钙化、积气，气管形态等，不用于诊断甲状腺和甲状旁腺病变。

（二）CT 检查

1. 扫描条件与参数

（1）多采用横轴位：患者取仰卧位，头稍后仰，使下颌支与检查台面垂直。嘱患者平静呼吸，两肩放松并尽量下放以减少肩部骨骼对下颈部结构扫描的影响。

（2）扫描范围：自下颌角至胸腔入口。层厚 3~5mm，薄层扫描层厚 1~2mm，层间隔小于等于层厚。

（3）常行增强扫描，采用横轴位扫描，层厚 3~5mm。有甲状腺功能亢进症状或同位素扫描为"热结节"时，则不宜行增强 CT 扫描。

（4）窗宽窗位：观察软组织选用窗宽 350~700HU，窗位 40HU；观察骨组织选用窗宽 1 500~3 000HU，窗位 400~600HU。

2. CT 检查的优势

CT 能够显示颈部软组织（肌肉、血管、淋巴结、甲状腺和甲状旁腺等）的病灶数目、部位、与邻近结构关系及有无淋巴结肿大，可进行术后随访等。增强扫描可提高病灶的显示率和病变的检出率。CT 平扫和增强扫描为评价颈部软组织病变极有价值的检查方法。

（三）MRI 检查

常规采取自旋回波序列 T_1WI、T_2WI 横轴位成像，通常加用脂肪抑制技术，为观察甲状腺的上下极可行冠状位扫描。

（四）USG 检查

选用高频 B 超，甲状腺和甲状旁腺扫查无须特殊准备。USG 检查能够发现甲状腺小结节，CDFI 及 PD 可显示病变血供血流情况，是甲状腺疾病尤其是甲状腺结节目前首选的影像学检查方法。用于发现甲状腺病变，甲状腺结节的鉴别诊断，甲状腺癌高危人群的筛查等。若诊断不清，可进行超声引导下穿刺活检。

（五）核素检查

包括甲状腺吸 ^{131}I 功能测定和甲状腺显像。能够反映甲状腺局部及整体功能，了解垂体甲状腺轴的调节功能。用于发现甲状腺结节并进行良、恶性的鉴别，发现异位甲状腺，发现甲状腺癌转移灶及甲状腺癌治疗后随诊等。

二、正常影像解剖

（一）正常 X 线表现

气管居中，管腔未见狭窄；两侧颈部软组织基本对称，密度均匀。

（二）正常 CT 表现

正常甲状腺血流丰富、含碘量高，CT平扫表现为位于气管两侧的类三角形均匀高密度影，强化均匀显著，正常甲状旁腺 CT 上不显影（图 3-1-21）。

（三）正常 MRI 表现

正常甲状腺两侧对称，信号均匀，T_1WI 呈稍高于肌肉信号，T_2WI 信号无明显增高。甲状旁腺正常时不易显示。

（四）正常 USG 表现

1. 正常甲状腺在横切面呈蝶形或马蹄形，包膜完整，两侧叶基本对称。侧叶前后径 1~2cm，左右径 2~2.5cm，上下径 3.5~5cm，峡部前后径 0.2~0.4cm，呈细小密集分布均匀的中等回声，周围肌肉组织为低回声。

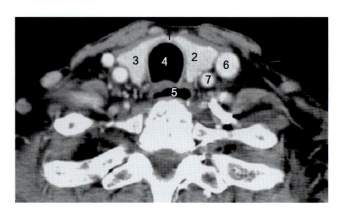

图 3-1-21　正常甲状腺 CT

横轴位 CT：1. 峡部；2. 左侧叶；3. 右侧叶；4. 气管；5. 食管；6. 颈内静脉；7. 颈动脉。

2. CDTI 显示甲状腺血流较少。

3. 正常甲状旁腺约 3mm × 5mm 大小，USG 上不能显示。

（五）正常核素表现

1. 甲状腺动态显像　颈总动脉显像后 2~6 秒后甲状腺开始显像，放射性低于颈总动脉，继而甲状腺显像渐浓。

2. 甲状腺静态显像　两侧叶放射性分布均匀，呈蝴蝶状。峡部一般不显影。

三、基本病变的影像学征象

（一）X 线平片的异常征象

1. 肿大甲状腺向胸骨后伸延，可见上纵隔增宽和气管受压移位和管腔狭窄。

2. 甲状旁腺结节一般较小，平片上不易发现，但甲状旁腺功能亢进所致骨骼病变和尿路结石可经平片证实。

（二）CT 检查的异常征象

1. 甲状腺体积增大　可见于单纯性甲状腺肿、甲状腺炎及肿瘤等。

2. 甲状腺肿块

（1）甲状腺囊肿：多呈类圆形密度均匀的低密度灶，增强后无强化或呈环形强化；继发于肿瘤者囊壁常较厚，可有壁结节强化。

（2）甲状腺腺瘤（thyroid adenoma）：呈低密度结节，多为 1~4cm，边界清楚，轮廓光滑，可有钙化，增强后多为结节状或环形强化。

（3）甲状腺癌（thyroid carcinoma）：肿块大小不一，轮廓多不规则，边界不清，密度减低且不均

NOTES

匀,常有出血、囊变和钙化,增强后多表现为不均匀强化或环形强化。可伴有颈部淋巴结肿大或远处转移。

3. 甲状旁腺结节　位于甲状腺背侧气管食管沟内,呈类圆形软组织结节,密度均匀,增强后呈均匀或不均匀性强化。

(三) MRI 检查的异常征象

1. 甲状腺体积增大,实质信号不均匀

(1) 单纯性甲状腺肿(simple goiter):在 T_1Wl 上呈结节性低或等信号,均匀或不均匀;T_2WI 呈混杂信号改变,以高信号为主(图 3-1-22)。胶样结节及出血结节 T_1Wl 上呈高信号。

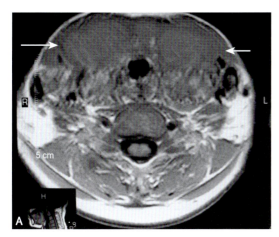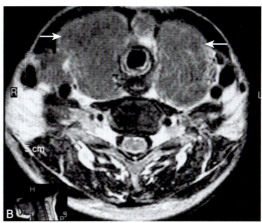

图 3-1-22　单纯性甲状腺肿
A、B. 甲状腺侧叶弥漫性增大,边缘规则、锐利,呈等 T_1、混杂低等 T_2 信号。

(2) 毒性弥漫性甲状腺肿(toxic diffuse goiter):在 T_1WI 和 T_2Wl 上呈弥漫性高信号,其间可见低信号纤维间隔及较多流空血管影。

2. 甲状腺肿块

(1) 浆液性囊肿:多呈 T_1WI 低和 T_2WI 高信号。

(2) 胶样囊肿:含大量蛋白质,呈 T_1WI 高和 T_2WI 高信号。

(3) 出血囊肿:信号因血肿发生的时长而异。

(4) 软组织肿块:可呈 T_1WI 稍低和 T_2WI 稍高信号,内部信号可不均匀。

3. 甲状旁腺肿瘤　在 T_1WI 上呈等或稍低信号,T_2WI 上呈高信号;少数肿瘤 T_1WI 和 T_2WI 均呈混杂信号影,为肿瘤退行性变、陈旧出血及纤维化所引起。

(四) USG 检查

1. 甲状腺体积增大　多见于单纯性甲状腺肿、甲状腺炎等。

2. 甲状腺实质回声异常　可表现为回声减低、增高或回声不均。

3. 甲状腺肿块

(1) 甲状腺囊肿呈边缘光滑均质性无回声区。

(2) 良性肿瘤常表现为单个或多发均质性较高或稍低回声结节,边界清楚,包膜完整,肿瘤周围有时可见"声晕"征。

(3) 恶性肿瘤多表现为肿块轮廓不清,形态不规则,包膜不完整,内部回声不均匀,后方可有声衰减,且常伴有坏死、出血、囊变和沙砾样钙化。

4. 甲状旁腺肿大到 6~15mm 相对较易显示　甲状旁腺肿瘤呈边界清楚、回声均匀的结节或肿块,常需与甲状腺肿瘤鉴别。

NOTES

思考题

1. 简述眼部的影像学检查方法的优选。

2. 简述眼部的正常与异常的影像学征象。

3. 简述耳部 CT 扫描的主要技术参数和临床意义。

4. 简述耳部的正常与异常的影像学征象。

5. 简述鼻旁窦 CT 扫描适应证和临床意义。

6. 简述鼻及鼻旁窦的正常与异常的影像学征象。

7. 简述喉部的影像学检查方法的优选。

8. 简述喉部的正常与异常的影像学征象。

9. 简述腮腺造影的适应证、禁忌证以及临床意义。

10. 简述腮腺的正常与异常的影像学征象。

11. 简述甲状腺及甲状旁腺的影像学检查方法的优选。

12. 简述甲状腺及甲状旁腺的正常与异常的影像学征象。

（张 冰　徐晓俊）

第二章
头颈部疾病

扫码获取
数字内容

第一节 眼与眼眶常见疾病

Key points

- Common diseases of the eye and orbit include trauma, foreign body, Graves ophthalmopathy, inflammation, eyeball tumor, orbital tumor, etc.

- Retinoblastoma (RB) is the most common primary malignant eyeball tumor in infants and young children under 3 years old.

- Choroidal melanoma is the most common primary malignant eyeball tumor in adults between 40 and 50 years old.

- Cavernous hemangioma is the most common benign orbital tumor in adults. It develops slowly and mostly occurs in women aged 20~40 years.

- Inflammatory pseudotumor, known as idiopathic orbital inflammation, is a non-infectious inflammation.

- Graves ophthalmopathy is one of the common causes of exophthalmos. Graves ophthalmopathy can be accompanied with or without thyroid dysfunction, and most of them occur in middle-aged women.

一、眼球与眼眶内异物

眼球与眼眶内异物（foreign body）分为金属异物和非金属异物。金属异物包括钢、铁、铜、铅及其合金等，非金属异物包括玻璃、塑料、橡胶、沙石、骨片和木片等。可伴有眼球破裂、晶状体脱位、眼球固缩、出血及血肿形成、视神经创伤、眼外肌创伤、眼眶骨折、颈动脉海绵窦瘘及眶内动静脉瘘以及感染等较多并发症。

【临床表现】 根据异物进入眼部的路径、异物存留部位以及异物对眼部结构损伤的程度而有不同的临床表现。眼球内异物的主要表现有视力障碍、眼球疼痛和眼球内炎症等。眼眶内异物若损伤视神经则表现为视力障碍，若损伤眼外肌则可出现复视、斜视和眼球运动障碍等。

【影像学检查方法的选择】 眼眶 X 线平片已较少用于诊断眼部异物。眼眶 CT 能准确显示高密度或低密度异物并准确定位，MRI 对与玻璃体密度相近的非金属异物显示最佳。CT 和 MRI 多断面图像能够准确定位。铁磁性金属异物禁用 MRI 检查，因铁磁性金属异物在检查时会发生移位，导致眼球壁或眼眶内结构（视神经等）损伤。

【影像学征象】

（一）X 线平片

可显示不透 X 线异物，细小金属异物或半透 X 线异物不能显示。不能确定异物的具体位置。目前临床上已不再作为主要检查方法。

（二）CT 表现

能够显示高密度异物及异物引起的眼球内改变和眶壁骨折，并能确定异物的具体位置。

145

1. 金属异物　眼球内或眼眶内异常高密度影,CT 值在+2 000HU 以上,其周围有明显的放射状金属伪影。金属伪影对异物大小的测量和准确定位有较大的影响。

2. 非金属异物

(1) 高密度非金属异物:沙石、玻璃和骨片等,CT 值多在+300HU 以上,一般无明显伪影。

(2) 低密度非金属异物:植物类、塑料类等。木质异物表现为明显低密度影,CT 值为−199~−50HU,有时与气体很难区分;塑料类异物的 CT 值为 0~20HU。

(三) MRI 表现

1. 金属异物　铁磁性金属异物禁用 MRI 检查。

2. 非金属异物　由于含氢质子较少,在 T_1WI、T_2WI 和质子密度像上均为低信号。眼球内异物在 T_2WI 显示较清楚;眼眶内异物在 T_1WI 显示较好。

3. 较好地显示颅内并发症　如挫裂伤等。

【诊断与鉴别诊断】　有外伤史,诊断较明确。

二、视网膜母细胞瘤

【临床表现】　视网膜母细胞瘤(retinoblastoma,RB)主要临床表现为白瞳征,瞳孔区黄白光反射。晚期可引起继发性青光眼及眼球外侵犯等。

【影像学检查方法的选择】　超声是 RB 的首选影像检查方法,清楚显示肿块和肿块内的钙化。尽管 CT 显示肿块内的钙化很敏感,但对于儿童应注意辐射剂量。MRI(尤以增强 MRI)显示眼球外侵犯、视神经和颅内转移以及鞍上或松果体区三侧性 RB 最佳,是分期的重要依据,但显示钙化不如 CT 或超声。

【病理生理基础】　肿瘤位于视网膜,向玻璃体内或视网膜下生长,多呈灰白色,常有钙化和坏死。镜下主要是未分化的神经母细胞,部分瘤细胞可发生凝固性坏死,坏死区内常见瘤细胞钙化,RB 最具特征性的病理学改变为瘤细胞菊花团形成。肿瘤容易沿视神经向眶内或颅内侵犯,也可直接侵犯到眼球外眼眶组织等;可发生淋巴结转移或血行转移至肺、脑及其他器官。

【影像学征象】

(一) CT 表现

1. 眼球内圆形或椭圆形肿块,密度不均匀,高于玻璃体密度。钙化是本病的特征性表现,约 95% 患者肿块内有团块状、片状或斑点状钙化(图 3-2-1)。

2. 视网膜脱离,呈新月状或 V 形,与肿瘤密度相似。

3. 眼球外侵犯,表现为眼球内肿块侵犯至眼球外,形成眼眶肿块或视神经增粗。

(二) MRI 表现

1. 与玻璃体信号相比,RB 在 T_1WI 呈轻至中度高信号,在 T_2WI 上呈明显低信号(图 3-2-2)。

2. 肿块内钙化,在 T_1WI 上呈低信号;肿瘤内坏死,在 T_2WI 上呈片状高信号。

3. 增强后肿块呈轻至中度不均匀强化(图 3-2-2)。

4. 眼球外侵犯表现为眼球外不规则肿块,视神经侵犯表现为视神经增粗,可沿着视神经累及颅内,增强后轻至中度强化。

5. 双侧眼球 RB 及松果体区或鞍上母细胞瘤称为三侧性 RB,双侧眼球 RB、鞍上及松果体母细胞

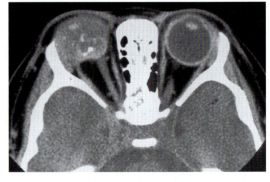

图 3-2-1　右眼视网膜母细胞瘤
横轴位平扫 CT,示右眼球内不规则形软组织肿块影伴钙化,玻璃体腔密度增高,晶状体变形移位,肿瘤侵犯眼球外眼眶组织。

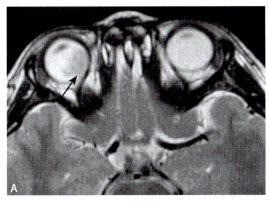
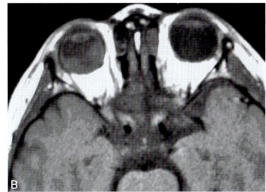
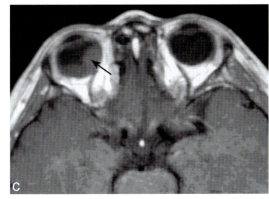

图 3-2-2　视网膜母细胞瘤
A. 横轴位 T_2WI；B. 横轴位 T_1WI，示肿瘤位于眼球后壁鼻侧，在 T_1WI 上与玻璃体信号相比呈轻至中度高信号，T_2WI 上呈略低信号，颞侧为继发的视网膜脱离；C. 增强横轴位 T_1WI，肿块呈中度强化。

瘤为四侧性 RB。

三、脉络膜黑色素瘤

【临床表现】　脉络膜黑色素瘤（choroidal melanoma）肿瘤较小时一般无临床症状，位于眼球后部或黄斑部的脉络膜黑色素瘤或伴随视网膜脱离时，可出现视力下降或视野缺损等表现。

【影像学检查方法的选择】　MRI 是最佳影像学检查方法。B 超可用于显示肿瘤，但特异性及对眼球外侵犯的显示不如 MRI。不建议将 CT 作为本病的影像学检查方法。

【病理生理基础】　脉络膜黑色素瘤发生于脉络膜内黑色素细胞或由黑色素痣恶变形成。表现为结节状、界限清楚的黑色素性肿物，肿瘤早期位于脉络膜下生长，随着肿物不断增大，可突破脉络膜，向视网膜下生长形成典型的蘑菇状肿物，少数呈扁平状生长。脉络膜黑色素瘤可直接蔓延至视网膜和玻璃体，也可穿出巩膜侵犯至眼球外，极少数侵犯视神经。

【影像学征象】　MRI 表现如下：

1. 蘑菇状、半圆形或扁平形实性肿块，由于黑色素瘤含有顺磁性物质黑色素，可缩短 T_1 和 T_2 弛豫时间。典型的信号表现：与脑灰质信号相比，T_1WI 呈高信号，T_2WI 呈低信号（图 3-2-3），增强后肿瘤轻至中度强化，由于平扫 T_1WI 呈高信号，常需要采用动态增强扫描曲线判断有无强化。而继发性视网膜脱离不强化。

2. 继发视网膜脱离，呈 "V" 字形，信号表现多种多样，与脑灰质信号相比，T_1WI 和 T_2WI 一般呈高信号，增强后无强化。

3. 眼球外侵犯，肿瘤突破眼球壁，在眼球外形成肿块，信号与眼球内肿瘤一致。

【诊断与鉴别诊断】

1. **脉络膜血管瘤**　一般呈梭形，与脑实质相比，T_1WI 呈低信号或等信号，T_2WI 呈高信号，增强后明显强化。

2. **脉络膜转移瘤**　一般呈梭形，与脑实质相比，T_1WI 呈低信号或等信号，T_2WI 呈高信号，增强后

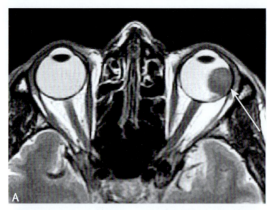
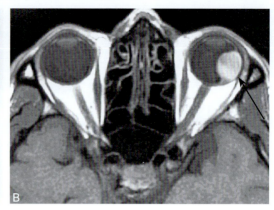
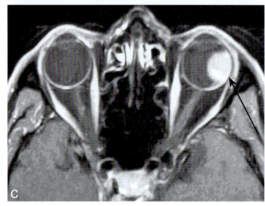

图 3-2-3　脉络膜黑色素瘤
A. 横轴位 T_2WI；B. 横轴位 T_1WI；C. 增强后横轴位
脂肪抑制像，示左眼球颞侧壁半圆形肿块影，T_1WI
呈高信号，T_2WI 呈低信号，信号欠均匀，增强后肿块
呈中度至明显强化。

中度强化，询问和查找到原发恶性肿瘤是主要鉴别依据。

3. 视网膜下出血或视网膜脱离　MRI信号多种多样，增强扫描显示不强化，如果 T_1WI 呈高信号，需要采用动态增强扫描曲线判断有无强化。

四、海绵状血管瘤

【临床表现】　海绵状血管瘤（cavernous hemangioma）表现为缓慢进行性眼球突出。

【影像学检查方法的选择】　MRI及动态增强扫描是最佳影像学检查方法，显示海绵状血管瘤的特点以及"渐进性强化"征象均优于CT。

【病理生理基础】　海绵状血管瘤实际为一种脉管性畸形，大体病理上为类圆形有完整包膜的暗红色肿物，镜下由大小不等、形状各异的血窦构成，内部充满血液。

【影像学征象】

（一）CT 表现

1. 大多（约83%）位于肌锥内间隙，其次位于肌锥外间隙。形态呈圆形或椭圆形，边界清楚，大多数与眼外肌等密度，密度均匀。

2. 肿块呈"渐进性强化"，CT动态增强扫描与MRI动态增强扫描的表现相似。

（二）MRI 表现

1. 肿块在 T_1WI 上呈均匀的等或略低信号，与眼外肌信号相似。T_2WI 上呈高信号，与玻璃体信号相似（图 3-2-4A、B）。

2. "渐进性强化"，即早期在病变内部出现小片状强化，随着时间的延长强化范围逐渐扩大（图 3-2-4C~E）。

【诊断与鉴别诊断】

1. 神经鞘瘤　MRI表现肿块信号不均匀，内有囊变或坏死区，增强后无"渐进性强化"征象，强化不均匀，内有不强化的低密度区。

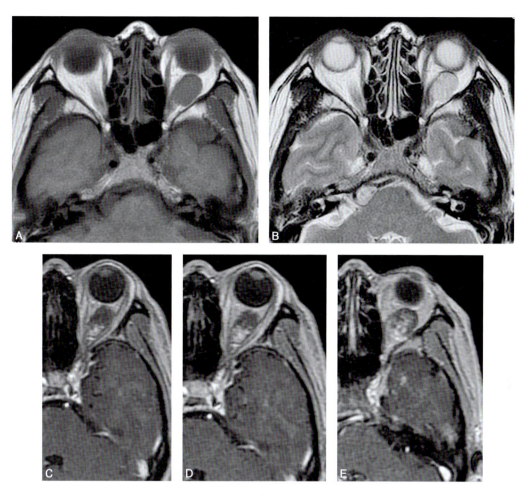

图 3-2-4　海绵状血管瘤

A.横轴位 T_1WI；B.横轴位 T_2WI；C~E.横轴位动态增强系列图像,示左眼眶肌锥内间隙类圆形软组织肿块影,呈长 T_1 长 T_2 信号,边缘光滑清楚,信号均匀;动态增强扫描可见随着时间延长,肿块内强化范围逐渐扩大,呈"渐进性强化"。

2. 局限性淋巴管瘤　肿瘤内部密度不均匀,常伴有出血,出现液-液平面,增强后呈不均匀强化。

五、炎性假瘤

【临床表现】　炎性假瘤(inflammatory pseudotumor)也称为特发性眶炎症(idiopathic orbital inflammation),常表现为眼球突出,部分可伴有球结膜充血水肿、眼睑皮肤红肿、眼周不适或疼痛、复视等,如累及视神经,可出现视力下降。皮质激素治疗有效,但容易复发。根据炎症累及的范围可将炎性假瘤分为眶隔前炎型、肌炎型、泪腺炎型、巩膜周围炎型、神经束膜炎型及弥漫型。发生于眶尖的炎症可扩散至海绵窦,产生托洛萨-亨特综合征,表现为海绵窦增大。

【影像学检查方法的选择】　MRI 是最佳影像学检查方法。

【病理生理基础】　急性期主要为水肿和炎性浸润,浸润细胞包括淋巴细胞、浆细胞和嗜酸性粒细胞。亚急性期和慢性期,病变逐渐纤维化,当眶内组织全部纤维化时,眼球完全固定在眶组织内。少数炎性假瘤为纤维组织增生型。一般不伴有骨质改变。

【影像学征象】

（一）CT 表现

包括眶内脂肪浸润影、眼球突出、眼外肌增粗、眶尖脂肪浸润影、视神经增粗等。

1. 眶隔前炎型　眶隔前眼睑组织肿胀增厚。

NOTES

2. **肌炎型**　典型表现为眼外肌肌腹和肌腱同时增粗,上直肌和内直肌增粗较常见。

3. **巩膜周围炎型**　眼球壁增厚,巩膜与视神经结合部的筋膜囊间隙(Tenon囊)内为软组织影充填。

4. **视神经束膜炎型**　视神经增粗,边缘模糊。

5. **泪腺炎型**　泪腺增大,一般为单侧,也可为双侧。

6. **弥漫型**　可累及眶隔前软组织、肌锥内间隙、肌锥外间隙、眼外肌、泪腺以及视神经等。

(二)MRI表现

T_1WI上呈等或略低信号,T_2WI上呈等信号,纤维组织增生型炎性假瘤T_2WI表现为低信号,增强后呈中度强化。如有眶尖及海绵窦受累时,表现为眶尖区软组织影、海绵窦增宽,增强后呈中度强化。

六、格雷夫斯眼病

【**临床表现**】　格雷夫斯眼病(Graves ophthalmopathy)单侧较常见,也可为双侧,表现为无痛性眼球突出,上睑回缩,部分可有复视,眼球突出程度与临床表现、实验室检查结果可不符合。

【**影像学检查方法的选择**】　MRI为最佳影像检查方法,不仅可明确诊断,还可通过信号改变和定量参数评估疾病的活动度。

【**病理生理基础**】　眶内脂肪增多、眼外肌间质炎性水肿和淋巴细胞浸润,晚期眼外肌纤维化。

【**影像学征象**】

(一)CT表现

1. **眼外肌增粗**　表现为肌腹增粗,而肌腱不增粗,下直肌、上直肌、内直肌受累较常见。

2. **继发改变**　眼球突出、泪腺脱垂及眶隔脂肪疝。

(二)MRI表现

急性期和亚急性期增粗的眼外肌在T_1WI呈低信号,T_2WI呈高信号,晚期眼外肌纤维化T_2WI呈低信号。

【**诊断与鉴别诊断**】

1. **肌炎型炎性假瘤**　肌腹和肌腱同时增粗。

2. **颈动脉海绵窦瘘**　常有多条眼外肌增粗,眼上静脉增粗,海绵窦扩大,MRI可见血管流空影。

第二节　耳部常见疾病

Key points

● Common ear diseases include otitis media and mastoiditis, cholesteatoma, benign and malignant tumors, congenital malformations, trauma, etc.

● Otitis media and mastoiditis is the most common ear infectious disease, which includes acute and chronic otomastoiditis.

● Cholesteatoma can be secondary to chronic suppurative otitis media or occur alone.

● Temporal bone fracture is divided into longitudinal fracture and transverse fracture, and the former is more common.

● Paraganglioma includes glomus tympanicum tumor (10%), jugulare glomus tympanicum tumor (40%) and glomus jugulare tumor (50%) according to the tumor location. It tends to occur in women aged 50~60 years.

一、中耳乳突炎与中耳胆脂瘤

中耳乳突炎(otitis media mastoiditis)为最常见的耳部感染性疾病,分为急性和慢性。胆脂瘤

（cholesteatoma）并非真正的肿瘤，可伴发或继发于慢性化脓性中耳乳突炎，也可以单独发生。

【临床表现】

（一）急性化脓性中耳乳突炎

1. 急剧发作的耳痛，多为跳痛，体温略有升高，也可升至40℃；鼓膜穿破后，外耳道有分泌物流出，即耳漏。

2. 早期仅有轻度听力减退，鼓室积液时加重；低频耳鸣；炎症影响到迷路可出现眩晕。

（二）慢性化脓性中耳乳突炎

长期耳流脓、听力减退（以传导性聋或混合性聋常见），可伴有耳鸣、眩晕等临床表现。

（三）中耳胆脂瘤

长期耳流脓伴恶臭、听力减退（以传导聋常见）、有"豆腐渣样物"排出，后期可伴有耳鸣、眩晕等临床表现。

【影像学检查方法的选择】　HRCT是显示中耳乳突炎及胆脂瘤的最佳方法。MRI主要用于显示颅内并发症（脑膜炎、脓肿、静脉窦血栓形成等）及鉴别诊断。

【病理生理基础】　肺炎链球菌、流感嗜血杆菌和化脓性链球菌是常见的致病细菌，细菌从鼻咽部通过咽鼓管进入中耳。急性中耳乳突炎可见咽鼓管、鼓室、乳突窦及乳突蜂房黏膜肿胀、渗出、积脓，蜂房破坏后形成乳突脓肿。慢性化脓性中耳乳突炎传统分型分为单纯型、骨疡型及胆脂瘤型，目前中耳胆脂瘤作为一类独立的疾病，不再有胆脂瘤型的分型。单纯型可见鼓室、乳突窦黏膜增厚粘连，鼓膜穿孔；骨疡型又称肉芽肿型中耳乳突炎，病变深达骨质，可见死骨片，局部形成肉芽或息肉。

中耳胆脂瘤可继发于慢性化脓性中耳炎，故又称为继发性胆脂瘤，为非真性肿瘤。囊壁为复层鳞状上皮，囊内充满脱落上皮、角化物质及胆固醇结晶。可见鼓室、乳突窦、乳突蜂房明显的骨质破坏，上皮呈葱皮样堆积形成胆脂瘤。

【影像学征象】

（一）CT表现

1. **急性中耳乳突炎**　鼓室和乳突蜂房内透亮度减低，常伴有气液平面，但乳突分隔、听小骨及乳突骨皮质完整。

2. **单纯型慢性化脓性中耳乳突炎**　中耳异常软组织影，呈网状或弥漫性分布，部分及全部听骨链被包绕；听小骨部分骨质破坏；鼓膜穿孔、增厚、凹陷或钙化（图3-2-5）。

3. **骨疡型慢性化脓性中耳乳突炎**　乳突部骨质破坏区，边缘模糊，破坏区内可见游离死骨片。

4. **中耳胆脂瘤**

（1）中耳区圆形或类圆形团片状软组织密度影，呈轻度膨胀性改变，通常上鼓室和乳突窦同时受累，窦入口扩大（图3-2-6）。

（2）听小骨骨质破坏、包绕、固定或推移。

（3）邻近骨质吸收破坏，边界较清楚。

（二）MRI表现

炎症在T_1WI呈低信号，T_2WI呈高信号，肉芽组织及胆脂瘤在T_1WI上呈中等信号，T_2WI上呈略高信号。胆脂瘤在DWI序列上呈明显高信号。MRI增强扫描显示颅内并发症优于CT，如骨膜下脓肿、脑内脓肿、脑膜炎及乙状窦血栓。

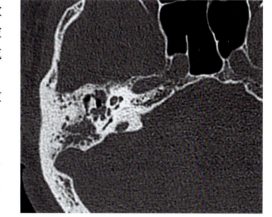

图3-2-5　中耳乳突炎

颞骨CT横轴位，右鼓室、乳突蜂房及乳突窦内可见密度增高影，包绕听小骨。

【诊断与鉴别诊断】　中耳癌：中耳和乳突蜂房内软组织肿瘤，增强后中度强化，强化不均匀，骨质破坏及听小骨破坏明显。

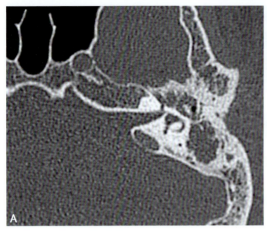
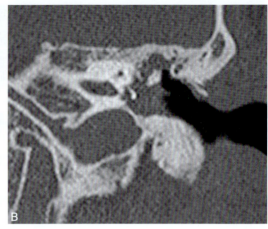

图 3-2-6　胆脂瘤

A. 颞骨 CT 横轴位；B. 颞骨 CT 冠状位；左鼓室及乳突窦内片状软组织密度影，乳突窦呈膨胀性改变，边界较清楚，听小骨骨质侵蚀。

二、先天畸形

（一）外中耳畸形

外耳畸形主要包括耳郭畸形和外耳道畸形，外耳畸形常伴有中耳畸形。外耳道骨性闭锁较多见。

【临床表现】 绝大多数患者有耳郭发育畸形、小鼓膜及听力下降，听力下降可导致语言发育迟缓、智力低下等。听力下降一般为传导性聋，少数伴内耳畸形的患者可为混合性聋。

【影像学检查方法的选择】 HRCT 是显示外中耳畸形的最佳方法。

【影像学征象】 外耳道骨性闭锁的 HRCT 表现：

1. 无骨性外耳道 在外耳道区可见骨性闭锁板，骨性闭锁板的厚度不一，厚度的测量方法是在外耳道层面测量骨性闭锁板外缘至鼓室外缘的距离（图 3-2-7）。

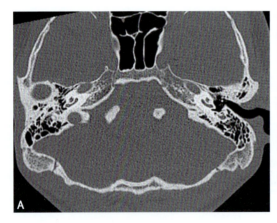
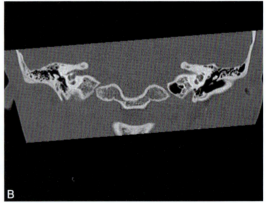

图 3-2-7　外耳道骨性闭锁

A. 颞骨 CT 横轴位；B. 颞骨 CT 冠状位；右外耳道未见，为骨性闭锁板封闭，鼓室腔狭小，听小骨畸形。

2. 伴有中耳畸形与面神经管走行异常

（1）中耳畸形：鼓室腔小，听小骨畸形。听小骨畸形包括听小骨形态发育不良、体积变小、旋转、异位、融合、与鼓室外壁融合，甚至听小骨完全未发育，其中以锤砧骨融合、与上鼓室外壁融合和镫骨畸形多见（图 3-2-7）。

（2）面神经管走行异常：面神经管前位最常见，表现为蜗窗或其前方见到面神经管乳突段；其次为面神经管低位，表现为前庭窗或其下方见到面神经管鼓室段。

3. 垂直外耳道 部分外耳道骨性闭锁患者可见鼓室外下壁局部骨质缺损，形成一个骨性管道，呈喇叭状，上宽下窄，管道内充满软组织影。

（二）内耳畸形

通常孤立存在，也可合并外耳和中耳畸形。

【**临床表现**】 多表现为双侧感音性耳聋。

【**影像学检查方法的选择**】 HRCT 用以显示骨迷路、内耳道、前庭水管及外中耳有无畸形，MRI用来显示膜迷路、内淋巴管与内淋巴囊及听神经与面神经。HRCT 和高分辨力 T_2WI 可以较好地显示内耳畸形。

【**影像学征象**】 内耳畸形有很多种，影像学表现各有特点。

1. 耳蜗畸形 可以为耳蜗未发育、空耳蜗或耳蜗周数不足等。常与前庭、半规管畸形并存。

2. 半规管畸形 包括半规管缺如、半规管发育不良和半规管扩大，以外半规管畸形最常见。HRCT 表现为半规管未发育、狭窄或短而粗。

3. 前庭畸形 前庭畸形常与其他内耳畸形同时发生，最常见的是外半规管全部或部分与前庭融合。

4. 内耳道畸形 包括内耳道缺如、内耳道闭锁、内耳道狭窄和内耳道扩大。在高分辨力 T_2WI，桥小脑角和迷路内液体之间未见脑脊液高信号是内耳道闭锁的可靠征象。CT 显示内耳道的直径小于 2mm 为内耳道狭窄。

三、颞骨骨折

颞骨骨折常是复合的，骨折线是斜行的或几种骨折同时存在。

【**临床表现**】 最常见的症状和体征是鼓室积血。急性期症状：外耳道有血或脑脊液、面神经麻痹。亚急性期症状：听力下降，传导性听力下降常见。

【**影像学检查方法的选择**】 HRCT 横轴位和冠状位是首选方法。怀疑颅内并发症可行 MRI 扫描。

【**影像学征象**】

（一）纵行骨折

1. 骨折线常起自颞鳞部后方向前内走行，并通过外耳道后方穿过鼓室顶壁达膝状神经节，与颞骨长轴平行（图 3-2-8）。

2. 常伴有听小骨脱位、骨折，面神经管骨折亦常见。纵行骨折前部亚型常累及前膝部，后部亚型不累及前膝部。

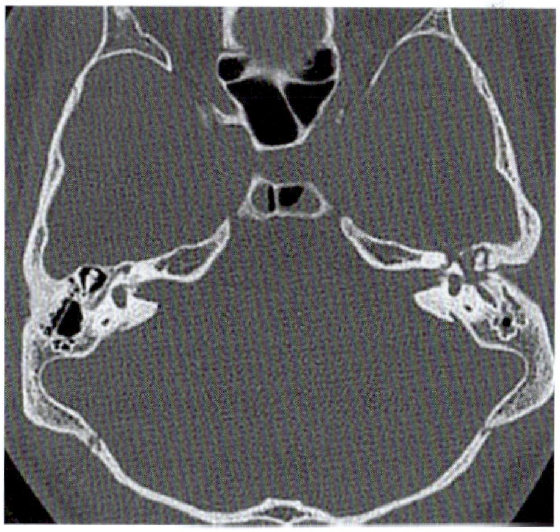

（二）横行骨折

骨折线与颞骨长轴垂直，可分为内侧亚型和外侧亚型。

1. 内侧亚型 骨折线从岩骨的后缘通过内耳道底到前膝部。

2. 外侧亚型 骨折线从岩骨的后缘横行通过迷路。

【**诊断与鉴别诊断**】 颞骨骨折需与正常的骨缝、裂隙及神经血管孔道鉴别，熟悉正常解剖是鉴别的基础。

图 3-2-8 颞骨纵行骨折
颞骨 CT 横轴位，左颞骨鳞部可见骨折线影，累及鼓室外壁、听小骨及面神经管水平段，鼓室内可见积液。

四、副神经节瘤

副神经节瘤（paraganglioma）是起源于副神经节化学感受器细胞的真性肿瘤。

【**临床表现**】 搏动性耳鸣为常见临床症状。耳镜的典型表现为紫红色或蓝色鼓膜。

【**影像学检查方法的选择**】 CT 可显示颞骨骨质破坏情况，是术前制定手术入路不可缺少的依据。MRI 可明确肿瘤的大小、范围和颅内结构受累情况,与中耳炎、胆固醇肉芽肿等鉴别。DSA 可明确肿瘤供血情况,并进行栓塞治疗。

【病理生理基础】 副神经节瘤为富血管性肿瘤,呈球形或结节性生长。多数肿瘤以上皮样细胞巢为主,少数肿瘤为很多扩张的血管和梭形细胞构成肿瘤基质。肿瘤常通过中耳腔破坏鼓膜扩散至外耳道。根据生长部位,可分为鼓室球瘤、颈静脉鼓室球瘤、颈静脉球瘤。

该瘤呈缓慢侵袭性生长,侵犯邻近软组织,造成广泛性骨质破坏。肿瘤常通过阻力较小的孔道、神经血管间隙等扩散。

【影像学征象】

（一）CT 表现

1. **鼓室球瘤** 鼓岬外侧下鼓室区类圆形软组织影,听小骨受压向外移位。较大的肿瘤可累及到上鼓室、前鼓室、外耳道,导致乳突蜂房、乳突窦积液,表现为透亮度减低、外耳道软组织影。

2. **颈静脉鼓室球瘤** 鼓室和颈静脉孔区软组织影,鼓室后下壁(颈静脉窝上壁)骨质破坏。较大的肿瘤可广泛破坏外、中、内耳结构和岩尖,可累及颅内。

3. **颈静脉球瘤(glomus jugulare tumor)** 颈静脉孔区软组织影,颈静脉窝扩大,鼓室下壁无破坏,鼓室内无肿瘤。

（二）MRI 表现

1. **较小的肿瘤(多小于 2cm)** 类圆形长 T_1 长 T_2 信号影,信号略不均匀,可见较小的点状信号流空影,增强后肿瘤明显强化。

2. **较大的肿瘤(多大于 2cm)** 平扫时呈特征性的"椒盐征",在 T_1WI,"椒"指迂曲的信号流空血管影,呈低信号,"盐"指亚急性出血,呈高信号,增强后肿瘤呈明显不均匀强化(图 3-2-9)。

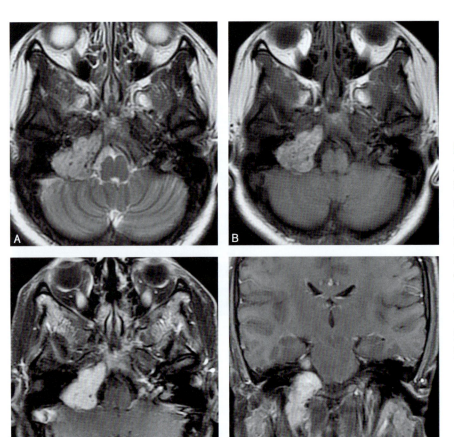

图3-2-9　颈静脉球瘤
A. 横轴位 T_2WI;B. 横轴位 T_1WI;C.增强后横轴位脂肪抑制像; D. 增强后冠状位脂肪抑制像;右颈静脉窝分叶状软组织肿块影, T_1WI、T_2WI 均呈略高信号,信号欠均匀,并可见多发点状血管流空影,呈"椒盐征",增强后明显强化。

（三）DSA 表现

显示肿瘤的供血动脉、肿瘤染色等情况,并且在术前 3~5 日内进行栓塞治疗,减少术中出血,有助于彻底切除肿瘤。

【诊断与鉴别诊断】

1. 鼓室球瘤应与胆脂瘤或肉芽肿型中耳炎等鉴别　MRI 增强扫描显示鼓室球瘤明显强化,有助于鉴别。

2. 颈静脉鼓室球瘤应与中耳或内淋巴囊肿瘤鉴别　肿瘤的中心部位在颈静脉窝,肿瘤内部可见血管流空信号,MRV 或 DSA 显示颈内静脉未显示,上述征象有助于鉴别。

3. 颈静脉球瘤应与神经鞘瘤鉴别　肿瘤的中心部位在颈静脉窝及肿瘤内部可见血管流空信号有助于鉴别。

第三节　鼻与鼻旁窦常见疾病

Key points

- Common diseases of the nasal cavity and sinuses include inflammation,benign and malignant tumors,trauma and congenital diseases.
- Suppurative nasal sinusitis is divided into acute and chronic suppurative sinusitis.
- Inverted papilloma is prone to recur after operation.
- Malignant tumors in nasal cavity and paranasal sinuses are common,accounting for 1%~2% of the tumors in the whole body. The most common sites are the nasal cavity,maxillary sinus,ethmoid sinus,frontal sinus and sphenoid sinus.

一、化脓性鼻窦炎

化脓性鼻窦炎(purulent sinusitis)为鼻科临床最常见的炎症,分为急性和慢性两类。以上颌窦最多见,筛窦次之,额窦和蝶窦较少。

【临床表现】　急性期有发热、畏寒、头痛、鼻塞与脓涕等。慢性期则为长期鼻阻、脓涕等。部分患者可出现嗅觉减退或消失,部分视力受影响。

【影像学检查方法的选择】　CT 是鼻窦炎症最常用的检查方法。

【病理生理基础】　急性化脓性鼻窦炎(acute purulent sinusitis)多继发于急性鼻炎,鼻旁窦黏膜明显充血、水肿,黏液脓性分泌物多。慢性化脓性鼻窦炎(chronic purulent sinusitis)表现为窦腔黏膜水肿增厚,可伴发息肉、囊肿、纤维化等改变。

【影像学征象】

1. 黏膜增厚,鼻旁窦黏膜增厚,CT 表现为窦腔内密度增高影(图 3-2-10)。MRI 表现:T_1WI 呈低信号,T_2WI 呈高信号(图 3-2-11)。

2. 窦腔内液体潴留,CT 表现为窦腔内密度增高影,并可见气液平面(图 3-2-10)。MRI 表现:T_1WI 呈低信号,T_2WI 呈高信号。

3. 黏膜下囊肿或息肉

（1）黏膜下囊肿:CT 表现为边界清楚的囊性病变;MRI 表现:T_1WI 呈低信号,T_2WI 呈高信号。

（2）息肉:CT 表现为鼻腔内圆形或椭圆形边界清楚的密度增高影(图 3-2-12),病变周边黏膜和

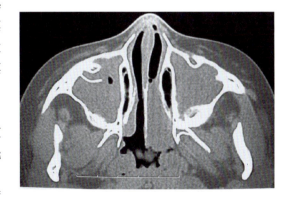

图 3-2-10　双侧上颌窦炎症

横轴位平扫 CT,示双侧上颌窦内密度增高影,可见气液平面,左侧中鼻甲较大。

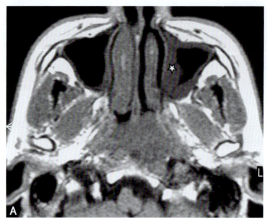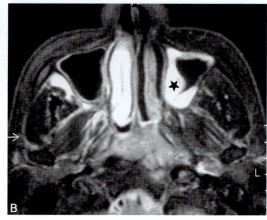

图 3-2-11　左侧上颌窦炎症

A. 横轴位 T_1WI,示左侧上颌窦黏膜增厚,呈低信号(☆);B. 横轴位脂肪抑制 T_2WI,示增厚的黏膜呈明显高信号(★)。

内部分隔强化。MRI 表现:T_1WI 呈低信号,T_2WI 呈高信号。

4. 窦壁骨质增生　常见于慢性化脓性鼻窦炎。

二、鼻旁窦囊肿

鼻旁窦囊肿常见的有黏膜下囊肿(submucous cyst)和鼻旁窦黏液囊肿(mucocele)。

【临床表现】　黏膜下囊肿一般无症状,常在鼻旁窦 CT 检查时意外发现。鼻旁窦黏液囊肿早期可无症状,囊肿较大压迫其他结构时可出现眼球突出或头痛等。

【影像学检查方法的选择】　CT 是鼻旁窦囊肿最常用的检查方法。MRI 可作为补充检查方法,主要用于黏液囊肿与肿瘤的鉴别。

【病理生理基础】　黏液囊肿多发生于筛窦,其次是额窦,上颌窦较少见。黏膜下囊肿多见于上颌窦,额窦和蝶窦次之。

【影像学征象】

（一）CT 表现

1. **黏液囊肿**　鼻旁窦腔膨大,窦壁变薄,囊肿较大时可导致局部窦壁骨质缺损。窦腔内病变密度与黏液内成分有关,可为低密度、等密度或高密度,增强后囊肿周围增厚的黏膜呈环形强化,中央无强化。

2. **黏膜下囊肿**　窦腔内附壁的圆形或椭圆形低密度影,边缘光滑、锐利(图 3-2-13)。一般不需行增强扫描。

（二）MRI 表现

黏膜下囊肿一般在 T_1WI 呈低信号影,T_2WI 呈

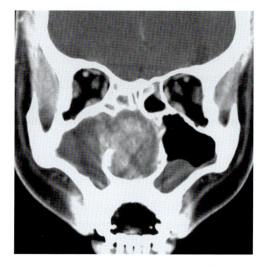

图 3-2-12　双侧上颌窦炎症伴鼻腔息肉

冠状位增强 CT,示右侧上颌窦积液,黏膜肥厚,鼻腔内软组织病变,病变周边黏膜和内部分隔强化;左侧鼻腔内软组织密度影。

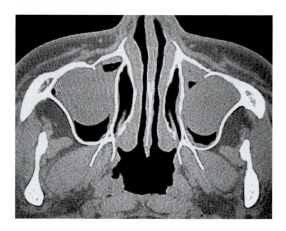

图 3-2-13　双侧上颌窦黏膜下囊肿

横轴位平扫 CT,示双侧上颌窦内附壁的椭圆形囊肿,边界清楚,上颌窦黏膜增厚。

NOTES

高信号。黏液囊肿信号高低与内容物成分有关,一般呈在 T_1WI 呈低信号影,T_2WI 呈高信号,少数在 T_1WI 呈等或高信号,T_2WI 呈等或低信号影,增强扫描显示周围增厚的黏膜呈环形强化,中央无强化。

【诊断与鉴别诊断】 鼻旁窦肿瘤:CT 和 MRI 可见强化的软组织肿块。

三、内翻性乳头状瘤

内翻性乳头状瘤(inverted papilloma)是一种少见良性上皮性肿瘤,占鼻腔鼻旁窦上皮性肿瘤的 3%,手术如果未完整切除,容易复发,因此,术前准确定位明确肿瘤的范围以及术中完整切除肿瘤是减少复发的关键。

【临床表现】 常为单侧进行性鼻塞、流黏液脓涕或血涕。鼻内镜检查可见鼻腔外侧壁息肉样肿块,表面不平,基底宽或有蒂。

【影像学检查方法的选择】 CT 是内翻性乳头状瘤的常用影像检查方法,但 MRI 对于肿瘤的定位、定性、肿瘤范围及寻找肿瘤的根蒂部优于 CT,逐渐成为最佳的影像学检查方法。

【影像学征象】

1. **病变部位、形态和边界** 多起源于鼻腔外侧壁、筛窦或上颌窦,肿瘤形态不规则,但边界清楚。

2. **CT 表现** 肿瘤呈等密度,密度不均匀,部分可见片状高密度影,周围骨质吸收,骨质不完整或消失,部分肿瘤根蒂部邻近的骨质呈局限性增生硬化,可帮助判断肿瘤的根蒂部(图 3-2-14)。增强后肿瘤呈轻中度不均匀强化。

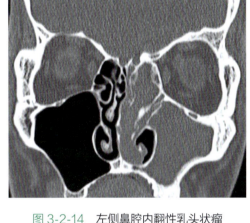

图 3-2-14 左侧鼻腔内翻性乳头状瘤
冠状位平扫 CT,示肿瘤沿中鼻甲长轴生长,经上颌窦半月裂孔进入左侧上颌窦,肿瘤根蒂部邻近骨质呈局限性增生硬化。

3. **MRI 表现** 与脑实质信号相比,T_1WI 呈等或略低信号,T_2WI 上呈典型的"脑回征",呈脑回样交替排列的高低信号影,增强扫描不均匀强化,亦呈"脑回征"表现(图 3-2-15)。

4. **内翻性乳头状瘤恶变表现** MRI 表现为肿瘤局部边界不清楚,"脑回征"不完整或消失,局部区域 DWI 呈高信号,ADC 图呈低信号,可侵犯周围

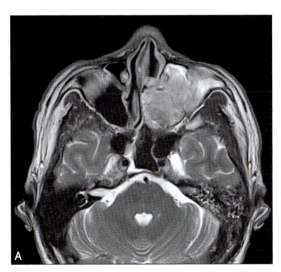
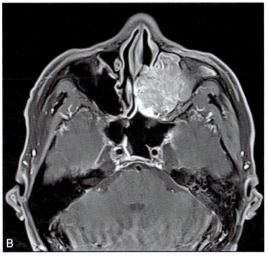

图 3-2-15 左侧上颌窦内翻性乳头状瘤
A. 横轴位 T_2WI,示上颌窦后外侧壁肿块"脑回征";B. 横轴位增强 T_1WI,示肿块不均匀强化呈"脑回征"。

结构(图 3-2-16)。

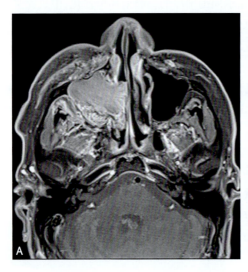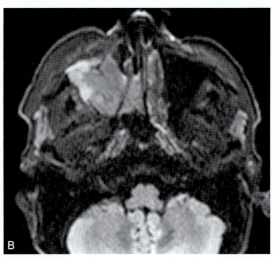

图 3-2-16 右侧上颌窦内翻性乳头状瘤恶变

A. 横轴位增强 T_1WI,示肿块"脑回征"中断、不完整,肿块侵犯右侧颌面部皮肤;B. 横轴位 DWI,示肿块前部呈明显高信号。

【诊断与鉴别诊断】

1. **鼻息肉** CT 表现为略低密度,边缘强化;T_2WI 呈明显高信号,周边黏膜强化,内部无强化。

2. **真菌球** 内部点、条状钙化,邻近窦壁骨质肥厚;真菌菌丝中浓聚铁、镁等重金属,病变在 T_2WI 呈明显低信号,增强后周边黏膜强化,内部无强化。

四、鼻腔、鼻旁窦恶性肿瘤

鼻腔和鼻旁窦的恶性肿瘤,好发部位依次为鼻腔、上颌窦、筛房、额窦和蝶窦。

【临床表现】 鼻腔和鼻旁窦恶性肿瘤的临床表现多无特征性。肿瘤侵犯鼻腔可引起鼻塞、涕中带血。肿瘤侵入眶内,可引起眼球突出、眼部运动障碍、视力减退、复视等。肿瘤侵及口腔,可致牙齿疼痛、松动、脱落、牙龈肿胀溃烂。肿瘤侵及周围神经或颅内时可产生相应的神经症状。

【影像学检查方法的选择】 平扫及增强 CT、MRI 均可用于检查鼻腔和鼻旁窦恶性肿瘤,但 MRI 显示肿瘤的范围与周围重要结构的关系、鉴别肿瘤复发与治疗后改变优于 CT。定性诊断主要依靠内镜下活检或手术后病理诊断。

【病理生理基础】 鼻腔和鼻旁窦来源于黏膜上皮的恶性肿瘤有鳞癌、腺癌、未分化癌等,以鳞癌最多见;来源于小唾液腺恶性肿瘤有腺样囊性癌、黏液表皮样癌、腺泡细胞癌等。非上皮来源肿瘤发病率低,有淋巴瘤、嗅神经母细胞瘤(olfactory neuroblastoma)、恶性黑色素瘤(malignant melanoma)、横纹肌肉瘤(rhabdomyosarcoma)等。

【影像学征象】

(一) 鼻腔、鼻旁窦癌(carcinoma of nasal and paranasal cavity)

1. **CT 表现**

(1)鼻腔、鼻旁窦内不规则的软组织肿物,内部可有低密度坏死区,增强扫描呈不均匀强化(图3-2-17)。

(2)侵犯周围结构:常有同侧或对侧鼻腔、鼻旁窦、眶内、颅内受侵;鼻腔、上颌窦恶性肿瘤向后易侵犯翼腭窝,并可经翼腭窝侵犯周围结构。

(3)溶骨性骨质破坏:尤以上颌窦内侧壁多见。

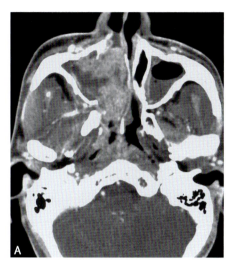
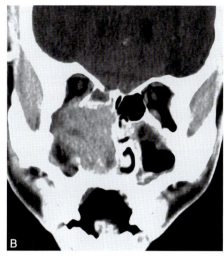

图 3-2-17　右侧鼻腔、上颌窦鳞癌

A. 横轴位增强 CT;B. 冠状位增强 CT;示右鼻腔、上颌窦内不规则肿块,呈不均匀中度强化,内可见低密度坏死区;侵犯筛窦、眶内、翼腭窝及翼突,右侧上颌窦内壁、上壁溶骨性骨质破坏;左侧上颌窦内炎症。

2. MRI 表现　肿块在 T_1WI 呈低或等信号、T_2WI 呈等或略高信号,信号不均匀,增强后肿瘤呈轻至中度强化(图 3-2-18)。

【**诊断与鉴别诊断**】　其他恶性肿瘤:与腺癌、腺样囊性癌等有时不易鉴别,依靠活检鉴别。

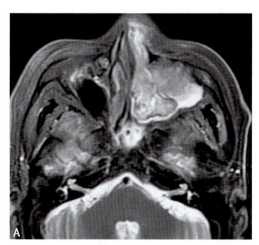
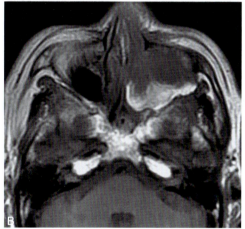
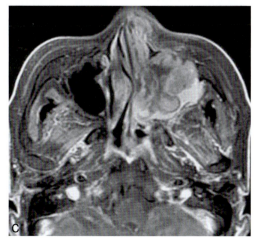

图 3-2-18　左侧鼻腔、上颌窦鳞癌

A. 横轴位脂肪抑制 T_2WI,肿块呈略高信号;B. 横轴位 T_1WI,肿块呈低信号,上颌窦内见高信号积液;C. T_1WI 脂肪抑制增强扫描示肿块呈不均匀中度强化。

（二）非霍奇金淋巴瘤（non-Hodgkin lymphoma，NHL）

1. 病变好发于鼻腔前部，常伴有相邻鼻背部及颜面部皮肤增厚、皮下脂肪消失（图 3-2-19A）。
2. 骨质轻度破坏，骨质轮廓仍然存在，呈"虚线状"骨质破坏。
3. CT 表现　肿块呈均匀等密度肿块，强化均匀（图 3-2-19A）。MRI 表现：肿块在 T_1WI 和 T_2WI 上呈均匀等信号（与脑实质信号相比），DWI 呈明显高信号，ADC 值较低，增强扫描呈轻中度强化，强化均匀（图 3-2-19B~D）。

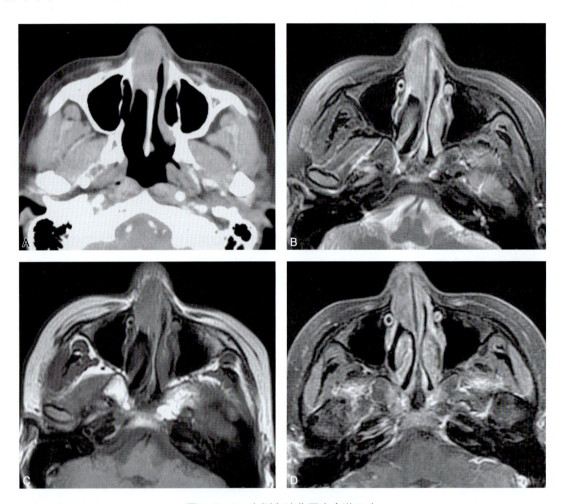

图 3-2-19　右侧鼻腔非霍奇金淋巴瘤

A. 横轴位增强 CT，示右侧鼻腔及鼻前庭肿物，密度均匀，紧邻鼻中隔，骨质轻度破坏；B. 横轴位脂肪抑制 T_2WI 示肿块呈均匀等信号；C. 横轴位 T_1WI，示肿块呈均匀等信号；D. 横轴位 T_1WI 脂肪抑制增强扫描示肿块呈中度均匀强化。

【诊断与鉴别诊断】

1. **内翻性乳头状瘤**　不浸润鼻翼及邻近皮肤，典型"脑回征"。
2. **鼻腔鼻旁窦鳞癌**　骨质破坏严重，肿块 CT 密度不均匀，MRI 信号不均匀，增强后明显不均匀强化，ADC 值相对较高。

（三）嗅神经母细胞瘤

1. 一般发生于嗅上皮分布的部位（鼻腔顶、筛板、上鼻甲和鼻中隔的上部等），也可发生于鼻腔、筛窦和上颌窦等。
2. CT 表现为局限于上鼻腔和筛窦内的边缘规则、密度大致均匀的肿物，增强后可有明显强化，沿嗅神经生长累及嗅窝和颅内。MRI 表现为肿块在 T_1WI 上呈低信号，在 T_2WI 上呈高信号，增强后肿瘤呈中度至明显强化,可均匀或不均匀(图3-2-20)。

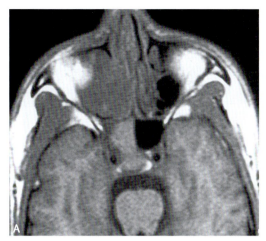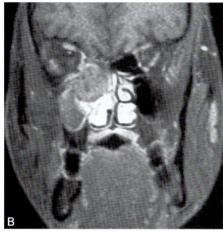

图 3-2-20　嗅神经母细胞瘤

A. 横轴位 T_1WI,示右侧筛窦肿块,呈低信号,侵犯右侧上颌窦、右侧额窦、鼻腔;B. 冠状位脂肪抑制增强,示肿块有强化。

【诊断与鉴别诊断】　鼻腔鼻旁窦鳞癌,与嗅神经母细胞瘤沿嗅神经生长累及嗅窝和颅内的生长方式不同。

第四节　咽喉部常见疾病

Key points

- Pharyngeal abscesses include peritonsillar abscesses, retropharyngeal abscesses, and parapharyngeal abscesses, etc.

- Nasopharyngeal carcinoma most often occurs in middle-aged people, and is more common in men.

- Larynx carcinoma accounts for 12%~22% of head and neck malignant tumors, ranking the third most common head and neck malignant tumors, followed by the malignant tumors of nasal cavity and nasopharynx. It usually occurs in men between 50 and 60 years old.

一、咽部脓肿

咽部脓肿(pharyngeal abscess)主要包括扁桃体周脓肿(peritonsillar abscess)、咽后脓肿(retropharyngeal abscess)及咽旁脓肿(parapharyngeal abscess)等。

(一)扁桃体周脓肿

化脓性的扁桃体炎可引起扁桃体周脓肿或罕见的扁桃体脓肿。

【临床表现】　局部症状为一侧明显咽痛,全身症状为高热、全身酸痛等。临床检查为扁桃体、腭舌弓、软腭红肿,脓肿形成后有局部软组织肿胀,可有波动感,继之破溃、溢脓。

【影像学检查方法的选择】　CT是评价扁桃体周脓肿常用的影像学检查方法,尤其对不合作而需要使用镇静剂的婴幼儿。MRI作为CT检查的补充,可用于鉴别诊断。

【影像学征象】　急、慢性扁桃体炎的影像学表现是非特征性的。

1. **CT表现**　扁桃体区软组织广泛肿胀,密度欠均匀,边界不清。当脓肿形成后,肿胀软组织内出现低密度区,增强表现为边缘环状强化,中央为低密度坏死区。脓肿可超过扁桃体窝进入咽后间隙、咽旁间隙及颌下间隙。

2. **MRI表现**　病灶在 T_1WI 上呈低信号,边缘有一圈中等信号环,在 T_2WI 上信号增高(图3-2-21),

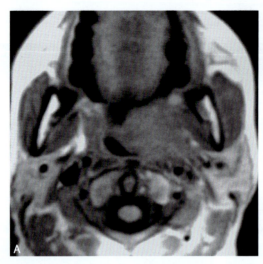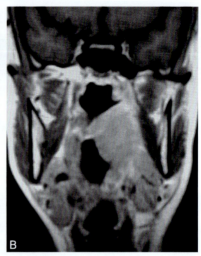

图 3-2-21　左侧扁桃体周脓肿

A. 横轴位 T_1WI,示左侧扁桃体区肿块,边缘模糊,呈不均匀低信号;B. 冠状位 T_2WI,示肿块呈高信号。

脓腔壁仍呈低信号。增强扫描时脓肿壁有强化。

（二）咽后脓肿

咽后脓肿为一潜在致命性感染性疾病,好发于 6 岁以下的儿童。

【临床表现】　发病急,局部症状为一侧明显咽痛,全身症状为高热、全身酸痛等。临床检查为咽后壁红肿,脓肿形成后可有波动感,常伴有颌下及颈深组淋巴结肿大。

【影像学检查方法的选择】　CT 是评价咽后脓肿常规的检查方法,尤其对不合作而需要使用镇静剂的婴幼儿。MRI 作为 CT 检查的补充,可用于鉴别诊断。

【影像学征象】

1. CT 表现　咽后低密度病灶,增强扫描病灶呈环形强化。可有明显占位效应,咽后壁可明显向前移位。咽后脓肿常可引起相邻椎间盘炎和邻近椎体的侵蚀破坏。

2. MRI 表现　病灶在 T_1WI 上呈低信号,在 T_2WI 上呈高信号,脓腔壁仍呈低信号,并可见病灶周围的水肿。

（三）咽旁间隙脓肿

咽旁间隙脓肿多发生于儿童和成人,常继发于鼻咽部和口咽部急性炎症,尤其是扁桃体周脓肿扩散至咽旁间隙。

【临床表现】　主要症状为发热、畏寒、咽痛、吞咽困难等。临床检查为咽侧壁红肿,脓肿形成后可有波动感,可伴有颌下及颈深组淋巴结肿大。

【影像学检查方法的选择】　CT 和 MRI 检查能明确病变的部位及感染扩散的范围。

【影像学征象】

1. CT 表现　咽旁间隙内正常脂肪组织减少或消失,出现边界不清的软组织病变,呈低密度,增强后病灶呈环状强化。病灶可有明显占位效应,可包绕颈动脉。

2. MRI 表现

（1）蜂窝织炎:在 T_1WI 上呈低信号,在 T_2WI 上呈高信号。

（2）脓肿:在 T_1WI 上呈中或等信号,在 T_2WI 上呈等或高信号,脓腔壁在 T_1WI 上呈等信号,在 T_2WI 上呈略低或等信号,增强后脓肿壁有强化。

【诊断与鉴别诊断】　与咽部恶性肿瘤鉴别,一般无发热,局部无炎症改变,CT 和 MRI 表现为实性强化肿块。

二、鼻咽癌

鼻咽癌（nasopharyngeal carcinoma）主要发生于中国南部及东南亚等国家或地区，中国南部发病率最高。

【临床表现】 早期鼻咽癌的临床表现不明显，中、晚期鼻咽癌因肿物的侵犯范围不同而表现各异。颈部淋巴结肿大可为首发症状，也可表现回缩性血涕、鼻出血等鼻部症状，晚期可有鼻塞、耳鸣、单侧听力减退或丧失等耳部症状，如肿瘤侵犯迷走神经可引起声嘶、吞咽困难等咽喉部症状，肿瘤侵犯颅内或其他脑神经时，可出现头痛、面麻、舌偏斜、眼睑下垂、复视等神经症状。

【影像学检查方法的选择】 影像学检查用于确定鼻咽癌的范围、与周围重要结构尤其是与颅底及颅内结构的关系。MRI 为鼻咽癌的最佳影像学检查方法，显示肿瘤侵犯深部软组织、肿瘤在黏膜下浸润、沿神经播散远优于 CT。对血管受侵程度的判断亦有明显价值。CT 扫描（包括冠状位、矢状位重建图像）扫描速度快，扫描范围较大，可包括整个颈部，显示颈部转移淋巴结。

【病理生理基础】 鼻咽癌是发生于鼻咽部上皮细胞的恶性肿瘤，大多数鼻咽癌起自咽隐窝。鼻咽癌最常见的组织学类型为未分化癌，典型的高分化鳞状细胞癌仅占 2% 以下。

【影像学征象】

（一）鼻咽壁增厚或软组织肿物

1. **早期** 咽隐窝变浅、闭塞（图 3-2-22），咽侧壁增厚，失去正常对称的外观（图 3-2-23）。

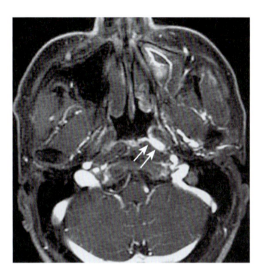

图 3-2-22 鼻咽低分化鳞癌
横轴位 T_1WI 脂肪抑制增强扫描序列，左侧咽隐窝（↑）黏膜增厚，明显强化。

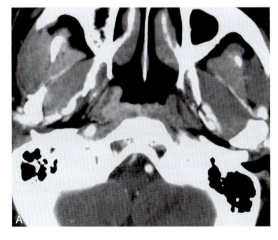
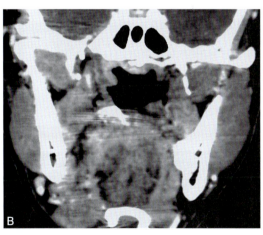

图 3-2-23 鼻咽低分化鳞癌
A. 横轴位增强 CT；B. 冠状位增强 CT；示右侧壁、后壁软组织增厚，呈均匀明显强化，咽隐窝闭塞。

2. **中晚期** CT 表现为较均匀的软组织密度肿物突入鼻咽腔，致鼻咽腔不对称、狭窄或闭塞。肿物与周围组织分界不清。增强扫描肿物可呈轻或中度强化。MRI 表现为在 T_1WI 上呈低或等信号，在 T_2WI 上呈略高或等信号（图 3-2-24）。

（二）周围结构受累

1. 肿瘤向前可侵犯鼻腔、鼻旁窦以及翼腭窝，侵犯翼腭窝表现为局部正常的脂肪消失、翼腭窝扩

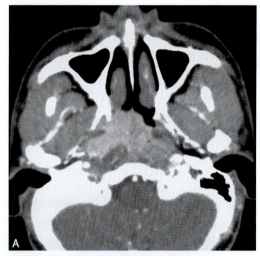
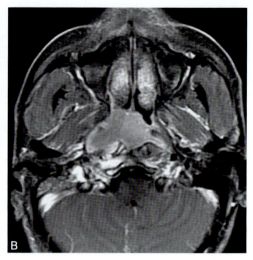
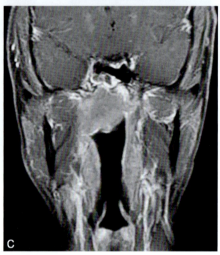

图3-2-24　鼻咽低分化鳞癌

A.横轴位增强 CT 扫描；B.横轴位 T_1WI 脂肪抑制增强扫描；C.冠状位 T_1WI 脂肪抑制增强扫描；示鼻咽顶后壁、右侧壁肿块，侵犯右侧咽隐窝、咽旁间隙及右后鼻孔，肿块呈明显强化。

大或周围骨质破坏。从翼腭窝经圆孔进入海绵窦区，经翼管进入颅中窝颅内，自眶尖再经眶上裂进入颅内（图 3-2-25），亦可经蝶腭孔进入鼻腔，经翼下颌裂进入颞下窝。

2. 向外可侵犯咽旁间隙、咀嚼肌间隙，可以沿下颌神经周围浸润，进而侵犯颅内。

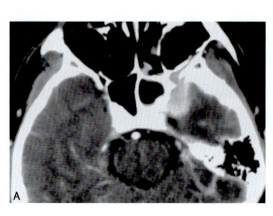
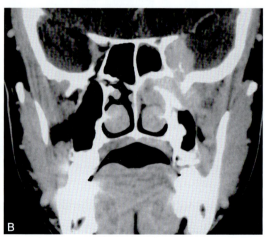

图3-2-25　鼻咽低分化鳞癌

A.横轴位增强 CT，示肿块侵及左侧翼腭窝、海绵窦；B.冠状位增强 CT；示肿块通过与翼腭窝相连的管道侵入左侧颞下窝、眶尖、海绵窦。

NOTES

3. 向后可侵犯咽后间隙及椎前间隙,偶可见椎体破坏。尤其需注意肿瘤是否侵犯颈动脉鞘、颈静脉孔及邻近的舌下神经管。

4. 向下可侵犯口咽及软腭。

5. 向上也可直接侵犯颅底,颅内侵犯常累及海绵窦、颞叶、桥小脑角等。

(三)颈部淋巴结转移(cervical lymph node metastasis)

1. 咽后组淋巴结是鼻咽癌的首站转移淋巴结(图3-2-26),依次为颈静脉链周围及颈后三角区。

2. 约70%的颈部转移淋巴结边缘规则,内部大多密度均匀,呈轻、中度强化。

3. 边缘不规则强化、内部低密度坏死是典型转移淋巴结的征象。

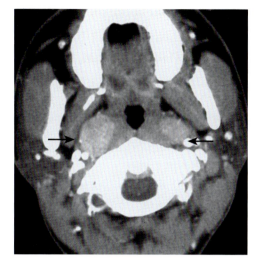

图 3-2-26 鼻咽低分化鳞癌双侧咽后淋巴结转移

横轴位增强 CT,示双侧咽后淋巴结肿大(↑),边缘规则,呈中度均匀强化。

【诊断与鉴别诊断】 鼻咽癌与鼻咽部的其他良性或恶性肿物鉴别:

1. **鼻咽部淋巴瘤(nasopharyngeal malignant lymphoma)** 鼻咽癌和鼻咽部淋巴瘤单从肿物形态很难区别,但淋巴瘤侵犯范围广泛,常侵犯鼻腔及口咽,多表现为软组织弥漫性增厚,颅骨破坏少见。颈部淋巴结受侵区域同鼻咽癌相仿,但受侵淋巴结多边缘规则,内部密度均匀,增强 CT 扫描轻度均匀强化。

2. **腺样囊性癌(adenoid cystic carcinoma)** 鼻咽部腺样囊性癌密度多不均匀,可有囊性低密度区,且有沿神经播散蔓延的倾向。但有时仅靠影像表现很难与鼻咽癌鉴别。

3. **青少年性鼻咽纤维血管瘤(juvenile angiofibroma)** 常见于男性青少年。肿瘤多位于蝶骨体、枕骨斜坡及后鼻孔。肿块不规则,增强 CT 扫描肿块呈明显强化,CT 值可超过 100HU。MRI 表现:T_1WI 呈等信号,信号可不均匀,T_2WI 呈高信号,可见迂曲血管流空影。

4. **腺样体肥大(adenoidal hypertrophy)** MRI 增强的典型表现为栅栏样强化。

【鼻咽癌的 TNM 分期】 美国癌症联合委员会(AJCC)2017 年鼻咽癌 TNM 分期。

(一)鼻咽癌的 TNM 定义

T_x:原发肿瘤不能评价。

T_0:无原发肿瘤存在证据,包含颈部淋巴结 EBV 阳性。

T_1:肿瘤局限于鼻咽部,或者侵犯口咽和/或鼻腔。

T_2:肿瘤侵犯咽旁间隙,和/或邻近软组织(包括翼内肌、翼外肌、椎前肌)。

T_3:肿瘤侵犯颅底、颈椎、翼状结构,和/或鼻旁窦。

T_4:肿瘤颅内侵犯,侵犯脑神经、下咽部、眼眶、腮腺,和/或翼外肌外侧缘软组织浸润。

N_x:区域淋巴结不能评价。

N_0:无区域淋巴结转移。N_1:单侧颈部淋巴结转移,和/或单侧/双侧咽后淋巴结转移,最大径≤6cm,在环状软骨下缘以上。N_2:双侧转移淋巴结,最大径≤6cm,在环状软骨下缘以上。N_3:单侧或双侧颈部淋巴结转移,最大径>6cm,和/或侵犯超过环状软骨下缘。

M_0:无远处转移。M_1:有远处转移。

(二)鼻咽癌的 TNM 分期

0 期:$T_{is}N_0M_0$

Ⅰ 期:$T_1N_0M_0$

Ⅱ 期:$T_{0-1}N_1M_0$;$T_2N_{0-1}M_0$

Ⅲ期：$T_{0-2}N_2M_0$；$T_3N_{0-2}M_0$

ⅣA期：$T_4N_{0-2}M_0$；任何 T、N_3M_0

ⅣB期：任何 T、任何 N、M_1

三、喉癌

喉癌（larynx carcinoma）常见于嗜烟酒者，声带过度疲劳、慢性喉炎、暴露于粉尘、石棉或电离辐射也与喉癌的发病有关。

【临床表现】

1. **声门上喉癌** 早期仅有喉部异物感，咽部不适，中晚期可有咽喉痛，痰中带血，声嘶。

2. **声门型喉癌** 主要症状为声嘶，肿瘤较大时可有血痰、喘鸣、呼吸困难。

3. **声门下喉癌** 早期可无明显症状，中晚期可有血痰、呼吸困难。

【影像学检查方法的选择】 喉癌的影像学检查的价值在于确定肿瘤的范围、与周围重要结构的关系及评价有无颈部淋巴结转移。CT 扫描，尤其是多层螺旋 CT 扫描及其后处理技术（多平面重建、容积再现、仿真内镜）可明确显示喉腔及其周围结构的解剖，对肿瘤局部浸润及肿瘤与周围结构的关系评价更为准确。MRI 能明确显示肿瘤的范围及侵犯深度，为 CT 检查的必要补充。

【病理生理基础】 绝大多数喉部恶性肿瘤为鳞状细胞癌，其余为腺癌、黏液表皮样癌、腺样囊性癌、小细胞癌等。声门上喉癌（supraglottic carcinoma）多起源于会厌、室带或杓会厌皱襞，常表现为上述结构增厚，易转移至颈淋巴结。声门型喉癌（glottic carcinoma）多发生于声带前 2/3，少部分发生在前联合，常表现为声带增厚，晚期可有明显软组织肿物。声门下喉癌（subglottic carcinoma）常呈环形浸润性生长，可侵犯气管，易发生淋巴结转移。

【影像学征象】

1. **会厌、披裂皱襞、真假声带等结构** 表现为上述结构增厚或出现肿物（图 3-2-27）。

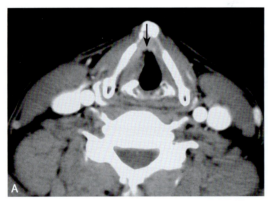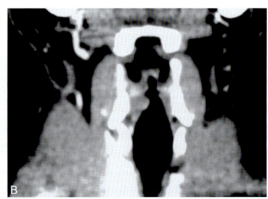

图 3-2-27 喉鳞状细胞癌

A、B.横轴位及冠状位增强，示右侧真、假声带增厚，呈轻度强化，病变通过前联合（↑）侵及对侧声带。

2. **肿瘤侵犯周围结构** 肿物较大时可侵犯会厌前间隙、喉旁间隙、喉软骨、颈动脉及静脉等（图 3-2-28）。喉软骨受侵常表现为软骨侵蚀、破坏。

3. **颈部淋巴结转移** 可有单侧或双侧淋巴结肿大，呈边缘强化，内部常可见坏死。

【诊断与鉴别诊断】 喉癌与喉部的其他良性或恶性病变鉴别：

1. **喉头水肿（laryngeal edema）** 黏膜弥漫性增厚，边缘光滑，两侧对称，增强扫描无异常强化。

2. **声带息肉（glottic polyp）** 多见于一侧声带前中 1/3 交界处，呈小结节状，但基底较窄，可以带蒂，喉内其他结构正常。

3. **喉乳头状瘤（laryngeal papillomatosis）** 多见于声带、室带和声门下区，儿童喉乳头状瘤常多发,呈广基底,成人喉乳头状瘤多为单发,可带蒂。

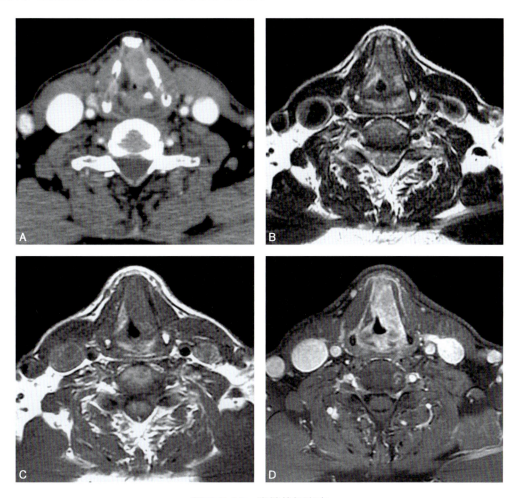

图 3-2-28 喉鳞状细胞癌

A. 横轴位增强 CT 扫描,示前联合肿块侵及左侧喉旁间隙,呈不均匀中度强化;B. 横轴位 T$_2$WI,示病变信号强度略高于肌肉;C. 横轴位 T$_1$WI,示病变呈均匀低信号;D. 横轴位 T$_1$WI 脂肪抑制增强扫描,示肿块呈不均匀中度至明显强化。

第五节 颈 部 疾 病

Key points

● Benign tumors of parotid gland mainly include pleomorphic adenoma and adenolymphoma, and malignant tumors mainly include mucoepidermoid carcinoma and adenoid cystic carcinoma.

● Benign thyroid lesions mainly include nodular goiter, thyroid adenoma, Hashimoto thyroiditis, etc. Malignant lesions mainly include thyroid cancer (papillary carcinoma, follicular carcinoma, medullary carcinoma, undifferentiated carcinoma, etc).

● Head and neck tumors, chest and abdomen tumors are prone to cervical lymph node metastasis.

一、腮腺肿瘤

【临床表现】 腮腺良性肿瘤常见于青壮年,表现为面颊部无痛性肿物,圆形或卵圆形,边缘光滑,质地较软或中等硬度,生长缓慢。腮腺恶性肿瘤好发年龄较大,表现为不规则肿块,质硬,生长较快。

【影像学检查方法的选择】

1. CT 扫描是首选影像检查方法,能明确显示肿瘤的部位、形态、大小、密度变化,确定肿瘤与周围结构的关系,尤其能够提供肿瘤是否破坏颅底骨质、侵犯颈动脉间隙及咽旁间隙的有效信息。

2. MRI 是检查腮腺肿瘤的最佳影像学方法,能显示肿瘤的部位、形态、大小、信号变化以及与周围结构的关系,并且可以显示肿瘤是否侵犯面神经。

3. B 超对于腮腺肿瘤的诊断亦有一定的价值,B 超对囊实性的鉴别有很高的敏感性,尤其是 B 超导引下的穿刺活检细胞学检查极有临床价值。

【病理生理基础】 腮腺良性肿瘤主要包括多形性腺瘤(plemorphic adenoma)、肌上皮瘤、基底细胞腺瘤、腺淋巴瘤或沃辛瘤(Warthin tumor)、单形性腺瘤、嗜酸性腺瘤等,恶性肿瘤主要包括黏液表皮样癌(mucoepidermoid carcinoma)、腺泡细胞癌(acinic cell carcinoma)、腺样囊性癌(adenoid cystic carcinoma)、多形性腺癌、涎腺导管癌和淋巴瘤等。

【影像学征象】

(一)腮腺良性肿瘤

1. CT 表现　腮腺内圆形或椭圆形结节,密度均匀或不均匀。

(1)多形性腺瘤多位于面神经平面的外侧。平扫时,结节密度高于周围腮腺实质。增强后肿物强化程度与同层的颈后三角区肌肉密度相仿或略高(图 3-2-29),若明显强化,需警惕恶性倾向。

(2)沃辛瘤多位于腮腺浅叶的后部(尾叶),可表现为单侧或双侧腮腺内多个实性结节(图 3-2-30),常有囊性变,囊壁薄而光滑,囊腔内可有结节。

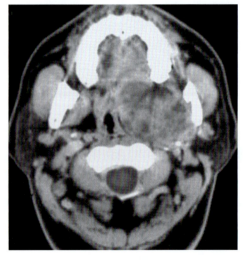

图 3-2-29　左侧腮腺多形性腺瘤

横轴位增强 CT,示左侧腮腺深叶肿块,边界清楚,呈轻度不均匀强化,内有多个小低密度区。

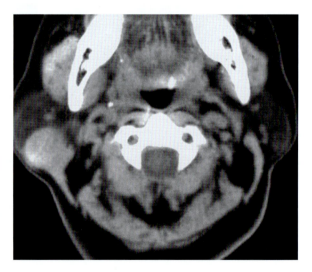

图 3-2-30　右侧腮腺沃辛瘤

横轴位增强 CT,示右侧腮腺浅叶结节,边界清楚,呈均匀中度强化。

2. MRI 表现　结节在 T_1WI 呈等或略低信号,T_2WI 呈等或高信号,信号均匀或不均匀。动态增强 MRI 扫描,沃辛瘤在早期明显强化,然后强化快速减弱。

(二)腮腺恶性肿瘤

不规则软组织肿块,典型的表现为边界不清楚,常侵犯周围结构。CT 增强扫描肿块明显强化,高于颈后三角区肌肉密度(图 3-2-31)。肿块在 T_1WI 呈低信号,T_2WI 呈等或高信号,信号不均匀。MRI 动态增强扫描曲线类型为流出型或平台型(图 3-2-32)。

【诊断与鉴别诊断】

1. 腮腺良、恶性肿瘤的鉴别　鉴别诊断见表 3-2-1。

NOTES

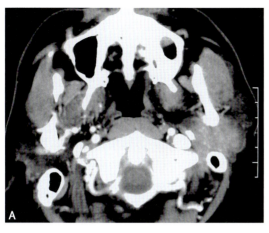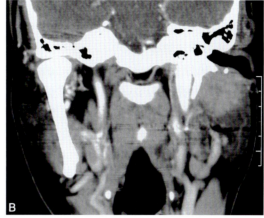

图 3-2-31　左侧腮腺黏液表皮样癌

A、B. 横轴位及冠状位增强 CT;示左侧腮腺内边缘不规则的肿块,呈浸润性生长,肿块呈不均匀明显强化。

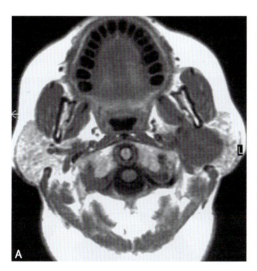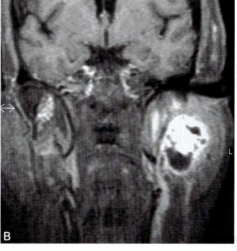

图 3-2-32　左侧腮腺腺样囊性癌

A. 横轴位 T_1WI,示左侧腮腺内低信号肿块;B. 冠状位脂肪抑制增强 MRI,示肿块呈明显不均匀强化,边缘不规则。

表 3-2-1　腮腺良、恶性肿瘤的鉴别诊断

类别	良性肿瘤	恶性肿瘤
大小	较小,常<3cm	肿物多较大
形态、边界	形态规则,边界清楚	形态不规则,边界不清楚
侵犯邻近结构	罕见	常见
CT 密度	等密度,可有囊变,增强扫描呈均匀或环形轻中度强化	肿块内可见低密度坏死区,增强扫描呈不均匀中度强化
MRI 信号	T_2WI 呈等或高信号	T_2WI 呈等或高信号,信号不均匀
动态增强扫描	曲线类型为上升型	曲线类型为流出型或平台型
淋巴结肿大	罕见	常见

2. 腮腺深叶肿瘤与咽旁间隙内肿瘤鉴别　前者与正常腮腺间无脂肪间隙,后者则可见脂肪间隙;前者向内侧推压咽旁间隙,而后者常向前外推压。

二、甲状腺疾病

(一) 桥本甲状腺炎

桥本甲状腺炎(Hashimoto thyroiditis)又称慢性淋巴细胞性甲状腺炎(chronic lymphocytic thyroiditis),是甲状腺炎(thyroiditis)的常见类型。本病为一种自身免疫性疾病,患者血清中抗甲状腺球蛋白抗体及抗甲状腺微粒体抗体显著增高。

【临床表现】 好发于40~60岁的女性,病程较长。主要表现为颈部不适,甲状腺肿大,质硬,可随吞咽运动,可有疼痛。患者可有一过性甲状腺功能亢进症状,逐渐出现甲状腺功能减退表现。

【影像学检查方法的选择】 首选高频B超或核素扫描,如果定性困难或病变较大需观察病变与气管、食管、颈动脉、纵隔等重要结构关系选择CT检查。MRI检查的价值与CT相似。定性比较困难时,在B超导引下行细针穿刺活检诊断。

【病理生理基础】 甲状腺弥漫性或结节性肿大,质韧,腺体内广泛的淋巴细胞浸润,甲状腺滤泡萎缩,结缔组织增生。

【影像学征象】

1. CT表现 甲状腺侧叶及峡部弥漫性增大,边缘规则、锐利。密度较均匀,略低于正常甲状腺密度,增强扫描可见腺体内索条或斑片状强化灶(图3-2-33)。

2. MRI表现 T_1WI为等或低信号,T_2WI呈略高信号,信号不均匀,内可见低信号纤维带,可有(无)扩张的血管。

(二) 单纯性甲状腺肿

单纯性甲状腺肿(simple goiter)指任何非肿瘤性及非炎症性原因造成的甲状腺肿大,患者甲状腺功能正常。单纯性甲状腺肿的早期为弥漫性甲状腺肿(diffuse goiter),后发展为多结节性甲状腺肿(multinodular goiter)。

【临床表现】 多见于青春期及妊娠期女性。主要表现为颈部增粗,甲状腺肿大,质软或中等硬度,可有多个结节。

【影像学检查方法的选择】 与甲状腺炎的影像学检查方法相似。

【病理生理基础】 单纯性甲状腺肿的增生期可见甲状腺弥漫性肿大,滤泡上皮增生,胶质含量少;胶质存贮期可见甲状腺弥漫性肿大,滤泡上皮反复增生与修复,部分滤泡内存贮较多胶质;结节期可见甲状腺有多发结节,滤泡上皮形成腺瘤样增生结节。

【影像学征象】

1. CT表现

(1) 弥漫性甲状腺肿:双侧甲状腺对称性增大,密度较均匀,略低于正常甲状腺。增强扫描呈轻中度强化。

(2) 多结节性甲状腺肿:①甲状腺不同程度增大,轮廓清晰,呈波浪状;②甲状腺内多个散在形态规则、边界清晰的低密度结节(图3-2-34),增强扫

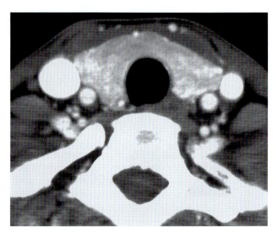

图3-2-33 桥本甲状腺炎
横轴位增强CT,示双侧甲状腺对称性增大,边缘规则,密度略低于正常甲状腺,内有斑片状高密度强化区。

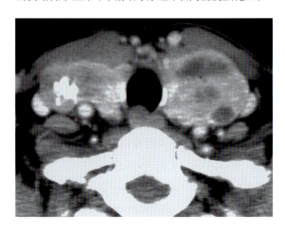

图3-2-34 双侧结节性甲状腺肿
横轴位增强CT,示双侧甲状腺增大,边缘规则,内有多个散在的低密度结节,右侧病灶内可见斑片状钙化。

描结节强化方式和程度多样;③可见片状或点状粗大钙化,颗粒状细小钙化少见;④不侵犯周围组织结构;⑤淋巴结肿大少见;⑥可向下延伸至纵隔。

2. MRI 表现　结节无包膜,边界清楚。信号不均匀,形态、信号取决于内部结构。T$_1$WI 可为低(囊性变)、等或高(蛋白质含量高的胶体、出血)信号。T$_2$WI 常为高信号(图 3-2-35)。

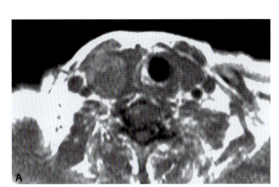
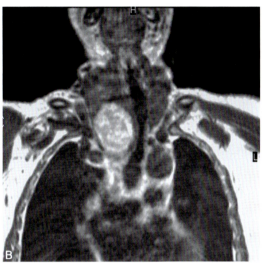

图 3-2-35　右侧结节性甲状腺肿
A. 横轴位 T$_1$WI,示右侧甲状腺结节,边缘规则,呈低信号;B. 冠状位 T$_2$WI,示结节呈高信号。

【诊断与鉴别诊断】　弥漫性甲状腺肿与桥本甲状腺炎鉴别:后者甲状腺侧叶与峡部均增大,质韧,血清中抗甲状腺球蛋白抗体及抗甲状腺微粒体抗体显著增高,超声表现为网格状改变且病变区血流信号丰富。

(三)甲状腺腺瘤

甲状腺腺瘤(thyroid adenoma)约占甲状腺上皮性肿瘤的 60%,好发于 30 岁以上的妇女。

【临床表现】　主要表现为颈部结节,光滑,质硬,可随吞咽运动。

【影像学检查方法的选择】　与甲状腺炎的影像学检查方法相似。

【病理生理基础】　甲状腺腺瘤起自滤泡上皮,常为单发,有完整包膜,瘤内常见出血、坏死、胶样变性、囊变及钙化。

【影像学征象】

1. CT 表现　甲状腺内孤立结节,边缘光滑,肿瘤与周围结构之间界限清楚。结节密度低于正常甲状腺,或呈囊性低密度。增强扫描,结节的实性部分均匀强化,但强化程度低于正常甲状腺,囊性部分不强化(图 3-2-36)。

2. MRI 表现　结节在 T$_1$WI 上呈低或等信号,如有亚急性出血,可呈高信号,T$_2$WI 呈略高信号,信号可均匀,也可不均匀,部分可见完整的低信号晕环(包膜),其厚薄不一。

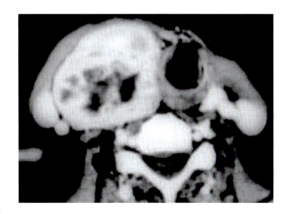

图 3-2-36　右侧甲状腺腺瘤
横轴位增强 CT,示右侧甲状腺较大单发肿块,肿块边缘规则、锐利,明显强化,内部有低密度未强化区。

(四)甲状腺癌

甲状腺癌(thyroid carcinoma)是人体内分泌系统最常见的恶性肿瘤。

【临床表现】　患者可无症状,大多数在超声查体时发现,或仅表现为质硬、固定的颈部肿块。部分患者表现为颈部迅速增大的肿块,可合并邻近组织结构受累的症状(吞咽困难、呼吸困难等)。

【影像学检查方法的选择】　与甲状腺炎的影像学检查方法相似。

【病理生理基础】　甲状腺癌主要包括乳头状癌、滤泡性癌、未分化癌及起源自滤泡旁细胞(C细胞)的髓样癌。乳头状癌(papillary carcinoma)最常见,恶性程度低,患者无碘缺乏病史。滤泡性癌(follicular carcinoma)多见于50岁以上的女性,有完整包膜,但恶性程度高,易转移,患者常有长期缺碘病史。未分化癌(undifferentiated carcinoma)多见于老年人,恶性程度高,无包膜,易出血、坏死,预后不良。髓样癌(medullary carcinoma)无包膜,可有钙化,约1/4见于多发性内分泌肿瘤(multiple endocrine neoplasia,MEN)患者。

【影像学征象】

1. CT表现

(1)肿块形态不规则,边界模糊不清,常侵犯周围组织结构(气管、食管、颈动脉等)。

(2)肿块密度不均匀,不规则高密度区内混杂不规则低密度灶,为特征性表现。增强扫描,肿块实性部分呈不均匀强化,强化程度低于正常甲状腺。肿块内囊性低密度病变伴明显强化的乳头状结节,为乳头状甲状腺癌的特征性表现(图3-2-37)。

(3)肿块内可有颗粒状、簇状细小或斑片状钙化,其中颗粒状和簇状细小钙化为特征性表现。

(4)颈部淋巴结转移,少数表现为纵隔淋巴结转移。

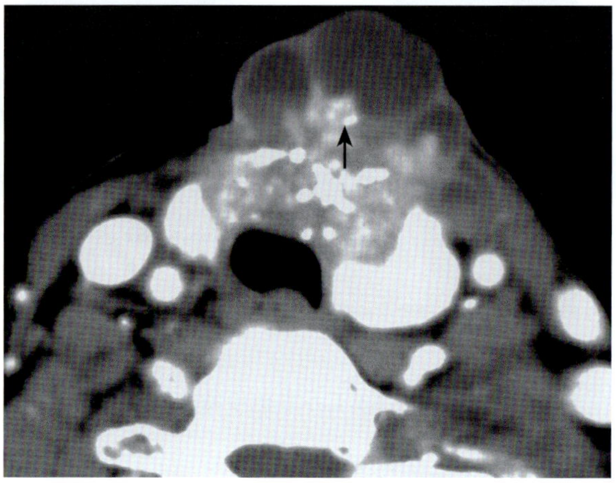

2. MRI表现　与正常甲状腺相比,肿块在T_1WI上呈低或等信号,如有亚急性出血,可呈高信号,T_2WI常呈高信号,信号不均匀。偶可有不完整的包膜。

【诊断与鉴别诊断】　甲状腺良、恶性病变的鉴别诊断(表3-2-2)。

图 3-2-37　甲状腺乳头状癌
横轴位增强CT,示甲状腺内肿块,边缘不规则,呈不均匀强化,有多个低密度囊变区,囊壁有明显强化结节(↑),病灶内有粗大和簇状细小钙化。

表 3-2-2　甲状腺良、恶性病变的鉴别诊断

项目	多结节性甲状腺肿	甲状腺腺瘤	甲状腺癌
临床表现	质软或中等硬度的多个结节	光滑、质硬的结节,可随吞咽运动	质硬、固定的颈部肿块
甲状腺肿大	双侧	多单侧	多单侧
病变	多发结节	单发结节	单发肿块
形态	规则	规则	多不规则
边缘	清晰	清晰	多模糊
周围浸润	无	无	常见
淋巴结肿大	少见	少见	常见
平扫CT	低或混杂密度结节	结节密度低于正常甲状腺或呈囊性低密度	不规则高低混杂密度肿块
增强CT	结节呈不同形式、不同程度的强化	实性部分均匀强化,但强化程度低于正常甲状腺	强化程度低于正常甲状腺,囊性病变内明显强化的乳头状结节
US	中或低回声结节,结节间可见呈线状高回声	等或低回声结节,边缘可见晕征	不均质的低、中回声肿块,后方呈衰减暗区

NOTES

续表

项目	多结节性甲状腺肿	甲状腺腺瘤	甲状腺癌
CDFI	结节血流信号正常或减少	结节周围环绕彩色血流,内有少量条状血管	肿块血流信号丰富
核素检查	冷结节,亲肿瘤显像阴性	冷、热或温结节,亲肿瘤显像阴性	冷结节且亲肿瘤显像阳性
钙化	多为粗钙化,颗粒状钙化少见	多为粗钙化,颗粒状钙化少见	颗粒状钙化为特征性表现,簇状细小钙化

三、颈部淋巴结转移

【临床表现】 颈部及锁骨上区淋巴结肿大,质硬,无痛,固定。常有原发肿瘤病史。

【影像学检查方法的选择】 CT 增强扫描是淋巴结转移的首选检查方法,扫描快,扫描范围较大,可包括颅底到主动脉弓所有颈部淋巴结。MRI 对颈部淋巴结转移的诊断特异性较高,但扫描速度较慢,扫描范围不能包括所有淋巴结,在气管周围和胸廓入口伪影较明显,限制了使用。超声检查可用于筛查颈部淋巴结肿大,但对气管食管沟或咽后组淋巴结显示困难。B 超导引下淋巴结穿刺活检可帮助确诊。

【影像学征象】 如近期无颈部手术、感染及放疗病史,淋巴结边缘强化、中央低密度坏死为淋巴结转移最有特征性的表现。

(一)上呼吸道、消化道鳞癌的颈部淋巴结转移特点

1. 部位及大小

(1)转移淋巴结(metastatic lymph node)发生部位和原发肿瘤的淋巴引流区域相关:鼻咽癌转移淋巴结多为双侧发生,常见于颈静脉链周围淋巴结。咽后组、颈后三角区为特征性部位,其中咽后组淋巴结是鼻咽引流的首站淋巴结。口咽癌、下咽癌及喉癌转移淋巴结多为单侧发生,常见于颈静脉链周围淋巴结。

(2)咽后淋巴结最大横径≥5mm、颏下及颌下淋巴结(Ⅰ区)最大横径≥10mm、颈部其他区域淋巴结最大横径≥8mm 为颈部淋巴结转移的诊断依据。

2. 形态、边缘 约 80% 鼻咽癌转移淋巴结形态规则,边缘清楚,约 80% 的喉癌及下咽癌转移淋巴结形态不规则且边界不清,常有明显外侵征象。

3. 密度(信号)及内部结构

(1)喉、下咽鳞癌转移淋巴结的 CT 特征性表现为淋巴结周围不规则环形强化,中央为不强化的低密度(图 3-2-38)。

(2)鼻咽癌转移淋巴结密度较均匀,常呈中度强化,内部可有不强化的小片状低密度区。

(3)颈部淋巴结转移瘤在 T_1WI 上呈等或低信号,T_2WI 上呈等或高信号,信号不均匀。

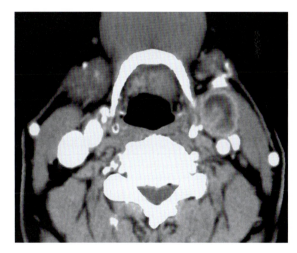

图 3-2-38　口咽鳞癌并左颈中深组淋巴结转移
横轴位增强 CT,示左颈中深组淋巴结肿大,边缘不规则,边缘环形强化,中央未强化。

(二)甲状腺癌的颈部淋巴结转移特点

1. 部位及大小

(1)转移部位为颈静脉链周围淋巴结(图 3-2-39),以颈下深组(包括锁骨上窝)最多,颈上中深组

次之,其他依次为气管食管沟、甲状腺周围淋巴结、上纵隔等。

(2)颈部有多个最大横径≥5mm淋巴结就可疑淋巴结转移,气管食管沟内发现有淋巴结,不论其大小,均可疑转移。

2. 形态、边缘 边缘较规则,无明显外侵征象。

3. 密度及内部结构

(1)转移淋巴结明显强化,与正常甲状腺相比,密度略低或相等。

(2)甲状腺乳头状癌的颈部淋巴结转移特点:①淋巴结囊性变、内有明显强化的乳头状结节(图3-2-39);②淋巴结内细颗粒状钙化。

【诊断与鉴别诊断】

1. 颈部转移淋巴结应与淋巴瘤、淋巴结结核鉴别(表3-2-3)。

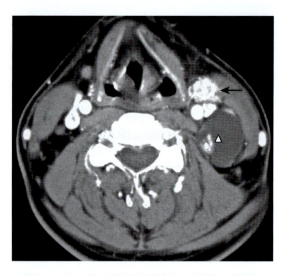

图3-2-39 乳头状甲状腺癌并左颈淋巴结转移

横轴位增强CT,示左颈中深组两个肿大淋巴结,血管前方淋巴结明显强化(↑),血管后方淋巴结边缘规则,有明显囊变,内侧囊壁有明显强化结节(△)。

表3-2-3 淋巴结病变的CT鉴别诊断

项目	淋巴结结核	淋巴瘤	淋巴结转移
部位	颈静脉链周围、颈后三角区、锁骨上	咽后组、颈静脉链周围、颈后三角区	咽后组、颈静脉链周围、颈后三角区
形态、边缘	形态不规则,边缘模糊	形态规则,边缘大多清晰	形态部分不规则,边缘部分模糊、有外侵
密度变化	边缘强化、内部坏死,多个分隔及多个低密度灶为其特征性改变	轻、中度强化,少有边缘强化、内部坏死	鳞癌多有边缘强化、内部坏死。淋巴结内囊性变伴乳头状结节、颗粒状钙化为甲状腺癌特征性改变
临床病史	多为青年女性,可有结核中毒症状	青中年多见	中老年多见,多有原发肿瘤病史

2. 颈部淋巴结转移应与颈部神经源性肿瘤鉴别(表3-2-4)。

表3-2-4 颈部淋巴结转移与神经源性肿瘤的鉴别诊断

项目	淋巴结转移	神经源性肿瘤
数目	多发	单发
形态、边缘	形态多不规则,边缘多模糊,有明显外侵	形态规则,边缘清晰
与血管的关系	位于颈动、静脉的前、外、后方,使血管内移	位于颈动、静脉的内侧,血管外移,部分可使动、静脉分离
密度变化	多有强化,鳞癌淋巴结转移典型表现为边缘强化、内部坏死	神经鞘瘤及神经纤维瘤为低血供,强化不明显,多为边缘低密度,内部高低混杂密度。颈动脉体瘤位于颈总动脉分叉处,增强后明显强化

思考题

1. 简述视网膜母细胞瘤的大体分型。
2. 简述视网膜母细胞瘤的 CT 表现。
3. 简述视网膜母细胞瘤的诊断与鉴别诊断。
4. 简述眼球血管膜黑色素瘤的大体病理表现。
5. 简述眼球血管膜黑色素瘤的 MRI 表现。
6. 简述眼球血管膜黑色素瘤的诊断与鉴别诊断。
7. 简述眶内海绵状血管瘤的大体表现和组织学表现。
8. 简述眶内海绵状血管瘤的影像学表现。
9. 简述眶内海绵状血管瘤的诊断与鉴别诊断。
10. 简述眶内炎性假瘤的大体分型。
11. 简述眶内炎性假瘤的影像学表现。
12. 简述慢性化脓性中耳炎的分型。
13. 简述慢性化脓性中耳炎的 CT 表现。
14. 简述外耳道骨性闭锁的 CT 表现。
15. 简述内耳畸形的分类及影像学表现。
16. 简述颞骨骨折的分型及 CT 表现。
17. 简述颞骨副神经节瘤的大体分型。
18. 简述颞骨副神经节瘤的影像学表现。
19. 简述颞骨副神经节瘤的诊断与鉴别诊断。
20. 简述急性化脓性鼻窦炎的影像学表现。
21. 简述鼻腔及鼻旁窦内翻性乳头状瘤、淋巴瘤、癌的诊断及鉴别诊断要点。
22. 简述鼻咽癌的影像学表现。
23. 简述喉癌的影像学表现。
24. 简述腮腺良、恶性肿瘤的鉴别诊断要点。
25. 简述甲状腺良、恶性病变的鉴别诊断要点。
26. 简述上呼吸道、消化道鳞癌淋巴结转移的影像学特点。
27. 简述甲状腺癌淋巴结转移的影像学特点。
28. 简述颈部淋巴结转移与神经源肿瘤的鉴别诊断要点。

（鲜军舫　徐海波）

第四篇
呼 吸 系 统

第一章

呼吸系统总论

第一节 常用的影像学检查方法

Key points

- There are many imaging modalities for respiratory system. CT has become the most commonly used and most effective imaging modality for respiratory diseases.

- MRI is often used to identify pulmonary nodules and vascular cross sections around the hilus, to distinguish between hilar mediastinal lymph nodes and vascular cross sections, to evaluate the involvement of large blood vessels in the chest, and to diagnose intramediastinal lesions.

呼吸系统的影像学检查方法主要有 X 线检查、CT 检查、MRI 检查、血管造影及介入放射学检查、核素检查、PET-CT 检查等。在检查、诊断呼吸系统疾病时,恰当选择影像学检查方法十分重要。

一、X 线检查

主要包括:X 线透视、摄片、CR、DR、支气管造影(bronchography)等。

1. X 线透视 该检查虽然操作简单、费用低廉,可进行多方位及器官运动的观察,但由于空间分辨力低和辐射剂量较大等原因,目前已经不再用于胸部疾病的常规检查。

2. 摄片 是指非数字化的模拟 X 线成像方法,可显示大部分呼吸系统疾病,价格较低,常用于呼吸系统疾病的筛查。其中正位(后前位)(posterior-anterior view)、侧位(lateral view)是胸部最常用的投照体位;前弓位(kyphotic view)投照多用于观察肺尖部病变,目前很少应用。

3. CR、DR 作为数字化 X 线成像技术,在许多医院逐步替代了普通模拟的 X 线摄片,尤以 DR 检查为主流。常见体位与 X 线摄片相同。尽管图像清晰度有所提高,但结构重叠,对微小病灶显示能力较低,临床应用也呈逐渐减少的趋势。

4. 支气管造影 既往主要用于观察和诊断支气管病变,目前已很少应用。

二、CT

目前,胸部 CT 已成为呼吸系统疾病最常应用和最有效的影像学检查方法。

(一)扫描技术与参数

1. 扫描范围 从肺尖(apex)至肋膈角(costophrenic angle),原则上包括双侧肾上腺。

2. 窗宽 肺窗采用 1 000~2 000HU,纵隔窗采用 300~500HU。窗位:肺窗采用−800~−500HU,纵隔窗采用 30~50HU。

3. 层厚和螺距 常规扫描采用 5~10mm 层厚,螺距 1.5。高分辨力 CT 采用 1~2mm 层厚,螺距 1.5。

(二)平扫

1. 常规扫描 用于检查呼吸系统常见疾病。

2. 特殊检查方法

（1）高分辨力 CT（high resolution CT，HRCT）：能够清晰地显示肺内细微结构，用于观察、诊断弥漫性病变（间质病变、肺泡病变、小结节病变）、支气管扩张、肺结节与肿块。

（2）肺内病灶容积显示及多平面重组：层厚 0.5~2mm。能够多平面、多角度、立体地显示肺内病灶的轮廓（如分叶征等）及与周围结构（如胸膜凹陷征、小血管和小支气管等）的关系，能够计算病灶倍增时间，进行随诊观察。用于观察、诊断肺内结节与肿块等。

（3）气管支气管的多平面重组、CT 仿真内镜：层厚 0.5~2mm。能够显示气管及较大支气管，具有无创性、简便易行等优点，但特异性、敏感性较低，容易形态失真，目前一般不用于对细支气管的检查。可用于观察、诊断气管支气管病变、评价支气管内支架的疗效等。

（4）CT 肺功能成像（CT pulmonary functional imaging）：既显示肺的形态学变化，又能定量检测肺功能。用于诊断肺气肿，评估肺减容术的疗效等。

（5）低剂量 CT（low-dose CT，LDCT）：除降低管电流、管电压外，其他扫描参数同常规扫描。目前主要用于肺癌筛查和肺小结节长期随访等。

（三）增强扫描

1. 增强扫描　从肘静脉手推或高压注射器注入非离子型碘对比剂（通常浓度 300mgI/ml）进行胸部增强扫描。用于鉴别肺门周围的血管断面与肺内病灶，鉴别肺门或纵隔淋巴结与血管断面，判断胸部大血管受累情况等。

2. 动态增强扫描　在注射对比剂后，对某一选定层面在设定的时间范围内进行连续扫描。对孤立肺结节的定性诊断有一定辅助作用。

3. 肺血管 CTA　能够显示肺动脉及其大分支。用于诊断肺血管病变（如肺栓塞等），判断胸部大血管受累情况。

4. CT 灌注成像　用于肺结节性质鉴别、指导肺肿块穿刺活检及肺癌化疗评价等。

（四）CT 引导肺穿刺活组织检查

CT 引导肺穿刺活组织检查（CT guided needle biopsy of chest lesion）可用于肺内病变的定性诊断，但可有假阴性出现，部分肺癌患者可能出现穿刺道转移的风险。

三、MRI

呼吸系统的 MRI 检查应采用呼吸门控或平静浅呼吸进行采集以减少呼吸运动的影响。检查范围从肺尖至肺底，以横轴位为主，依据病情加做冠状位、矢状位。

肺实质的 MRI 成像一般包括 T_1WI、T_2WI 及质子密度加权像，使用钆喷酸葡胺作为对比剂的 T_1WI 增强扫描应用相对较少。

（一）胸部常规 MRI 检查

不用于检查肺内微小病变或弥漫性疾病，可用于鉴别肺门周围的肺结节与血管断面，鉴别肺门纵隔淋巴结与血管断面，判断胸部大血管受累情况，诊断纵隔内病变。

（二）胸部特殊检查

1. 肺血管的 MRA　用于检查肺动脉较大分支的病变。

2. 肺脏 MRI 功能成像　尚处于临床研究阶段。其中 MRI 灌注成像可用于观察、诊断肺栓塞、肺气肿、孤立性肺结节；MRI 通气成像可用于观察、诊断肺气肿、肺弥漫性间质疾病、肺癌、肺栓塞等。

四、DSA

分为选择性支气管动脉 DSA、选择性肺动脉 DSA、选择性胸壁动脉 DSA。其特点是诊断与治疗功能兼备。目前主要用于：①肺内血管性疾病的诊断或术前了解肺内血管状况，不作为其他呼吸系统疾病的主要诊断手段；②咯血患者术前确定出血部位或进行栓塞止血治疗；③肺癌患者做支气管动脉灌注化疗。

五、放射性核素检查

肺通气-灌注显像（pulmonary ventilation-perfusion imaging）是诊断肺血栓栓塞的首选方法，还可用于诊断 COPD 等疾病，测定肺肿瘤或肺气肿、肺大疱的术前肺功能。生长抑素受体显像可用于检查诊断神经内分泌肿瘤。

六、PET-CT

PET-CT 可通过显示肺内病变（结节、肿块）的代谢活性进行病变良恶性判断。用于肺结节或肿块的良恶性诊断、肺癌的分期、肺癌的疗效评估及复发判断等。但对于肺部磨玻璃样小结节可出现假阴性结果；另外，检查费用昂贵。

第二节　正常影像解剖和常见变异

Key points

- The chest consists of thoracic cage, trachea and bronchi, lung, pleura, mediastinum and diaphragm.
- The basic anatomical unit of lung tissue is secondary pulmonary lobule. It consists of lobular core, interlobular septa and lobular parenchyma.
- The lung marking is composed of pulmonary arteries, pulmonary veins and bronchi, which appear as dendritic shadows radially distributed from the hilar to the periphery, and the lower lung field texture is thicker.

一、正常胸部 X 线平片表现

（一）胸廓（thoracic cage）

1. 软组织（图 4-1-1）
（1）胸锁乳突肌及锁骨上皮肤皱褶

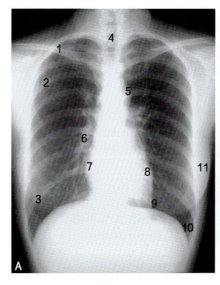
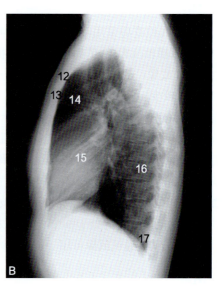

图 4-1-1　正常 X 线胸像

A. 正位；B. 侧位；1. 锁骨；2. 肋骨；3. 乳头；4. 气管；5. 主动脉结；6. 右下肺动脉；7. 右心缘；8. 左心缘；9. 心膈角；10. 肋膈角；11. 乳腺；12. 胸骨柄；13. 胸骨体；14. 心前间隙；15. 心影；16. 胸椎；17. 后肋膈角。

1）胸锁乳突肌影（sternocleidomastoid muscles shadows）：表现为自胸骨柄（manubrium sterni）斜向后上的带状阴影，密度均匀，边缘清晰。易被误认为肺尖病变。

2）锁骨上皮肤皱褶影（supraclavicular skin folds shadows）：表现为位于锁骨上缘，并与锁骨平行，宽 3~5mm 的均匀软组织密度阴影，通常双侧对称。

（2）胸大肌：胸大肌影（pectoralis major shadows）表现为双肺中野外侧斜向腋窝的扇形密度增高阴影。

（3）女性乳房与乳头

1）女性乳房影（breast shadows）：表现为位于双肺下野，下缘清晰，上缘密度逐渐减低的半圆形的高密度阴影。双侧对称或不对称。

2）乳头影（nipple shadows）：表现为一般位于第 5 前肋间，呈双侧对称的小圆形阴影。但乳头影也可不对称或单侧出现，此时易误诊为肺内结节，应注意鉴别。

（4）伴随阴影（companion shadows）：胸膜在肺尖的返折处及胸膜外的软组织沿第 1、2 肋骨下缘形成宽 1~2mm、边缘清晰的线条状阴影。

2. 骨骼（图 4-1-1）

（1）肋骨

1）肋骨影（ribs shadows）：共 12 对，呈双侧对称性、自后上向前下倾斜。后肋轮廓清晰，密度较高，前肋轮廓相对模糊，密度较淡。

2）肋软骨（costal cartilage）：未钙化的肋软骨不显影。肋软骨钙化表现为与肋骨呈条状连接的斑点样高密度影。20 岁后第 1 肋软骨最先出现钙化，随着年龄增长，其他肋软骨自下而上依次发生钙化。

3）肋骨先天变异（congenital rib anomalies）：①叉状肋（bifid rib）：肋骨前端呈分叉或铲状，易发生于第 2、4 前肋；②颈肋（cervical rib）：发生于第 7 颈椎的短小肋骨；③肋骨联合（fused rib）：常累及第 1、2 肋骨，相邻肋骨局部融合或形成假关节。

（2）锁骨（clavicle）及肩胛骨（scapula）：胸锁关节（sternoclavicular joint）由锁骨内侧端与胸骨柄构成。"菱形窝"（rhomboid fossa）指锁骨的内侧下缘，菱形韧带附着处的半圆形凹陷。后前位胸像时，若双肩前旋不足，双侧肩胛骨内侧与肺野可有不同程度的重叠。

（3）胸骨（sternum）与胸椎（thoracic vertebrae）：后前位胸像上，只有胸骨柄的两侧可突出于上纵隔，易误认为肺内或纵隔病变。如投照条件合适，后前位胸像上可显示第 1~4 胸椎影。

（二）气管与支气管

1. 气管（trachea） 后前位胸像上位于纵隔中部，上缘起自第 6~7 颈椎水平，至第 5~6 胸椎水平分为左、右主支气管，气管分叉（bifurcation of trachea）角度为 60°~80°。

2. 气管隆嵴（carina of trachea） 左、右主支气管下壁交界处，气管隆嵴角锐利，一般不大于 90°。

3. 支气管（bronchi）及分支 高千伏胸像上可显示左、右主支气管；通常主支气管以下分支不能显示。

（三）肺

1. 肺野（lung fields） 是指后前位胸像上自纵隔肺门向外的透光区域。为了便于定位，沿第 2、4 前肋下缘水平画线将肺野分为上、中、下肺野，再从肺门到一侧肺野的最外缘纵行均分为 3 带，即内、中、外带（图 4-1-2）。

2. 肺纹理（lung markings） 由肺动脉、肺静脉及支气管构成，表现为自肺门向外周放射状分布的树枝状阴影，立位时下肺野纹理较粗。

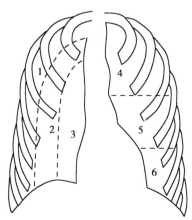

图 4-1-2 肺分野、分带示意图
1. 外带；2. 中带；3. 内带；4. 上肺野；
5. 中肺野；6. 下肺野。

3. **肺门（hilar）**　肺门影由肺动脉、肺静脉、支气管、淋巴组织构成，主要成分是肺动脉和肺静脉（见图 4-1-1）。右肺门的上部由右上肺动脉及肺静脉分支构成，下部由右下肺动脉构成。右肺门上下部之间的夹角称为右肺门角。左肺门由左肺动脉及上肺静脉的分支构成。在后前位胸像上，左肺门略高于右肺门。在侧位胸像上，右肺门多位于前方，左肺门位于后方。

4. **肺叶（pulmonary lobe）与肺段（pulmonary segment）**

（1）肺的分叶：右肺的横裂和斜裂将其分为上叶（superior lobe）、中叶（middle lobe）和下叶（inferior lobe）；左肺的斜裂将其分为上叶、下叶，左肺上叶又分为上部与舌部（lingular lobe）。

（2）副叶（accessory lobe）：是由额外的胸膜裂伸入肺段之间，形成额外的肺叶。常见的副叶包括，位于右侧肺门上方纵隔旁的奇叶（azygos lobe）和位于下叶内侧部的下副叶（inferior accessory lobe）。

（3）肺段：右肺有 10 个肺段，左肺有 8 个肺段。每个肺段均有与其名称一致的段支气管。肺段呈尖端指向肺门，底部位于肺周围呈圆锥形。正常的肺段之间无清楚的边界（图 4-1-3）。

（四）胸膜

1. **正常胸膜（pleura）**　一般不显影。

2. **斜裂（oblique fissure）叶间胸膜**　在侧位胸像上显示为自后上向前下的细线状阴影。

3. **水平裂（horizontal fissure）叶间胸膜**　在后前位胸像上显示约在第 4 前肋水平的横行细线状阴影。

（五）纵隔

1. **纵隔（mediastinum）**　位于两肺之间，上部为胸廓上口（superior aperture of thorax），下缘为膈，前部为胸骨（sternum），后部为胸椎。

2. **纵隔分区（mediastinum division）**　前纵隔位于胸骨后，气管、升主动脉、心脏之前。食管前壁是中后纵隔的分界。胸骨柄下缘至第 4 胸椎体下缘连线与第 4 前肋端至第 8 胸椎体下缘的连线将纵隔分为上、中、下纵隔（图 4-1-4）。

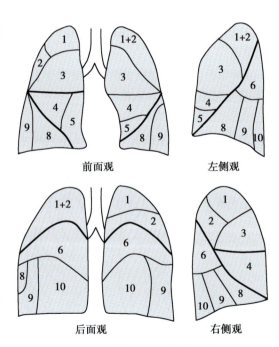

图 4-1-3　肺段 X 线解剖示意图（前后观及外侧观）
1. 右上叶尖段；2. 右上叶后段；1+2. 左上叶尖后段；3. 上叶前段；4. 右中叶外段（上舌段）；5. 右中叶内段（下舌段）；6. 下叶背段；8. 下叶右前基底段（左前内基底段）；9. 下叶外基底段；10. 下叶后基底段。

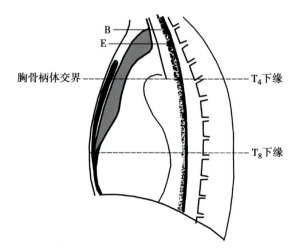

图 4-1-4　纵隔分区
B. 气管；E. 食管；前纵隔（红色），中纵隔（黄色），后纵隔（白色）

（六）横膈

1. 后前位胸像　横膈（diaphragm）呈圆顶状，轮廓光滑，一般右膈高于左膈 1~2cm。横膈内侧与心脏形成心膈角（cardiophrenic angle），左心膈角常有心包脂肪垫（pericardial fat pad）；横膈外侧与胸壁形成清晰锐利的肋膈角（costophrenic angle）。

2. 侧位胸像　横膈与前胸壁形成前肋膈角，与后胸壁形成后肋膈角，后肋膈角低于前肋膈角。

二、正常胸部 CT 表现

（一）胸壁

CT 纵隔窗不仅能够显示胸壁肌肉（胸大肌、胸小肌、斜方肌等）、脂肪、女性乳房，还能显示胸骨、锁骨、胸锁关节、胸椎（椎体及附件）、肩胛骨等（图 4-1-5）。但 CT 横轴位图像判断肋骨序数困难，肋骨三维重建图像可以良好显示肋骨。

（二）胸膜

常规胸部 CT 肺窗图像上，叶间胸膜呈横行或略呈弧形的少血管带影，但在薄层或 HRCT 图像上，斜裂叶间胸膜可呈软组织密度的细线状阴影（图 4-1-6）。

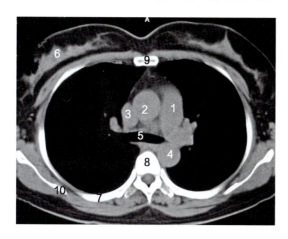

图 4-1-5　胸部 CT 纵隔窗
1. 主肺动脉；2. 升主动脉；3. 上腔静脉；4. 降主动脉；
5. 气管分叉；6. 乳腺；7. 肋骨；8. 椎体；9. 胸骨；10. 肩胛骨。

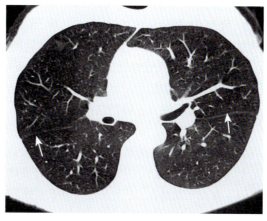

图 4-1-6　胸部 CT 肺窗示双侧叶间胸膜（白箭头）

（三）横膈

1. 膈　胸部 CT 显示为软组织密度的波浪状或弧形线影。

2. 膈脚　胸部 CT 显示为位于椎体两旁、主动脉前方的软组织密度弧形影。膈脚前方是腹腔，后方是胸腔（图 4-1-7）。

（四）肺叶、肺段、肺小叶

1. 胸部 CT　在 CT 肺窗上的肺叶、肺段定位较 X 线胸像更加清楚和准确（图 4-1-8）。

2. 次级肺小叶（secondary pulmonary lobule）是肺组织最基本的解剖结构单位，切面呈圆锥形，尖端向肺门，底朝胸膜。每个次级肺小叶包含 3~20 个腺泡（acinus），即使 HRCT 也难以显示腺泡。

（1）小叶核（lobular core）：位于肺小叶中央，由

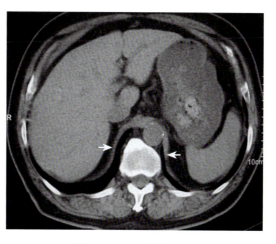

图 4-1-7　膈脚（白箭头）

NOTES

小叶中心细支气管（centrilobular bronchiole）、伴随的小叶中央动脉及包绕的纤维结缔组织构成。小叶中央动脉（centrilobular artery）在 HRCT 上呈分支状或逗点状，距离胸膜 5~10mm。HRCT 一般不能显示小叶中心细支气管。

（2）小叶间隔（interlobular septa）：包绕肺小叶的纤维结缔组织，内有肺静脉和淋巴管分支。HRCT 偶可显示小叶间隔，呈与胸膜垂直的长 1~2cm 的均匀细线影，厚度不超过 1mm，无分支。

（3）小叶实质（lobular parenchyma）：位于小叶核与小叶间隔之间，包括由小支气管、肺动静脉分支供应的肺泡（pulmonary alveoli）和相关的毛细血管床，是功能性肺实质（functional lung parenchyma）。在 HRCT 上显示为无结构的均匀低密度区。

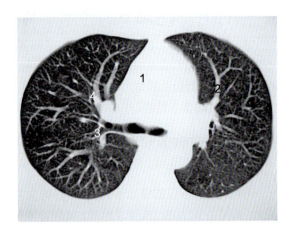

图 4-1-8　胸部 CT 肺窗

1. 心脏；2. 肺动脉分支；3. 右上叶后段支气管；4. 右上叶前段支气管。

（五）肺动脉、肺静脉、支气管、肺门

1. 胸部 CT 能够显示气管、主支气管、叶支气管、部分肺段支气管；薄层与 HRCT 显示肺段、亚段支气管亦较好。CT 上支气管表现为长管状或圆形、椭圆形透亮影（图 4-1-8）。

2. 肺动脉与支气管伴行，横轴位 CT 上可表现为小结节影（见图 4-1-8）。肺静脉走行在肺段之间，且变异较多，识别困难。

3. 胸部 CT 能够显示肺门结构。

（六）纵隔

胸部 CT 的纵隔窗能够显示纵隔内的胸腺、心脏、大血管、食管、淋巴结等结构。

1. 胸腺（thymus）　正常胸腺外缘平直或略有凹陷。

（1）青少年胸腺在 CT 上表现为位于血管前间隙的三角形均匀软组织密度影（图 4-1-9）。

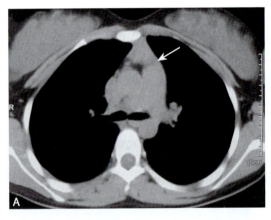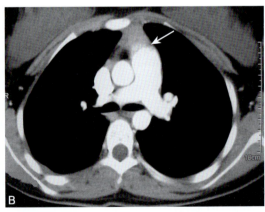

图 4-1-9　青春期胸腺

A. 平扫 CT 纵隔窗；B. 增强 CT 纵隔窗；位于前纵隔的三角形均匀软组织密度影，外缘光滑（箭头）。

（2）随着年龄的增长，胸腺逐渐萎缩，老年胸腺在 CT 上呈脂肪密度影（图 4-1-10）。

2. 食管（esophagus）　管壁厚度一般不超过 3mm。

3. 淋巴结（lymph node）　CT 表现为圆形、卵圆形软组织密度影，增强 CT 能够区别淋巴结与血管断面。正常淋巴结一般小于 10mm，淋巴结 ≥15mm 视为病理性淋巴结增大，但 15mm 以下的淋巴结亦可有病理性改变。

三、正常胸部 MRI 表现

SE 序列的 T_1 加权像（T_1WI）能清晰显示胸部组织器官的结构。

（一）胸廓

胸壁脂肪在 T_1WI、T_2WI 上均呈高信号。胸壁肌肉在 T_1WI 上呈中等信号，在 T_2WI 上呈等至略低信号。胸壁骨骼在 T_1WI、T_2WI 上，骨皮质呈低信号，骨髓呈高信号（图 4-1-11）。

（二）肺

肺实质在 MRI 上呈极低信号，MRI 难以显示肺纹理及小叶间隔。

（三）肺动脉、肺静脉、气管与支气管、肺门、纵隔

1. 肺动脉、肺静脉的管壁在 MRI 上呈中等信号，管腔可呈流空信号（图 4-1-11）。

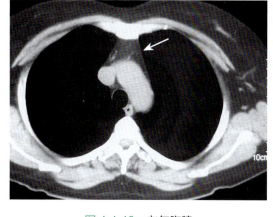

图 4-1-10 老年胸腺

平扫 CT 纵隔窗，示位于前纵隔的三角形均匀脂肪密度影，外缘光滑（箭头）。

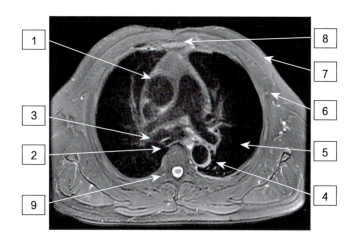

图 4-1-11 胸部 MRI（T_2WI）

1. 升主动脉；2. 上腔静脉；3. 气管；4. 降主动脉；5. 肺野；6. 胸壁肌肉；7. 胸壁脂肪；8. 胸骨；9. 椎体。

2. 气管、支气管管腔呈极低信号，管壁显示困难。

3. 食管壁呈中等信号。

4. 肺门与纵隔淋巴结呈边缘光滑的类圆形中等信号。

5. 青少年胸腺呈均匀的中等信号，中年胸腺以脂肪为主，与周围脂肪组织分界困难。

（四）胸膜

MRI 难以显示胸膜。因叶间胸膜多不能显示，MRI 上难以区分肺叶。

（五）横膈

横膈一般呈 2~3mm 宽的线状或条片状低信号。

四、正常核素显像表现

（一）肺通气显像（^{99m}Tc-DTPA 或 ^{99m}Tc-SC）

1. 放射性气体通气显像

（1）单次吸入显像：大气道无明显放射性滞留，肺内自上而下呈由低到高的均匀放射性分布。反

映气道通畅情况及肺局部通气功能。

（2）平衡期显像：双肺放射性均匀分布。反映肺各部位容量。

（3）清除显像：随放射性气体呼出，放射性分布逐渐均匀减少，半清除时间一般少于2分钟，无局部放射性滞留。

2. 放射性气溶胶通气显像　肺内放射性分布较均匀，肺周边略低。气道内，特别是气管分叉处放射性分布略高。

（二）肺灌注显像（^{99m}Tc-MAA）

1. 肺实质放射性分布均匀，放射性高低与肺实质厚度成正比，放射性分布与肺动脉的小分支及毛细血管分布一致。

2. 肺门部大血管及气管无放射性分布。

3. 正常肺通气显像的影像与肺灌注显像的影像基本一致，即匹配显像征。

第三节　基本病变的影像学征象

Key points

- The basic pathological changes of trachea and bronchi include stenosis, obstruction and bronchiectasis.

- The basic pathological changes of lung include emphysema, atelectasis, consolidation, calcification, nodule, mass, air containing space and cavity.

- The basic pathological changes of pleura include pleural effusion, pneumothorax, hydropneumothorax, pleural thickening, adhesions, calcifications, nodule and mass.

一、气管、支气管病变

（一）气管、支气管狭窄与闭塞（stenosis and obstruction）

管腔内肿块、异物、外压等均可引起气管、支气管局限性狭窄或闭塞。

1. X线表现　正位胸像发现气管、支气管病变困难，但可显示阻塞性肺气肿、肺不张等间接征象。

2. CT表现　能够直接显示管腔内息肉样或菜花样结节，管壁局限性增厚，管腔内异物，以及气管、支气管周围结构的异常；同时可直接显示气管、支气管管腔狭窄或闭塞（图4-1-12）。常用于观察气管、支气管病变的范围与深度。

（二）支气管扩张

在本篇第二章第一节中详述。

二、肺部病变

（一）肺气肿（emphysema）

支气管狭窄后，空气能被吸入，不能完全呼出，使该支气管所分布的肺泡过度充气而逐渐膨胀，形成阻塞性肺气肿。

1. X线表现　分为弥漫性、局限性。

（1）弥漫性肺气肿：常表现为肺过度充气膨胀，肺纹理减少，肺大疱形成（图4-1-13）。

1）肺过度充气（pulmonary hyperinflation）：①双侧肺野透光度增加；②胸廓膨大，肋间隙变宽，可形成桶状胸（barrel chest）；③膈肌低平，心影狭长；④侧位胸像显示胸骨后透亮区增宽。

2）肺大疱（pulmonary bulla）：局限的薄壁含气囊状阴影。

（2）局限性肺气肿：常表现为肺野局部透亮度增加。

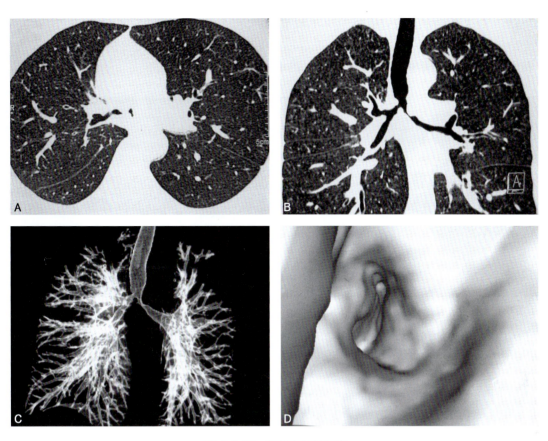

图 4-1-12　双侧支气管狭窄

A. 横轴位 CT 肺窗；B. MPR；C. VRT；D. 左主支气管 CT 虚拟内镜；示左侧支气管内壁结节状突起，管腔不规则狭窄。

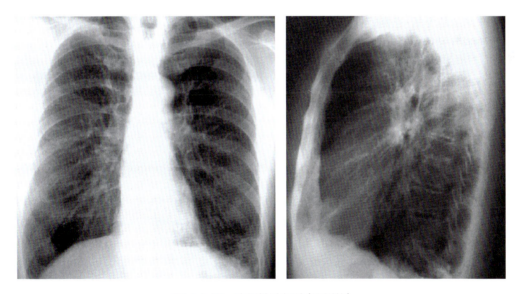

图 4-1-13　弥漫性肺气肿（正侧位）

正位 X 线胸像，示胸廓膨大，肋间隙变宽，肺纹理减少，双侧肺野透光度增加，膈肌低平，心影狭长；侧位 X 线胸像，示胸骨后透亮区增宽。

2. CT 表现　肺气肿病理上分为小叶中央型、全小叶型和间隔旁型。

（1）小叶中央型肺气肿（centrilobular emphysema）：病变累及肺小叶中央部分（腺泡中央的呼吸性细支气管），常分布在上叶。CT 表现为肺内小圆形低密度区，无壁，周围是相对正常的肺实质，两者无明显分界。病变严重时,肺纹理稀少(图 4-1-14)。

(2)全小叶型肺气肿(panlobular emphysema):病变累及全部肺小叶(整个腺泡),下叶分布为主。CT 表现为广泛分布的低密度区,肺纹理稀少(图 4-1-15)。

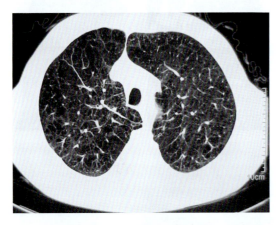

图 4-1-14　小叶中央型肺气肿

平扫 CT 肺窗,示肺内小圆形低密度区,无壁,周围肺实质相对正常,两者无明显分界,肺纹理稀少。

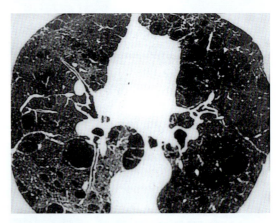

图 4-1-15　全小叶型肺气肿

平扫 CT 肺窗,示广泛分布的低密度区,肺纹理稀少,可见肺大疱。

(3)间隔旁型肺气肿(paraseptal emphysema):病变累及肺小叶边缘(肺泡管和囊),多位于胸膜下或沿小叶间隔周围。CT 表现为胸膜下多发小气囊、肺大疱(图 4-1-16)。肺大疱好发于奇静脉食管隐窝、左心室及前联合线附近,CT 表现为肺内局限性薄壁气囊,无肺实质结构。

(二)肺不张(atelectasis)

支气管完全闭塞致肺内气体减少及肺体积缩小,形成阻塞性肺不张,可并发慢性阻塞性肺疾病。

1. X 线表现

(1)一侧全肺不张:患侧肺野致密不透光,胸廓塌陷,肋间隙变窄,纵隔向患侧移位,膈肌升高,对侧肺代偿性通气过度(compensatory hyperinflation)(图 4-1-17)。

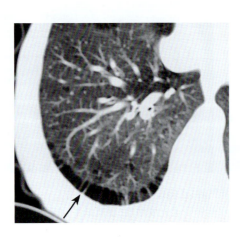

图 4-1-16　间隔旁型肺气肿

平扫 CT 肺窗,示右后肺胸膜下单层串珠状多发小气囊影,其间可见细小分隔,囊内无肺结构(箭头)。

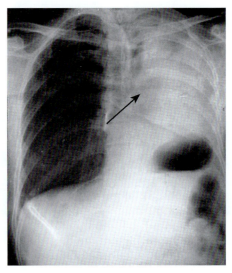

图 4-1-17　左侧全肺不张

正位 X 线胸像,示左侧肋间隙变窄,左肺野致密不透光,左主支气管截断(箭头),气管及纵隔向左侧移位,左侧膈肌升高;右侧肺代偿性通气过度。

（2）肺叶肺不张

1）直接征象：患侧肺叶通气减低，叶间胸膜移位，血管、支气管聚拢（图4-1-18）。

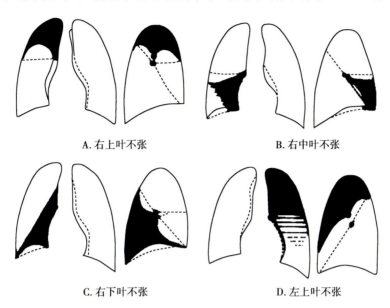

A. 右上叶不张　　　　　　　　　B. 右中叶不张

C. 右下叶不张　　　　　　　　　D. 左上叶不张

图 4-1-18　肺叶不张示意图（黑色区域表示病变范围）

2）间接征象：患侧膈肌抬高，纵隔向患侧移位，肺门移位，邻近肺叶代偿性通气过度。

2. CT 表现　与 X 线胸像征象相似，但 CT 显示叶间胸膜移位、血管和支气管聚拢等征象优于 X 线胸像（图4-1-19）。

（三）实变（consolidation）

肺泡腔内的气体被渗出液及细胞成分代替后形成实变。多见于急性炎症、浸润型肺结核、肺出血、肺水肿及细支气管肺泡癌。其中急性炎症、肺出血、肺泡性肺水肿引起的肺实变吸收较快。

1. X 线与 CT 表现

（1）肺泡、肺小叶实变：边缘模糊的斑点状、斑片状密度增高阴影。

（2）肺段或肺叶实变：大片状密度增高阴影，部分可见含气的支气管分支影即支气管充气征（air bronchogram sign），实变的肺体积一般无明显变化（图4-1-20、图4-1-21）。

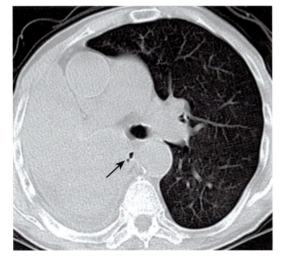

图 4-1-19　右侧全肺不张

平扫 CT 肺窗，示右主支气管狭窄闭塞（箭头），右全肺不张，纵隔向患侧移位。

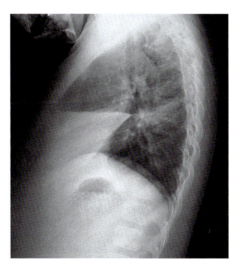

图 4-1-20　肺实变

侧位 X 线胸像，示右肺中叶边缘清晰的大片状密度增高阴影，肺体积无明显缩小。

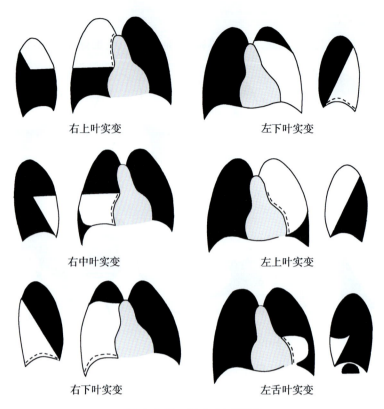

右上叶实变　　　　　　左下叶实变

右中叶实变　　　　　　左上叶实变

右下叶实变　　　　　　左舌叶实变

图 4-1-21　肺实变示意图
白色区域表示病变范围。

2. MRI 表现　肺实变表现为小片状或大片状异常信号,在 T_1WI 上呈中低信号,在 T_2WI 上呈高信号。

(四)钙化(calcification)

X 线与 CT 表现为边缘清楚的高密度影,MRI 显示钙化较差。肺结核钙化多为斑点状、斑块状;肺错构瘤钙化可呈"爆米花"状(图 4-1-22);少数肺癌结节内可见钙化,多呈偏心分布的细沙砾状或点状,病理基础为肿瘤组织坏死后钙质沉积或原来肺内钙化被肿瘤包裹。

(五)结节(nodule)与肿块(mass)

1. 良性肺结节与肿块　多见于肺腺瘤、结核球、肺错构瘤、炎性假瘤等。其周边多有包膜,生长缓慢,X 线与 CT 显示边缘清晰光滑,偶分叶,少有毛刺(图 4-1-23)。结核球内常可见钙化、裂隙或空气新月征,周围可见卫星灶(satellite lesions)。

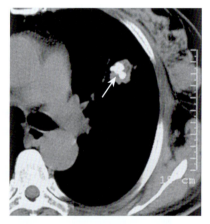

图 4-1-22　肺错构瘤钙化
平扫 CT 纵隔窗,示左肺上叶分叶状结节灶,其内可见高密度钙化呈"爆米花"状(箭头)。

2. 恶性肺结节与肿块　早期周围型肺癌多表现为肺内结节(图 4-1-24),中、晚期肺癌多表现为肺内肿块(图 4-1-25)。

(1)X 线与 CT 表现:常出现下列征象,但不具有特异性。

1)分叶征(lobulation sign):X 线与 CT 显示结节边缘呈细小深分叶或锯齿状,状如桑葚。病理基础为肿瘤自身生长速度不均等,肿瘤生长遇到的阻力不同,小叶间隔纤维性增生限制肿瘤生长。

2)毛刺征(spicule sign):X 线与 CT 显示结节边缘呈浓密的短细毛刺,僵硬,状如绒球。病理基础为肿瘤的恶性生长方式,肿瘤周围间质反应。

3)小泡征:CT 表现为肺结节内连续数个层面上的直径 1mm 至数毫米的小泡状或轨道状空气样低密度影。病理基础为肿瘤内残存的肺泡或小支气管。

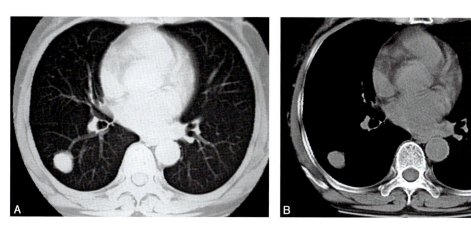

图 4-1-23 良性肺结节

A. 平扫 CT 肺窗;B. 平扫 CT 纵隔窗;示右下肺结节,边缘光滑,密度均匀。

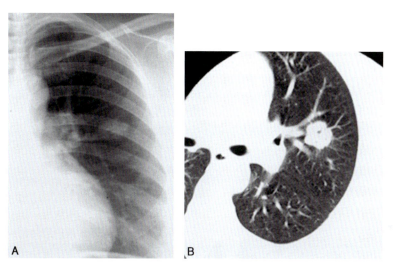

图 4-1-24 恶性肺结节

A. 正位 X 线胸像;B. 平扫 CT 肺窗;示左上肺结节,边缘略呈分叶。

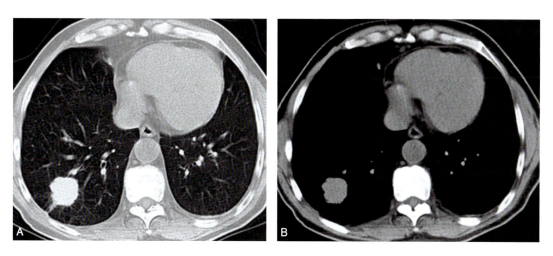

图 4-1-25 恶性肺肿块

A. 平扫 CT 肺窗;B. 平扫 CT 纵隔窗;示右下肺肿块,边缘清晰,有分叶及毛刺征。

NOTES

4）支气管血管集束征：CT表现为1支或数支肺小血管受牵拉向病灶聚拢移位，在病灶处中断或贯穿病灶，累及的血管可为肺动脉或肺静脉。

5）病灶的胸壁侧小片状浸润：病理基础为小支气管阻塞引起的炎症或肺不张。

6）增强后改变：结节或肿块呈轻、中度均匀强化或不均匀强化（CT值增加15~20HU），部分结节可呈内缘不规则的环状强化。

（2）MRI表现：周围型肺癌在T_1WI呈中等信号，在T_2WI呈高信号，信号可不均匀。肿瘤液化坏死时，坏死区在T_1WI信号更低，在T_2WI信号更高。

3. 良、恶性肺结节的鉴别诊断（表4-1-1）

表4-1-1 良、恶性肺结节的影像特点与鉴别

项目	良性	恶性
边缘	清楚，光滑锐利	浓密的细短毛刺，僵硬，状如绒球
轮廓	少数可见切迹，且不同于分叶征	细小深分叶，呈棘状凹凸不平或锯齿状，状如桑葚
密度	均匀或不均匀，中等偏高 部分结节内见脂肪样低密度	均匀或不均匀，中等偏低
钙化	多见，呈层状、斑点状或斑块状 弥漫分布或中心分布	少见，呈细点状或沙砾状 偏心分布
空洞	新月形或裂隙形小空洞	空洞内壁形态不规则，可见壁结节
支气管充气征	可见	可见
血管集束征	少见	常见
周围结构	周围肺野清晰或有"卫星灶" 部分结节的胸壁侧可见小片状阴影	周围肺野清晰，无"卫星灶" 部分结节胸膜侧可见小片状浸润
邻近胸膜	增厚粘连 肺窗和纵隔窗均能显示	胸膜皱缩征常见 肺窗显示而纵隔窗不显示
强化	多种形式	轻、中度均匀或不均匀强化
淋巴结肿大	极少	可合并肺门、纵隔内淋巴结肿大
随诊观察	短期内吸收或在1年至2年变化不大	多在2~6个月可有明显增长；但早期的肺癌结节、瘢痕癌可较长时间无明显变化

（六）空腔（air containing space）与空洞（cavity）

1. 空腔 是肺内生理腔隙的病理性扩张，如肺大疱、含气的支气管源性囊肿、囊状支气管扩张等。X线与CT表现为边缘清晰光滑、壁厚约1mm的类圆形透明区（图4-1-26）。肺曲霉球位于支气管源性囊肿、囊状支气管扩张的腔内时，可随着体位变化而移动，其与壁层之间的狭小裂隙称为新月征（air crescent sign）。

2. 空洞 病变内发生坏死，坏死组织经支气管排出后形成空洞。多见于肺结核、肺脓肿和肺癌。

（1）虫蚀样空洞：是大片状坏死组织内的多发小空洞，多见于结核干酪样肺炎，X线与CT表现为大片状密度增高阴影内多发的、边缘不规则如虫蚀样的小透亮区。

（2）薄壁空洞：纤维组织与肉芽组织形成的洞

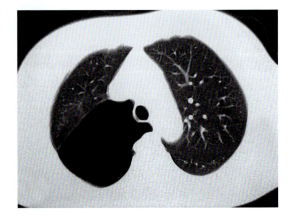

图4-1-26 肺空腔
平扫CT肺窗，示边缘清晰光滑、壁厚约1mm的类圆形透明区。

壁厚在 3mm 以下的空洞,多见于肺结核,X 线与 CT 表现为边界清晰,内壁光滑的类圆形透亮区。

（3）厚壁空洞:洞壁厚在 3mm 以上的空洞,多见于肺脓肿、肺癌、肺结核。肺脓肿空洞内多有气液平面（air fluid level）;肺癌空洞的内壁常不规则,呈结节状内壁（图 4-1-27）。

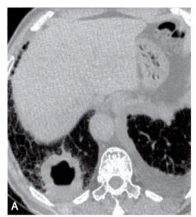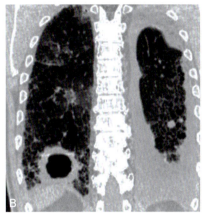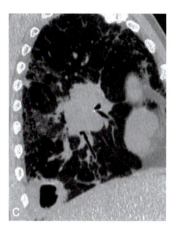

图 4-1-27　厚壁空洞（肺癌空洞）
A. 横轴位 CT 肺窗;B. 冠状位;C. 矢状位;示空洞的内壁不规则,凹凸不整。

（七）肺间质病变（interstitial lung disease）

间质性肺炎、结缔组织病、肺尘埃沉着病、肺水肿、癌性淋巴管炎、慢性炎症、肺结核等可引起肺间质病变,病理改变可以是渗出或漏出液、炎性细胞浸润、纤维结缔组织增生、肉芽组织增生和肿瘤细胞淋巴管浸润等。

1. X 线表现

（1）肺纹理增粗、模糊。

（2）不同于正常肺纹理的、密度增高的、僵直索条影（stripe）。

（3）网状影（reticular opacities）或网状小结节阴影（reticulo nodular opacities）、蜂窝状阴影。

（4）间隔线（septal lines）:多见于肺间质水肿、肺静脉高压,肺小叶间隔内有液体或组织增生,可表现为 A、B、C 间隔线。

1）A 间隔线:位于肺野中带,自外周引向肺门,长约 4cm 细线,与肺纹理走行不一致。

2）B 间隔线:长约 2cm,垂直于胸膜,水平走行的细线,常位于肋膈角附近。

3）C 间隔线:网状细线,位于下肺野。

2. CT 表现

（1）支气管血管束周围的间质增厚

1）界面征（interface sign）:支气管血管束周围的间质增厚在肺实质与肺门旁血管、支气管间形成不规则界面。

2）印戒征（signet-ring sign）:支气管管壁增厚,管腔呈柱状、囊状或串珠状扩张,且较邻近的肺动脉分支粗大,形似印戒。反映肺间质纤维化使肺组织扭曲变形引起的牵引性支气管扩张（traction bronchiectasis）。

（2）次级小叶异常

1）小叶间隔增厚（interlobular septal thickening）:垂直于胸膜长为 1~2cm 的僵直细线或多角形网线（图 4-1-28）,反映肺间质异常。常见于肺水肿、癌性淋巴管炎、肺泡蛋白沉着症、结节病、硅沉着病等疾病。

2）长索条（parenchymal bands）:长 2~5cm,不同于正常肺纹理的、向胸膜下延伸的僵直索条。反映广泛的间隔增厚或支气管血管束周围的纤维化。

3）小叶中心结构增粗：小叶内支气管血管束的间质异常，HRCT 显示小叶中心血管增粗，直径 2~3mm。细支气管周围间质增厚或细支气管扩张，HRCT 显示小叶内细支气管呈小环状、轨道样、分枝状等。当细支气管内充填有分泌物或炎性渗出时，HRCT 显示为胸膜下树枝样小细线伴3mm 左右的小结节，称为树芽征（tree-in-bud）（图 4-1-29）。常见于弥漫性全细支气管炎（diffuse panbronchiolitis）、肺结核的支气管播散等疾病。

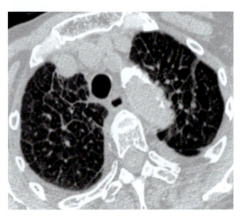

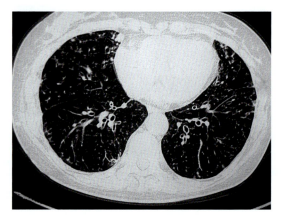

图 4-1-28　小叶间隔增厚
平扫 CT 肺窗，示弥漫分布的僵直细线或多角形网格影。

图 4-1-29　树芽征
平扫 CT 肺窗，示两肺弥漫分布直径 3mm 左右的小结节与分支状影相连，形成树芽征。

4）胸膜下线（subpleural line）：位于胸膜下 1cm 以内，长 2~5cm，与胸膜平行的弧形细线。由相邻增厚的小叶间隔相连而成（图 4-1-30）。常见于石棉沉着病、硬皮病等。

5）蜂窝征（honeycombing sign）：多个聚集、大小不等、壁厚且清晰的囊腔，多分布于胸膜下（图 4-1-31）。由肺弥漫性纤维化合并肺组织破坏所致。常见于特发性肺间质纤维化、石棉沉着病等。

（3）结节影

1）间质结节：病理改变为肉芽肿、肿瘤、纤维组织、淀粉样变等。常见于结节病、肺尘埃沉着病、癌性淋巴管炎、血行播散型肺结核等疾病。HRCT 表现为直径 1~2mm，边缘清晰的软组织密度结节，多分布于肺门旁支气管血管束周围、小叶中心间质、小叶间隔及胸膜下。串珠状或结节状间隔增厚指

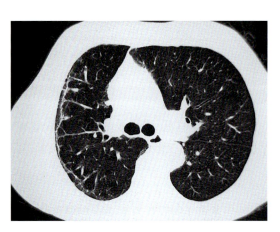

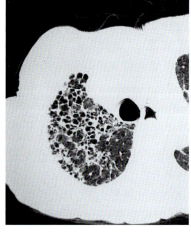

图 4-1-30　胸膜下线
平扫 CT 肺窗，示长数厘米、与胸膜平行的弧形细线影，位于胸膜下 1cm 之内。

图 4-1-31　蜂窝征
平扫 CT 肺窗，示多个聚集、大小不等、壁厚且清晰的厚壁囊腔，多分布于胸膜下，伴有小叶间隔增厚。

小叶间隔增厚呈光滑结节状或串珠状,多由恶性肿瘤的淋巴管播散所致。

2）气腔结节（air-space nodules）:是细支气管周围的气腔实变（而非腺泡实变）,也称腺泡结节（acinar nodule）。病理改变为肉芽组织、肿瘤、血管炎、渗出、出血及水肿等。常见于外源性变应性肺泡炎、嗜酸细胞肉芽肿等疾病。HRCT 表现为边缘模糊,密度均匀,CT 值低于邻近血管的结节,多位于小叶中心,在肺外周多见。

3）聚结肿块（conglomerate masses）:位于肺中央或肺门旁,包绕支气管、血管的较大肿块,被包绕的支气管常聚集并扩张。由纤维组织构成,常见于结节病。

（4）磨玻璃样影（ground glass opacity）:表现为肺内密度略增高的模糊影,其内的肺血管、支气管影可见（图 4-1-32）。反映微小间质增厚或气腔病变,病理改变为肺泡腔内渗液、肺泡壁肿胀或肺泡隔炎症、气道塌陷或肿瘤。该征象常代表进展性、活动性、潜在可治愈性的过程,如肺水肿、肺泡炎、特发性间质性肺炎等。

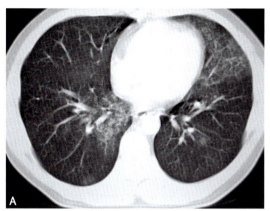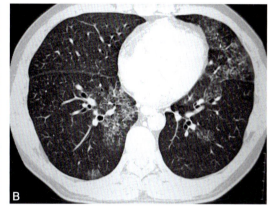

图 4-1-32　磨玻璃样影

A. 常规 CT 肺窗；B. HRCT 肺窗；示双肺内密度增高的模糊影,其内肺血管影和支气管影可见。

三、胸膜病变

（一）胸腔积液（pleural effusion）

结核、炎症、肿瘤、外伤、结缔组织病等均可以引起胸腔积液。根据胸腔内的积液是否随着体位而自由移动或被胸膜粘连、包裹于胸腔的某个局部,又分为以下两种类型。

1. 游离性胸腔积液（free effusion）

（1）X 线表现:X 线胸像可以大致估计积液量,但不能判断积液的性质。

1）少量积液:因后肋膈角最低,故少量积液首先在侧位胸像上显示后肋膈角变钝；继之在后前位胸像上显示患侧的侧肋膈角变浅、变钝,此时的积液量约为 250ml。

2）中量积液:指积液面超过患侧的整个膈面。由于胸腔内负压、积液重力与表面张力、肺组织弹性等作用,在立位后前位胸像上表现为患侧肋膈角和膈肌影消失,患侧下肺野均匀致密,上缘呈现外高内低的弧线影（图 4-1-33）。

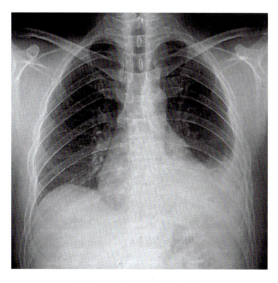

图 4-1-33　中量胸腔积液

正位 X 线胸像,示左侧肋膈角和膈肌影消失,左侧下肺野均匀致密,上缘呈现外高内低的弧线影。

NOTES

3）大量积液：指积液面内上缘超过肺门角水平。表现为患侧肋间隙增宽，患侧肺野大部分均匀致密，纵隔向健侧移位。

（2）CT表现：显示少量胸腔积液较X线更加敏感和清晰；表现为与胸壁内缘平行的弧形水样密度影，随体位变化而变化（图4-1-34）。

2. 局限性胸腔积液（localized effusion）

（1）X线表现

1）包裹性积液（encapsulated effusion）：指胸膜的脏层、壁层粘连后，致使胸腔积液局限于胸腔某一部分。表现为自胸壁突向肺野，边界清晰的半圆形致密阴影，只有在X线与病变呈切线位时该征象才能显示。

2）叶间积液（interlobar effusion）：指积液局限于叶间胸膜。侧位胸像上可表现为密度均匀的梭形阴影（图4-1-35）。

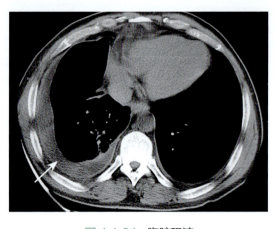

图4-1-34　胸腔积液
平扫CT纵隔窗，示与胸壁内缘平行的弧形水样密度影（白箭头）。

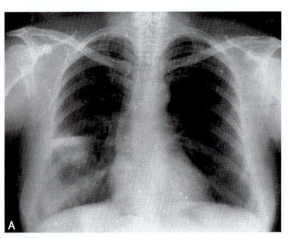
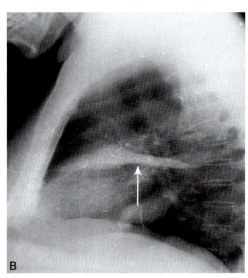

图4-1-35　叶间积液
A. 正位X线胸像，示积液局限于叶间胸膜；B. 侧位X线胸像，示密度均匀的梭形阴影（箭头）。

3）肺下积液（infrapulmonary effusion）：指积液局限于肺底与横膈间的胸膜腔内，以右侧多见。在立位后前位胸像上的表现与横膈抬高相类似。

（2）CT表现：根据积液被局限在胸膜腔不同的部位而表现不同；如局限于叶间胸膜则表现为沿叶间裂胸膜走行的梭形水样密度影（图4-1-36）。

（二）气胸（pneumothorax）

当胸壁穿通伤、胸部手术、胸腔穿刺等可使空气进入胸膜腔时，则导致气胸。

1. X线表现

（1）患侧肺受压萎陷致使透亮度减低，并向肺门侧压缩。

（2）细丝状的脏胸膜线清晰可见。

（3）被压缩萎陷的肺与胸壁间出现无肺纹理的透亮带。

（4）张力性气胸（tension pneumothorax）时，可出现纵隔向健侧移位。

（5）患者横膈下降变平，可伴有"矛盾运动"。

NOTES

2. CT 表现 肺外周见无肺纹理气体密度影,内侧见压缩萎陷的肺组织(图 4-1-37)。

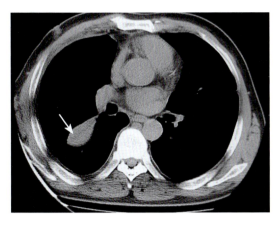

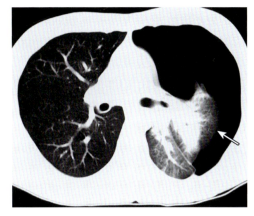

图 4-1-36 叶间积液

平扫 CT 纵隔窗,示局限于叶间胸膜走行区的梭形水样密度影(箭头)。

图 4-1-37 左侧气胸

平扫 CT 肺窗,示左侧胸膜腔内气体,左肺受压部分萎缩(箭头)。

(三)液气胸(hydropneumothorax)

指胸膜腔内同时有气体和液体。胸部外伤或手术、支气管胸膜瘘等均可引起液气胸。X 线与 CT 表现为气-液平面横贯患侧胸腔,内侧为受压萎陷的肺组织(图 4-1-38)。

(四)胸膜增厚、粘连、钙化

胸膜炎、胸腔积液等可引起胸膜增厚、粘连、钙化。

1. 轻度胸膜增厚、粘连 X 线表现为患侧肋膈角变钝,膈肌运动减弱。胸膜凹陷征(pleural indentation)常可见,表现为病灶与胸膜间致密影,呈 "V" 字形或索条状,病理基础为肿瘤内瘢痕收缩致胸膜内陷,多见于肺腺癌和肺结核等(图 4-1-39)。

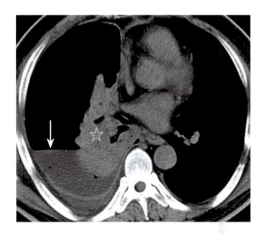

图 4-1-38 液气胸

平扫 CT 肺窗,示气-液平面横贯右侧胸腔(箭头),内侧为受压萎陷的肺组织(☆)。

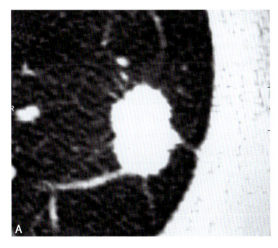

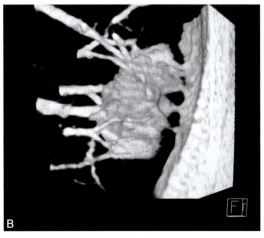

图 4-1-39 胸膜凹陷

A. HRCT 肺窗;B. VRT 三维图像;示左肺结节与胸膜间线状致密影。

2. 广泛胸膜增厚、粘连

（1）X 线表现：患侧胸壁与肺野之间条带样、边界清晰的致密阴影，患侧胸廓缩小，膈肌运动减弱。

（2）CT 表现：沿肺外缘与胸壁之间的软组织密度的条带状影，形态与边缘常不规则。

3. 胸膜钙化　X 线与 CT 表现为沿肺表面的线状、条状或斑点状高密度影（图 4-1-40）。

（五）胸膜结节、肿块

常见于胸膜间皮瘤、转移瘤等。X 线表现为边缘清晰的半圆形结节或肿块影。CT 表现为从胸壁内侧向肺野突出的半圆形软组织密度阴影（图 4-1-41）。

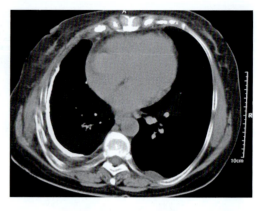

图 4-1-40　胸膜钙化
平扫 CT 纵隔窗，示沿肺表面的线状、条状高密度影（钙化）。

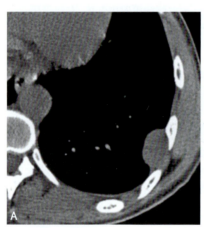
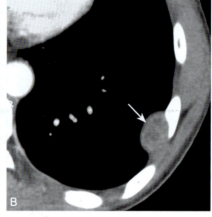

图 4-1-41　胸膜结节
A. 平扫 CT 纵隔窗；B. 增强 CT 纵隔窗；示左侧胸壁内侧向肺野突出的半圆形软组织密度肿块影，增强后呈不均匀强化（箭头）。

四、纵隔病变

肺不张、肺间质纤维化、广泛胸膜增厚等常使纵隔向患侧移位，肺气肿、胸腔积液等常使纵隔向健侧移位。胸部大血管病变、纵隔炎、纵隔肿瘤等的 X 线表现常为纵隔影增宽；CT 与 MRI 表现多为纵隔内结节或肿块。肺门、纵隔淋巴结直径大于 15mm 称为淋巴结肿大，直径介于 10~15mm 时为可疑肿大。

（一）纵隔肿瘤的好发部位

1. 前纵隔　胸骨后甲状腺位于上部，胸腺瘤、畸胎性纵隔肿瘤位于中部、淋巴瘤位于中上部。

2. 中纵隔　支气管源性囊肿，心包囊肿位于下部。

3. 后纵隔　纵隔神经源性肿瘤。

（二）纵隔肿瘤的影像特点

常见纵隔病变的影像特点见表 4-1-2，其中囊性肿块见图 4-1-42，实性肿块见图 4-1-43，血管性肿块见图 4-1-44。

表 4-1-2　常见纵隔病变的影像特点

类别	常见疾病	CT 表现	MRI 表现
脂肪性	脂肪瘤、脂肪堆积等	脂肪密度	T_1WI 呈高信号，T_2WI 呈略低高信号，在脂肪抑制序列上呈低信号
囊性	支气管源性囊肿、食管囊肿、心包囊肿、皮样囊肿、胸腺囊肿等	水样密度	通常在 T_1WI 呈均匀低信号，T_2WI 呈高信号。囊液内黏液或蛋白质增加，T_1WI 的信号升高

续表

类别	常见疾病	CT 表现	MRI 表现
实性	胸腺瘤、淋巴瘤、纵隔神经源性肿瘤、畸胎瘤等	软组织密度	T_1WI 呈中低信号, T_2WI 呈中高信号
血管性	胸主动脉瘤、夹层动脉瘤等	软组织密度, 增强后呈血管性强化, 可见低密度的附壁血栓或内膜片	主动脉增宽, 附壁血栓及内膜片呈高信号, 真腔呈流空信号, 假腔呈较高信号

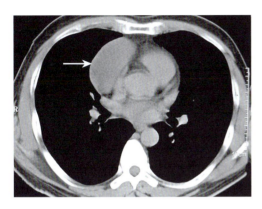

图 4-1-42 囊性肿块

平扫 CT 纵隔窗, 示右前纵隔水样密度肿块, 边界光滑清晰(箭头)。

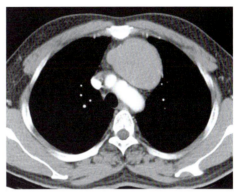

图 4-1-43 实性肿块

增强 CT 纵隔窗, 示左前纵隔软组织密度肿物影, 外缘呈浅分叶状。

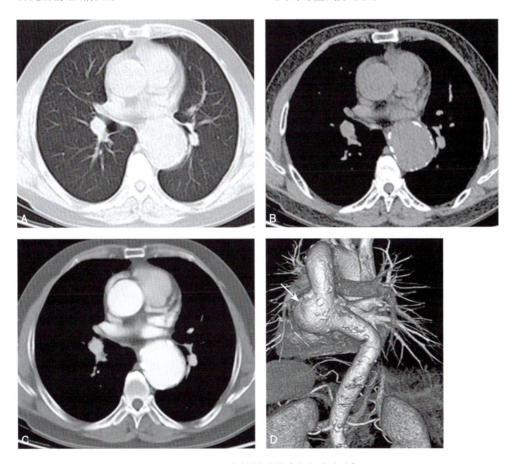

图 4-1-44 血管性肿块(胸主动脉瘤)

A. 平扫 CT 肺窗; B. 平扫 CT 纵隔窗, 示胸主动脉走行区肿块, 边缘光滑, 密度均匀; C. 增强 CT, 示肿块密度与升主动脉近似; D. CTA, 示胸主动脉瘤样外突(箭头)。

（三）良、恶性纵隔肿块的鉴别诊断（表4-1-3）

表 4-1-3　良、恶性纵隔肿块的影像特点

项目	良性	恶性
肿块边缘	清晰光滑	模糊
周围脂肪间隙	存在	消失
邻近结构	受压移位	侵犯
胸腔、心包转移	少见	多见

（四）肺内肿块与纵隔肿块的鉴别诊断（表4-1-4）

表 4-1-4　肺内与纵隔肿块的鉴别要点

鉴别点	肺内肿块	纵隔肿块
边缘	光滑或不规则	光滑锐利
位置	位于纵隔一侧	位于纵隔一侧或双侧
肿块中心（lump epicenter）	在肺内	在纵隔内
与肺的夹角	锐角（acute angle）	钝角（obtuse angle）
空气支气管征	可能有	无
与运动的关系	随呼吸而动	随吞咽而动

五、膈肌病变

膈肌囊肿、转移瘤、棘球蚴病等可引起膈肌肿块，X线与CT表现为膈肌上边缘清晰的丘状阴影；肺气肿可引起膈肌平直、下降；胸膜增厚、粘连可引起膈肌平直、升高；膈麻痹、腹腔积液、腹部肿物等可使膈肌升高。这些疾病又都可以引起膈肌运动减弱或消失。

思考题

1. 简述呼吸系统影像学检查方法有哪些及其优选原则。

2. 简述呼吸系统正常X线解剖（胸廓的软组织阴影、肺的分叶与分段、纵隔分区）。

3. 简述呼吸系统正常CT解剖（肺动脉、肺静脉与支气管的CT表现、肺叶与肺小叶的CT表现、正常淋巴结与增大淋巴结的甄别）。

4. 简述呼吸系统正常MRI解剖。

5. 简述常见的气管、支气管病变及其X线与CT表现。

6. 简述常见的肺部病变及其X线与CT表现。

7. 简述常见的胸膜病变及其X线与CT表现。

8. 名词解释：伴随阴影、肋软骨钙化、菱形窝、肺野、肺纹理、肺门、气管隆嵴、气管分叉、肺小叶、小叶间隔、副叶、分叶征、毛刺征、小泡征、支气管充气征、胸膜凹陷征、血管集束征等。

（余永强　伍建林）

扫码获取
数字内容

第二章

呼吸系统疾病

第一节　气管支气管与肺部疾病

Key points

- Chest CT is an important examination method to diagnose and evaluate bronchiectasis. Typical imaging features include columnar and cystic bronchial dilatation with thickened bronchial wall and mucus plug.

- Some of the infectious pneumonia can be diagnosed by chest X-ray. Chest CT can detect pulmonary lesions of infectious pneumonia earlier and differentiate it from other pulmonary diseases. Typical imaging signs include lung consolidation, ground-glass opacities, centrilobular nodules, and tree-budded sign.

- Chest X-ray is often used to screen for pulmonary tuberculosis, and chest CT can diagnose tuberculosis and differentiate it from other pulmonary diseases. There are many different types of imaging features represent pathological changes in different phases and they can show at the same time.

- Most bronchial lung cancers originate from all levels of bronchial mucosal epithelium, and a few originate from alveolar epithelium and bronchial glands. The bronchial lung cancers can be divided into central, peripheral and diffused bronchogenic carcinoma.

一、气管、支气管异物

气管、支气管异物（foreign body）多发生于儿童，较大异物多停留于喉或气管中，小异物多停留在大支气管，尤其是右侧主支气管。深吸气和深呼气胸像能够直接显示金属等不透光异物，但只能通过纵隔摆动、局限性肺气肿、肺不张等间接征象来推断透光异物的部位。胸部 CT 能够直接显示异物。钱币等扁平状异物在气管中多呈矢状位，与声门裂方向一致。

二、支气管扩张

支气管扩张（bronchiectasis）指支气管腔的持久性扩张（irreversible dilatation）、变形，多数发生在肺段以下的 3~6 级小支气管。少数为先天性，多数为后天性，后天性支气管扩张可见于慢性化脓性疾病。

【临床表现】　慢性咳嗽、咯脓痰（purulent sputum）、反复咯血（recurrent hemoptysis）是常见的症状。白细胞计数可增高。

【影像学检查方法的选择】　胸部 CT 平扫是首选的影像学检查方法，特别是胸部 HRCT 或者薄层 CT 有助于诊断支气管扩张。

【病理生理基础】　支气管扩张的发病机制是：支气管壁的炎性损伤和支气管阻塞，两者相互影响。支气管壁的平滑肌、弹力纤维、软骨等有不同程度的破坏，纤维组织增生，逐渐纤维化、瘢痕化，导致支气管腔扩张。支气管扩张按形态分为：①柱状支气管扩张；②囊状支气管扩张；③曲张型支气管扩张。

【影像学征象】

（一）X 线表现

1. 特征性表现小囊状或蜂窝状阴影，囊内可有液平。

2. 非特异性征象常伴有肺纹理粗乱、肺内小斑片阴影、肺不张等。

（二）CT 表现

1. **柱状支气管扩张**（cylindrical or tubular bronchiectasis）　多发生于 3~5 级支气管，表现为支气管的内径大于伴随肺动脉的直径。当柱状扩张的支气管平行于扫描层面时，呈"轨道征（tram-track sign）"，垂直时，呈"印戒征（signet-ring sign）"（图 4-2-1）。

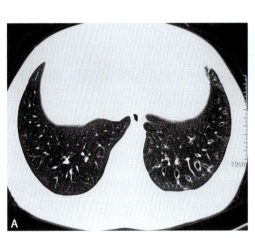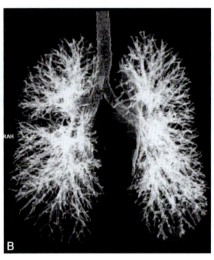

图 4-2-1　柱状支气管扩张

A. 平扫 CT 肺窗，示左下肺小支气管柱状扩张，呈"印戒征"；B. 支气管树 VRT，示左下肺小支气管扩张。

2. **曲张型支气管扩张**（varicose bronchiectasis）　多发生于 4~5 级支气管，扩张的支气管平行扫描层面时呈串珠状，垂直时呈粗细不均的囊柱状扩张。

3. **囊状支气管扩张**（cystic bronchiectasis）多见于 5~6 级以下或末端支气管，表现为薄壁或厚壁囊腔。合并感染时，其内可出现气液平面（图 4-2-2）。串状囊腔（strings of cysts）、簇状囊腔（clusters of cysts）可呈葡萄串样，称为葡萄串征（clusters of grapes sign）。

4. **常见伴发征象**

（1）指套征（gloved finger sign）：表现为扩张的支气管内气体消失，而呈 Y 形或 V 形高密度影，为分泌物潴留于支气管内形成支气管内黏液栓（mucus plugging）。

（2）肺实变：支气管感染波及到周围的肺泡及呼吸性细支气管时可伴发。

（3）肺段性肺不张：表现为支气管并拢，相邻肺叶代偿性肺气肿，为支气管周围纤维化引起的瘢痕性不张。

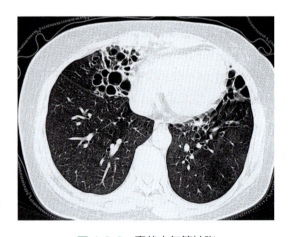

图 4-2-2　囊状支气管扩张

平扫 CT 肺窗，示左叶舌段及右中叶多发囊状支气管扩张。

【诊断与鉴别诊断】　胸部 CT 诊断支气管扩张的特异性较高。

三、感染性肺炎

下呼吸道感染是指各类病原体引起的气管-支气管和肺实质的感染,以感染性肺炎最常见。目前感染性肺炎主要包括社区获得性肺炎(community acquired pneumonia,CAP)、医院获得性肺炎(hospital acquired pneumonia,HAP)。CAP 指患者在医院外罹患的感染性肺炎。HAP 指患者在入院时不处于感染的潜伏期,48h 后罹患感染性肺炎。免疫功能低下的患者易出现机遇性肺炎(opportunistic pneumonia,OP)。既往感染性肺炎按解剖学或病理学主要分为大叶性肺炎(lobar pneumonia)、小叶性肺炎(lobular pneumonia)等。近年来,典型的大叶性肺炎、小叶性肺炎少见。

【临床表现】 新出现的咳嗽、咳痰等呼吸系统症状和发热是感染性肺炎的首要临床表现。肺孢子菌肺炎常出现呼吸困难、发绀,但体征轻微。大叶性肺炎多见于青壮年,小叶性肺炎多见于婴幼儿和老年人。细菌性肺炎多有外周血白细胞计数及中性粒细胞分类明显增高。机遇性肺炎常出现 CD4 细胞计数下降、中性粒细胞减少。

【影像学检查方法的选择】 X 线胸像是诊断 CAP 最常用的影像学检查方法,也常用于筛查 HAP,胸部 CT 能够更早地发现 HAP 的肺内病变。胸部 CT 可用于鉴别感染性肺炎与其他肺内疾病。

【病理生理基础】 不典型病原体(肺炎支原体常见)、肺炎链球菌等是我国的 CAP 常见的病原体,铜绿假单胞菌、葡萄球菌、克雷伯菌和大肠埃希菌等是我国 HAP 常见的病原体,真菌(霉菌、肺孢子菌等)、巨细胞病毒是 OP 常见的病原体。CAP 中可见多种病原混合感染。

细菌所致的感染性肺炎多为肺泡性肺炎和支气管肺炎,病毒所致的感染性肺炎多为间质性肺炎和支气管肺炎,肺炎支原体所致感染性肺炎可为肺泡性肺炎、支气管肺炎和间质性肺炎。经有效治疗后,肺内病变一般在 2 周内吸收。

【影像学征象】 因不同病原体所致的感染性肺炎的影像学征象有重叠,同一种病原体所致的感染性肺炎的影像学征象可以不同,感染性肺炎的影像学征象与患者的免疫状态相关,根据影像学征象判断感染性肺炎的病原体困难。在感染性肺炎早期,胸部 X 线检查常无阳性征象或仅表现为局限性肺纹理增粗,CT 可显示多种肺内异常征象。

1. 肺实变与磨玻璃影

(1)叶段分布、支气管血管束周围分布:叶段性肺实变和磨玻璃影可见于细菌性肺炎、儿童支原体肺炎。大叶性肺炎表现为叶段性肺实变和磨玻璃影,以解剖边缘为界(如叶间裂),边缘清楚(图 4-2-3、图 4-2-4)。每个肺叶的大叶性肺炎在 X 线胸像上各有特点(图 4-2-5)。支气管血管束周围分

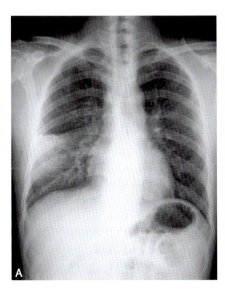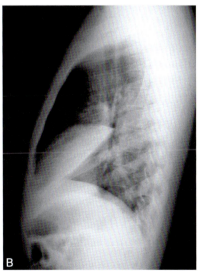

图 4-2-3 右中叶大叶性肺炎

A.正位 X 线胸像;B.侧位 X 线胸像,示右中叶大片肺实变,以叶间裂为界,边缘清楚。

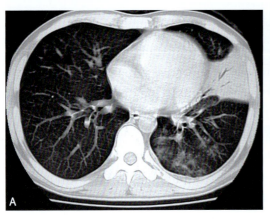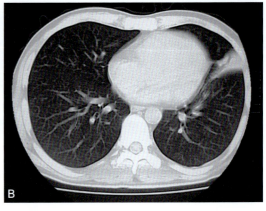

图 4-2-4　左舌叶大叶性肺炎

A. 平扫 CT 肺窗,示左肺上叶舌段大片肺实变,边缘清楚,内可见支气管充气征;B. 抗感染治疗后复查 CT,
实变明显吸收。

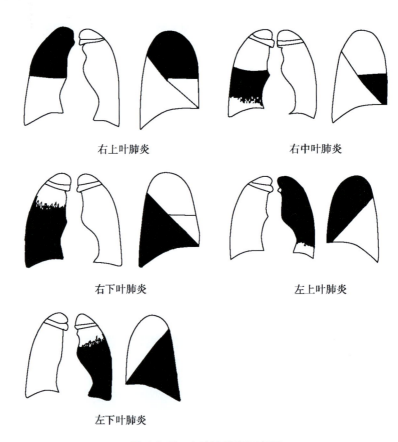

图 4-2-5　大叶性肺炎示意图

布的肺实变和磨玻璃影可见于细菌性肺炎、成人支原体肺炎。

（2）单灶性、多灶性、弥漫性:单灶性、多灶性肺实变和磨玻璃影可见于细菌性肺炎（包括脓毒性
肺栓塞等）、支原体肺炎、病毒性肺炎、真菌性肺炎等。免疫功能低下的患者出现多灶性肺实变和磨玻
璃影时,需要注意存在机遇性肺炎的可能,如肺孢子菌肺炎、新型隐球菌和曲霉菌等真菌引起的真菌
性肺炎、分枝杆菌感染、奴卡菌病等。弥漫性磨玻璃影可见于病毒性肺炎、肺孢子菌肺炎（图 4-2-6）。

（3）肺实变:肺实变内常见支气管充气征。

2. 腺泡结节/小叶中心结节和树芽征　边缘模糊的腺泡结节/小叶中心结节和树芽征可见于细菌
性肺炎、支原体肺炎、病毒性肺炎、真菌性肺炎等。小叶性肺炎多表现为腺泡结节/小叶中心结节,伴

多灶性肺实变和磨玻璃影。

3. **肺结节**　单发或多发的肺结节可见于细菌性肺炎、真菌肺炎、奴卡菌病等,少见于肺孢子菌肺炎。肺结节周围伴晕征可见于真菌性肺炎(如血管侵袭性肺曲霉病等)。

4. **小叶间隔增厚、小叶内间隔增厚**　小叶间隔增厚、小叶内间隔增厚可见于病毒性肺炎、肺孢子菌肺炎、支原体肺炎等。

5. **空洞与肺气囊(pneumatocele)**　肺实变出现空洞和/或肺结节出现空洞可见于细菌性肺炎(如金黄色葡萄球菌、肺炎克雷伯菌、铜绿假单胞菌等)、机遇性肺炎(如血管侵袭性肺曲霉病、奴卡菌病、新型隐球菌肺炎)等。肺气囊表现为薄壁类圆形透亮阴影(图4-2-7),常见于金黄色葡萄球菌所致的支气管肺炎、肺孢子菌肺炎等。

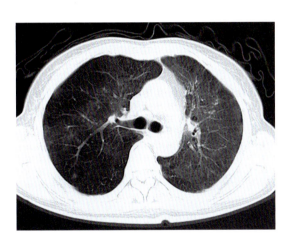

图 4-2-6　肺孢子菌肺炎
平扫 CT 肺窗,示双肺磨玻璃影,主要位于上叶或肺门周围。

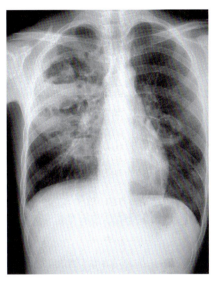

图 4-2-7　肺气囊
正位 X 线胸片,示不均匀的斑片影内的薄壁类圆形透亮区及含气液平面的空洞。

6. **肿大淋巴结**　肿大淋巴结可见于免疫功能低下患者的分枝杆菌感染。

7. **胸腔积液**　胸腔积液可见于细菌性肺炎(如金黄色葡萄球菌、肺炎克雷伯菌、铜绿假单胞菌、军团杆菌等)、机遇性肺炎(如血管侵袭性肺曲霉病、奴卡菌病、分枝杆菌病)等,少见于肺孢子菌肺炎。

【诊断与鉴别诊断】　感染性肺炎的确诊必须依据病原学证据。根据影像学征象鉴别致病原因存在困难。大叶性肺炎与肺肿瘤的阻塞性肺炎、浸润型肺结核鉴别(参照中心型肺癌的鉴别诊断)。

四、肺脓肿

肺脓肿(pulmonary abscess)是由肺感染引起的肺组织化脓坏死(suppuration and necrosis)。分为急性、慢性。

【临床表现】　发病急,表现为高热,寒战,咳嗽,胸痛。1周后常有大量脓痰咳出。白细胞计数及中性粒细胞分类明显增高。

【影像学检查方法的选择】　X线检查现多用于初筛,肺脓肿诊断首选胸部 CT。

【病理生理基础】　由金黄色葡萄球菌、溶血性链球菌、大肠杆菌等化脓性细菌引起的肺组织炎症,导致细支气管阻塞、邻近肺血管炎症和栓塞,肺组织坏死。1周后坏死组织液化,经支气管咳出后形成脓腔。若感染未能及时控制,脓肿周围纤维组织增生,形成厚壁的慢性肺脓肿空洞。

【影像学征象】

（一）急性肺脓肿

1. 早期肺脓肿 X 线与 CT 表现　边缘模糊的大片肺实变（图 4-2-8），双肺多发结节或斑片影常见于血源性肺脓肿。

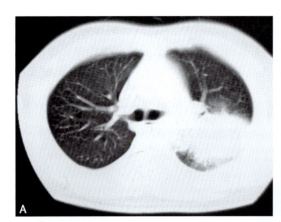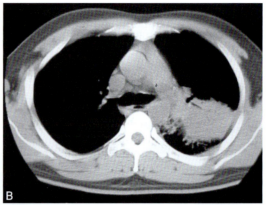

图 4-2-8　早期肺脓肿

A. 平扫 CT 肺窗；B. CT 纵隔窗；示边缘模糊的类圆形肺实变，密度欠均匀。

2. 坏死物咳出后，在实变/结节内可见厚壁空洞，空洞内壁光滑或不规整，外缘模糊，空洞内常可见气液平面。

3. 邻近胸膜明显增厚或有少量胸腔积液。

（二）慢性肺脓肿

X 线与 CT 表现为内外壁均较清晰的厚壁空洞，周围可见斑片影及纤维索条影（图 4-2-9）。

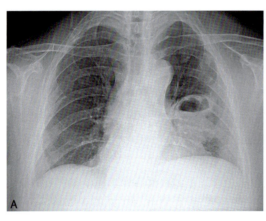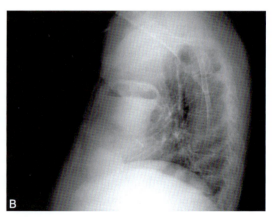

图 4-2-9　慢性肺脓肿

A. 正位 X 线胸像；B. 侧位 X 线胸像；示内外壁均较清晰的空洞，内可见气液平面。

【诊断与鉴别诊断】　肺脓肿与结核空洞、肺癌空洞的影像学征象相似，应进行鉴别诊断（表 4-2-1）。

表 4-2-1　肺脓肿的鉴别诊断

类别	肺脓肿	结核空洞	肺癌空洞
临床表现	高热，寒战，咳嗽，胸痛，咳大量脓痰	低热，盗汗，乏力，咳嗽，咯血，胸痛等	咳嗽，咳痰，咯血，胸痛等
实验室检查	白细胞计数明显增多	结核菌素试验、痰检结核菌阳性	痰检瘤细胞阳性

续表

类别	肺脓肿	结核空洞	肺癌空洞
空洞外缘	模糊	较清晰	分叶征、毛刺征
空洞壁	厚	薄	厚或偏心状
空洞内壁	较光整	较光整	结节状
气液平	常有	多无	多无
卫星灶	常有	多无	多无

五、肺结核

肺结核（pulmonary tuberculosis）是由结核分枝杆菌引起的肺部感染性疾病，是一种慢性传染病。

【临床表现】　低热、盗汗、乏力等全身症状，咳嗽，咯血，胸痛等呼吸系统症状。全身中毒症状表现为高热、寒战、咳嗽、神志不清等，见于急性血行播散型肺结核。结核菌素试验、痰检结核菌阳性。

【结核病分类】　2017 年制定的我国现行的结核病分类标准（WS 196—2017），具体分类为：

1. 原发性肺结核（primary pulmonary tuberculosis）　包括原发综合征及胸内淋巴结结核。

2. 血行播散性肺结核（hemo-disseminated pulmonary tuberculosis）　包括急性血行播散性肺结核（即急性粟粒型肺结核）及亚急性、慢性血行播散性肺结核。

3. 继发性肺结核（secondary pulmonary tuberculosis）　包括浸润性、纤维空洞及干酪性肺炎等，可以出现增殖、浸润、干酪病变或坏死、空洞等多种病理改变。

4. 气管、支气管结核　包括气管、支气管黏膜及黏膜下层的结核病。

5. 结核性胸膜炎（tuberculous pleurisy）　临床上已排除其他原因引起的胸膜炎。

6. 其他肺外结核　按部位及脏器命名。

【影像学检查方法的选择】　X 线用于初步筛查肺结核，胸部 CT 和 HRCT 用于诊断与鉴别诊断。

【病理生理基础】　渗出、增生、干酪样坏死是肺结核的基本病理改变，肺结核好转的病理改变可以是吸收、纤维化、钙化，恶化进展的病理改变可以是液化、空洞形成、血行或支气管播散。但 AIDS、糖尿病患者等并发肺结核常有不典型的临床与影像表现。

【影像学征象】

（一）原发性肺结核

常见于儿童和青少年。

1. 原发综合征（primary complex）　具有的 3 个典型影像征象。

（1）斑片状或大片实变：多位于中上肺野，邻近胸膜，常呈云絮样，边缘模糊。为结核菌引起的肺泡炎，病理改变以渗出（exudation）为主，是原发病灶。

（2）肺门、纵隔淋巴结肿大：为结核性淋巴结炎。

（3）不规则索条影：位于斑片状实变与肺门之间，较难见到。为结核性淋巴管炎。

2. 胸内淋巴结结核　指当原发病灶很轻微或吸收后，影像检查仅见肺门、纵隔淋巴结肿大（图4-2-10）。淋巴结内可见低密度区（坏死或液化）、钙化，周围常有浸润。

（二）血行播散型肺结核

结核菌经肺动脉、支气管动脉或体静脉系统血行播散的肺结核。

1. 急性血行播散型肺结核　又称急性粟粒型肺

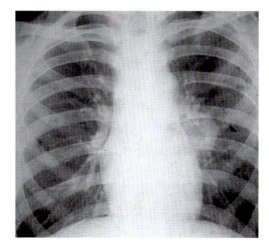

图 4-2-10　胸内淋巴结结核
正位 X 线胸像，示左肺门肿块，边界光滑。

结核（acute miliary tuberculosis）

（1）双肺弥漫性粟粒样（1~3mm）结节：病理改变为干酪病灶伴周围炎。

（2）"三均匀"特点：结节分布均匀、大小均匀、密度均匀（图4-2-11）。

2. 亚急性、慢性血行播散型肺结核   常为分布不均（多见于上中肺野）、大小不等、密度不均（软组织密度与钙化均可见）的双肺多发结节，有时可见纤维索条、胸膜增厚。

（三）继发性肺结核

1. 浸润性肺结核（infiltrative pulmonary tuberculosis） 外源性再感染结核菌或体内潜伏的病灶活动进展，引起的肺结核。X线与CT表现多种多样，可以多种征象并存。根据影像学征象可以初步判定浸润性结核是否具有活动性。

（1）活动的浸润性肺结核常见征象

1）斑片状实变：边缘模糊，好发于上叶尖后段、下叶背段（图4-2-12）；病理改变为渗出。

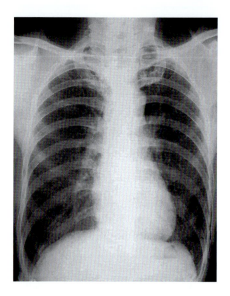

图4-2-11   急性血行播散型肺结核

正位X线胸像，示双肺弥漫性微结节，结节分布均匀、大小均匀、密度均匀。

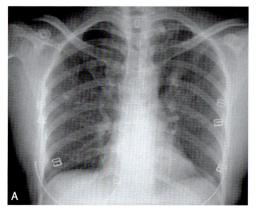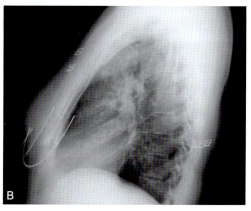

图4-2-12   浸润性肺结核

A. 正位X线胸像；B. 侧位X线胸像；示双上肺斑片状实变，边缘模糊，可见散在的间质结节。

2）肺段或肺叶实变：边缘模糊，密度不均，可见支气管充气征和/或空洞，常见于干酪性肺炎（caseous pneumonia）（图4-2-13）。病理改变为渗出与干酪样坏死。

3）结核性空洞：引流支气管呈索条轨道影与空洞相连。

4）支气管播散：沿支气管分布的斑片实变，病变可融合。为干酪样物质经支气管引流时，沿支气管播散。

（2）稳定的浸润性肺结核常见征象

1）间质结节：常排列成"花瓣样"，是肺结核的典型表现。病理改变为增殖（hyperplasia）。

2）结核球（tuberculoma）：边界清晰的类圆形结节，密度较高，内常有钙化、裂隙样或新月形空洞，周围可见卫星灶（图4-2-14）。病理改变为纤维组织包绕的局

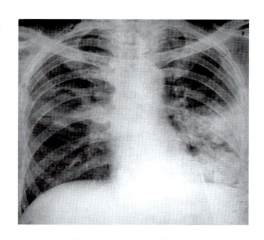

图4-2-13   干酪性肺炎

正位X线胸像，示左肺大片实变，边缘模糊，密度不均，右肺可见薄壁空洞。

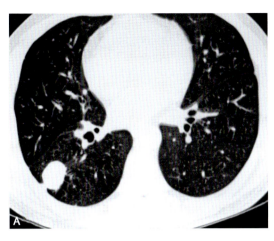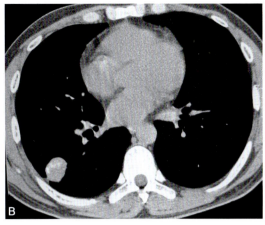

图 4-2-14　结核球

A. 平扫 CT 肺窗；B. 平扫 CT 纵隔窗；示边界清晰的类圆形结节，密度较高，内有钙化，局部胸膜粘连。

限性干酪样肺炎。若上述病灶在随访中出现形态、大小、密度的变化，从影像学诊断角度视病灶为活动性。

（3）结核病灶愈合的常见征象：包括钙化及纤维索条影。

2. 慢性纤维空洞性肺结核（chronic fibrous cavitary tuberculosis）　浸润性肺结核长期迁延不愈，形成以空洞伴明显纤维病变为主的慢性肺结核。

（1）纤维空洞多位于中上肺野，空洞内壁较光整，周围有大量纤维索条、斑片状实变、小结节、钙化。

（2）病变肺叶萎缩，肺门上移，后前位胸像示肺纹理呈垂柳状。

（3）患侧胸膜增厚粘连。

（4）邻近胸廓塌陷，肋间隙变窄。

（5）健侧肺代偿性肺气肿。

（6）支气管播散常见。

（四）气管、支气管结核

可表现为气管、支气管狭窄，气道壁增厚，气道内结节，气道闭塞伴肺不张。

（五）结核性胸膜炎

结核菌及代谢产物引起胸膜变态反应性炎症。分为干性胸膜炎和渗出性胸膜炎。

1. 干性胸膜炎　无异常表现，或仅表现为肋膈角变钝，膈肌活动受限。

2. 渗出性胸膜炎　游离性或局限性胸腔积液，胸膜增厚、粘连、钙化。

【诊断与鉴别诊断】

1. 胸内淋巴结结核与恶性淋巴瘤、结节病和转移性淋巴结均可出现胸内淋巴结肿大，需进行鉴别诊断，有时确诊需依靠病理学诊断（表 4-2-2）。

表 4-2-2　引起胸内淋巴结肿大的常见疾病的鉴别诊断

类别	胸内淋巴结结核	恶性淋巴瘤	结节病	转移性淋巴结
肺门淋巴结肿大	单侧	双侧	双侧，常不对称	原发灶侧为主
纵隔淋巴结肿大	多位于气管旁	多位于血管前间隙，主动脉弓上	多位于上腔静脉后，主动脉弓旁，隆突下	多位于气管旁、隆突下
淋巴结钙化	多见	少见	少见	少见
淋巴结内低密度	多见	少见	少见	少见

NOTES

续表

类别	胸内淋巴结结核	恶性淋巴瘤	结节病	转移性淋巴结
CT 增强扫描	周边环状强化	肿瘤包绕血管	环状或均匀强化	均匀强化
结核菌素试验、痰检结核菌	阳性	阴性	阴性	阴性
好发年龄	儿童、青少年	青少年,老年	中青年	中老年

2. 急性血行播散型肺结核与结节病、癌性淋巴结炎、肺血行转移瘤均可表现为肺内弥漫小结节,需进行鉴别诊断(表 4-2-3)。

表 4-2-3　肺内弥漫小结节性疾病的鉴别诊断

类别	急性粟粒型肺结核	结节病	癌性淋巴管炎	肺血行转移瘤
分布	均匀	不均匀(胸膜下、支气管血管束周围)	不均匀(胸膜下、支气管血管束周围)	不均匀(肺外周多见)
密度	均匀	均匀	均匀	均匀
大小	一致	不一致	不一致	不一致
肺间质病变	无	有	小叶间隔增厚呈串珠样	无
胸内淋巴结肿大	无	有	可有	无
原发肿瘤	无	无	有	有

3. 原发综合征、浸润型肺结核的鉴别诊断请分别参照肺炎、周围性肺癌的诊断与鉴别诊断。

4. 结核性胸膜炎、胸膜恶性间皮瘤与胸膜转移瘤的鉴别诊断。以上 3 种病症均可表现为胸腔积液、胸膜增厚,但后两者常表现为结节状或肿块状胸膜增厚伴大量胸腔积液。结核性胸腔积液的糖及氯化物减少,淋巴细胞比例增高,腺苷脱氨酶(ADA)升高,IFN-γ、TNF-α 常显著高于恶性胸腔积液。

六、特发性间质性肺炎

特发性间质性肺炎(idiopathic interstitial pneumonia,IIP)主要包括:特发性肺纤维化(idiopathic pulmonary fibrosis,IPF)、非特异性间质性肺炎(nonspecific interstitial pneumonia,NSIP)、隐源性机化性肺炎(cryptogenic organizing pneumonitis,COP)、急性间质性肺炎(acute interstitial pneumonia,AIP)、呼吸性细支气管炎性间质性肺病(respiratory bronchiolitis associated interstitial lung disease,RB-LID)、脱屑性间质性肺炎(desquamative interstitial pneumonia,DIP)和淋巴细胞性间质性肺炎(lymphocytic interstitial pneumonitis,LIP)。

IIP、慢性支气管炎和结缔组织病累及肺等所致肺纤维化的临床表现缺少特异性,CT 表现相似,单纯病理学诊断不能区分特发性和有病因的间质性肺炎,因此,IIP 的诊断应该是临床、影像学和病理学的综合诊断,不能单纯依靠病理学诊断。若根据临床特点与胸部 CT 表现足以做出 IPF 诊断,则无须进一步病理活检。影像学检查还可除外一些肺内疾病并提供确切的活检部位。

【临床表现】

1. IPF 好发于中年患者,男性比女性多见,起病隐匿,典型表现为进行性呼吸困难和干咳。NSIP 常有吸烟史、养宠物史及其他基础疾病史,好发于中老年,常呈亚急性起病,主要表现为胸闷、咳嗽、呼吸困难,病程较 IPF 短,而明显长于 AIP。COP 多见于中年人,发病时间多于 3 个月,常有不同程度的咳嗽和呼吸困难。AIP 发病无性别差异。通常起病急骤,发病初期常有类似上呼吸道感染表现,几天后进展为呼吸困难、难以纠正的呼吸衰竭,其临床过程与急性呼吸窘迫综合征相似。DIP 及 RB-LID

主要见于30~50岁的吸烟者,男性多见,大多数患者有轻微的干咳和气短,逐渐加重,可进展为呼吸衰竭。LIP好发于中年女性,起病缓慢,呈逐渐加重的咳嗽,气短等。

2. 肺功能检查为限制性通气障碍。

3. IPF与AIP对甾体类激素不敏感,预后差,AIP多死于发病后1~2个月内。DIP及RB-LID用甾体类激素治疗有效,预后良好。COP用甾体类激素治疗有效,但部分患者在减量后或停药后可复发。NSIP对甾体类激素疗效明显优于IPF。

【影像学检查方法的选择】　特发性间质性肺炎诊断与鉴别诊断首选胸部HRCT。

【病理生理基础】

1. **IPF**　典型组织学特点为:正常肺组织间为不同程度的间质炎症与纤维化,新旧病变同时存在。炎症主要由淋巴细胞、浆细胞构成,肉芽肿少见。病变侵犯肺泡壁、肺泡腔,进而可发展为弥漫性肺间质纤维化。

2. **NSIP**　分为细胞型和纤维型。细胞型主要表现为肺泡间隔的淋巴细胞伴浆细胞浸润,纤维型的表现为肺泡间隔纤维化,伴或不伴少量炎症细胞。细胞型NSIP的预后明显好于纤维型。

3. **COP**　表现为肺泡腔内、呼吸性细支气管内及肺泡管内有成纤维组织,伴肺泡壁内不同程度的纤维化与慢性炎症,病变呈灶性分布。

4. **AIP**　早期出现弥漫性的肺泡壁的水肿与炎性细胞浸润,肺泡腔内充满蛋白分泌物,肺泡透明膜形成。进展期出现成纤维组织,最终变为成熟的胶原,小到中等动脉中常有血栓形成。

5. **DIP**　表现为肺泡腔内大量巨噬细胞聚集,纤维化程度轻,病变弥漫分布但受累范围及病变程度较为均一。

6. **RB-LID**　出现呼吸性细支气管内与相邻肺泡内的巨噬细胞聚集,细支气管壁内与相邻肺泡壁内可有轻度纤维化和炎症。

7. **LIP**　表现为广泛肺泡间隔的淋巴细胞浸润,肺淋巴管内的淋巴滤泡常见。采用免疫组织化学检查已能区别它与淋巴增生性疾病。

【影像学征象】

1. **IPF**　不同时期的IPF各有一定的CT表现。①早期:斑片状或大片状磨玻璃样阴影,多位于双侧中下肺叶的胸膜下。②进展期:小叶内间质增厚,小网状影及蜂窝阴影,可出现胸膜下不规则索条阴影、小叶中央型肺气肿、小支气管牵拉性扩张、肺实变等。③晚期:胸膜下蜂窝状阴影,提示为不可逆改变(图4-2-15)。根据胸部CT显示的磨玻璃样阴影可以估计IPF的活动性并提示可能对甾体类激素治疗有反应。在随诊中,磨玻璃样阴影可有吸收,但更多患者进展为纤维化或蜂窝影。

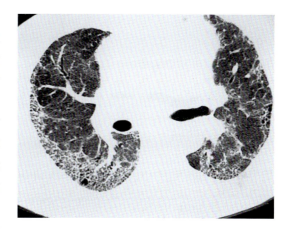

图4-2-15　IPF
平扫CT肺窗,示胸膜下蜂窝状阴影。

2. **NSIP**　CT常表现为双侧中下肺叶胸膜下的斑片状磨玻璃样阴影,病变范围较AIP及IPF局限,很少形成双肺弥漫性病变;不规则条状或网状阴影、斑片状气腔实变影、小叶内间质增厚、牵引性支气管扩张等可见;蜂窝影和实变影相对少见(图4-2-16)。采用甾体类激素治疗后,磨玻璃影多吸收。

3. **COP**　CT常表现为下肺胸膜下或支气管周围的实变,内可见充气支气管征,病变区域常有轻度柱状支气管扩张(图4-2-17)。经甾体类激素治疗,实变吸收,可残留少许索条影。

4. **AIP**　CT常表现为两肺局灶性或弥漫性分布的磨玻璃样阴影或实变,多伴有支气管扩张和肺结构扭曲;小叶间隔增厚及蜂窝影少见(图4-2-18)。对甾体类激素不敏感,多死于发病后1~2个月

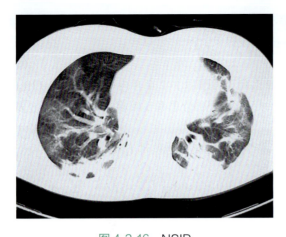

图 4-2-16   NSIP
平扫 CT 肺窗,示双侧中下肺叶胸膜下的斑片状、磨玻璃样阴影。

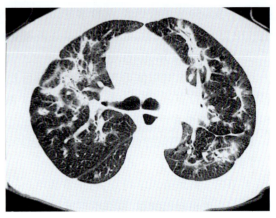

图 4-2-17   COP
平扫 CT 肺窗,示双肺胸膜下或支气管周围的实变,内见充气支气管征,病变区域有轻度柱状支气管扩张。

内。少数能存活患者的表现为双肺网状、囊状影或蜂窝影,可伴有肺结构扭曲。

5. DIP 及 RB-LID   常表现为磨玻璃样阴影,DIP 以双侧中下肺叶的胸膜下多见,RB-LID 以上叶多见且常伴小叶中心性肺气肿、支气管壁增厚。蜂窝影少见,不规则条状或网状影可见于双下肺。经甾体类激素治疗后磨玻璃样阴影可完全消失,少数磨玻璃样阴影可进展为网状影或网状结节影。

6. LIP   常表现为两侧肺弥漫分布的磨玻璃样阴影和模糊的网状小结节影,囊状影和蜂窝影可见,可伴有肺大疱、小叶间隔增厚,偶可见广泛片状实变影(图 4-2-19)。

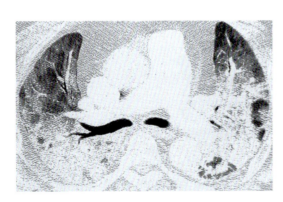

图 4-2-18   AIP
平扫 CT 肺窗,示双肺弥漫性分布的磨玻璃样阴影、实变。

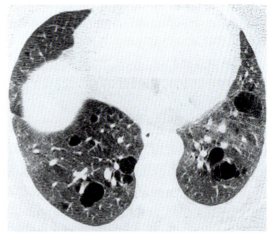

图 4-2-19   LIP
平扫 CT 肺窗,示两侧肺内弥漫分布的磨玻璃样阴影伴囊状影。

七、肺癌

肺癌(lung cancer),即支气管肺癌(bronchogenic carcinoma),是世界上常见的恶性肿瘤之一。

【临床表现】   临床症状、体征与肺癌的发生部位、病理组织类型、分期密切相关。

1. 早期肺癌无症状,往往在胸部 X 线检查时偶然被发现。中央型肺癌出现临床症状稍早于周围型肺癌。

2. 呛咳、无痰或偶有少量白色黏液痰是最常见的症状。间断性出现的痰中带有少量血丝为早期肺癌的常见表现。

3. 内分泌紊乱症状（endocrine disturbance）（如库欣综合征、甲状腺功能亢进等）、神经系统副肿瘤综合征（paraneoplastic neurological syndromes）多由肺小细胞癌引起；肺性骨关节病（pulmonary osteoarthrosis）等多见于肺鳞癌。

4. 肿瘤累及周围组织、器官出现多种症状和体征

（1）肿瘤累及胸膜、胸壁、肋骨、肋间神经等，可引起憋气、呼吸困难和胸痛；累及心包，可引起心悸、胸闷。

（2）肿瘤累及上腔静脉，可引起上腔静脉综合征（superior vena cava obstruction），出现气短、头颈部水肿和颈静脉怒张等。

（3）肿瘤累及喉返神经、臂丛神经、迷走神经等，出现相应的症状；肿瘤累及颈交感神经，可出现霍纳综合征。

5. 肿瘤出现远处转移时，可出现相应症状和体征。

【病理生理基础】

（一）组织学类型

大多数支气管肺癌起源于各级支气管黏膜上皮，少数起源于肺泡上皮及支气管腺体。鳞状细胞癌（squamous cell carcinoma）、小细胞癌（small cell carcinoma）、腺癌（adenocarcinoma）、大细胞癌（large cell anaplastic carcinoma）是4种常见的组织学类型。细支气管肺泡癌在最新的病理组织分型中已经取消。

（二）大体病理类型

分为中央型、周围型和弥漫型。

1. **中央型肺癌（central bronchogenic carcinoma）** 指发生于肺段或肺段以上的支气管，主要为鳞状细胞癌、小细胞癌和大细胞癌。

（1）肿瘤的生长方式：肿瘤向支气管腔内生长，沿支气管壁浸润生长，都可引起支气管壁增厚、狭窄或阻塞。若肿瘤穿破支气管外膜生长，则可形成支气管周围肿块。中、晚期的肺癌可有上述多种生长方式。

（2）气道阻塞（airway obstruction）

1）阻塞性肺气肿（obstructive emphysema）：为支气管活瓣性阻塞的结果。

2）阻塞性肺炎（obstructive pneumonia）：是因支气管狭窄而继发的肺感染。

3）阻塞性支气管扩张（obstructive bronchiectasis）：为肿瘤远端支气管内黏液潴留所致内径增宽。

4）阻塞性肺不张（obstructive atelectasis）：为支气管阻塞后肺内气体吸收而致。

2. **周围型肺癌（peripheral bronchogenic carcinoma）** 指发生于肺段以下的支气管，见于各种组织学类型的肺癌。大体病理形态为肺内结节或肿块。肺上沟瘤（superior sulcus tumor）为发生在肺尖部的周围型肺癌。

3. **弥漫型肺癌（diffuse bronchogenic carcinoma）** 指癌组织沿肺泡管、肺泡弥漫性生长，主要为细支气管肺泡癌及腺癌。大体病理形态可为多发结节、斑片，或为单叶、数叶及两肺多发的肺实变。

（三）肺癌的扩散途径

1. 转移

（1）淋巴转移（lymphatic metastasis）：最常见，先转移到支气管肺淋巴结，再至肺门、纵隔淋巴结等，常引起淋巴结肿大。

（2）血行转移（blood borne metastasis）：常转移至脑、肾上腺、骨、肝等。肺癌转移到肺内形成单发或多发结节。

2. **直接蔓延（direct spread）** 肺癌侵犯纵隔、血管、胸膜、胸壁等。

【影像学检查方法的选择】

1. **筛查肺癌（lung cancer screening）** 首选胸部低剂量CT。

2. **胸部CT** 是诊断肺癌的首选影像检查方法。应用薄层CT观察肺癌的细微结构，多层螺旋CT

的 MPR 可用于多方位观察肺癌,CTVE 用于初步观察中央型肺癌的气管、支气管病变,CT 引导肺穿刺活检可用于周围型肺癌的定性诊断。增强 CT 用于鉴别肺门周围的肺结节与血管断面、判断淋巴结转移及大血管受累情况。CTA 也用于判断大血管受累情况。动态增强 CT 用于难以定性肺结节的鉴别诊断。

3. **胸部 MRI**   一般不用于筛查、诊断肺癌。

4. **PET**   可用于肺癌的鉴别诊断、疗效评估与复发判断。

5. **DSA**   目前偶用于原发性肺癌的支气管动脉灌注化疗。

【影像学征象】

(一) 中央型肺癌的影像表现

1. **早期中央型肺癌**   X 线胸像常无异常表现,胸部 CT 能够显示支气管管腔或管壁的异常,如支气管轻度狭窄、管壁增厚或腔内结节。

2. **阻塞性改变**   不具有特征性。X 线胸片及胸部 CT 能够显示阻塞性肺气肿、阻塞性肺炎、阻塞性肺膨胀不全或不张等(图 4-2-20),而胸部 MRI 显示不佳。

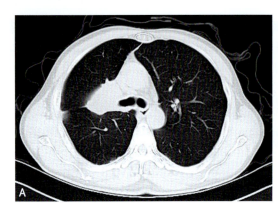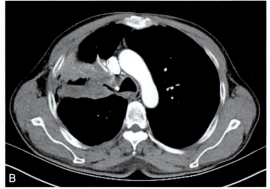

图 4-2-20   中央型肺癌

A. 平扫 CT 肺窗;B. 增强 CT 纵隔窗;示右肺门肿块,右上叶支气管闭塞及右上叶阻塞性不张。

3. **肺门肿块**   肿瘤向管壁外生长,与转移的肺门淋巴结均可在肺门区形成肿块(图 4-2-21)。X 线胸像、胸部 CT 及 MRI 均能够显示。X 线胸片上右肺门肿块与右上叶不张相连构成反 "S" 征,见于右上叶支气管肺癌(图 4-2-22)。

4. **支气管管腔内肿块、管壁增厚、壁外肿块、管腔狭窄或闭塞**   胸部 CT 显示清晰,而 X 线胸片、胸部 MRI 显示不佳。

5. **纵隔淋巴结转移与纵隔结构浸润**   纵隔淋巴结大于 15mm 常提示转移。纵隔结构浸润的胸部 CT 显示为肿瘤与纵隔间脂肪间隙消失、肿瘤与纵隔结构分界不清,胸部 MRI 显示为纵隔结构周围脂肪高信号带消失。腔静脉瘤栓胸部 MRI 显示为腔内结节状中等信号。

(二) 周围型肺癌的影像表现

周围型肺癌多表现为肺内结节或肿块,部分结节呈磨玻璃样影(groundglass opacity,GGO)。常合并肺门及纵隔淋巴结肿大。肺内结节或肿块可具有以下征象(图 4-2-23、图 4-2-24):①形态:类圆形或不规则形;②边缘:可见细小而深的分叶、浓密的细短毛刺;③月晕征(halo sign):结节周围环以磨玻璃样影,病理为出血性肺梗死、肿瘤细胞浸润;④支气管充气征;⑤癌性空洞:多可见壁结节(mural nodule);⑥钙化:1%~14% 的肺结节出现;⑦支气管血管集束征;⑧病灶的胸壁侧小片状浸润;⑨胸膜凹陷征:腺癌多见;⑩CT 及 MRI 增强后病变呈轻、中度均匀或不均匀强化(增强后密度比平扫时增加 15~20HU),部分病变呈边缘不规则的环状强化。少数周围型肺癌表现为密度较低或呈磨玻璃样的肺叶、段实变,内可见不规则的、似枯树枝样的支气管充气征,增强后在实变内可见血管分支影(图 4-2-25)。少数周围型肺癌表现为网状结节影或蜂窝征,或者多发结节或斑片。

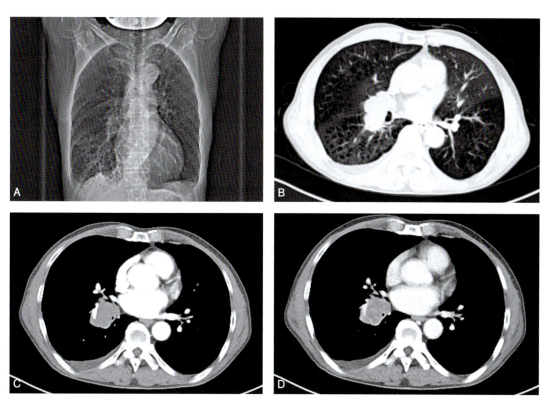

图 4-2-21　中央型肺癌

A. 正位 X 线胸像；B. 平扫 CT 肺窗；C. 增强动脉期 CT 纵隔窗；D. 增强静脉期 CT 纵隔窗；示右肺门肿块，右主支气管狭窄，增强后肿块中度强化。

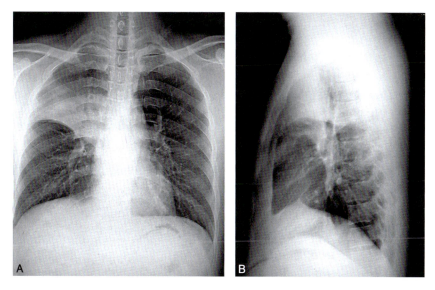

图 4-2-22　右上叶支气管肺癌

A. 正位 X 线胸像，示右肺门肿块与右上叶不张相连构成反 "S" 征；B. 侧位 X 线胸像，示斜裂及水平裂向前上移位。

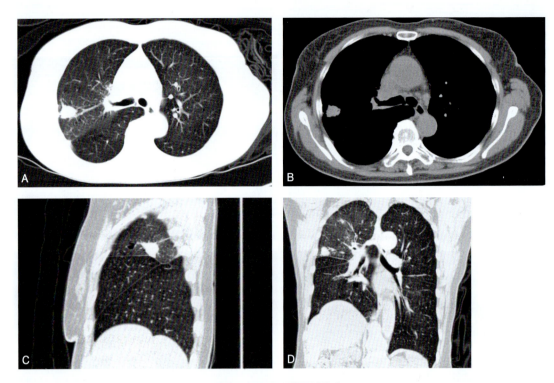

图 4-2-23　周围型肺癌

A. 平扫 CT 肺窗；B. 平扫 CT 纵隔窗；C、D. MPR；示右肺结节形态不规则，边缘有细小深分叶，可见胸膜凹陷征。

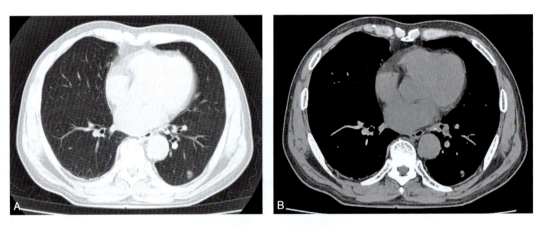

图 4-2-24　孤立结节型细支气管肺泡癌

A. 平扫 CT 肺窗，示左肺下叶轮廓清晰的类圆形肺结节，密度不均匀，可见毛刺征和胸膜凹陷征；B. 平扫 CT 纵隔窗，该结节显示欠清。

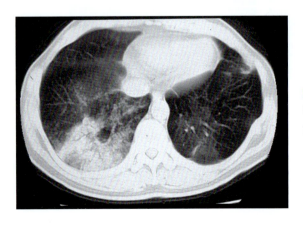

图 4-2-25　弥散型细支气管肺泡癌

平扫 CT 肺窗，示右下肺大片实变，边缘模糊，内可见支气管充气征。

【诊断与鉴别诊断】

1. 良、恶性肺结节的 CT 的鉴别诊断　请参照呼吸系统总论内容。

2. 中央型肺癌的鉴别诊断　中央型肺癌与支气管结核、浸润型肺结核、肺段肺炎、支气管腺瘤具有相似的影像学征象，需进行鉴别诊断，必要时行经支气管镜活检以确诊（表 4-2-4）。

表 4-2-4　中央型肺癌及相关疾病的鉴别诊断

疾病	相似征象鉴别要点	鉴别要点
中央型肺癌	支气管内壁不光滑，管腔狭窄或闭塞，可引起支气管阻塞性改变等	病变累及范围局限，常有管腔外壁肿块，常有肺门、纵隔淋巴结肿大。抗感染治疗效果不佳
支气管结核	支气管内壁不光滑，管腔狭窄或闭塞，可引起支气管阻塞性改变等	病变累及范围大，无管腔外壁肿块，无肺门、纵隔淋巴结肿大
浸润型肺结核	大片肺实变	常合并空洞、索条、钙化、卫星灶，肺段支气管通畅，无肺门、纵隔淋巴结肿大。抗感染治疗无效
肺段肺炎	大片肺实变	肺段支气管通畅，无肺门、纵隔淋巴结肿大。抗感染治疗有效
支气管腺瘤	支气管腔内息肉样肿块，管腔狭窄或闭塞，可引起支气管阻塞性改变	肿块边缘光滑，管壁增厚与壁外肿块较少见

3. 周围型肺癌的鉴别诊断　周围型肺癌与肺癌、结核球、炎性假瘤、肺错构瘤、肺局灶机化性肺炎均可表现为肺内结节，需进行鉴别诊断，有时需要依靠病理检查以确诊（表 4-2-5）。

表 4-2-5　肺内结节性病变的鉴别诊断

类别	肺癌	结核球	炎性假瘤	肺错构瘤	肺局灶机化性肺炎
形态	类圆形	类圆形	类圆形	类圆形	多边形或楔形
边缘	不规则	边缘整齐	边缘光滑	边缘光滑	锯齿状
分叶征	有	少	无	无	无
毛刺	细短毛刺	长毛刺	无	无	粗长毛刺
密度	均匀	不均匀	均匀	不均匀，有脂肪样低密度	不均匀，支气管充气征
钙化	少	斑块状或弧形	少	斑点状、爆米花状	少
结节周围	胸壁侧小片状浸润	卫星灶	清晰	清晰	索条
胸膜病变	胸膜皱缩征	胸膜皱缩征	无	无	增厚粘连
肺门、纵隔淋巴结肿大	有	无	无	无	无
增强 CT	轻度强化	无强化	均匀强化	强化	不均匀强化
随诊观察	增长较快	很少变化	缓慢增长	很少变化	很少变化

【肺癌的 TNM 分期】

（一）TNM 定义

T_x：支气管肺分泌物中证实有恶性细胞，但 X 线平片或支气管镜未能发现肿瘤，或在治疗分期时不能确定的任何肿瘤。

T_0：无原发性肿瘤的证据。

T_{is}：肿瘤仅在气道衬里的细胞层上，不侵犯肺组织。

T_1：①直径≤3cm；②未播散到脏胸膜；③未影响到支气管大分支。

T_2:①直径>3cm;②侵犯大支气管,但距离气管隆嵴远于2cm;③侵犯脏胸膜;④可能部分阻塞气道,但未引起全肺萎陷或引发肺炎。

这4条中至少具备1条以上。

T_3:①播散到胸壁、膈肌、纵隔胸膜、心包;②侵犯1个大支气管且距离气管隆嵴小于2cm,但未侵犯该区域;③气道阻塞引起一侧全肺萎陷或引发全肺炎。

这3条中至少具备1条以上。

T_4:①播散到纵隔心脏、大血管、气管、食管、椎体、气管隆嵴;②同一肺叶上有2个以上结节;③胸腔积液中找到瘤细胞。

这3条中至少具备1条以上。

N_0:无淋巴结播散。

N_1:播散到肺内或同侧肺门淋巴结。

N_2:播散到气管隆嵴或同侧纵隔(胸骨后方、心脏前方)淋巴结。

N_3:①播散到胸廓上口附近的淋巴结;②播散到对侧肺门或纵隔淋巴结。

M_0:无远处转移。

M_1:有远处转移。

(二) TNM 分期

0 期:原位癌。

I_A 期:$T_1N_0M_0$;I_B 期:$T_2N_0M_0$。

II_A 期:$T_1N_1M_0$;II_B 期:$T_2N_1M_0$,$T_3N_0M_0$。

III_A 期:$T_3N_1M_0$,T_1~$T_3N_2M_0$;III_B 期:$T_4N_{0~2}M_0$,$T_{1~4}N_3M_0$。

IV 期:任何 T,任何 N,M_1。

八、肺转移性肿瘤

【临床表现】 多数患者表现为原发肿瘤症状,少数表现为咳嗽、胸痛、咯血等呼吸道症状。恶性肿瘤可通过血行、淋巴、直接蔓延等转移至肺。

【影像学检查方法的选择】 X线胸像常用,但容易漏诊 5mm 以下的转移结节。胸部 CT 最佳。

【影像学征象】

(一) 血行转移

CT 表现与 X 线表现相似,均表现为多发的棉球样或粟粒样结节,边界清晰,密度均匀,大小不一,多位于双肺中下肺野(图 4-2-26)。空洞少见,钙化/骨化可见于骨肉瘤的肺转移结节。

(二) 淋巴转移

包括淋巴结转移和淋巴管转移。

1. X 线表现 肺门和/或纵隔淋巴结肿大。自肺门向外的索条影,肺内网状影或网状结节影。

2. CT 表现 肺门和/或纵隔淋巴结肿大。支气管血管束增粗,小叶间隔增厚,可呈串珠状或结节状。

【诊断与鉴别诊断】 表现为肺多发结节的转移瘤鉴别诊断不难,可参考临床病史。表现为肺单发结节的转移瘤鉴别诊断困难,需与表现为肺内结节的多种疾病进行鉴别(参照周围性肺癌的诊断与鉴别诊断内容)。

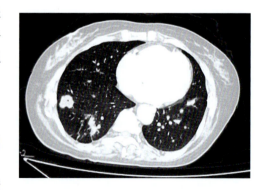

图 4-2-26 血行肺转移瘤

平扫 CT 肺窗,示多发的棉球样或粟粒样结节,边界清晰,密度均匀,大小不一,部分结节内有空洞。

第二节　胸壁与胸膜疾病

Key points

- CT helps differentiate the type of lesion of chest wall and assess its extent, while X-rays show the overall view of bone lesions.

- Common pleural diseases include trauma, infection and tumors; pleural mesothelioma can be divided into localized and diffuse types, with the latter showing pleural thickening, effusion, and nodules on CT.

一、胸壁疾病

胸壁疾病包括胸壁软组织疾病与构成胸壁的骨骼系统疾病,软组织的常见疾病有结核、血管瘤、脂肪瘤、肉瘤等,骨骼的常见疾病有肋骨的软骨瘤、血管瘤、骨囊肿、转移瘤。胸壁疾病诊断要综合临床、影像表现。平扫与增强 CT 可用于囊性、脂肪性、实性、血管性病变的鉴别以及病变范围的判断,X线平片用于观察骨骼病变的全貌。

二、胸膜疾病

外伤、感染、肿瘤是常见的胸膜疾病,其他疾病(如结缔组织病等)也可累及胸膜。结核性胸膜炎是较常见的胸膜感染性疾病(参见呼吸系统总论及肺结核部分),胸膜间皮瘤是较常见的胸膜肿瘤。

胸膜间皮瘤分为局限型和弥漫型,前者临床症状不明显,CT 表现为自胸膜突向肺内的半圆形肿块,边界较光滑,密度均匀,无明显强化;后者以进行性胸闷、气短、胸痛等为常见症状,CT 表现为广泛的胸膜增厚(最厚可达 1cm)、增长较快的胸腔积液、胸膜结节或肿块,这几种影像表现可单独或同时存在。

第三节　纵隔肿瘤

Key points

- Plain scan, enhanced chest CT and chest MRI can clearly show the mediastinal tumor and the involvement of structure surrounding it.

- The mediastinum contains the heart, thoracic aorta, trachea, esophagus, thymus gland, and lymph nodes.

纵隔肿瘤分为原发性与继发性肿瘤。原发性纵隔肿瘤的种类较多,以胸内甲状腺肿(intrathoracic goiter)、胸腺瘤(thymoma)、畸胎类肿瘤、淋巴瘤(lymphoma)、支气管源性囊肿(bronchogenic cyst)、心包囊肿(pericardial cyst)、食管囊肿(esophageal cyst)、神经源性肿瘤(neurogenic tumors)最常见。

一、胸内甲状腺肿

【临床表现】　多无明显症状,常在体检时被发现。肿瘤压迫或侵犯周围组织可出现压迫症状:胸骨后不适、气管压迫症状等。

【影像学检查方法的选择】　平扫及增强胸部 CT、胸部 MRI 能清楚显示胸内甲状腺及其所致的纵隔内大血管、胸膜、心包受累;冠状位与矢状位图像能清晰显示肿块与颈部甲状腺的关系。

【病理生理基础】　胸内甲状腺肿包括胸骨后甲状腺肿及先天性迷走甲状腺。肿块多数是甲状腺肿(goiter)、囊肿或腺瘤,少数为恶性。

【影像学征象】

1. 好发部位　前纵隔上部,常位于一侧。

2. 形态与密度　多数肿块呈软组织密度（MRI 表现为不均匀的 T_1WI 等信号、T_2WI 高信号），内常可见低密度囊变、斑片状钙化；增强扫描，胸骨后甲状腺组织可明显强化，CT 值可达 100HU 以上（图 4-2-27）。

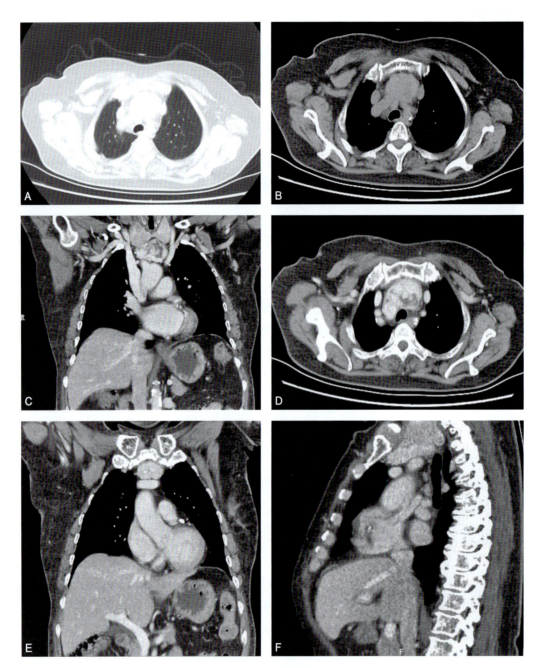

图 4-2-27　胸骨后甲状腺肿

A. 横轴位平扫 CT 肺窗；B. 横轴位平扫 CT 纵隔窗；C. 冠状位平扫 MPR，示中后纵隔肿块，边缘清晰光滑，呈不均匀软组织密度，内可见钙化及低密度囊变；D. 横轴位增强 CT；E. 冠状位增强 MPR；F. 矢状位增强 MPR，示肿块明显强化，肿块向上与颈部甲状腺相连，气管及邻近大血管受压移位。

3. 其他征象　胸骨后甲状腺组织向上与颈部甲状腺相连，气管受压向对侧和后方移位。

二、胸腺瘤

【临床表现】　多无明显症状，在体检时被发现。胸腺瘤成人多见，约 30% 胸腺瘤患者有重症肌无力（myasthenia gravis），约 15% 的重症肌无力患者有胸腺瘤。少数患者伴有低 γ 球蛋白血症或红细胞再生不良。

【影像学检查方法的选择】　平扫及增强胸部 CT、胸部 MRI 能清晰显示胸腺瘤及其所致的纵隔内大血管、胸膜、心包受累。

【病理生理基础】　胸腺瘤分为淋巴细胞型、上皮细胞型和混合型。10%~15% 的胸腺瘤是恶性的。侵袭性胸腺瘤（invasive thymoma）常发生种植转移，血行或淋巴转移少见。依据肿瘤的包膜是否完整以及肿瘤是否侵犯周围组织结构来判定胸腺瘤的良恶性，组织学诊断不可靠。

【影像学征象】

1. 好发部位　前纵隔中部。

2. 形态与密度

（1）多数肿块呈类圆形，边缘清晰光滑，可呈分叶状。

（2）多数肿块呈均匀软组织密度（MRI 表现为不均匀的 T_1WI 等信号、T_2WI 高信号），内有时可见斑点状钙化（图 4-2-28）。

（3）实性胸腺瘤有强化（图 4-2-29）。

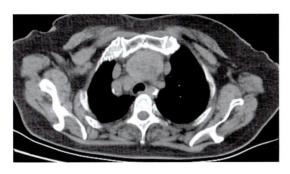

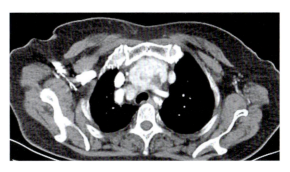

图 4-2-28　胸腺瘤
平扫 CT 纵隔窗，示前纵隔软组织密度肿块，边缘清晰光滑。

图 4-2-29　胸腺瘤
增强 CT，示肿块强化。

3. 侵袭性胸腺瘤　肿块边缘不规则，有明显分叶；肿块周围的脂肪间隙消失；种植转移（implantation）表现为胸膜不规则增厚与胸腔积液，心包增厚与心包积液，多局限于一侧胸腔（图 4-2-30）。

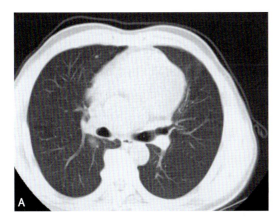

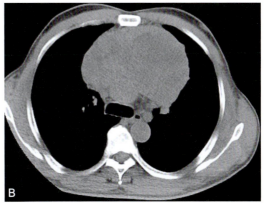

图 4-2-30　侵袭性胸腺瘤
A. 平扫 CT 肺窗；B. 平扫 CT 纵隔窗；示右前上纵隔囊实性肿块，肿块周围的脂肪间隙模糊。

三、畸胎类肿瘤

【临床表现】　多无明显症状,常在体检时被发现。部分畸胎类肿瘤患者可咳出毛发或豆渣样物。肿瘤压迫或侵犯周围组织可出现压迫症状:胸骨后不适、上腔静脉受压症状、气管压迫症状、食管压迫症状等。

【影像学检查方法的选择】　胸部 CT、MRI 均可用于检查畸胎类肿瘤,CT 显示肿瘤内的钙化、骨化占优势,MRI 显示肿瘤内脂肪成分占优势。

【病理生理基础】　畸胎类肿瘤包括囊性畸胎瘤(皮样囊肿)和实性畸胎瘤(畸胎瘤)。皮样囊肿(dermoid cyst)包含外胚层和中胚层组织,畸胎瘤(teratoma)包含 3 个胚层的组织。

【影像学征象】

1. **好发部位**　多位于前纵隔中部,较大的肿瘤可突向中后纵隔,甚至胸腔。

2. **形态与密度**

（1）多数肿块呈类圆形,边缘清晰光滑,可有分叶。

（2）皮样囊肿呈均匀囊性密度,囊壁常见蛋壳样钙化。实性畸胎瘤呈混杂密度,内可见软组织密度、脂肪密度、水样密度、钙化,肿块内脂肪液平面具有一定特征性。肿瘤内骨化及牙齿影是畸胎类肿瘤的特征性表现(图 4-2-31)。

（3）实性畸胎肿瘤可见强化。

3. **其他征象**　肿块短期内迅速增大,可能是肿瘤继发感染、出血、恶变所致。肿瘤破入肺内可引起肺内感染。

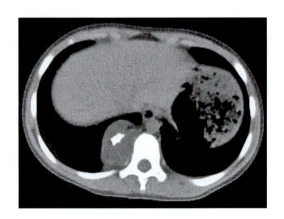

图 4-2-31　实性畸胎瘤
平扫 CT 纵隔窗,示右侧纵隔巨大实性肿块呈混杂密度,内可见软组织密度、脂肪密度、钙化及牙齿影。

四、淋巴瘤

【临床表现】　淋巴瘤好发于青少年、老年人,病程短,进展快,常有发热、浅表淋巴结肿大。

【影像学检查方法的选择】　平扫及增强胸部 CT、胸部 MRI 能清楚显示淋巴瘤及其所致的纵隔内大血管、胸膜及心包受累。

【病理生理基础】　淋巴瘤可单独在胸内发生,也可是全身淋巴瘤的胸内表现。淋巴瘤分为霍奇金淋巴瘤(霍奇金病)与非霍奇金淋巴瘤,霍奇金淋巴瘤侵犯纵隔更多见。

【影像学征象】

1. **好发部位**　多位于中纵隔的上中部。

2. **形态与密度**

（1）多数肿块呈类圆形,边缘清晰光滑,部分淋巴瘤容易融合成分叶状团块。

（2）多数肿块呈均匀软组织密度（MRI 表现为不均匀的 T_1WI 等信号、T_2WI 高信号）。增强扫描肿块呈轻度强化,易包绕血管(图 4-2-32)。

（3）淋巴瘤常为双侧病变,对放射治疗很敏感。

（4）部分患者有肺内和心包浸润常表现为肺内网线状或网状小结节影以及心包积液。

五、支气管源性囊肿、心包囊肿、食管囊肿

【临床表现】　多无明显症状,常在体检时被发现。肿瘤压迫或侵犯周围组织可出现压迫症状。

【影像学检查方法的选择】　平扫及增强胸部 CT、胸部 MRI 能清楚显示纵隔囊肿及其与纵隔内

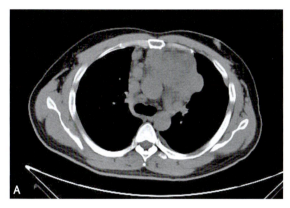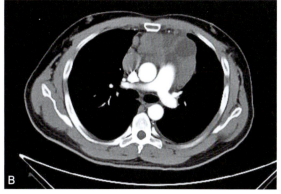

图 4-2-32　淋巴瘤

A. 平扫 CT 纵隔窗,示纵隔不均匀软组织密度肿块,边缘不清;B. 增强 CT,示肿块轻度不均匀强化,包绕血管。

大血管、胸膜、心包的关系。

【**病理生理基础**】　囊性淋巴管瘤、支气管源性囊肿、心包囊肿、食管囊肿为先天性疾病。囊性淋巴管瘤内壁为内皮细胞,可为单房、多房囊肿或海绵状淋巴管瘤。支气管源性囊肿壁有呼吸道上皮结构,极少与支气管腔相通。心包囊肿内壁是单层间皮细胞,外壁是疏松结缔组织。食管囊肿壁有消化道上皮结构,包括黏膜层、黏膜下层和肌层。

【**影像学征象**】

1. **好发部位**　淋巴管囊肿多位于前纵隔,中上部多见;支气管源性囊肿常位于气管分叉以上的气管旁;心包囊肿多位于心膈角区,右侧多见;食管囊肿多位于后纵隔前部或食管旁。

2. **形态与密度**

(1)多数肿块呈类圆形,边缘清晰光滑,部分边缘模糊。

(2)多数肿块呈均匀水样密度(MRI 表现为 T_1WI 低信号、T_2WI 高信号)(图 4-2-33)。

(3)增强扫描囊肿多无强化。

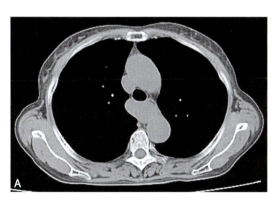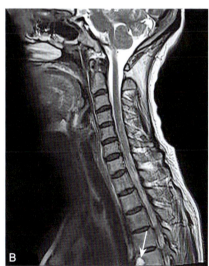

图 4-2-33　食管囊肿

A. 横轴位平扫 CT 纵隔窗;B. 矢状位 MRI T_2WI;示位于后纵隔前部、食管旁的肿块,边界光滑,T_2WI 呈高信号(白箭头)。

NOTES

六、纵隔神经源性肿瘤

【临床表现】 多无明显症状,常在体检时被发现。神经压迫症状为常见临床表现。

【影像学检查方法的选择】 平扫及增强胸部 MRI 是后纵隔神经源性肿瘤的最佳影像检查方法。平扫及增强胸部 CT 横轴位、冠状位与矢状位重建图像能清楚显示纵隔肿瘤及其所致的纵隔内大血管、胸膜、心包受累。

【病理生理基础】 纵隔神经源性肿瘤可起源于周围神经、交感神经或副交感神经。神经鞘瘤(neurilemmoma)、神经纤维瘤(neurofibroma)、神经节瘤(ganglioneuroma)为良性肿瘤,恶性神经鞘瘤、神经母细胞瘤(neuroblastoma)为恶性肿瘤。后纵隔的副神经节瘤(paraganglioma)少见。部分患者伴有神经纤维瘤病。

【影像学征象】

1. 部位 多位于后纵隔椎体旁。

2. 形态与密度

(1)多数肿块呈类圆形,边缘清晰光滑。少数神经源性肿瘤的部分肿块位于椎管内,部分位于脊椎旁呈哑铃状。

(2)多数肿块呈均匀软组织密度肿块,其内有时可见低密度囊变或钙化。神经母细胞瘤内可见大量钙化(图 4-2-34)。

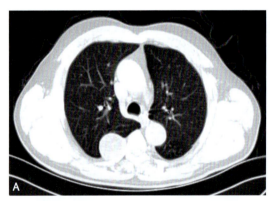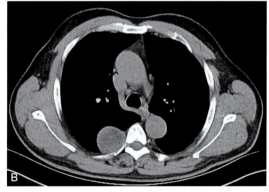

图 4-2-34 神经鞘瘤
A. 平扫 CT 肺窗;B. 平扫 CT 纵隔窗;示右侧后纵隔均匀软组织密度肿块,边界光滑。

(3)增强扫描肿块可见强化。

3. 其他征象 肿瘤压迫邻近肋骨或脊椎出现骨质吸收、骨质侵蚀、骨质增生,但无骨质破坏。哑铃状肿块常使椎间孔(intervertebral foramen)扩大。

4. 恶性征象 恶性神经源性肿瘤的肿块边界不规则,邻近肋骨或脊椎出现溶骨性骨破坏,侵犯胸膜。

第四节 胸 部 外 伤

Key Point

● Chest trauma is often associated with pneumothorax, hemothorax, or hemopneumothorax; posteroanterior chest X-ray is the preferred diagnostic method, and chest CT can be used for differential diagnosis.

　　摔伤、车祸、枪刺伤等均能引起胸部外伤,外伤的部位与程度需具体分析。肋骨骨折是较为常见的胸部外伤,易合并气胸、血胸或血气胸。后前位胸像易漏诊肋骨骨折,可采用斜位胸像予以补充,X线观察肋骨骨折不佳。胸膜外伤可出现气胸、血胸、血气胸或纵隔气肿,有时合并颈胸皮下气肿、肋骨骨折。后前位胸像是首选的影像学检查方法,胸部 CT 用于鉴别诊断。肺部外伤可出现创伤性湿肺、肺内血肿、肺气囊等,后前位胸像是首选的影像学检查方法,胸部 CT 用于鉴别诊断。

思考题

　　1. 简述各种肺炎的影像表现。

　　2. 简述肺脓肿的影像表现及肺空洞的鉴别诊断。

　　3. 简述肺结核的分型及各型的影像表现。

　　4. 简述肺癌病理组织分型与大体分型。

　　5. 简述肺癌 TNM 分期。

　　6. 简述肺癌的诊断与鉴别诊断。

（宋　伟　张永高）

第五篇
循环系统

第一章

循环系统总论

第一节 常用的影像学检查方法

Key points

● There are many imaging modalities for the cardiovascular system. Angiography is the gold standard for the diagnosis of cardiovascular diseases.

● The X-ray, ultrasound, CT and MRI can provide morphological changes of the heart and great vessels.

● Ultrasound, CT and MRI can provide the information about cardiac function, valve movement and hemodynamics.

● CT, MRI and nuclear imaging provide information about myocardial perfusion, metabolism, and histological features.

循环系统（circulatory system）全面的影像学诊断信息应该包括：①显示心脏大血管（包括冠状动脉及分支）解剖形态的变化；②显示心脏功能，瓣膜功能和血流的动态变化；③显示心肌灌注（myocardial perfusion）、心肌代谢、组织特征等改变。从临床实际出发，不同疾病或同一疾病的不同时期对影像诊断有不同的要求，因此应该了解每一种影像方法的价值和限度，优化选择，合理应用。

一、普通 X 线检查

（一）X 线透视

虽可多角度、实时观察心脏大血管的搏动，但已不作为常规检查手段。

（二）X 线摄影

1. 心脏远达片

（1）X 线焦点与胶片间距离为 2m 的后前位片，投照条件以高电压（100~150kV）、短曝光时间（<0.01s）为佳。

（2）是心脏 X 线检查最基本的方法，能够判定心脏外形、肺循环改变。

2. 左前斜位与右前斜位（服钡）片 目前已较少应用。

（1）左前斜位指患者从后前位向右旋转 60°，能够观察主动脉全貌、右心房增大、心室增大。

（2）右前斜位指患者从后前位向左旋转 45°，服钡后观察左心房增大、肺动脉段突出、右心室流出道扩张。

3. 左侧位（服钡）片 某些情况下兼有左、右前斜位片的作用，常用于主动脉瘤与纵隔肿瘤的定位。

4. 心脏远达片结合左侧位（服钡）片 是最适合的观察胸部大血管体位。X 线对肺循环的显示明显优于其他影像方法。

二、心血管造影

心血管造影（angiocardiography）是应用导管技术将对比剂快速注入心脏大血管内来显示其解剖

结构和功能动态变化,是有创检查。由于无创性影像检查的推广,心血管造影适应证范围缩小。

(一)适应证、禁忌证

1. 适应证

(1)各种无创性的影像技术不能明确临床诊断。

(2)制订外科手术方案提供确切的形态学与血流动力学诊断。

(3)进行介入性治疗。

2. 禁忌证

(1)碘过敏或显著过敏体质。

(2)严重的心、肝、肾功能损害。

(3)凝血机制障碍。

(二)检查设备

进行心血管造影需要一套复杂的设备,包括心血管造影机、心电监护、高压注射器、麻醉机、除颤器等。新型数字化心血管造影机能够提供实时图像。

(三)心血管造影方法

包括上、下腔静脉造影,左、右心房室造影,胸、腹主动脉造影以及选择性的冠状动脉、肺动脉、肾动脉、头臂动脉、体-肺侧支血管等造影。

三、CT

CT在心血管系统病变应用最为广泛,不仅能显示心脏大血管形态,还能显示功能和血流动态。较为广泛应用的是螺旋CT及CT血管造影。常用于检查冠心病、胸部大血管疾病(肺动脉栓塞、主动脉夹层、主动脉瘤及畸形等)、瓣膜疾病、心脏肿瘤、心肌病等。但在检查中需注意控制辐射剂量,减少患者的对比剂负荷。基于计算流体力学原理的CT血流储备分数(CT derived fractional flow reserve,CT-FFR)可以无创分析冠状动脉狭窄病变所致心肌缺血及其生理意义,为临床治疗方案制订及预后评估提供重要参考信息。

四、MRI

(一)心脏MRI成像

具有大视野、无辐射、多参数、多方位成像等优点,发挥了"一站式"检查的作用,已成为评估心脏结构与功能的"金标准"。

1. 常规扫描体位

(1)横轴位图像:是心脏扫描最基本体位,呈不典型的四腔心断面。

(2)冠状位图像:可较好地显示左心室和左心室流出道、升主动脉的形态和走行、左心房、右心房后部的上腔静脉入口。

(3)矢状位图像:显示右心室流出道和肺动脉、主动脉弓、降主动脉较好,常用于定位。

2. 特殊扫描层面

(1)心脏长轴位:扫描层面平行于左心室长轴和室间隔,显示左心室前壁、侧壁、心尖、膈面、后壁各段肌壁运动和二尖瓣功能。

(2)心脏短轴位:扫描层面垂直于室间隔,与超声大动脉短轴所见相同,用于评估左心室功能、计算射血分数。

(3)大血管斜位:根据横轴位血管走行的角度定位左前斜位断面扫描,显示主动脉各部及头臂动脉开口。

3. 基本扫描序列

(1)定位图像:通过相应的两腔心、四腔心、心室短轴等层面,可观察心脏的解剖结构。

（2）黑血序列与亮血序列：是常用的心脏形态学成像序列，用于描述血池的信号强度，通过自旋回波或梯度回波成像序列实现。

（3）心脏电影：应用小角度激发梯度反转回波心脏成像与心电图门控技术结合进行心脏扫描，图像以电影方式连续显示。用于评价心脏功能，属非实时显像技术且显示解剖细节较差。

（4）心肌灌注与延迟强化：注射钆对比剂，应用扰相或平衡稳态梯度回波成像序列对不同心动周期的同一心脏平面和时相进行扫描，评价心肌供血情况。给予对比剂后延迟 10min 或更长的时间进行延迟显像，有助于鉴别心肌纤维化，评估心肌活性水平，目前延迟强化已成为评价心肌梗死后心肌瘢痕形成的参照标准。

（5）新技术：T_1 mapping、T_2 mapping、细胞外容积（extracellular volume，ECV）技术等可以探测心肌水肿和早期纤维化；特征追踪技术（feature tracking）可以评价心肌应变，辅助评估预后等，临床应用前景良好，值得深入研究。

（二）MRA

信号强度的强弱取决于血液的流速，血流呈白色的高信号。冠状动脉 MRA 是目前研究热题。

（三）对比增强 MRI 血管造影

注射顺磁性对比剂，利用二维或三维快速梯度回波技术，经最大强度投影技术重建血管图像，从任意角度进行观察。用于检查大血管。

五、超声

超声心动图主要用于评价心脏结构、功能及血流动力学等，是目前时间分辨力最高的心血管疾病临床一线影像学诊断方法。

（一）检查途径分类

1. 经胸检查法（transthoracic echocardiography，TTE） 探头置于胸骨左缘，在肋间隙、心尖部、肋下区、胸骨上窝等无肺组织遮盖的声窗处探查。

2. 经食管检查法（transesophageal echocardiography，TEE） 将 1.5cm 以下的探头送入食管内，声束经食管前壁和侧壁探查心脏，为半侵入性检查。能够观察心房肿物和血栓、瓣的反流及判定房间隔缺损的位置、数量、大小等。

3. 血管内超声显像（intravascular ultrasound imaging，IVUI） 将 2mm 以下的探头与导管连接，直接送入血管内。用于冠状动脉及其他血管检查。

（二）显示技术分类

1. M 型超声心动图（M echocardiography，ME）和二维超声心动图（two-dimensional echocardiography，2DE） 可显示心脏结构的形态、肌壁薄厚、腔室大小、排列关系、室壁运动、心内缺损畸形等。用于诊断瓣膜病、心肌病、心包病、冠心病、心脏肿瘤和各种先天性心脏病。

2. 多普勒超声心动图（Doppler echocardiography，D-Echo） 包括脉冲波多普勒频谱显示、连续波多普勒频谱显示、彩色多普勒血流显像、组织多普勒显像。是无创性直接显示心血管内血流信息的最佳技术，目前是心脏大血管疾病首选的影像检查方法。

3. 新技术 声学造影通过周围静脉注射超声增强剂进行心腔显影，可提高对心内膜和心内结构的识别能力；二维斑点追踪超声心动图通过追踪心肌反射回声斑点信号进而实时追踪心肌的形变及运动轨迹，适用于定量评价室壁运动，能够早期评估心肌功能异常和心肌缺血；心肌声学造影利用特制的含有气体微泡的声学对比剂通过特殊的超声显像技术达到心肌显影，从而评价心肌灌注情况。

六、放射性核素显像

放射性核素心室造影、心肌显像、肺灌注显像等常用于检查心脏大血管。

（一）放射性核素心室造影（门控心血池显像，gated blood pool imaging）

1. 首次通过法　静脉内"弹丸式"注射 ^{99m}Tc 显像剂后，立即用 γ 照相机拍摄显像剂从上腔静脉至左心室通过心脏的全过程，从而观察心动周期中心室容积的变化。是评估右心室功能和心内分流量的理想方法，但 1 次注射只能采集 1 个体位，故不作为常规使用。

2. 平衡法　当静脉内注射的 ^{99m}Tc 显像剂在血液中混合均匀达到平衡后，以患者心电图 R 波和 R 间期内间隔相等的时间段作为信号触发 γ 照相机，γ 照相机及计算机图像处理系统采集数据，获得图像以观察室壁运动及测定左、右心室功能参数。能够准确评价左、右心室收缩和舒张功能，反映心室容量负荷，分析室壁运动，可用于冠心病、室壁瘤的诊断、预后评估，并能评价心衰、心肌病及肺心病等的心脏功能。

（二）心肌显像

1. 心肌灌注显像（myocardial perfusion imaging）　由于心肌细胞对某些放射性核素（^{201}Tl）或 ^{99m}Tc 标记化合物有选择性摄取能力，摄取量与心肌血流灌注成正比，而当冠状动脉狭窄供血部位心肌血流减少时则示踪剂摄取减少，图像上表现为局部放射性分布稀疏或缺损区，即心肌"冷区"显像。目前临床上评价心肌血流灌注应用最广泛、价值最受肯定的方法。可用于冠心病、心肌病的诊断、预后评估及疗效评价，并可对心肌缺血及心肌梗死进行鉴别诊断。

（1）静态显像：安静状态下进行的心肌平面或断层显像。

（2）负荷显像：采用运动负荷或药物（双嘧达莫、腺苷和多巴酚丁胺）介入试验加大正常与缺血心肌摄取显像剂的差异，以鉴别心肌缺血与梗死。

2. 心肌代谢显像（myocardial metabolic imaging）　对心肌糖代谢、脂肪酸代谢、蛋白质代谢标记物进行显像。^{18}F-FDG 代谢显像仍是目前评价存活心肌的"金标准"。

第二节　正常影像解剖

Key points

- There are four basic positions for the cardiac and microvascular radiography, including: posteroanterior view, lateral view, right anterior oblique view, and left anterior oblique view. These positions are usually used in combination when displaying anatomy.

- The main coronary arteries include left main coronary artery, left anterior descending artery, left circumflex artery, right coronary artery and posterior descending artery, which are more clearly displayed on the coronary CTA.

一、正常心脏大血管 X 线影像

（一）不同体位正常心脏大血管 X 线表现

1. 后前位远达片（PA）

（1）心影右缘上段为上腔静脉与升主动脉的复合投影，下段由右心房构成。心影左缘上段为主动脉结，呈圆形突出；中段为肺动脉段，由主肺动脉干外缘构成，可呈平直或略有凹凸；下段由左心室构成。正常时，左心耳部、右心室不构成心影左缘，降主动脉紧贴脊柱左缘走行（图 5-1-1A）。

（2）心尖部（cardiac apex）：指左心室在心影左缘突出部分。心尖外侧低密度软组织影为心包脂肪垫（pericardial fat pad）。

（3）心胸比率：心脏横径（左、右心缘至体中线的最大距离之和）与胸廓横径（通过右膈顶水平胸廓的内径）之比。成人心胸比率的正常上限为 0.5。

2. 左侧位、右前斜位、左前斜位片

（1）左侧位：心前缘下段为右心室，向上为右心室漏斗部、主肺动脉干和升主动脉；心后缘上段小

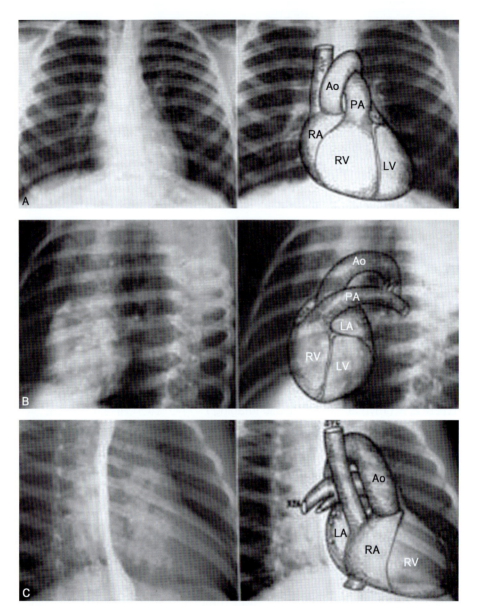

图 5-1-1　不同体位正常心脏大血管 X 线表现

A. 后前位远达片；B. 左前斜位片；C. 右前斜位；Ao：主动脉；PA：肺动脉；LV：左心室；
RV：右心室；LA：左心房；RA：右心房。

部分为左心房，大部分为左心室，后心膈角处有下腔静脉影，降主动脉走行在心后间隙内。

（2）右前斜位：心前缘自上而下为升主动脉、主肺动脉干、右心室漏斗部、右心室，仅膈上的一小部分为左心室心尖部；心后缘上段为升主动脉后缘、弓部、气管及上腔静脉重叠组成，下段左心房、右心房（图 5-1-1C）。

（3）左前斜位：心前缘上段升主动脉下段右心室心后缘上段主动脉弓以及主动脉窗下段小部分为左心房，余为左心室（图 5-1-1B）。

（4）心前间隙指心前缘与胸壁之间的间隙，心后间隙指心后缘与脊柱之间的间隙。

（5）主动脉窗（aortic window）：指主动脉弓下的透明区，在左前斜位其内可见气管分叉、左主支气管和伴行的左肺动脉，在左侧位其内可见气管分叉及左、右肺动脉的阴影。

（二）直接影响心脏大血管外形的生理因素

1. 生长发育　新生儿期和婴儿期，心脏和右心室相对大，心影局中呈球形，各弓分界不清，心胸比率接近 0.6。学龄期儿童心影才逐渐接近成人。

2. 体型和胸廓类型　正常人心脏在胸廓内的形状随体型有相应的变化（表 5-1-1，图 5-1-2）。

表 5-1-1　体型、胸廓类型与心脏类型

类别	胸廓形态	横膈位置	心膈面	心影	心胸比率
瘦长型体格	狭长	低位	小	垂位心	<0.5
矮胖型体格	短宽	高位	大	横位心	>0.5
体格居中	适中	适中	适中	斜位心	0.5

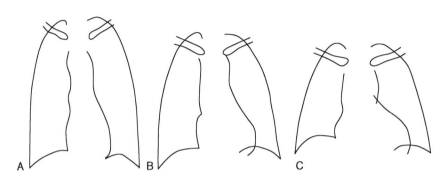

图 5-1-2　体型和胸廓类型
A. 瘦长型体格示意图；B. 体格居中示意图；C. 矮胖型体格示意图。

3. 性别　心脏与身体的大小呈一定比例，女性心脏比同龄男性小。

4. 呼吸与膈高度　深吸气时，膈下降，心脏向下拉长，横径变小，心影变小。深呼气时，膈上升，横径变大，心影增大。

5. 心动周期与心率　心脏的容量和形状随心动周期有较明显的变化，平片上心影大小和形态也有相应的变化。心率快时心影可稍缩小，心动过缓时，心影可见增大。

6. 妊娠　随胎盘血液循环的建立、子宫膨大、横膈上升，心脏可呈横位型。产后恢复正常。

二、正常心脏大血管 CT 影像

主动脉弓上层面（图 5-1-3）、主动脉弓层面（图 5-1-4）、主动脉弓下层面（亦称主肺动脉窗层面）（图 5-1-5）、肺动脉层面（图 5-1-6）、主动脉根部层面（图 5-1-7、图 5-1-8）、左心室流出道层面（图 5-1-9）、左心室体部层面（图 5-1-10）、左心室膈面（图 5-1-11）的 CT 横轴位图像基本可以清晰显示心脏大血管，根据横轴位扫描的数据，应用多种后处理软件可重建出冠状动脉、肺动脉的二维、三维图像（图 5-1-12）。

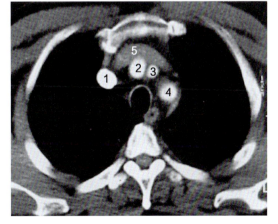

图 5-1-3　主动脉弓上层面
1. 右头臂静脉；2. 无名动脉；3. 左颈总动脉；4. 左锁骨下动脉；5. 左头臂静脉。

NOTES

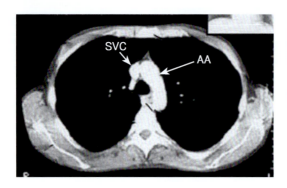

图 5-1-4　主动脉弓层面
SVC:上腔静脉;AA:主动脉弓。

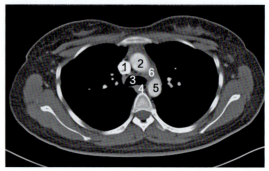

图 5-1-5　主动脉弓下层面
1.上腔静脉;2.升主动脉;3.气管;4.食管;5.降主动脉;6.主肺动脉窗。

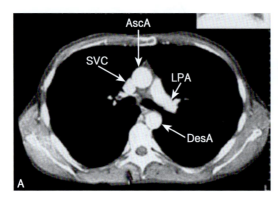

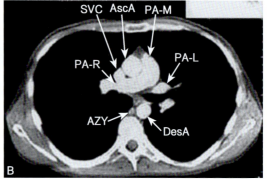

图 5-1-6　肺动脉层面
A.肺动脉层面;B.右肺动脉层面;SVC:上腔静脉;AscA:升主动脉;PA-M:肺主动脉;PA-L(LPA):左肺动脉;PA-R:右肺动脉;AZY:奇静脉;DesA:降主动脉。

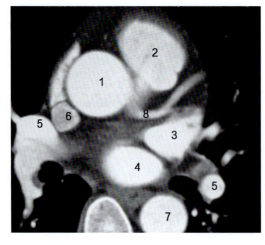

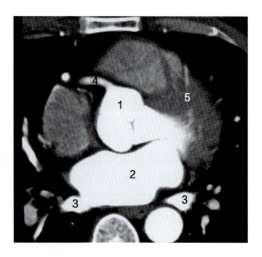

图 5-1-7　主动脉根部层面(偏上)
1.升主动脉;2.右心室;3.左心室;4.左心房;5.左右肺动脉;6.上腔静脉;7.降主动脉;8.冠状动脉。

图 5-1-8　主动脉根部层面(偏下)
1.升主动脉;2.左心房;3.左右下肺静脉;4.冠状动脉;5.左心室壁。

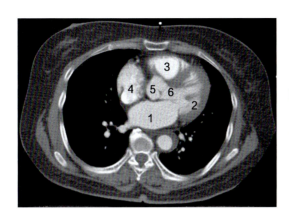

图 5-1-9　左心室流出道层面

1. 左心房；2. 左心室；3. 右心室；4. 右心房；5. 主动脉窦；6. 左心室流出道。

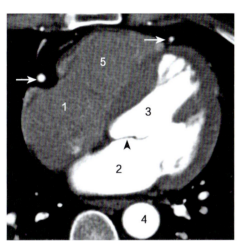

图 5-1-10　左心室体部层面

1. 右心房；2. 左心房；3. 左心室；4. 降主动脉；5. 右心室；二尖瓣（黑箭头），冠状动脉（白箭头）。

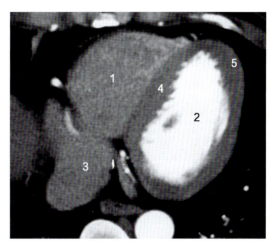

图 5-1-11　左心室膈面

1. 右心室；2. 左心室；3. 右心房；4. 室间隔；5. 左心室壁。

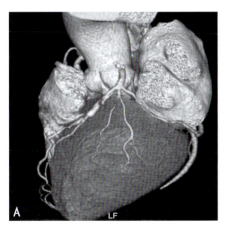
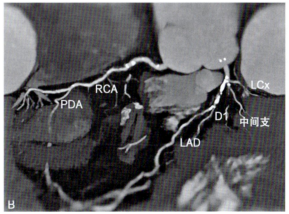

图 5-1-12　冠状动脉 CT 重建图像

A. 冠状动脉 CT VR 重建；B. 冠状动脉 CT 曲面重建

三、正常心脏大血管 MRI 影像

（一）心脏

1. 形态　右心房横轴位呈不规则四边形，右心耳呈宽基底的三角形。左心房呈长方形，左心耳呈管状。右心室呈三角形，内壁粗糙，肌小梁粗大。左心室呈类圆形，内壁光滑，肌小梁细（图 5-1-13）。

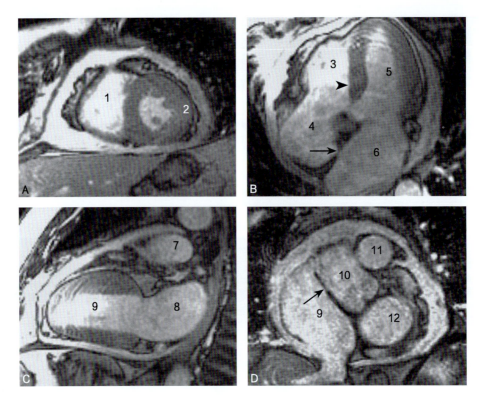

图 5-1-13　心脏 MRI 图像

A. 左心室短轴位，1. 右心室；2. 左心室；B. 四腔心位，3. 右心室；4. 右心房；5. 左心室；6. 左心房；C. 二腔心位，7. 肺动脉；8. 左心房；9. 左心室；D. 冠状位，10. 主动脉根部；11. 肺动脉；12. 左心室。

2. 信号特点

（1）心肌呈均匀中等信号，与胸壁肌肉信号强度相似。乳头肌呈条带状中等信号。左心室心肌的收缩期厚度比舒张期多 30% 以上。

（2）心腔呈无或极低信号。

（3）房间隔与瓣呈线状中等信号，略低于心肌。

（4）心外膜脂肪和心内膜分别呈线状高信号和较高信号。

（5）心包（pericardium）在 T_1WI、T_2WI 上均呈弧线状低信号，心包腔在舒张期的厚度为 0.5~1.2mm。

（二）大血管、冠状动脉

血管呈圆形或管状无或低信号（图 5-1-14）。根据横轴位扫描的数据，应用多种后处理软件可重建出冠状动脉、肺动脉的二维、三维图像。

四、正常心脏大血管造影表现

（一）心脏

1. 右心房（right atrium，RA）　前后位呈不规则卵圆形，居脊柱右缘（图 5-1-15）。

（1）左前壁是右心房室口和三尖瓣（tricuspid valve），左后壁是房间隔（interatrial septum），外侧壁向外膨出。

（2）右心房分为前部（固有心房）和后部（腔静脉窦）。固有心房突向左上前方（主动脉根部右侧）为右心耳部

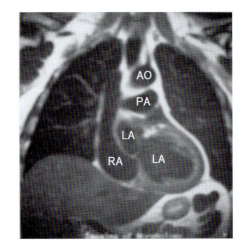

图 5-1-14　心脏冠状位 MRI 图像

RA：右心房；LA：左心房；AO：主动脉；PA：肺动脉；LV：左心室。

NOTES

（auricle of heart），腔静脉窦的上端有上腔静脉口，下端有下腔静脉口和下腔静脉瓣。

2. **右心室**（right ventricle，RV） 前后位呈圆锥形（图 5-1-15）。

（1）前壁向前上膨起，后下壁向膈肌，左侧壁是室间隔（interventricular septum），右缘为三尖瓣口。

（2）右心室腔以室上嵴（supraventricular crest）为界分为流入道与流出道。流入道从右心房室口至右心室尖，内壁由肌小梁构成，三尖瓣经腱索与乳头肌相连附着在右心房室口的纤维环上。流出道漏斗部内壁无肌小梁，顶端为主肺动脉口。

3. **左心房**（left atrium，LA） 前后位呈卵圆形，居中偏左，位于气管分叉的下方、心影内，侧位在心影的后上部。左心房分为前、后部，前部向左突出为左心耳部，左右肺静脉开口于后部的后壁上（图 5-1-16）。

4. **左心室**（left ventricle，LV） 呈斜置的椭圆形，心尖指向左前下方，上端为主动脉瓣（图 5-1-16）。

（1）左心室腔以二尖瓣前瓣为界分为流入道与流出道。流入道的左心室壁肌小梁纤细，

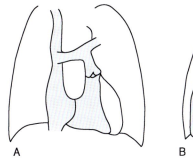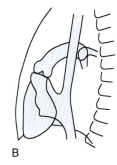

图 5-1-15 正常上、下腔静脉和右心房、右心室造影示意图

A. 前后（正）位；B. 侧位。

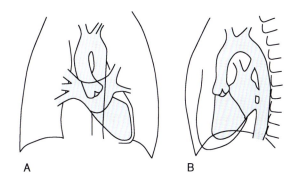

图 5-1-16 正常左心房、左心室和主动脉造影示意图

A. 前后（正）位；B. 侧位。

二尖瓣（mitral valve）经腱索与前、后组乳头肌相连附着在左心房室口的纤维环上。流出道（主动脉前庭）内壁无肌小梁，顶端为主动脉口。

（2）左心室大小、形态在心室收缩期、舒张期变化明显。

（二）大血管

1. **肺动脉**（pulmonary artery） 起自右心室流出道漏斗部上方，主肺动脉干（pulmonary trunk）向左上斜行位于升主动脉左侧，在主动脉弓下分成左、右肺动脉。侧位位于升主动脉前方（图 5-1-17）。

2. **肺静脉**（pulmonary vein） 于肺门处汇合成两个主干后引流入左心房，引流支数变异较多（图 5-1-18）。

3. **上腔静脉**（superior vena cava，SVC）**与下腔静脉**（inferior vena cava，IVC） 上腔静脉位于上纵隔右侧，侧位在气管前方，入右心房。下腔静脉居右后心膈角处，过膈后即入右心房（见图 5-1-15）。

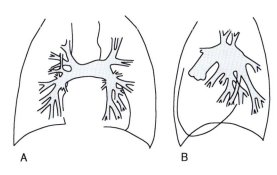

图 5-1-17 正常肺动脉造影示意图
A. 前后（正）位；B. 侧位。

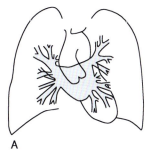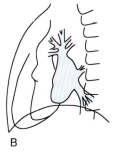

图 5-1-18 正常肺静脉造影示意图
A. 前后（正）位；B. 侧位。

4. 升主动脉（ascending aorta ） 起自左心室流出道的上端（见图 5-1-16）。

（1）主动脉根部壁上有 3 个窦，分别称为左、右和无（后）冠窦。冠状动脉是升主动脉的唯一分支。

（2）主动脉弓（aortic arch）上缘发出无名动脉（innominate artery）、左颈总动脉（left common carotid artery）和左锁骨下动脉（left subclavian artery）。降主动脉（descending aorta）发出肋间动脉（intercostal artery）和支气管动脉（bronchial artery）。

（三）冠状动脉

左心室后支向左心室后壁供血，构成最常见的右优势型冠状动脉。若回旋支向左心室后壁供血，右冠状动脉向右心室后壁供血，构成均衡型冠状动脉（图 5-1-19）。

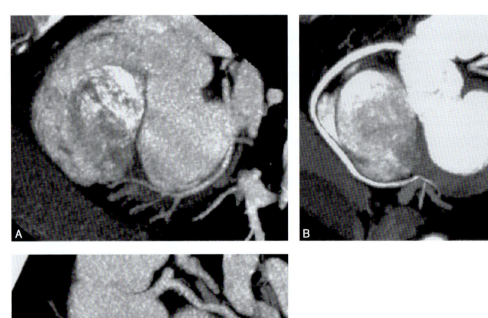
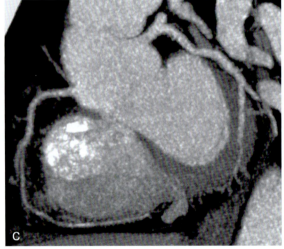

图 5-1-19　冠状动脉分型
A. 右优势型冠状动脉；B. 左优势型冠状动脉；
C. 均衡型冠状动脉。

1. 左冠状动脉（left coronary artery ） 起自左冠状窦（coronary sinus），左主干（left main branch）较长，随即分成前降支和回旋支（图 5-1-20）。

（1）前降支（anterior descending branch）：走行于前室间沟，下行至心尖。2~4 支对角支（diagonal branch）向左心室前侧壁供血。若对角支直接开口于左主干，位于前降支和回旋支之间则为三开口解剖变异，称为中间支。前（室）间隔支（septal branch）6~10 支，较粗大的第 1、2 支向室间隔前 2/3 部分供血。

（2）旋支（circumflex branch）：走行于左心房室沟内，终止于心脏膈面，向左心室后侧壁供血。主要分支有钝缘支（obtuse marginal branch）和左心房旋支，左心房旋支向左心房壁供血。若左回旋支发出后降支和房室结支则构成左优势型冠状动脉。

2. 右冠状动脉 起自右冠状窦,走行于右侧房室沟,沿心脏右缘至心后缘,达房室沟和室间沟交叉处(十字交叉)下或越过该处到达左心房室沟,终止于心脏膈面,沿途有较多分支(图5-1-21)。

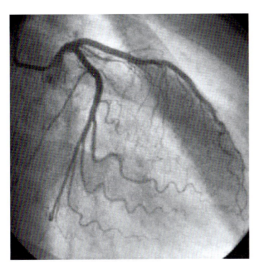 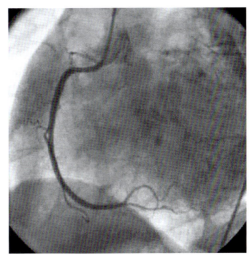

图 5-1-20 左冠状动脉　　　　　　　　　图 5-1-21 右冠状动脉

冠脉造影右前斜位,示左冠状动脉、前降支和回旋支管壁光滑,无狭窄梗阻。　　　冠脉造影左前斜位,示右冠状动脉及其分支管壁光滑,无狭窄梗阻。

(1)动脉圆锥支(branch of arterial conus):为第一分支,向右心室圆锥部供血。

(2)窦房结支(branch of sinoatrial node):也可起自左回旋支。

(3)锐缘支动脉(acute marginal branch):2~4 支不等,向右心室壁供血。

(4)后降支(posterior descending branch):向室间隔的下 1/3 部分供血。

(5)房室结支(branch of atrioventricular node):向房间隔、房室结、希氏束供血。

(6)左心室后支(posterior branch of left ventricle):向左心室后壁供血。构成最常见的右优势型冠状动脉。若左心室后壁由回旋支供应,而右心室后壁由右冠状动脉供应称为均衡型冠状动脉。

第三节　心脏大血管基本病变的影像学征象

Key point

● Common morphological abnormalities of the heart including:pear-shaped/mitral typed heart,boot-shaped/aortic typed heart,flask-form heart/general enlarged heart.

一、心脏大血管 X 线平片的异常征象

(一)心脏位置异常

1. 心脏移位 非发育畸形,常与胸肺疾病或畸形有关。

2. 心脏异位 是先天异常,应综合心脏和内脏位置:左旋心是内脏反位的左位心,右旋心是内脏正位的右位心,镜面右位心是内脏反位的右位心。

(二)心脏外形的改变

心脏外形的改变不代表具体心脏病,但可揭示病理变化,为进一步诊断提供线索(图5-1-22)。

1. 常见类型多种因素可使心影有多种外形 具体区别详见表5-1-2。

NOTES

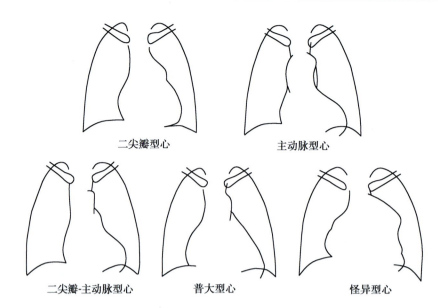

二尖瓣型心　　　　　主动脉型心

二尖瓣-主动脉型心　　　普大型心　　　　怪异型心

图 5-1-22　心脏外形改变示意图

表 5-1-2　心脏常见的外形改变

类别	征象	病理生理改变	常见疾病
二尖瓣型 （梨形心）	肺动脉段凸出及心尖上翘，主动脉结缩小或正常，状如梨形	右心负荷或以其为主的心腔变化	二尖瓣病变、房间隔缺损、肺动脉瓣狭窄、肺动脉高压和肺心病等
主动脉型 （靴形心）	肺动脉段凹陷和心尖下移，主动脉结多增宽	左心负荷或以其为主的心腔变化	主动脉瓣病变、高血压、冠心病或心肌病等
普大型 （烧瓶形）	心脏比较均匀地向两侧增大，肺动脉段平直，主动脉结多正常	双侧负荷增加的心腔变化或心包病变	心包、心肌损害或以右心房明显增大的疾病

2. **其他类型**　靴形心反映右心排血受阻伴右心室漏斗部发育不全；"8"字形心代表心上型完全性肺静脉异位引流；怪异形心影主要见于缩窄性心包炎或心脏肿瘤。

（三）心脏增大

1. **判断心脏增大的方法**　X 线平片上测量心胸比率仍是目前国内外常用方法（图 5-1-23）。心胸比率 0.51~0.55、0.56~0.60、≥0.6 分别为轻、中、高度心脏增大。心胸比率受横膈位置的影响较大。

2. **心脏房室增大**　在不同体位的影像学表现各有特点（表 5-1-3，图 5-1-24~图 5-1-26）。

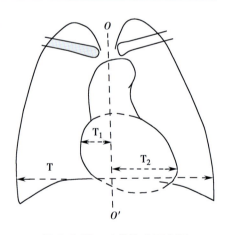

图 5-1-23　心胸比率示意图

表 5-1-3　心脏各房室增大的影像学表现

类别	PA	LAO	RAO 或 LL（服钡）
左心房增大	心右缘出现"双房影"，左心耳膨凸，气管隆凸开大	心后缘左心房段隆凸，与左主支气管间透明带消失，左主气管后上移位并狭窄	食管中下段局限性压迹和移位（RAO 和 LL）
右心房增大	右心房段向右上膨凸，右心房/心高比值大于 0.5，腔静脉扩张	心前缘上段的膨凸与下方的右心室构成"成角现象"	心后缘下段弧形膨凸（RAO）

NOTES

续表

类别	PA	LAO	RAO 或 LL（服钡）
左心室增大	左心室段延长,向左膨隆,心尖下移,心腰凹陷,相反搏动点上移	心后缘下段向后下膨凸、延长,与脊柱重叠	心后缘下段向后突出超过下腔静脉后缘 15mm（LL）
右心室增大	心尖圆隆上翘,有时可见肺动脉段突出	心前缘右心室段前凸,心膈面延长	肺动脉段下方圆锥部膨凸（RAO）。心前缘前凸,与胸骨接触面增大（LL）

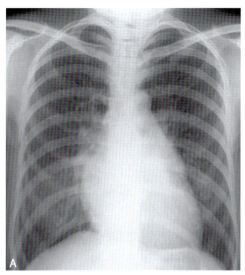
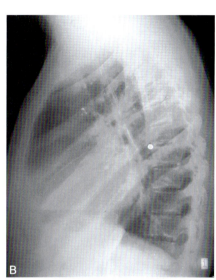
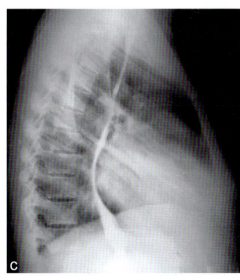

图 5-1-24　风湿性心脏病二尖瓣狭窄
A.后前位心脏像;B.左前斜位;C.右前斜位;示左心房、右心室增大,肺淤血。

3. **左心房增大的分度**　根据心房食管压迹（atrial impression of esophagus）和移位的程度判定。仅有食管压迹为轻度,有食管压迹且移位止于胸椎前缘为中度,移位与胸椎重叠为高度。

（四）胸部大血管的异常

1. **胸主动脉屈曲延长、扩张**　升主动脉向右前弯曲,主动脉弓顶超过胸锁关节明显向右突出,降主动脉向左后弯曲,食管呈相应的牵拉移位。

2. **主动脉钙化**　管壁的弧线状密度增高影。主动脉粥样硬化多见主动脉弓或弓降部钙化,梅毒多见升主动脉钙化,大动脉炎常见降主动脉钙化。

NOTES

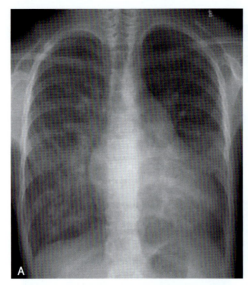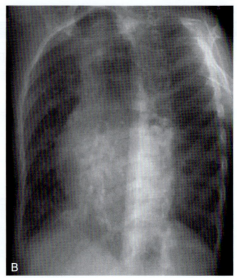

图 5-1-25　动脉导管未闭

后前位心脏像,示左心室增大,肺血增多。

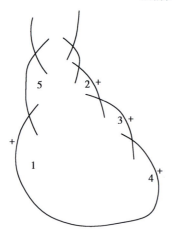

图 5-1-26　左心房增大示意图

1. 右心房;2. 肺动脉段;3. 左心耳;4. 右心室;5. 升主动脉;心右缘双房影,心左缘四弓。

(五) 肺循环异常

肺循环沟通左右心腔,反映心脏血流动力学和功能状态。心脏血流动力学和功能状态异常,可引起肺循环异常(表 5-1-4)。

表 5-1-4　常见肺循环异常的 X 线表现

X 线征象	肺血增多	肺血减少	肺动脉高压	肺淤血
肺纹理	增粗、增多,边缘清晰	纤细、稀疏	中心肺动脉扩张,外围分支纤细(称肺门截断现象)	增多,边缘模糊
肺动脉段	突出	因病而异	明显突出	—
肺门	动脉扩张,搏动增强	动脉正常或缩小	动脉扩张、搏动增强(称肺门舞蹈征)	肺门影增大,边缘模糊
肺静脉	扩张	缩小	—	上肺静脉扩张
肺野透明度	正常	增加	—	减低
其他	—	扭曲、紊乱的侧支循环	右心室增大	—

1. 肺血增多　心内分流、心排血量增多使肺动脉血流量增多,也称肺充血(pulmonary congestion)(见图 5-1-25)。

2. **肺血减少**　右心排血受阻、肺动脉阻力压力升高、肺动脉分支的重度狭窄阻塞性病变等引起肺动脉血流量减少，亦称肺缺血（pulmonary oligemia）。

3. **肺动脉高压（pulmonary hypertension）**　指肺动脉收缩压 >30mmHg，平均压 >20mmHg。常由肺动脉血流量增加、心排血量增加、肺小动脉阻力增加和胸肺疾病（肺间质纤维化、慢性支气管炎等）引起。

4. **肺静脉高压**　指肺毛细血管-肺静脉压超过 10mmHg，一般超过 25mmHg 血浆可外渗引起肺水肿（pulmonary edema）。常由左心房阻力增加（二尖瓣狭窄）、左心室阻力增加（主动脉瓣狭窄、左侧心力衰竭）、肺静脉阻力增加（肺静脉狭窄、阻塞）等引起。

（1）肺淤血（pulmonary passive congestion，pulmonary venous stasis）：肺纹理增多，增粗，边缘模糊，呈网格状分布，肺静脉扩张，以中下肺野明显，肺血管重新分布，当出现肺动脉高压时，肺门阴影增大增浓，边缘模糊，肺野透亮度明显减低（见图 5-1-24）。

（2）间质性肺水肿：不同部位的肺泡隔水肿增厚形成小叶间隔线，又称克利 A、B、C 线（Kerley A、B、Cline），胸膜下和 / 或胸腔少量积液。克利 A 线自肺野外围斜行引向肺门，长 5~6cm，宽 0.5~1mm，常见于急性左侧心力衰竭。克利 B 线位于肋膈角区，水平横行，长 2~3cm，宽 1~3mm，常见于二尖瓣狭窄及慢性左侧心力衰竭。克利 C 线位于肺下野，呈网格状，常见于肺静脉高压明显加重者。

（3）肺泡性肺水肿：好发于肺中内带，边缘模糊的斑片状阴影，常融合成片，可见空气支气管征。以两肺门为中心则形成"蝴蝶"状阴影是典型征象。阴影短期内变化迅速。常见于急性左侧心力衰竭和尿毒症。

5. **心力衰竭**　左、右心力衰竭的影像表现不同（表 5-1-5）。

表 5-1-5　左、右心力衰竭的 X 线表现

类别	X 线征象			常见疾病
	心脏	其他	出现	
左侧心力衰竭	心脏和左心房、左心室增大	较重的肺淤血、间质性和肺泡性肺水肿。肋膈角和 / 或叶间少量积液	常早于临床表现	心肌梗死及心肌病
右侧心力衰竭	右心房、右心室增大	上腔静脉和 / 或奇静脉扩张	常晚于临床表现	肺心病

6. **肺动脉栓塞及肺梗死**

（1）肺动脉栓塞：简称为肺栓塞，指栓子（下肢和盆腔的深静脉血栓、右心附壁血栓等）堵塞肺动脉及其分支的病理及病理生理状态。

1）肺动脉高压的征象。

2）肺栓塞的征象：区域性的肺血管纹理显著纤细、稀疏或无正常走行的纹理；叶、段动脉或分支粗细不均、缺支、走行异常；同侧肺门或相应的叶、段动脉阴影异常细小；对侧肺门阴影可因代偿或肺动脉高压而扩张。

（2）肺梗死：在此基础上发生的肺组织坏死（多为出血性）称为肺梗死。

1）典型梗死阴影呈底边面向胸膜、尖端指向肺门的三角形、楔形实变影。由于缺血性坏死或继发感染可形成空洞。

2）患侧胸膜反应或少量积液。

3）患侧膈肌升高或运动受限。

二、心脏大血管 CT 与 MRI 的异常征象

（一）心脏异常

1. 心肌异常

（1）心肌薄厚改变：肥厚型心肌病时显示非对称性心肌肥厚（图 5-1-27），成人患者舒张末期最大

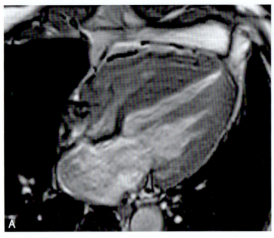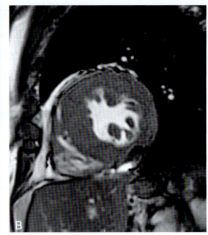

图 5-1-27　非对称性室间隔肥厚型心肌病

A. MRI 四腔心位;B. MRI 短轴位;示室间隔非对称性肥厚。

室壁厚度≥15mm。心肌梗死患者心肌局部变薄及室壁瘤形成。

（2）心肌的密度或信号改变:急性缺血时,局部心肌含水量增加,T_1WI 信号增强。心肌缺血性损害,心肌纤维由结缔组织取代,CT 表现为局部心肌的密度减低或无强化,MRI 表现为心肌信号 T_1WI、T_2WI 均降低。心肌信号中断时提示房、室间隔缺损(图 5-1-28)。

（3）心肌运动异常:心肌梗死时局部心肌运动反常,运动消失。

2. 心腔异常

（1）心腔大小的改变:MRI 及增强 CT 显示心腔的扩张或狭小(图 5-1-29),室壁瘤时心腔

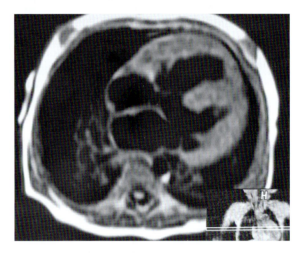

图 5-1-28　室间隔缺损

MRI 示室间隔局部心肌信号中断。

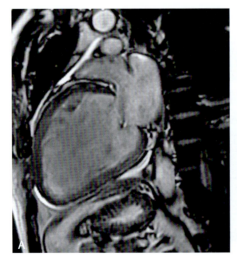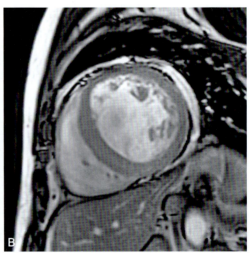

图 5-1-29　扩张型心肌病

A. MRI 左室两腔心位;B. MRI 短轴位;示心脏心腔扩大,以左心室为主,左心室壁收缩期增厚率降低。

局部向外扩张。

（2）心腔内密度或信号的改变：黏液瘤或附壁血栓在增强 CT 上表现为高密度的心腔内有低密度的充盈缺损（图 5-1-30）。新鲜附壁血栓在 MRI 的 T_1WI 呈中高信号，T_2WI 信号强度不变；陈旧附壁血栓在 T_1WI 呈中等信号，T_2WI 信号高于心肌。黏液瘤在 T_1WI 呈中等强度信号，在 T_2WI 呈中等强度高信号（图 5-1-31）。

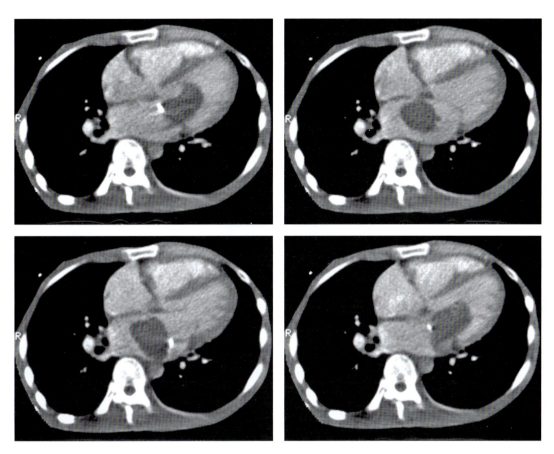

图 5-1-30　左心房黏液瘤
增强 CT，示高密度的心腔内有低密度的充盈缺损。

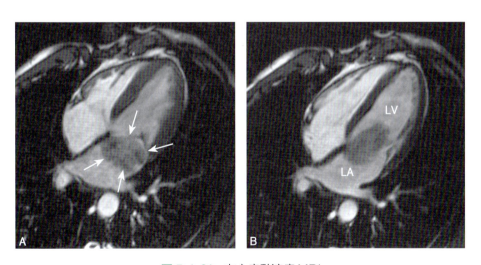

图 5-1-31　左心房黏液瘤 MRI
A. 示左心房（LA）内见一不规则占位（白箭头），附着于房间隔；B. 舒张期，示该病变通过二尖瓣脱入左心室（LV）。

3. 心包异常

（1）心包缺损：心包壁层缺如，心包外脂肪层消失，有时可见心脏自缺损部突出并成角。升主动脉与肺动脉之间有肺组织嵌入。

（2）心包积液：仰卧位时少量的渗液聚集在左心室的后外方，CT表现为心包脏、壁层间水样密度带。漏出液、渗出液、积血的 T_1WI 分别为均匀低信号、不均匀高信号、中高信号。心包积液在 T_2WI 多呈高信号（图5-1-32）。

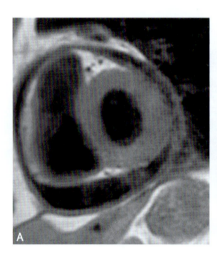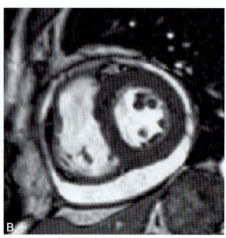

图5-1-32 心包积液
A.左心室短轴位 T_1WI；B.左心室短轴位 T_2WI，示心包脏、壁层间长 T_1 长 T_2 异常信号带。

（3）心包增厚和钙化：CT表现为心包厚度增大，增厚的心包可见斑点或条块状钙化（图5-1-33）。MRI表现为心包脏、壁层界线不清，心包腔不规则，T_1WI 为中、低信号，但钙化难显示。

（4）心包肿块：CT和MRI表现为心包肿块伴有心包增厚、积液。常见于心包间皮瘤。

（二）大血管异常

1. 位置异常　右位主动脉弓、左上腔静脉等。

2. 管腔形态异常　MRI与增强CT可直接测量动脉壁、瘤壁的厚度并显示附壁血栓。

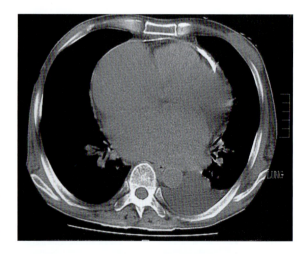

图5-1-33 缩窄性心包炎
平扫CT，示心包增厚，增厚的心包有条状钙化。

（1）主动脉瘤时，管腔内径增大（图5-1-34）；主动脉缩窄时内径变小。

（2）主动脉夹层的MRI与增强CT表现为动脉中层出现假腔，内膜有破口，内膜片移位（图5-1-35）。

3. 密度或信号异常

（1）管壁钙化时为高密度影，CT值在200HU以上。

（2）大血管近瓣膜处信号改变提示局部有反流，GRE序列表现为血池亮白信号内的低信号。

（3）主动脉夹层的密度差异有助于判断真、假腔。主动脉夹层真、假腔内血流速度不同可出现信号差异。

（4）腔静脉的瘤栓可致管腔内出现软组织异常信号。

NOTES

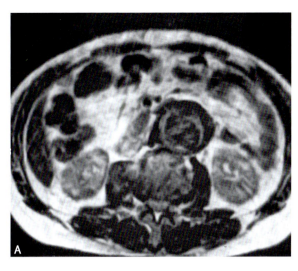
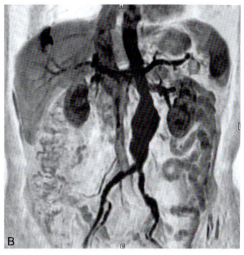

图 5-1-34 腹主动脉瘤

A. 横轴位 T_2WI；B. MRA，示腹主动脉管腔内径增大。

（三）冠状动脉异常

多排螺旋的冠状动脉 CTA 和冠状动脉 MRA 是目前无创性显示冠脉病变较好的技术。

1. 冠状动脉解剖发育异常 如数目、分布、空间走行、供血方式的改变等。

2. 冠状动脉钙化 CT 可显示钙化的分布、钙化量，计算钙化积分（图 5-1-36）。

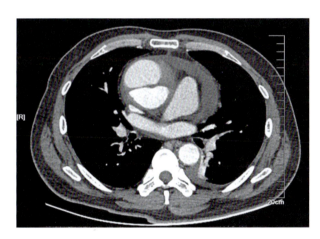
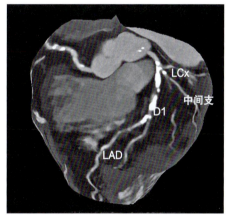

图 5-1-35 主动脉夹层

增强 CT，示升主动脉中出现假腔、内膜片。

图 5-1-36 冠状动脉钙化、狭窄的 CTA 表现

冠状动脉前降支多发钙化狭窄。

3. 冠状动脉管腔狭窄、闭塞 显示狭窄、闭塞的数目、范围（图 5-1-37）。

4. 冠状动脉腔内斑块 通过测量斑块的 CT 值，定性斑块的性质（图 5-1-38）。

三、心脏大血管造影的异常征象

（一）对比剂充盈顺序的异常

1. **正常循环顺序** 体静脉→腔静脉→右心房→右心室→肺动脉及分支→肺静脉→左心房→左心室→主动脉。

2. **异常改变** 早期或短路充盈、延迟充盈、不充盈、再充盈和反向充盈。

3. 能够反映血液循环的功能变化。

NOTES

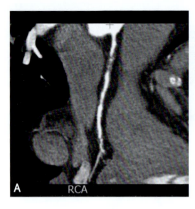
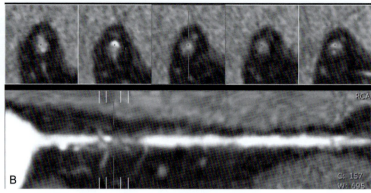

图 5-1-37 冠状动脉管腔重度狭窄 CTA 表现
A. 冠状动脉前降支曲面重建；B. 冠状动脉前降支狭窄处断层图像；冠状动脉前降支闭塞。

（二）解剖变化

选择性的心房、心室、大血管造影有助于明确解剖形态，进行解剖及定位诊断。

（三）密度改变

管腔的血液密度的变化在一定程度上可以帮助判断分流量、反流量的多少，做出"半定量"诊断。

四、心脏大血管核素显像的异常征象

（一）心肌异常

心肌灌注显像示病变心肌细胞核素摄取减少，表现为显像剂分布稀疏和缺损，缺血性心肌病变时心肌负荷显像较静息显像图像有明显变化。

（二）肺血管异常

急性肺动脉痉挛、慢性肺动脉栓塞时可见肺段或亚肺段型灌注缺损和肺通气/灌注不匹配。慢性肺源性心脏病和肺动脉高压引起右心室负荷过重时，静息显像会出现右室心肌显影。

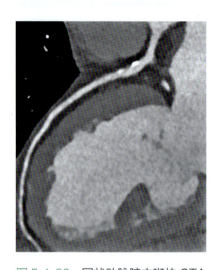

图 5-1-38 冠状动脉腔内斑块 CTA 表现
右冠状动脉近段非钙化斑块，管腔重度狭窄。

思考题

1. 心脏大血管影像学检查的基本要求是什么？检查手段有哪些？如何在临床上合理应用？
2. 心脏各房、室增大和肺循环异常的 X 线征象是什么？
3. 经胸法二维心脏超声的长轴和短轴切面正常解剖结构是什么？如何判断其异常？
4. 心脏大血管 CT 横轴位扫描的基本层面及其所代表的解剖结构是什么？

（金征宇　郑敏文　侯　阳）

第二章
循环系统常见疾病

第一节　先天性心血管病

Key points

● Atrial septal defect（ASD）is one of the most common types of congenital heart diseases. The most common septal defect types found in ASD is secundum atrial septal defect. Echocardiography is the preferred imaging modality for ASD，and the typical imaging findings show the disruption of atrial septal continuity.

● The conventional classifications of ventricular septal defect are typically perimembranous defects，infundibular defects，and muscular defects. Echocardiography is the preferred imaging modality for ventricular septal defect，and the typical imaging findings show ventricular septal discontinuity.

● Patent ductus arteriosus are classified as tubular，conical and window types. Echocardiography is a common and effective non-invasive examination for patent ductus arteriosus. The direct sign is an abnormal conduit between the descending aorta and the main pulmonary artery near the left pulmonary artery.

● Tetralogy of Fallot included four malformations：pulmonary stenosis，overriding aorta，ventricular septal defect，and right ventricular hypertrophy，with pulmonary artery stenosis and ventricular septal defect as the major manifestations. Echocardiography is the preferred imaging modality for Tetralogy of Fallot.

一、房间隔缺损

房间隔缺损（atrial septal defect，ASD）是最常见的先天性心脏病之一，约占先心病的20%。男女发病比例为1.6∶1。

【病理生理基础】

（一）分型

房间隔缺损包括二孔型，亦称继发孔型（ostium secundum）和一孔型，亦称原发孔型（ostium primum）。

1. 二孔型是房间隔缺损的常见类型

（1）胚胎时期，第一房间隔吸收过度，残留较大心房间孔，在以后的发育过程中未能被第二房间隔完全遮盖，就形成了二孔型房间隔缺损。常为直径1~4cm、椭圆形的单一大缺损，少数可见多发缺损或缺损呈筛孔状。

（2）根据缺损部位不同可分为4型：①中央型（卵圆窝型）：占全部二孔型房间隔缺损的76%，缺损位于房间隔中心卵圆窝处，其四周房间隔组织基本完整；②下腔型：占12%，缺损位于房间隔后下方下腔静脉入口处，其下缘完全缺如与下腔静脉入口相连或残留少许边缘，主要由左心房后壁构成缺损后缘；③上腔型（静脉窦型）：占3.5%，缺损位于房间隔后上方上腔静脉入口下方，没有后缘，与上腔静脉口界限不清，上腔静脉血可直接流入两侧心房，常合并右上肺静脉畸形引流；④混合型：占8.5%，有两种以上上述缺损同时存在，常为巨大缺损。

（3）二孔型房间隔缺损多为单发，也可与其他心血管畸形并发。

2. 一孔型　因心内膜垫发育障碍所致,缺损位于房间隔下部。

(二) 血流动力学改变

一般情况下,左心房的压力高于右心房压力。当有房间隔缺损时,左心房的血液分流入右心房,使右心房、室及肺血流量增加,加重了肺循环负担。可引起右心房、右心室肥厚和扩张,久之可导致肺动脉高压,严重时出现心房水平双向分流或右向左分流。

【临床表现】

1. 临床症状　一般出现较晚,多为查体时被发现。部分患者可有劳累后心悸、气短,易患呼吸道感染等。出现肺动脉高压后,症状逐渐加重。若心房水平出现右向左分流,则可有发绀等。

2. 体征　常于胸骨左缘 2~3 肋间闻及 2~3 级收缩期吹风样杂音,肺动脉第二音分裂,部分有亢进,多无震颤。

3. 心电图　多为不完全右束支传导阻滞,少数为右心室肥厚;一孔型房间隔缺损可有 I 度房室传导阻滞及电轴左偏、P-R 间期延长等。

【影像学检查方法的选择】

1. X 线胸片　为常规影像检查方法。

2. 超声心动图　是房间隔缺损最佳影像检查方法。M 型超声心动图(ME)能够显示心容量负荷情况;二维超声心动图(2DE)可直接显示缺损,并可测量缺损的大小;多普勒超声心动图(D-Echo)可定性和定量反映房间隔缺损的心房水平分流、右心房、右心室及肺循环血流量等血流动力学状况;经食管超声心动图(TEE)能明确显示各部位缺损的数量、大小、缺损边缘宽度和厚度及有无合并其他畸形等;对比增强超声心动图(C-Echo)有助于判定房水平出现的双向分流甚至右向左分流,而小的房间隔缺损有时则难以肯定。

3. 多层螺旋 CT　主要用于明确或除外肺动静脉、主动脉及腔静脉的合并畸形。可显示房间隔缺损,右心房、室和肺动脉的扩张情况以及有无合并肺静脉畸形引流等;另外,CT 对外科术后残余分流及介入术后封堵器位置及形状的判断有一定意义。

4. MRI 检查　病变形态及病理生理改变同 CT,形态改变较常用心电门控 SE 序列横轴位、左心室长轴和短轴位成像技术显示;梯度回波的 MRI 电影可显示心房水平出现的分流。

5. 心血管造影及右心导管检查　仅用于检查合并肺动脉高压或其他畸形的疑难房间隔缺损及房间隔缺损介入治疗。小的房间隔缺损右心导管检查仍受限,但对合并肺动脉高压的房间隔缺损帮助较大;心血管造影一般采用四腔位(左前斜位 45°+ 足头位 30°~40°)右上肺静脉造影,可清楚显示房间隔缺损的部位及大小。

【影像学征象】

(一) X 线平片表现

小的房间隔缺损 X 线平片表现可大致正常或仅有轻度变化。典型的房间隔缺损表现为心脏呈"二尖瓣"型,肺动脉段凸出,右心房、室增大,主动脉结缩小或正常(图 5-2-1A),肺血增多。

(二) CT 表现

连续 2 个层面以上房间隔连续性中断提示房间隔缺损。增强 CT 图像可见左、右心房间有对比剂连通(图 5-2-1B),可出现右心房、右心室增大和肺动脉扩张。

(三) MRI 表现

1. 左室长轴和短轴位成像以右房中部为中心,向上、下各扫 2~3 层,在相邻层面可见房间隔组织连续中断、缺失。

2. 梯度回波 MRI 电影可见左向右分流的血流喷射。两心房显示血流高信号,低或低至无信号血流束起自缺损处。

(四) 心血管造影检查表现

1. 右心导管经右心房直接进入左心房,提示两房之间有交通,常需与卵圆孔未闭相鉴别。右心

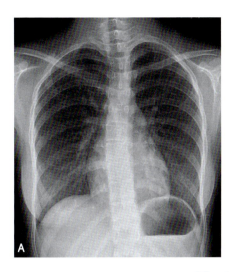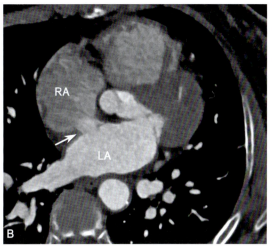

图 5-2-1 房间隔缺损

A.后前位胸片,示双肺血增多,肺动脉段凸出,主动脉结小,心脏呈"二尖瓣"型;B.横断面CT增强图像,示左右心房之间对比剂沟通(箭头)。RA:右心房;LA:左心房。

房血氧饱和度高于上、下腔静脉9%,提示心房水平左向右分流。

2. 心血管造影一般采用四腔位右上肺静脉造影,可见对比剂沿房间隔下行,在左心房体部尚未充盈时,对比剂即已通过缺损进入右心房。

(五) 超声心动图表现

1. **ME** 右心容量负荷增加。

2. **2DE** 房间隔回声连续性中断(图 5-2-2A)。

3. **TEE** 卵圆窝处无间隔组织回声。

4. **多普勒检查** 右心房、室及肺循环血流量增加,严重的肺动脉高压可见房水平双向分流或右向左分流(图 5-2-2B)。

5. **C-Echo** ASD合并重度肺动脉高压时,可见对比剂回声从右心房通过缺损进入左心房。

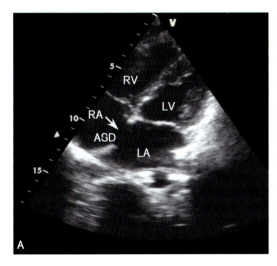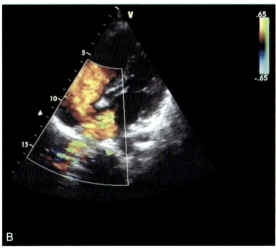

图 5-2-2 房间隔缺损的超声表现

A.四腔心切面,示房间隔回声连续性中断(箭头),右房、右室腔扩大;B.彩色多普勒,示房间隔水平五彩镶嵌色左向右过隔血流束。RV:右心室;LV:左心室;RA:右心房;LA:左心房;ASD:房间隔缺损。

【诊断与鉴别诊断】 小的房间隔缺损应与卵圆孔未闭鉴别（表5-2-1）。

表5-2-1 小的房间隔缺损与卵圆孔未闭的超声心动图鉴别诊断

参数	小的房间隔缺损	卵圆孔未闭
右心房、室内径	正常或轻度增大	正常
缺损直径	通常 >5mm	通常 <5mm
D-Echo/C-Echo	心房水平左向右分流	心房水平右向左分流（Valsalva 试验）
TEE	卵圆窝处无间隔组织回声	卵圆窝处回声呈两层，中间有斜形缝隙

二、室间隔缺损

单纯室间隔缺损（ventricular septal defect, VSD）为常见的先天性心脏病，其发病率居先天性心脏病的首位，约为20%。

【病理生理基础】

（一）病理解剖分型

根据缺损部位的不同分为3型。

1. 膜周部（perimembranous） 占室间隔缺损的80%左右，又分为单纯膜部型、嵴下型及隔瓣下型。

2. 漏斗部（infundibular） 占10%左右，又分为干下型（subarterial defect）及嵴内型，前者亦称肺动脉瓣下型（subpulmonary defect），缺损位于肺动脉瓣下。

3. 肌部（muscular） 占10%左右，缺损多靠近心尖部的肌部室间隔，也可发生于心肌梗死后（postmyocardial infarction）室间隔穿孔及外伤性室间隔破裂。

（二）血流动力学改变

正常生理状态下左心室收缩压高于右心室。当有室间隔缺损时，左心室的血流经室间隔缺损进入右心室，通过肺循环进入左心房，因此，可引起左心房、室及右心室容量负荷增加，心腔扩大。肺循环血流量增多，肺血管内阻力增加，继之血管内膜及中层增厚，部分管腔逐渐狭窄，右心室压力随之增高。当右心室压力接近左心室，左向右分流量减少。当右心室压力高于左心室，出现右向左分流时，患者可出现发绀，即艾森门格综合征（Eisenmenger syndrome）。

【临床表现】

1. 临床症状 小的室间隔缺损（缺损孔直径在2~8mm）患者可无症状，部分可自然闭合；大的室间隔缺损（缺损孔直径 >15mm）患者发育较差，可有心悸、气短，易感冒及肺部感染等，严重者活动后口唇发绀。

2. 体征 胸骨左缘第3~4肋间可闻及3级收缩期杂音，常可触及收缩期震颤。产生肺动脉高压后，肺动脉第二音亢进，严重者可有杵状指（趾）。

3. 心电图 小的室间隔缺损，心电图正常；中至大的室间隔缺损，多见左心室或双心室肥厚；若有明显肺动脉高压，则出现右心室肥厚。

【影像学检查方法的选择】

1. X 线平片 用于室间隔缺损的初步或筛选诊断。具有室间隔缺损典型 X 线征象者，胸片多可提示诊断，但对小的室间隔缺损或伴有重度肺动脉高压者，X 线检查则有相当限度。

2. 2DE、D-Echo 和 C-Echo 为诊断室间隔缺损首选和普遍应用的影像学方法。2DE、D-Echo 可观察室间隔缺损的大小、部位和血流动力学变化，同时还可显示并发畸形；C-Echo 则有助于室间隔缺损和右向左分流的诊断。

3. CT、MRI 可作为室间隔缺损的进一步检查手段。CT 增强扫描更适于观察各部位的室间隔缺损,可显示室间隔缺损的部位、大小、形态;MRI 心电门控 SE 序列、GRE 序列快速成像可显示室间隔缺损的部位、大小,发现并发畸形;MRI 电影可计算室间隔缺损的分流量。

4. 右心导管检查和心血管造影　虽仍为室间隔缺损诊断的可靠方法,但目前主要应用于合并重度肺动脉高压、复杂或复合畸形的室间隔缺损诊断及介入治疗。心血管造影多采用四腔心位左心室造影,根据右心室充盈的密度、对比剂通过室间隔的宽度、部位、喷射方向及右心室最早充盈的位置,可以准确地判断室间隔缺损的解剖部位、大小、数量以及缺损上缘距主动脉瓣的距离。

【影像学征象】

(一) X 线平片表现

1. 典型室间隔缺损　指中至大量左向右分流或已有中等肺动脉高压的室间隔缺损。

(1)心影呈二尖瓣型,中至重度增大。主要累及左、右心室,多以左心室更显著,或伴有轻度左心房增大(图 5-2-3A)。

(2)肺血增多、肺门动脉扩张、肺动脉段中至重度凸出。部分患者可见外围肺血管纹理扭曲、变细等肺动脉高压征象。

(3)主动脉结正常或缩小。

2. 少量左向右分流的室间隔缺损　心影及心室轻度增大,以左心室为主;肺血轻度增多;肺动脉段不凸;主动脉结多正常。

3. Roger 病　指少数小的室间隔缺损患者其心肺 X 线平片所见属正常范围,但临床体征典型。

4. 室间隔缺损合并重度肺动脉高压　心脏增大多不明显,但右心室增大较突出,并有右心房增大;肺血减少征象;主动脉结多缩小。

(二) CT 表现

增强 CT 图像上可见室间隔连续性中断,左、右心室间有对比剂连通(图 5-2-3B),可出现左、右心室增大和肺动脉扩张。

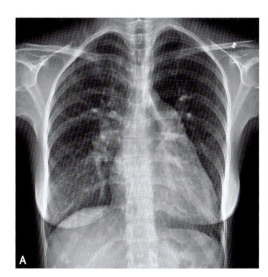
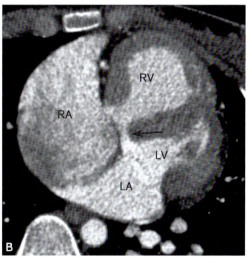

图 5-2-3　典型室间隔缺损

A. 心脏远达正位片,示双肺血增多,左右心室均大,肺动脉段明显膨凸;B. 横断面 CT 增强图像,示室间隔膜周部缺损(箭头),对比剂经该缺损沟通左右心室。RV:右心室;LV:左心室;RA:右心房;LA:左心房。

(三) MRI 表现

连续横断面图像可见室间隔信号连续性中断、缺失。

(四) 心血管造影表现

1. 心导管　右心室血氧饱和度高于右心房 5%,提示心室水平左向右分流。

2. 心血管造影　多采用四腔位左心室造影。左心室充盈后对比剂立即进入右心室，为心室水平左向右分流的确凿征象。根据右心室充盈的密度、对比剂通过室间隔的宽度、部位、喷射方向及右心室最早充盈的位置，可准确地判断室间隔缺损的解剖部位、大小、数量及缺损上缘距主动脉瓣的距离。

（五）超声心动图表现

1. ME　可见左心室增大，左室流出道增宽、室间隔及左室后壁运动增强等左心容量负荷增加表现。若伴有肺动脉高压，则肺动脉瓣运动曲线 a 波消失，开放呈"V"形或"W"形。

2. 2DE　可见室间隔回声脱失，断端回声一般较强（图 5-2-4）；左心房室增大，左室流出道增宽等左心容量负荷增加表现。

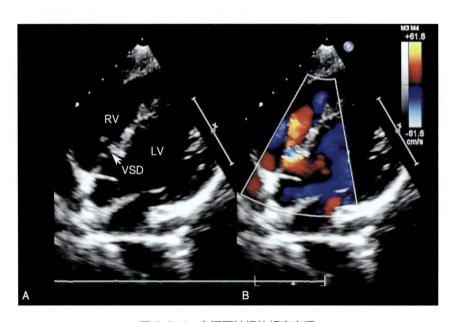

图 5-2-4　室间隔缺损的超声表现

A. 旁四腔心切面，示室间隔膜部回声连续性中断（箭头）；B. 彩色多普勒超声：示左向右过隔血流束。RV：右心室；LV：左心室；VSD：室间隔缺损。

3. D-Echo　不伴有肺动脉高压时，室间隔的右室面可见红五彩镶嵌色的高速湍流性分流血流；伴有肺动脉高压时，于缺损部位可见右向左的蓝色分流血流；大的室间隔缺损，彩色分流束基本呈层流状态，左向右的分流呈纯红色，右向左的分流呈纯蓝色。大动脉短轴切面室间隔缺损的位置可作为部分室间隔缺损分型的依据。

【诊断与鉴别诊断】　室间隔缺损应与主动脉窦瘤破入右心室鉴别（表 5-2-2）。

表 5-2-2　室间隔缺损与主动脉窦瘤破入右心室的超声心动图鉴别诊断

检查技术	室间隔缺损	主动脉窦瘤破入右心室
ME	主动脉壁正常	主动脉前壁下方回声不完整，受累窦扩张
2DE	主动脉窦正常	受累主动脉窦扩张，多呈囊袋状
D-Echo	室水平左向右分流（收缩期）	主动脉窦破口，左向右分流（持续性，舒张期为主）

三、动脉导管未闭

动脉导管未闭（patent ductus arteriosus，PDA）是最常见的先天性心脏病之一，占先心病的 20% 左右，发病率女多于男，约为 3∶1。

【病理生理基础】　动脉导管由左侧第六对弓动脉的背侧部分演变而来，连接于左右肺动脉分叉处与主动脉弓之间，是构成胎儿期血液循环的主要通道。生后肺膨胀肺循环阻力减低，右心室的血液直接进入肺循环。因动脉血氧含量升高,促进动脉导管收缩逐渐由功能闭锁(出生后 48 小时)导致解剖闭锁(出生后 4 周),生后持续不闭者则形成动脉导管未闭。

(一)病理解剖分型

动脉导管未闭按其形态基本分为 3 型(图 5-2-5)。

1. 圆柱型　也称管状型,导管的主动脉与肺动脉端粗细相仿,状如圆柱。

2. 漏斗型　此型最多见,导管的主动脉端较粗,肺动脉端较细,状如漏斗。

3. 窗型　此型最少见,导管短而粗,形似间隔缺损,又称缺损型。

另外,尚有较少见的"牙签"型及不规则型。

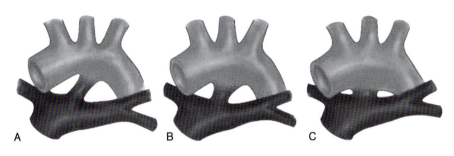

图 5-2-5　动脉导管未闭的形态分类示意图
A. 圆柱型;B. 漏斗型;C. 窗型。

(二)血流动力学改变

通常情况下,主、肺动脉压力在整个心动周期相差悬殊,一部分血液从主动脉经未闭的导管持续进入肺动脉,引起连续性左向右分流,导致体循环血流量减低,肺循环及左心血流量增加,加重左心负荷,可使左心室扩张肥厚。同时,由于肺动脉血流量增加,逐渐引起肺小动脉功能性以至器质性损害,阻力升高从而导致不同程度的肺动脉高压,右心室排血阻力和负荷加重,肺动脉高压接近或超过体动脉水平者可导致双向或以右向左为主的分流。

【临床表现】

1. 临床症状　少量分流时,动脉导管未闭患者可无症状;较大分流时,患者可出现活动后心悸、气短、反复呼吸道感染;大量分流时,患者早期可发生左心衰竭;重度肺动脉高压时,患者可出现发绀,往往下肢重于上肢,称为分界性发绀。

2. 体征　大多数患者于胸骨左缘第 2~3 肋间可闻及双期连续性机器样杂音,伴震颤,可有周围血管征;细小的动脉导管未闭及合并重度肺动脉高压者杂音常不典型,或仅有收缩期杂音,甚至无明确杂音,但若合并重度肺动脉高压时肺动脉区第二音明显亢进。

3. 心电图　多正常或左心室肥厚,出现双心室肥厚或右心室肥厚提示有相应程度的肺动脉高压。

【影像学检查方法的选择】

1. X 线平片　用于对动脉导管未闭初步或筛选诊断。能够定性诊断典型的动脉导管未闭和分析继发肺动脉高压,但不能直接显示未闭导管本身。

2. 2DE 结合 D-Echo　为目前常用且有效的无创性检查。2DE 能显示动脉导管未闭,并可测量管腔的粗细、长短及动脉导管未闭的类型。彩色多普勒可探查异常管道中出现的异常血流束,并可测定动脉导管未闭的内径。一般情况下可作为动脉导管未闭手术前诊断的依据,尤其对细小的动脉导管未闭,多普勒技术帮助较大。但对合并重度肺动脉高压的动脉导管未闭,有时因主动脉与肺动脉压力相近,彩色多普勒技术受到一定限制。

3. 心血管造影结合导管检查　仍为目前动脉导管未闭形态和血流动力学诊断的"金标准"。主要应用于疑难病例或并发复杂畸形的动脉导管未闭诊断,特别有助于发现细小的动脉导管未闭及合并重度肺动脉高压的判定。实际上心血管造影检查现已成为动脉导管未闭介入治疗的组成部分。

4. **CT 及 MRI**   对单纯动脉导管未闭临床应用甚少,可用于排除继发于动脉导管未闭的肺动脉高压。

【影像学征象】

(一)X 线平片表现

1. **典型动脉导管未闭**   肺血增多,左心室增大,90% 的病例可出现主动脉结增宽。近半数病例可见"漏斗征":即正位胸片上主动脉弓降部呈漏斗状膨凸,其下方降主动脉在与肺动脉段相交处骤然内收(图 5-2-6)。

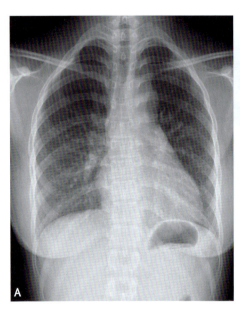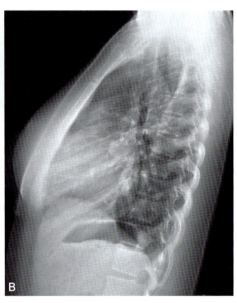

图 5-2-6   动脉导管未闭的胸部平片表现
A. 胸部后前位平片;B. 左侧位胸片;示左心室增大并肺充血。

2. **细小的动脉导管未闭**   肺血正常或轻度增多,心脏大小多在正常范围。

3. **合并肺动脉高压的动脉导管未闭**   出现肺动脉段不同程度的凸出,肺门动脉扩张,外周肺血管纹理扭曲、变细,双心室增大甚至以右心房、室增大为主,提示肺动脉高压。

(二)CT 表现

在 CT 增强图像上,动脉导管未闭表现为主动脉弓下层面见连通主肺动脉与降主动脉之间的增强的血管结构,重组图像可清晰展示开通的动脉导管(图 5-2-7)。可伴有肺动脉增宽,右心室增大。

(三)MRI 表现

于横轴位(升主动脉-左肺动脉层面)表现为主肺动脉近左肺动脉处与降主动脉之间的异常管道,呈无或低信号。

(四)心血管造影检查表现

1. **右心导管检查**   肺动脉血氧饱和度高于右心室 3%,提示心底部存在左向右分流;在多数病例导管可由肺动脉直接通过未闭的动脉导管进入降主动脉。

2. **心血管造影**

(1)一般以主动脉弓降部左侧位造影为宜:主动脉弓降部对比剂充盈后,主肺动脉立即充盈为主要征象。若降主动脉上端有对比剂的稀释征象,则为肺动脉水平有右向左分流的佐证。

(2)主肺动脉造影:若降主动脉提前充盈,亦提示该水平有明确的右向左分流。

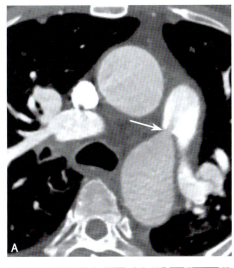
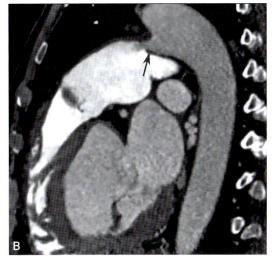
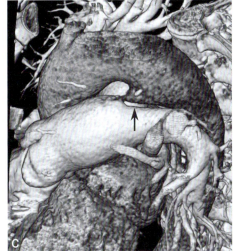

图 5-2-7　动脉导管未闭的 CT 表现
A. 横断面增强 CT 图像；B. CPR 图像；C. VRT 图像；
示肺动脉（PA）主干与主动脉（AO）弓之间一管道
相通（箭头）。

（五）超声心动图表现

1. ME 示左心容量负荷增加的表现。

2. 2DE 于大动脉短轴能显示主、肺动脉间的异常管道（图 5-2-8A）。

3. 彩色多普勒超声可探查到主肺动脉与降主动脉间异常管道中出现的红五彩镶嵌的异常血流束（图 5-2-8B）。

4. 连续多普勒超声可获得高速血流频谱。

【诊断与鉴别诊断】　动脉导管未闭应与其他心底部分流畸形相鉴别，如冠状动脉瘘、主动脉窦瘤破裂，尤其是主动脉—肺动脉间隔缺损，超声心动图及心血管造影有助于确诊（表 5-2-3）。

表 5-2-3　动脉导管未闭与主动脉 - 肺动脉间隔缺损的心血管造影鉴别诊断

征象	动脉导管未闭	主动脉 - 肺动脉间隔缺损
导管经路	自肺动脉进入降主动脉	自肺动脉进入升主动脉
肺动脉高压	正常或有	有且多为重度
对比剂的显影顺序	升主动脉充盈后主肺动脉显影	降主动脉充盈后主肺动脉显影
形状	多为漏斗状	窗型

NOTES

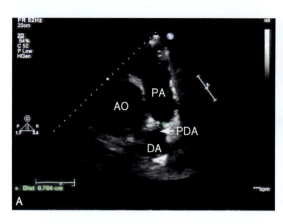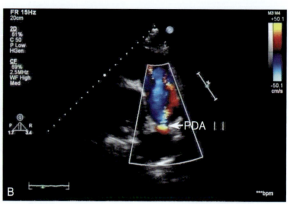

图 5-2-8   动脉导管未闭的超声表现

A. 大动脉短轴切面,示主肺动脉与降主动脉间有一异常管状通道(箭头),主动脉与肺动脉内径增宽;B. 彩色多普勒图像,示降主动脉与主肺动脉间可见红五彩镶嵌的血流束。PA:肺动脉;AO:升主动脉;DA:降主动脉;PDA:动脉导管未闭。

四、法洛四联症

法洛四联症(tetralogy of Fallot,TOF)的发病率居发绀型先天性心脏病的首位,占 30%~50%。
【病理生理基础】
(一)病理解剖分型

法洛四联症包括四种畸形:肺动脉狭窄、室间隔缺损、主动脉骑跨和右心室肥厚,其中以肺动脉狭窄和室间隔缺损为主要畸形。法洛四联症常并发卵圆孔未闭,可高达 80%;法洛四联症并发房间隔缺损者,称为"五联症";20%~30% 的法洛四联症合并右位主动脉弓,以及双上腔静脉和动脉导管未闭等。

1. **肺动脉狭窄**   以漏斗部或漏斗部+肺动脉和/或瓣狭窄最为常见,约有半数以上为二瓣畸形。

2. **室间隔缺损**   有 3 种类型:①膜周部缺损,又称为嵴下型缺损;②干下型缺损又称为嵴上型缺损;③漏斗部肌性缺损,又称为肌内型或穿嵴型缺损。

3. **主动脉骑跨**   一般为轻至中度。

(二)血流动力学改变

一般法洛四联症的室间隔缺损较大,使左、右心室和主动脉的压力接近,故肺动脉狭窄所形成的阻力起主要作用。肺动脉狭窄越重,右心室射血阻力越大,通过室间隔缺损的右向左的分流量也就越多;体动脉血氧饱和度降低,肺动脉血流量减少,缺氧加重,从而引起发绀、红细胞增多等一系列变化。
【临床表现】

1. **临床症状**   法洛四联症患者发育较迟缓,常有发绀,多于生后 4~6 个月内出现,久之,可有杵状指(趾),易气短、喜蹲踞或缺氧性晕厥等。

2. **体征**   在胸骨左缘第 2~4 肋间闻及较响的收缩期杂音,多可触及震颤。

3. **心电图**   示右心室肥厚。
【影像学检查方法的选择】

1. **X 线胸片**   用于对法洛四联症术前的初步和筛选诊断,是临床常规检查方法,"定性"诊断准确率达 90% 以上,且可根据心脏大小和肺血管改变等大致估计病变严重程度。

2. **超声心动图**   是法洛四联症的首选影像学检查方法。M 型超声心动图(ME)可准确显示法洛四联症解剖畸形;2DE 除显示法洛四联症解剖畸形外,还可显示肺动脉瓣情况,测量主动脉骑跨程度、室间隔缺损的部位和大小以及肺动脉内径;D-Echo 可观察到心室水平右向左分流或以右向左分流为主的双向分流,并可探及合并较大直径房间隔缺损的心房水平分流,但对合并小直径的房间隔缺损或卵圆孔未闭,D-Echo 则有一定限度;C-Echo 有助于小房间隔缺损及卵圆孔未闭的检出和血流动力学变化的评估,但对肺动脉的观察限度较大。

3. CT 不但能很好地显示法洛四联症的病理解剖改变,还可以直接测量主肺动脉及左右肺动脉的直径,显示供应肺血的侧支血管;对室间隔缺损的大小、主动脉骑跨的程度 CT 都能很好地显示和评估,且能显示冠状动脉的起源和走行,对手术方式的选择有很大帮助,如起源于右冠状动脉的左冠状动脉前降支常走行于右室流出道前方这一手术区域,术中应注意充分保护。

4. MRI 是法洛四联症重要的辅助检查方法。SE 序列横轴位结合矢状位或长、短轴位可显示主肺动脉瓣环和漏斗部狭窄及其程度和范围,但对显示肺动脉瓣狭窄尚有一定限度;应用 GRE 序列 MRI 电影可观察肺动脉瓣膜狭窄及瓣膜运动状况;横轴位可明确显示升主动脉与主肺动脉的相对大小关系及左、右肺动脉的发育状态;横轴位和 / 或矢状(或短轴)位可显示室间隔缺损小和部位,但对鉴别干下和穿嵴型室间隔缺损及小直径的肌部缺损有一定困难;垂直于室间隔的短轴位可观察主动脉骑跨及其程度;横轴位或佐以短轴(或矢状)位可显示主动脉骑跨及其程度、右心室肥厚和心腔扩张。MRI 对左、右肺动脉的观察优于超声心动图。

5. 心血管造影 目前仍是法洛四联症形态诊断的"金标准",其显示肺动脉及其分支发育情况、有无体-肺侧支形成等良好,现主要用于疑难病例的诊断、鉴别诊断及外科术前排除合并畸形或体-肺侧支形成。

【影像学征象】

(一)X 线平片表现

典型法洛四联症表现为肺血减少,两肺门动脉细小;主动脉升部及弓部多不同程度地增宽、凸出;肺动脉段-心腰部凹陷,心尖圆隆、上翘,心脏近似"靴形"(图 5-2-9)。近 30% 的病例合并右位主动脉弓,几乎均为"镜面型"。

(二)CT 表现

横断面 CT 增强图像可显示典型的病理解剖改变(图 5-2-10)。

(1)室间隔缺损:室间隔连续性中断,可见对比剂沟通左右心室。

(2)肺动脉狭窄:可表现为右心室漏斗部狭窄、肺动脉主干和左、右肺动脉狭窄,可见粗大侧支循环。

(3)主动脉骑跨:主动脉骑跨于室间隔之上,但空间关系正常。利用 CT 可判断主动脉骑跨程度,一个窦在室间隔右侧者,主动脉骑跨约 1/3,2 个窦在室间隔右侧者,主动脉骑跨约 2/3。

(4)右心室肥厚:右室肌小梁粗大,右室壁增厚,可达 1cm。

(5)并发畸形:可合并右位主动脉弓、房间隔缺损、动脉导管未闭等。

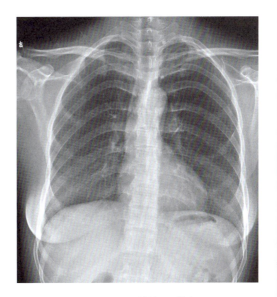

图 5-2-9 法洛四联症

胸部后前位片,示双肺血少,肺动脉段凹,右室增大,心尖上翘、圆钝,心影呈"靴形",经手术证实为法洛四联症。

(三)MRI 表现

1. SE 序列横轴位结合矢状位或长、短轴位成像可显示主肺动脉瓣环和漏斗部狭窄的程度和范围,但显示肺动脉瓣狭窄尚有一定限度;可显示室间隔缺损大小和部位,但对鉴别干下和穿嵴型室间隔缺损及小的肌部缺损有一定困难;可显示右心室肥厚和心腔扩张。

2. 横轴位成像可明确显示升主动脉与主肺动脉的相对大小关系以及左、右肺动脉的发育状态。

3. 短轴位成像可观察主动脉骑跨及其程度。

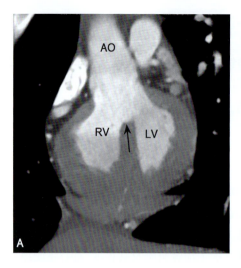
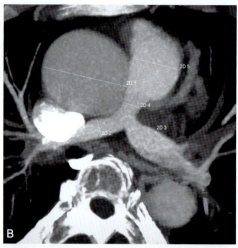
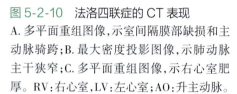
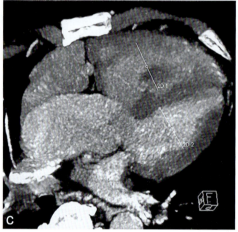

图 5-2-10 法洛四联症的 CT 表现
A. 多平面重组图像,示室间隔膜部缺损和主动脉骑跨;B. 最大密度投影图像,示肺动脉主干狭窄;C. 多平面重组图像,示右心室肥厚。RV:右心室,LV:左心室;AO:升主动脉。

4. GRE 序列 MRI 电影通过狭窄瓣口的快速血液湍流在肺动脉根部呈无信号区;在心室收缩期,肺动脉瓣呈鱼口样或幕状突向肺动脉腔,即"圆顶征"。

(四)心血管造影检查表现

1. **右心导管** 单纯右心导管造影不用于法洛四联症的诊断,常与心血管造影同时进行。若导管进入肺动脉,可根据肺动脉到右心室的压力曲线,判断肺动脉瓣和 / 或漏斗部的狭窄程度。另外,还可根据导管走行观察有无心房间交通、左上腔静脉及主动脉骑跨等。

2. **心血管造影** 以采用双向正侧位右心室造影为宜,正位可加轻度左前斜(7°)及半坐位(25°~30°)。对疑有体 - 肺侧支形成者应行主动脉弓降部及选择性体 - 肺侧支造影,可反映法洛四联症的解剖病理改变。

(1)肺动脉狭窄:可为漏斗部狭窄、肺动脉瓣狭窄以及主肺动脉及左、右肺动脉分支狭窄。

(2)室间隔缺损:膜周部多见,常较大,一般为单发。

(3)升主动脉骑跨,多为轻至中度。

(4)右心室肥厚,右心房和上、下腔静脉可有不同程度的扩张。

(五)超声心动图表现

1. **ME** 可见右心室增大、前壁增厚,主动脉前壁右移(前移),与室间隔的连续性中断,主动脉骑跨于室间隔之上。右心室流出道变窄,而肺动脉瓣较难探及。

2. **2DE** 除观察 M 型所见外,还可见肺动脉瓣增厚、开放受限,肺动脉内径变窄(图 5-2-11)。

3. **D-Echo** 可观察到心室水平右向左分流或以右向左分流为主的双向分流;并可探及合并较大房间隔缺损的心房水平分流(图 5-2-11)。

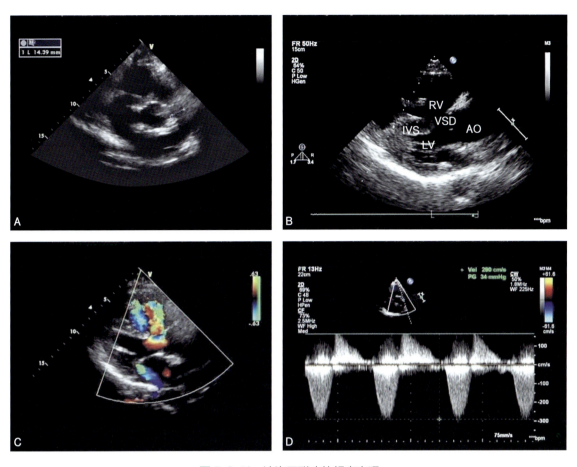

图 5-2-11 法洛四联症的超声表现

A. 大动脉短轴切面,示主肺动脉瓣回声增强、增厚,主动脉内径变窄;B. 胸骨旁左心室长轴切面,示主动脉开口前移,骑跨于室间隔上,室间隔回声连续性中断,右室壁增厚;C. 胸骨旁左室长轴切面,彩色多普勒示室水平以右向左为主的双向过隔血流束;D. 大动脉根部短轴切面频谱多普勒,示肺动脉前向血流速度增快,提示肺动脉狭窄。RV:右心室;LV:左心室;VSD:室间隔缺损;IVS:室间隔;AO:主动脉。

【诊断与鉴别诊断】 法洛四联症应与三尖瓣闭锁、室间隔缺损合并肺动脉闭锁及合并肺动脉狭窄的右室双出口等相鉴别:三尖瓣闭锁心电图多示电轴正常或左偏,右房扩大,亦常见左室肥厚。室间隔缺损合并肺动脉闭锁的心血管造影表现与法洛四联症不同(表 5-2-4)。合并肺动脉狭窄的右室双出口的超声心动图表现有其特点。以上 3 种畸形外科手术前均需行心血管造影检查。

表 5-2-4 法洛四联症与室间隔缺损合并肺动脉闭锁心血管造影鉴别诊断

征象	法洛四联症	室间隔缺损合并肺动脉闭锁
肺动脉显影顺序	右心室→肺动脉	右心室→胸主动脉→动脉导管未闭和/或体肺侧支→固有肺动脉
狭窄或闭缩部位	右心室流出道、肺动脉瓣和/或肺动脉狭窄	右心室流出道或肺动脉瓣水平闭锁
体肺侧支血管	少数有,一般不丰富	有,且丰富
室间隔缺损及主动脉骑跨	有,升主动脉增宽	有,升主动脉增宽明显
右心室增大及肌小梁肥厚	轻	明显

NOTES

第二节　风湿性心脏病

Key points

- Rheumatic heart disease mainly consists of mitral stenosis and mitral valve insufficiency.
- Transthoracic echocardiography is the imaging modality of choice for rheumatic heart disease.
- Imaging can show mitral valve lesions and accompanying signs, such as left heart enlargement.

风湿性心脏病（rheumatic heart disease, RHD）简称风心病, 是指由于风湿热活动, 累及心脏瓣膜而造成的心脏瓣膜病变, 可为二尖瓣、三尖瓣、主动脉瓣瓣膜狭窄和/或关闭不全, 其中二尖瓣为最常见受累部位。

一、二尖瓣狭窄

单纯二尖瓣狭窄约占风湿性心脏病的 40%。近年来随着我国医疗条件的改善及人民生活水平的提高, 风湿性心脏病二尖瓣狭窄的发病率有逐年下降趋势。

【病理生理基础】　二尖瓣叶不同程度的增厚、瓣交界粘连, 开放受限造成瓣口狭窄; 可累及腱索及乳头肌使其增粗、融合和短缩。二尖瓣狭窄分为两型: 隔膜型和漏斗型。正常二尖瓣口面积为 $4.0\sim6.0cm^2$。当瓣口面积减至 $1.5\sim2.0cm^2$（轻度狭窄）时, 左心房内的血液淤滞, 左心房与左心室间的舒张期跨瓣压力阶差增高。当瓣口面积小于 $1.5cm^2$（中度狭窄）, 甚至小于 $1.0cm^2$（重度狭窄）时, 左心房室跨瓣压差可明显升高, 引起左心房扩张, 肺循环阻力增加, 产生肺循环高压; 右心室负荷加重, 导致右心室扩大、肥厚, 终有右心衰竭。左心房和右心室增大为二尖瓣狭窄的基本征象。

【临床表现】　临床症状和体征与二尖瓣口的狭窄程度以及有无合并心律失常有关。

1. **临床症状**　二尖瓣轻度狭窄伴窦性心律者早期可无症状, 常在胸部 X 线体检、心脏听诊或超声心动图检查时被发现。患者常感劳累后心悸、气短、咳嗽, 严重者可有咯血、咳泡沫痰、下肢水肿及夜间不能平卧等症状。也可出现"二尖瓣面容"。

2. **体征**　于心尖部闻及隆隆样舒张期杂音, 第一心音亢进, 亦可闻及开瓣音, 肺动脉瓣第二音亢进等。

3. **心电图**　多为心房扩大、右室肥厚或心房颤动。

【影像学检查方法的选择】

1. **心脏远达和左侧位片（服钡）**　是二尖瓣狭窄的影像学常规检查方法之一。不仅能显示心脏外形及大小, 而且能观察肺循环的情况。

2. **经胸超声心动图**　是二尖瓣狭窄的首选影像学检查方法。其可显示心脏各房室大小, 对二尖瓣狭窄的定性、定量以及病因学诊断方面具有较大帮助。经食管超声心动图则容易检出经胸超声心动图技术难以发现的左心房耳部血栓。

3. **心血管造影**　仅用于某些特定的适应证, 如 50 岁以上或有心绞痛病史的二尖瓣狭窄患者, 介入或外科术前需明确有无冠状动脉病变, 并兼看左心房内血栓及瓣膜功能, 可行造影检查。

4. **CT 和 MRI**　目前临床应用相对较少。目前 CT 仅用于排除合并冠心病、左房血栓、二尖瓣钙化或明确肺部疾病的病例, MRI 可用于排除合并心肌疾病患者; 临床一般很少用于检查单纯二尖瓣狭窄。

【影像学征象】

（一）X 线平片表现

典型单纯二尖瓣狭窄表现为心脏呈"二尖瓣"型, 左心房及右心室增大, 左心房耳部凸出; 右心房常轻度增大（图 5-2-12A）。可有肺淤血, 严重者可出现间质性肺水肿或肺循环高压。部分病例可见二尖瓣区和左心房壁钙化。

（二）CT 表现

二尖瓣叶增厚，也可见瓣叶，甚至瓣环或左心房壁钙化；中重度狭窄者，可见左心房和右心室增大（图 5-2-12B）。增强 CT 四维电影可显示二尖瓣运动受限、瓣口狭窄以及左心房内的充盈缺损（血栓）等。

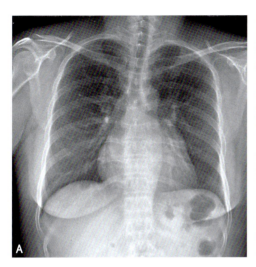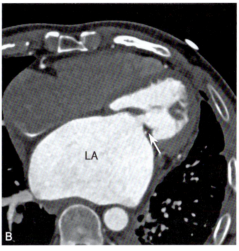

图 5-2-12　风湿性心脏病二尖瓣狭窄

A. 胸部后前位平片，示双肺淤血，左房增大，左心缘出现"第 3 弓"，右心缘出现"双房影"，右室增大，心脏呈"二尖瓣型"；B. 横断面 CT 增强图像，示左心房（LA）明显增大，二尖瓣见钙化灶（箭头）。

（三）MRI 表现

1. MRI 快速成像　于心室舒张期，可见左心室的喷射血流在二尖瓣口下方造成无信号区。左房血栓在高信号的血流对比下呈充盈缺损。

2. SE 序列像　可见左心房和右心室增大，左房内血液淤积呈中高信号；左房血栓呈高信号。

（四）心血管造影表现

1. 二尖瓣狭窄　多采用双斜位左心室造影于心室舒张期，二尖瓣口区域可见圆形或椭圆形、边缘清楚的圆顶状充盈缺损。

2. 冠状动脉造影　有时在左心房区显示微小血管群，并可见对比剂向心腔内溢出之"烟雾征（smoking sign）"，是左心房内附壁血栓的特征性表现，多见于合并心房颤动的二尖瓣狭窄患者。

（五）超声心动图表现

1. ME　可见二尖瓣前叶呈城墙样改变，EF 斜率明显减低；二尖瓣前叶与后叶呈同向运动即平行上移，是诊断二尖瓣狭窄的重要征象；左心房、右心室扩大（图 5-2-13A）。

2. 2DE　可见在舒张期二尖瓣开放受限；瓣叶增厚、钙化，呈圆顶状；瓣下腱索增粗、短缩和融合；胸骨旁左心室短轴切面可见二尖瓣口面积减小，呈"鱼口状"，并可直接测量二尖瓣口面积（图 5-2-13B）。

3. D-Echo　可在二尖瓣口检出舒张期高速射流；可对有效二尖瓣口面积（MVA）进行实时测量并对其狭窄程度给予评价；彩色多普勒血流显像（CDFI）技术可用于评价二尖瓣反流与三尖瓣反流。

4. TEE　对了解血栓的部位、大小、形态和活动度以及判定新鲜或陈旧血栓均有较大帮助。若左心房内见浓密的"烟雾状"自发性回声影像（SCE），系血栓形成前期之表现。

【诊断与鉴别诊断】　风湿性心脏病二尖瓣狭窄、缩窄性心包炎（左侧房室沟受累者）及左心房黏液瘤的 X 线胸片均可见肺淤血、左心房增大，超声心动图检查有助于鉴别诊断（表 5-2-5）。

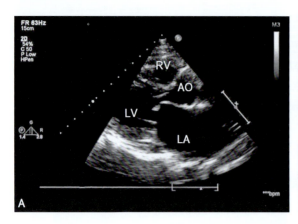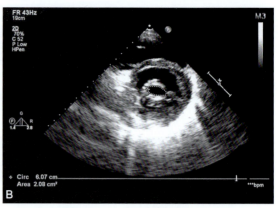

图 5-2-13   二尖瓣狭窄的超声表现

A. 胸骨旁左心室长轴切面,示二尖瓣前后叶增厚、瓣尖钙化,左房内径明显扩大;B. 胸骨旁左心室短轴二尖瓣水平切面,示二尖瓣前后叶增厚,开放受限,呈"鱼口状"。RV:右心室;LV:左心室;LA:左心房;AO:升主动脉。

表 5-2-5   风湿性心脏病二尖瓣狭窄、缩窄性心包炎(左侧房室沟受累者)及
左心房黏液瘤的超声心动图的鉴别诊断

结构	风湿性心脏病二尖瓣狭窄	缩窄性心包炎(左侧房室沟受累者)	左心房黏液瘤
二尖瓣	瓣叶增厚、钙化、呈圆顶状,开放受限。D-Echo 示舒张期二尖瓣口血流速度加快	瓣叶结构正常。D-Echo 示二尖瓣口舒张早期血流速度加快	瓣叶结构正常。瘤体阻塞瓣口时,D-Echo 示血流速度加快
瓣下结构	瓣下腱索增粗、融合	正常	正常
心腔内径	左心房、右心室增大	左心房增大	左心房增大
左心房内团块	可有,左心房耳部团块状强回声提示为血栓	无	可见点片状团块回声,多与房间隔相连,有时可随心动周期活动于左心房与左心室之间
心包	正常	心包增厚、钙化	正常
心室舒张功能	正常	受限	正常

二、二尖瓣关闭不全

风湿性心脏病二尖瓣关闭不全(mitral insufficiency)常合并二尖瓣狭窄,而单纯二尖瓣关闭不全少见。

【病理生理基础】   受累瓣叶与融合、缩短的乳头肌、腱索之间的粘连,致使瓣膜不能正常关闭。当左心室收缩时,因二尖瓣不能完全关闭,部分血液反流入左心房,使左心房扩大,压力升高,久之产生肺淤血。由于左心房同时接受来自肺循环的回流血和来自左心室的反流血,使左心房的压力显著升高,可形成"巨大"的左心房。

【临床表现】

1. 临床症状   轻度二尖瓣关闭不全患者可无症状,中度以上者则有心悸、气短、乏力和左心衰竭的症状。

2. 体征   于心尖部闻及明显的收缩期吹风样杂音,可传导至腋中线。

3. 心电图   多示心房扩大或左心室肥厚。

【影像学检查方法的选择】

1. 心脏远达和左侧位(服钡)片   是二尖瓣关闭不全影像学常规检查方法之一,可显示二尖瓣关

闭不全患者的心脏外形、大小及肺循环的情况。

2. 经胸超声心动图　是二尖瓣关闭不全的首选影像学检查方法,除可显示心脏各房室大小及二尖瓣关闭不全的程度外,还有助于病因学的判定。

3. CT 增强扫描　仅能显示继发的左心房和左心室增大,对二尖瓣关闭不全的诊断受限,但有助于排除冠心病并存。MRI 目前临床应用较少。

4. 心血管造影　也仅用于某些特定的适应证,如 50 岁以上或有心绞痛病史的二尖瓣关闭不全患者外科术前明确有无冠状动脉病变,并兼看瓣膜反流程度及左心室功能等。

【影像学征象】

(一) X 线胸片表现

轻至中度二尖瓣关闭不全,左心房和 / 或左心室有不同程度的增大(图 5-2-14A),肺野清晰或仅有轻度肺淤血(一般较二尖瓣狭窄的肺淤血轻)。重度二尖瓣关闭不全在左心房、室高度增大的基础上常有右心室增大,后者甚至掩盖左心室增大征象,此时多伴有肺循环高压。

(二) CT 表现

对瓣膜关闭不全本身显示受限,但可显示其所致的左心室、左心房增大(图 5-2-14B),重度者可显示右心室增大及肺动脉高压。

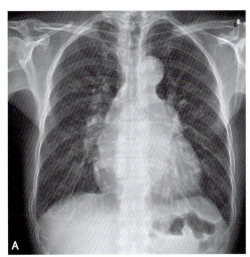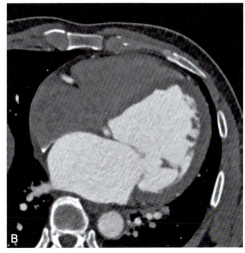

图 5-2-14　二尖瓣关闭不全

A. 胸部后前位平片,示左房增大,左心缘出现"第 3 弓",右心缘出现"双房影",右室增大;B.CT 横断面增强图像,示左心房(LA)和左心室(LV)增大。

(三) MRI 表现

1. MRI 快速成像　心脏收缩期可见左心房反流所致的无信号区,根据其范围可进行半定量和定量分析。

2. SE 序列成像　示左心房和左心室扩张。

(四) 心血管造影表现

多采用双斜位左心室造影。

1. 在心室收缩期,可见对比剂反流入左心房(除外心律失常或导管位置不当等因素)。

2. 根据分流量的多少并参考左心房大小,可将二尖瓣关闭不全分为三度心室收缩期,左心房密度轻度增高或部分充盈,属轻度二尖瓣关闭不全;左心房迅速全部充盈,密度明显增高,属重度 MI;两者之间属中度二尖瓣关闭不全。

(五) 超声心动图表现

1. ME　收缩期二尖瓣叶呈"吊床样改变",是二尖瓣脱垂的表现。

2. 2DE　二尖瓣叶增厚、钙化,收缩期闭合不拢;左心房、室增大。

3. D-Echo　左心房内出现收缩期射流;CDFI 可直接显示收缩期左心房内源于二尖瓣口的五彩镶嵌的反流束,并可测得反流程度。

【诊断与鉴别诊断】　风湿性二尖瓣关闭不全需与心肌病、先天性心脏病等所致的继发性二尖瓣关闭不全鉴别,超声心动图检查有助于二尖瓣关闭不全的定量及定性分析,尤其是对排除心内其他畸形或病变颇有帮助。

第三节　高血压心脏病

Key points

- Hypertensive heart disease is characterized of changes in the structure and function of the heart caused by long-term poor control of hypertension.

- Pathophysiological features of hypertensive heart disease include ventricular hypertrophy, dilatation and its degree, as well as imparied ejection fraction.

- Imaging can reveal left heart enlargement, left ventricular myocardial hypertrophy, and hypertension-related changes.

高血压(hypertension)是危害人类健康的常见疾病,成人高血压患病率为 8%~18%。高血压按病因分为原发性高血压和继发性高血压,前者占全部高血压患者的 90% 以上。高血压长期控制不佳引起的心脏结构和功能的改变称为高血压心脏病。

【病理生理基础】

（一）病因

1. 原发性高血压　病因不明,多与体重、膳食、遗传、精神心理、社会职业及神经内分泌失调等有关。

2. 继发性高血压　主要继发于慢性肾炎、肾盂肾炎、先天性多囊肾等肾疾病以及引起肾缺血的各种肾血管病;嗜铬细胞瘤、原发性醛固酮增多症、库欣综合征等内分泌异常;先天性主动脉缩窄及侵犯胸主动脉和腹主动脉上段的大动脉炎所致的主动脉缩窄综合征等。

（二）血流动力学改变

原发性高血压日久不治,可对动脉系统、心、脑、肾等器官造成损害。因外周血管阻力增加,久之则引起左心室肥厚以至左室腔扩张,进一步可影响左心房导致肺淤血,严重者可波及右侧心腔引起右心乃至全心衰竭。

【临床表现】　头痛、头晕、失眠为高血压常见症状;部分患者可有心悸、气短、乏力、记忆力和视力减退等。

凡收缩压≥140mmHg 和/或舒张压≥90mmHg 的成年人均可诊断为高血压,并根据血压水平、危险因素及靶器官的损害将其分为三级。血压在 140~159/90~99mmHg 为高血压 I 期,此时机体无任何器质性病变;血压在 160~179/100~109mmHg 为高血压 II 期,此时有左心室肥厚、心脑肾损害等器质性病变,但功能可代偿;血压在 180/110mmHg 以上为高血压 III 期,此时有脑出血、心力衰竭、肾衰竭等病变,进入失代偿期。

心电图示左心室高电压、肥厚,也可出现 ST-T 的左室劳损改变。

【影像学检查方法的选择】

1. X 线胸片　对观察心脏、大血管及肺循环改变有优势;对原发性高血压的分期、某些继发性高血压的病因诊断以及预后估计也有较大帮助。

2. 超声心动图　在测量心室肥厚、扩张及其程度以及射血分数等方面为首选的方法。应用经胸骨上窝途径 2DE 检查,有助于部分先天性主动脉缩窄病变的显示,但难以观察其全貌,尤其是侧支循环,诊断难度较大。2DE 还可用于肾及肾上腺病变的诊断和鉴别诊断。

3. **CT 及 MRI**　在高血压所致脑病损及主动脉夹层等靶器官病损的诊治中占有重要地位;对先天性主动脉缩窄、各种原因引起的肾动脉狭窄、肾上腺肿瘤等继发性高血压的诊断也有重要价值。

4. **血管造影**　一般不用于检查原发性高血压,仅用于继发性高血压的病原及解剖诊断,有助于手术及介入治疗的选择。

【影像学征象】

(一) X 线胸片表现

因高血压的严重程度不同而表现各异。轻者肺血管纹理正常,心脏不大或左心室圆隆;重者可有不同程度的肺淤血及间质性肺水肿,左心室增大(图 5-2-15),主动脉迂曲、延长及扩张等。

(二) CT 表现

左室壁普遍肥厚是高血压直接的心脏表现;CT 也可显示主动脉、大动脉及病变全貌;腹部 CT 检查可显示两肾大小、肾肿块等病变及肾上腺肿瘤、肾动脉狭窄等。

(三) MRI 表现

心电门控左室长、短轴成像观察室间隔、室壁厚度及心腔扩张程度,可清晰显示左室壁普遍肥厚;SE 序列矢状、斜位、冠状位并结合横轴位可显示胸主动脉病变的内腔、管壁及与左锁骨下动脉、周围软组织结构的关系等形态变化;GRE 快速成像有助于除外并发畸形和观察侧支血管情况。

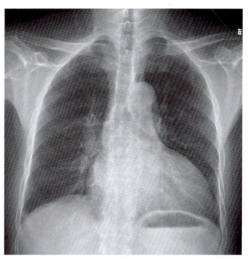

图 5-2-15　高血压心脏病
胸部后前位片,示心影呈主动脉型,左心室增大。

(四) 心血管造影表现

一般仅用于肾血管性高血压、先天性主动脉缩窄及大动脉炎所致的主动脉缩窄综合征等的诊断。

(五) 超声心动图表现

常可见室间隔及左室各室壁呈对称性肥厚。2DE 可用于部分先天性主动脉缩窄、肾及肾上腺病变的诊断和鉴别诊断。

【诊断与鉴别诊断】　高血压所致的心脏大血管改变需与肥厚型心肌病鉴别,超声心动图检查有助于鉴别。高血压引起的室间隔及左室各室壁呈对称性肥厚,心肌回声通常正常。肥厚型非梗阻性心肌病表现为左室壁及间隔普遍肥厚,心肌回声呈颗粒状,回声紊乱;非对称性室间隔肥厚型心肌病表现为室间隔明显增厚,与左心室后壁厚度的比值 >1.5,心肌回声增强,呈斑点状。另外,应密切结合病史及高血压程度等综合分析。MRI 尤其是肥厚的心肌延迟强化常提示肥厚型心肌病可能。

第四节　冠状动脉粥样硬化性心脏病

Key points

- Coronary heart disease is a common life-threatening disease.

- Invasive coronary angiography and fractional flow reserve are the reference standard for assessing coronary artery stenosis and its functional significance. Intravascular ultrasound and optical coherence tomography are the optimal in vivo intravascular imaging modalities for evaluating plaque vulnerability.

- CT is the first-choice technique for the diagnosis and evaluation of coronary heart disease, which can show coronary artery stenosis and its functional significance, plaque nature, and myocardial perfusion status.

冠状动脉粥样硬化性心脏病（coronary artery disease），简称冠心病，是因冠状动脉发生动脉粥样硬化病变而引起血管腔狭窄或阻塞，造成心肌缺血、缺氧或坏死而导致的心脏病。冠心病是一种严重危害人民身体健康的常见病、多发病。随着我国膳食结构的改变，动物性脂肪摄入增加，冠心病的发病率有逐渐增高的趋势。

【病理生理基础】　动脉粥样硬化性病变主要在内膜，主要分布于心外膜下的大动脉，近端多于远端。动脉粥样硬化斑块引起的冠状动脉狭窄是冠心病的基本病变，冠状动脉狭窄最常见于前降支，其次为回旋支、右冠状动脉及左冠状动脉主干。管腔面积缩小可阻塞冠状动脉血流，部分患者于运动时可导致心肌缺血；冠状动脉完全闭塞时发生心肌梗死。若缺血或梗死面积较大、累及乳头肌或室间隔时可引起室壁瘤、心肌梗死或室间隔破裂。

【临床表现】

1. 临床症状　患者常有阵发性胸痛，多为胸骨后区，亦可累及心前区或放射至左臂，常与劳累、情绪变化有关；一般疼痛持续 30 秒至 15 分钟，静息 2~5 分钟或舌下含硝酸甘油后几分钟缓解。一旦发生左心衰竭，可有呼吸困难、咳嗽、咯血及夜间不能平卧等。严重者可发生猝死。

2. 体征　心绞痛未发作时，患者一般无异常体征。心绞痛发作时，可闻及第三心音或第四心音；若有室间隔破裂或乳头肌功能不全时，可于胸骨左缘第 3~4 肋间或心尖部闻及粗糙的收缩期杂音。

3. 心电图　ST 段压低或升高和 / 或 T 波倒置，亦可为室性期前收缩、左束支和左前分支阻滞或心肌梗死等改变。

【影像学检查方法的选择】

1. X 线平片　一般不用于检查冠心病，但对左心衰竭、心室壁瘤、室间隔破裂和 / 或乳头肌断裂、功能失调的诊断及心肌梗死病情和预后的估计都有一定的价值。

2. CT　用于冠心病的筛选诊断。CT 平扫可测定冠状动脉钙化；采用前瞻性或回顾性心电门控冠状动脉 CT 血管成像（coronary CT angiography，CCTA）能够显示冠状动脉解剖和变异、冠状动脉斑块的有无、形态、管腔狭窄或扩张的程度等，判断冠状动脉旁路搭桥术（coronary artery bypass graft，CABG）后桥血管以及冠状动脉支架置入治疗后的开通情况，可显示冠状动脉及桥血管的立体结构，对冠心病的诊断、指导血运重建术、预后评估等都有重要意义。联合采用低管电压、大螺距、迭代重建、前瞻性心电门控等技术可以降低 CCTA 的辐射剂量及对比剂用量。回顾性心电门控 CT 冠状动脉成像可用于心功能分析，评估左心室整体和节段功能，包括左心室收缩 / 舒张末期容积、射血分数以及心肌重量等均可做定量分析。CT 心肌灌注成像可用于冠心病的综合评估，同时评价冠状动脉狭窄及所供应心肌节段的血流供应状态。

3. 超声心动图　是冠心病的辅助检查方法。该技术能够直接显示冠状动脉异常、心肌缺血和心肌梗死的异常变化，还可动态评价冠心病患者的心功能变化；血管内超声成像（intravascular ultrasound，IVUS）可了解冠状动脉斑块的形态、结构和与管腔的关系并直接测定冠状动脉血流，显示管壁和管腔的病变，还可分析粥样斑块组织学性质、判断斑块的稳定性。TEE 能准确地评价冠状动脉左主干的狭窄程度及血流梗阻情况，且能清楚地显示心尖部室壁瘤等。

4. MRI 检查　临床应用较少。SE 脉冲序列横轴位和短轴位像，可全面显示心肌梗死病理改变，急性心肌梗死可进行 Gd-DTPA 增强检查以提高病变的显示率；MRI 电影可用于评价心功能，室壁运动状态，显示室壁瘤或室间隔破裂等并发症；造影增强结合快速扫描技术可评价心绞痛的患者心肌血流灌注和鉴别心肌活力；延迟增强检查可显示梗死心肌情况；采用药物负荷或运动试验 MRI 可显示心肌缺血；冠状动脉 MRA 能够显示冠状动脉三主支的近中段。

5. 冠状动脉造影　至今仍是明确冠状动脉狭窄程度、部位和范围的主要检查方法。主要用于：冠心病外科和介入治疗适应证的选择；不典型心绞痛需进一步明确诊断而决定治疗方针者；50 岁以上拟行心脏瓣膜替换术及主动脉病变手术等或疑有心绞痛需除外冠心病者；其他冠状动脉病变或畸形,如冠状动脉瘘、某些复杂先天性心脏病根治术前需了解冠状动脉起源或分布异常等;可为经皮冠状动脉腔内成形术(percutaneous transluminal coronary angioplasty,PTCA)和 CABG 的治疗提供重要信息。有创压力导丝测量的血流储备分数是评估冠状动脉狭窄特异性缺血及指导血运重建术的参考标准。

6. SPECT 心肌灌注显像负荷试验对冠心病心肌缺血、梗死的检测、预后评估及治疗方案的选择均有一定临床价值,可动态观察左心室心肌血流的恢复情况及再狭窄所致的心肌再缺血。

7. ^{18}F-脱氧葡萄糖(FDG)PET 心肌代谢显像 是鉴别存活心肌与坏死心肌的"金标准"。

8. 光学相干断层成像(optical coherence tomography,OCT) 因具有极高的分辨力,可以精确显示冠状动脉粥样硬化斑块的微结构特性,在识别易损斑块、指导介入治疗及评价其治疗效果等方面,均有重要的应用价值。

【影像学征象】

(一)X 线平片表现

半数以上患者心肺无异常改变。少数患者有心影增大,以左心室增大为主;出现不同程度的肺静脉高压-肺淤血、间质和/或肺泡性肺水肿征象,提示左心衰竭。心室壁瘤患者可见左室缘局限性膨凸,透视下见左室缘搏动异常,如搏动减弱、消失或反向。

(二)CT 表现

1. 平扫 CT 值超过 130HU 的面积≥2mm^2 诊断为钙化,钙化多呈沿冠状动脉走行的斑点状、索条状高密度影,亦可呈不规则轨道形式或整条冠状动脉钙化。冠状动脉钙化积分可对钙化进行定量分析,对无症状患者进行风险评估,用于治疗后随访等。

2. CCTA 可通过横断面图像和重组图像(容积再现、曲面重组、最大密度投影等)分析冠状动脉管腔狭窄及其生理意义和管壁情况。根据冠状动脉管腔狭窄的程度将其分为:无狭窄(0)、轻微狭窄(管腔狭窄 1%~24%)、轻度狭窄(25%~49%)、中度狭窄(管腔狭窄 50%~69%)、重度狭窄(管腔狭窄 70%~99%)和闭塞(管腔狭窄 100%)(图 5-2-16)。完全闭塞者可有侧支循环形成。CT-FFR 可无创性评估冠状动脉狭窄的功能性缺血情况,若 CT-FFR 值≤0.80 提示缺血,>0.80 提示无缺血,该技术与金标准有创 FFR 有较好的一致性,为临床治疗决策和患者的预后评估提供重要的信息(图 5-2-17)。CTA 还可用于支架及桥血管术后的随访,观察术后冠状动脉的通畅情况、有无支架内再狭窄、搭桥血管的狭窄闭塞和假性动脉瘤形成等。

典型的冠状动脉粥样斑块表现为管壁增厚,伴或不伴有钙化,凸向强化的管腔导致管腔不同程度狭窄。通过 CCTA 图像可以判断管腔是否存在斑块,借助 CT 值的差别区分钙化斑块、非钙化斑块和混合斑块(图 5-2-18)。同时利用 CCTA 还能识别斑块的易损性。冠状动脉粥样硬化斑块的 4 个 CCTA 定性特征,包括正性重构(positive remodeling)、低密度斑块、点状钙化和餐巾环征(napkin-ring sign),被证实为急性冠状动脉综合征发生的先兆表现,与未来斑块破裂和不良心脏事件(MACE)风险相关,被称为不良斑块特征,具备≥2 个不良斑块特征的斑块计为高危斑块。重构指数为病变段的最大血管直径(包括斑块和管腔)与斑块近端和远端的平均直径之间的比值,斑块的重构指数≥1.1 即为正性重构。低密度斑块定义为斑块内有 CT 值 <30HU 的区域,这与巨噬细胞浸润和大的脂质坏死核心(大于斑块面积的 10%)密切相关。点状钙化定义为冠状动脉管壁内存在的局灶性钙化病变(平均密度 >130HU),且该病变在任意方位测量最大径 <3mm。餐巾环征指的是在斑块横截面上与管腔接触的低密度区域被环形高密度组织所包围。

CCTA 还可同时观察心腔大小、心腔之间的异常连接、心腔肿块或血栓、肺动脉和主动脉情况以及心外改变,如肺结节等。

3. 心肌灌注评估 增强 CT 可显示心肌缺血、鉴别心肌活力、检测室壁瘤形成等。心肌缺血表现为增强后首过期冠状动脉供血减少或中断区域的心肌内低强化区;延迟增强图像显示的心肌延迟强化提示心肌梗死。双能量 CT 心肌灌注成像可显示小的心肌灌注缺损。室壁瘤则表现为局部心室壁

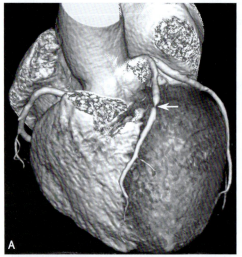

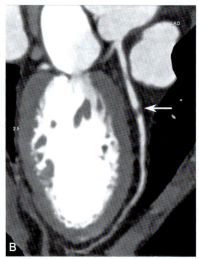

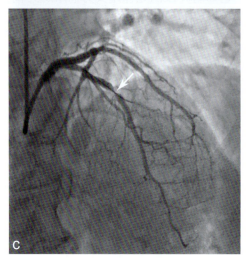

图 5-2-16 冠状动脉前降支近段重度狭窄

A. 容积再现图像;B. 曲面重组图像;示前降支近段非钙化斑块,管腔重度狭窄(箭头);C. 冠状动脉造影图像,示前降支近段管腔重度狭窄(箭头)。

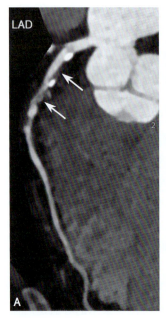

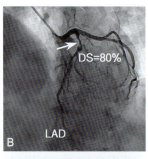

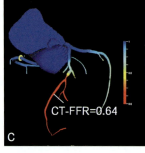

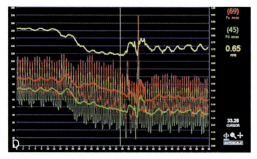

图 5-2-17 冠状动脉前降支近段混合斑块引起管腔重度狭窄和心肌缺血评估

A. 曲面重组图像,示左前降支近段混合斑块,管腔重度狭窄(箭头);B. 冠状动脉造影图像,示左前降支近段管腔狭窄程度为 80%(箭头);C. 病变远段约 2cm 处 CT-FFR 值为 0.64;D. 有创 FFR 显示病变远段 FFR 值为 0.65,提示存在心肌缺血。

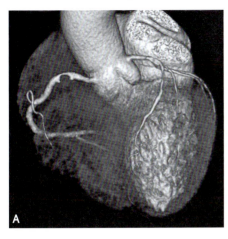
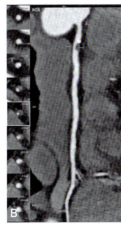
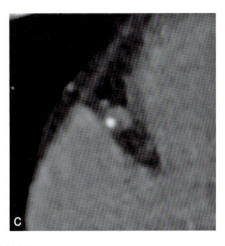

图 5-2-18 冠状动脉高危斑块特征

A. 容积再现图像;B. 曲面重组图像,示右冠状动脉近段混合斑块,管腔重度狭窄;C. 横截面图像,示右冠状动脉近段典型餐巾环征。

薄弱,对比剂充填,可见附壁血栓形成及钙化。

(三) MRI 表现

1. 心肌梗死

(1)急性心肌梗死:急性心肌梗死发生后 24 小时 T_2WI 上即可出现信号强度增加,7~10 天内梗死区呈高信号。在急性期,梗死心肌周围存在明显水肿,高信号面积要大于真正的梗死范围。亚急性期心肌信号异常面积与梗死范围大致相当,而慢性期由于坏死心肌瘢痕形成,水分含量较低,因此心肌信号强度要低于正常心肌组织。

MRI 首过心肌灌注成像可显示梗死心肌的灌注减低和缺损,但无法判断是否有存活心肌。

MRI 延迟增强扫描显示心肌延迟强化是心肌坏死的标志,损伤但仍存活的心肌在心肌梗死急性期(≤7 天)MRI 心肌灌注首过时相表现为灌注缺损,延迟增强扫描时无明显强化;而死亡心肌在心肌梗死稳定期(≥28 天)MRI 首过心肌灌注成像表现为灌注缺损,延迟增强扫描时有明显强化(图 5-2-19)。

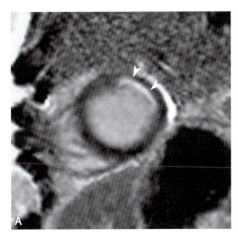
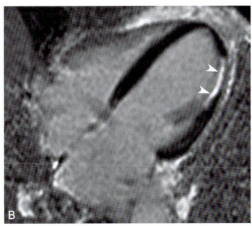

图 5-2-19 梗死心肌的 MRI 表现

A. 左心室短轴位心肌延迟增强图像;B. 四腔心长轴位心肌延迟增强图像,示心尖部侧壁心内膜下条状延迟强化(箭头),心肌变薄。

联合应用 MRI 延迟增强扫描和电影 MRI,可以鉴别正常心肌、冬眠心肌和坏死心肌。若 MRI 延迟增强扫描显示心肌呈低信号而心肌运动正常,提示为正常心肌组织存活;MRI 延迟增强扫描显示心肌呈低信号、电影 MRI 示节段性功能运动失调,提示为冬眠心肌;MRI 延迟增强扫描显示心肌呈高信号、电影 MRI 示节段性功能运动失调,提示为坏死心肌。

（2）陈旧性心肌梗死:梗死室壁可出现①节段性变薄;②心肌信号强度减低,在 T_2WI 上更明显;③收缩期增厚率异常;④运动异常;⑤延迟强化。

（3）左室室壁瘤:左室多增大;左室壁节段性变薄范围大且运动异常;室壁瘤部收缩期增厚率消失且信号异常,并常可见附壁血栓。

2. 冠状动脉狭窄　对冠状动脉近段≥50% 的狭窄可作出判断。

(四) 冠状动脉造影表现

1. 冠状动脉粥样硬化

（1）管腔边缘不规则,半圆形"充盈"缺损以及不同程度偏心性狭窄及完全阻塞,为动脉粥样硬化斑块溃疡、龛影形成(复杂斑块)所致。

（2）冠状动脉痉挛,可见于狭窄的冠状动脉和造影正常的冠状动脉。

（3）冠状动脉瘤样扩张或动脉瘤形成。

（4）冠状动脉血栓、栓塞及阻塞再通。

（5）侧支循环形成。

2. 左心室造影　主要观察左心室运动功能;二尖瓣、主动脉瓣功能;有无室壁瘤、附壁血栓及室间隔破裂等。

(五) 超声心动图表现

1. 冠状动脉　管壁回声不均匀、不规则、不对称,常可见斑片状强回声;管腔狭窄或闭塞。

2. 心肌缺血和 / 或心肌梗死

（1）心肌缺血、心肌梗死均可见局部室壁运动异常(运动减弱、无运动和矛盾运动),前者在症状消失后可恢复正常,后者常可见局部室壁膨出。

（2）心肌缺血、心肌梗死均可见室壁收缩期增厚率减低。

3. 室壁瘤　常发生于心尖部,可见局部室壁膨出、变薄,且回声不均;膨出的室壁呈矛盾运动。

4. 室间隔破裂　常可见肌部室间隔连续性中断或隧道样缺损。D-Echo 可见左向右分流的高速血流信号。

5. 左心室附壁血栓　突向左心室腔内的形态不规则的异常团块样不均匀回声,多位于室壁瘤区。

(六) 核素检查表现

1. 心肌缺血　运动负荷试验或静息心肌灌注呈可逆性灌注缺损。

2. 心肌梗死、心肌顿抑　运动负荷试验或静息心肌灌注呈不可逆性灌注缺损。

(七) 光学相干断层成像表现

识别易损斑块,精确测量斑块纤维帽,识别稳定性斑块、血栓、钙化、夹层,能通过钙化后的组织清晰显像,能观察支架及支架表面的内膜增生和支架内再狭窄等。

【诊断与鉴别诊断】　心血管造影有助于冠心病与扩张型心肌病诊断与鉴别诊断(表 5-2-6)。

表 5-2-6　冠心病与扩张型心肌病的心血管造影鉴别诊断

部位		冠心病	扩张型心肌病
冠状动脉病变		狭窄或阻塞	无
心脏房室大小		正常或左心室增大	全心中至重度增大,左心室显著
左心室功能		正常或节段性室壁运动异常(减弱、消失、矛盾运动等)	运动功能普遍减弱
二尖瓣		正常或不同程度的反流	多合并反流

第五节　肺动脉栓塞

Key points

- The pulmonary embolism mainly originates from deep vein thrombosis in the lower extremities.

- CT pulmonary angiography is currently the preferred noninvasive imaging technique for evaluating pulmonary embolism with high sensitivity and specificity.

- The direct CT signs of pulmonary embolism are filling defects within the pulmonary artery and/or the mural thrombus, as well as stenosis or obstruction of the main trunk and branches of the pulmonary artery.

肺动脉栓塞,简称肺栓塞(pulmonary embolism,PE)是指内源性或外源性栓子阻塞肺动脉或其分支造成肺循环障碍的临床和病理生理综合征。发病率居常见心血管疾病第三位,仅次于冠心病和高血压。栓子类别包括血栓、脂肪、羊水、空气、瘤栓等,其中99%是血栓栓子,也称为肺动脉血栓栓塞症(pulmonary thromboembolism,PTE)。

【病理生理基础】

1. 病因　栓子主要来源于下肢的深静脉血栓,长期卧床、手术史(特别是心脏及骨科手术)、下肢静脉曲张、静脉炎等都是可能的病因。妊娠也是主要病因之一。

2. 血流动力学改变　由于栓子堵塞肺动脉导致肺血管阻力增加及肺小动脉收缩,造成肺部通气/血流比值失调、肺动脉压力增高、右心负荷增加甚至右心功能不全,严重时造成心源性休克死亡。肺栓塞可导致右心室不同程度扩张、室壁肥厚,右心室收缩功能减退。右心室扩张可造成三尖瓣环扩大、三尖瓣反流、右心房扩大,引起右心室输出量减少。低心排血量使肺通气和灌注比例失调而发生低氧血症。

【临床表现】　主要为劳累后呼吸困难,可有胸痛、烦躁不安、咳嗽、咯血、晕厥及心悸等症状。体检患者表现为呼吸急促、发绀、发热,肺内可闻及哮鸣音和/或干湿音或胸膜摩擦音。可有下肢深静脉血栓、外伤、手术、介入治疗术后或制动的病史。

【影像学检查方法的选择】

1. X 线胸片　可作为诊断肺栓塞的初步或筛选方法,但正常的 X 线平片不能排除肺栓塞的诊断,相应 X 线平片出现典型肺梗死的情况较少。

2. 超声心动图和放射性核素显像　对肺栓塞的诊断上各有其重要作用,与胸部 X 线检查可以互补不足。2DE 超声心动图可发现肺动脉主干栓子、初步诊断肺心病,D-Echo 可评价肺动脉高压情况及右心负荷情况。肺血流灌注和通气显像结合对评估肺动脉血流受损程度有重要作用,是诊断肺栓塞的安全、无创性方法,特异性高,尤其适合于肺段以下的肺栓塞,但敏感性不如 CT。

3. CT　目前是肺栓塞首选的无创影像诊断技术,敏感性和特异性均很高,可清楚显示栓塞部位、形态及与管壁关系等,显示至肺段甚至亚段肺动脉内的栓子及其所致的灌注缺损,尤其适合于急诊危重患者,有助于临床诊断、鉴别诊断、治疗方法的选择和治疗后的随诊观察。同时可观察肺部病变及相应心脏的情况,如右心室增大等。平扫胸部 CT 肺窗可显示肺栓塞的间接征象,如胸膜下楔形实变、胸腔积液。同时行下肢深静脉的间接 CT 血管成像观察下肢深静脉血栓的有无及分布。

4. MRI　可显示肺动脉大分支内的栓子及相关肺动脉高压征象,但一般适合于慢性肺栓塞或病情稳定的患者。

5. 肺动脉造影　现已较少采用,仅限于鉴别诊断或部分需外科手术者,或需测定肺动脉压力及阻力时。

【影像学征象】

（一）X 线平片表现

急性肺栓塞 X 线平片表现大多不特异,少部分可出现典型肺梗死征象,即基底位于胸膜,尖端指向肺门的楔形阴影,伴或不伴胸腔积液,故正常的胸部 X 线平片不能除外肺栓塞的可能;慢性肺栓塞表现为典型肺动脉高压征象,包括右心室增大、肺动脉段凸出、肺门动脉扩张和外围分支纤细、扭曲等;伴有一侧或某个区域肺血管纹理显著稀疏、纤细。

(二)CT 表现

1. 急性肺栓塞　肺栓塞的直接 CT 征象为肺动脉腔内充盈缺损和 / 或附壁充盈缺损,以及肺动脉主干及分支的狭窄和阻塞。按血栓部位分为 3 型:中心型,即血栓位于主肺动脉、左右肺动脉及叶肺动脉主干;外围型,即血栓位于肺段及以下肺动脉;混合型,即中心及外围肺动脉内均有血栓(图 5-2-20,图 5-2-21)。充盈缺损可为中央型,即周边呈线状对比剂充盈者,而中央为低密度血栓,表现为典型"双轨征"征象,多提示新鲜血栓;充盈缺损亦可为偏心型和闭塞型。肺栓塞的间接征象为主肺动脉及左右肺动脉扩张、右心室扩大(图 5-2-20)、肺梗死灶及胸腔积液等,其中右心室扩大是肺栓塞患者预后评估的重要指标。

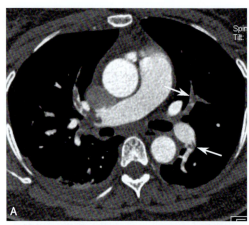
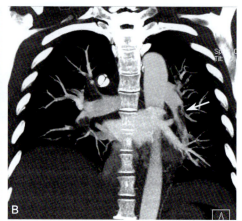
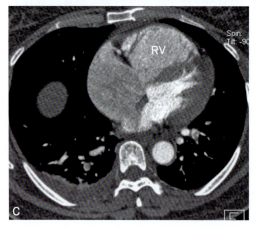

图 5-2-20　**急性中央型肺栓塞合并右心室扩大**

A. 横断面 CT 增强图像,示双肺动脉多发条带状充盈缺损(箭头);B. 最大密度投影图像,示双肺动脉多发充盈缺损(箭头);C. 横断面增强 CT 图像,示右心室(RV)增大,提示右心功能障碍,亦可见右侧胸腔积液及肺动脉内充盈缺损。

2. 慢性肺栓塞　肺动脉完全或部分闭塞,管腔狭窄、内壁不光滑、带状或网状影,或见附着于动脉壁的机化血栓;血栓钙化。肺动脉主干直径宽于同层主动脉,且 >29mm;肺动脉壁钙化、肺血管扭曲(图 5-2-22);右心室增大。可伴有肺梗死、"马赛克灌注"征象、局部区域磨玻璃样改变、柱状支气管扩张。

双能量 CT 肺灌注成像可显示肺栓塞所致的灌注缺损,典型表现为以肺段、肺叶或全肺分布的尖端指向肺门的三角形或楔形低强化区(图 5-2-21);联合双能量 CT 肺通气成像可显示典型的通气 / 灌注不匹配,即肺栓塞的局部肺组织通气正常,而血流灌注缺损。

(三)MRI 表现

心电门控自旋回波(SE)技术及非增强和增强的三维 MRI 肺动脉成像可显示主肺动脉、左右肺动脉及较大分支的血栓栓塞（图 5-2-23），还可显示继发性肺动脉高压所致的右心室增大及室壁肥厚。不需注射对比剂及无辐射为其优势，但技术难度大，扫描时间长，目前不是肺栓塞首选的检查技术。

（四）心血管造影表现

心血管造影是诊断肺栓塞的可靠方法。主要征象为肺动脉及其分支充盈缺损，多呈圆形；完全阻塞者呈杯口状或囊袋状；双轨征为肺栓塞的典型征象。肺动脉分支缺支、粗细不均、走行不规则；肺实质期局限性显像缺损和 / 或肺动脉分支充盈及排空延迟。同时可了解肺动脉压力及肺循环阻力等血流动力学情况。

（五）超声心动图表现

1. 2DE 和 ME　可显示位于主肺动脉或分叉及左右肺动脉主干内的大块栓塞，可发现右心房室增大，左心室缩小，室壁运动异

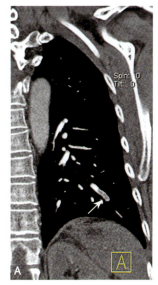
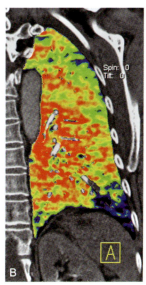

图 5-2-21　急性外周型肺栓塞

A. 冠状面重组图像，示左下肺动脉亚段水平管腔内充盈缺损（箭头）；B. 对应的冠状面双能量 CT 灌注图像，示相应部位灌注缺损。

常及评价有无肺动脉高压及其程度；同时血管超声可检查下肢深静脉有无血栓。

2. D-Echo　可评价肺动脉高压的程度及右心负荷情况。

【诊断与鉴别诊断】　急性肺栓塞的临床症状与急性冠状动脉综合征及急性主动脉综合征相似，需与之鉴别，CT 增强检查有利于鉴别，尤其是胸痛三联征扫描可单次检查期间同时显示肺动脉、冠状动脉和主动脉，从而有助于确立诊断。应注意与肺动脉肿瘤（肺动脉肉瘤）鉴别，肺动脉肉瘤主要表现为肺动脉主干和近段肺动脉内的充盈缺损，病变段肺动脉扩张，肿瘤向肺动脉管腔外侵犯形成软组织肿块，有不均匀强化。

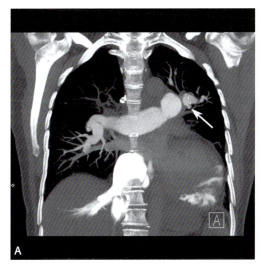
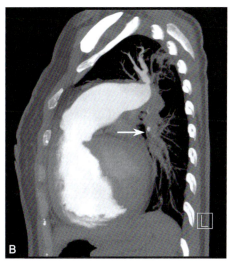

图 5-2-22　慢性肺栓塞 CT 表现

A. 冠状面最大密度投影图像，示右上肺动脉充盈缺损，左上肺管壁钙化（箭头），肺动脉迂曲，尚可见下腔静脉对比剂反流；B. 矢状面重组图像，示左下肺动脉闭塞，管壁见钙化（箭头）。

NOTES

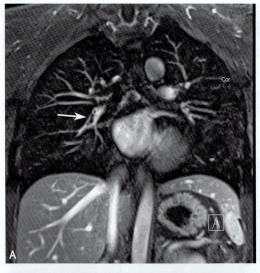
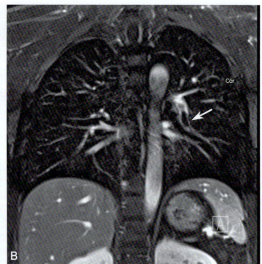
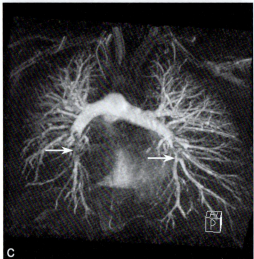

图 5-2-23　肺栓塞的 MRI 肺动脉成像
A、B. 冠状面 MRI 图像,分别示右肺动脉和左肺动脉内充盈缺损(箭头);C. 最大强度投影图像,示双下肺动脉内充盈缺损(箭头)。

第六节　心　肌　病

Key points

● Cardiomyopathy can be divided into dilated type, hypertrophic type, restricted type, arrhythmogenic right ventricular cardiomyopathy and unclassified cardiomyopathy.

● Echocardiography is the first choice for evaluating hypertrophic cardiomyopathy, which can directly show the morphological and functional changes of myocardium and cardiac cavity. MRI and CT are auxiliary examination methods for cardiomyopathy.

心肌病(cardiomyopathy)指原因不明的心肌疾病,分为扩张型、肥厚型、限制型以及致心律失常性右室心肌病(arrhythmogenic right ventricular cardiomyopathy,ARVC)和未分类的心肌病,现称为特定性心肌疾病(specific cardiomyopathy)。

一、扩张型心肌病

扩张型心肌病(dilated cardiomyopathy)的特征是左或右心室或双侧心室扩大,并伴有心室收缩功能减退,伴或不伴充血性心力衰竭。多见于中青年,以男性居多。

【病理生理基础】　心脏常呈球形增大,主要侵犯左心室,有时累及右心室或双心室。以心腔扩张为主,通常肌壁不厚,心肌松弛无力。镜下可见心肌纤维排列正常,心肌细胞一般直径不大,但细胞核可见肥大,且常有不同程度的间质纤维化。心室收缩功能减退,舒张期血量和压力升高,心排血量降低为本型心肌病的主要病理生理异常。

【临床表现】　充血性心力衰竭、各种心律失常和体动脉栓塞等是常见的临床症状。体检无病理性杂音,或于心尖部/胸骨左缘闻及Ⅱ级左右的收缩期杂音。心电图示左室或双室肥厚,心律失常,传导阻滞或异常 Q 波等,且具有多样性或多变性。

【影像学检查方法的选择】　X 线平片及超声心动图简便、易行,对扩张型心肌病的诊断仍为常用的方法,具有初步筛选作用。MRI 和 CT 增强扫描检查可直接显示心肌和心腔的形态变化及其功能动态改变。心血管造影仅用于与冠心病的鉴别诊断。

【影像学征象】

(一) X 线平片表现

心脏呈"普大"型或"主动脉"型,多为中至重度增大,各房室均可增大,以左室增大为著。透视下常见两心缘搏动普遍减弱。多有不同程度的肺淤血,间质性肺水肿。

(二) CT 表现

1. 对比增强 CT　心脏增大以左室扩张为主(图 5-2-24),室壁和肌部间隔厚度正常或稍变薄。若有附壁血栓则表现为左室心尖-前壁区域的充盈缺损。

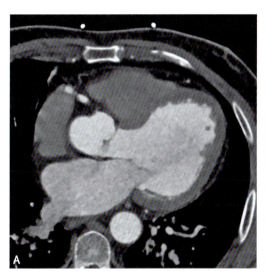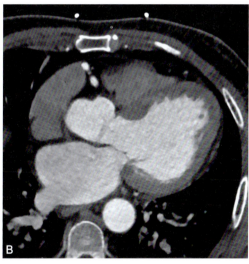

图 5-2-24　扩张型心肌病
A. 收缩期横断面 CT 增强图像;B. 舒张期横断面 CT 增强图像,示左心室(LV)扩张。

2. CT 4D 电影成像　左室整体收缩功能减弱以至消失。

(三) MRI 表现

其所见基本同 CT,延迟增强扫描有时可见心肌不均匀强化,主要累及室间隔,提示心肌间质纤维化。MRI 电影还有助于显示继发的房室瓣关闭不全。

(四) 心血管造影表现

左室扩张,在各心动周期心室形态及大小变化极少;冠状动脉基本正常。

(五) 超声心动图表现

1. ME　心腔扩大;室间隔及左室后壁变薄;二尖瓣开放幅度减小,呈钻石样。

2. 2DE　全心腔扩大,以左心为著;室间隔及左室后壁运动幅度普遍减低呈弥漫性减弱,收缩期室间隔增厚率下降,小于 30%(正常人 40%~60%)。二尖瓣前后叶开放幅度明显缩小,呈"钻石样"改变,但 EF 斜率正常。

3. D-Echo　不同程度的房室瓣关闭不全。

【诊断与鉴别诊断】　扩张型心肌病无特异性临床、心电图和影像学征象,属"排除性"诊断。扩张型心肌病与冠心病或高血压-冠心病的鉴别:根据病史、心电图及影像学检查(包括冠状动脉造影)多可作出正确诊断(表 5-2-7)。

表 5-2-7　扩张型心肌病与冠心病或高血压 - 冠心病的鉴别诊断

要点	扩张型心肌病	冠心病
病史	多无心肌梗死和 / 或高血压	多有心肌梗死和 / 或高血压
心电图	左室或双室肥厚,心律失常,传导阻滞或异常 Q 波等,且具有多样性或多变性	ST 段压低或升高和 / 或 T 波倒置,亦可为室性期前收缩、左束支和左前分支阻滞或心肌梗死等改变
心脏增大	明显增大	无或轻度
冠状动脉	基本正常	冠状动脉狭窄或闭塞

二、肥厚型心肌病

肥厚型心肌病(hypertrophic cardiomyopathy)的特征为心室壁呈不对称性肥厚,常侵及室间隔,心室内腔变小,左心室血液充盈受阻,左心室舒张期顺应性下降。多见于青少年,男女无差别。根据左心室流出道有无梗阻分为梗阻性及非梗阻性肥厚型心肌病,可能与遗传等有关。对成年人而言,在任何影像检查上左心室任一心肌节段室壁厚度大于 15mm 而不能用其他原因解释者即可确立诊断。

【病理生理基础】　心肌肥厚,心腔不扩张,且多缩小、变形。病变可侵犯心室的任何部位,但最常累及肌部室间隔引起非对称性室间隔肥厚(asymmetric septal hypertrophy,ASH)。部分病例可主要侵犯心尖部、左室中段甚或左室游离壁形成普遍性肥厚,而无流出道狭窄,构成肥厚型心肌病的亚型。镜下可见心肌细胞及核异常肥大、变形,肌束排列错综紊乱以及灶性纤维化。

非对称性室间隔肥厚可引起左室流出道狭窄,排血受阻;由于心肌肥厚、变硬、顺应性降低,心室舒张受限,尤其心室游离壁心肌肥厚较著者,血液流入阻力增高,可引起舒张期心力衰竭,多属晚期表现。

【临床表现】　常有心悸、气短、头痛、头晕等症状,少数病例可发生晕厥,甚至猝死。多数病例于胸骨左缘或心尖部闻及较响的收缩期杂音,可扪及震颤。心电图示左室或双室肥厚、传导阻滞、ST-T 改变和异常 Q 波等。

【影像学检查方法的选择】

1. **X 线平片**　对肥厚型心肌病的诊断限度较大。

2. **超声心动图**　为肥厚型心肌病的首选检查方法。其可直接显示心肌和心腔的形态变化及其功能动态改变。

3. **CT**　增强扫描为肥厚型心肌病的辅助检查方法。其可显示室壁及肌部间隔异常肥厚的部位、程度和范围;电影方式可观察心脏及左室运动功能。

4. **MRI**　心电门控 SE 横轴、冠状及矢状位扫描可全面显示肥厚型心肌病的形态变化,但 MRI 电影除能观察心室运动功能外,还有助于显示继发的房室瓣关闭不全。

5. **心血管造影**　仅用于肥厚型左室流出道狭窄介入或手术治疗适应证的选择。

【影像学征象】

(一)X 线平片表现

心脏多呈"主动脉"型和中间型,一般心脏不大或仅见左室肥厚为主的轻度增大,少数心脏呈中至重度增大,且主要累及左心室。肺纹理多正常,心脏明显增大者可见肺淤血和间质性肺水肿。

NOTES

（二）CT 表现

室间隔肥厚，其与左室后壁厚度之比大于 1.5，非对称性室间隔肥厚最常见；任一节段左心室厚度大于 15mm（图 5-2-25）。心脏整体收缩功能正常或增强，但心肌普遍肥厚或病程晚期时，收缩功能减弱。冠状动脉多正常。

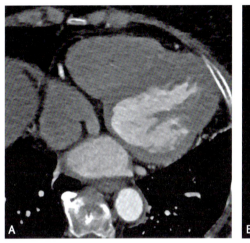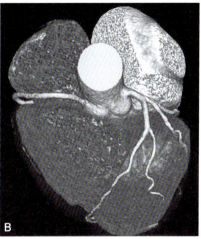

图 5-2-25　肥厚型心肌病
A. 横断面 CT 增强图像，示室间隔肥厚，厚度大于 15mm；B. 容积再现图像，示冠状动脉未见明显异常。

（三）MRI 表现

1. 室间隔肥厚，异常肥厚的心肌呈均匀的中等信号（图 5-2-26A）。

2. 异常肥厚的心肌收缩期增厚率减低，正常的心肌收缩功能正常或增强。

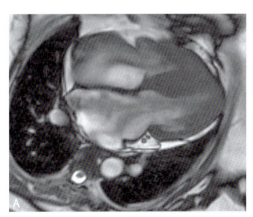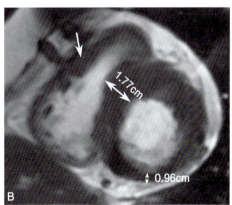

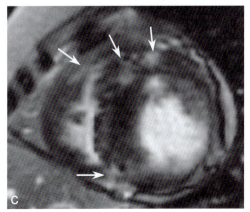

图 5-2-26　肥厚型心肌病的 MRI 表现
A. 四腔心长轴位；B. 左心室短轴位平扫图像，示舒张末期室间隔壁较下壁增厚，右心室壁亦可见增厚（箭头）；C. 左心室短轴位延迟增强图像，示室间隔位于右心室插入点、右心室侧壁延迟强化。

3. 延迟增强扫描于肥厚心肌处可出现斑片状或条带样强化（图5-2-26B、C），且与冠状动脉所对应的区域无关，多分布于心肌中层。

（四）心血管造影表现

多采用双斜位或正侧位左心室造影。

1. 左室流出道呈倒锥形狭窄，为室间隔肥厚和二尖瓣前瓣前移所致。

2. 心室腔缩小、变形，呈"砂钟""鞍背"状，为乳头肌肥厚和不同部位的心肌肥厚所致。

3. 继发的不同程度二尖瓣关闭不全。

4. 冠状动脉及分支正常或轻度扩张。

（五）超声心动图表现

1. ME

（1）室间隔增厚。

（2）二尖瓣及腱索收缩期向前运动（systolic anterior motion，SAM）。

（3）左室流出道狭窄，左室腔缩小。

（4）左心舒张功能与顺应性降低，二尖瓣前叶EF斜率减慢及CD段异常向前突起等。

2. 2DE

（1）室间隔增厚及运动减弱：室间隔非对称性肥厚最常见，与左室后壁厚度之比大于1.5；病变心肌回声增强，呈毛玻璃样或斑点状强弱不等；病变心肌收缩性减弱或消失。

（2）心腔变小，致左室流出道内径变窄，多数小于20mm。

3. D-Echo　左室流出道内收缩期血流速度加快，收缩晚期舒张逐渐达到高峰。

【诊断与鉴别诊断】　肥厚型心肌病应注意与高血压心脏病的鉴别，根据以下几点可做出正确诊断（表5-2-8）。

表5-2-8　肥厚型心肌病与高血压心脏病的鉴别

要点	肥厚型心肌病	高血压心脏病
病史	家族遗传史	高血压病史
心肌肥厚程度	>15mm	<15mm
心肌肥厚的均匀性	非对称性多见	对称性
心肌回声	不均匀	均匀
SAM征	阳性	阴性
左室流出道狭窄	有	无

三、限制型心肌病

限制型心肌病（restrictive cardiomyopathy）又称闭塞型心肌病（obliterative cardiomyopathy），主要指心内膜心肌纤维化和嗜酸性粒细胞增多性心内膜心肌病（或称Loeffler心内膜炎）。心内膜心肌纤维化常见于非洲湿热地区，且多见于儿童和青少年。

【病理生理基础】　心内膜和内层心肌的纤维化，附壁血栓形成，导致心内膜明显增厚，心肌变硬。病变主要侵犯心室流入道和心尖，引起收缩、变形以至闭塞，腱索及乳头肌亦常被累及，使心室充盈舒张受限，充盈压升高，心排血量减低和房室瓣关闭不全。

【临床表现】　本病可分为右心型、左心型和双室型3个类型：右心型者表现为三尖瓣关闭不全，肝大、腹腔积液，但下肢无或仅有轻度水肿为其特点；左心型则似二尖瓣关闭不全，常有呼吸困难、胸痛等；双室型为两组症状和体征的组合，但常以右心损害及其表现为著。心电图无特异性变化，可有异常P波，心房颤动和P-R间期延长等。

【影像学检查方法的选择】 X 线平片用于初步筛选限制型心肌病。超声心动图是该病首选的影像检查方法。MRI 和 CT 是该病的辅助检查方法,可直接显示心肌和心腔的形态变化及其功能动态改变。心血管造影仅用于限制型心肌病的鉴别诊断,目前临床很少应用。

【影像学征象】

（一）X 线平片表现

1. **右心型** 心脏呈高度普遍增大或呈球形,常伴巨大右心房,部分病例左心缘上段膨凸为扩张的右室流出道,上腔静脉可有扩张。左心缘上段搏动正常或增强。肺血减少。

2. **左心型** 心脏和左心房增大程度较轻,或心脏不大。肺淤血,也可见不同程度的肺循环高压。

3. **双室型** 为上述两型征象的组合,心脏多呈中至高度增大,常以右心损害表现为著。

（二）CT 表现

1. **心腔变形** 右心型和左心型均表现为各心室心尖部(流入道)变形闭塞,双室型者累及程度多不均匀,以累及右心室为著。

2. **心房增大** 以右心房增大为著且多见。

3. **伴随表现** 腔静脉扩张、心包积液、胸腔积液等。

（三）MRI 表现

1. **右心型** 右室腔变形,心尖闭塞,流出道扩张;右心房明显扩张,呈中高信号;三尖瓣中重度关闭不全。

2. **左心型** 左室腔心尖变形,圆隆或闭塞;左心房扩张,伴二尖瓣轻度关闭不全。

3. **双室型** 为上述两型征象的组合,常以右心损害表现为著。

（四）心血管造影表现

1. **右心型** 右室心尖闭塞,流入道收缩变形,两者缩成一团,舒缩功能消失;流出道扩张,舒缩功能良好;三尖瓣关闭不全,可见中大量反流;右房高度扩张,对比剂排空延迟;肺动脉分支纤细,充盈延迟。

2. **左心型** 左室不大,心尖圆钝,舒缩功能受限;二尖瓣关闭不全及左房增大。

3. **双室型** 常以右心病变为主。

（五）超声心动图表现

1. **右心型** 右室心尖部心内膜回声增强增厚,心尖部心腔闭塞;右室流出道增宽;三尖瓣叶增厚、变形,失去关闭性能;右房明显增大;肺动脉细。

2. **左室型** 左室心尖部变钝,伴不同程度的二尖瓣关闭不全及左房增大,肺动脉扩张。

3. **双室型** 常以右心病变为主。

【诊断与鉴别诊断】 右心型限制型心肌病与缩窄性心包炎的鉴别:根据病史、心电图及超声心动图多可做出正确诊断(表 5-2-9)。

表 5-2-9 右心型限制型心肌病与缩窄性心包炎超声心动图鉴别诊断

要点	右心型限制型心肌病	缩窄性心包炎
心脏外形	球形,高度普遍增大	类三角形,正常或轻中度增大
心脏房室增大	右心房明显增大	少见,可有左右心房增大
心室内膜增厚	有	无
心尖部闭塞	右心室心尖部闭塞	无
心包增厚钙化	无	有
心功能	病变区舒缩功能消失	舒张功能障碍
肺循环	肺血减少	肺淤血

第七节　心 包 疾 病

Key points

● Echocardiography is the first-choice and the most important imaging technique for the diagnosis of pericardial disease.

● When a large amount of pericardial effusion is present, the typical X-ray radiography findings are generally-enlarged or flask-shaped heart shadow. CT can reveal the degree of pericardial effusion and indicate its nature.

● Constrictive pericarditis is a disease characterized by irregular thickening of pericardium and calcification, and the typical manifestation is armored heart.

一、心包积液

心包积液(pericardial effusion, PE)指心包腔内的液体超过 50ml,是心包病变的一部分。

【病理生理基础】　心包腔内的液体分为漏出性和渗出性,前者常见于心功能不全,后者常见于心包炎的渗出期。心包积液可引起心包腔内压力升高,达到一定程度时,可压迫心脏导致心室舒张功能受限,使心房和体、肺静脉回流受阻,进而心房和静脉压力升高,心脏收缩期排血量减少,有的可出现心脏压塞。

【临床表现】　患者可有乏力、发热、心前区疼痛等症状,疼痛仰卧时加重,坐位或俯卧位时减轻。急性者积液量短时间内迅速增加,出现心脏压塞症状,如呼吸困难、面色苍白、发绀、端坐呼吸等。体检示心音遥远,颈静脉怒张、静脉压升高,血压及脉压均降低。心电图示 T 波低平、倒置或低电压。

【影像学检查方法的选择】　X 线平片可用于检查中至大量心包积液,但其诊断价值不如超声心动图,一般不用于诊断少量心包积液。超声心动图目前已成为诊断心包积液首选和最重要的影像学方法,以 M 型超声心动图(ME)和 2DE 方法最适用,尤其后者,可准确判定心包积液量的多少。MRI、CT 是诊断心包积液的辅助方法,能敏感发现心包积液,且定位准确。

【影像学征象】

(一) X 线平片表现

少量心包积液可无异常 X 线表现。大量心包积液时心影向两侧扩大,呈"普大"型或"烧瓶状"(图 5-2-27A),心缘各弓正常分界消失,心膈角变钝;短期内(数日~2 周)心影大小可有明显变化。

(二) CT 表现

正常情况下心包厚度小于 3mm,大于 3mm 即为异常。平扫上心包积液表现为沿心脏轮廓分布、紧邻脏层心包脂肪层的环形低密度带(图 5-2-27B),依部位不同此低密度带的厚度会有所变化。增强扫描可更清楚地显示心包积液(图 5-2-28)。

心包积液的密度可能提示积液的性质。漏出性心包积液表现为水样密度,CT 值在 0~20HU,感染、肿瘤等所致的渗出性心包积液密度常较高,常在 20~60HU;若为心包积血,CT 值多在 60~80HU。

可根据舒张期心包脏、壁层间距判断心包积液的程度。少量心包积液,舒张期心包脏、壁层间距在 5~15mm,多位于左室后侧壁或右房侧壁的外方;中量心包积液(舒张期心包脏、壁层间距 15~25mm),除在上述部位外,多位于右室前壁前方或左室心尖部下外方;大量心包积液(舒张期心包脏、壁层间距大于 25mm),表现为围绕心脏的偏心环。

(三) MRI 表现

心包脏、壁层间距增宽;积液因性质不同,在 T_1WI 上信号各异,在 T_2WI 上呈高信号。

(四) 超声心动图表现

少量心包积液时,房室沟、左心室后壁的心外膜与壁层心包膜间液性暗区小于 15mm。中量、大

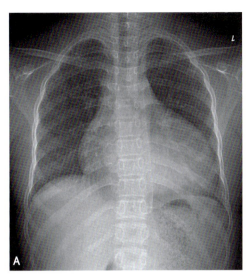
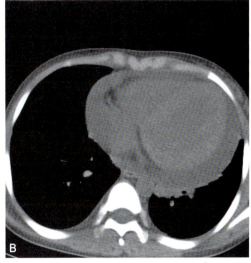

图 5-2-27　大量心包积液
A.胸部后前位片,示心脏普遍增大,两心缘弧度消失,肺纹理大致正常;B.1 周前的 CT 平扫纵隔窗,
示心包内液体密度影。

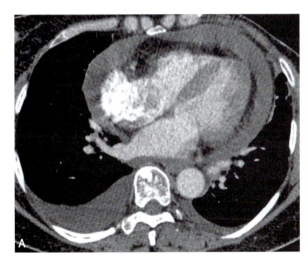
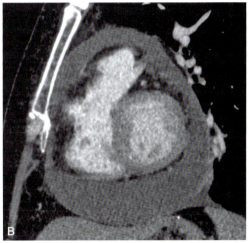

图 5-2-28　大量心包积液
A.横断面 CT 增强图像;B.矢状面重组图像;示心包内大量液体密度影。

量心包积液时,左心室后壁液性暗区厚度范围分别为 15~20mm、大于 20mm,且于心脏的外侧、前和后方均可见带状分布的液性暗区。

二、缩窄性心包炎

缩窄性心包炎(constrictive pericarditis,CPC)是由于心包慢性炎症导致心包增厚、粘连甚至钙化,使心脏舒张、收缩受限,心功能减退,引起全身血液循环障碍的疾病。多由结核性心包炎所致。

【病理生理基础】　心包脏层与壁层粘连,出现不同程度增厚,重者可达 20mm 以上。心包增厚一般以心室面为著,右心房室侧较左心侧增厚更明显,而大血管根部较轻。

CPC 的心包异常增厚,首先限制心脏的舒张功能,使体、肺静脉压力升高,静脉回心血量下降,心排血量降低,继而亦可限制心脏收缩功能,导致心力衰竭。

【临床表现】　呼吸困难、腹胀和 / 或水肿伴心悸、咳嗽、乏力、胸闷等为常见症状。体检可发现颈静脉怒张、腹腔积液、奇脉、心音低钝和静脉压升高(>0.375kPa)等。心电图示肢体导联 QRS 波群低

NOTES

电压,T 波低平或倒置及双峰 P 波等。

【影像学检查方法的选择】

1. X 线平片　仍是诊断 CPC 常用的检查方法,可显示心包钙化和体、肺循环淤血等情况,对评估病变程度亦有一定帮助。

2. 超声心动图　目前已成为诊断 CPC 最重要的检查方法,在显示心包增厚、评价心功能,特别对房室沟缩窄与二尖瓣狭窄的鉴别诊断方面起决定作用。

3. CT 和 MRI　是诊断 CPC 常用的辅助检查方法。二者均可直接显示心包结构及其异常增厚;CT 对检测钙化敏感;MRI 可观察心腔形态及运动功能,鉴别 CPC 与限制型心肌病尤佳。

【影像学征象】

（一）X 线平片表现

心脏大小正常或轻度增大,少数可中度增大;心缘僵直,心外形常呈三角形或近似三角形。部分患者可见心包钙化,呈蛋壳状、带状、斑片状等高密度影,多分布于右室前缘、膈面和房室沟区,典型者呈“盔甲心”。多数患者可见上腔静脉和 / 或奇静脉扩张,常见肺淤血和间质性肺水肿。

（二）CT 表现

平扫示心包不规则增厚（厚度大于 3mm）,脏壁层界限不清,部分可见钙化灶,典型者呈盔甲心（图 5-2-29）,可确立诊断。部分患者出现腔静脉扩张、左右心房扩大和继发的肝脾大、腹腔积液及胸腔积液等征象。增强扫描意义不大,可示左右心室内径缩小,室间隔僵直;回顾性心电门控 CT 扫描可示心室内径收缩舒张期变化幅度明显下降,提示心室舒张功能受限。

（三）MRI 表现

除不能直接显示钙化灶外,其作用基本与 CT 相似。MRI 电影可显示室间隔摆动。

（四）超声心动图表现

1. ME　左心室后壁舒张早期速率增快,中晚期活动平直;室间隔运动异常;心包壁层回声增宽,厚度常大于 3mm。

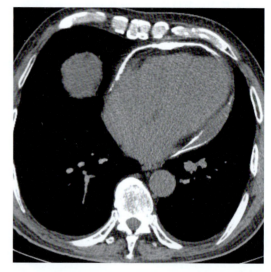

图 5-2-29　缩窄性心包炎
横断面 CT 平扫图像,示心包增厚、钙化,呈典型盔甲心。

2. 2DE　心室舒张受限,双心房扩大;室间隔不规则的左右摆动;心包缩窄部位回声浓密,可出现杂乱回声。

【诊断与鉴别诊断】　缩窄性心包炎与风湿性心脏病二尖瓣狭窄相鉴别:超声心动图有助于鉴别。若 X 线检查示房室沟环状钙化,可进一步行 CT 及 MRI 检查,有助于缩窄性心包炎的诊断。

第八节　主动脉夹层

Key points

- There are two main types of aortic dissection: DeBakey and Stanford classifications.

- Sudden tearing chest pain typically radiating through to the back is the classical presentation of patients with acute aortic dissection.

- CT angiography is the main diagnostic technique for evaluating aortic dissection, which can show the false and true lumens, the extent of involvement, the location and number of the rupture, and the presence or absence of mural thrombosis.

主动脉夹层（aortic dissection, AD）是指主动脉内膜与中膜发生撕裂并沿主动脉纵轴剥离形成双腔改变。近年来随着影像学技术的普及与提高,尤其是多层螺旋 CT 的应用,主动脉夹层的检出率日趋增多。

【病理生理基础】

1. 主动脉有内膜破口（entry）,主动脉腔内高压血流灌入主动脉壁中膜,形成血肿,并使血肿在主动脉壁内扩展延伸。少数无内膜破口者为中膜内出血或破口为血栓闭塞所致。夹层血肿远端常可见内膜再破口（re-entry）,出血回流至主动脉腔内,起自然减压作用。

2. 主动脉夹层分型　主要有 DeBakey 分型和 Stanford 分型两种分型方法（图 5-2-30）,以后者更常用。

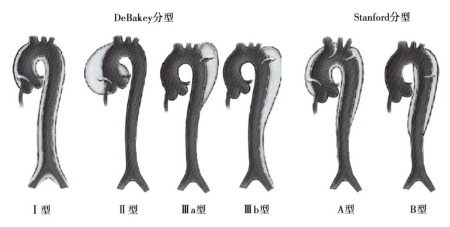

图 5-2-30　主动脉夹层分型示意图

（1）DeBakey 分型：Ⅰ型：破口位于主动脉近端,病变累及主动脉弓和 / 或降主动脉。Ⅱ型：破口位于升主动脉,病变终止于无名动脉水平。Ⅲ型：破口位于左侧锁骨下动脉以远,病变可伸展至腹主动脉。根据累及范围又可分为 2 型,a 型仅累及降主动脉胸段,b 型累及主动脉全程,甚至髂动脉。

（2）Stanford 分型：以左锁骨下动脉为分界点,分为：A 型：累及升主动脉,伴或不伴有降主动脉累及。B 型：累及左锁骨下动脉以远的主动脉,累及无名动脉和左锁骨下动脉之间的主动脉弓者亦归入 B 型。

【临床表现】　典型主动脉夹层的临床表现为突发剧烈的胸背部撕裂样疼痛。严重者可出现心衰、晕厥甚至猝死。体征：部分患者可有两侧上肢血压不对称或下肢动脉搏动减弱、消失等。

【影像学检查方法的选择】

（一）X 线平片

目前很少作为主动脉夹层的诊断方法。

（二）CT

可显示主动脉夹层真假腔、累及的范围,破口的部位、数量、有无附壁血栓等,进行分型诊断,尤其有助于鉴别主动脉壁内血肿和主动脉穿透性溃疡。心电门控 CT 检查技术,有助于升主动脉根部的观察。目前 CT 已成为主动脉夹层首选检查方法之一,尤其适合急危重患者。有助于手术适应证的选择和术后或保守治疗后的随诊观察,同时可观察心脏各房室大小及胸肺情况等。需静脉注射碘对比剂和有电离辐射为其不足。

（三）MRI

SE 序列和 GRE 快速成像 MRI 电影可从不同体位显示主动脉夹层的形态、类型、范围、破口情况、附壁血栓以及与主动脉主支、周围组织结构的关系等,还可显示血流动态变化。MRI 检查时间比 CT 长,临床使用不如 CT 普及,有 MRI 应用禁忌证。

（四）超声

可显示主动脉夹层的形态及类型、显示内膜撕裂口、假腔内血栓,有助于真假腔的鉴别,但对降主动脉探查受限,受肺气肿、肥胖等因素影响,且诊断与操作者的经验及技术水平有关。

（五）血管造影

仅用于外科术前需除外冠心病患者及主动脉夹层介入治疗的患者等。

【影像学征象】

（一）X线平片表现

两上纵隔或主动脉弓降部明显增宽、扩张；如并发主动脉瓣关闭不全则可见左室及心脏增大；急性心包或胸腔积液等，提示夹层破裂可能。

（二）CT 表现

1. 平扫 CT 典型表现为主动脉腔内膜片（intimal flap）钙化内移，可提示诊断（图 5-2-31）。可有主动脉局限性或全程管径增宽、胸腔积液及心包积液等征象。主动脉夹层渗漏或破裂时，可见心包、胸腔或主动脉周围组织积血。

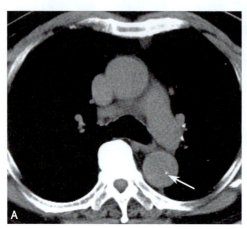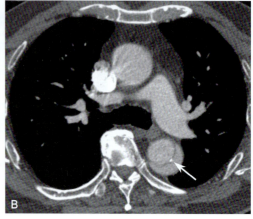

图 5-2-31 主动脉腔内膜片钙化内移

A. 横断面 CT 平扫图像，示主动脉腔内膜片钙化内移（箭头）；B. 横断面 CT 增强图像，示撕裂的内膜片并钙化（箭头），证实主动脉夹层的诊断。

2. 增强 CT 及 CTA 主动脉腔内可见横贯的线样低密度影（代表内膜片）将主动脉分为真假两腔，常常假腔比较大，真腔比较小；夹层的近端及远端一般可见内膜片破口，破口可有多个；假腔内常有血栓形成，血流缓慢，对比剂延迟强化；冠状动脉、头臂动脉及腹主动脉分支可受累。依据 CT 所示病变累及范围可进行主动脉夹层分型诊断（图 5-2-32，图 5-2-33）。

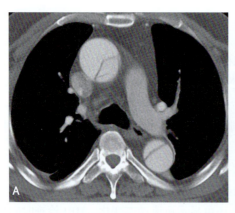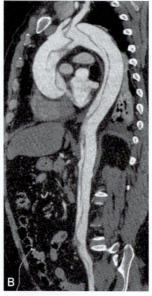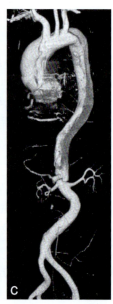

图 5-2-32 主动脉夹层（Stanford A 型）

A. 横断面 CT 增强图像；B. 曲面重组图像；C. 容积再现图像；示主动脉全程腔内可见内膜片影和"双腔征"，为典型 Stanford A 型主动脉夹层。

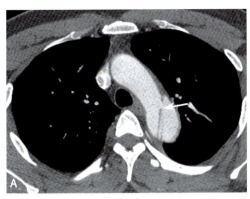
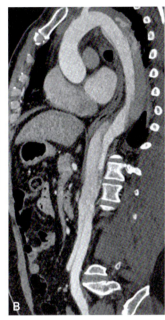
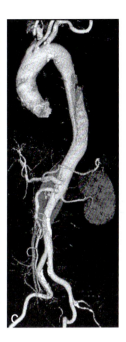

图 5-2-33　主动脉夹层（Stanford B 型）
A. CT 横断面增强图像；B. 曲面重组图像；C. 容积再现图像；示自左侧锁骨下动脉起始部以远的主动脉腔内膜片影和"双腔征"，可见主动脉夹层破口（箭头），假腔内血流缓慢，强化程度较低。

（三）MRI 表现

1. 平扫

（1）主动脉真假腔和内膜片沿主动脉长轴延伸：①真腔血流较快，呈低或无信号，多较小；假腔血流较慢，呈低或中等信号，常较大；内膜片呈中等信号位于其间；②内破口表现为内膜片连续性中断；③假腔内血栓多位于假腔的后侧壁，呈中高信号。

（2）主动脉分支受累：常累及头臂动脉和肾动脉，表现为受压移位、狭窄、闭塞或夹层。

2. MRI 电影　真腔血流经内破口快速流入假腔，在破口处湍流呈低或无信号；假腔附壁血栓呈中高信号，血流呈低中信号；部分患者可见主动脉瓣关闭不全。

（四）血管造影表现

采用正侧位或左前斜位胸主动脉造影为宜，有时需加做腹主动脉造影，可显示破口的部位、数量、内膜片及主动脉双腔征象（图 5-2-34）。

1. 典型征象　主动脉真腔显影同时，假腔内亦有对比剂充盈或充盈延迟，一般真腔变窄，假腔扩

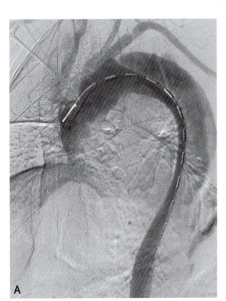
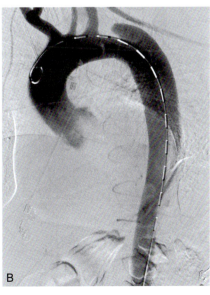

图 5-2-34　主动脉夹层 DSA 表现
A. Stanford A 型主动脉夹层，示升主动脉形态不规则，降主动脉明显扩张，分为真、假两腔，腔内可见明确内膜片影；B. Stanford B 型主动脉夹层，示降主动脉自左侧锁骨下动脉以远主动脉腔内可见明确内膜片影及双腔征。

张。若对比剂外溢或进入邻近组织内,则为主动脉夹层破裂的指征。

2. 内膜片 表现为有对比剂的双腔间的线条状充盈缺损。

3. 内破口 表现为主动脉管壁(内膜片)局部对比剂喷射、外溢或龛影样突出。

4. 假腔内血栓 表现为假腔内充盈缺损。

(五) 超声心动图表现

主动脉壁内夹层内膜片表现为片状强回声位于低回声的血管腔内,随心动周期有不同程度摆动。内膜片将血管腔分为真假腔,还可观察有无并发主动脉瓣反流及心包积液。

【诊断与鉴别诊断】 主动脉夹层与主动脉壁内血肿、胸主动脉迂曲、扩张等鉴别:MRI 和增强 CT 有助于确诊。

思考题

1. 简述房间隔缺损的血流动力学改变。
2. 简述房间隔缺损的 X 线胸片征象。
3. 简述室间隔缺损影像学检查方法的选择。
4. 简述 Eisenmenger 综合征及 X 线表现。
5. 法洛四联症包括哪 4 种畸形? 哪两种为主要畸形?
6. 简述法洛四联症 X 线胸片的主要征象。
7. 简述心血管造影在诊断法洛四联症中的价值。
8. 简述二尖瓣狭窄的 X 线胸片表现。
9. 简述二尖瓣狭窄和左心房黏液瘤的超声心动图的鉴别要点。
10. 简述风湿性心脏病二尖瓣关闭不全的超声心动图表现。
11. 简述 X 线胸片在高血压诊治中的作用。
12. 高血压所致心脏大血管改变需与哪种心脏病相鉴别?
13. 简述冠心病选择性冠状动脉造影的主要征象。
14. 简述放射性核素显像在冠心病诊治中的价值。
15. 简述肺动脉 CTA 所示肺栓塞的主要征象。
16. 简述放射性核素在肺栓塞诊断中的作用及其主要征象。
17. 简述扩张型心肌病的 X 线胸片表现。
18. 简述超声心动图在扩张型心肌病诊断中的作用及其主要征象。
19. 简述梗阻性肥厚型心肌病的心血管造影征象。
20. 简述超声心动图在肥厚型心肌病诊断中的作用及其主要征象。
21. 简述 MRI 在限制型心肌病诊断中的作用及其主要征象。
22. 简述心包积液的 MRI 表现。
23. 简述超声心动图在肺栓塞诊断中的作用及其主要征象。
24. 简述缩窄性心包炎在 X 线胸片上的主要征象。
25. 简述 CT 在缩窄性心包炎诊断中的作用及其主要征象。
26. 简述对比增强 CT 在主动脉夹层诊治中的作用。
27. 简述主动脉夹层影像学检查方法的选择。

(张龙江 侯 阳)

第六篇
消化系统

第一章
消化系统总论

消化系统（digestive system）在解剖和生理学意义上由消化道（digestive tract）和与消化过程相关、并与消化道相通连的消化腺（digestive gland）组成。前者即为胃肠道（gastrointestinal tract），包括食管（esophagus）、胃（stomach）、十二指肠（duodenum）、空肠（jejunum）、回肠（ileum）、结肠（colon）和直肠（rectum）；后者包括肝（liver）、胆道系统（biliary system）和胰（pancreas）。脾（spleen）本身属于网状内皮系统（reticulo-endothelial system）器官，但由于其位于左上腹，与消化器官存在密切的解剖学联系，故将脾的影像学检查纳入本章。由于消化系统的绝大多数器官位于腹部，有关腹壁、腹膜腔及腹膜后间隙的影像学检查也放在本章一并叙述。

第一节　消　化　道

Key points

● Abdominal x-ray radiography, also known as the plain film, is often used to evaluate and diagnose the source of acute pain in the abdominal region or lower back.

● Barium x-ray study is used to diagnose the abnormalities of the gastrointestinal tract, such as the ulcers, polyps, hernias, strictures, and tumors. Also, the mobility of GI tract can be evaluated with barium meal study.

● Contrast-enhanced CT scan is regarded as the "routine" examination for the diagnostic workup of gastrointestinal diseases by providing dedicate information about the wall of GI tract as well as the extraluminal abnormalities. At present, the application of MR imaging in gastrointestinal diseases has been greatly improved with the technical advances.

一、常用的影像学检查方法

包括X线检查、钡剂造影（barium contrast examination）、血管造影、超声、CT、MRI和核医学检查等。

（一）X线检查

X线检查包括平片和透视，二者常合用于急腹症（acute abdomen）的筛查诊断。

1. 透视　常用于观察膈肌运动、胃肠蠕动等。目前已很少应用。

2. 腹部平片　常用摄影位置包括仰卧前后位、侧卧水平正位、站立正侧位、倒立正侧位等。

（1）仰卧前后位：是基本摄影位置。腹部平片能显示腹内异常钙化、高密度异物、肋腹脂线、肾周及腰大肌脂线等，详见本章第三节。

（2）站立位：站立后前位有利于观察膈下游离气体和肠腔内有无异常气液平形成。对于危重患者则可采用侧卧位水平投照。

（3）倒立侧位：多用于检查婴儿先天性肛门闭锁（congenital anal atresia）。因其检查方法已由MRI、CT替代，该体位X线检查已不应用。

（二）钡剂造影

钡剂造影可以显示胃肠道的位置、轮廓、内腔及黏膜皱襞等的情况，但对胃肠道肿瘤的内部结构、浸润胃肠壁的程度和壁外侵犯及转移等的判断具有一定困难,还需结合其他影像检查。疑有胃肠道穿孔时,禁用硫酸钡,可改用碘对比剂稀释水溶液。

1. 方法 食管、胃肠道钡剂造影可分为传统法和气钡双重对比造影(air-barium double contrast radiography)。

(1)传统法:按检查部位和要求将硫酸钡加水调制成不同浓度的悬混液口服或灌肠,目前应用较少。

(2)气钡双重对比造影:又称为双对比法造影,指用钡液和气体共同在胃肠腔内形成影像,目前是胃肠道常用的检查。检查时序应包括:①黏膜相(mucous phase):显示黏膜皱襞轮廓、结构以及黏膜面的细微结构和微小异常(如胃小区与小沟、结肠的无名区与无名沟及早期胃癌、胃炎的微小改变等);②充盈相(filling phase):显示受检器官的形态、轮廓、蠕动和龛影、充盈缺损等附壁性病变,此外亦能观察胃肠道的排空功能和管壁的柔软度(pliability);③加压相(compression phase):显示胃腔内凹陷性病变和隆起性病变等。

静脉注入或肌内注射盐酸山莨菪碱(654-2)或胰高血糖素,可松弛平滑肌、降低肌壁张力、抑制胃肠道蠕动,能更清晰地显示胃肠道黏膜面的细微结构及微小病变、鉴别器质性与功能性狭窄,本方法称为低张双对比造影(hypotonic double-contrast)。肌内注射新斯的明或口服甲氧氯普胺(胃复安)可增加消化道张力,促进蠕动,加快钡剂在肠道内的运行,能在短时间内观察全部小肠。

2. 检查范围 常根据检查部位和检查方法划分。

(1)食管吞钡造影(barium swallow):观察食管病变及食管异物,不透X线的食管异物可使用钡棉协助检出。双重对比检查有利于显示食管早期病变。

(2)上消化道钡剂造影(upper GI series):亦称为钡餐造影(barium meal),观察食管、胃、十二指肠和上段空肠。

(3)小肠钡剂造影:了解小肠排空情况、黏膜病变和占位性病变。有时为避免重叠和更清楚显示病变,可将导管从口插入小肠,分段注入气钡行小肠双重对比检查,此方法称为小肠灌肠(enteroclysis)双对比造影。

(4)气钡灌肠双重对比造影:用于发现结肠黏膜溃疡、息肉和恶性肿瘤。

(三)X线血管造影

X线血管造影多采用动脉内数字减影血管造影。血管造影能够诊断胃肠道血管性病变,如血管栓塞、动脉瘤和动静脉血管畸形等;寻找小肠内富血管性肿瘤,如类癌、异位嗜铬细胞瘤等;了解胃肠道出血的病因和部位;对发现有对比剂外溢(extravasation of contrast medium)者,可根据器官的血供类型和特点,采用超选择性插管技术栓塞出血血管或应用动脉内局部注入缩血管药物来制止出血。

(四)CT检查

1. 扫描技术与参数

(1)检查前准备:检查前1周内不服含重金属的药物,不作胃肠道钡剂检查,一般需在CT扫描前禁食6~8小时。扫描前嘱患者分段饮清水(仅行平扫时也可酌情使用1%~3%含碘阳性对比剂)800~1 000ml,以充分充盈胃腔。为了达到低张效果,可在扫描前5分钟肌内注射盐酸山莨菪碱(654-2)20mg。

(2)在选定CT扫描参数(扫描层厚、重建层厚、扫描范围等)后,先行CT平扫;然后采用静脉团注的方式注入含碘对比剂,即刻行CT增强扫描。根据需要,可行双期或多期CT扫描。

2. 平扫与对比增强 CT扫描可以清晰显示消化道管壁本身的改变、管腔外的异常以及周围器官结构的继发性改变。在消化道肿瘤的分期、消化道急腹症、肠系膜病变等消化道疾病的评价方面能够提供更多的信息。

3. CT仿真内镜检查

(1)扫描技术与参数:检查前要求与钡灌肠同样的肠道清洁准备,静脉或肌内注射山莨菪碱

20mg 使结肠低张,经肛管注入足量的空气或 CO_2 气体后,进行连续 CT 横轴位薄层扫描,然后通过计算机三维成像后处理,获取仿真内镜图像(图 6-1-1)。

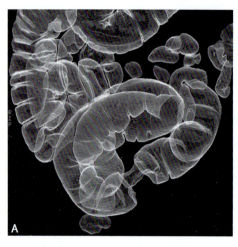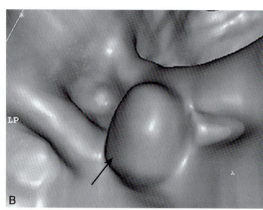

图 6-1-1　结肠 CT 仿真内镜成像

A. 清晰显示结肠黏膜细节、结肠袋形态和结肠壁轮廓;B. 内腔飞驰技术(fly-through),示结肠乳头状息肉(黑箭头),表面光滑,突入肠腔内。

(2)可以清晰显示消化道黏膜面直径 5mm 以上的息肉状病变,其敏感性及准确性已接近内镜检查,目前在结直肠病变的早期筛查方面得到较多应用。

(五) MRI

常用的 MRI 成像序列包括 T_2WI、T_1WI 平扫及 T_1WI 增强扫描,在横轴位成像的基础上附加冠状位、矢状位成像等。此外,尚有一些特殊的 MRI 序列(如 True-FISP 序列、DWI、MRI 电影等)可用于小肠病变定性和肠功能评估。

MRI 在显示消化道管壁结构、管腔外改变以及腹部其他器官、结构异常方面较有价值,特别是在远端小肠病变的诊断上 MRI 提供了一个较好的无创性手段来显示小肠黏膜、管壁及壁外的改变。另外,DWI 作为一种功能磁共振技术,可用于各种胃肠道肿瘤的显示、定性、分期、疗效评估等。

(六) 超声检查

由于胃肠道腔内气体对回波的干扰,普通 USG 检查在消化道的应用有限。内镜超声检查(endoscopic ultrasonography)把微小的超声探头置于内镜上,在直接观察黏膜病变的同时,能够清晰显示消化道管壁各层的细微情况以及邻近结构的改变,此外还可以取材活检(biopsy),因而在发现早期微细异常和定性诊断方面颇具优势。但其属于有创性操作,反映的只是受检区域局部的问题,难以评价消化道的全貌。

(七) 核素显像

主要反映消化道的代谢、功能状态和特定组织的分布特点,用于消化道出血显像、黏膜异位的显像、消化道排空评价和反流测定等方面。

二、正常影像解剖

(一) 食管

食管是连接下咽部与胃之间的肌性管道,分为颈、胸、腹三段。位于膈的食管裂孔处的食管下括约肌(lower esophageal sphincter,LES)具有防止胃内容物反流(reflux)的重要作用,它的左侧壁与胃底形成一个锐角切迹,称为食管胃角或贲门切迹。

NOTES

1. 正常钡餐造影表现

（1）吞钡后食管呈完整的管状影：在黏膜相上食管黏膜皱襞表现为数条纵行、相互平行、连续的纤细条纹状透亮影，且与胃小弯的黏膜皱襞相连续（图6-1-2）。右前斜位是观察食管的常用位置。

（2）食管的蠕动（peristalsis）波：在透视下可观察，表现为不断向下推动的环形收缩波，其下方的食管舒张。食管的第一蠕动为原发性蠕动，由下咽动作激发，使食物迅速下行。第二蠕动为继发性蠕动，始于主动脉弓水平向下推进，是食管壁受食物内压引起。

（3）第三收缩（tertiary contractions）：多见于老年人或食管贲门失弛缓症患者，为食管环状肌出现不规则收缩，表现为食管下段波浪状或锯齿状边缘。

（4）膈壶腹（ampulla）：指深吸气时膈下降，食管裂孔收缩，常使钡剂于膈上方停顿，形

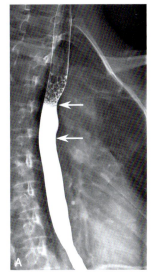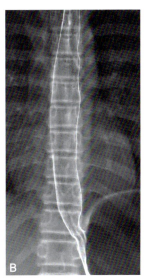

图 6-1-2 食管吞钡造影

A. 右前斜位，从上到下示食管前缘主动脉弓压迹、左主气管压迹（白箭头）；B. 正位黏膜相，示与胃小弯的黏膜皱襞相连续的食管黏膜皱襞。

成膈上4~5cm长的食管一过性扩张。呼气时消失，属正常表现。

（5）食管在影像解剖学上的4个生理性狭窄：钡餐造影右前斜位上呈压迹表现，它们分别为：①食管入口处狭窄：下咽部两侧梨状窝在第5颈椎下缘处向中心汇合成约1cm长的狭窄，此部为食管开口，大口吞钡时可使该部扩张；②主动脉弓压迹：平第4~5胸椎高度，为一半月弧形压迹，正位位于食管左缘，侧位位于食管前缘，并随年龄增加而压迹加深；③左主支气管压迹：为左主支气管斜行经过食管左前方而形成，在与主动脉弓压迹之间食管相对膨出，切勿误认为是食管憩室；④横膈裂孔部狭窄。

2. 正常CT与MRI表现 食管在胸部CT或MRI横轴位图像上类圆形软组织影（图6-1-3），位于胸椎和胸主动脉前方及气管、气管隆嵴、左主支气管和左心房后方。其内如有气体或对比剂时则可观察食管壁的厚度，约为3mm。胃食管连接部表现为管壁局限性增厚，不要误诊为病变。

（二）胃

X线解剖通常将胃分为胃底（fundus）、胃体（body of stomach）、胃窦（antrum）等几个区域，经常使用的名称还有胃小弯（lesser curvature）、胃大弯（greater curvature）和角切迹（angular incisure）等（图6-1-4）。胃

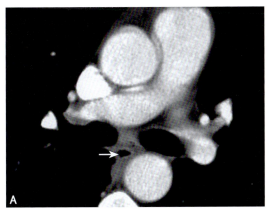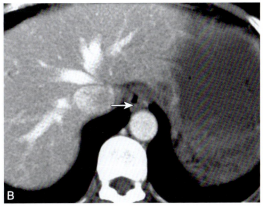

图 6-1-3 食管的 CT 表现

A. CT 增强，示气管隆嵴平面的胸段食管（白箭头）；B. CT 增强，示食管与胃连接部（白箭头）。

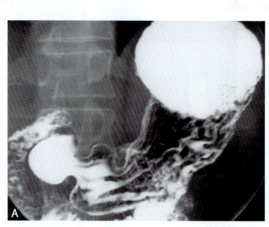
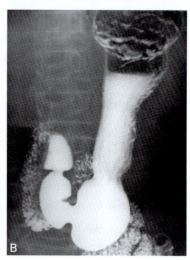

图 6-1-4　胃气钡双重对比造影

A. 仰卧位胃黏膜相;B. 站立位胃充盈相;示胃的 X 线解剖。

底位于贲门(cardia)水平线以上,内含气,立位时可见胃泡。胃体位于贲门与角切迹间。胃窦位于角切迹与幽门管间。幽门(pylorus)为连接胃和十二指肠的 5mm 左右短管。

1. 正常钡餐造影表现

(1)充盈相:胃大、小弯边缘形成光滑、规则的连续性曲线。

(2)黏膜相:胃黏膜皱襞呈条纹状透亮影,其形态是可变的,胃的充盈状态、服钡多少、加压轻重等因素均可影响皱襞的粗细和走行。胃底部皱襞呈网状排列不规则,小弯侧皱襞一般 4~5 条,平行整齐,向大弯处逐渐变粗而成横行或斜行。胃窦部皱襞走向与胃舒缩状态有关,收缩时为纵行,舒张时为横行。大弯侧皱襞较宽,为 1cm 左右,其余部位其宽度一般不超过 5mm。

(3)胃气钡双对比造影片:胃皱襞消失而显示出胃小沟(gastric groove)和胃小区(gastric areas)。正常胃小区呈大小为 1~3mm 的网格状结构,胃小沟呈粗细和密度均匀的细线,宽约 1mm,多出现在胃窦区。

(4)胃蠕动:为肌肉收缩运动,由胃体上部开始,有节律地向幽门推进,同时波形逐渐加深,一般同时可见到 2~3 个蠕动波。胃窦区无蠕动波,整体向心性收缩,使胃窦呈一细管状,将钡剂排入十二指肠。片刻后胃窦又整体舒张,恢复原来状态。但不是每一次胃窦收缩都有钡剂被排入十二指肠。胃蠕动波的多少和深浅与胃的张力有关。胃的排空一般为 2~4 小时,排空时间与胃张力、蠕动、幽门功能和精神因素等有关。

(5)胃的形状:与受检者体型、张力及神经系统的功能状态有关。在站立位时分:①牛角型胃:位置与张力高,呈横位,上宽下窄,胃角不明显,形如牛角,多见于肥胖体型;②钩型胃:位置与张力中等,胃角明显,形如鱼钩,胃下极大致位于髂嵴(iliac crest)水平;③瀑布型胃:胃底宽大向后反折,胃体小、张力高,造影时钡剂由贲门进入后倾的胃底,充满后再溢入胃体,犹如瀑布;④长型胃:又称无力型胃,位置与张力均低,胃腔上窄下宽如水袋状,胃小弯角切迹在髂嵴平面以下,多见于瘦长体型(图 6-1-5)。

2. 正常 CT 与 MRI 表现

(1)平扫 CT:扩张良好的胃,胃壁较薄,正常时厚度不超过 5mm,且整个胃壁均匀一

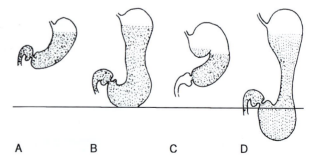

图 6-1-5　胃形状分型的示意线图

A. 牛角型胃;B. 钩型胃;C. 瀑布型胃;D. 长型胃。

致,柔软度佳。

(2)增强 CT 表现:胃壁常表现为三层结构,内层与外层为高密度,中间层为低密度。内层与中间层分别相当于黏膜层(mucosa)和黏膜下层(submucosa layer),外层相当于肌层(muscular layer)和浆膜层(serosa)。胃周血管及韧带结构显示良好(图 6-1-6)。

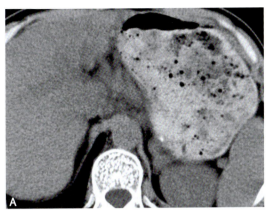
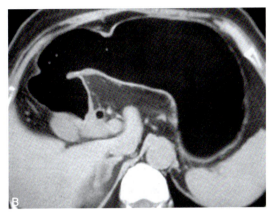
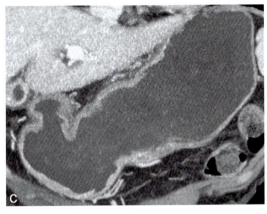

图 6-1-6 **胃的 CT 表现**
A. 胃底(胃内充盈混有对比剂的食物);B. 胃体和胃窦(胃内充盈空气);C. MIP 冠状位重建图像,示胃的全貌(胃内充盈水)。

(3)MRI 表现:胃壁的信号特点与腹壁肌肉类似。余同 CT 所见。

3. **正常超声表现** 在胃充盈超声对比剂、胃腔扩张良好时,USG 可以显示正常胃壁的厚度和光滑度,内镜超声能够显示胃壁分界清楚的各层结构。

(三)十二指肠

十二指肠全程呈"C"形,胰头被包绕其中。通常将十二指肠全程称为十二指肠肠曲或肠袢(duodenal sweep or loop),一般分为球部(duodenal bulb)、降部(descending part)、水平部(horizontal part)和升部(ascending part)。

1. **正常钡餐造影表现**

(1)球部呈三角形,顶部指向右后上方,基底部两侧为对称的穹窿,轮廓光滑整齐,幽门开口于基底部中央,球部收缩时黏膜皱襞为纵行的平行条纹。约在第 1 腰椎水平,肠管在球后处急转向下成为降部,降部位于第 1~3 腰椎的右缘,在第 3 腰椎高度向左上形成十二指肠升部,降部与升部间有一小段肠管横行称为水平段(图 6-1-7)。十二指肠球

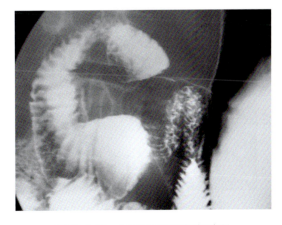

图 6-1-7 **十二指肠低张钡餐造影**
示十二指肠环的各段组成。

NOTES

部以远肠管黏膜皱襞呈羽毛状。球部为整体性收缩,可一次性将钡剂排入降部,降部及升部蠕动,将钡剂呈波浪状推入空肠。十二指肠正常时可有逆蠕动。

(2)低张双对比造影时,球部边缘呈纤细白线,黏膜面呈毛玻璃状,穹窿圆钝。降部、水平部和升部的肠腔增宽,黏膜皱襞呈环状和龟背状花纹。降部中段内侧壁的局限性肩样突起,称为岬部,乳头位于其下方,表现为圆形或椭圆形边缘光滑、直径 1.5cm 左右的隆起影,周围有横行及斜行皱襞。

2. 正常 CT 与 MRI 表现　在 CT 及 MRI 图像上,十二指肠全段与周围结构的解剖关系能得到充分的显示,十二指肠的各分段也较清楚(图 6-1-8)。

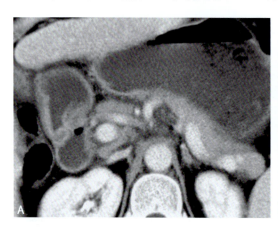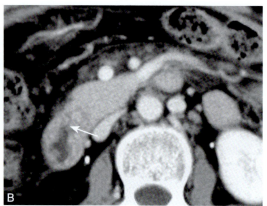

图 6-1-8　十二指肠的 CT 表现

A. 增强 CT,示十二指肠球部,内侧邻胰,前方邻肝左叶,外侧邻结肠肝曲;B. 增强 CT,示十二指肠降段和水平段交界部,胆总管开口于十二指肠乳头(白箭头),十二指肠左侧紧邻胰头钩突部。

(四) 小肠

小肠(small intestine)通过小肠系膜(small bowel mesentery)与后腹壁相连,活动范围很大。小肠长度 5~7m,其中 3/5 为空肠,位于左中上腹,2/5 为回肠,位于右中下腹及盆腔,两者间无明确分界,空肠向回肠逐渐移行,肠腔逐渐变细,管壁逐渐变薄。

1. 正常钡剂造影表现

(1)空肠:充钡扩张时皱襞呈环形排列,蠕动活跃,当空肠腔钡剂排空后,黏膜皱襞较细密呈羽毛状,钡涂布少时则呈雪花状。

(2)回肠:肠腔略小于空肠,蠕动慢而弱,有时可见分节现象,其皱襞少而浅,在肠腔扩张时无明显黏膜皱襞(图 6-1-9)。末端回肠在右髂窝处与盲肠相连接,称为回盲部(ileocecal junction)。

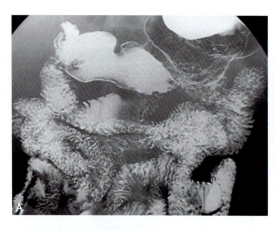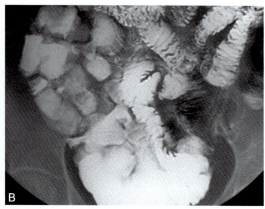

图 6-1-9　正常小肠钡餐造影

A. 空肠位于左中上腹,具丰富的环形皱襞,显示为"羽毛状"影像;B. 回肠位于右下腹和盆腔,黏膜皱襞较空肠少而浅,常显示为轮廓光滑的充盈相。

（3）小肠：充钡的小肠呈连续性排列，钡剂运行自然，各部分肠管粗细均匀，边缘光整，加压时肠管柔软且活动良好。小肠蠕动呈推进性运动，空肠蠕动迅速有力，回肠蠕动慢而弱。服钡后2~6小时钡剂前端可达盲肠，7~9小时小肠排空。

2. 正常 CT 与 MRI 表现

（1）当小肠肠腔内有较多气、液体充盈时，CT、MRI可以较好地显示肠壁，但肠袢空虚或较多肠曲密聚时会影响CT观察肠壁。

（2）增强CT和MRI对小肠肠腔外的结构，特别是小肠系膜、腹膜、网膜，显示非常好（图6-1-10），此外CT、MRI还能判断小肠位置、形态等的异常。

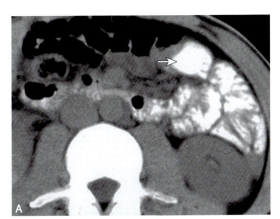
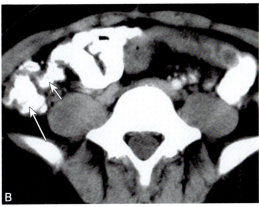
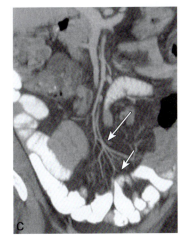

图 6-1-10　正常小肠及肠系膜的 CT 表现
A. 平扫 CT，示空肠内充满对比剂（短白箭头），可见环状的黏膜皱襞；B. 平扫 CT，示回肠末段（短白箭头）肠壁光滑，在右下腹开口于回盲部（长白箭头）；C. MIP 冠状位图像，示富含脂肪的小肠系膜及走行于其中的呈"梳状"排列的肠系膜上动脉和静脉（长白箭头）的分支，小肠呈"扇状"排列于肠系膜周边（短白箭头）。

（五）大肠

大肠（large bowel）起于盲肠止于直肠，包括阑尾（appendix）、盲肠（cecum）、升结肠、横结肠、降结肠、乙状结肠和直肠（图6-1-11）。升、横结肠交界处称结肠肝曲（hepatic flexure），横、降结肠交界处称结肠脾曲（splenic flexure）。盲肠、横结肠、乙状结肠位置变化较大，降结肠和直肠位置较为固定。结肠肠管以盲肠较为粗大，以后依次逐渐变细。乙状结肠与直肠交界处是结肠最狭窄处，长度为1~1.5cm，此处应与病理性狭窄相鉴别。

1. 正常钡剂造影表现

（1）回盲瓣（ileocecal valve）：指回肠末端形成突入盲肠腔内的瓣状结构，通常位于盲肠的后内侧壁。回盲瓣的上下缘呈对称的唇状突起，在充盈相上呈透亮影。

（2）阑尾：在钡餐或钡灌肠时都可能显影，表现为位于盲肠内下方的长条状影，粗细均匀，边缘光滑，易于推动（图6-1-12）。

（3）结肠袋（colonic haustra）：指结肠充钡时大致对称的袋状突起，横结肠以近明显，降结肠以远

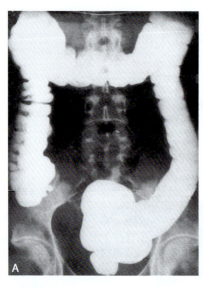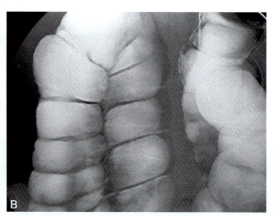

图 6-1-11　结肠的形态与分部
A.结肠钡灌肠充盈相;B. 双对比造影,示正常的结肠及结肠袋。

逐渐变浅,至乙状结肠接近消失,是结肠最主要的
X 线特征(图 6-1-11),其数目、大小、深浅可因人和
结肠充盈状态而异。

（4）直肠:通常可见上、中、下 3 个直肠横襞。

（5）结肠黏膜皱襞:呈纵、横、斜 3 种方向交错
的不规则纹理,盲肠、升结肠和横结肠明显,以横行
及斜行为主,降结肠以下皱襞渐稀疏,以纵行为主,
皱襞的形态可随蠕动而发生改变。

（6）结肠的无名沟和无名区:在低张双对比造
影中表现为细小网络状的微皱襞影像,许多结肠病
变在早期常造成微皱襞的异常。

2. 正常 CT 与 MRI 表现

（1）在 CT 图像上,结肠腔、肠壁及壁外的
结肠系膜均能良好显示;经过三维图像重建后的

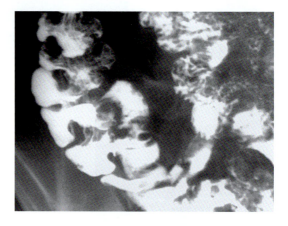

图 6-1-12　正常回盲部
钡剂造影,示回盲瓣和阑尾,末段回肠入盲肠处肠管
收缩,形似"鸟嘴"。

冠状位 CT 图像可以全面、形象反映结肠在腹腔的位置、分布及与结肠系膜、邻近器官的解剖关系
(图 6-1-13);而 CT 仿真内镜技术则为 CT 显示结肠黏膜及黏膜下病变提供了可能。

（2）CT 与 MRI 均可清晰显示直肠本身及直肠周围间隙(包括筋膜、脂肪等)的形态,对直肠病变
的局部状态评价有较大帮助(图 6-1-14)。

三、基本病变的影像表现

钡剂造影勾画出的是消化道的轮廓、黏膜表面和内腔,而黏膜下层、肌层及浆膜等结构不能得到
直接显示。CT、MRI 可以显示消化道管腔、管壁各层和腔外邻近器官、结构的改变,但对黏膜层的显
示不如钡剂造影。

（一）钡剂造影的异常征象

1. 轮廓改变　充钡后的正常消化道的轮廓平滑、光整而连续,当消化道管壁(特别是黏膜层)发
生病变时,即可造成轮廓的 X 线表现改变。

（1）隆起:指消化道管壁向管腔内的局限性突起,主要见于肿瘤性病变(如癌等)和一些非肿瘤性

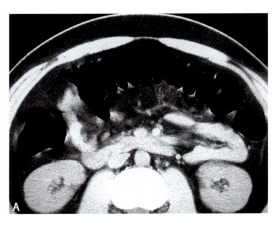
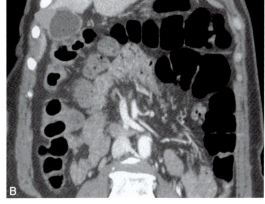

图 6-1-13　结肠的 CT 表现

A. 含气的结肠各段；B. MIP 冠状位重建图像，示结肠排列成框状位于腹部周边，结肠系膜位于腹部中央，内有系膜血管走行。

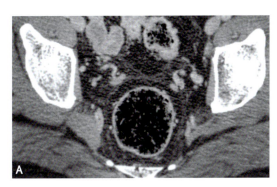
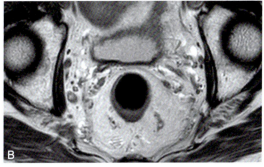

图 6-1-14　直肠及直肠周围间隙

A. CT，示直肠内含气体，肠壁光滑均匀，直肠周围间隙充满脂肪；B. MRI T_2WI，示直肠壁光滑均匀，直肠周围脂肪间隙为均匀高信号，此层面直肠前方为膀胱。

局限性病变（如炎性息肉等）。隆起致使消化道局部不能充盈钡剂，这时由钡剂勾画出的消化道轮廓形成局限性的内凹改变，称为充盈缺损（filling defect）（图 6-1-15）。良、恶性隆起各有特点（表 6-1-1）。

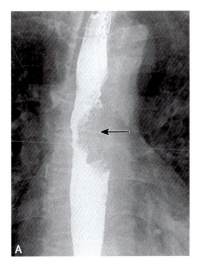
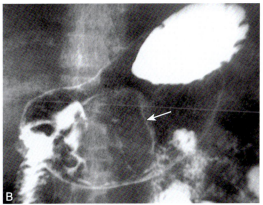

图 6-1-15　充盈缺损

A. 食管癌：食管吞钡充盈相，示食管中段左侧壁"充盈缺损"（黑箭头），轮廓不规则，表面凹凸不平；B. 肿块型胃癌：胃双对比造影仰卧位，示胃体肿块（白箭头）突入胃腔内，肿块轮廓由钡剂勾画显示为不规则线状高密度影。

NOTES

表 6-1-1　良、恶性隆起的影像鉴别诊断

分类	形状	边缘	基底部	表面形态	有无凹陷
良性	圆或椭圆形	光滑	与周围管壁呈钝角或为有蒂隆起	光滑或虽有轻微的凹凸,但程度细小且均匀	多为小而深的溃疡
恶性	不规则	不光滑	与正常管壁形成切迹	显著性凹凸不平,呈大小不均的大颗粒状或花瓣状	浅而大的溃疡

（2）凹陷:指消化道管壁的局限或广泛缺损,常见于消化道炎症、肿瘤等。黏膜缺损未累及黏膜肌层时称为糜烂(erosion),如缺损延及黏膜下层时则称为溃疡(ulcer)。在钡剂造影中,当黏膜面形成的凹陷或溃疡达到一定深度时可被钡剂填充,在切线位投照时,形成突出于腔外的钡斑影像,称为龛影(niche),在正面投影时则表现为类圆形钡斑(barium spot)(图 6-1-16)。良、恶性凹陷各有特点(图 6-1-17,表 6-1-2)。

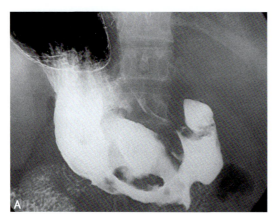
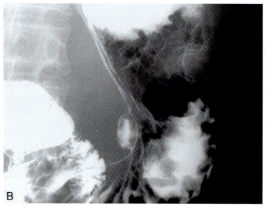

图 6-1-16　龛影

A. 溃疡型胃癌:胃双对比造影,示胃体前壁巨大龛影,其内钡剂聚集,边缘不规则,周围见"指压状"宽窄不等的环堤,无钡剂充填,形似火山口;B. 胃溃疡:胃双对比造影切线位图像,示胃小弯乳头状龛影位于胃小弯轮廓线之外,龛影边缘光滑,靠近胃壁处见环状低密度水肿带,表面光滑规整,周围黏膜呈现放射状聚集。

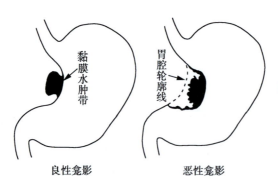

图 6-1-17　良、恶性龛影的影像特点对比示意图

良性龛影　　　　恶性龛影

表 6-1-2　良、恶性龛影的影像特点

龛影	形状	轮廓	深度	凹陷底	凹陷周边	位置
良性	圆或类圆形	光整	深	较平坦	黏膜水肿带	突出于腔外
恶性	不规则,呈地图状	不规整	浅	凸凹不平伴有颗粒状小隆起	结节状隆起	位于腔内

（3）憩室(diverticulum):是消化管壁局部发育不良、肌壁薄弱和内压增高致该处管壁膨出于器官轮廓外,使钡剂充填其内。憩室可发生于消化管任何部位,以食管、十二指肠降部、小肠和结肠多见,

X 线上表现为器官轮廓外的囊袋状突起,黏膜可伸入其内,可有收缩,形态可随时间而发生变化,与龛影不同。

（4）管壁增厚及管壁僵硬:多种疾病可引起消化道管壁的增厚,一般炎性疾病如克罗恩病,可引起肠壁广泛增厚。管壁僵硬是指消化道壁失去正常的柔软度,形态固定,即使在压迫相中形态也无明显改变,受累段管壁蠕动波消失。

2. 黏膜及黏膜皱襞改变　消化道黏膜的异常表现对早期病变的发现及鉴别诊断有重要意义(图 6-1-18)。

（1）黏膜破坏:黏膜皱襞消失,形成杂乱无章的钡影,与正常黏膜皱襞的连续性中断(图 6-1-19)。多由恶性肿瘤侵蚀所致。

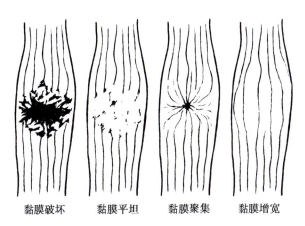

黏膜破坏　黏膜平坦　黏膜聚集　黏膜增宽

图 6-1-18　黏膜皱襞改变的影像特点示意图

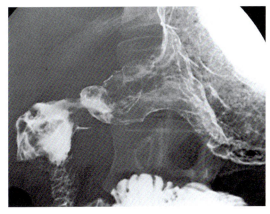

图 6-1-19　黏膜破坏
胃窦癌:钡餐,示胃窦部胃腔环状缩窄、僵硬,病变部位胃腔表面平坦或呈不规则结节状改变,无正常胃黏膜显示,胃窦部黏膜破坏区域与胃体部正常黏膜有截然分界。

（2）黏膜皱襞平坦:条纹状皱襞变得平坦而不明显,甚至完全消失。多为黏膜和黏膜下层水肿或肿瘤浸润所引起。水肿者多为逐渐移行,与正常皱襞无明显分界(良性溃疡);浸润者多伴有病变形态固定而僵硬,并与正常黏膜有明显界限(恶性肿瘤)。

（3）黏膜聚集:皱襞从四周向病变区集中,呈车辐状或放射状(图 6-1-20)。常因慢性溃疡产生纤维结缔组织增生(瘢痕挛缩)所致,有时浸润型癌也可产生类似改变,但黏膜僵硬而且不规则,并有中断现象。

（4）黏膜皱襞增宽和迂曲:亦称黏膜皱襞肥厚,表现为黏膜皱襞的透明条纹影增宽,常伴有皱襞迂曲和紊乱。常为黏膜和黏膜下层的炎症、肿胀及结缔组织增生所致,多见于慢性胃炎和胃底静脉曲张。

（5）微黏膜皱襞改变:炎性疾病时导致小区呈颗粒状增大,大小不均,小沟增宽、模糊;伴有糜烂时小区和小沟结构破坏,呈散在小点状钡影;癌肿浸润时小区和小沟结构可完全破坏。

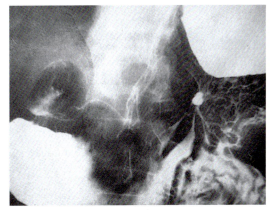

图 6-1-20　黏膜聚集
胃溃疡:钡餐正位投照,示胃体部小龛影,呈类圆形存钡斑,周围见放射状黏膜聚集征象,直达钡斑边缘,形态光滑整齐,无黏膜破坏、中断现象。

NOTES

3. 管腔改变

（1）管腔狭窄：指超过正常限度的管腔持久性缩小。病变性质不同引起管腔狭窄的形态亦不相同：①炎性狭窄范围较广泛，有时呈分段性，狭窄边缘较光整；②癌性狭窄范围局限，管壁僵硬，边缘不规则；③外压性狭窄多偏于管腔一侧且伴有移位，管腔压迹光整；④痉挛性狭窄具有形态不固定和可消失的特点。

（2）管腔扩张：指超过正常限度的管腔持续性增大。常由消化道梗阻或麻痹引起，均可有积液和积气，常伴有胃肠道蠕动增强或减弱。

4. 位置和移动度改变

（1）腹腔肿瘤可造成对消化道的压迫移位，局部消化道形成弧形压迹，被推移的部分肠管聚集。如肝左叶肿块可使胃底向下移位，并在该处出现充盈缺损；胰头癌常造成十二指肠曲扩大、固定及肠管浸润等。

（2）肠管粘连、牵拉造成位置改变，移动性受限。

（3）腹腔积液可导致小肠位置、分布异常，肠管活动度增大。

（4）肠管先天性固定不良或先天性位置异常，如移动盲肠、盲肠位置过高或过低，肠旋转异常等，均可引起肠管位置和移动度的改变。

5. 功能性改变   消化道功能包括张力（tonicity）、蠕动、排空和分泌功能，消化道的各种器质性和功能性改变均可导致胃肠功能的异常。

（1）张力改变：消化道张力受神经控制和调节。①交感神经兴奋和迷走神经麻痹可使张力降低，管腔扩张；迷走神经兴奋使张力增高，管腔缩小；如麻痹性肠梗阻（paralytic ileus）常使肠管张力下降，管腔扩张；溃疡的局部刺激可引起管腔变窄。②痉挛（spasm）：指胃肠道局部张力增高，暂时性和形态可变性为其特点，用解痉剂可消除。食管痉挛使其轮廓呈波浪状；幽门痉挛使钡剂排空延迟；球部和盲肠痉挛可使其充盈不良；结肠痉挛使肠管变细，袋形增多，肠管呈波浪状。

（2）蠕动改变：蠕动增强表现为蠕动波增多、加深和运行加快，蠕动减弱则反之。逆蠕动与正常运行方向相反，常出现在梗阻部位的上方。肠麻痹表现为全部小肠不见蠕动；肿瘤浸润则使病变处蠕动消失。

（3）排空（exhaustion）功能改变：排空功能与张力、蠕动、括约肌功能和病变本身有关。①胃的排空时间为 2~4 小时，小肠排空时间约为 9 小时，超过上述时间而仍有钡剂潴留则称为排空延迟。口服甲氧氯普胺（胃复安）或肌内注射新斯的明常可缩短排空时间。②胃肠运动力增强则表现为排空时间缩短，如服钡后 2 小时即抵达盲肠则意味着运动力增强。

（4）分泌功能改变：胃肠分泌功能的改变常与疾病有关。①胃溃疡：常引起胃分泌增加，使胃液增多，立位透视可见液平面，服钡后钡不能均匀涂布在胃壁上。②吸收不良综合征：肠腔内分泌物增加，黏膜纹理增粗模糊，钡剂易凝成片絮状。③过敏性结肠炎：肠腔内有大量黏液存在，服钡后表现为细长或柱状影，结肠黏膜面钡剂附着不良，肠管轮廓不清。

（二）CT 检查的异常征象

1. 管腔改变   同钡剂造影检查一样，CT 可以准确显示消化道管腔的狭窄与扩张。在多数情况下，结合管腔改变处的形态、管壁及管外情况，可以作出造成管腔改变的病因诊断（图 6-1-21）。对管腔内容物的改变，如异物、肠套叠（intussusception）等，CT 也能作出较为准确的判断（图 6-1-22）。

2. 管壁改变

（1）管壁增厚：在获得良好扩张的条件下，在 CT 断面图像上，一般食管壁超过 5mm、胃壁超过 10mm、小肠壁超过 5mm 可诊断为管壁增厚；大肠壁超过 5mm 为可疑增厚，超过 10mm 则可肯定为异常增厚。

1）缺血性肠病、低蛋白水肿性肠病等造成的肠壁增厚常较均匀、肠壁各层层次清楚、肠壁边缘清晰而光整、受累肠段范围较长等（图 6-1-23）。

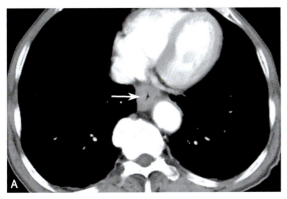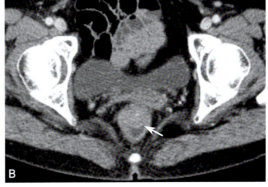

图 6-1-21　消化道管腔狭窄的 CT 表现

A. 胸段食管癌：食管壁环形增厚（白箭头），致管腔变窄呈点状；B. 直肠癌：肿块呈隆起型生长（白箭头），造成肠腔狭窄。

2）炎性肠病的肠壁增厚：常不均匀且肠壁层次和管腔外结构模糊不清。

3）肿瘤所致管壁增厚：多为局限性、向心性增厚，管壁层次消失，甚至形成团块（图 6-1-24）。

（2）管壁肿块：CT 可以直观显示消化道管壁的肿块，而钡剂造影仅能间接提示肿块。目前多排螺旋 CT 已能观察到大小约 0.5cm 的管壁结节，在管腔充盈良好的情况下，还可以判断管壁各层结构的状态，如有无破坏、中断及消失等。

3. 管腔外改变

（1）炎症可造成相邻肠系膜水肿、充血和结缔组织增生。

（2）恶性肿瘤穿透浆膜层可造成周围脂肪层模糊、消失，淋巴结肿大，邻近器官浸润和远处转移等（图 6-1-25）。

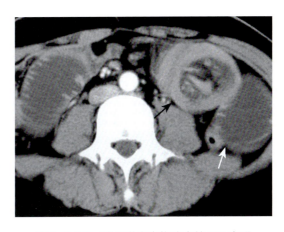

图 6-1-22　消化道内容物改变的 CT 表现

肠套叠：套筒段肠壁增厚（黑箭头），管腔内见脂肪密度影及点状、索条状高密度影，为套叠入肠腔内的套头（另一段肠管、肠系膜脂肪和血管）；套叠肠段周围见扩张、积液的肠管（白箭头），为继发性肠梗阻表现。

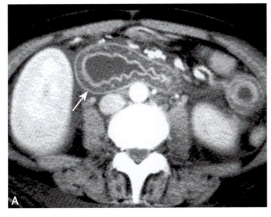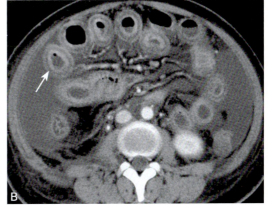

图 6-1-23　小肠肠壁增厚的 CT 表现

系统性红斑狼疮缺血性肠病：A. 增强 CT，示十二指肠壁黏膜层和浆膜层显著强化，呈线状高密度环状影（白箭头），而中间的肌层明显水肿、增厚，强化程度差，表现为低密度；B. 增强 CT，示多数空肠肠壁增厚，强化的黏膜、浆膜与中间低密度的肌层在横轴位形成典型的"靶征"（白箭头）。

NOTES

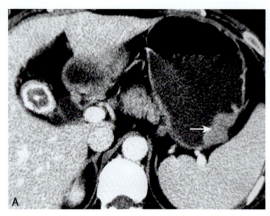
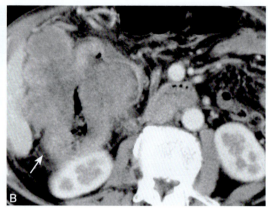

图 6-1-24　管壁增厚的 CT 表现

A. 胃大弯胃癌：胃壁局限性增厚，形成肿块（白箭头），突入胃腔内；胆囊内有同心圆状钙化结石；B. 升结肠及肝曲结肠癌：受累肠壁增厚，形成不规则、分叶状肿块（白箭头），强化不均匀，结肠浆膜面毛糙，周围脂肪密度增高，提示肿瘤浆膜外浸润。

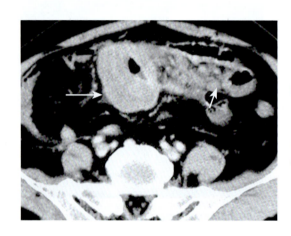

图 6-1-25　小肠癌及腔外侵犯的 CT 表现

受累小肠壁呈显著偏心性增厚（长白箭头），管腔狭窄，浆膜面毛糙不清，邻近肠系膜脂肪密度增高，系膜上见多数结节状软组织密度影，为肿大的淋巴结（短白箭头）。

第二节　肝 胆 胰 脾

Key points

- Compared with CT, MRI of the liver has the same patterns of contrast enhancement but has superior lesion-to-liver contrast. Moreover, advanced techniques of MRI may show potentials for clinical application.

- Multiple phases dynamic contrast images can be obtained using MRI without any penalty in radiation exposure.

- The typical CT or MRI appearances of hepatocellular carcinoma (HCC) is an encapsulated mass that enhances on arterial phase and washes out on portal venous phase.

一、常用的影像学检查方法

　　肝、胰和脾属于腹部的实质性器官，而胆道系统则属空腔脏器。目前能用于肝、胆、胰、脾疾病影像学检查的手段较多，包括 X 线检查、USG、CT、血管造影、MRI 以及核素显像方法，但各种检查方法都有其临床应用的特点、指征和限度。了解各种方法的优、劣势并加以合理的选择应用，不仅有利于疾病的诊断，还有利于减少对医疗资源的浪费。

（一）肝

1. X 线检查　包括 X 线透视、平片，由于不能直观反映肝的改变，目前已少用。

2. X线血管造影　肝血管造影能够准确判断有无肝内血管异常、评价肝病灶血供情况、了解有无肿瘤新生血管、进行介入性治疗。

（1）肝动脉造影（hepatic arteriography）：主要用于肝癌介入治疗的途径，也可协助肝内占位性病变的诊断和鉴别诊断。

（2）间接门静脉造影（indirect portography）：指肝血管造影中对比剂经脾静脉回流时，可使门静脉显影，现已较少应用。

3. CT

（1）检查前准备：与消化道的 CT 检查相似，可口服清水作为肠道对比剂。

（2）平扫：对诊断部分肝病变，如肝结节、脂肪肝、肝出血及钙化是不可缺少的，须作为常规进行。

（3）对比增强扫描：采用静脉团注的方式注入含碘对比剂。增强扫描可以显示平扫不能发现或可疑的病灶，能判断病灶的血供情况以帮助鉴别病灶的性质，能显示肝内血管解剖。增强扫描方式有多种。

1）同层动态增强扫描：又称为灌注扫描，可获得病灶强化的时间-密度曲线，通过观察曲线的上升斜率、峰值和下降段形态，判断病灶的动脉供血丰富程度以及病灶内血管的通透性情况。

2）多期增强扫描（multi-phase scanning）：注入对比剂后在肝动脉强化峰值期、门静脉强化峰值期、肝实质强化峰值期分别进行肝动脉期（hepatic arterial phase）、门静脉期（portal venous phase）、平衡期（equilibrium phase）全肝扫描，仅进行前两项为双期扫描，再加做延迟（肝实质期）扫描，则称为三期扫描。CTA 可以准确观察肝动脉、门静脉及肝静脉的形态。

3）血管造影 CT：包括肝动脉造影 CT 和动脉性门静脉造影 CT 等，均属有创性检查，操作复杂，有一定风险性。

4. MRI

（1）MRI 平扫：一般采用自旋回波或快速自旋回波序列，扫描范围从肝膈顶部至肝右叶下缘。MRI 除可提供良好的解剖学图像外，还可根据信号特征分析病灶内的组织结构和成分，因而常用于 USG 和 CT 鉴别诊断有困难的病例（如鉴别在肝硬化背景上发生的再生结节、不典型增生结节、早期小肝癌结节等）。一般而言，MRI 对大多数肝疾病可作出准确的定位诊断和初步的定性诊断。

（2）对比增强 MRI：目前临床较常用的 MRI 对比剂是细胞外间隙的钆对比剂，还包括可进入细胞内的钆塞酸二钠等特异性 MRI 对比剂。MRI 增强的目的是发现平扫不能显示的等信号病灶或可疑病灶，进一步明确病变的起源和性质及其解剖关系。

（3）动态增强 MR 血管造影：经外周静脉快速注射钆对比剂后采用三维快速梯度回波 T_1WI 序列扫描，可获得清晰的肝动脉、门静脉和肝静脉全貌。主要用于判断肝癌对肝动脉及门静脉的侵犯情况，如肝动脉门静脉瘘、门静脉癌栓形成，以及肝移植术前显示肝的血管解剖等。

（4）磁共振弥散加权成像（diffusion weighted imaging，DWI）：DWI 作为一种功能磁共振成像技术，可用于评估多种肝脏疾病，比如肝脏良恶性结节的鉴别诊断等。

（5）MR 波谱成像：用于疑难病例，可提高诊断准确率。

5. 超声检查　可作为肝疾病普查、筛选和追踪观察的首选检查方法，能够准确区分肝内囊性和实性病变；采用微泡超声对比剂（micro-bubble US agent）的增强超声检查可以在一定程度上反映病变的血供情况；彩色多普勒超声能观察病灶内和周围区域血管内血流速度与方向，但超声判断病灶血供、定性诊断不准确，发现直径 <1cm 的病灶较困难。

6. 核素显像　应用优势在于反映器官的功能、代谢和病理生理变化等方面。目前较常用的核素显像方法包括肝胆动态显像（血流灌注相、肝实质相、胆管排泄相和肠道排泄相四期）、肝动脉灌注和血池显像、肝脾胶体显像、肝肿瘤的标记和放免显像。

7. PET 与 PET-CT 技术　利用肿瘤与其他性质病变在葡萄糖、核酸、蛋白质等代谢方面的差别，鉴别病变的性质、评估肿瘤的存活状态和寻找转移性病灶等,在肿瘤的诊断与鉴别诊断、术前分期、疗效评价、预后评估等方面有较大应用前景。

(二)胆道系统

1. X线平片　在临床上已很少使用。

2. X线造影

(1)口服或静脉胆囊及胆道造影:在临床上已很少使用。

(2)术后经T形管逆行造影(retrograde T-tube cholangiography):主要用于了解术后胆管内有无残余结石、胆管与十二指肠的通畅情况以及有无术后并发症。

(3)内镜逆行性胰胆管造影(endoscopic retrograde cholangiopancreatography,ERCP):指经内镜导管插入乳头,再注入对比剂以显示胰、胆管,主要用于诊断胰腺疾病和确定胆系梗阻的原因,进行病灶活检,胆总管取石和胆总管狭窄内支架置入术等操作。随着无创性MRCP技术的出现和不断完善,ERCP的诊断作用逐渐被MRCP取代。

(4)经皮肝穿胆管造影(percutaneous transhepatic cholangiography,PTC):将针经皮肤穿入肝管后注入对比剂显示肝内胆管和胆总管,临床上用于鉴别阻塞性黄疸的原因和确定梗阻的部位。PTC现在仅用于经无创性影像手段不能确诊的患者,或考虑进行胆管引流、减黄的患者。PTC术后应密切观察有无出血、胆汁漏等并发症。

3. CT

(1)检查前准备与扫描参数:同肝扫描近似,若怀疑胆系结石,则不必口服碘对比剂。

(2)平扫CT:能够清晰显示多数含钙胆石和固醇类胆石,其他结石、胆汁结晶等CT难以显示。

(3)对比增强扫描:与肝的CT增强扫描相同。增强CT多期扫描可以发现胆道系统原发肿瘤,并依据肿瘤强化方式及其演变特点可进行鉴别诊断。同时还能了解上腹部有无与肿瘤相关的继发改变,如肝脾转移、淋巴结肿大、腹膜种植等。

4. MRI

(1)MRI平扫:检查时应空腹。胆道MRI检查序列与肝、胰基本相似,薄层扫描有助于胆囊内细微结构的观察。

(2)MRCP:对胆、胰管梗阻性病变的诊断具有很好的敏感度、特异度和准确度。

(3)MRI:能够显示CT不易发现的等密度结石。在对胆道系统肿瘤的评价方面,MRI具有与CT类似的价值。薄层MRI多序列成像与MRCP结合,是全面评价梗阻性黄疸的重要手段。

5. 超声检查　可以从多角度、全方位观察胆管树结构,且胆汁与肝组织、结石、肿瘤组织等之间存在较明显的回声差别,因此,超声常作为多数胆系疾病的首选检查手段和疑有胆系异常人群的筛查方法。

(三)胰

胰处于位置深在的腹膜后间隙,与周围缺乏自然对比。

1. 普通平片、胃肠钡餐造影、低张十二指肠造影等只能根据胰周围器官位置和形态的改变来推断胰腺病变,诊断价值有限,现已少用。

2. ERCP、PTC属有创检查方法,可用于诊断和治疗胆管和胰管的梗阻性病变,但随着MRCP的出现,它们的诊断作用日益减弱。目前来看,ERCP技术更多地趋向于介入性治疗方面。

3. X线血管造影

(1)胰腺血供来源丰富,主要来源于胃十二指肠动脉、脾动脉和肠系膜上动脉,故作胰腺血管造影时,除需作选择性腹腔动脉造影外,还需对上述动脉作超选择性插管。

(2)主要用于胰腺癌的分期和了解有无血管受侵犯,对于富血供的胰腺内分泌性肿瘤的诊断价值较大。但由于CT和MRI增强以及CTA、MRA技术的完善,已取代了DSA在胰腺癌诊断与分期方面的作用。

4. CT

（1）扫描前准备：与肝相似，扫描范围从肝门平面至十二指肠水平段，包全胰腺。快速静脉注射含碘对比剂后做全胰普通增强扫描或双期增强扫描。

（2）平扫及对比增强 CT 检查：可以作为胰腺疾病（胰腺炎、胰腺肿瘤等）的首选影像学检查方法，对胰腺肿瘤的分期和手术可切除性判断的准确性较高。增强 CT 利于显示胆总管、胰管，检出尚未造成胰形态异常的胰内小病灶，显示胰腺肿瘤与胰周血管的关系；CTA 可以准确判断胰周动脉、静脉血管状态；CT 扫描及三维重建能清晰显示胰腺疾病在胰周和腹膜后间隙的扩散，全面反映腹腔内和腹膜后的淋巴结肿大、肝和脾、腹膜、网膜和系膜情况。

5. MRI

（1）MRI 平扫：检查前禁食 4~6 小时，检查时可口服 5% 甘露醇溶液以充盈胃及十二指肠。常规行冠状位及横轴位 T_1WI 及 T_2WI 扫描，快速梯度回波加脂肪抑制技术对显示胰大小、形态及轮廓效果更佳。对平扫发现的胰可疑病灶，对比增强扫描有助于病变的定性诊断。

（2）MRCP 及 DWI：MRCP 是显示胰管的最佳检查方法，它能完整的显示胰管的全程，主要用于观察胰管的形态及其通畅情况。DWI 可用于多种胰腺占位性病变的良恶性鉴别诊断。

（3）与 CT 相比，MRI 技术在胰腺疾病诊断中的价值基本相同，其优势在于：①鉴别胰腺内的病变组织与正常组织；②显示和区分囊性病变；③MRCP 是无创性评价胰管形态的最佳影像学手段。在以下情况下可选用 MRI 检查：①碘对比剂过敏而不宜 CT 检查者；②超声或 CT 发现局限性胰腺增大，但无明确病灶界限，超声或 CT 均难以诊断者；③临床疑为胰岛细胞瘤患者，精细设计的 MRI 应用价值优于 CT。

6. 超声检查　　用于胰腺疾病的普查和筛选。当超声发现胰腺有异常时，再作 CT 或 MRI 检查，以进一步明确病变的性质、范围和继发性改变。

（四）脾

脾属于单核巨噬细胞系统器官，位于左上腹后外侧。

1. X 线检查　　诊断价值有限。仅能观察脾轮廓及大小改变。

2. 选择性腹腔动脉或脾动脉 X 线造影　　脾动脉插管技术同于肝动脉，造影摄片持续至脾静脉和门静脉显影。在门静脉高压或门静脉阻塞时，脾、门静脉需延迟至 25~30 秒才有显示。脾血管造影检查的诊断价值已相当有限，更多的是用于脾病变的介入性治疗。

3. CT　　与肝 CT 检查的扫描技术相同。薄层和多期对比增强扫描有利于显示各类小病灶（血肿、囊肿、肿瘤、脓肿等）、了解病变内有无钙化。CT 检查可确定病变的存在和范围，结合临床及其他辅助性检查，推断病变可能的性质。

4. MRI　　脾 MRI 平扫检查方法与肝相同，对于 MRI 平扫发现的可疑病变和等信号病变，应进行增强扫描，观察其强化特点，提高脾肿瘤的诊断率。MRI 显示脾的弥漫性病变（如淋巴瘤等）较好。

5. 超声检查　　可以作为脾病变的普查和筛选手段。超声能显示脾的大小、形态以及直径在 1cm 以上的病变，当超声检查发现脾有异常后，可进一步选用 CT 增强扫描或 MRI 增强检查。

二、正常解剖影像表现

肝、胆道系统、胰和脾位于上腹腔内，在解剖学上与胃、十二指肠、结肠肝曲、结肠脾曲以及胃肝韧带、胃脾韧带、肝十二指肠韧带、小网膜等器官及亚腹膜结构关系密切（图 6-1-26）。

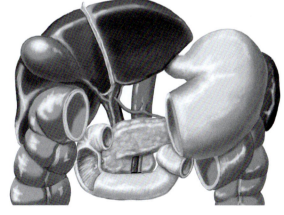

图 6-1-26　中上腹部主要脏器的空间解剖关系示意图

由于断面成像技术是评价肝、胆、胰、脾的主要影像手段，因此熟悉腹部的断面解剖对正确认识肝胆胰脾的断面影像学表现十分重要。

在中上腹的解剖断面中，第二肝门、肝门、胆囊窝以及肾门是反映肝/胆/胰/脾的解剖位置、大体形态、内部结构以及与周围器官、结构毗邻关系的 4 个典型层面，故选择上述层面的增强 CT 图像作为范例，并与相应的断层解剖线图作对比（图 6-1-27）。

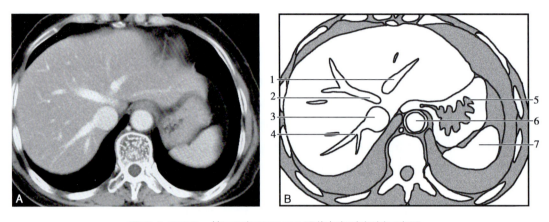

图 6-1-27AB　第二肝门平面 CT 图像与相应解剖示意图
1. 肝左静脉；2. 肝中静脉；3. 下腔静脉；4. 肝右静脉；5. 胃；6. 主动脉；7. 脾。

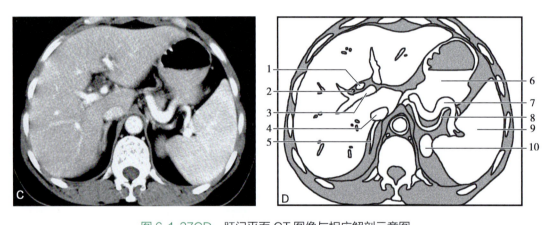

图 6-1-27CD　肝门平面 CT 图像与相应解剖示意图
1. 肝总管；2. 肝动脉；3. 门静脉；4. 下腔静脉；5. 右肾上腺；6. 胃；7. 脾静脉；8. 脾动脉；9. 脾；10. 左肾。

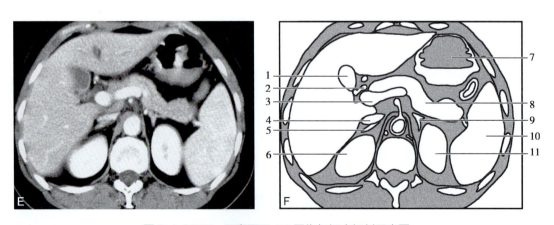

图 6-1-27EF　胆囊平面 CT 图像与相应解剖示意图
1. 胆囊；2. 胆总管；3. 门静脉；4. 下腔静脉；5. 右肾上腺；6. 右肾；7. 胃；8. 胰；9. 左肾上腺；10. 脾；11. 左肾。

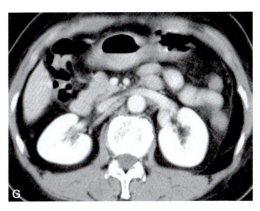
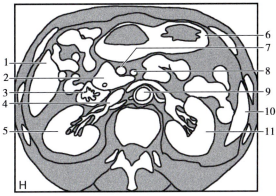

图 6-1-27GH　肾门平面 CT 图像与相应解剖示意图

1.肝;2.胰腺钩突;3.十二指肠;4.下腔静脉;5.右肾;6.胃;7.肠系膜上静脉;8.肠系膜上动脉;9.主动脉;
10.脾;11.左肾。

（一）肝

1. 外形及肝叶、肝段划分　肝位于右膈下的右上腹腔内。正常肝表面光整、圆钝。除了可以清晰显示肝形态外,断面影像学检查还能够准确划分肝叶和肝段,甚至亚段解剖。以三条肝静脉、肝内门静脉左、右支和肝裂为解剖标志,肝可划分为 8 个段(图6-1-28)。

2. 肝血管

（1）肝 X 线动脉造影表现:依肝内血管显影的次序,可将肝动脉造影图像分为 3 期(图6-1-29):①肝动脉期:可见肝内自肝门向肝左、右叶自然行走的肝动脉影,呈树枝状均匀分布,管径逐渐变细;②实质期:动脉影消失,代之以多数纤细小毛细血管影和肝实质的均匀性密度增高;③静脉期:肝内静脉显

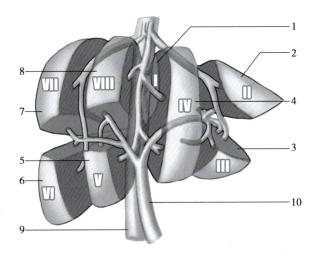

图 6-1-28　Couinaud 肝段划分法解剖示意图

1.尾叶(Ⅰ段);2.左叶外上段(Ⅱ段);3.左叶外下段(Ⅲ段);4.左叶内段(Ⅳ段);5.右叶前下段(Ⅴ段);6.右叶后下段(Ⅵ段);7.右叶后上段(Ⅶ段);8.右叶前上段(Ⅷ段);9.下腔静脉;10.门静脉。

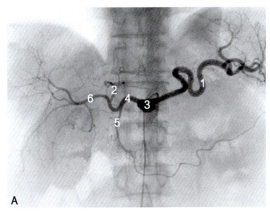
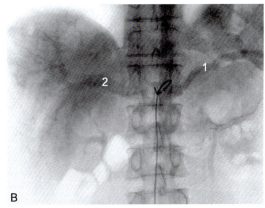

图 6-1-29　腹腔动脉干血管造影

A.动脉期:1.脾动脉;2.左肝动脉;3.腹腔动脉干;4.肝总动脉;5.胃十二指肠动脉;6.右肝动脉;B.静脉期:
1.脾静脉;2.门静脉。

影,并汇合成肝左、肝中和肝右 3 支静脉,在第二肝门处回流入下腔静脉。

在腹腔动脉干造影时,由于脾静脉回流,还可见肝内门静脉显影。

(2)肝内门静脉系统:断面影像图像上能够观察到肝内的门静脉血管。增强 CT 和 MRI 扫描所采集的数据,经各种二维和三维图像处理后,可以获得立体的肝内门静脉血管图像(图 6-1-30)。采用 MRI 梯度回波快扫序列,在不用 MRI 对比剂的情况下,也能使肝门静脉系统良好显示。

3. 肝实质(liver parenchyma)

(1)超声表现:正常肝实质表现为均匀分布的中等回声的细小光点影(图 6-1-31)。

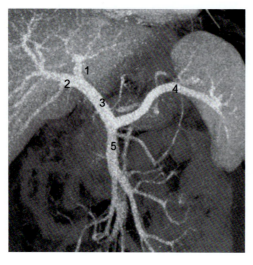

图 6-1-30　肝门静脉系统

增强 CT 扫描 MIP 法重建,1.门静脉左支;2.门静脉右支;3.门静脉;4.脾静脉;5.肠系膜上静脉。

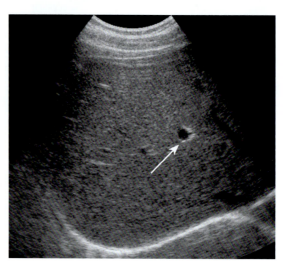

图 6-1-31　正常肝 USG 声像图

肝实质表现为分布均匀的中等回声细小点状影,门静脉横轴位表现为圆形无回声区(白箭头),后缘弧状强回声带为膈肌。

(2)CT 表现

1)平扫:肝实质呈均匀的软组织密度,CT 值为 40~65HU,略高于脾、胰、肾等脏器;肝内门静脉和肝静脉血管密度低于肝实质,显示为管道状或圆形影。

2)增强扫描:肝实质和肝内血管均有强化,密度较平扫明显升高,其强化程度取决于 CT 对比剂的剂量、注射速率以及扫描的时相。①肝动脉期,动脉呈显著的高密度影,而肝实质和肝内静脉均尚无明显强化;②门静脉期,门静脉强化明显,肝实质和肝静脉也开始强化,肝实质 CT 值逐渐升高,但门静脉血管的密度仍高于肝实质;③肝实质期或平衡期,由于对比剂从血管内弥散至细胞外间隙,门静脉内对比剂浓度迅速下降,而肝实质达到强化的峰值(CT 值最高可达 140~150HU),此时静脉血管的密度与肝实质相当或低于后者(图 6-1-32)。

(3)MRI 表现:一般而言,正常肝实质在 T_1WI 上呈均匀的中等信号(灰白),较脾信号稍高;在 T_2WI 上信号强度则明显低于脾,呈灰黑信号。肝门区和肝裂内的脂肪组织在 T_1WI 和 T_2WI 上均呈高和稍高信号。肝内血管由于流空效应的作用,在 T_1WI 和 T_2WI 上均为黑色流空信号,与正常肝实质形成明显对比。增强后,肝实质呈均匀强化,信号强度明显升高,同时肝内血管亦出现对比增强(图 6-1-33)。

(二)胆道系统

由胆囊和各级胆管所组成。

1. 胆囊(gall bladder)

(1)超声表现:胆囊壁为纤细、光滑的强回声带,囊腔内为液性无回声区,后壁和后方回声可有增强(图 6-1-34)。

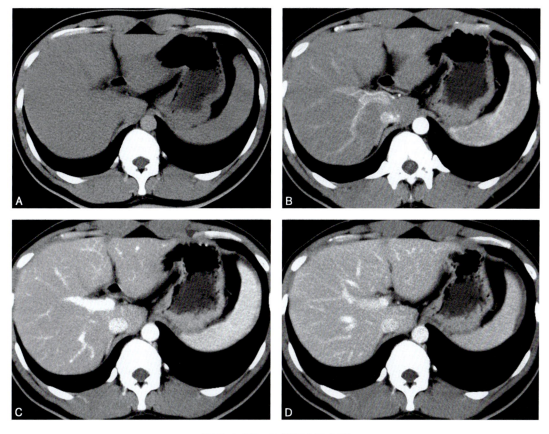

图 6-1-32　正常肝 CT 表现

A. 平扫,示肝实质呈均匀的软组织密度,略高于脾、胰、肾等脏器,肝内门静脉和肝静脉血管密度低于肝实质,显示为管道状或圆形影;B. 增强扫描动脉期,示肝内动脉强化显著,呈高密度影像,而肝实质尚无明显强化;C. 增强扫描门静脉期,示门静脉和肝静脉强化明显,肝实质开始强化,CT 值逐渐升高,但静脉血管的密度仍高于肝实质;D. 增强扫描延迟期,示门静脉密度逐渐下降,肝实质密度持续上升,达到峰值。

（2）CT 表现:胆囊表现为位于肝左叶内侧段下方胆囊窝内的水样密度卵圆形囊腔影,囊壁光滑,与周围结构分界清楚(见图 6-1-27EF)。

（3）MRI 表现:在 T_1WI 上,胆囊内胆汁一般呈均匀低信号,但由于胆汁内成分(蛋白质、脂质、胆色素等)的变化,胆汁可表现出"分层"现象,即患者仰卧位时胆汁上份为低信号,下份为稍高或高信号;在 T_2WI 上胆汁均表现为高信号(图 6-1-35)。增强 CT 扫描和 MRI 成像有助于胆囊壁厚度的判断。

2. 胆管树　正常时,整个胆道系统呈树枝状,故称为胆管树(biliary tree)。

（1）肝内胆管:纤细、整齐,逐级汇合成左、右肝管,后二者在肝门区再汇合成肝总管。常规超声、CT、MRI 仅可以观察到肝总管及左、右肝管,难以显示正常的肝内胆管分支。含胆汁的肝内胆管有时可在薄层 MRI 上表现为圆点状或长条状 T_1WI 低信号和 T_2WI 高信号,MRCP 可以显示正常肝内胆管及其第 3~4 级分支。

（2）肝总管和胆总管:肝总管直径为 0.4~0.6cm,长 3~4cm,在与胆囊管汇合后形成胆总管。胆总管总长 7~8cm,直径 0.5~0.8cm,一般不超过 1cm。胆囊切除后胆总管可出现代偿性增粗,直径可达 1.3~1.5cm。ERCP、PTC 和 MRCP 均可以显示胆道系统的全貌(图 6-1-36),而横轴位图像(超声、CT、MRI)能显示圆形或椭圆形的胆管切面、管壁厚度以及与周围结构的毗邻关系,表现为位于门静脉前外侧的圆形或管状影,CT 平扫呈液性低密度,增强扫描后无强化。

（三）胰

胰属于腹膜间位脏器,为一狭长、柔软、稍呈浅分叶状的腺体器官,其左侧端达脾门(图 6-1-37)。

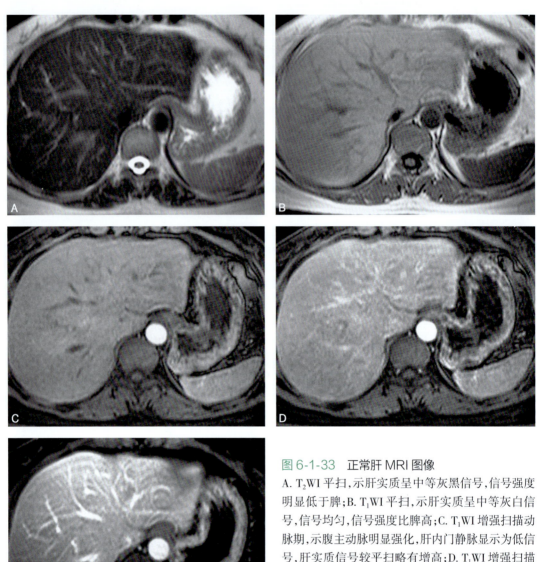

图 6-1-33　正常肝 MRI 图像

A. T_2WI 平扫,示肝实质呈中等灰黑信号,信号强度明显低于脾;B. T_1WI 平扫,示肝实质呈中等灰白信号,信号均匀,信号强度比脾高;C. T_1WI 增强扫描动脉期,示腹主动脉明显强化,肝内门静脉显示为低信号,肝实质信号较平扫略有增高;D. T_1WI 增强扫描门静脉期,示肝内门静脉信号明显增高,主动脉强化程度逐渐下降,肝实质信号又有上升;E. T_1WI 增强扫描实质期,示肝实质均匀强化,信号强度达到峰值,同时肝内肝静脉血管亦出现较强强化。

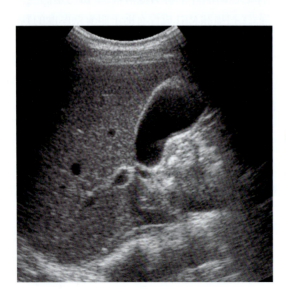

图 6-1-34　正常胆囊 USG 图像

胆囊壁表现为光滑、带状回声,囊腔内胆汁为无回声液性暗区,后壁有回声增强效应。

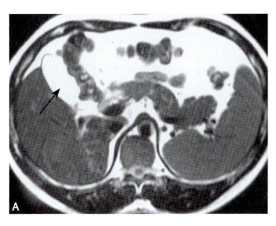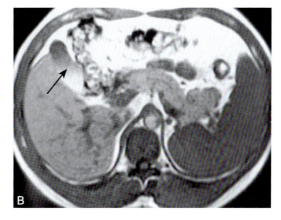

图 6-1-35 正常胆囊 MRI 图像

A. T$_1$WI,示胆汁"分层"现象,胆汁上份为低信号,下份为稍高或高信号(箭头);B. T$_2$WI,示胆汁为均匀高信号(箭头)。

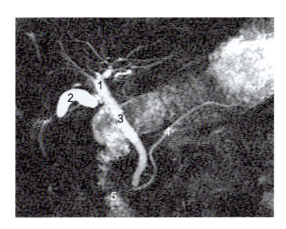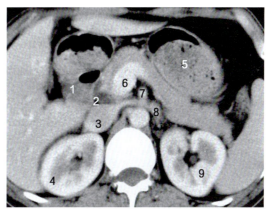

图 6-1-36 正常胆道 MRCP 表现

1. 肝总管;2. 胆囊;3. 胆总管;4. 胰管;5. 十二指肠。

图 6-1-37 胰腺各部的 CT 表现

1. 十二指肠;2. 胆总管;3. 下腔静脉;4. 右肾;5. 胃;6. 门静脉起始部;7. 肠系膜上动脉;8. 左肾静脉;9. 左肾。

主胰管(又称 Wirsung 管)由胰尾开始,走行于胰实质内偏后,管径从胰尾到胰头逐渐增粗,宽0.1~0.3cm。胰表面仅覆盖一层稀疏的结缔组织被膜,因此胰腺疾病容易突破被膜,在胰周和腹膜后间隙内广泛扩散、蔓延。

1. **超声表现** 胰实质呈均匀细小光点回声,多数情况下稍强于肝回声。胰管(pancreatic duct)无增粗时不易显示。

2. **CT 表现** 平扫时,胰呈略低于脾的均匀软组织密度(CT 值 35~55HU)。有时,胰腺体萎缩和脂肪浸润可使胰腺边缘呈"羽毛状"或"锯齿样"改变,但胰周结构清晰,层次分明。在增强扫描的动脉期,由于血供丰富胰出现均匀性的显著强化,CT 值可达 90~120HU;在门静脉期和胰实质期,胰强化程度逐渐减退(图 6-1-38)。CTA 可清晰显示胰周动脉、静脉的解剖全貌(图 6-1-39)。正常胰管不易显示,采用层厚 1~2mm 的薄层扫描技术,胰管的 CT 显示率会大大提高。

3. **MRI 表现** 胰实质的信号特点与肝基本一致,在 T$_1$WI 上呈现中等强度(灰白)信号,在 T$_2$WI上呈中等强度(灰黑)信号。胰管呈细长条状影,在薄层 T$_2$WI 上易于显示(图 6-1-40)。

4. **MRCP 和 ERCP 表现** 均能显示胰管全貌,如走行、分支、管径、管腔内异常等(见图 6-1-36)。

(四)脾

横轴位影像图像上脾的形态因层面而异,脾上、下部呈新月形,脾门部呈凹陷的半圆形或椭圆形。

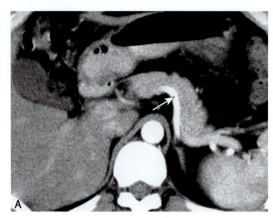
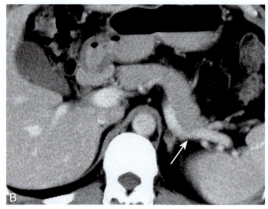

图 6-1-38　胰的增强 CT 表现

A. 动脉期,示胰实质显著强化,紧贴胰体尾后方走行的条状高密度影为脾动脉(白箭头);B. 门静脉期,示胰密度较动脉期降低,脾动脉密度降低,脾静脉强化明显(白箭头)。

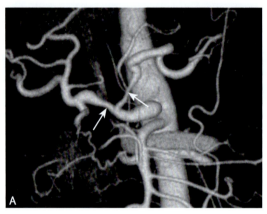
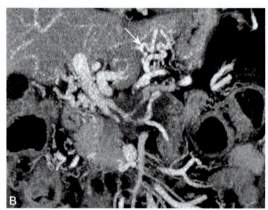

图 6-1-39　胰周血管 CTA 表现

A. 容积再现法 VR 重建动脉成像,示胰头癌包埋、压迫、侵犯位于胰周的脾动脉和肝总动脉,致受累血管起始部管腔狭窄(白箭头);B. 冠状位 MIP 重建静脉成像,示胰腺癌包埋、阻塞肠系膜上静脉-脾静脉汇合部,形成胰源性门静脉高压,在肝门区域、肝胃韧带区域可见多数迂曲增粗的侧支静脉血管(白箭头)。

一般来说,正常脾的径线为前后径不超过 10cm,厚度(宽)不超过 6cm,上下径不超过 15cm。超声、CT和 MRI 均可进行脾有关径线的测量,并可据此计算脾的体积。

1. **超声表现**　脾实质呈均匀中等回声,光点细密;脾包膜呈光滑的细带状回声。

2. **CT 表现**　平扫时,脾密度均匀一致,稍低于肝密度(CT 值差 5~10HU)。增强扫描动脉期,脾迅速出现强化,且周边皮质强化程度高于中间的髓质,造成脾密度不均,称为"花斑脾(mottled spleen)";在门静脉期和实质期,脾皮、髓质密度很快均匀一致,CT 值可达 120~150HU(图 6-1-41)。

3. **MRI 表现**　脾在 T_1WI 上呈均匀的低信号,信号强度略低于肝,这是因为脾内血窦十分丰富、T_1 和 T_2 弛豫时间均较长之故;脾在 T_2WI 上呈较高信号,稍高于肝和周围的其他脏器。增强 MRI T_1WI 上脾的强化特点与增强 CT 类似(见图 6-1-33)。

4. **超声(特别是彩色多普勒超声)、CT 增强扫描、MRI 及 MRA、脾动脉造影表现**　均可了解脾动、静脉情况。脾血窦丰富,常在注射对比剂 5 秒后开始显影,10 秒后脾实质和脾门静脉显影。

三、基本病变的影像表现

对于实质性脏器(肝、胰、脾),其基本病变包括形态、质地、器官内管道结构等几大方面的异常。

NOTES

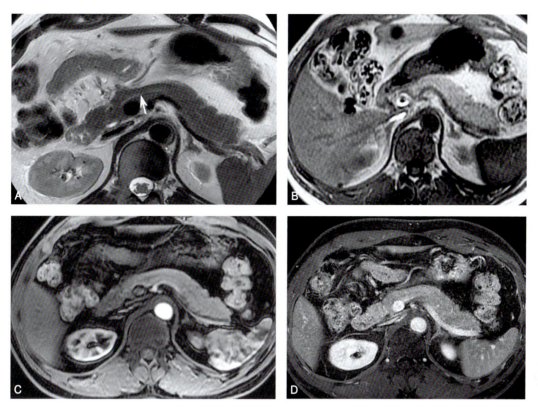

图 6-1-40　胰的 MRI 表现

A. T$_2$WI,示胰实质为灰黑色信号,胰管显示为均匀纤细的线状高信号影(白箭头);B. T$_1$WI,示胰实质为灰白色信号;C. T$_1$WI 增强扫描动脉期,示胰实质均匀强化;D. T$_1$WI 增强扫描门脉期(层厚 2.4mm),示胰实质均匀强化,胰周血管显示为高信号。

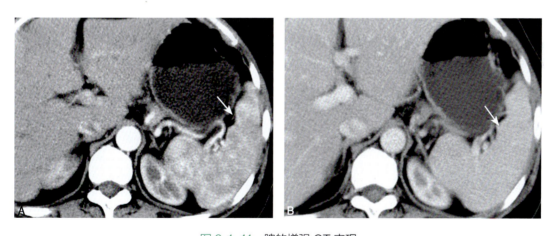

图 6-1-41　脾的增强 CT 表现

A. 动脉期,示脾强化密度不均,呈"花斑脾"(白箭头);B. 门静脉期,示脾密度均匀一致(白箭头)。

作为空腔脏器的胆囊和胆管,其基本病变主要表现为管(囊)腔大小、管(囊)壁和管(囊)腔内容物的改变 3 个方面。

(一) 肝

1. 形态异常　肝的形态异常体现在肝外形、轮廓、大小、肝叶 / 段比例、肝裂宽度等方面。常见于典型肝硬化、肝的各种占位性病变。

2. 实质异常　除肝内管道系统(肝内血管、胆管、淋巴管)和管道周围的纤维支架结构(Glisson 鞘)以外的肝组织异常,分为局灶性和弥漫性两大类。

（1）局灶性肝实质异常：主要是指肝内单发、孤立的病变，或虽为多发病变，但病变本身并不造成肝实质广泛而又显著的形态学和病理学异常。

1）病灶形态：局灶性肝内病变多呈圆形或类圆形。良性肿瘤、肿瘤样病变、肝脓肿等常常边界光滑、锐利，而恶性肿瘤常边缘不清、模糊。

2）病灶大小：肝内病变大小差异悬殊，病变大小可从数毫米至十多厘米，甚至占据肝的大部分容积。病灶较小者（如 0.5~1.0cm 大小），定性诊断常较困难。

3）病灶数目：肝转移性肿瘤、肝囊肿和肝血管瘤具有多发的特点，原发性肝肿瘤既可单发，也可多发。准确诊断病灶的数目和部位有助于治疗方案的恰当选择。

4）病灶质地：①超声表现：多数肝内病灶的回声有一定特点，与其周围正常肝组织之间有明显差异（表 6-1-3）。②平扫 CT 表现：肝脓肿的病灶内可出现气液平面和呈分隔状；肝囊肿呈水样密度，但依囊内液体成分不同而有差异，特别是当囊肿合并出血或感染时，CT 值会稍高；肝外伤或肝肿瘤合并出血常表现为高密度灶。肿瘤合并出血、坏死或纤维瘢痕等时，病灶中心密度也可不均匀。③平扫 MRI 表现：肝囊肿在 T_1WI 上呈均匀较低信号，在 T_2WI 上呈显著高信号；肝血管瘤和肝癌在 T_1WI 上均为稍低信号，而在 T_2WI 上前者为均匀极高信号，后者仅为稍高或混杂信号。伴有病灶内出血、液化、坏死和脂变的病灶在 MRI 上呈混染信号。肝内结石或钙化在 T_1WI 和 T_2WI 上均为低信号，而脂肪均呈高信号。极少数肝内病变在 MRI 平扫上可为等信号，易漏诊。

表6-1-3　常见的局灶性肝实质异常的回声特点

高回声病灶	混合回声病灶	中等回声病灶	低回声病灶	无回声病灶
肝血管瘤、增生结节、局灶性脂肪、转移性肝癌等	原发性肝癌、肝血管瘤、尚未液化的肝脓肿等	肝癌、增生结节、腺瘤等（极易漏检）	早期小肝癌、转移性肝癌、肝腺瘤等	肝囊肿、已液化的肝脓肿、肝包虫、中央有液化坏死的巨块型肝癌

5）病灶强化特点：在肝内病灶的强化效果及其演变方面，增强 CT 和钆剂增强 MRI 基本一致。增强后肝内病灶强化特点可为不强化、边缘环状强化及不同程度的病灶内实质强化。①囊性病变表现为不强化，见于肝囊肿、肝囊性包虫病；②肝脓肿壁呈现厚壁的环状强化，脓肿腔内脓液不强化，但腔内纤维性隔膜（fibrous septum）可有强化（图 6-1-42）；③大多数血供丰富的肝细胞癌（hepatocellular carcinoma，HCC），在动脉期即出现病灶内的显著强化，但由于肿瘤内新生血管（neovasculature）内皮基底膜发育的不完善，病灶廓清对比剂的速率也很快，在门静脉期即变为稍低或低密度/信号，呈现"快进快出"的强化演变特点（图 6-1-43）；④肝海绵状血管瘤（hepatic cavernous hemangioma），在动脉期出现病灶边缘的结节样强化（nodular enhancement），强化程度相当显著，与血管相同，且随着时间的推移，强化向病灶中央扩展，并在数分钟后肿瘤与周围肝组织呈相同密度/信号，整个过程呈现"快进慢出"的向心性强化特点（centripetal enhancement pattern）（图 6-1-44）；⑤大多数转移性肝癌、原发性胆管癌（cholangiocarcinoma）为少血供肿瘤，病灶中心区强化不明显或稍有强化，密度/信号低于正常肝组织，而病灶周边呈淡薄的环状强化（rim-like enhancement）（图 6-1-45）。

6）病灶周围管道结构的异常：①原发性肝细

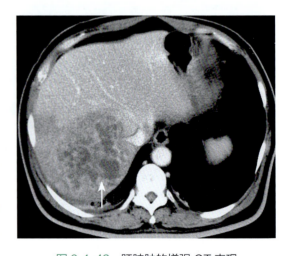

图 6-1-42　肝脓肿的增强 CT 表现

肝右叶脓肿壁和脓肿腔内的纤维分隔出现强化（白箭头），坏死、液化呈低密度，无强化，脓肿周围见片状低密度水肿带。

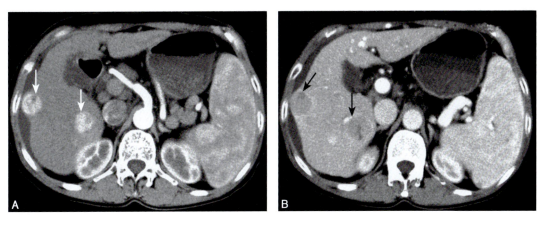

图 6-1-43　肝内病灶"快进快出"强化

小肝癌：A. 增强 CT 动脉期，示肝右叶两个直径 2cm 肿瘤病灶（白箭头），强化非常显著，密度明显高于周围尚无强化的正常肝组织；B. 门静脉期，示病灶密度迅速下降（黑箭头），低于正常肝组织。

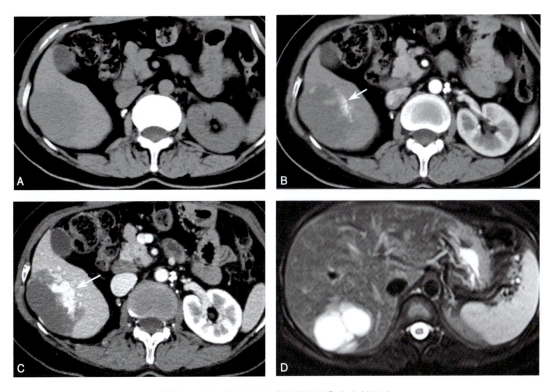

图 6-1-44　肝内病灶"快进慢出"向心性强化

肝海绵状血管瘤：A. CT 平扫，示肝右叶病灶呈现均匀低密度；B. 增强 CT 动脉期，示肝右叶病灶呈现边缘性的结节状强化（白箭头），强化程度与腹主动脉密度近似；C. 门静脉期，示病灶强化逐渐向中央扩展（白箭头）；D. 另一例肝海绵状血管瘤 MRI，病灶呈明显均匀 T_2 高信号。其 MRI 强化方式与 CT 类似，不再展示。

胞癌常侵蚀、破坏邻近血管并造成门静脉或肝静脉癌栓，表现为上述血管内出现 CT 对比剂的充盈缺损（图 6-1-46）；②良性占位病变则常推移、压迫灶周血管；③肝内胆管癌（intrahepatic cholangiocarcinoma）对周围胆管也可侵蚀、破坏或推移、压迫，造成灶周胆管的扩张、狭窄或胆管腔内癌栓形成。

（2）弥漫性肝实质改变

1）病因：较多，且复杂。大体可分为以下几类：①各种病因造成的肝炎、肝硬化；②弥漫性脂肪肝；③胆红素代谢障碍性疾病，如吉尔伯特综合征、罗托综合征、克里格勒-纳贾尔综合征、杜宾-约翰逊综合征等；④遗传性疾病，如 α-抗胰蛋白酶缺乏症、囊性纤维化、肝豆状核变性（Wilson 病）、肝糖原

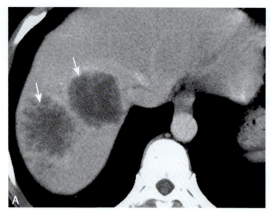
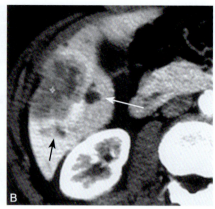

图 6-1-45　肝内病灶环状强化

A. 肺癌肝转移：右肝内两个病灶（白箭头），肿瘤主体部分为低密度，但其边缘呈淡薄的、不完整的环状强化；B. 肝右下叶胆管细胞性肝癌：病灶强化程度低于邻近肝组织（白箭头），但病灶边缘见淡薄的环状强化，肿瘤浸润周围小胆管，造成病灶周围的胆管扩张（黑箭头）。

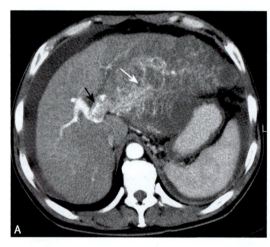
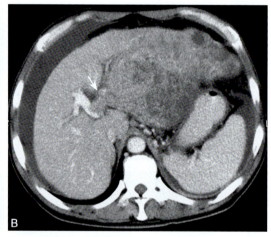

图 6-1-46　肝细胞癌所致血管异常的 CT 表现

肝左叶巨块型肝癌：A. 增强 CT 动脉期，示病灶内广泛的新生血管生成（白箭头）和肿瘤染色现象，门静脉右支在动脉期即显著强化（门脉早显），左支内有细线状高密度影（黑箭头），为肝癌侵犯门静脉所致动-门脉瘘（门脉的小动脉化），肝、脾周围低密度腹腔积液；B. 门静脉期，示门脉左支充盈缺损（白箭头），其内充填软组织密度影，与肝左叶肿瘤相连续，强化程度相似，为门脉左支内癌栓表现。

贮积症（戈谢病、尼曼-皮克病）、含铁血红素沉积症、先天性肝纤维化等；⑤全身性疾病造成的肝受累，如系统性红斑狼疮、白血病、淋巴瘤等。

　　2）影像学表现：①肝体积常明显增大（肝硬化终末期时表现为肝萎缩）；②肝实质质地不均匀，表现为超声回声/CT 密度/MRI 信号强度的不均匀性；③增强 CT 可显示肝内门静脉属支和下腔静脉第二肝门段周围环状低密度带，称为门静脉周围晕环征（periportal halo sign），其病理基础为肝内淋巴回流淤滞、汇管区淋巴管扩张，提示肝实质（肝细胞）肿胀（图 6-1-47）；④若病情持续发展，最终导致肝硬化（liver cirrhosis），病理基础为大量肝细胞的坏死、肝小叶结构的破坏，以及出现大量因肝细胞再生而形成的结构异常的假小叶和伴随的弥漫性纤维化。

　　3. 肝内血管异常

　　（1）解剖学变异：主要表现为肝动脉系统和肝内门静脉系统血管起源的变化多端，此外，肝内血管的走行、分布、汇合以及管腔大小等方面也可出现变异。

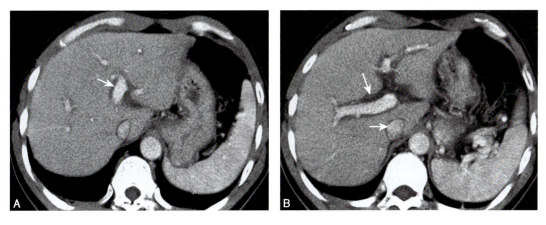

图6-1-47 慢性肝炎所致肝实质损害的CT表现

A.门脉左支层面;B.门脉右支层面;肝大、肝实质密度不均匀,肝内门静脉属支和下腔静脉周围可见"双轨征""晕环征"(白箭头),沿静脉周围分布的线状低密度影,提示肝细胞肿胀、肝内淋巴淤滞。

(2)病理性异常:主要指继发于肝肿瘤对血管的直接侵蚀而出现的一系列改变,如肝内静脉癌栓等(图6-1-48)。

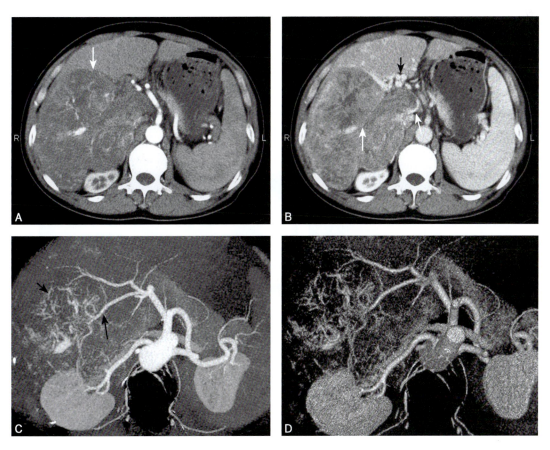

图6-1-48 肝细胞癌血管异常的CT表现

肝右叶巨块型肝癌:A.增强CT动脉期,示肝右叶形态失常,外形膨隆,肿块显示为不均匀稍低密度病灶(白箭头),其内见不规则索条状、斑片状高密度影,为紊乱的肿瘤新生血管显影;B.门静脉期,示肿瘤与周围肝组织密度差增大,肿瘤生长入门脉右支和主干腔内形成门脉癌栓(白箭头),肝门区可见迂曲增粗的小静脉丛,为门脉阻塞后侧支循环开放而形成的门静脉海绵样变(黑箭头);C.动脉期MIP轴位重建图像,示肝癌供血动脉来自右肝动脉分支(长箭头),肿块内可见成团、紊乱的血管影及肿瘤染色现象(短箭头);D.VRT重建图像,示肝癌血供。

1）肿块占位效应导致的血管异常:表现为血管的受压移位、拉直、分离等。

2）肿瘤对血管的浸润:表现为血管壁的不规则狭窄、闭塞、僵硬等。

3）肿瘤血管(tumor vessel):是一些发育不成熟的血管腔隙,表现为动脉期肿瘤区内管径粗细不均、走行方向紊乱而呈不规则网状的血管影。肿瘤血管区域内出现不规则片状对比剂聚集区称为造影池或造影湖,是恶性病变的重要征象,常因肿瘤坏死区与肿瘤血管或被肿瘤侵蚀的血管发生交通所致。

4）肿瘤染色(tumor stain):与周围正常肝区相比,肿瘤内血液循环缓慢,对比剂廓清延迟,表现为毛细血管期或实质期结节样密度增高影,见于多血管肿瘤和炎性病变。良性肿瘤时,染色边缘较光整,密度均匀,而在恶性病变时则反之。

5）供血肝动脉的增粗、扭曲。

6）充盈缺损:由于病变区无血供,实质期为无对比剂染色的空白区,常见于肝内囊性病变或实性肿瘤内的液化、坏死区。

7）静脉早显(early filling of the vein):在动脉期即可见肝内静脉血管显影,多见于肿瘤破坏动脉和静脉,造成动静脉短路或瘘所致。

8）静脉腔内异常:恶性肿瘤对肝内门静脉主要属支或主干、肝静脉、下腔静脉等的直接侵蚀,造成管腔内癌栓形成,出现受累静脉腔内的充盈缺损征。由于癌栓具有新生肿瘤血管供血,故在动脉期,受累静脉腔内癌栓也可见细线状或薄层状、不规则的强化影像,尤以门静脉系统多见,被称为门静脉小动脉化现象(arterialization of portal vein)。

4. 肝内胆管异常　当肝内胆管由于各种病因出现扩张时,在 USG、CT、MRI 上则可以得到清晰显示。肝内胆管的异常主要为管腔狭窄及扩大、管腔内容物改变等,详见下述。

(二)胆道系统的异常影像学征象

1. 管(囊)腔大小改变　发育异常造成的胆道系统先天性扩张,常不伴狭窄或阻塞(图 6-1-49);其他病因导致的胆道管腔狭窄、阻塞或完全中断,可出现近端胆道管(囊)腔的继发性扩张。

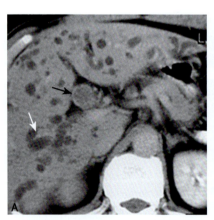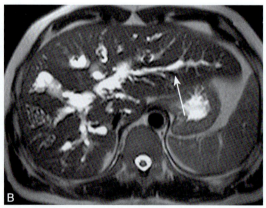

图 6-1-49　胆管扩张

A. 肝总管癌阻塞所致肝内胆管扩张:增强 CT,示肝总管腔内软组织密度影充填(黑箭头),肝内胆管成比例均匀扩张(白箭头),状如软藤;B. 先天性胆管囊性扩张症所致肝内胆管扩张:T₂WI,示肝内树枝状扩张的高信号胆管影(长白箭头),扩张程度不成比例,部分末梢胆管仍见显著扩张;胆管腔内还可见多各个颗粒状、泥沙状的低信号结石影。

2. 管(囊)壁改变　主要为胆道系统管(囊)壁的均匀增厚,或不均匀、呈结节状的增厚。增强 CT 或 MRI 扫描时增厚的管壁可呈现显著强化(图 6-1-50)。可见于胆囊、胆管炎性或肿瘤性病变。

3. 管(囊)腔内容物异常　指胆道系统内胆汁成分发生变化或管(囊)腔内出现其他病理性组织

（结石、软组织、肿块、血液、气体、蛔虫等）。目前多种无创性影像学方法均可以反映胆道系统管（囊）腔内容物的改变。

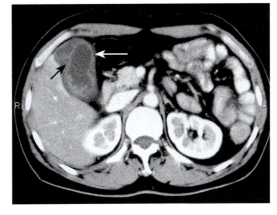

图 6-1-50　胆囊壁增厚
慢性胆囊炎：增强 CT，示胆囊壁不均匀结节样增厚（白箭头），胆囊周围水肿（黑箭头）。

（三）胰的异常影像学征象

1. 形态异常

（1）直接征象

1）胰各部比例失调、局部隆起凸出，多见于胰腺肿瘤占位。

2）胰肿大、丰满，多见于急性胰腺炎时胰腺弥漫性或节段性的肿胀。

3）胰萎缩，多见于慢性胰腺炎时，胰缩小。胰腺癌时，梗阻胰管远端实质可出现萎缩。

4）胰边缘毛糙、模糊不清，多见于急性胰腺炎。

（2）间接征象：上消化道造影检查能显示胰腺疾病造成的胰周围消化道的继发性改变，如十二指肠环扩大、淤胀、结肠切断征（colon cut-off sign）、胃结肠间距扩大等。

2. 实质异常（图 6-1-51）

（1）胰腺的囊性病灶（包括各类囊肿、坏死灶、囊性肿瘤等）：在超声上呈液性无回声灶；在 CT 上呈水样低密度灶；在 MRI 的 T_1WI 上呈低信号，T_2WI 上呈高信号。

（2）胰管内结石（或胰内钙化）、胰内出血灶在 CT 上表现为高或稍高密度；结石在超声上表现为强回声伴声影，而在 MRI 上为无信号灶。

（3）胰的实性占位（包括原发和转移性肿瘤）：在超声上一般呈稍低回声，可不均匀；在 CT 上多为无明显强化的低密度灶，而胰岛细胞瘤强化明显；在 MRI 各序列上呈软组织信号，与周围正常胰组织存在信号差别，尤以 T_2WI 明显，增强 MRI 成像可有类似 CT 增强的发现。

3. 胰管异常

胰腺肿瘤（特别是胰腺癌）、慢性胰腺炎可造成不同程度的胰管扩张。前者胰管扩张常较均匀，在肿瘤发生处常有胰管的狭窄，甚至闭塞；后者多为节段性扩张与狭窄交替，呈串珠样改变，且扩张的胰管常伴发结石。

（四）脾的异常影像学征象

与肝相比，脾的异常有以下 2 个特点：①在位置和数目上的先天发育性变异较多；②多数脾实质占位性病变的影像学表现缺乏特异性，定性诊断有一定的难度。

1. 形态异常

常见的形态异常为脾脏增大。脾大小存在较大的个体差异。若脾的径线显著超过正常脾的径线范围，即可认为有脾增大。脾增大可以在三维上不成比例，可以是单独的上下径增大、前后径增大或厚度增大，也可以是三维径线均增大。需要注意的是与周围器官的比较（特别是肝）以及与自身以往的影像学资料的对比，是明确有无脾增大的较好方法。

2. 数目与位置改变

主要有多脾、副脾、无脾和脾异位这几种先天发育异常。根据这些结节的位置分布、质地特点（超声回声、CT 密度、MRI 信号）以及强化后的表现、与脾血管的解剖关系等征象，不难明确诊断。

3. 脾实质异常

脾实质完整性（包括包膜的完整性）中断也属于脾实质异常的范畴，常见于外伤所造成的各种类型的脾挫裂伤，同时伴有脾周和腹腔内的积血、积液。增强 CT 扫描对于发现轻微的脾实质损伤、判断脾破裂的类型和程度以及了解上腹腔继发性或合并性改变有较大帮助。

（1）CT 平扫表现

1）液性低密度病变：主要见于脾囊肿、脾梗死、脾挫伤慢性期、脾脓肿等。

2）稍低或等密度灶：主要见于各类脾实性肿瘤（图 6-1-52），如脾海绵状血管瘤、血管肉瘤、脾淋

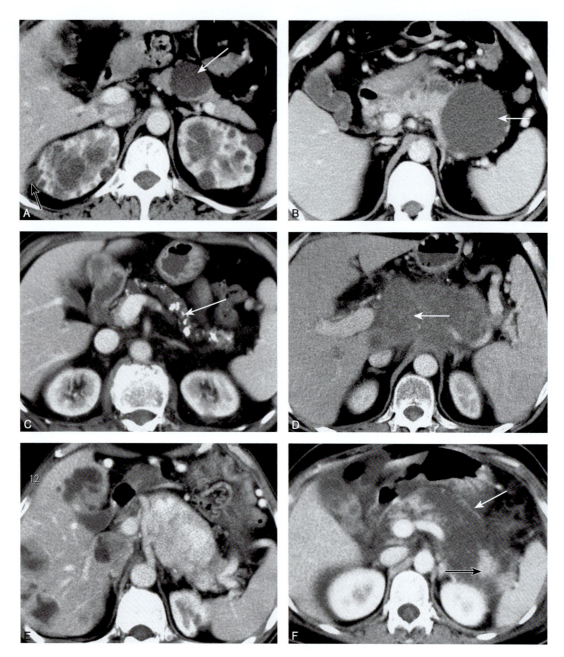

图 6-1-51 胰实质异常的 CT 表现

A. 胰腺真性囊肿:呈均匀液性密度(白箭头),边界锐利,双肾亦见多发囊肿(黑箭头);B. 急性胰腺炎后胰腺假性囊肿:囊肿密度均匀(白箭头),由纤维组织包裹形成,边界清晰,压迫脾静脉;C. 慢性胰腺炎:胰体积缩小,胰内散在分布斑点状钙化灶(白箭头);D. 胰腺癌:胰区域见软组织密度肿块(白箭头),包埋和侵犯腹腔动脉干及其分支,阻塞脾静脉,脾门区域见迂曲、增粗的侧支静脉血管影,增强扫描肿块密度低于正常胰组织,显示胰腺癌为少血供肿瘤;E. 胰腺恶性胰岛细胞瘤:胰体尾部肿块,增强扫描强化明显,为富血管肿瘤表现,肝内多发转移灶;F. 急性胰腺炎时的液化坏死灶:CT 增强扫描示胰内大片无强化区(白箭头),呈液性密度,边界不清;少量残留的胰组织正常强化(黑箭头)。

巴瘤、转移性肿瘤等。

　　3）稍高或高密度病灶:常见于脾外伤性出血急性期、脾错构瘤和寄生虫性囊肿的钙化等(图 6-1-53)。

　　(2)增强 CT 和 MRI 表现

　　1）病灶强化:海绵状血管瘤在增强早期(动脉期)病灶出现周边结节样强化,延迟扫描时病灶逐

NOTES

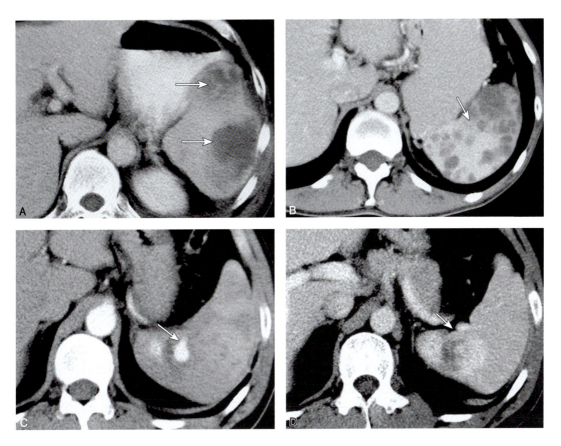

图 6-1-52　脾实质异常

A.肺癌脾转移:脾内见多个低密度灶(白箭头),边界不清,密度不均,较大病灶中心可见坏死,增强扫描边缘有淡薄环状强化;B.脾结核:脾内多发大小不等、弥漫分布的低密度灶(白箭头),边界模糊不清;C.脾血管瘤:动脉期,示病灶边缘结节状明显强化(白箭头),强化程度接近腹主动脉;D.脾血管瘤:门脉期,示病灶强化逐渐向中心推进(白箭头),强化程度减低,范围扩大,病灶中心仍见小灶性不强化区,为血管瘤内纤维瘢痕表现。

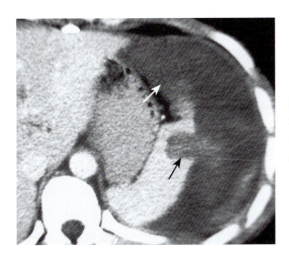

图 6-1-53　脾挫裂伤的 CT 表现

增强 CT,示脾实质完整性中断,可见一缺损口,并见稍高密度的活动性出血(黑箭头);脾周可见新月形、低密度积液,为脾包膜下积液 / 积血表现(白箭头)。

渐与周围正常脾组织趋于一致;局灶性淋巴瘤、转移瘤常呈现轻至中度的周边性、不均匀性环状强化;脾脓肿壁常表现为较均匀的环状强化。

　　2)病灶无强化:见于脾梗死、液化灶和脾囊肿。

NOTES

第三节　腹壁、腹膜腔及腹膜后间隙

Key points

● The peritoneum is a thin membrane consisting of a single layer of mesothelial cells. The parietal peritoneum lines the outer walls of the peritoneal cavity, and the visceral peritoneum lines the surface of the intraperitoneal organs.

● Infiltration of the mesentery by inflammatory and/or tumor cells, fluid, or fibrosis may increase the attenuation of the mesentery. This finding is frequently the first indication to certain diseases.

● Peritoneal carcinomatosis represents that tumors metastasize to the peritoneal surface. The phrase "omental caking" refers to the replacement of omental fat by tumor cells and fibrosis.

在解剖学上,腹部(abdomen)是指自横膈以下、盆底(pelvic floor)以上的区域。腹膜、系膜、网膜、韧带、筋膜、血管等结构,以及由它们分隔而形成的腹膜腔和腹膜后各间隙等是腹部的重要组成部分。

一、常用的影像学检查方法

常用的影像学检查方法包括:普通 X 线检查、超声和 CT 检查,MRI 检查相对应用较少。

1. 普通 X 线主要包括透视和腹部平片,应用较少。

2. 钡剂造影、血管造影应用较少。

3. 超声检查尽管存在分辨力不高、易受肠气干扰、声波穿透距离有限等局限性,有时会影响对病变的检测以及定位和定性诊断,但方便、经济的超声仍然广泛应用于腹膜腔和腹膜后各间隙、腹壁疾病的初步筛查。

4. 无论是从病变的检测,还是从病变的定位、定性诊断来说,CT 检查都是目前评价腹部的最优方法之一。检查技术应包括 CT 平扫和增强扫描,根据具体临床情况可作 CT 双期或多期增强扫描。有关 CT 检查的技术参数等情况详见本章第一、二节。

5. MRI 在腹膜腔和腹膜后各间隙中的应用较广泛,主要作为一种定性诊断和鉴别诊断的手段。

二、正常影像解剖和常见变异

(一)正常腹部平片(正位)表现

双侧肋腹部皮下脂肪、腹膜外脂肪以及腹腔内脏器周围的脂肪表现为灰黑色带状影,可以比衬、勾画邻近结构。

1. 肋腹脂线(flank fat stripe)指双侧肋腹壁腹膜外脂肪所形成的条带状影。

2. 腹肌间的脂肪线因较薄而不易显示。

3. 肾周脂肪线由肾周间隙的脂肪组织投影而成,清晰勾画出肾轮廓。

4. 腰大肌、腰方肌位于腹后壁,闭孔内肌、肛提肌等处于盆腹膜外,在肌鞘内脂的对比下,可以清晰显示它们的边缘、轮廓。

(二)正常 CT 表现

腹部 CT 检查能够显示腹膜及其反折所形成的亚腹膜结构,以及腹膜腔与腹膜后的若干间隙(space)、陷凹(pouch)、浅窝(fossa)、隐窝(recess)等情况。腹膜结构、腹膜腔及腹膜后间隙的划分比较复杂。

1. 腹膜结构

(1)腹膜属浆膜组织,分为衬覆于腹壁、盆壁内表面的壁腹膜(parietal peritoneum)和覆盖于腹腔、盆腔脏器表面的脏腹膜(visceral peritoneum)。上述两层腹膜在后腹壁相互融合而形成一个潜在的腔隙,即为腹膜腔(peritoneal cavity)。

（2）重要的腹膜结构包括大网膜(greater omentum)、小网膜(肝十二指肠韧带和胃十二指肠韧带)、网膜囊(omental sac)、小肠系膜(small bowel mesentery)(图 6-1-54)、横结肠系膜(transverse mesocolon)、乙状结肠系膜(sigmoid mesocolon)、阑尾系膜(mesoappendix)、肝镰状韧带、肝冠状韧带、肝左三角韧带、胃脾韧带、脾周韧带、膈结肠韧带等(图 6-1-55)。

2. 腹膜腔的划分　根据近年来腹部放射解剖学的发展,腹膜腔(含盆腔)的解剖间隙划分见图 6-1-56。

（1）上腹腔间隙划分

右侧:肝上间隙、肝下间隙、肝裸区。

左侧:肝上前间隙、肝上后间隙、肝胃陷凹、胃脾陷凹、脾肾陷凹、脾外侧间隙、网膜囊上部分、网膜囊下部分。

（2）下腹腔间隙划分

右侧:结肠下间隙、结肠旁沟。

左侧:结肠下间隙、结肠旁沟。

（3）盆腔间隙划分

腹膜陷凹:男性的直肠膀胱陷凹,女性的膀胱子宫陷凹和直肠子宫陷凹(又称道格拉斯陷凹)。

膀胱旁外侧隐窝:直肠旁浅窝、盆外侧隐窝。

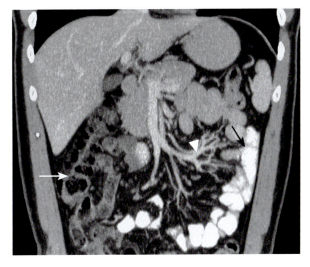

图 6-1-54　重要的腹膜结构
CT 冠状位 MPR 重建,显示扇形分布的小肠系膜及系膜血管(白三角)、充盈对比剂的小肠袢(黑箭头)和分布于腹腔周边的结肠框(白箭头),以及它们与肝、胰、脾等实质性脏器的空间解剖关系。

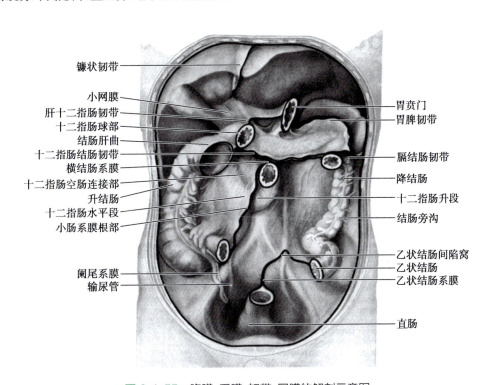

镰状韧带

小网膜
肝十二指肠韧带
十二指肠球部
结肠肝曲
十二指肠结肠韧带
横结肠系膜
十二指肠空肠连接部
升结肠
十二指肠水平段
小肠系膜根部

胃贲门
胃脾韧带

膈结肠韧带

降结肠

十二指肠升段

结肠旁沟

乙状结肠间陷窝
乙状结肠
乙状结肠系膜

阑尾系膜
输尿管

直肠

图 6-1-55　腹膜、系膜、韧带、网膜的解剖示意图

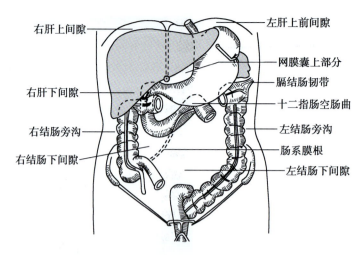

图 6-1-56　腹膜腔的主要间隙划分的解剖示意图

3. 腹膜后间隙

（1）腹膜后间隙（retroperitoneal space）：是指位于腹膜壁层后部分（后腹膜）与腹后壁腹横筋膜之间的、上达横膈，下至盆腔的一个立体间隙。除疏松结缔组织和筋膜以外，腹膜后间隙还包含一些脏器，如胰、十二指肠降部和水平部、升结肠和降结肠、肾、肾上腺、输尿管、性腺，以及腹主动脉及其分支、下腔静脉及其属支、淋巴管、淋巴结和神经等。

（2）肾筋膜（renal fascia）：是腹膜后间隙划分中的解剖标志，以其为中心，腹膜后间隙可以分为 5 个间隙（图 6-1-57）：肾旁前间隙（双侧）、肾周间隙（双侧）、肾旁后间隙（双侧）、中线大血管区域及盆腹膜外间隙（包括膀胱前间隙、膀胱旁间隙、膀胱周围间隙、直肠周围间隙）。

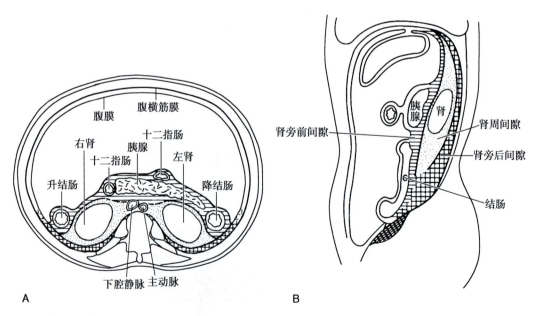

图 6-1-57　以肾筋膜为中心的腹膜后各间隙的解剖示意图
A. 横轴位；B. 经左肾的矢状位。

三、基本病变的影像学征象

（一）腹部平片的异常征象

1. 腹腔积气

（1）游离气腹（free pneumoperitoneum）：各种原因导致腹腔内积气且随体位改变而移动，称为游离气腹。立位透视,气体可上浮到膈与肝或胃之间,显示为透明的新月形气影;侧卧水平位投照,气体则游浮到靠上方侧腹壁与腹内脏器外壁之间;仰卧前后位时,气体浮聚于腹腔前方,也可使居前方的肝镰状韧带和脏器外壁得到显示。常见于胃肠穿孔、腹腔术后或合并感染。

（2）局限性气腹:指腹腔内气体局限于某处,且不随体位改变而移动。

2. 腹腔积液　各种不同的病因如感染、外伤、肝硬化、低蛋白血症等均可导致腹膜腔积液（peritoneal fluid collection）,简称腹水（ascites）。

（1）腹腔积液在腹腔内坠积于低处。仰卧位时,以盆腔和上腹腔的肝肾隐窝（hepatorenal recess）最低,其次为两侧结肠旁沟。大量腹腔积液时,胀气的肠曲浮游于腹中部。

（2）肠曲间也可有腹腔积液,仰卧位片上,表现出肠间隙加宽,但改变为侧卧水平位投照时,因肠曲之间的腹腔积液流向近地侧,其肠间隙相对变窄,且近地侧腹部密度显著增高。这种可变性肠间隙宽度征象,可帮助判断有无腹腔积液存在及大致估计积液量。

3. 腹内高密度影　主要为阳性结石、钙斑和异物。

（1）阳性结石:常见于泌尿系统结石、阑尾粪石（fecalith）,阑尾粪石常呈分层同心环状,居右下腹。

（2）钙斑:常见于腹腔内淋巴结的钙化、胎粪性腹膜炎、扭转的卵巢畸胎瘤等。

4. 腹壁异常　包括肋腹脂线异常、腹壁软组织肿胀、软组织间积气和腹壁肌张力异常等。

（1）炎症或外伤使脂肪组织发生充血、水肿、坏死和出血等,致使肋腹脂线增宽、透明度下降,甚至消失;此外,还可使腹壁软组织增厚,密度增加和向外突出。

（2）腹壁软组织间积气,可源于腹膜后或腹膜间位空腔脏器向腹膜外破裂;也见于开放性腹壁损伤。

（二）腹部 CT 的异常征象

1. CT 平扫表现

（1）气体及液体积聚:CT 检查可发现腹部的积气、积液,并准确定位和相对量化（图 6-1-58,图 6-1-59）。脏器挫裂伤出血常混有其他性质的液体（肝破裂时的胆汁、胰破裂时的胰液、肾破裂时的尿液）,再加上从出血到 CT 扫描时间的不同,可能造成损伤处及腹腔内、腹膜后间隙液体有不同的 CT 值。腹主动脉破裂后外溢血液可产生不同程度的腹膜后脏器推移表现（主要是肾、胰、十二指肠降部等）。

（2）异常高密度灶:腹腔内钙化及肠管内钙化或结石（图 6-1-60）、钙化淋巴结、部分肿瘤的钙化,以及高密度的异物。

（3）腹膜腔和腹膜后各间隙、腹壁的肿块:软组织占位,通过肿块的位置、与空虚的消化道的关系以及其与周围脏器的关系等可协助判断肿块起源。

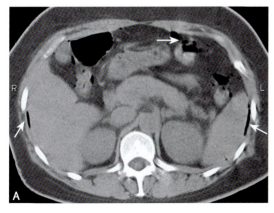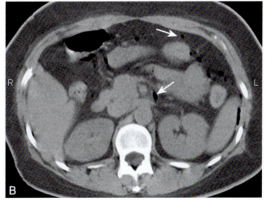

图 6-1-58　游离气腹的 CT 表现

A、B. 乙状结肠穿孔:CT,示腹腔内多数游离气体影,分布于肝周、脾周和系膜面上（白箭头）。

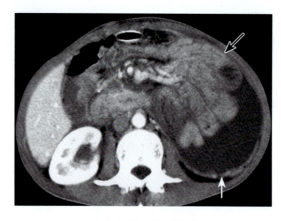

图 6-1-59　腹腔积液

急性胰腺炎引流术后粘连性肠梗阻。CT 示左侧腹膜明显增厚(白箭头),广泛粘连,致近段空肠袢密聚成团(黑箭头),活动度降低,浸泡在液体密度的腹腔积液中。

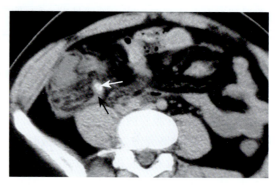

图 6-1-60　急性阑尾炎

CT,示急性阑尾炎右下腹阑尾肿大(黑箭头),内可见 1cm 大小高密度粪石结节(白箭头);周围盲肠水肿,肠壁增厚,盲肠系膜密度增高,肿胀明显。

2. 增强 CT 表现

(1)肠系膜的异常:肠系膜脂肪密度增高,血管边缘模糊不清,血管拉长、增粗、异常走行、集中,血流灌注延迟,甚至闭塞。

(2)腹膜的异常:当腹膜炎症及脓肿形成时,可以显示腹膜增厚,密度增高等改变,并可以根据脓肿的部位,结合病史,明确原发性病变;并显示网膜、韧带、筋膜等的异常改变(图 6-1-61)。

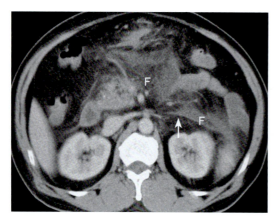

图 6-1-61　急性胰腺炎所致系膜和筋膜改变的 CT 表现

CT,示胰头钩突肿大,边缘模糊不清;双侧肾前筋膜水肿、增厚(白箭头);小肠系膜根部、横结肠系膜密度增高,水肿和积液(F);左侧肾旁前间隙内少许积液(F)。

思考题

1. 简述消化道各种影像学检查方法的优点、限度和优选原则。

2. 简述消化道各部分在 X 线钡剂造影上的主要影像表现特点。

3. 简述消化道基本病变的 X 线钡剂造影表现。

4. 概念解释:隆起、充盈缺损、凹陷、龛影、憩室、黏膜破坏、黏膜皱襞平坦、黏膜聚集、黏膜皱襞增宽、管腔狭窄、管腔扩张、肠麻痹。

5. 简述肝、胆、胰、脾各种影像学检查方法的优点、限度和优选原则。

6. 简述中上腹部的正常断面影像解剖(以第二肝门、肝门、胆囊窝和肾门平面为例)。

7. 简述腹部实质性脏器(肝、胰、脾)基本病变的影像学表现。

8. 简述胆道系统基本病变的影像学表现。

9. 根据各种影像学检查的优势和限度以及效价比最佳的原则,请设计一套针对梗阻性黄疸的影像学检查流程。

10. 简述腹膜及腹膜反折所形成的结构及其在腹部间隙划分、疾病蔓延方面的作用。

11. 简述腹膜腔和腹膜后间隙的主要解剖划分。

12. 简述腹壁、腹膜腔及腹膜后间隙基本病变的影像学表现。

（宋 彬 李子平）

第二章

消化系统疾病

第一节 急 腹 症

Key points

● The etiologies of acute abdomen include emergency diseases of digestive system, urinary system and vascular system.

● The main purpose of imaging examination for intestinal obstruction is to clarify the type, location, and cause of disease, and to determine whether the obstruction is complete or incomplete.

● Gastrointestinal perforation is a serious complication of gastrointestinal ulcers, tumors, inflammation and other diseases. The main sign is free gas in imaging examination.

急腹症（acute abdomen）是一类以急性腹痛为突出表现，需要早期诊断和紧急处理的腹部疾病。其原因包括：①消化系统急症，如各脏器炎症、穿孔、破裂、梗阻、套叠及绞窄等；②泌尿系统急症，如结石、炎症等；③妇科急症，如宫外孕；④腹主动脉急症。急腹症的影像诊断一般以 X 线检查和 CT 为主，CT 显示的急腹症影像学征象更丰富和精细，诊断价值较高；超声能对腹部胆囊、实质性脏器急症及妇产科急症进行早期诊断；腹部血管造影能对急性出血性病变、有无动脉血栓形成作出诊断和进行介入治疗。

一、肠梗阻

肠梗阻（intestinal obstruction）是由于肠粘连、炎症、肿瘤、腹腔手术后等因素所致肠腔部分性或完全性阻塞而引起的肠内容物通过受阻。

【临床表现】

（一）单纯性肠梗阻

主要临床症状为腹痛、腹胀、呕吐及停止排气、排便，一般在梗阻后 3~5 小时即可出现。

（二）绞窄性肠梗阻

主要临床表现为持续性腹痛伴阵发性加剧，同时可伴有呕吐、腹胀、无排气及排便，压痛性包块和腹膜刺激征。

（三）麻痹性肠梗阻（paralytic ileus）

主要临床表现为腹胀、便秘，无绞痛，腹部膨隆但无肠型，肠鸣音消失。

【影像学检查方法的选择】 影像学检查的主要目的：明确肠梗阻的类型、位置和原因等，判断梗阻是完全性的还是不完全性的。

（一）腹部平片

肠梗阻传统的检查方法。站立位片可以确定肠腔有无积气扩张以及气液平面宽度与分布，仰卧位片易于观察扩张的肠管，鉴别大、小肠。如危重患者不能站立，可照腹部侧位水平位片，以除外有无肠梗阻，但是腹部平片不能明确肠梗阻的确切部位。

（二）立位腹部透视和消化道造影检查

目前已较少用于检查肠梗阻。

（三）CT 平扫和增强

对肠梗阻的临床应用价值优于传统 X 线检查,不仅对于肠梗阻的诊断、梗阻移行段位置的判断准确性更高并能进一步评估梗阻移行段的病因及有无肠缺血。

【病理生理基础】 梗阻以上的肠内气体和液体通过受阻而淤积,肠壁吸收能力减弱、食物分解增加,导致肠腔内气体和液体聚集,肠管扩大。根据梗阻部位分为高位小肠梗阻(十二指肠及空肠上段)、低位小肠梗阻(空肠下段及回肠)和结肠梗阻。肠梗阻又常分为机械性、动力性和血运性 3 类。

（一）机械性肠梗阻（mechanical ileus）

最为常见,分为单纯性和绞窄性肠梗阻（strangulating ileus）两种,前者只有肠道通畅障碍,而无血液循环障碍,后者同时伴有血液循环障碍(图 6-2-1)。

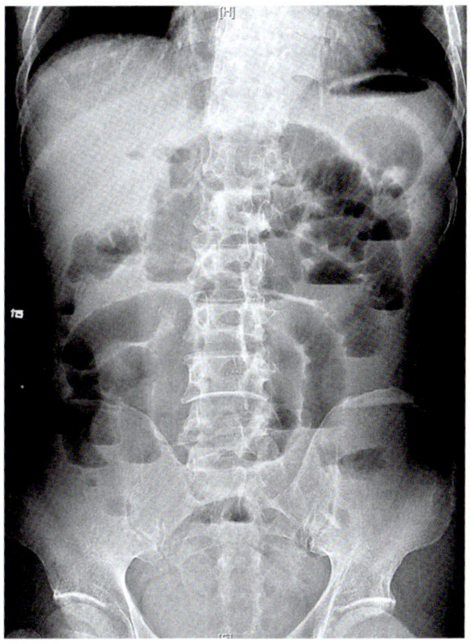

（二）动力性肠梗阻（dynamic ileus）

分为麻痹性肠梗阻与痉挛性肠梗阻（spastic ileus）是由于各种原因引起交感神经或副交感神经过度兴奋使整个胃肠道动力明显减弱或痉挛所致的肠内容物不能有效运行,肠道本身并无器质性病变。

（三）血运性肠梗阻

见于肠系膜血栓形成或栓塞,伴有血液循环障碍和肠肌运动功能失调。

图 6-2-1 单纯性小肠梗阻
站立位腹平片,示小肠积气扩张,有高低不平气液平面,呈阶梯状排列。

【影像学征象】

（一）单纯性小肠梗阻（simple small intestinal obstruction）

1. 腹部平片表现 典型 X 线表现可概括为:梗阻以上肠腔扩大积气积液,立位或水平侧位可见气液平面,梗阻以下肠腔萎陷无气或仅见少量气体。

（1）阶梯状液面征:是单纯性小肠梗阻的 X 线特征。在立位腹部平片上表现为梗阻近侧的肠曲胀气扩张,呈弓形或拱门状或倒"U"形,弓形肠曲两端的液面可处于不同高度,多个弓形肠曲液面在腹部自左向右下平行排列成阶梯状(图 6-2-1)。透视下可见液面上下波动,似天平摆动,说明小肠蠕动增强。

（2）大跨度肠袢:通常是低位(回肠中、下段)梗阻的重要 X 线征象。在仰卧位腹部平片上表现为胀气扩大的空、回肠,连续较长、充气的肠曲跨越距离超过整个腹腔横径一半以上;立位片上表现为高低不等的气液平面,液面长度大都在 3cm 以上。

（3）鱼肋征:是空肠梗阻的重要 X 线征象。表现为在扩大的空肠内见到密集排列的线条状或弧线状皱襞,形似鱼肋骨样,为空肠皱襞在气体衬托下显影之故,位置多在上腹或左上腹部。回肠梗阻则无此征象,梗阻扩张的回肠表现为连贯的均匀透明的肠管,呈腊肠状,其位置多在中下腹部,二者鉴别不难。

（4）驼峰征:是蛔虫性小肠梗阻的典型 X 线表现。在立位腹部平片上表现为扩张的肠管内有软组织密度影突出于液平面之上,呈驼峰状,系多条蛔虫盘绕成蛔虫团所致,其内如见到不规则气泡或线条状透光影,为蛔虫吞入的气体,更具特征。

2. CT 表现 适用于小肠梗阻在腹部平片上仍不能确诊,需明确有无小肠梗阻及其梗阻的部位者。CT 上可以明确找到梗阻的移行段,移行段近端的肠管扩张,积气积液并可以气液平形成,而移行段远端的肠管萎陷。CT 可根据移行段肠管的狭窄程度判断是否为完全性肠梗阻;同时 CT 还可以判断肠梗阻移行段的原因,如粘连系带卡压、肿瘤、粪石嵌顿等。

(二)绞窄性小肠梗阻

1. **腹部平片表现** 既有梗阻以上肠腔扩大积气积液表现,还有以下几个较为特征性征象。

(1)假肿瘤征(pseudotumor sign):闭袢肠段中充满大量的液体,在周围充气肠管的衬托下形成类似于肿瘤样的征象,是绞窄性肠梗阻的重要征象(图6-2-2)。

(2)咖啡豆征(coffee bean sign):是由于气体可以通过近端梗阻点进入,但却不能排出,以致闭袢肠曲明显扩大,闭袢肠曲的内壁因水肿而增厚且相互靠拢,形成一条线状致密影,形似咖啡豆(图6-2-3)。

(3)小跨度蜷曲肠袢:由于闭袢肠曲的肠系膜充血、水肿、出血造成肠系膜增厚缩短,使闭袢肠曲受牵拉而蜷曲堆挤在一起,多见于由小肠扭转所致的绞窄性肠梗阻,表现为充气扩大的小肠肠曲明显卷曲成"C"形、"8"字形、同心圆状、花瓣状、香蕉状等多种不同形态,跨度较小,不超过腹腔横径的一半。

(4)小肠内长液面征:是由于不完全性绞窄性肠梗阻闭袢的肠张力降低,其内有大量血性液体,在闭袢以上的肠曲也可因反射性肠张力降低,积有多量液体。在站立位腹部平片上表现为扩张的小肠内有几个长的液平面。一般认为液平面愈长愈多,越支持绞窄性肠梗阻之诊断。

(5)空回肠易位征:见于小肠扭转所致绞窄性肠梗阻(图6-2-4)。

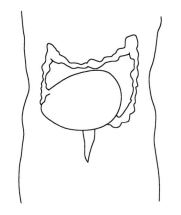

图6-2-2 假肿瘤征

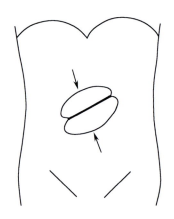

图6-2-3 咖啡豆征

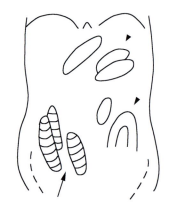

图6-2-4 空回肠易位征
↑所指为环状空肠黏膜皱襞,位于右下腹;▲所指为回肠,位于左上腹。

2. **CT表现** CT结合多平面重组可以清楚显示闭袢,呈"C"形或"U"形,同时CT可以观察闭袢的小肠是否缺血。

(三)麻痹性肠梗阻

最常见的原因为急性腹膜炎、急性肠炎(特别是急性中毒性肠炎)、腹部手术后、全身麻醉及败血症等导致的神经麻痹,影响肠管蠕动。

1. **腹部平片** 仰卧位腹部平片上表现为整个胃肠道普遍性扩张,胃、小肠和结肠均见轻到中度扩大、胀气,尤以结肠胀气较明显;站立位平片上表现为在小肠和结肠内可见宽窄不等的气液平面,分布范围较广。

2. **透视** 肠管蠕动明显减弱或完全消失。

3. **CT** 整个肠道都出现扩张、积气积液,呈弥漫性分布,没有明确的梗阻点。

(四)结肠梗阻(colon obstruction)

结肠梗阻也可分为单纯性和绞窄性,多由结肠内肿瘤、炎性狭窄、结肠扭转等所致。结肠梗阻后,小肠内食糜及气体仍将不断涌入结肠,由于回盲瓣的作用,使结肠内产生高压而极度膨胀,是一种闭袢性肠梗阻(closed loop intestinal obstruction)。腹部平片表现为:

1. 仰卧位腹平片上表现为梗阻部位以上结肠充气扩张,被液体所充填,位于腹部周围,可显示出结肠袋,可以与小肠区别;在站立位片上可见结肠内有宽大的液平。

2. 部分患者由于回盲瓣不能抵抗结肠内的压力,其内气体和液体可反流入小肠内,伴有小肠充气扩张和气液平面,但其扩张程度一般相对较轻。

3. 乙状结肠扭转(详见本节"四、肠扭转")。

二、胃肠道穿孔

胃肠道穿孔(perforation)是胃肠道溃疡、癌肿、炎症等疾病的严重并发症,在临床上以胃及十二指肠溃疡穿孔最为常见。

【临床表现】　典型临床症状为突发性剧烈腹痛。

【影像学检查方法的选择】　站立位或侧卧位水平投照的腹部平片是诊断胃肠道穿孔首选检查方法。无论哪种体位摄片均应在该位置持续5~10分钟再曝光,这样对气腹的诊断较为可靠。CT扫描检测腹腔内游离气体较平片更为敏感,可作为有效补充。碘水胃肠道造影检查不作为常规检查。碘水剂量不宜过少(60%泛影葡胺60~100ml),最好是在电视监视下多体位连续观察并点片以确定穿孔部位。

【影像学征象】

(一)腹部透视或平片表现

1. **立位腹平片**　膈下游离气体(free gas)为主要X线征象,表现为膈下线条状或新月状透光影,边界清楚,其上缘为光滑整齐的双侧膈肌,下缘分别为肝、脾上缘(图6-2-5)。大量气腹使双侧膈肌位置升高,内脏下移,有时衬托出肝、脾、胃等脏器的外形轮廓。

2. **左侧卧位水平片**　游离气体聚积在右侧腹壁与肝右叶外缘之间,呈长带状透亮影。

3. **仰卧位平片**　十二指肠后壁穿孔时,气体可进入小网膜囊内及右侧肝下间隙内,表现为右上腹肝、胃之间或右肾上方椭圆形或三角形透亮影,位置较固定。

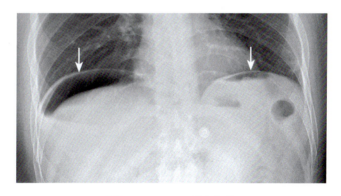

图6-2-5　膈下游离气体

立位腹平片,显示双侧膈下新月形气体影。

(二)CT与MRI表现

CT、MRI均可清楚地显示游离气腹,仰卧位扫描时,在前腹壁与脏器之间有一带状极低密度或低信号气体影,当气体与液体并存时,可见气液平面。CT可以根据气体的分布初步判断穿孔的位置,对临床手术方案提供重要的信息。MRI对于气体的显示不如CT,在实际临床工作中急性穿孔较少行MRI。

三、肠套叠

急性肠套叠是指一段肠管套入邻近的肠管内,是常见的急腹症之一,也是引起肠梗阻的重要原因之一,以婴幼儿发病率最高。

【临床表现】　主要表现为腹痛、便血、腹部包块三联征。

【影像学检查方法的选择】　钡剂灌肠检查是诊断肠套叠的首选方法,并可复位。超声和CT可以较好地显示肠套叠的征象,有助于诊断。儿童急诊患者可使用单纯气钡灌肠用于结肠套叠的复位。

【病理生理基础】　依病理解剖部位可将其分三大类型:小肠型、回结肠型、结肠型。根据套叠程度可分为单套叠和复套叠两种,前者由三层肠壁组成,后者是在单套叠基础上三层肠壁再一起套入远侧肠管内,使套叠由五层肠壁构成。

【影像学征象】

（一）钡剂造影表现

1. 钡剂灌肠　主要用于诊断结肠套叠。当钡剂到达套叠头部时,钡柱即突然停止前进,在钡柱前端出现杯口状充盈缺损,在适当加压下,钡剂向前推进,杯口加深呈钳状;当钡剂进入套鞘部与套入部之间时,可见到袖套状、平行环状或弹簧状之特征性肠套叠表现,这种征象一般在排钡后摄片最为典型（图6-2-6）。

2. 钡餐造影　适用于小肠型肠套叠。

（1）套叠部位钡剂通过受阻,小肠排空时间延长。

（2）阻塞端肠腔呈“鸟嘴状”狭窄,并延长呈线条状,为钡剂进入狭窄的套入部肠腔所致。

（3）远端肠腔扩张,并可见平行环状或弹簧状表现,常围绕在狭窄的套入部肠腔周围。

3. 肠套叠复位成功标准　①有大量钡剂或气体进入小肠;②盲肠充盈良好;③腹部包块消失;④患者腹痛减轻;⑤血便消失。

（二）CT表现

肠套叠在CT上表现为具有三层同心圆环的软组织密度影,同心圆的最内层代表套入部的内层,外层为陷入的肠系膜,因其含有脂肪而呈低密度影,最外层是套入部的外层和鞘部。若口服对比剂扫描,则在套入部周围还可见高密度对比剂影。有时CT还能明确引起肠套叠的基本病变,如肿瘤等（图6-2-7）。

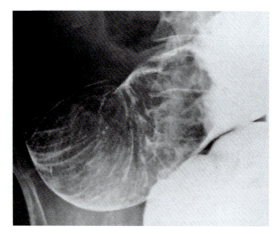

图6-2-6　肠套叠
钡剂灌肠示弹簧征。

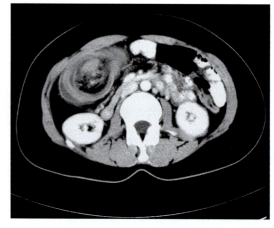

图6-2-7　肠套叠
增强CT,示具有三层同心圆环的软组织密度影,同心圆的最内层代表套入部的内层,外层为陷入的肠系膜,因其含有脂肪而呈低密度影,最外层是套入部的外层和鞘部。

四、肠扭转

肠扭转（volvulus）以小肠扭转居多,占80%以上,其次为乙状结肠扭转,两者均是导致绞窄性肠梗阻的主要原因。

【临床表现】　小肠扭转在临床上表现为突发性剧烈腹痛,伴频繁呕吐、腹胀及停止排气排便等肠梗阻症状。乙状结肠扭转表现为左下腹痛,其压痛和反跳痛亦位于左下腹。

【影像学检查方法的选择】　X线平片为小肠扭转的首选方法,可发现空回肠位置的改变。钡灌肠检查为结肠扭转的首选方法,可明确梗阻的部位。CT联合多平面重组对于X线平片不能确定小肠扭转的可以进一步明确诊断,同时可以评估肠道是否缺血。

【影像学征象】

（一）小肠扭转

1. **仰卧位平片**　肠曲排列形式的变化,如空回肠易位,肠曲呈花瓣状或香蕉状排列(图 6-2-8)。

2. **立位平片**　阶梯状排列的气液平面。

（二）乙状结肠扭转

乙状结肠扭转多为闭袢性肠梗阻。

1. **X 线平片**　卧位片上可见乙状结肠高度扩大,直径常超过 10cm,呈马蹄状肠曲(inverted U shaped loop),两肢向下并拢于梗阻点,呈三条白线;站立位可见宽大的气液平面。

2. **钡剂灌肠**　钡剂通过受阻,梗阻端呈鸟嘴状,有时可见螺旋状黏膜皱襞,这是其特征性表现(图 6-2-9)。在灌肠检查时压力不宜过高,动作应轻柔。如为部分性梗阻,一旦见到对比剂通过梗阻区,应立即停止继续灌钡,以免加重梗阻或导致穿孔。

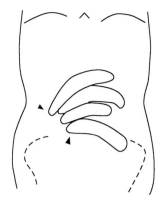

图 6-2-8　小肠扭转

香蕉征,空肠向箭头所示一端聚拢。

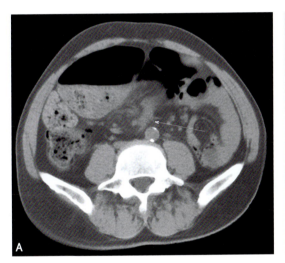
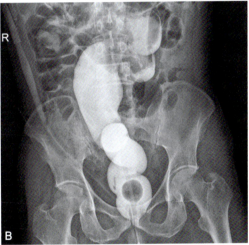

图 6-2-9　乙状结肠扭转

A. CT 平扫示乙状结肠系膜旋涡状改变;B. 钡剂灌肠示乙状结肠位于右侧,近端呈"鸟嘴"样闭塞。

第二节　食管疾病

Key points

- The diseases in esophagus include foreign body, varices, achalasia and carcinoma of esophagus.
- Barium swallow and CT are usually used in diagnose esophageal diseases.
- Barium swallow is the first choice to diagnose esophageal carcinoma, CT and MRI are used to evaluate tumor infiltration, the involvement of surrounding organs and enlargement of lymph nodes.

一、食管异物

食管异物(esophageal foreign body)指嵌留于食管内不能通过的外来物质,分为透 X 线异物和不透 X 线异物。

【临床表现】　一般均有吞食异物病史,钝性异物常引起吞咽梗阻感、作呕或因异物刺激致频繁做吞咽动作。而尖刺状异物常引起刺痛感,疼痛位置明确,刺破食管可致出血。

【影像学检查方法的选择】 显示不透 X 线异物的部位和方向,首选透视和平片。明确透 X 线异物的部位和/或大小,首选口服钡餐或钡棉检查。CT 或 MRI 检查可用于明确异物侵犯食管壁的程度。

【病理生理基础】 食管异物可嵌留于食管的任何部位,以滞留于食管生理狭窄处常见,尤其见于第一狭窄处,其次为第二狭窄。异物嵌顿时,局部可发生充血、水肿或溃疡形成。尖刺异物穿破食管壁可引起食管周围炎、纵隔炎症及脓肿形成。

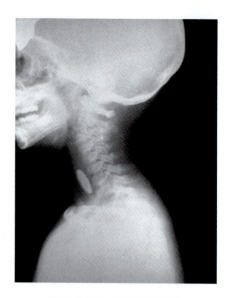

图 6-2-10　食管金属异物
X 线示食管胸廓上口处可见一圆形高密度异物影。

【影像学征象】

（一）X 线表现

不透 X 线异物多为金属性异物,呈特殊形态的高密度影。食管内硬币样不透 X 线的异物常呈冠状位,与滞留于气管内呈矢状位不同(图 6-2-10)。

（二）钡餐或钡棉检查表现

1. **圆钝状异物** 因异物表面涂抹钡剂而易于显示,有时见钡棉勾挂征象。较小异物可见钡剂或钡棉偏侧通过或绕流;较大嵌顿异物显示钡剂或钡棉通过受阻。

2. **尖刺状或条状异物** 常见钡棉勾挂征象,口服钡剂可见分流。若细小尖刺一端刺入食管壁,另一端斜行向下,口服钡剂或钡棉检查可无任何异常表现。

（三）CT 和 MRI 表现

CT 显示异物敏感性高于钡棉检查,可直接显示异物及与邻近器官结构关系,还可了解食管壁损伤、穿孔及其周围情况。

1. **食管壁损伤** CT 显示局部食管壁肿胀、增厚,严重者管腔狭窄;MRI 显示为 T_1WI 低信号、T_2WI 高信号的条状或梭形信号。

2. **食管穿孔** CT、MRI 显示邻近纵隔内边缘模糊的肿块,周围器官受压,食管周围脂肪层消失,纵隔可局限性增宽。如纵隔出现气体则提示急性化脓性纵隔炎或脓肿形成,脓肿呈 T_1WI 低信号、T_2WI 高信号,信号不均匀。增强时脓肿壁强化明显。

3. **食管穿孔出血** CT 显示食管腔内及邻近纵隔内密度较高的血肿;MRI 显示各期血肿的不同信号。

二、食管静脉曲张

食管静脉曲张(esophageal varices)是门静脉高压症的重要并发症,其发生率 80%~90%,常见于肝硬化患者。

【临床表现】 曲张的静脉损伤致血管破裂,可引起急性大出血,由于曲张静脉管壁薄弱,缺乏弹性,出血不易自止。临床上出现呕血或柏油样便,严重者出现休克症状或死亡。常合并脾大及腹腔积液等其他门静脉高压表现。

【影像学检查方法的选择】 钡餐造影可以明确食管静脉曲张的有无及程度,呕血期间应禁止该项检查。CT 和 MRI 增强扫描也可以显示食管静脉曲张,平扫是可表现为食管壁增厚。血管造影一般用于了解食管静脉曲张的程度及有无出血,必要时行选择性插管栓塞治疗。

【病理生理基础】 在门静脉高压情况下,门静脉血流通行受阻,其属支因淤血而不同程度扩张,并开放和形成大量侧支循环。最常见的侧支循环是由胃冠状静脉通向胃底和食管的静脉以及食管周围静脉丛,最后经奇静脉流入上腔静脉。病理表现为食管黏膜下层的静脉丛异常迂曲,呈瘤样扩张。曲张静脉首先出现在食管下段,继而向上蔓延累及中上段。

【影像学征象】

(一) 钡餐造影表现

1. **早期** 食管下段黏膜皱襞增粗或稍显迂曲,管壁柔软,边缘不光整,略呈锯齿状或小凹陷。

2. **中期** 随着曲张静脉数目的增加和程度加重,食管黏膜皱襞明显增粗、迂曲,呈串珠状或蚯蚓状充盈缺损,管壁边缘凹凸不平呈锯齿状,可波及食管中段。

3. **晚期** 严重的静脉曲张,透视下食管蠕动减弱,钡剂排空延迟,管径扩大,但管壁仍柔软,伸缩自如,无局部的狭窄和阻塞,一般累及食管上段(图 6-2-11)。

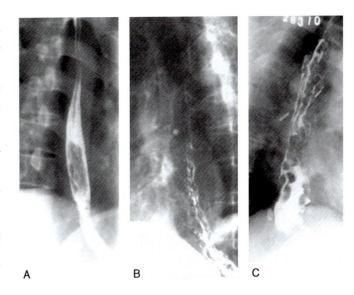

图 6-2-11 钡餐造影食管静脉曲张
A. 轻度曲张;B. 中度曲张;C. 重度曲张。

(二) CT 表现

1. **平扫** 食管壁增厚或小分叶状腔内软组织肿块,CT 值在 50HU 左右。病变严重者,突入腔内的曲张静脉表现为簇状、管状、卵圆状及蚯蚓状的单一腔内软组织结节,可波及食管全层。

2. **增强扫描** 延迟扫描显示圆条状、分叶状或蚯蚓状静脉曲张,其强化程度基本与门静脉同步,邻近可见与之吻合的扩张静脉。

(三) MRI 表现

1. **平扫** 食管壁不规则增厚或局部软组织信号影突入腔内,因血流缓慢,流空效应不明显,可呈花簇状或分叶状,少数可见血管巢。

2. **增强扫描** 可见圆条状、蚯蚓状静脉曲张影。

3. **病变严重者** 用 MRA 扫描,并行 MIP 三维重建,可显示曲张的食管静脉网,其效果近似于血管造影。

(四) 间接门静脉造影表现

1. 门静脉的显影延迟,主干增粗,肝内分支僵硬如枯树枝状。

2. 胃冠状静脉、胃短静脉、奇静脉出现扩张、迂曲,严重的食管静脉曲张者可显示食管下段周围异常静脉网(图 6-2-12)。

3. 曲张静脉内对比剂排空延迟。合并出血时,见对比剂溢出呈团片状积聚,存留时间较长,弥散慢。

三、食管贲门失弛缓症

食管贲门失弛缓症是食管神经肌肉障碍性疾病。多发于青壮年,女多于男。

【临床表现】 主要表现为吞咽困难、胸骨后沉重及梗阻感以及纵隔内邻近器官压迫症状。

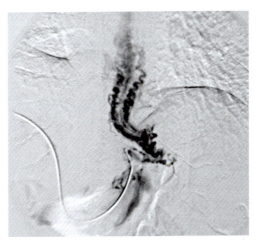

图 6-2-12 食管静脉曲张
DSA,示导管置入胃冠状静脉,食管静脉增粗、增多,走行迂曲,延伸向上。

【影像学检查方法的选择】　钡餐造影是食管贲门失弛缓症的首选检查方法,可明确诊断和病变程度。透视或摄片、CT 及 MRI 扫描一般不用于本病的诊断。

【病理生理基础】　病因不明,因食管中下段的管壁平滑肌运动受肠肌神经丛支配,一般认为该段神经节细胞发生病变或缺损时,局部肌肉痉挛而致本病。主要病理表现为中下段食管及贲门痉挛狭窄并发食管中上段扩张,食管缺乏蠕动、食管下括约肌高压和对吞咽动作的松弛反应障碍。

【影像学征象】

（一）透视或平片表现

1. 轻度食管贲门失弛缓症无明显异常。

2. 重度者见食管高度扩张延长,内存大量残留食物,可见气液平面,纵隔影增宽。因气体不能进入胃内,胃底气泡多不明显或消失。

（二）钡餐造影表现

1. 轻度者　贲门狭窄,食管稍扩张,钡剂滞留时间延长,管壁光整。

2. 严重者　食管极度扩张,当食管内存留大量液体时,钡剂像雪花样分散于液体中,缓慢下沉至狭窄的食管下段,食管下段呈漏斗或鸟嘴状变细进入膈下胃腔内。狭窄段边缘可光滑或稍不规则,管壁尚柔软,黏膜仍存在（图 6-2-13）。

（三）CT 表现

1. 食管明显扩张,局部管壁变薄,腔内可见液平面,有时可见食物残渣。

2. 食管下段狭窄,局部管壁对称性增厚,无充盈缺损,食管外周脂肪层完整,与癌性狭窄不同。

（四）MRI 表现

1. 中上段食管扩张,壁变薄,腔内含水,在 T_1WI 上呈低信号,T_2WI 上呈高信号。

2. 食管下端呈漏斗状狭窄,狭窄段呈对称性肥厚,食管腔外脂肪层完整。

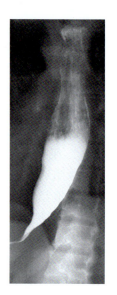

图 6-2-13　食管贲门失弛缓症
钡餐造影示食管明显扩张,食管贲门呈"鸟嘴样"狭窄。

四、食管癌

食管癌（esophageal cancer）是消化道最常见的恶性肿瘤之一,发病年龄多在40 岁以上,尤以 60 岁以上者居多。发病一般认为与饮食、饮食习惯、遗传和反流性食管炎有关。

【临床表现】　早期食管癌的症状不明显,偶有进食阻挡感、胸骨后疼痛。进展期食管癌主要表现为进行性持续性吞咽困难、胸闷或胸背痛、声嘶、呼吸困难或进食呛咳。晚期出现贫血、消瘦及恶病质。

【影像学检查方法的选择】　钡餐造影是食管癌首选的检查方法,可发现大部分早期食管癌,能确诊中晚期食管癌。CT 和 MRI 扫描用于了解食管癌管壁的浸润程度、周围组织器官累及范围和有无淋巴结肿大,为临床手术治疗提供依据。血管造影仅用于确诊食管癌的血管内介入治疗。

【病理生理基础】　食管癌起源于食管黏膜,多见于食管中段,下段次之,上段少见。

（一）组织学分型

有鳞状细胞癌、腺癌、小细胞癌、腺棘皮癌等类型,90% 为鳞状细胞癌。腺癌多发生在食管下段。

（二）早期食管癌分型

可分隐伏型、糜烂型、斑块型和乳头状型。

（三）中晚期食管癌分型

1. 髓质型　癌肿在管壁内浸润性生长,累及食管全层,并向腔内外生长,食管壁增厚,僵硬,管腔变窄。

2. 蕈伞型　主要浸润黏膜下层和表浅肌层,肿块呈扁平卵圆形,如蘑菇状突入食管腔内,表面可有糜烂和溃疡。

3. 溃疡型　肿瘤表面形成溃疡,深达肌层,大而深,边缘隆起不规则,底部凹凸不平。穿透肌层侵及邻近组织和器官可形成瘘管,以气管食管瘘多见。

4. 缩窄型　癌肿在管壁内呈环形浸润生长,累及食管全周,形成明显的环形狭窄,近端食管腔明显扩张。

上述各型中以髓质型多见。

【影像学征象】

(一) 钡餐造影表现

1. 早期食管癌

(1) 食管黏膜皱襞的改变:病变部位黏膜皱襞增粗迂曲,部分黏膜中断,边缘毛糙。

(2) 小龛影:增粗的黏膜面上出现大小不等、多少不一的小溃疡,一般直径小于 0.5cm,局部管壁出现轻度痉挛。

(3) 小充盈缺损:为向腔内隆起的小结节,直径 0.5~2.0cm,黏膜毛糙不规则,局部黏膜紊乱。

(4) 局部功能异常:局部管壁舒张度减低,偏侧性管壁僵硬,蠕动减慢,钡剂滞留等。

2. 中晚期食管癌　典型表现为局部黏膜皱襞中断、破坏、消失,腔内锥形或半月形龛影和充盈缺损,病变管壁僵硬和蠕动消失(图 6-2-14)。

(1) 髓质型:管腔内较大的充盈缺损,病变段管腔高度或中度狭窄,壁僵硬,上部食管明显扩张。癌肿向腔外生长,平片可显示局部纵隔增宽。

(2) 蕈伞型:管腔内较低平的充盈缺损,边缘不整,病变中部常显示表浅溃疡,晚期才出现管腔偏侧性狭窄。

(3) 溃疡型:显示为大小和形态不同的腔内龛影,边缘不光整,部分龛影底部超出食管轮廓。溃疡沿食管长轴破溃伴边缘隆起时,出现"半月征",周围绕以不规则环堤。

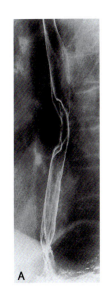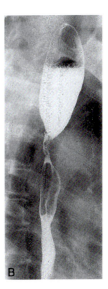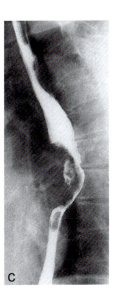

图 6-2-14　食管癌

食管造影:A. 蕈伞型癌,食管中段局限性不规则充盈缺损,黏膜破坏;B. 缩窄型癌,食管中段局限性环形狭窄,边界不规整,上方食管扩张;C. 溃疡型癌,食管中下段不规则充盈缺损内有一个与食管纵轴方向一致的长条状不规则龛影。

(4) 缩窄型:病变食管呈环状对称性狭窄或漏斗状梗阻,病变长 2~3cm,管壁僵硬,边缘多较光整,上部食管显著扩张。

(二) CT 表现

1. 平扫

(1) 食管壁改变:食管壁全周环形或不规则状增厚或局部增厚,相应平面管腔变窄。

(2) 食管腔内肿块:圆形或卵圆形,多呈广基底状。

(3) 食管周围脂肪层模糊,消失:提示食管癌已外侵。

(4) 周围组织器官受累:最多见者为气管和支气管,常形成食管-气管瘘,其次为心包、主动脉等。

(5) 转移:以纵隔、肺门及颈部淋巴结转移多见,少数逆行性转移至上腹部淋巴结,肺部转移少见。

2. 增强扫描　瘤体可表现为不同程度的强化。较大瘤体强化不均匀,常合并低密度的坏死灶,较小瘤体强化均匀。

(三) MRI 表现

多与 CT 表现相似,但平扫时瘤体 T_1WI 呈等信号,T_2WI 呈高信号;增强扫描时肿瘤可表现为不同程度的强化。

第三节 胃肠疾病

Key points

- Peptic ulcer disease is a common disease of digestive system, mainly affect stomach and duodenum. It is important to differentiate malignant ulcer from benign one. The signs of malignant ulcer include uneven shape, irregular or asymmetric edges, interruption and clubbing of radiating folds, etc.

- The carcinoma of stomach is one of the most common malignant tumors in China. The Barium swallow is useful to diagnose advanced gastric carcinoma, CT and MRI can show the diseases directly and are helpful for tumor staging.

- Intestinal tuberculosis is usually secondary to extraintestinal tuberculosis. It can occur at any location of small intestine and colon, while the ileocecal is mostly common affected.

- Crohn disease is an idiopathic inflammatory disease that can affect any part of the gastrointestinal tract from the mouth to the anus, the terminal ileum is the most common involved location. It begins with crypt inflammation and abscesses, which progress to tiny focal aphthoid ulcers, and even deep longitudinal and transverse ulcers.

- Colonic carcinoma is the most common malignant tumor in gastrointestinal tract. The niche shadow, filling defect, lumen stenosis is typical signs in barium swallow. CT and MRI are useful for tumor TNM staging.

一、消化性溃疡病

消化性溃疡病(peptic ulcer disease)是常见的慢性消化系统疾病。胃肠道与胃酸接触的任何部位均可发生溃疡,如食管下段、胃、十二指肠、胃肠吻合口及有异位胃黏膜的梅克尔憩室(Meckel diverticulum)。溃疡与糜烂不同,后者为局限性黏膜缺损,不累及黏膜肌,愈合后不遗留瘢痕。

【临床表现】 胃溃疡(gastric ulcer,GU)与十二指肠溃疡(duodenal ulcer,DU)发病之比为 1:4,后者男性明显多于女性,为 3:1~10:1。胃溃疡发病无性别差异,均以青壮年居多。临床上两者的共同表现为疼痛。十二指肠溃疡以饥饿性疼痛为主,有节律性,表现为疼痛-进食-缓解,疼痛在夏季多缓解,疼痛部位较固定和局限。胃溃疡则多表现为餐后疼痛,常发生在餐后半小时,疼痛部位常与溃疡发生部位和程度有关,如穿透性胃溃疡累及胰可产生背部疼痛。十二指肠溃疡患者食欲正常,体重常无明显改变,胃溃疡者则有明显体重减轻,这与患者因疼痛影响进食量有关,病程较长者常伴有营养不良和贫血。

【影像学检查方法的选择】 胃肠道钡餐造影是溃疡病最常用的影像学诊断方法,但不如胃肠内镜直观、准确,因此已较少使用。CT 及 MRI 有助于进行良恶性溃疡的鉴别。

【病理生理基础】
(一) 胃溃疡

1. 多见于小弯侧及胃窦部,轮廓清晰,边界清楚,直径变异在 0.5~10.0cm 之间,大多数为 2.0cm 左右,溃疡周边可有黏膜水肿,底部为纤维瘢痕组织。

2. 胼胝性溃疡,指慢性溃疡经久不愈可使其周边及底部大量瘢痕组织形成,十分坚硬。

(二) 十二指肠溃疡

1. 部位　90% 以上发生在十二指肠球部,前壁和后壁的发病率大致相等。5% 的十二指肠溃痒发生在十二指肠的第二部,而第三、四部的溃疡多见于佐林格-埃利森综合征(Zollinger-Ellison syndrome)的患者。

2. 十二指肠溃疡多为单发,亦可同时发生于前、后壁,称相对面溃疡。少数患者可出现复合性胃和十二指肠溃疡。

3. 形态 十二指肠溃疡多呈圆形,直径 1cm 左右,少数可呈线形,溃疡周边可充血水肿,底部为程度不等的纤维组织和瘢痕组织。

4. 溃疡愈合时形成瘢痕组织,严重时可形成狭窄,伴憩室形成可使十二指肠球部呈三叶草样变形。溃疡具有慢性穿透特性,腐蚀血管可致消化道大出血。

【影像学征象】

(一)胃溃疡

1. 钡餐造影表现

(1)腔外龛影:是胃溃疡的直接征象(图 6-2-15)。

(2)黏膜水肿带:是龛影口部一圈黏膜水肿造成的透明带,是良性溃疡的重要特征。有多种特殊的 X 线表现。

1)黏膜线(Hampton line):为龛影口部一条宽 1~2mm 光滑透明线。

2)项圈征(collar sign):为龛影口部宽 0.5~1.0cm 透明带,形如一个项圈而得名(图 6-2-16)。

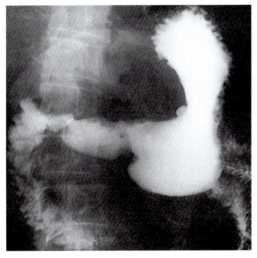
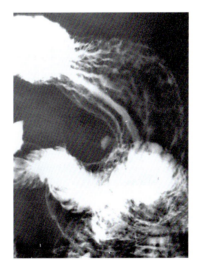

图 6-2-15 胃溃疡
上消化道造影,示胃小弯可见乳头状位于胃轮廓外龛影,其间可见光滑透明线(Hampton 氏线)。

图 6-2-16 胃溃疡
上消化道造影,示龛影口部与胃壁之间较窄的光滑透明影(项圈征)。

3)狭颈征:为龛影口部上下端明显狭小、对称光滑透明影,形如颈状。

(3)黏膜聚集(mucosa converging folds):黏膜在溃疡周围呈放射状聚集,直达溃疡口,无中断。

(4)其他间接征象

1)痉挛切迹(incisura):为小弯侧溃疡时在大弯壁上相对应处出现一个光滑凹陷。

2)胃液分泌增多致空腹大量潴留液,钡剂涂布差。

3)胃蠕动增强或减弱致胃排空加快或减慢。

4)胃变形和狭窄,因瘢痕收缩所致,表现为"蜗牛胃""葫芦胃""B 形胃"和幽门狭窄、梗阻。

2. 胃特殊类型溃疡

(1)穿透性溃疡(penetrating ulcer):龛影深而大,深度多超过 1.0cm 以上,口部有较宽大透亮带。

(2)穿孔性溃疡(perforating ulcer):龛影大,如囊袋状,可见气钡二层或气、液、钡三层现象。

（3）胼胝性溃疡（callous ulcer）：龛影大，但直径不超过 2.0cm，而深度不超过 1.0cm，有较宽透明带伴黏膜聚集。

（4）多发性溃疡：指胃内发生两个以上的溃疡，可在同一区域或相距较远。

（5）复合性溃疡：指胃及十二指肠同时发生溃疡。

3. 胃溃疡恶变的 X 线征象

（1）龛影周围出现小结节状充盈缺损、"指压征"或"尖角征"。

（2）龛影周围黏膜皱襞杵状增粗、中断、破坏。

（3）治疗中龛影增大，变为不规则。

（4）胃溃疡恶变的后期与溃疡型胃癌 X 线表现一样，难以鉴别时统称为恶性溃疡。

（二）十二指肠溃疡

十二指肠溃疡的钡餐造影表现：

1. 腔外龛影 是球部溃疡的直接征象，充盈加压像可见龛影周围有一圈光滑的透亮带，或见放射状黏膜聚集（图 6-2-17）。

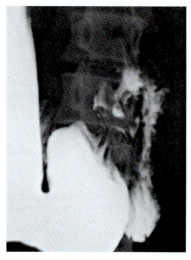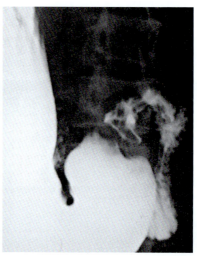

图 6-2-17 十二指肠球部溃疡

上消化道造影示球部黄豆大小龛影，十二指肠球部黏膜向龛影聚集。

2. 球部变形 是诊断球部溃疡的重要征象。由瘢痕收缩、黏膜水肿、痉挛引起，表现为山字形、三叶草状、花瓣状、葫芦形或假性憩室形成，而且恒定存在。

3. 间接征象

（1）炎症刺激所引起激惹征，表现为钡剂迅速通过球部不易停留。

（2）十二指肠球部有固定压痛。

（3）胃液分泌增多，胃蠕动增加或减弱。

二、胃癌

胃内恶性肿瘤以胃癌（gastric cancer）为最多见，是我国主要的恶性肿瘤之一，其死亡率较高。胃癌的主要组织学类型包括腺癌、黏液腺癌、印戒细胞癌、低分化腺癌和未分化癌。

【临床表现】 早期无明显症状，晚期出现上腹不适、膨胀感、隐痛感等。胃癌患者疼痛多无节律，进食不能缓解，常伴有食欲减退、消瘦、乏力。频繁呕吐多因胃窦部肿瘤致幽门梗阻而发生。胃癌早期或出血量少大便潜血阳性，出血量大时可出现呕血或黑便。当肿瘤进一步发展，可在上腹部扪及肿块、触及转移的淋巴结，如锁骨上淋巴结。胃癌早期发病隐匿，故临床就诊时，多数已晚期，随着胃镜技术的普及，早期胃癌的检出率大大提高。

【影像学检查方法的选择】 钡餐造影检查对中晚期胃癌的诊断都有很大价值,但定性诊断还需结合内镜活检。CT 和 MRI 检查的重要价值在于直接观察癌肿侵犯胃壁、周围邻近组织及远处淋巴结转移情况和癌肿的分期与手术切除可能性评估及术后随访。血管造影检查主要用于消化道出血和胃癌的介入治疗。内镜超声在胃癌的术前分期和黏膜下肿瘤的判断方面有价值,与 CT 检查有互补作用。核素检查和 PET 检查的作用有限。

【病理生理基础】 胃癌的好发部位依次为胃窦、贲门、胃体。

(一)早期胃癌

指病变仅局限于黏膜及黏膜下层,无论病灶大小及有无局部淋巴结或远处转移。根据形态可分成 3 种亚型(图 6-2-18)。

1. 突起隆起型-Ⅰ型 病变呈结节状向胃腔内不规则隆起,直径约 2cm 以上,隆起高于胃黏膜 2 倍以上,本型占早期胃癌 10% 左右。

2. 浅表隆起/突起型-Ⅱ型 癌肿沿黏膜浸润,呈较平坦的斑块样糜烂,形状不规则,边界不清楚,根据形成可分为三型。

(1)浅表隆起型(Ⅱa):隆起低于胃黏膜 2 倍。

(2)浅表平坦型(Ⅱb):癌灶与周围黏膜几乎同高,既不隆起也不凹陷。

(3)浅表凹陷/低洼型(Ⅱc):癌灶较周围黏膜稍凹陷,其深度不超过黏膜厚度。

3. 凹陷型 癌肿表面明显凹陷,不规则,其凹陷超过胃黏膜 2 倍以上,周边可见黏膜中断。

4. 混合型 以上 3 型可同时存在。

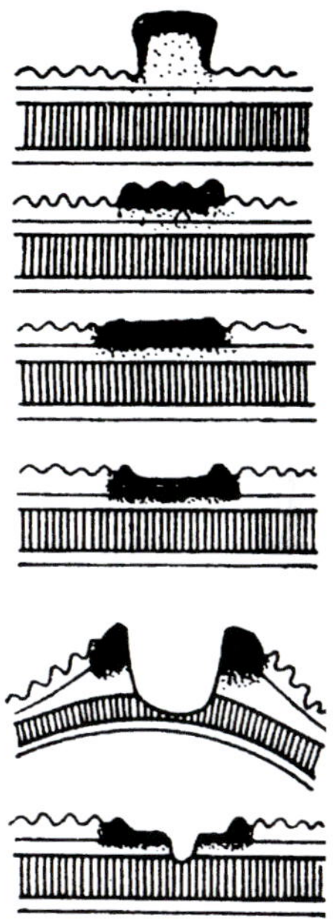

(二)中晚期胃癌(Borrmann 分类)

1. 肿块型-Ⅰ型 亦称菜花型或蕈伞型。肿块向腔内生长,表面粗糙,呈乳头状或结节状,可有溃疡形成。

图 6-2-18 早期胃癌分型示意图

隆起型(7)
浅表突起型(77a)
浅表平坦型(77b)
浅表低洼型(77c)
凹陷型(777)
混合型(77c+777)

2. 溃疡型-Ⅱ型 肿瘤向胃壁生长,形成溃疡,边缘隆起呈堤岸状,周边黏膜中断破坏。

3. 浸润溃疡型-Ⅲ型 肿瘤有较大溃疡,边缘隆起和破坏并存,肿瘤黏膜下浸润大于肉眼所见的肿瘤部分,本型约占 50%。

4. 浸润型-Ⅳ型 先累及黏膜下结缔组织,可累及胃的一部或大部,使胃壁增厚,变硬,胃腔变窄。累及全胃时,则整个胃壁僵硬,形成皮革胃(leather bottle stomach)。本型恶性度最高,早期即可发生转移。

(三)胃癌发展

1. 直接蔓延 可累及横结肠系膜、胰、腹膜、大网膜及肝。

2. 淋巴结转移 胃淋巴结可为三组:第一组为肿块胃壁旁的浅淋巴结;第二组是引流浅组的深组淋巴结,如脾门、脾动脉、肝总、胃左及胰十二指肠动脉后的淋巴结,第三组包括腹腔动脉旁、腹主动脉、肠系膜根部及结肠中动脉周围的淋巴结。如第三组淋巴结被侵及,一般而言,胃癌多半失去根治机会。淋巴结远处转移多见于左锁骨上淋巴结。

3. 血行转移 常见转移至肝、肺、骨及中枢神经系统。

4. 种植转移 肿瘤突破浆膜层时可见腹腔种植,有时在胃癌体积较小时即可发生。

【影像学征象】

(一)钡餐造影表现

1. 早期胃癌

(1)隆起型(Ⅰ型):表现为小而不规则的充盈缺损,高度超过 5mm,边界清楚。

（2）表浅型（Ⅱ型）：表现为胃小沟、胃小区破坏呈不规则颗粒状，轻微凹陷小龛影，僵硬、界限尚清楚。①表浅隆起/突起型（Ⅱa型）：癌肿突出高度不超过5mm；②表浅平坦型（Ⅱb型）：病灶几乎无隆起和凹陷；③表浅凹陷型（Ⅱc型）：病灶轻度凹陷不超过5mm。

（3）凹陷型（Ⅲ型）：表现为形态不规整，边界明显的龛影，深度超过5mm，可见黏膜皱襞中断，杵状或融合。

但早期胃癌的诊断还有赖于胃镜活检。

2. 中晚期胃癌

（1）蕈伞型：多表现为腔内不规则分叶状的充盈缺损，与正常胃壁界限清楚（图6-2-19）。

（2）浸润型癌：多表现为胃壁僵硬，胃腔狭窄。胃壁广泛受累时形成"皮革胃"（图6-2-20）。

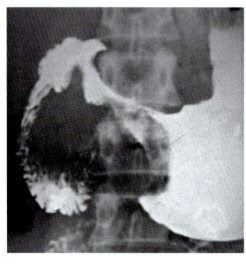

图 6-2-19　蕈伞型胃癌
上消化道造影示胃窦内巨大充盈缺损，边界较清楚，邻近胃壁僵硬，胃腔狭窄。

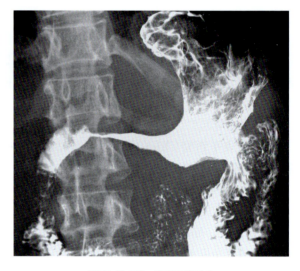

图 6-2-20　浸润型胃癌
上消化道造影示胃窦及胃体胃壁僵硬，胃腔狭窄，呈"皮革胃"。

（3）溃疡型：多表现为恶性龛影，常有下列征象：①指压征（finger pressure sign）：指因黏膜及黏膜下层癌结节浸润使龛影口部有向龛影隆起的不规则的弧形压迹，如手指压迫样，加压后显示清晰；②裂隙征：指在两指压征之间指向口部的尖角，为溃疡周围的破裂痕迹或两个癌结间的凹陷；③环堤征：指在正位上环绕龛影的宽窄不一的不规则透明带，切线位呈半弧形，为肿瘤破溃后留下的隆起边缘（图6-2-21）；④半月征（meniscus sign）：为龛影位于轮廓内、龛影周围环堤及龛影大而浅的综合征象，呈半月形，切线位加压投照时显示清晰；⑤黏膜皱襞破坏、中断、消失或黏膜皱襞结节状或杵状增粗，癌肿区胃蠕动消失。

3. 特殊部位的胃癌

（1）贲门癌：胃底贲门区肿块突入胃腔，食管下端不规则狭窄，钡剂入胃时绕肿块分流，黏膜破坏，局部胃壁僵硬。

（2）胃窦癌：胃窦区不规则狭窄，可见不规则腔内龛影，黏膜破坏，胃壁僵硬，蠕动消失，钡剂排空受阻。

（二）CT表现

蕈伞型可见突向胃腔内的息肉状的软组织肿块密度影；浸润

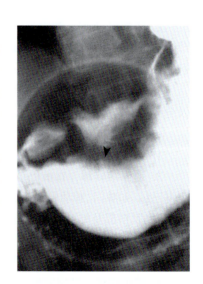

图 6-2-21　溃疡型胃癌
上消化道造影，示胃小弯腔内半月形龛影，龛影周围呈指压样不规则充盈缺损（环堤），在指压迹间可见指向龛影的尖角（箭头）。

NOTES

型为胃壁增厚,其范围依据局限型与弥漫型而定;溃疡型表现为肿块表面有不规则的凹陷。不规则增厚的胃壁,有不同程度的强化。胃周围脂肪线消失提示癌肿已突破胃壁。

【诊断与鉴别诊断】

(一)良恶性胃溃疡鉴别要点(表6-2-1)

表6-2-1 胃良、恶性溃疡的X线鉴别诊断

类别	良性溃疡	恶性溃疡
龛影形状	圆形或乳头状、边缘光整	大而浅、不规则、尖角样
龛影位置	突出于胃轮廓外	位于胃轮廓内
龛影边缘	光滑	不规则
龛影大小	直径<2.5cm	直径>2.0cm
龛影口部及周围情况	黏膜线、项圈征、狭颈征、黏膜皱襞聚集	环堤征、半月征、指压征、裂隙征、黏膜皱襞破坏、中断
邻近胃壁	柔软、有蠕动波	僵硬、蠕动消失

(二)胃窦良、恶性狭窄的X线鉴别诊断(表6-2-2)

表6-2-2 胃窦良、恶性狭窄的X线鉴别诊断

类别	良性狭窄	恶性狭窄
狭窄段形态	整齐,形态可变	不规整,漏斗状
腔内肿块	无	有
病变与正常胃壁分界	无明显分界	分界清晰
黏膜破坏、中断	无	有
胃壁形态	柔软,蠕动良好	僵硬,蠕动消失

【胃癌临床病理分期】 胃癌的临床病理分期对判断预后和临床诊疗方法的选择十分重要。它以TNM分期为基础并考虑肿瘤浸润深度,转移淋巴结及是否有远处转移来判断。以下为国际抗癌联盟及美国肿瘤联合会(UICC/AJCC)颁布的TNM分期系统(第8版):

(一)TNM分期

1. 原发肿瘤(T) T_x:原发肿瘤无法评价;T_0:无原发肿瘤证据;T_{is}:原位癌,上皮内肿瘤,未侵及固有层,高度不典型增生;T_1:肿瘤侵犯固有层、黏膜肌层或黏膜下层,其中 T_{1a}:肿瘤侵犯固有层或黏膜肌层;T_{1b}:肿瘤侵犯黏膜下层;T_2:肿瘤侵犯固有肌层;T_3:肿瘤穿透浆膜下结缔组织,而尚未侵犯腹膜脏层或邻近结构;T_{4a}:肿瘤侵犯浆膜(腹膜脏层);T_{4b}:肿瘤侵犯邻近结构。

2. 区域淋巴结(N) N_x:区域淋巴结无法评价;N_0:无区域淋巴结转移;N_1:有1~2枚区域淋巴结转移;N_2:3~6枚区域淋巴结转移;N_3:≥7枚区域淋巴结转移,其中 N_{3a}:7~15枚区域淋巴结转移;N_{3b}:≥16枚区域淋巴结转移。

3. 远处转移(M) M_0:无远处转移;M_1:有远处转移。

(二)临床分期

0期:$T_{is}N_0M_0$;

Ⅰ期:T_1~$T_2N_0M_0$;

Ⅱ期:ⅡA期:T_1~$T_2N_{1\sim3}M_0$,ⅡB期:T_3~$T_{4a}N_0M_0$;

Ⅲ期:T_3~$_{4a}N_{1\sim3}M_0$;

Ⅳ期:ⅣA期:$T_{4b}N_{any}M_0$,ⅣB期:$T_{any}N_{any}M_1$。

三、十二指肠憩室

十二指肠憩室（duodenal diverticulum）很常见，常发生于 60~70 岁的老人，男女发病一致，可能与肠内压力长期增高有关。

【临床表现】　十二指肠憩室多无症状，少数患者因憩室引流不畅可产生上腹部不适、嗳气、恶心、体重下降。解痉药或改变体位可缓解症状。如果并发炎症、溃疡或结石等，上述症状可持续存在，并右上腹部有压痛。憩室可压迫胆总管和胰管引起胆道梗阻或胰腺炎。十二指肠憩室可发生出血或穿孔引起急腹症。

【影像学检查方法的选择】　钡餐造影检查是最主要的检查方法。

【病理生理基础】　十二指肠憩室多为单发，大小不一。绝大多数憩室位于十二指肠内侧，距离法特（Vater）壶腹在 2.5cm 范围之内。少数可发生在十二指肠水平部和升部。球部真憩室少见，多为溃疡瘢痕收缩或外在炎性粘连牵拉而形成的假憩室。真性十二指肠憩室壁由完整的肠壁各层结构组成。

【影像学征象】　钡餐造影表现：憩室一般呈囊袋状，有时囊内可见钡剂、液体和空气（图6-2-22）。如伴发憩室炎，可见憩室内黏膜增粗。如憩室炎波及乳头，可见因乳头水肿所造成十二指肠黏膜压迹，严重者可压迫胆总管造成梗阻，临床上常将此称为"十二指肠乳头旁憩室综合征"。

四、肠结核

肠结核（intestinal tuberculosis）多继发于肠外结核，原发性肠结核约占肠结核的 10% 以下。吞服含结核分枝杆菌的痰、血行播散和女性生殖器官结核直接播散可能是发生肠结核的主要病因。肠结核可发生于任何年龄，但以中青年发病居多，占半数以上，女性多于男性。

【临床表现】　肠结核早期可无症状，且起病缓慢，可伴有一般性的结核中毒性症状，如低热、盗汗、虚弱等。发病典型者具有右下腹疼痛，且常因进食后而诱发。腹泻常与腹痛相伴，为半成形或水样便，每日可达数次或数十次，重症者可为脓便。有时腹泻与便秘交替发生。肠结核患者常有体重下降、贫血等症状，查体可在右下腹触及包块，有压痛。

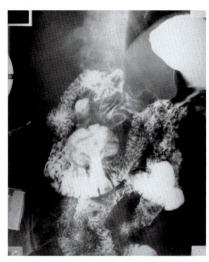

图 6-2-22　十二指肠憩室
上消化道造影示十二指肠水平部巨大憩室并可见十二指肠黏膜伸入其内。

【影像学检查方法的选择】　钡餐造影是首选的检查方法，其征象常为非特异性，结合临床和实验室表现可作出更为可靠的诊断。钡剂双重对比灌肠检查可显示回盲瓣细微结构和变形，可作为与克罗恩病鉴别诊断的参考。

【病理生理基础】　肠结核可发生在小肠和结肠任何部位，但以回盲部发病率最高，达 80% 以上，这可能与肠内容物在该部停留时间较长和该部淋巴组织较丰富有关。常与腹膜结核、肠系膜淋巴结结核并存。大体病理上分溃疡型和增殖型，以溃疡型多见，但实际上难以区分。

【影像学征象】

（一）钡餐造影表现

1. 溃疡型肠结核

（1）跳跃征或激惹征因回盲部炎症溃疡形成，钡剂通过此段迅速，不能正常停留，致回肠末端、盲肠和升结肠充盈不良或少量钡剂充盈呈细线状，而上、下两端肠管则充钡正常。是溃疡型肠结核典型表现。

（2）在充盈时小刺状龛影使管壁轮廓不规则，为小溃疡形成所致。

（3）黏膜皱襞增粗、紊乱。

（4）管腔狭窄中期为肠管痉挛收缩，晚期为瘢痕性狭窄，收缩致回盲部缩短（图6-2-23），狭窄以上肠管扩张。病变常累及回盲瓣。

2. 增殖型肠结核 盲肠及升结肠管腔狭窄、缩短和僵直感，狭窄的回肠近段扩张致小肠排空延迟。黏膜皱襞增粗紊乱、消失，常见息肉样充盈缺损。钡灌肠显示上述表现恒定不变。

（二）CT表现

可出现肠壁环周增厚，位于回盲部的肠结核可引起回盲瓣不对称增厚，肠系膜淋巴结肿大并于淋巴结中央出现低密度区。

五、克罗恩病

克罗恩病（Crohn disease）病因未明，多见于青年人，男性略多于女性。本病过去亦曾被称为"局限性肠炎""节段性肠炎"等。欧美发病率比我国高。

【**临床表现**】 疾病早期可无症状，临床病程缓慢。间歇性腹痛和腹泻，在排气和排便后可缓解为最常见症状。腹痛部位与病变发生部位有关，病变累及胃十二指肠时疼痛部位与溃疡病相似，侵犯回盲部疼痛发生在脐周。累及远端结肠可出现里急后重或便秘等，手术后易复发。

克罗恩病的常见并发症有肠梗阻、窦道和瘘管形成、肛门周围或直肠周围脓肿、腹腔脓肿、消化道出血、肠穿孔和癌变，癌变多见于结肠型克罗恩病。

【**影像学检查方法的选择**】 口服钡剂小肠造影可显示病变部位和范围以及肠管狭窄、瘘管，特别是气钡双重对比造影可显示早期溃疡性改变，如纵行溃疡和裂隙溃疡以及卵石征，是最有价值的检查方法。CT与MRI检查作为辅助方法，可显示肠壁增厚及并发症等。

【**病理生理基础**】 克罗恩病为肉芽肿性炎性病变，常合并溃疡与纤维化，可累及全胃肠道任何一段，病变呈节段性或跳跃性分布。小肠和结肠同时受累最为常见，约为50%；末端回肠发病率为30%~40%；结肠单独发病者较少。

肉眼早期病变呈口疮样小溃疡，大小不等，可伴出血。较大溃疡边界清楚，底为白色。溃疡呈纵形排列，大小不等，不连续。肠壁的裂隙溃疡可深达固有肌层，可形成跨壁穿透，这是内瘘管、皮肤瘘管和脓肿的基础。肠黏膜面因黏膜下炎症、水肿和纤维化可呈鹅卵石样改变。由于水肿和淋巴管扩张及胶原纤维数量增加，可使黏膜下层增宽、肠壁增厚，以后形成纤维狭窄。几乎所有病例均有肠壁增厚和肠腔狭窄，有时可见肠壁炎性息肉。镜下病变主要为炎性细胞浸润黏膜下层，黏膜层可见陷窝脓肿。约50%病例可见肠壁非干酪性肉芽肿，为本病重要的病理特征之一。

【**影像学征象**】

（一）钡餐造影表现

1. 早期黏膜"口疮样"溃疡 表现为散在分布的直径2mm左右的类圆形钡点，周围为水肿所致的透亮晕影。病变进展则发展成纵行或横行溃疡，呈条纹状影，多出现在肠系膜附着侧。裂隙状溃疡为深在溃疡，其深度可超过3mm，在切线位肠壁上呈尖刺状突起（图6-2-24）。

2. "卵石"状或息肉样充盈缺损 因溃疡间黏膜肉芽组织增生，使黏膜隆起所致。一般认为是克罗恩病较特异性改变。

3. 局限性环状狭窄和管状狭窄 因肠壁的炎性增生和纤维化致节段性肠壁增厚、管腔狭窄，不受累肠道形态正常。末端回肠最易受累，狭窄多呈线状，是克罗恩病较经典的征象（图6-2-25）。

4. 溃疡易发生穿孔，形成肠曲间瘘管，亦可形成脓肿，钡剂有时可进入脓肿。粘连可使肠曲形态

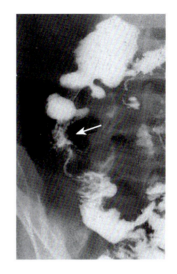

图6-2-23 **肠结核**
消化道造影示盲肠、升结肠变窄缩短，回盲瓣及回肠末端受累、缩窄，黏膜增粗紊乱，与正常黏膜移行（↑）。

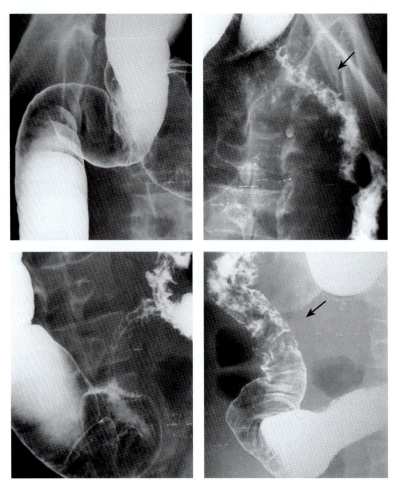

图 6-2-24　克罗恩病

钡剂灌肠,示回肠末端黏膜紊乱,其间可见小卵石样充盈缺损影(双重对比像),切线位见沿肠壁小尖刺状龛影(↑)。

僵硬、固定。

(二) CT 表现

可发现肠壁增厚、肠周系膜炎性反应,如木梳征,以及并发症的显示,如窦道、瘘管、盆腔和腹腔脓肿等。

六、结直肠癌

结直肠癌(colonic rectal carcinoma)是胃肠道内常见的恶性肿瘤,我国结直肠癌的发病率低于欧美国家,但近年来有上升趋势,特别是大城市,其年发病率也达(21~22)/10 万,男女之比为 1.42：1,发病高峰年龄为 40~49 岁。

【临床表现】　患者早期多无症状,确诊时多为晚期。结肠癌的临床症状取决于病变发生部位,右侧结肠癌以腹部包块、腹痛及贫血为多见;左侧则以便血、腹痛及便频为主,易发生梗阻;直肠癌以便血、便频及便细为多见。

【影像学检查方法的选择】　结肠气钡双重造影易于发现大于 1cm 的结肠肿瘤,但对小于 1cm 肿瘤及乙状结肠病变易发生漏诊。CT 与 MRI 对肿瘤分期具有较高价值,MRI 是直

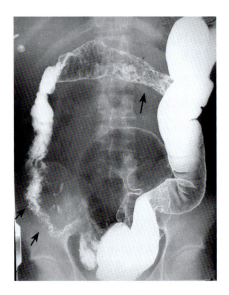

图 6-2-25　克罗恩病

钡剂灌肠示回肠末端及降、横结肠广泛受累,肠腔狭窄(↑)。

肠癌局部分期的首选检查方法。腔内超声可显示早期直肠癌肠壁浸润深度和范围,周围淋巴结转移情况,对有肠腔狭窄者则超声探头不易通过。

【病理生理基础】

(一)结肠癌好发部位

结肠癌好发部位依次为乙状结肠、盲肠、升结肠、降结肠,极少数患者可为 2 处同时发病。细胞类型多为腺癌,其次为黏液腺癌,印戒细胞癌,未分化癌及鳞癌等。

(二)结肠癌分型

早期结肠癌分为隆起型、浅表型和凹陷型。进展期结肠癌一般分为 3 型:①隆起型:外观为息肉隆起和广基盘状隆起,后者表面可形成溃疡;②溃疡型:溃疡深达肌层,有环堤形成。如溃疡伴周边浸润,则无环堤表现;③浸润型:肿瘤在肠壁内浸润,致肠壁增厚,肠腔狭窄。以溃疡型居多,占一半以上。

(三)结直肠癌扩散途径

主要为:①直接蔓延:表现为壁外浸润,使邻近器官受累,如直肠癌常累及膀胱、前列腺、输尿管等;②淋巴转移:主要为结肠旁淋巴结,再引流至系膜淋巴结,最后转移至血管蒂根部中央淋巴结;③血行转移:以肝为多见,其次为肺、胃、肾、卵巢、皮肤等;④种植转移:穿破浆膜后肿瘤细胞脱落至腹腔内和其他脏器表面。

【影像学征象】

(一)钡餐造影表现

1. 隆起型　表现为腔内充盈缺损,缺损边界清楚,轮廓不规则,伴黏膜破坏,缺损多偏于管壁一侧或环绕整个肠壁,形成管腔狭窄。

2. 浸润型　多表现为管腔环形狭窄,轮廓欠光滑,管壁僵硬,边界清楚,易造成肠梗阻。

3. 溃疡型　表现为较大且不规整的龛影,沿结肠长轴发展,边缘有尖角及不规则的充盈缺损,肠壁僵硬,结肠袋消失。其典型 X 线表现为"苹果核征(apple-core sign)",造成"苹果核征"狭窄段的两端是溃疡的环堤,中央的管腔狭窄段为癌性溃疡形成的癌性隧道。结肠气钡双重对比造影能更清楚地显示腔内不规则软组织肿块影(图 6-2-26)。

(二)CT 表现

1. 充盈对比剂后,CT 可显示腔内软组织块影、不规则的管壁增厚或狭窄。肿瘤与周围脂肪界限

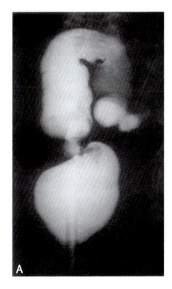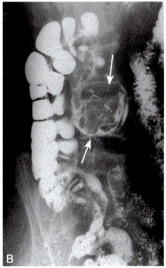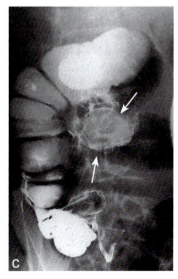

图 6-2-26　结肠癌

A. 钡剂灌肠,示直肠壶腹部局限性不规则狭窄;B. 小肠造影示横结肠近肝曲肠腔内不规则充盈缺损,表面不光滑,黏膜破坏,与正常肠腔界限清楚(↑);C. 与 B 为同一病例,充气后显示出软组织肿块影(↑)。

不清,提示癌肿向腔外侵犯,增强扫描癌肿显示更清楚,尤其是对肠壁外浸润的评估。

2. CTVE 可检出结肠内 0.5cm 以上的隆起息肉。对腔内肿块或管腔狭窄的发现率极高,对显示狭窄后的情况有独到之处。

(三) MRI 表现

癌肿在 T_1WI 上信号低于直肠壁,T_2WI 上信号增高。高分辨力 T_2WI 对显示癌肿侵犯的深度和局部淋巴结转移准确性高,对于术前局部分期的评估有重要的应用价值。直肠癌术后复发,T_2WI 上信号高于瘢痕组织。DWI 对病灶检出、定性、淋巴转移有价值。

【诊断与鉴别诊断】　回盲部常见疾病的鉴别诊断(表6-2-3)。

表 6-2-3　回盲部常见疾病的影像鉴别诊断

项目	肠结核	克罗恩病	溃疡性结肠炎	结肠癌
好发部位	盲肠及升结肠	盲肠及升结肠	直肠,上行性发展	乙状结肠、盲肠、升结肠
病变特征	跳跃性	区域性	连续性	局限
溃疡形态	浅而不规则	纵行和环形溃疡,口疮样溃疡	裂隙肠壁微小溃疡,典型为地图样溃疡	大而不规则龛影,沿周边充盈缺损
溃疡分布	横轴方向,呈环状分布	纵轴方向,散在	弥散性	沿结肠长轴发展
溃疡周围	可见正常黏膜	"卵石"样黏膜隆起	假息肉形成	出现环堤,管壁僵硬,管腔狭窄,软组织肿块
溃疡激惹征	有	有	有	无
病变愈合后期表现	结肠缩短,变形,环形狭窄,假憩室,瘢痕收缩	非对称狭窄,憩室样变形,炎性息肉	肠管狭细、缩短,呈铅管状,皱襞消失	—
其他表现	回盲瓣开大	易形成瘘管及脓肿,肛门病变	反流性回肠炎改变	周边及肝、局域淋巴结转移

【结肠癌分期】　UICC/AJCC TNM 分期系统(第8版)

(一) TNM 分期

1. **原发肿瘤(T)**　T_x:原发肿瘤无法评价;T_0:无原发肿瘤证据;T_{is}:原位癌,黏膜内癌(肿瘤侵犯黏膜固有层但未突破黏膜肌层);T_1:肿瘤侵犯黏膜下层(肿瘤突破黏膜肌层但未累及固有肌层);T_2:肿瘤侵犯固有肌层;T_3:肿瘤穿透固有肌层到达结直肠旁组织;T_{4a}:肿瘤穿透腹膜脏层;T_{4b}:肿瘤直接侵犯或附着于邻近器官或结构。

2. **区域淋巴结(N)**　N_x:区域淋巴结无法评价;N_0:无区域淋巴结转移;N_1:有 1~3 枚区域淋巴结转移(淋巴结中的肿瘤直径 ≥0.2mm),或无区域淋巴结转移、但存在任意数目的肿瘤结节(tumor deposit,TD),其中 N_{1a}:1 枚区域淋巴结转移;N_{1b}:有 2~3 枚区域淋巴结转移;N_{1c}:无区域巴结转移,但浆膜下、肠系膜内或无腹膜覆盖的结肠/直肠周围组织内有癌性结节;N_2:4 枚及以上区域淋巴结转移,其中 N_{2a}:4~6 枚区域淋巴结转移;N_{2b}:有 ≥7 枚区域淋巴结转移。

3. **远处转移(M)**　M_x:远处转移无法评价;M_0:影像学检查无远处转移,即远隔部位和器官无转移肿瘤存在的证据(该分类不应该由病理医师来判定);M_1:存在一个或多个远隔部位、器官或腹膜的转移,其中 M_{1a}:单个远离部位或器官,无腹膜转移;M_{1b}:两个及以上远离部位或器官,无腹膜转移;M_{1c}:腹膜转移,伴或不伴其他部位或器官转移。

(二) 临床分期

0 期:$T_{is}N_0M_0$。

Ⅰ 期:T_1~$T_2N_0M_0$。

Ⅱ A 期:$T_3N_0M_0$;Ⅱ B 期:$T_{4a}N_0M_0$;Ⅱ C 期:$T_{4b}N_0M_0$。

ⅢA 期：$T_1 \sim T_2N_1/N_cM_0$；$T_1N_{2a}M_0$；ⅢB 期：$T_3 \sim T_{4a}N_1/N_cM_0$，$T_2 \sim T_3N_{2a}M_0$，$T_1 \sim T_2NM_{02b}$；ⅢC 期：$T_{4a}N_{2a}M_0$；$T_3 \sim T_{4a}N_{2b}M_0$。

Ⅳ期 A：M_{1a}；Ⅳ期 B：M_{1b}；Ⅳ期 C：M_{1c}。

七、结肠腺瘤

结肠腺瘤（colonic adenoma）是发生在结肠的一种息肉性病症，是息肉中最常见的一种组织学类型，以往常称为腺瘤性息肉（adenomatous polyp）或息肉样腺瘤（polypoid adenoma），现在已统称为管状腺瘤（tubular adenoma），属结肠癌的癌前病变。结肠腺瘤无论其大小，部位如何，一旦确诊均应手术切除或经内镜摘除，标本应作病理学检查。

【临床表现】 大多数无任何自觉症状，而是在结肠镜检查或 X 线钡剂灌肠中无意发现。临床最常见的症状为便血，可呈鲜红色或暗红色布于粪便表面，出血量不多；或表现为便潜血阳性，贫血；偶有下消化道大出血。偶有较大的有蒂腺瘤引起肠套叠，肠梗阻，并有腹痛。多发腺瘤或腺瘤较大时，可出现腹痛，便秘，腹泻，排便习惯改变等症状。

【影像学检查方法的选择】 气钡双重对比灌肠造影是首选的影像学检查方法，但直肠指诊和纤维乙状结肠镜检是直肠和乙状结肠腺瘤的主要诊断步骤。CT 和 MRI 仿真内镜可以发现数毫米大小的病变，有一定的实用价值。

【病理生理基础】

（一）形态学分类

按照传统腺瘤可分为有蒂和广基两种。按照腺瘤的外观形态分为隆起性腺瘤、扁平腺瘤和凹陷性腺瘤。

（二）组织学分类

绒毛状成分 <20% 者属管状腺瘤，>80% 者为绒毛状腺瘤（villous adenoma），介于 20%~80% 之间者属混合腺瘤。管状腺瘤最常见，以有蒂者居多，>2cm 时癌变率显著增高；绒毛状腺瘤好发于直肠和乙状结肠，是一种癌前病变，癌变率为 40%，多为广基型；混合型腺瘤又称管状绒毛腺瘤（tubular villous adenoma），在组织学具有管状腺瘤与绒毛状腺瘤特征，其癌变率介于管状腺瘤与绒毛状腺瘤之间。

【影像学征象】

（一）气钡双重对比灌肠造影表现

1. 造影表现 结肠腔内境界光滑锐利的圆形或椭圆形充盈缺损，有时可呈分叶状或者绒毛状。双对比相呈表面涂有钡剂的环形软组织影（图 6-2-27），有时亦可见长短不一的蒂，长蒂者具有一定的活动性。

2. 恶变 腺瘤体积短期内迅速增大；外形不光滑、不规整；带蒂者顶端增大并进入蒂内，至蒂变短形成一个广基肿块；基底部肠壁形成凹陷切迹等。在检查时，需要多轴面观察与加压相结合方能显示，并注意与肠腔内气泡和粪块的识别。

（二）CT/MRI 仿真内镜表现

隆起性息肉表现为肠腔内局限性突起，表面光滑，宽基底或者窄蒂与肠壁相连。在 VRT 像上，与邻近肠壁的色泽基本一致（图 6-2-28）。如果在 CT/MRI 增强后进行内镜成像，息肉将与肠壁同时强化，有助于与肠腔内残留的粪便加以鉴别。

【与结肠腺瘤伴发的综合征】 家族性腺瘤性息肉病（familial adenomatous polyposis，FAP）又称家族性结肠息肉病，是一种常染色

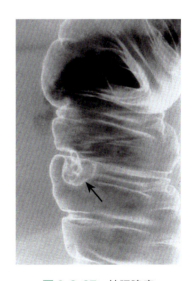

图 6-2-27　结肠腺瘤
双重对比钡剂灌肠，示降结肠见一个分叶状腺瘤样息肉（黑箭头）。

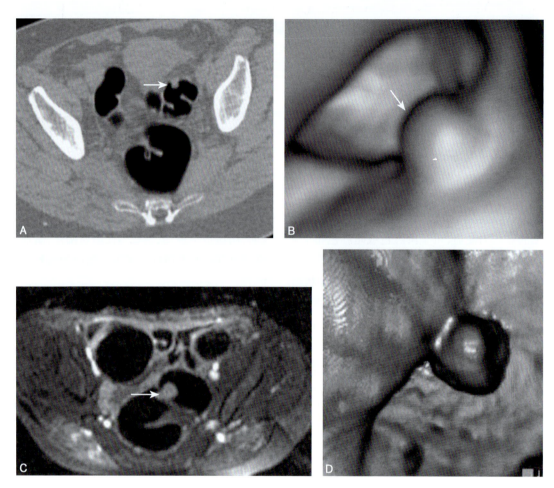

图 6-2-28 结肠腺瘤

A. 横轴位 CT,示边界光滑的乙状结肠息肉(箭头);B. CTVE,示无蒂息肉(箭头);C. 3D 梯度回波成像(口服水对比剂及静脉注射钆苯酸后),示乙状结肠壁突向肠腔内的大约 12.0mm 息肉(箭头);D. CTVE,示窄蒂息肉。

体显性遗传性疾病,整个大肠布满大小不一的腺瘤。本病非先天性疾病,而是随青春期发育逐渐出现。出现症状均在 20 岁,40 岁左右可发生癌变。常见症状是出血、腹泻、黏液便、肠梗阻、穿孔或贫血,甚至恶病质等。

腺瘤多发且大小不一,数目一般在 100 个以上,90% 腺瘤 <0.5cm。腺瘤密集分布于全部结肠,以直肠和乙状结肠为高发部位。家族性腺瘤性息肉病的癌变率为 100%,但不是指所有的腺瘤均发生癌变。

双重对比造影可见大小均一或大量密集在一起成团块状影,另外患病结肠无激惹、结肠袋正常,结肠无短缩。结肠黏膜无溃疡形成亦是本病一个特征性表现。

八、胃肠道间质瘤

胃肠道间质瘤(gastrointestinal stromal tumor,GIST)是一种间质细胞起源的、非定向分化的少见肿瘤。目前认为肿瘤来源于可分化为 Cajal 间质细胞的祖细胞。50 岁以上发病,无性别差异。肿瘤发生于胃占 60%~70%,小肠占 20%~30%,结直肠占 1%~5%,食管则少于 5%,20%~30% 的肿瘤为恶性。转移以腹腔种植及肝转移多见,淋巴结较少见。

【临床表现】 临床症状有无取决于肿瘤大小及其发生部位,以上腹部疼痛、胃肠道出血、肠梗阻或腹部包块多见。但是大多数无任何自觉症状,而是在内镜检查或体检中无意发现。恶性 GIST 可有体重减轻、发热等症状。

【影像学检查方法的选择】 气钡双重对比造影对于显示 GIST 有重要帮助。CT 是首选影像检查方法,有助于显示不同种类、部位 GIST 的大小、外形、质地及其肿瘤内部变化如出血、坏死、囊变、钙化、溃疡、有无与胃肠道相通及其对毗邻结构的影响、有无远隔脏器转移。GIST 原发灶评估 MRI 检查应用较少,对于肝转移评估优于 CT,尤其是对于瘤内出血比较敏感。

【病理生理基础】

(一) 形态学表现

肿瘤位于黏膜层以下,多呈圆形、类圆形,直径在 1~20cm 不等,单发或多发,无包膜。可突向胃肠道腔内或腔外生长。切面灰白至棕褐色,多为实性,可见坏死或囊变。

(二) 镜下表现

由梭形细胞构成,部分可见上皮样细胞特征。GIST 中 *C-Kit*(原癌基因)和血小板来源生长因子受体 α(PDGFR α)突变检测表明,85% 的 GIST 有 *C-Kit* 突变,无 *C-Kit* 突变者中 35% 有 PDGFR α 突变,这二者都有胞质酪氨酸激酶活性,活化细胞内信号通路相似,从而促进细胞增殖和抑制细胞凋亡。*C-Kit* 以酪氨酸激酶(CD117)的形式表达,故 GIST 免疫组化染色时有 95% 呈 CD117 阳性,70% 呈 CD34 阳性,具有特征性。

【影像学征象】

(一) 胃肠道气钡双重对比造影表现

胃肠道腔内见边界光滑的圆形、类圆形充盈缺损或半圆形充盈缺损,表面溃疡形成时可见浅龛影(图 6-2-29A);当肿块主要向胃肠道腔外生长时可见胃肠道受压,形成局部肠管空白区域,并见肠黏膜紊乱。如果肿瘤破溃并与胃肠道相通,可见钡剂填充于肿瘤内。

(二) CT 表现

胃肠道黏膜线连续光滑,黏膜下可见突出腔内的圆形、类圆形软组织肿块,密度均匀或肿块内见片状不规则低密度区(图 6-2-29B);肿块腔内面或可见坏死、糜烂形成的浅表溃疡;向胃肠道外生长的软组织肿块,部分可与胃肠道壁关系密切,部分与胃肠道是否关联难以判定。肿块内坏死区与胃肠道腔相通时,内可见对比剂充盈,肿块周围毗邻结构可见推移征象(图 6-2-30)。可见肝内转移灶和腹膜种植转移等表现。增强扫描后肿瘤显示均匀或不均匀强化,低密度区代表肿瘤内部的坏死液化。

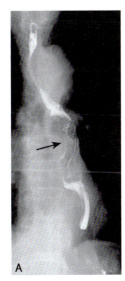
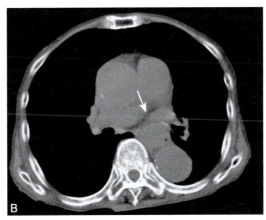

图 6-2-29 胃肠道间质瘤

A. 食管钡餐造影,气管分叉水平以下见长径 5.95cm 的偏心性充盈缺损,腔内面欠光滑,可见小龛影(黑箭头);B. 与 A 为同一病例,CT 横轴位示气管隆嵴水平食管右侧壁见软组织肿块影,相应水平食管腔呈细线状狭窄(白箭头)。

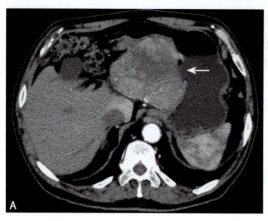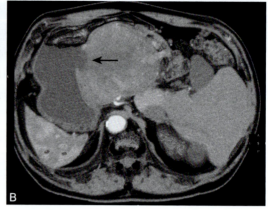

图 6-2-30　胃肠道间质瘤

A. CT 横轴位图像,动脉期,肝胃韧带区见不均质软组织肿块,周边部分明显不均匀强化,肿块中间可见片状不规则低强化区,其胃小弯侧可见一浅龛影,与胃腔相通(白箭头);B. 与 A 同一病例,容积再现图像显示肿瘤表面的龛影(黑箭头)。

(三) MRI 表现

肿瘤实性部分在 T_1WI 上表现为低至中等信号;T_2WI 上表现为高信号。若肿瘤有出血,则由于出血时间不一致,使得坏死液化区在 T_1WI 和 T_2WI 上表现从高信号到低信号的不同变化。增强扫描后肿瘤实性部分表现均匀或不均匀强化。

第四节　肝 疾 病

Key points

● Cirrhosis is a common chronic liver disease. Frequent findings in advanced cirrhosis include hypertrophy of the caudate lobe and lateral segments of the left lobe with concomitant atrophy of the posterior segments of the right lobe. MRI can be used to distinguish regenerative nodules from small hepatocellular carcinoma.

● Hepatic abscesses are localized collections of necrotic inflammatory tissue caused by bacterial or parasitic agents. The "double target sign" is a characteristic imaging feature of hepatic abscess demonstrated on contrast-enhanced CT scans.

● Hepatic cavernous hemangiomas are the most common benign liver lesions. The typical radiological signs are progressive enhancement in dynamic enhancement CT or MRI.

● Hepatocellular carcinoma is the most common type of primary hepatic carcinoma. AFP level is used as a screen test. The characteristic enhancement pattern of hepatocellular carcinoma is early arterial enhancement with early "washout".

● The liver is one of the predilection sites for metastatic tumors. CT, MRI and ultrasound are helpful in detecting hepatic metastases and evaluation across multiple post-contrast CT series, or MRI pulse sequences are necessary.

一、肝硬化

肝硬化(liver cirrhosis)是一种常见的慢性病,是以肝细胞变性、坏死、再生、纤维组织增生、肝结构和血管循环体系改建为特征的一种病理过程。主要病因是肝炎、脂肪肝、血吸虫病、酗酒、慢性胆道梗阻等,以乙型肝炎为主要病因。

【临床表现】　肝硬化患者临床上以肝功能损害和门静脉高压（portal hypertension）为主要表现。肝硬化代偿期：患者无明显不适或仅有疲乏、腹胀等症状，肝、脾增大，硬度增加。失代偿期：肝逐渐缩小，临床出现腹腔积液（seroperitoneum）、脾大（splenomegaly）、食管静脉曲张，晚期出现黄疸、上消化道出血、肝性脑病等。预后不良。

【影像学检查方法的选择】

1. 食管吞钡检查　用于判断有无食管和胃底静脉曲张，静脉曲张的程度和范围。

2. CT 扫描　能充分反映肝硬化的大体病理形态改变，有利于检出有无腹腔积液、门静脉高压及食管和胃底静脉曲张，以及是否合并肝癌。CT 增强扫描还可判断门静脉内有无血栓形成和侧支循环。

3. MRI　可作为辅助检查手段，其诊断肝硬化的价值与 CT 相似。清楚显示门静脉血栓形成和侧支循环。且对于是否合并肝癌优于 CT。MRE 可用于评估肝纤维化分期。

4. USG　为肝硬化的首选检查方法，可以发现肝形态的变化，肝内回声异常和再生结节，肝静脉、肝动脉、门静脉管径和流速的改变，侧支循环血管显影，脾大，腹腔积液等。超声弹性成像也可用于评估肝纤维化程度。

5. DSA　主要用于反映门静脉高压及曲张静脉的情况，指导经颈静脉肝内门体分流术介入治疗，还可应用经门体侧支介入治疗胃静脉曲张。

【病理生理基础】

1. 分型　病理上可以分为门脉性、坏死后和胆汁性肝硬化。

（1）门脉性肝硬化（portal cirrhosis）：早、中期肝体积正常或略大，重量增加，质地正常或稍硬，伴明显脂肪变性。后期肝体积缩小，重量减轻，硬度增加。肝表面和切面见许多由一至数个假小叶构成的颗粒和结节。镜下见正常肝小叶结构破坏，由广泛增生的纤维组织将原来的肝小叶分割包绕成大小不等、圆形或椭圆形的肝细胞团，即假小叶。

（2）坏死后肝硬化（postnecrotic cirrhosis）：肝体积缩小以左叶为明显，重量减轻，质地变硬。肝表面和切面见较大且大小不一的结节，最大结节的直径可达 6.0cm。镜下见肝实质呈灶状、带状甚至整个肝小叶坏死，代之以纤维组织增生形成间隔，将原来的肝小叶分割为假小叶。纤维间隔不规则、厚薄不均，假小叶大小不等、形态各异。

（3）胆汁性肝硬化（biliary cirrhosis）：较少见，肝体积常增大，晚期可轻度缩小，硬度中等，表面平滑或呈细颗粒状。小叶的改建较前两者轻。

2. 并发症　一般随着病变的发展，肝逐渐缩小、变硬，肝表面变得凹凸不平，肝内血管受到增生结节和纤维化组织的压迫，血流受阻，门脉压力升高，进而侧支循环（collateral blood flow）开放和扩张，导致消化道出血等一系列并发症。门静脉内血流缓慢还可致血栓形成。

【影像学征象】

（一）钡餐造影表现

钡餐造影主要用于评价肝硬化导致的食管静脉曲张情况，参见本章第二节食管疾病中的"二、食管静脉曲张"。

（二）CT 表现

肝硬化的 CT 表现与临床症状和肝功能异常在程度上可以不一致，可先于临床症状，或在临床症状之后出现异常的 CT 征象。

1. 早期肝硬化　肝体积正常或增大。

2. 中晚期

（1）肝缘轮廓呈结节状凸凹不平；肝缩小，肝叶比例失调，通常是肝右叶萎缩，左叶和尾状叶增生肥大；肝门和肝裂增宽（图 6-2-31）。

（2）脾增大，至少超过 5 个肋单元。

（3）静脉曲张：常见于肝门、胃周和食管下段，呈簇状或索条状软组织密度影，重者累及腹膜后的

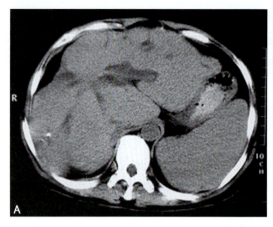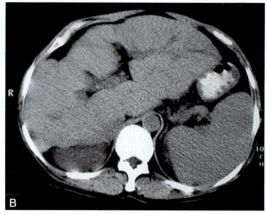

图 6-2-31 肝硬化

CT 平扫,示肝形态异常,肝叶比例失调,肝门及汇管区增宽,脾体积增大。

静脉血管。

（4）常伴有不同程度脂肪变性,导致全肝或局部密度下降;可伴有腹腔积液,显示肝外围一圈低密度影。

3. 如怀疑合并肝细胞癌时需进行增强扫描

（1）肝硬化再生结节（regenerating nodule）:在 CT 平扫中不易与肝癌鉴别,需作动态增强扫描:肝硬化再生结节的强化程度与正常肝实质一致,而肝细胞癌则在动脉期显示明显强化,门静脉期其强化程度低于正常肝实质。

（2）门静脉血栓（portal vein thrombosis）:显示门静脉内有充盈缺损。

（三）MRI 表现

1. 肝硬化 MRI 形态学异常所见与 CT 所见相似。

2. 肝再生结节在 T_1WI 上一般呈等信号,T_2WI 上呈等或低信号,当结节呈 T_2WI 高信号时,提示癌变。

3. MRI 门脉造影可显示门静脉血栓形成和侧支循环（图 6-2-32）,可对分流术和移植提供重要术前信息并评价术后分流情况,可代替有创性门脉造影。

（四）DSA 表现

1. 病变早期 肝动脉造影时动脉分支形态正常。

2. 中期 肝动脉分支扩张、迂曲。

3. 晚期 肝动脉分支变细、扭曲,呈枯枝状或聚拢呈螺旋状或环状。

4. 间接或直接门静脉造影 门脉增粗,排空延迟,小分支变细,数目减少,呈枯树枝样改变。胃冠状静脉、胃短静脉或脾肾静脉分流通道显影,食管下段胃底静脉曲张增粗。

二、肝脓肿

临床常见的肝脓肿（liver abscess）有细菌性和阿米巴性肝脓肿（hepatic amebic abscess）,临床上以细菌性多见。细菌可以通过胆系、门脉系统、肝动脉系统入肝,也可由邻近器官直接入侵。阿米巴

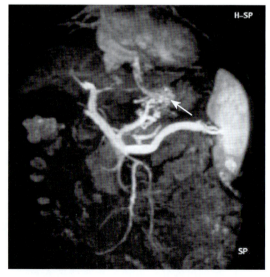

图 6-2-32 门静脉高压并侧支循环形成

磁共振增强门静脉造影（MRP）,示脾静脉和门静脉增粗,胃底和食管下段静脉曲张（箭头）。

肝脓肿和阿米巴结肠炎有关,阿米巴原虫随门静脉血流入肝引起脓肿。

【临床表现】　细菌性肝脓肿的典型临床表现有肝区疼痛和叩击痛,肝大、全身寒战、高热,多为弛张热及全身衰竭、贫血等,白细胞计数和中性粒细胞升高。晚期可出现黄疸。少数患者发热和肝区症状不明显。阿米巴性肝脓肿患者发病前先有痢疾或腹泻史,后出现发热和肝区疼痛,白细胞计数和中性粒细胞不高,大便可找到阿米巴滋养体。

【影像学检查方法的选择】

1. CT　是诊断肝脓肿的首选检查方法。增强扫描主要用于小病灶或早期脓腔不明显的病灶的鉴别诊断。CT引导肝穿刺活检可用于肝脓肿的定性诊断、细菌学或寄生虫检查、脓肿的引流以及腔内直接灌注药物治疗。复查CT可评价临床治疗效果。

2. MRI　作为辅助诊断手段,主要用于诊断和鉴别诊断。

3. USG　是肝常用的影像学检查方法,经济,检查方便。多数肝脓肿可经超声诊断,亦可经超声导向下行肝穿刺活检,随访复查可评价临床治疗效果。

【病理生理基础】　肝脓肿多数位于肝右叶,初期病灶较小,直径在1cm左右,球形、多发、散在;以后融合成较大的圆形或不规则形脓肿。脓肿中心为脓液和坏死肝组织,周围有纤维肉芽组织包裹和炎症细胞浸润、水肿。多房性脓肿由纤维肉芽组织或尚未坏死液化的肝组织形成房内分隔。

阿米巴肝脓肿多发生于肝右叶,并非真性脓肿,而是阿米巴滋养体溶组织酶等引起的肝组织液化性坏死。脓肿内含咖啡色半液体状态坏死组织,外周未完全坏死的肝实质和间质成分常呈破棉絮状。

脓肿穿破肝表面、横膈可形成膈下脓肿、脓胸和肺脓肿;亦可引起腹腔脓肿;穿破心包可形成心包积脓。

【影像学征象】

(一) X 线表现

平片和透视结合可见横膈抬高、运动减弱、反射性肠扩张、肝区积气和出现液平,邻近胃肠有压迫、推移征象。侵犯胸腔可见胸腔积液,肺脓肿、肺不张等。

(二) CT 表现

1. 平扫　脓腔为单发或多发低密度区,圆形或椭圆形,20% 病灶可见气体或液平,巨大脓腔的内壁不规则。病灶边界多数不清楚,脓肿壁呈稍高于脓腔但低于正常肝的环形带。

2. 增强扫描　脓肿壁可呈单环、双环甚至三环(图6-2-33)。

(1)三环相当于脓肿壁可能出现的3种病理结构:由外到内分别为水肿、纤维肉芽组织和炎性坏死组织。

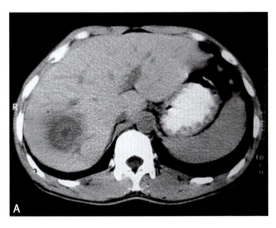
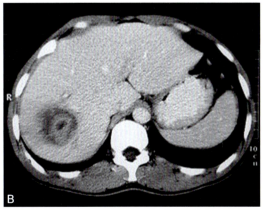

图 6-2-33　肝脓肿 CT

A. CT 平扫,示肝右叶类椭圆形稍低密度影,其外围和中央均为更低密度影;B. 增强 CT,示脓肿壁呈环形强化,厚薄不均,更低密度影无强化,分别代表水肿和液化坏死。

（2）单环代表脓肿壁,周围水肿带不明显。

（3）双环代表水肿带和脓肿壁。多房脓肿的脓腔内有单个或多个分隔。

脓肿早期或蜂窝织炎阶段,无明显液化坏死或仅有少量坏死,其密度高于水类似软组织,不易与肿瘤鉴别。

（三）MRI 表现

1. 脓腔　在 T_1WI 上呈稍低信号,T_2WI 上呈高信号。

2. 脓肿壁呈低信号同心环状改变　内层为肉芽组织,在 T_1WI 呈稍低或等信号,T_2WI 呈高信号;外层为纤维组织增生,在 T_1WI 和 T_2WI 上均呈低信号,是典型的表现(图 6-2-34)。

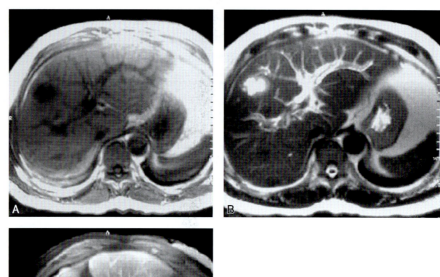

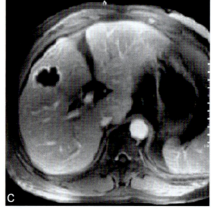

图 6-2-34　肝脓肿

A、B. 平扫 T_1WI 和 T_2WI,示肝右叶类椭圆形 T_1 低和 T_2 高信号,其外周为薄层 T_1 稍低和 T_2 高信号;C. 增强 T_1WI,示脓肿壁呈环形强化,不规则,其内无强化区代表为液化坏死。

三、肝囊肿

肝囊肿(hepatic cyst)是一种较常见的疾病,其中先天性的肝囊肿最常见。肝囊肿可以单发、多发甚至为多囊肝,后者常合并肾、胰、脾囊肿。先天性肝囊肿的病因不明,多认为与胚胎期肝内胆管和淋巴管发育障碍有关。

【临床表现】　肝囊肿的临床表现与囊肿大小、部位、生长快慢、是否合并出血或感染而有较大不同,小囊肿多无症状,大的囊肿可有右上腹胀痛感。囊肿压迫胃肠道可有食后不适,呕吐。压迫胆道可引起梗阻性黄疸。合并出血感染会有上腹疼痛、畏寒发热、白细胞计数升高。囊肿破裂可引起腹膜炎。

【影像学检查方法的选择】

1. CT 扫描　为肝囊肿常用的检查方法,绝大多数肝囊肿经 CT 平扫即可做出定性诊断,直径1cm 以内的囊肿因部分容积效应可能漏诊。少数囊肿囊液含较多蛋白质成分,密度较高或合并出血,需增强扫描与肝内实质性占位病变鉴别。

NOTES

2. MRI　作为辅助诊断方法,在诊断极小囊肿、含高蛋白和合并出血的囊肿时优于 CT。

3. USG　肝囊肿具有较特征性的声像学特征,USG 可用于肝囊肿的初诊和随访观察。

4. X 线及 DSA　不用于肝囊肿的诊断。

【病理生理基础】　肝囊肿大小差别悬殊,小者直径几毫米,大者可达几十厘米。一般呈圆形或椭圆形,可有分隔。囊壁较薄,内衬以柱状或立方形上皮,具有分泌蛋白质功能,外层为纤维胶原组织。囊液多为清亮无色或淡黄色,含有蛋白质、胆红素等成分,合并出血时呈咖啡色。

【影像学征象】

（一）CT 表现

1. 平扫　单个或多个、圆形或椭圆形、密度均匀、边缘光整低密度区,CT 值接近水,0~15HU。但囊肿合并感染或出血时其密度可以增高。

2. 增强扫描　囊肿本身不强化,显示更清楚(图 6-2-35)。

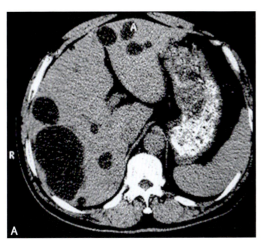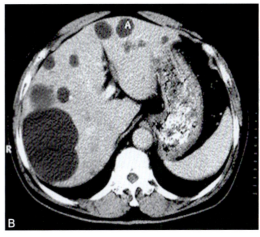

图 6-2-35　肝囊肿

A. CT 平扫,示肝内多发大小不等、边缘清晰锐利的圆形或椭圆形低密度病变;B. 增强 CT 扫描,示病变无强化。

（二）MRI 表现

在 T_1WI 上囊肿呈均匀极低信号区,边缘光整锐利,囊肿蛋白质含量较高或有出血时,可呈等信号或高信号;T_2WI 呈明显高信号(图 6-2-36)。增强后囊肿轮廓更清楚,囊肿无增强。

四、肝海绵状血管瘤

海绵状血管瘤(cavernous hemangioma)是肝最常见的良性肿瘤,女性多见,占 70%~95%。

【临床表现】　患者多无症状。瘤体大于 5cm 者,生长快,可表现为肝大、上腹肿块,压迫邻近脏器,出现腹胀,肝区痛,食欲减退;血管瘤破裂引起瘤内、包膜下或腹腔内出血,严重者休克。一般对肝功能影响不大。

【影像学检查方法的选择】

1. CT　平扫和动态增强扫描是诊断和鉴别肝海绵状血管瘤的有效检查方法。

2. MRI　肝海绵状血管瘤的 MRI 表现有特征性,诊断敏感性和特异性高于 CT。

3. DSA　诊断海绵状血管瘤的敏感性和特异性均较高,但目前多用于经肝动脉栓塞治疗。

4. USG　主要用于肝病变的筛选检查和随访观察,对部分肝海绵状血管瘤有定性诊断作用。

【病理生理基础】　常多发,由扩张的血窦组成,大小不一,内衬有内皮,之间为纤维组织间隔。血窦内可有血栓形成。海绵状血管瘤的组织学结构可分为薄壁型和厚壁型两种,前者管壁薄而缺乏肌

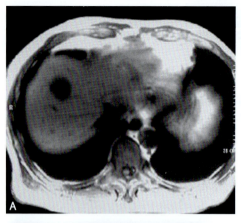
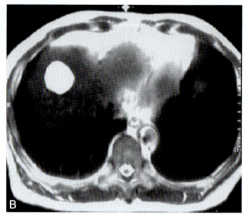
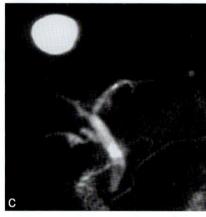

图 6-2-36　肝囊肿
A. T₁WI；B. T₂WI，示肝右叶边缘清晰锐利的圆形
T₁WI 低、T₂WI 高信号影；C. MRCP，示病灶清晰可见。

层、血管腔隙扩大显著；后者壁厚而血管腔隙小，管腔内纤维性间隔组织较多。瘤体的中央或瘤体内常见散在分布的纤维瘢痕组织，偶可见出血、血栓或钙化。肿瘤发生及生长与血中雌激素水平有关。

【影像学征象】

（一）CT 表现

1. 平扫　单发或多发圆形或类圆形低密度灶，边缘清晰，可见小钙化密度影，瘤内也可见不规则更低密度影。

2. 增强扫描　多数病灶呈"快进慢出"强化（图 6-2-37），瘤内血栓或纤维化部分始终呈低密度。

（二）MRI 表现

1. 灯泡征　指因血管瘤内血流慢，在 T₁WI 上多呈均匀低信号，质子相上呈均匀稍高信号，T₂WI 上随回波时间（TE）延长，信号逐渐增高，重 T₂WI 上信号更高（图 6-2-38），为特征性表现。

2. 瘤内纤维化、囊变部分可致信号不均。钆喷酸葡胺增强 T₁WI 血管瘤动态变化同 CT。

（三）DSA 表现

行肝动脉造影，摄片时间宜长达 30 秒左右。血管瘤较大，动脉期可见供血动脉增粗，病灶周围血管推压移位、分离，动脉早期血管窦显影，可孤立或成串，形成血管湖，散布于肿瘤周围，典型者呈半弧形或马蹄形（图 6-2-39）。对比剂在血管湖内停留时间长达 20 秒以上，静脉期不消退，瘤内有血栓形成处则不显影。

五、肝癌

原发性肝癌（primary hepatic carcinoma，PHC）主要包括肝细胞癌（hepatocellular carcinoma，HCC）、胆管细胞癌和混合型肝癌，以 HCC 最为多见，通常简称为肝癌。

【临床表现】　HCC 好发于中老年男性。早期多无明显症状和体征，中晚期患者可有肝区疼痛、

NOTES

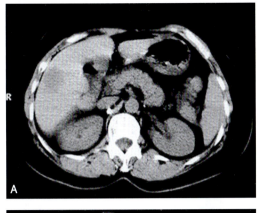
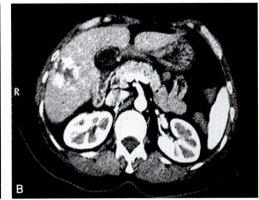
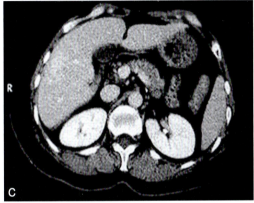

图 6-2-37　肝海绵状血管瘤

A. CT 平扫,示肝右叶包膜下类椭圆形低密度影,边缘欠清;B. 动态增强 CT 扫描的动脉期,示病灶边缘明显结节状强化;C. 肝实质期,示病灶全部为对比剂填充,密度略高于正常肝实质。

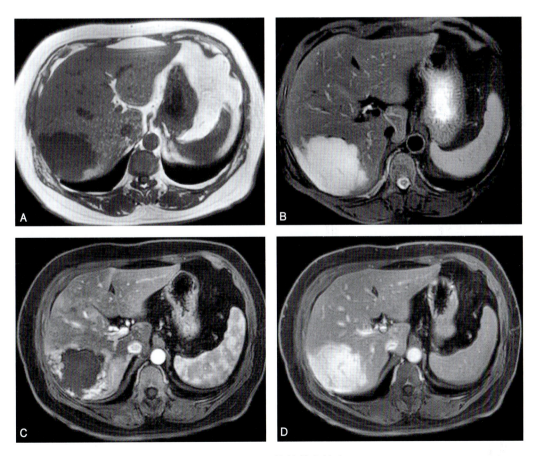

图 6-2-38　肝海绵状血管瘤

A. T₁WI;B. T₂WI,示肝右叶类圆形肿块,边缘清晰锐利,呈 T₁WI 低、T₂WI 高信号;C. 动态增强扫描动脉期,示病灶边缘明显结节状强化;D. 延迟扫描,示病灶完全为对比剂填充。

NOTES

腹胀、食欲减退、乏力、消瘦、发热、肝大、腹腔积液、黄疸等;也可出现低血糖、红细胞增多症、高血钙等表现。甲胎蛋白(AFP)主要用于肝癌早期筛查,影像学检查是主要的诊断方法。

【影像学检查方法的选择】

1. CT　平扫和动态增强扫描是诊断肝癌的首选方法,是肝癌的早期检出和定性诊断有很大价值,同时可显示肝门血管和胆管受侵情况,腹膜后淋巴结转移。CT引导下经皮肝穿刺活检可用于不典型肝癌的定性诊断。

2. MRI　平扫和动态增强扫描为主要检查手段,主要用于肝癌的鉴别诊断。

3. DSA　目前不推荐应用于HCC诊断,主要用于灌注化疗栓塞治疗。

4. USG　是HCC的筛查首选方法,超声增强造影检查可用于HCC的定性诊断。

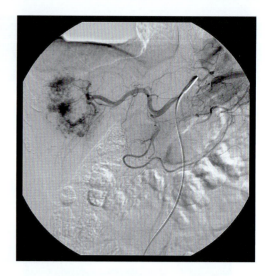

图 6-2-39　肝右叶血管瘤

腹腔动脉造影,见肝动脉增粗,肝右叶见爆米花样血管湖。

【病理生理基础】　肝细胞癌的起源被认为与坏死和再生的反复循环有关。此外,HBV和HCV的基因组含有遗传物质,可使细胞易于积累突变或破坏生长控制,从而使感染这些病原体的肝细胞容易发生肝细胞癌。

(一)大体病理解剖上分型

1. **巨块型**　直径大于5cm,甚至10cm以上,可由单个结节,也可由多个结节融合而成。

2. **结节型**　可单发或多发,直径小于5cm,可为多中心性原发或肝内转移所致。

3. **弥漫型**　癌结节数目众多,多为1cm以下小结节,弥漫分布于全肝,边界不清,多伴有明显肝硬化。

HCC易侵犯门静脉、肝静脉及下腔静脉,形成癌栓及动静脉瘘,侵犯或压迫胆道形成阻塞性黄疸,也常有局部或远处转移,可发生自发性破裂、出血。

(二)小肝癌的病理诊断标准

目前国际上多以最大直径≤2cm为小肝癌标准。中国肝癌病理协作组的标准是:单个癌结节最大直径≤3cm;2个癌结节,其最大直径总和≤3cm。

(三)肝癌的扩散途径

血行转移最常见,容易侵犯血窦,在门静脉和肝静脉内形成癌栓。肝外转移的主要部位为肺、肾上腺、骨和脑等。淋巴转移和种植性转移非常少见。

【肝癌分期】

(一)TNM临床分期

T—原发肿瘤

T_x:原发肿瘤不能评估;

T_0:没有原发肿瘤的证据;

T_{1a}:孤立的肿瘤,最大直径≤2cm,伴或不伴有血管侵犯;

T_{1b}:孤立的肿瘤,最大直径>2cm,不伴有血管侵犯;

T_2:孤立的肿瘤,最大直径>2cm,伴有血管侵犯;或是多发肿瘤,但最大直径均≤5cm;

T_3:多发肿瘤,任一肿瘤最大直径>5cm;

T_4:肿瘤累及门静脉或肝静脉的主要分支,或直接侵犯邻近器官(包括膈肌),但不包括胆囊或内脏腹膜穿孔。

N—局部淋巴结

N_x:局部淋巴结无法评估;

N_0:无局部淋巴结转移;

N_1:有局部淋巴结转移;

局部淋巴结包括肝门、肝旁(沿肝固有动脉)、门脉旁(沿门静脉)、膈下淋巴结和下腔静脉淋巴结。

M—远处转移

M_0:无远处转移;

M_1:有远处转移。

(二) pTNM 病理学分期

pT 和 pN 分类与 T 和 N 分类相对应。

pN_0:局部淋巴结切除标本的组织学检查通常包括 3 个或 3 个以上的淋巴结。如果检查结果是阴性的,但淋巴结不足,同样归类为 pN_0。

pM—远处转移

pM_1:镜检证实有远处转移。

【影像学征象】

(一) CT 表现

1. **平扫**　肿瘤大多呈低密度,较大病灶易于合并出血坏死,边界多较清晰,少数呈浸润型生长,边界模糊不清。较大肿瘤可造成局部膨隆,肝叶增大,肝内管道和肝门推移。如侵犯、压迫胆管系统造成远端胆管扩张,CT 上显示为肝内条状低密度影。少数患者可有淋巴结肿大,主要位于肝门部和后腹膜区。多数患者伴有肝硬化、脾大、腹腔积液和侧支循环形成。

2. **增强扫描**　HCC 主要由肝动脉供血,占 75% 以上,门静脉占 25% 左右。典型 HCC 表现为动脉期显著强化,是由于 HCC 内孤行小动脉形成及肝窦毛细血管化导致动脉血供增加;门脉期和 / 或延迟期对比剂廓清,与结节门脉血供减少、早期静脉引流、细胞外间隙减少及背景肝脏强化有关;称为"快进快出"强化模式,出血坏死区始终无强化(图 6-2-40)。肝癌常侵犯门静脉和肝静脉,可见血管内充盈缺损;出现动静脉瘘时动脉期静脉早显。

(二) MRI 表现

1. **平扫**　病灶在 T_1WI 上多呈边界不清楚低信号,少数可呈等或高信号,与肿瘤分化程度较好、脂肪、铜、糖原沉积及继发出血有关。在 T_2WI 上,HCC 多呈轻中度高信号,少数可呈等信号,极少呈低信号,较大的病灶内部信号常不均匀,其内部高信号区代表液化坏死、出血或扩张血窦,低信号区则代表纤维化或陈旧出血。在 DWI 上,HCC 通常因水分子弥散受限而呈高信号、ADC 值减低。

2. **增强扫描**　Gd-DTPA 动态增强扫描其强化特征同 CT 相似(图 6-2-41)。包膜的显示高度提示 HCC,在延迟期显示最为清晰,表现为边缘光整的环形强化影,与包膜中血管内慢血流及纤维组织致对比剂滞留有关。Gd-EOB-DTPA 是一种肝胆特异性对比剂,在肝胆特异期大多数 HCC 呈低信号。肝内转移是 HCC 最常见的转移形式,一般认为是沿着门静脉播散所致,通常表现为围绕原发灶静脉引流区域的卫星灶。门静脉和肝静脉侵犯在进展期 HCC 很常见,表现为血管狭窄、中断或者腔内充盈缺损,伴有强化。

(三) DSA 表现

1. **动脉期**　供血动脉增粗;出现异常增多、管径粗细不均、紊乱的肿瘤血管及形态不规则的血管湖;动脉血管可呈推移、拉直、分离表现;肿瘤包绕浸润动脉表现为血管僵硬、狭窄和闭塞;如有动静脉瘘形成,动脉期可见门静脉或肝静脉显影。

2. **毛细血管期**　肿瘤染色,坏死区为充盈缺损(图 6-2-42)。肿瘤也可有寄生性侧支供血。少数肝癌呈少血管性改变,实质期表现为充盈缺损。

3. **门静脉期**　可显示门脉癌栓所致充盈缺损或阻塞。

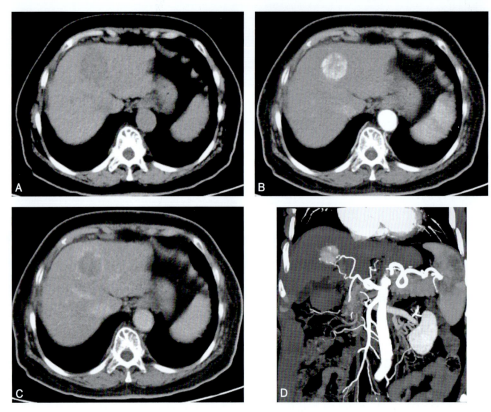

图 6-2-40　肝细胞肝癌

A. CT 平扫,示肝左叶类圆形稍低密度影,边缘清晰;B. 动态增强扫描动脉期,示病灶明显强化;C. 延迟期,示病灶强化减低,呈"快进快出"强化模式;D. 冠状面最大密度投影(MIP),示病灶由异常增粗的肝动脉供血。

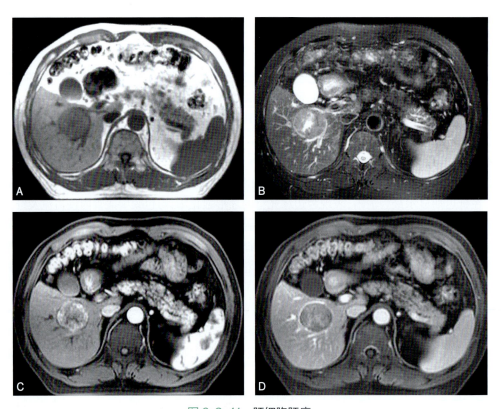

图 6-2-41　肝细胞肝癌

A. T_1WI,示肝右叶稍低信号块;B. T_2WI,示肿块呈稍高信号,内见斑片状更高信号,代表出血坏死;C. 动态增强扫描动脉期,示病灶显著强化;D. 延迟期,示病灶强化减低,呈"快进快出"强化,周边见环形强化包膜。

六、肝转移癌

肝是转移性肿瘤的好发部位之一,全身各组织器官的恶性肿瘤有 30%~50% 可转移到肝,形成转移性肝癌(metastatic hepatic carcinoma)。

【临床表现】 早期一般无明显症状。临床可先在原发肿瘤的基础上出现肝症状,此时病灶多已较大或数目众多,症状同其他肝肿瘤,无特异性,但是一般来说症状较轻,发展较慢。晚期可以有黄疸、腹腔积液及恶病质。一般预后不佳。

【影像学检查方法的选择】 CT 是诊断、鉴别诊断及随访肝转移瘤的主要方法,MRI 可作为 CT 扫描的补充检查。DSA 主要用于介入治疗。USG 主要用于筛查。

【病理生理基础】 肝转移瘤大多数来自门静脉系统引流的脏器(结肠、胃、胰等)的恶性肿瘤,乳腺癌、肺癌、肾癌、卵巢癌等也常转移至肝。另外邻近脏器(胆囊、胃、胰等)的恶性肿瘤可以直接浸润至肝。

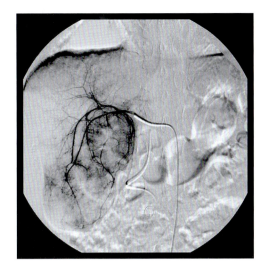

图 6-2-42　肝细胞肝癌

选择性肝动脉造影,见肝右动脉增粗、移位,肝右叶下极及肝门区见两个肿瘤血管团。

肿瘤可以单发或多发,局限或散在,可有不同程度的坏死和出血,少数有钙化。但多为大小不等散在多发结节,呈灰白色,质硬,近肝表面,仅少数为单个结节。较少合并肝硬化和侵犯门脉系统,破裂出血也较少。

【影像学征象】

（一）CT 表现

1. **平扫**　多数病灶呈低密度,大小不等,边缘可光整或不光整,如有囊变,CT 值接近于水,如瘤体内有出血、钙化则表现为高密度。

2. **增强扫描**　病灶边缘显示更清楚,可以出现环状增强或结节状增强。瘤中央强化程度取决于肿瘤的血供,血供丰富的肿瘤动脉期呈显著强化,密度高于正常肝,类似于原发性肝癌,少数增强后变为等密度(图 6-2-43)。

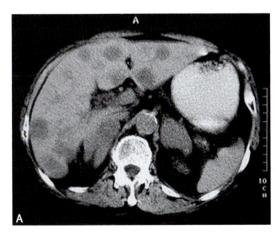
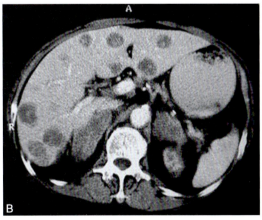

图 6-2-43　肝转移癌

A. CT 平扫,示肝内弥漫分布形态相同、大小相近的低密度结节影;B. 增强扫描,示病灶强化程度低于正常肝组织,双侧肾上腺转移。

（二）MRI 表现

1. 平扫

（1）病灶分布及信号特点：肝内多发性大小不等圆形结节影，在 T_1WI 上多数呈边缘较清楚低信号区，信号均匀或不均匀，肿瘤伴有新鲜出血或转移性黑色素瘤可呈高信号；T_2WI 多呈高信号。

（2）"靶征"：有的瘤灶中央可见 T_1WI 低信号、T_2WI 高信号区，系中心出血坏死。

（3）"晕圈征"：在 T_2WI 上，有的转移瘤边缘可见高信号带，其产生机制尚不明，一般认为是瘤体周边水肿或血管丰富的反映。

2. 增强扫描　可提高检出率，多数呈不均匀或环形强化（图 6-2-44）。

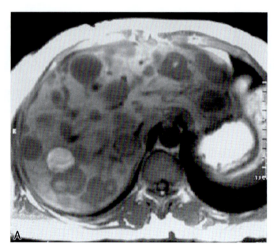 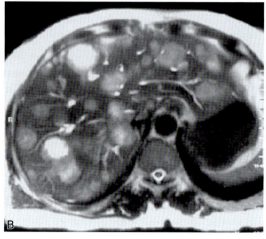

图 6-2-44　肝转移癌

A. 横轴位 T_1WI，示肝内弥漫分布形态相同、大小不等的结节影，多为低信号；B. T_2WI，示病灶多呈稍高信号。部分结节于 A 和 B 上均见高信号，提示合并有出血。

（三）DSA 表现

根据肿瘤血管丰富程度，肝动脉造影表现分为 3 类。

1. 多血管型　造影表现和原发性肝癌类似，动脉期显示肿瘤血管，实质期肿瘤染色。多见于肾癌、胰岛细胞瘤和甲状腺癌等。

2. 等血管型　动脉期无明显肿瘤血管出现，肿瘤较大时，可见血管受压、推移，动脉晚期可见细小的肿瘤血管，实质期染色较淡或没有染色。多见于乳腺癌、结肠癌、肺癌、肾上腺癌等。

3. 少血管型　动脉期无肿瘤血管，实质期无肿瘤染色而表现为增强的肝实质背景上的充盈缺损。但瘤体周边有时可见环状染色。有的多发病变，可呈部分血供丰富，部分血供较少，静脉期可见门脉或肝静脉受压（图 6-2-45）。

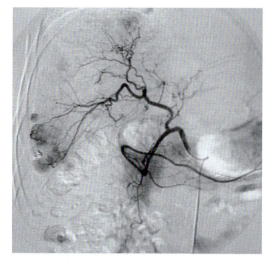

图 6-2-45　富血供肝转移癌

经肝动脉造影，示肝内多个大小不等的富血管结节。

第五节　胆道疾病

Key points

- Congenital abnormalities of the biliary tract are due to developmental disorders and variants, which include Caroli disease and congenital choledochal cyst.

● Cholecystitis is divided into acute and chronic type. Acute cholecystitis usually is caused by gallstones, bacterial infection, pancreatic fluid reflux. Chronic cholecystitis is usually secondary to acute cholecystitis, and also can be primary which accompanied with gallstones.

● Carcinomas of biliary system include carcinoma of gallbladder, cholangiocarcinoma. The clinical manifestation is not obvious in the beginning and the jaundice may be observed when the disease is progressive.

一、胆道先天异常

胆道先天异常为发育障碍和变异所致。胆囊和胆管由胚胎时期原始前肠的一个芽状突出发育形成,如果这个发育过程不能全部完成或不能按正常的时期完成,就会出现胆囊、胆管异常。有些先天异常无重要临床意义,有些易引起并发症如炎症、结石,有些可引起严重临床症状。

(一) 先天性肝内胆管扩张(Caroli disease)

是先天性常染色体隐性遗传病,非常罕见,主要见于儿童和青年,男女发病概率相同。

【临床表现】

1. 分型　先天性肝内胆管扩张分为两型。

(1) Ⅰ型:为少见型或单纯型,不合并先天性肝硬化,常伴有胆石、胆管炎和肝脓肿。患者常出现发热和腹痛症状,败血症和肝脓肿常导致死亡。少数病例可发生胆管癌。

(2) Ⅱ型:为常见型,合并先天性肝纤维化,较少有胆管炎和胆管结石。在儿童期出现症状,如肝脾大、食管静脉曲张和胃肠道出血。肝功能衰竭和门静脉高压常导致患者死亡。

2. 并发症　包括胆总管囊肿、髓质海绵肾等。

3. 病理表现　肝内肝管囊性扩张,囊腔与肝内胆管相通,形成交通性胆汁囊肿。有人认为先天性肝内胆管扩张及一些肾囊肿性疾病均属以胆管及肾集合小管的不同程度扩张为特征的一类疾病。

【影像学检查方法的选择】　USG 是诊断先天性胆道疾病的首选方法。MRI 和 CT 检查可作为补充检查方法,但对需要外科手术治疗(如肝叶切除和肝移植)的病例,CT 和 MRI 因可满意显示肝病变和门静脉血管而具有优越性。MRCP 可无创性直观显示胆管分支形态,已取代 PTC。

【影像学征象】

1. X 线表现

(1) X 线平片:肝内多发小结石。

(2) PTC:肝内胆管呈囊状扩张,左右肝叶均可受累,胆总管亦有扩张,但无明显阻塞。

2. CT 表现

(1) 平扫:肝内胆管囊状扩张呈分界清楚的条状、分支状及纺锤状低密度影,弥漫累及全肝或呈节段性分布。囊状结构可与轻度扩张的胆管相通。低密度区内高密度影为胆管内结石。Ⅱ型还可见肝硬化和门静脉高压表现。

(2) 增强扫描:条状低密度灶无强化,但经静脉注射胆影葡胺后,这些低密度区显影而成为纺锤状、分支状高密度影,可解释它与胆道系统的关系。

3. MRI 表现

(1) MRI 的形态学特性与 CT 相似,表现为大小不等、边缘锐利的圆形或椭圆形 T_1WI 低信号、T_2WI 高信号,增强后无强化。

(2) 肝内胆管扩张一般为多发性,在 MRCP 图像上呈串珠状或藕节状高信号,彼此之间可见正常胆管与之相连(图 6-2-46)。

【诊断及鉴别诊断】　本病需与肝内多发性囊肿或多囊肝鉴别:多发性囊肿在肝内散在分布、大小不一,囊肿互不相通,也不与胆管相通;多囊肝常合并有多囊肾等其他脏器的多囊性病变,可与先天性

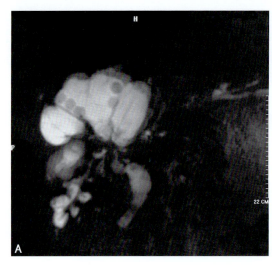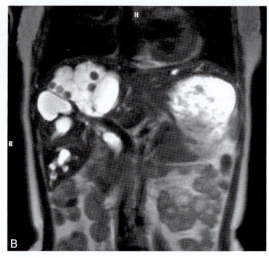

图 6-2-46　先天性肝内胆管扩张 I 型

A. 冠状位 T_2WI，肝体积稍大，肝内胆管弥漫性纺锤状扩张，其内见圆形低信号结石影；B. MRCP，肝内胆管高度扩张，胆总管轻度扩张，其内见低信号结石。

肝内胆管扩张相鉴别。在排除了梗阻性胆管扩张后，影像学上表现有囊性胆管扩张且囊性病灶与正常或轻度扩张的胆道相通则应考虑本病。

（二）先天性胆总管囊肿

先天性胆总管囊肿（congenital choledocho cyst）系先天性胆管壁层发育不全所致。

【临床表现】　本病多见于儿童，临床上可出现黄疸、腹痛，有时可在右上腹扪及包块。病理表现为胆总管梭形扩张，末端狭窄或胆总管呈憩室样膨出；囊性扩张可累及胆总管的一段或全部，亦可位于胆囊管、肝管与胆总管连接处。由于炎症、溃疡、胰液刺激、再生或化生等可引起囊肿壁癌变。

【影像学检查方法的选择】　胆总管囊肿的影像方法选择原则与先天性肝内胆管扩张相同。

【影像学征象】

1. **钡餐造影表现**　可见一肿物压迫十二指肠球部和降部，同时也将胃窦压向腹侧，大的胆总管囊肿可压迫胰头，使十二指肠弧度扩大。

2. **ERCP 和 PTC 表现**　能显示囊肿的范围、大小、形态与正常段胆管的关系，可据此作出分型，为手术提供依据。

3. **CT 表现**　有两大特点：①胆总管高度扩张，直径可达 10cm 或更大，管壁增厚；②扩张可延伸至肝门区肝管，但肝内胆管远端不扩张（图 6-2-47）。

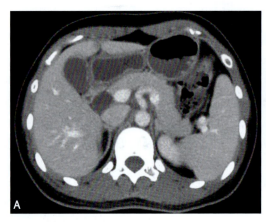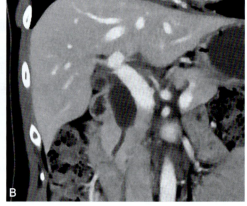

图 6-2-47　先天性胆总管囊肿

横断面 CT（A）及冠状面重建图像（B），示胆总管明显扩张，肝内胆管无扩张。

4. MRI表现 肝外胆管扩张多为单发性,大小不等,大者可超过10cm,扩张的胆管多呈球形或梭形高信号,边缘锐利,而肝内胆管不扩张或仅轻度扩张,这种不成比例的肝内外胆管扩张是鉴别胆管囊肿与阻塞性胆管扩张的要点(图6-2-48)。

【诊断与鉴别诊断】 胆总管囊肿需注意与右上腹的其他囊性包块鉴别,前者可追踪至与肝总管或左右肝管相通,后者则无此表现。

二、胆囊炎

胆囊炎(cholecystitis)临床分为急性和慢性。急性胆囊炎是由结石梗阻、细菌感染、胰液反流等原因引起。慢性胆囊炎可为急性胆囊炎的延续,也可为原发的慢性炎症,常合并胆囊结石。

【临床表现】 急性胆囊炎表现为右上腹疼痛、压痛、畏寒、发热、恶心、呕吐等,起病急。慢性胆囊炎则症状轻重不一,常有胆绞痛发作史。

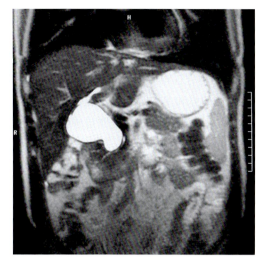

图6-2-48 先天性胆总管囊肿

冠状位T₂WI,示胆总管局限性增宽,肝内胆管无扩张。

【影像学检查方法的选择】 USG对急、慢性胆囊炎均为首选的影像学方法。CT、MRI为补充的检查方式。

【病理生理基础】 急性胆囊炎病理学表现为胆囊黏膜充血水肿,胆囊肿大,囊壁增厚等,严重者可出现并发症。慢性胆囊炎病理改变为纤维组织增生和慢性炎性细胞浸润,使囊壁增厚。因胆囊肌组织萎缩,致胆囊收缩功能减退。

【影像学征象】

(一)X线表现

急性胆囊炎不需做X线检查。慢性胆囊炎X线平片上有时可见胆囊结石和胆囊壁钙化。

(二)CT表现

1. 平扫

(1)急性胆囊炎:胆囊增大,囊壁增厚(超过3mm),胆囊周围水肿,可合并胆囊结石(图6-2-49)。

(2)慢性胆囊炎:胆囊增大或缩小,囊壁均匀增厚,可见囊壁钙化,常合并胆囊结石(图6-2-50)。

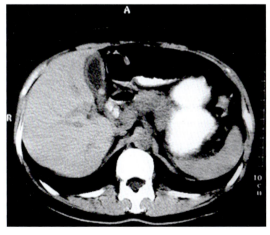

图6-2-49 胆囊结石伴急性胆囊炎

横轴位平扫CT,示胆囊颈部见圆形高密度结石影,胆囊壁均匀增厚,边缘稍模糊。

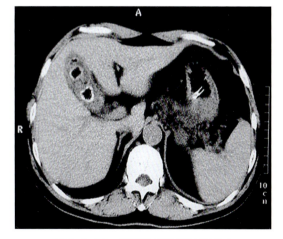

图6-2-50 胆囊结石伴慢性胆囊炎

横轴位平扫CT,示胆囊内多发环形高低混杂密度结石,胆囊壁均匀增厚并见少许钙化,边缘较清晰。

2. 增强扫描   增厚的胆囊壁均匀强化,囊腔和结石无强化。

(三) MRI 表现

1. 急性胆囊炎

（1）平扫:胆囊增大、胆囊壁弥漫性均匀增厚,超过 3mm。胆囊窝积液以及胆囊周围水肿带,呈 T_1WI 低信号和 T_2WI 高信号,偶尔可见胆囊积气、积液征象。

（2）增强扫描:胆囊壁明显强化,可见三层囊壁结构,即黏膜、浆膜层线状强化和中间不强化的水肿带。

2. 慢性胆囊炎

（1）平扫:胆囊腔缩小,胆囊壁均匀性增厚,但很少超过 5mm,有时可见胆囊结石征象。

（2）增强扫描:胆囊壁中度强化。

【诊断与鉴别诊断】

1. 急性胆囊炎需与引起胆囊壁增厚的疾病鉴别   如肝硬化腹腔积液时低蛋白血症、右侧心力衰竭、肾疾病等亦可见胆囊壁增厚的"双边影",但无胆囊肿大,亦无胆囊炎的临床表现。

2. 慢性胆囊炎需与以下疾病鉴别

（1）胆囊癌:胆囊癌引起的胆囊壁增厚十分显著且不规则,尤其是胆囊壁厚度超过 1cm 更有诊断意义,同时胆囊内有隆起性病变;晚期,肿瘤充满胆囊,隆起的肿块边缘凹凸不平,在声像图上呈低回声或不均匀回声,在 CT 和 MRI 上呈软组织密度 / 信号,增强扫描胆囊壁结节有不均匀明显强化,常伴有邻近肝实质的侵犯。而慢性胆囊炎则囊壁均匀增厚,胆囊轮廓规则。

（2）胆囊腺肌样增生症:也可弥漫性或局限性胆囊壁增厚,其特点为囊壁内有较多小囊腔。

三、胆道结石

胆石症是胆道系统中最为多见的疾病之一,包括胆囊结石（cholecystolithiasis）和胆管结石（calculus of bile duct）,以中年女性多见。

【临床表现】   临床上可有胆绞痛和阻塞性黄疸表现,常在油脂餐后发生,伴有胆囊炎者可有胆囊炎的症状体征。

【影像学检查方法的选择】

1. 胆囊结石   USG 为胆囊结石的首选检查方法,诊断正确率达 90%~100%。CT 和 MRI 作为辅助检查方法,用于评价胆囊结石继发胆囊炎或复杂胆系结石。

2. 胆管结石   USG 为胆管结石的首选方法,但因受胃肠道气体的干扰,对胆总管下段结石诊断准确率只有 50%。CT 和 MRI,尤其是 MRCP 是目前最佳的影像学检查方法,能立体显示整个胆系结石的分布,并能直观地显示结石的大小、形态、数目、位置以及梗阻部位和梗阻程度。X 线平片和静脉胆道造影对诊断胆管结石帮助不大。

【病理生理基础】   胆结石的成分主要包括胆固醇结石、胆色素结石、混合性结石、淤积性即泥沙样结石。胆管结石分为肝外胆管结石、肝内胆管结石,后者常与前者同时存在。以结石能否在平片上显影而言,常将胆结石分为透 X 线（阴性）结石和不透 X 线（阳性）。

【影像学征象】

(一) 胆囊结石

1. X 线平片表现   不透 X 线结石表现为胆囊内单发或多发类圆形、石榴子样不规则形致密影。

2. CT 表现   根据结石的化学成分不同,CT 平扫可表现为:①高密度结石（钙盐成分）;②等密度结石（胆色素成分）;③低密度结石（胆固醇成分）;④环状结石。等密度结石平扫不易发现,采用胆影葡胺增强扫描可协助诊断,表现为胆囊内充盈缺损,现已很少应用。增强扫描结石不强化（图 6-2-51）。

3. MRI（MRCP）表现

（1）MRI平扫:结石的信号与结石中的成分有关,一般而言,多数结石呈 T_1WI 低信号、T_2WI 低信号。

（2）MRCP:结石呈高信号胆汁内的低信号充盈缺损。

（二）胆管结石

1. CT表现

（1）胆总管结石:依结石的成分,平扫表现为:①胆总管内高密度影,伴有或不伴有周围低密度胆汁影环绕;②管腔内软组织密度影,周围可环绕低密度区;③管腔内中心低密度区,边缘为高密度影,或者是管腔内低密度区的中心见散在点状高密度影。增强后结石无强化。同时伴有胆总管梗阻,梗阻近端的胆管扩张（图 6-2-52）。

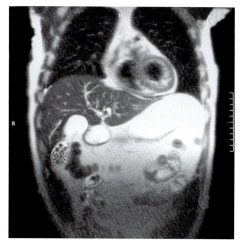

图 6-2-51 胆囊多发性结石
冠状位 T_2WI,示胆囊内多发石榴籽样低信号充盈缺损。

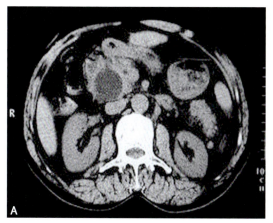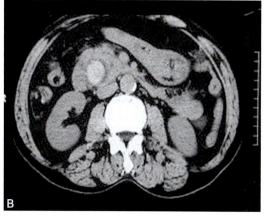

图 6-2-52 胆总管结石
横轴位平扫CT,示胆总管内高密度结石,其上方胆管扩张。

（2）肝内胆管结石:肝内管状、点状、不规则状高密度影,沿胆管走行分布。

2. MRI（MRCP）表现

（1）MRI平扫:沿肝内、外胆管走行区域的异常信号,T_1WI 及 T_2WI 上结石均为低信号影（图 6-2-53）。

（2）MRCP:胆道中的充盈缺损,较大结石梗阻端呈杯口状,可伴有胆管扩张、胆管壁增厚等表现。对于泥沙样结石,MRI无特异征象,容易漏诊。

【诊断与鉴别诊断】

1. 胆囊结石与胆囊占位病变鉴别 后者表现为软组织肿块,增强后有不同程度的强化。

2. 肝内胆管结石与下列疾病的鉴别

（1）肝内钙化斑:一般不引起肝内胆管扩张等。

（2）肝内胆管积气:MRI为低信号,USG表现为强回声,伴声影。但其形状不稳定,边界锐利,紧贴胆管前壁,

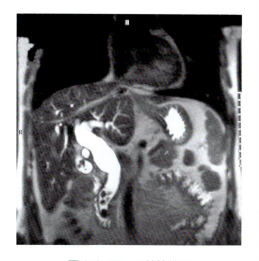

图 6-2-53 胆总管结石
冠状位 T_2WI,示胆囊颈部、胆总管下段多个类圆形低信号充盈缺损,胆总管扩张结石部位以上的小胆管扩张。

NOTES

改变体位沿重力相反方向移动。CT 为气体密度。

3. 肝外胆管结石与肝外胆管癌的鉴别 后者一般为软组织密度 / 信号 / 回声,可见胆管壁受侵犯等征象,增强有强化。

四、胆系肿瘤

(一) 胆囊癌

胆囊癌(carcinoma of gallbladder)好发生于老年人,女性多见,85% 的胆囊癌合并有胆囊结石。

【临床表现】 早期没有典型的临床症状,晚期出现右上腹痛、黄疸、右上腹包块等症状。

【影像学检查方法的选择】

1. USG 是胆囊癌的首选检查方法,在显示胆囊癌原发病灶或肿瘤侵犯肝的诊断中具有较高的可信度,但在评价腹膜、淋巴结受侵上有很大的局限性。

2. CT 能很好地显示胆囊癌的大小、形态、分型及肿瘤扩散范围,能准确评估胆囊癌的分期和可切除性,对临床治疗有很大的帮助。

3. MRI 在评价胆囊癌侵犯邻近器官及转移方面优于 CT 及 USG。

【病理生理基础】 原发性胆囊癌多发生于胆囊体或胆囊底部,以腺癌多见,可分为乳头状、浸润型和黏液型等。可继发于胆囊息肉。胆囊癌转移早而广泛,预后差。

【影像学征象】

1. CT 表现

(1)平扫:胆囊壁不规则增厚;单发或多发结节突向腔内;肿块充满整个胆囊,并侵犯邻近肝组织,肝内出现边界不清的低密度区;可出现胆道梗阻。

(2)增强扫描:不规则增厚的胆囊壁或肿块有明显强化(图 6-2-54)。

2. MRI 表现

(1)胆囊壁不规则性增厚或突向腔内的胆囊壁结节,或胆囊被软组织肿块占据,失去正常形态,几乎都伴有邻近肝实质的侵犯。病变信号强度无特异性,在 T_1WI 上呈不均匀性稍低信号,在 T_2WI 上

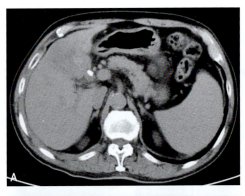
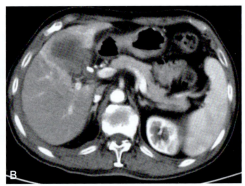
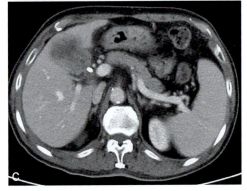

图 6-2-54 胆囊癌
A. CT 平扫,示胆囊窝软组织密度肿块影,边缘模糊;B. 动态增强动脉期,示病灶中度强化;C. 延迟期,示病灶持续强化,累及邻近肝实质。

为中等高信号。

（2）钆喷酸葡胺增强后，强化明显且持续时间长（图6-2-55）。

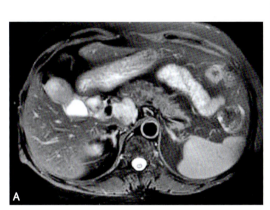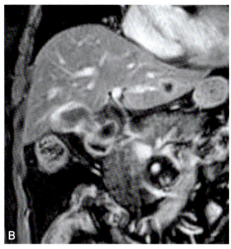

图6-2-55 胆囊癌

A.横断面平扫T$_2$WI,示胆囊内软组织影,T$_2$WI呈稍高信号;B.增强扫描延迟期冠状面图像,示病灶中等强化,与正常肝组织分界不清。

（3）胆囊癌大多并发结石,在胆囊内可发现低信号结石。

【诊断及鉴别诊断】 胆囊癌需与以下疾病鉴别:

1. 慢性胆囊炎 厚壁型胆囊癌有时与慢性胆囊炎不易鉴别。前者胆囊壁增厚且不均匀、不规则,使胆囊轮廓不规则,若壁厚度超过1cm要高度怀疑胆囊癌;后者的胆壁增厚较均匀,轮廓也规则。

2. 胆囊良性隆起性病变（如胆囊息肉、肉芽肿、腺瘤等） 胆囊良性病变多数在1cm以内,而胆囊癌大多数超过1cm;病变的形态特征、对胆囊壁有无浸润性改变等均有助于对病变良恶性的鉴别。

（二）胆管癌

【临床表现】 胆管癌（cholangiocarcinoma）临床起病隐匿,以无痛性、进行性加重的黄疸为特征。可伴有体重减轻,全身瘙痒及食欲缺乏、陶土样便。有时发热。并发症有胆管炎、胆汁性肝硬化、肝脓肿、门静脉高压及门静脉周围纤维化和肝衰竭等。部分胆管癌可发生在肝胆结石的基础上,患者常有多年的胆道结石病史。

【影像学检查方法的选择】 USG可作为胆管癌的筛选方法,在确定梗阻水平及原因方面的敏感性分别是92%和71%。MRI和CT在显示梗阻部位、肿瘤性质和淋巴结肿大等方面是等同的,而MRI显示小肿瘤及血管侵犯优于CT,MRCP还能立体、直观地显示梗阻部位、程度及性质,因此MRI是显示胆管癌的最佳影像学方法。

【病理生理基础】 胆管癌好发于肝门区左右肝管汇合部、胆囊管与肝总管汇合处和胆总管壶腹部,其中以肝门区胆管癌最多见,约占50%。病理分为乳头状、结节状、硬化型和弥漫型胆管腺癌,以乳头状腺癌最多见。

【影像学征象】

1. CT表现

（1）胆总管癌:病变近端的胆总管和肝内胆管扩张,于梗阻部位扩张的胆总管突然中断,部分病例在中断处可见腔内软组织肿块或管壁增厚。增强扫描肿块呈轻至中度强化。

（2）肝门部胆管癌:又称为Klatskin肿瘤。肝门区软组织肿块或仅见胆管壁节段性增厚,肝内胆管扩张,病变远侧的胆道和胆囊萎缩变细小。增强扫描肿块呈轻至中度强化（图6-2-56）。

NOTES

（3）肝内胆管癌：多为肝内低密度肿块，周围区域肝内胆管扩张，增强扫描病灶轻度花环样强化，密度仍低于正常肝，可见包膜凹陷。

2. MRI 表现

（1）平扫：胆管走行区肿块在 T_1WI 上呈稍低信号，在 T_2WI 上呈稍高信号，胆管内失去 T_1WI 低、T_2WI 高的胆汁信号。

（2）动态增强：动脉期肿块轻中度强化，强化持续时间较长，与肿瘤富含纤维成分有关（图 6-2-57）。

（3）MRCP：胆管狭窄或完全中断，梗阻端呈锥形或不规则形，肝内胆管中、重度扩张呈"软藤状"。

【诊断及鉴别诊断】 胆管癌主要应与以下疾病鉴别：

1. 胆道结石 胆道结石在 USG 上多呈强回声且后方伴声影；CT 和 MRI 可见胆管内不强化的结石影，胆管造影或 MRCP 显示边缘规则、局限的充盈缺损。

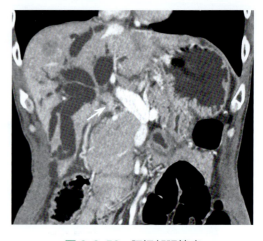

图 6-2-56 肝门部胆管癌

增强 CT 冠状面重建图像，示肝门区软组织肿块影，中度强化，肝内胆管明显扩张，于肿块处截断。

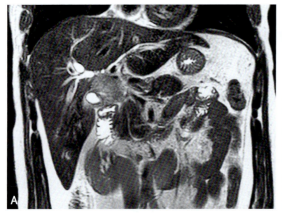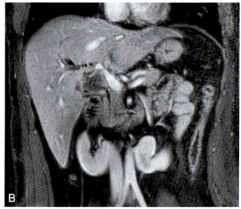

图 6-2-57 肝门区胆管癌

A. MRI T_2WI 示肝门区肿块，呈稍高信号；B. 增强延迟期，示病灶中等强化，内见无强化坏死区。

2. 肝门区肝癌 瘤体具有肝癌"快进快出"的强化特征，早期以压迫胆管为主，晚期侵犯胆管，肿块相对胆管癌大。查 AFP 明显增高。

3. 硬化性胆管炎 胆管造影或 MRCP 显示胆系形态僵硬，呈弥漫性短环状肝内外胆管狭窄和串珠状表现。

第六节 胰 腺 疾 病

Key points

- Pancreatitis can be divided into acute and chronic pancreatitis. Interstitial edematous pancreatitis take the majority part of the acute pancreatitis, with parenchymal enlargement, low density, indistinct pancreatic margins and surrounding retroperitoneal fat stranding. When the necrosis develops within the pancreas and/or peripancreatic tissue, it was called necrotizing pancreatitis.

- Pancreatic cancer is known with the characteristics of latent symptoms, rapid progress, high malignancy, early metastasis, and poor prognosis. Typical imaging findings include: ill-defined pancreatic hypoenhancing mass, possibly with double duct sign.

一、胰腺炎

(一)急性胰腺炎

急性胰腺炎(acute pancreatitis)是一种常见急腹症,多见于成年男性,由于胆道疾病、酗酒、暴饮暴食等原因导致胰消化液溢出,对胰本身和周围脏器产生"自我消化"引起的一系列化学性炎症。

【临床表现】 主要临床表现为突发性剧烈上腹痛、恶心呕吐、低血压及休克状态、寒战、高热、黄疸、皮下淤血斑、腹肌紧张及压痛等。血、尿淀粉酶测定均高于正常。

【影像学检查方法的选择】 USG是急性胰腺炎的主要筛选方法,但部分患者肠管胀气可能影响胰观察。CT是首选影像学检查方法,可以显示胰本身及胰周改变,对胰腺炎临床分型、了解并发症、判断治疗情况及预后有很大帮助。MRI可作为补充检查手段,诊断价值等同CT。X线平片诊断价值有限,不允许采用胃肠钡餐造影、ERCP、PTC、动脉造影等复杂的检查方法。

【病理生理基础】 主要病理变化为胰腺水肿、出血和坏死。分为两种类型。

1. 急性水肿型胰腺炎 多见,约占90%。胰肿大明显,质地坚实,胰间质有水肿及炎性细胞浸润,但无出血。病情较轻,预后良好,多可治愈。

2. 急性出血坏死型胰腺炎 少见,占5%~15%。胰肿大变硬,胰腺泡、脂肪及血管坏死出血,胰周围组织也可发生坏死。又被细分为3个亚型:①胰腺实质坏死和胰周组织坏死同时存在,该型约占所有急性坏死性胰腺炎的80%;②仅胰周组织坏死(胰腺本身无坏死),该型约占15%;③仅胰腺实质坏死(无胰周组织的坏死),该型仅占5%左右。病情险恶,并发症多,死亡率高达25%~40%。

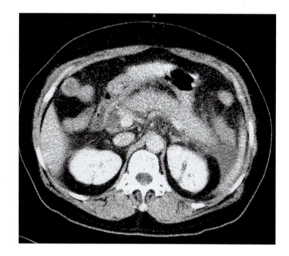

图6-2-58 急性水肿型胰腺炎
横轴位增强CT,示胰肿大,边缘模糊,肾前筋膜增厚、积液。

【影像学征象】

1. CT表现

(1)急性水肿型胰腺炎:平扫表现为胰体积弥漫性或局限性明显增大;胰密度减低,形态不规则,边缘模糊;肾前筋膜及肾周筋膜增厚。增强扫描可见胰轻度强化,胰周围水肿显示更清楚(图6-2-58)。

(2)急性出血坏死型胰腺炎:除胰增大更明显之外,胰内由于出血,可出现不均匀性密度增高,CT值一般大于60HU。增强扫描见坏死的胰组织不强化,仍呈低密度影。另外,还可出现胰周积液和腹腔积液(图6-2-59)。胰周液体聚集可分为坏死性和单纯性。

(3)急性胰腺炎常并发假性囊肿和脓肿。

2. MRI表现

(1)胰增大,形状不规则,在T_1WI上呈低信号,T_2WI上呈高信号。如有出血坏死,在T_1WI上则呈高信号或不均匀混杂信号。

(2)胰边缘多数模糊不清:为胰周围脂肪组织水肿所致。

(3)增强扫描:正常存活的胰组织强化,而坏死组织不强化。

(4)当炎症扩散至腹膜后,使该处脂肪信号减低或消失。胰腺假性囊肿、小网膜囊积液等在T_1WI上呈低信号,T_2WI上呈高信号。MRCP有助于显示胰周积液是否与胰管相通。

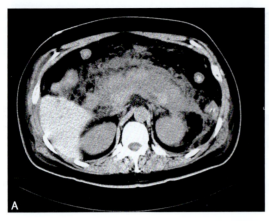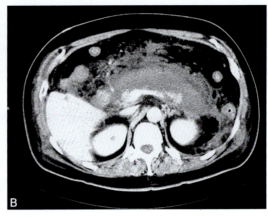

图 6-2-59 急性坏死性胰腺炎

A. 横轴位平扫 CT,示胰明显肿胀,密度普遍下降,边缘模糊,小网膜囊积液,肾周筋膜增厚;B. 增强 CT,示胰实质仅见少许小片状强化,余大部分胰实质不强化(坏死组织)。

(二) 慢性胰腺炎

慢性胰腺炎(chronic pancreatitis),多由急性胰腺炎迁延、反复发作而形成。

【临床表现】 反复发作的上腹痛伴不同程度的胰腺外分泌和内分泌失调为特征。发作时出现上腹痛、恶心呕吐等,缓解期可无任何症状。严重病例因胰酶分泌不足而出现脂肪泻、体重减轻。胰岛受损者,则可出现糖尿病症状。

【影像学检查方法的选择】

1. **腹部平片** 主要的异常发现是胰钙化和结石,对胰腺炎的诊断价值有限。

2. **USG** 用于初查筛选慢性胰腺炎,但对慢性胰腺炎的早期诊断不敏感,需要长期随访。

3. **CT 扫描** 是慢性胰腺炎的最佳影像学检查方法,可显示胰形态、密度、邻近结构的异常和胰管的不规则扩张,对结石和钙化敏感。

4. **MRI** 对胰腺炎的诊断价值与 CT 相似,但对钙化和结石不如 CT 显示清楚。MRCP 与常规 MRI 相结合能基本取代 ERCP,但 ERCP 显示胰管早期改变较 MRCP 敏感。

【病理生理基础】 胰广泛纤维化,质地变硬呈结节状,血管很少,腺泡及胰岛均有不同程度的萎缩消失,胰体积增大。如果实质严重萎缩胰可以缩小,也可由于脂肪组织增多而呈假性肥大。胰管和间质可有钙化和结石形成。

【影像学征象】

1. **X 线平片表现** 约 1/3 病例可发现沿胰走行区分布,大小不一的钙化和结石影,有向胰头方向聚集的趋势。

2. **ERCP 表现** 胰管多发性狭窄和多发性扩张并存,形成串珠样改变,分支粗细不均、稀疏,可扩张呈小囊状;胰管结石阻塞呈充盈缺损影,腺泡易显影,边界模糊。胰增大或缩小,胆总管下端僵直、狭窄、阻塞或移位。

3. **CT 表现**

(1) 胰大小:正常、肿大或缩小,这取决于纤维化和萎缩以及炎症的程度(图 6-2-60)。

(2) 胰管扩张:内径超过 5mm,且粗细不均呈串珠状,部分病例可伴有胆总管扩张。

(3) 胰管结石和沿胰管分布的实质内钙化:为特征

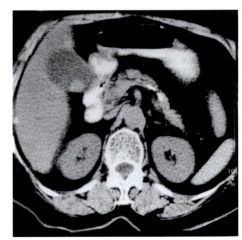

图 6-2-60 慢性胰腺炎

横轴位平扫 CT,示胰萎缩变细,见点状钙化

可有钙化和结石形成。

性改变。

（4）大多数合并有胰内或胰外假性囊肿。

（5）胰周围炎性反应：常见。胰周筋膜增厚表现为胰周有多条粗细不等、方向不一的纤维索条影；增厚的左肾前筋膜与腹膜、侧椎筋膜粘连呈条状带影。

（6）少数病例胰局部肿大形成肿块，肿块无特征性，与胰腺癌不易鉴别。

4. MRI 表现

（1）胰增大、缩小或正常。

（2）胰组织的 T_1WI 信号强度正常或降低；1cm 以上的钙化呈黑色低信号；1~2cm 大小的假性囊肿在 T_1WI 上呈圆形低信号，T_2WI 上呈高信号。

（3）主胰管扩张，MRCP 可以清楚显示胰管串珠样扩张，胰管结石表现为充盈缺损（图 6-2-61）。

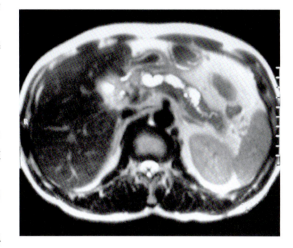

图 6-2-61 慢性胰腺炎
横轴位 T_2WI，示胰管串珠状扩张并见胰头区低信号胰管结石。

【诊断及鉴别诊断】 急、慢性胰腺炎都有典型的病史和影像学表现，结合临床生化检查，诊断明确。部分肿块型慢性胰腺炎需与胰腺癌鉴别，鉴别点如后述（详见本节"二、胰腺癌"）。

二、胰腺癌

胰腺癌（pancreatic carcinoma）是消化系统较常见的恶性肿瘤，其发病率在全球呈上升趋势。好发于 40~70 岁的中老年人，男性多见。胰腺癌病因不明，可能与吸烟、饮食中的亚硝胺、酗酒、糖尿病、慢性胰腺炎及家族遗传等因素有关。

【临床表现】 早期症状常不明显，随病变进展，可出现腹痛、黄疸、体重明显下降三大特征，尚可出现其他消化道症状，如厌食、恶心、呕吐及腹泻等。临床表现和肿瘤的生长部位、大小及邻近组织有无受累等情况有关。发生在胰头部位者常出现黄疸，胰体尾部癌常有腹痛。恶性程度高、不易早期发现、切除率低、预后差是本病的特点。

【影像学检查方法的选择】

1. USG 用于筛查胰腺癌，可直接显示胰、胆管及其周围脏器情况，但易受肠道气体干扰，对于胰头癌、十二指肠壶腹部肿瘤及胆总管下段癌定性较难。

2. CT 平扫及双期增强扫描 是首选的影像学检查方法，结合 CTA，有助于定性诊断及准确评价胰腺癌的可切除性。

3. MRI 及 MRCP 可作为补充检查手段，MRCP 还可随访胰、十二指肠切除术后的胰管情况。T_1WI 加脂肪抑制技术和动态增强 GRE 序列是显示胰腺癌的最理想的序列。MRI 诊断价值与 CT 相似，MRCP 诊断价值与 ERCP 相似，MRCP 还能显示远侧胰管阻塞。

【病理生理基础】 胰腺癌 90% 以上起源于胰腺导管上皮细胞，由致密纤维组织构成，呈灰白色硬性肿块。约 10% 为腺泡细胞癌，呈弥漫性浸润，质软易出血坏死。80% 癌肿发生在胰头部，其余在体尾部，少数可呈弥漫性生长或多灶分布。肿瘤以浸润性生长方式向周围扩展，沿淋巴和血行扩散较早，可侵及十二指肠、胃、脾、空肠、横结肠等周围脏器，也可包绕肠系膜上血管，门静脉，肝动脉，下腔静脉，脾动、静脉及腹主动脉等大血管，并可转移到肝、肺、骨、肾上腺等远位脏器。

【影像学征象】

（一）胃肠低张造影表现

可以显示中晚期癌肿对胃十二指肠的压迫和侵蚀，现已较少应用。胃窦部向前上推移，形成局限性边缘光滑的压迹,称为胃垫征。十二指肠可受到扩张胆囊、胆管压迫。癌肿直接压迫侵犯引起十二指肠环内侧黏膜的移位、破坏出现内缘双边影像(图6-2-62)。肿瘤侵犯壶腹部上、下肠腔时,造成上、下肠曲扩大,各形成一个凹形压迹,形成反"3"字征。

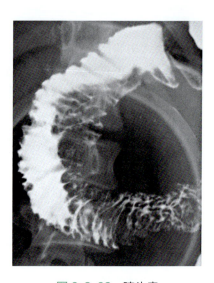

图 6-2-62　胰头癌
十二指肠低张造影,示十二指肠曲扩大,内缘见不规则形压迹,黏膜破坏。

(二) CT 表现

1. 平扫

(1)肿瘤较小时胰腺轮廓可正常,肿瘤较大时胰腺呈局限性隆起或不规则肿大。

(2)胰腺局部出现低密度影,少数为等密度或高密度灶。少数肿瘤内有坏死、液化、囊变表现。

(3)"双管征":胰管、胆总管、肝内胆管呈不同程度扩张,扩大的胆总管、胰管于胰头肿块处骤然截断,这是胰头癌的主要间接征象。

(4)胰周脂肪层消失:说明肿瘤已侵及胰腺附近的脂肪组织。

2. 增强扫描

(1)动脉期肿瘤强化低于正常胰腺组织,表现为相对低密度影;门静脉期肿瘤仍为低密度灶,但与正常胰腺的密度差较动脉期缩小(图6-2-63)。

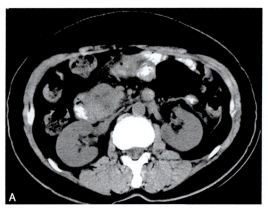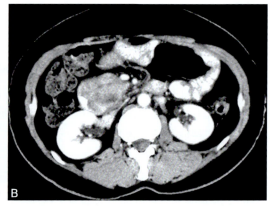

图 6-2-63　胰头癌
A. 横轴位平扫 CT;B. 增强 CT,示胰头肿块,密度不均,强化不均匀,挤压侵及十二指肠。

(2)癌肿直接侵犯或包埋邻近血管:如门静脉、腔静脉和肠系膜上动脉、脾动脉等增粗,边界模糊,甚至被肿块包埋,管腔狭窄至闭塞,门静脉或腔静脉系统内癌栓呈低密度。

3. 淋巴转移

(1)胰头部癌:最易经淋巴途径转移至胃幽门下或肠系膜上动脉附近淋巴结,再至主动脉旁淋巴结。

(2)胰体尾部癌:转移至脾门或腹腔动脉处淋巴结。

(三) MRI 表现

1. 直接征象

(1)轮廓不规则的肿块,与正常胰腺分界不清。肿块在 T_1WI 脂肪抑制序列上为低信号,而正常胰腺组织为高信号;T_2WI 上可表现为不均匀高信号(图6-2-64)。

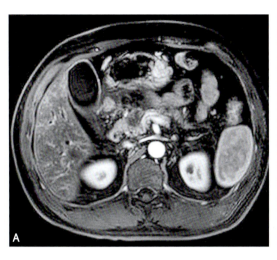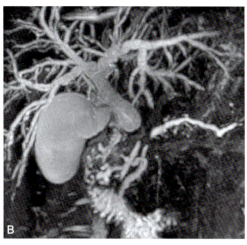

图 6-2-64　胰头癌

A. MRI 增强扫描动脉期,示胰头肿块,强化程度低于正常胰腺组织;B. MRCP 示"双管征",胆总管及主胰管于肿块处截断。

（2）由于胰腺癌为少血供肿瘤,动态增强早期强化不明显,而正常胰腺组织强化。

2. 间接征象

（1）胰头癌引起的胆管和胰管扩张构成"双管征"、继发囊肿、癌肿侵犯周围血管以及淋巴结和肝脏转移等。

（2）MRCP 示胰头段胆总管成角、狭窄、中断,同时伴有病变段以上胆系扩张和胰管扩张。

【诊断及鉴别诊断】　胰腺癌与肿块型慢性胰腺炎鉴别:前者病变范围局限,钙化少见;阻塞胰管的远段扩张,形态较规则;扩张的胆总管于肿瘤处突然截断或变形,边缘不规则。后者病变范围相对广泛,钙化常见;胰管不均匀扩张,可以合并轻度胆系扩张,但胆总管呈锥形逐渐变细,边缘较光滑。

第七节　脾　疾　病

Key points

● The spleen is the easiest to rupture in the abdominal cavity in trauma. Hemoperitoneum and perisplenic hematoma can be found in CT or MRI.

● The tumor of spleen is rare. The benign tumors of spleen include hemangioma, fibroma, etc. The malignant tumors include lymphoma and metastasis.

一、脾外伤

脾是腹腔内最易受外伤而发生破裂的器官,其发生率占腹部闭合损伤的首位。单纯性脾外伤(splenic trauma)约占 47%,通常合并腹内多脏器官损伤。

【临床表现】　有明确的外伤史,主要表现为左上腹或左下胸部疼痛、失血性休克等。

【影像学检查方法的选择】　USG 和 CT 为首选检查方法,但 USG 一般不易显示脾外伤破裂。X 线、DSA 和 MRI 一般不用于诊断。

【病理生理基础】　脾是一个含血丰富的实质性器官,质地较脆,稍受外力即易破裂,病理上脾外伤分为中央破裂、包膜下破裂和完全性破裂 3 种。

【影像学征象】

（一）CT 表现

初次 CT 扫描阴性者,应密切观察,定期复查,以免遗漏迟发性脾出血。

NOTES

1. **脾包膜下血肿**　脾外围半月形或双凸状高密度影,随时间延长,变为等密度或低密度影。
2. **脾挫裂伤**　脾实质内线条状或不规则形低密度区。
3. **脾撕裂伤**　实质分离,分离处呈低密度,这种分离可局限在脾实质内,也可延伸至脾边缘。
4. **脾实质内新鲜血肿**　脾实质内圆形或不规则形的稍高密度或等密度影。
5. **脾破裂伴活动性动脉出血**　增强扫描可见对比剂外溢。
6. **血管栓塞脾梗死**　脾实质内尖端指向脾门的三角形低密度区,增强后梗死灶不强化。

（二）MRI 表现

脾外伤的 MRI 表现与 CT 表现基本相同,只是血肿的 MRI 信号强度随血肿时间不同而变化。

【诊断及鉴别诊断】　有明确的外伤史和典型的症状、体征,诊断较明确。须注意邻近实质脏器如肝、肾、胰有没有复合伤存在。

二、脾肿瘤

脾肿瘤（tumor of spleen）少见。良性肿瘤包括血管瘤、纤维瘤、良性淋巴管瘤、血管内皮细胞瘤等,其中以海绵状血管瘤最为多见。恶性肿瘤包括恶性淋巴瘤（原发性和全身性浸润）、转移性肿瘤等,其中以恶性淋巴瘤多见。

（一）脾血管瘤

【临床表现】　一般没有症状,巨大的弥漫型血管瘤可侵犯整个脾,表现为左上腹无痛性包块。血管瘤可发生梗死、感染、出血、纤维化、钙化等继发改变并出现相应症状。

【影像学检查方法的选择】　脾血管瘤检查的首选方法为 USG 或者 CT,在多数情况下,这两种方法均可明确诊断,MRI 可提供附加诊断信息。

【病理生理基础】　脾血管瘤（splenic hemangioma）分为海绵状血管瘤、毛细血管瘤和混合型血管瘤。脾血管瘤可以是孤立的或多个的（脾血管瘤病）和全身性血管瘤病的一部分。血管瘤可发生梗死、感染、出血、纤维化、钙化等继发改变。

【影像学征象】

1. **CT 表现**　块状血管瘤呈均匀的低或等密度,有清晰的边缘;囊性血管瘤表现为等密度的实性肿块内有多个囊性低密度区,少数有钙化环。增强后,实性部分从边缘开始出现结节状强化,随时间推迟,增强范围向中心扩大,最后变为等密度,边界清楚,CT 表现相当有特异性（图 6-2-65）。

2. **MRI 表现**　肿块在 T_1WI 上呈边界清楚的低信号,在 T_2WI 上呈现极高信号为脾血管瘤的特征表现。增强后可有明显渐进性强化。若有纤维瘢痕形成,肿瘤中心在 T_1WI 上呈星芒状低信号,在 T_2WI 上呈略低信号,增强后纤维瘢痕强化不明显（图 6-2-66）。

【诊断及鉴别诊断】

1. **实质性血管瘤与富血供的肿瘤（如血管肉瘤、癌肉瘤和恶性纤维组织细胞瘤）**　鉴别这些肿瘤罕见,早期强化明显,延迟期对比剂部分退出,没有填平病灶。

2. **囊性血管瘤与囊性病变（如脓肿、囊肿、淋巴管瘤）**　鉴别脓肿有典型临床病史,呈环状明显强化,脓肿壁形态均匀;囊肿和淋巴管瘤是囊性病变,没有实性成分,壁菲薄。

（二）脾淋巴瘤

脾淋巴瘤（splenic lymphoma）分为两类,即霍奇金病（Hodgkin disease,HD）和非霍奇金淋巴瘤（non-Hodgkin lymphoma,NHL）,可产生弥漫性和结节性的脾浸润,在 HD 患者脾往往是首先和唯一受累器官。

【临床表现】　主要临床症状为脾迅速肿大,触诊可呈硬结状,伴压痛。压迫胃肠等邻近脏器可有腹胀、恶心、呕吐等症状,可伴有体重减轻、贫血、恶病质、发热等全身症状。

【影像学检查方法的选择】　常规 X 线和 DSA 对脾肿瘤诊断价值有限,一般很少选用。USG 用于脾肿瘤的筛查。CT、MRI 对脾肿瘤有一定诊断价值。CT 对小于 1cm 的结节检出率低,而 MRI 敏感,

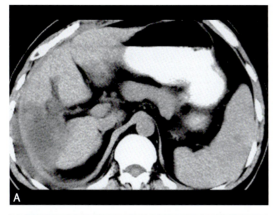
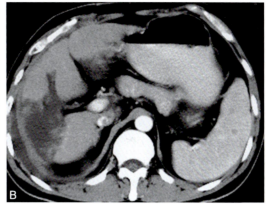
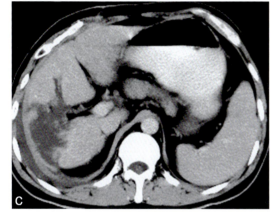

图 6-2-65 **脾血管瘤**
A. 横轴位平扫 CT, 示脾无增大, 其内见小圆形低密度影; B. 增强早期, 病灶边缘强化; C. 延迟扫描, 病灶与正常脾组织成等密度。另见肝右叶楔形梗死灶。

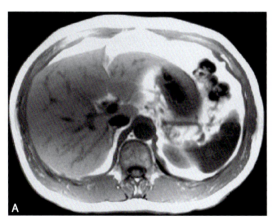
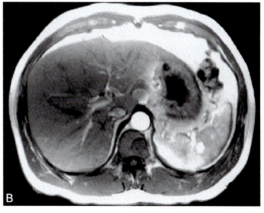

图 6-2-66 **脾血管瘤**
A. 横轴位平扫 MRI, 示脾形态正常, 其内见直径 1cm 圆形稍长 T_1 病灶, 边界清; B. 增强 MRI, 示病灶明显均匀强化。

易于发现微小粟粒性病变。

【影像学征象】

1. CT 表现

（1）脾恶性淋巴瘤常有 4 种类型：①脾均匀肿大；②1~5mm 的粟粒状病变；③2~5cm 的多发性团块；④大的孤立性团块。CT 平扫, 脾内单发或多发低密度影, 边界不清; 增强扫描, 病灶轻度不规则强化, 但密度仍低于正常脾组织, 境界显示较清楚（图 6-2-67）。

（2）全身恶性淋巴瘤浸润还伴有脾大、邻近淋巴结肿大和全身淋巴结肿的表现。

2. MRI 表现 单个或多个大小不等的圆形、椭圆形肿块, 边界不清, 在 T_1WI 上呈等或等、低混杂

NOTES

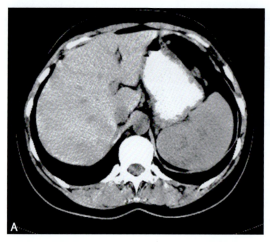
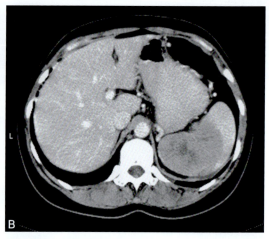

图 6-2-67　脾淋巴瘤

A. 轴位平扫 CT,示脾轻度增大,其内见稍低密度肿块,边界不清;B. 增强 CT,示肿块不均匀强化,边界较平扫清晰。

信号,在 T$_2$WI 上呈混杂稍高信号。增强后病灶轻度强化,与明显强化的正常脾实质相比呈边界清楚的地图样低信号区。

3. DSA 表现　脾内动脉分支受压移位、侵蚀、中断,有时病变区可见肿瘤微细血管,但多数为少血管性改变。实质期可见多个结节样充盈缺损。全身恶性淋巴瘤浸润还伴有脾大。

【诊断及鉴别诊断】　脾增大、多发实性病灶并结合全身淋巴瘤病史,诊断较明确。但对于不伴脾大的单发病灶或霍奇金病诊断较困难,须结合临床资料和多种影像学检查进行鉴别诊断。

（三）脾转移瘤

脾转移瘤很少见。一般多是全身广泛转移的局部表现。脾转移瘤的主要原发病变是乳腺癌和肺癌,占 30%~67%,其余包括胰腺癌、胃肠道肿瘤、卵巢癌和皮肤肿瘤(黑色素瘤)等其他原发部位恶性肿瘤。

【临床表现】　患者一般处于恶性肿瘤晚期,有恶病质、消瘦、贫血等临床表现,脾轻、中度增大,触诊质硬有压痛。

【影像学检查方法的选择】　同脾血管瘤。

【病理生理基础】　脾转移瘤可发生在静脉窦、红髓、白髓,脾轻、中度增大,仍保存轮廓,切面观示大小不等结节,可伴有液化、坏死和出血。

【影像学征象】

1. CT 表现　表现多样,可以是单发、多灶性或融合性病灶,平扫和增强显示为比周围脾实质密度低的病变,边界清楚或不清楚,也可以为厚壁囊性病变。部分病灶平扫时不能发现,增强后方可显示为低密度灶。

2. MRI 表现　平扫实性病灶在 T$_1$WI 上不易发现,在 T$_2$WI 上呈稍高信号。增强后病灶轻、中度强化,与明显强化的脾实质相比为相对低信号。囊性病变在 T$_1$WI 上呈低信号,在 T$_2$WI 上呈高信号;黑色素瘤在 T$_1$WI 上呈高信号,在 T$_2$WI 上呈低信号。

【诊断及鉴别诊断】　脾转移瘤多为癌肿晚期全身广泛转移的局部表现,原发病灶多已明确,结合病史可以诊断。

1. 脾多发转移瘤与恶性淋巴瘤的鉴别　脾转移瘤的脾大程度较轻微,病灶通常较大。

2. 脾单发囊性转移瘤与脾良性囊性病变的鉴别　影像学鉴别困难,需活检确诊。

思考题

1. 简述如何检查食管异物。
2. 简述食管静脉曲张的病理学基础及其影像学表现。
3. 简述常见食管下段疾病的 X 线鉴别诊断。
4. 简述胃良、恶性溃疡的 X 线鉴别诊断。
5. 简述回盲部常见疾病的 X 线鉴别诊断要点。
6. 简述肝硬化的病理改变和影像学表现。
7. 简述肝占位性病变的检查方法选择及影像学鉴别诊断。
8. 简述肝血管瘤的影像学特征。
9. 简述肝细胞癌的影像学诊断与鉴别诊断。
10. 简述急性坏死性胰腺炎综合影像学表现。
11. 简述慢性胰腺炎 CT、MRI 诊断标准。
12. 简述胰腺癌综合影像学表现。
13. 简述脾外伤的影像学表现。
14. 简述脾肿瘤的影像学表现与鉴别诊断。

（严福华　姜慧杰　饶圣祥）

第七篇
泌尿系统与肾上腺

第一章
泌尿系统与肾上腺总论

第一节　泌 尿 系 统

Key points

- Diseases of the urinary system are diverse, imaging examinations are crucial in decisions about diagnostic management and treatment strategies of these diseases.

- The imaging modalities for urinary system include X ray, urography, DSA, CT, MRI, ultrasound and nuclide scintigraphy.

- The enhancement CT in urinary system include cortical phase, nephrographic phase and excretory phase.

一、常用的影像学检查方法

泌尿系统（urinary system）有多种影像检查方法，包括腹部平片、尿路造影检查、DSA 检查、CT 检查、MRI 检查、超声检查以及核素显像检查。对于泌尿系统不同病变，这些检查方法的诊断价值和限度各异，因此应根据临床拟诊情况，有针对性地进行选择。

（一）腹部平片

常规摄取仰卧前后位和水平侧位片。作为泌尿系统结石的首选检查方法，但易受肠道内气体的干扰。泌尿系统的其他病变则极少使用。

（二）尿路造影

包括排泄性尿路造影（excretory urography）、逆行尿路造影（retrograde urography）。

1. 排泄性尿路造影　排泄性尿路造影亦称为静脉肾盂造影（intravenous pyelography, IVP）。静脉注入的含碘对比剂几乎全部由肾小球滤出并排入肾盏、肾盂，然后至输尿管、膀胱，因此 IVP 不仅能显示尿路形态，还能大致了解双肾的排泄功能。由于 CTU 技术的普及，现已较少应用。

（1）方法：清洁肠道等检查前准备完成后，先摄取卧位腹部平片，然后在下腹部使用压迫带。于静脉内注射对比剂后 1~2 分钟、15 分钟、30 分钟摄片双肾区，以获取肾实质和肾盏、肾盂显影的图像。去除压迫带后，摄片全腹部，以获取输尿管和膀胱亦显影的图像。

（2）特点：IVP 原为临床上较常应用的检查方法，用于发现造成尿路形态改变的病变（如肾结核造成的肾盏、肾盂破坏，尿路上皮肿瘤产生的充盈缺损和发育异常所致的肾盂、输尿管重复畸形等）。对 X 线阴性结石的检出有一定帮助，但尿路内的对比剂可掩盖小的 X 线阳性结石。适用于肾功能无严重受损及无碘过敏者。

2. 逆行尿路造影

（1）方法：经输尿管向膀胱内注入对比剂，或借助膀胱镜（cystoscope）行输尿管插管（ureteral catheterization）并注入对比剂，前者亦称为逆行膀胱造影（retrograde cystography），而后者则称为逆行肾盂造影（retrograde pyelography）。由于膀胱镜、CT 及 MRI 技术的普及，现已较少应用。

（2）特点：用于检查尿路梗阻性病变，能明确梗阻部位，有时还可判断病因。适用于肾功能不良、静脉性尿路造影显影不佳者。

（三）肾动脉数字减影血管造影（DSA）

1. 分为腹主动脉造影（abdominal aortography）和选择性肾动脉造影（selected renal arteriography）。通常采取经皮股动脉穿刺插管技术。腹主动脉造影时，需将导管顶端置于肾动脉开口稍上方，快速注入对比剂并连续摄片；选择性肾动脉造影是将导管直接插入肾动脉的造影检查方法。

2. 主要用于检查肾血管病变，是诊断肾动脉病变（如肾动脉狭窄、肾动脉瘤等）的金标准。由于超声血管成像技术的发展，目前已较少用于单纯以诊断为目的的检查，更多见于治疗。

（四）CT

CT检查是泌尿系统影像学检查中最主要的，亦是最常使用的方法。

1. 扫描技术与方法

（1）肠道准备：增强检查前禁食。

（2）根据检查需要确定扫描范围：肾扫描范围自肾上极至肾下极，输尿管扫描范围自输尿管与肾盂联合部至输尿管的膀胱入口，膀胱扫描范围自膀胱顶至膀胱底部。

（3）窗宽采用180~200HU，窗位为30~40HU。层厚1.0~5mm，螺距1~1.5。

（4）增强扫描时间和期相：开始团注对比剂后30秒、2分钟和5分钟行双肾区扫描，分别获得皮质期（cortical phase）、实质期（nephrographic phase）和排泄期（excretory phase）增强图像。开始注药后30秒和30分钟，行输尿管和膀胱区扫描，可分别获得早期增强和延迟期增强图像。排泄期扫描对观察肾盂输尿管的形态很有帮助。

2. 平扫 泌尿系统影像学检查最常使用的方法，能够显示泌尿系统病变的形态、密度、位置，MPR图像还能清楚显示病变与邻近结构的关系。对尿路结石检出最敏感，但对于少数X线阴性结石不能检出。双能量扫描可以对结石成分进行基本分析，尤其有利于检出尿酸结石。单纯平扫对病变范围、数目和性质判断有一定的限度。

3. 多期增强 扫描常需要进行此项检查，但肾功能受损者应慎用。

（1）能够进一步确定病变的范围和数目。

（2）能够发现、诊断大多数病变（先天发育异常、肿瘤、炎症、外伤、移植肾的评估等），并有助于对病变进行鉴别诊断。

4. 特殊检查方法

（1）肾动脉CTA：开始团注对比剂后30秒行肾区薄层（1~2mm）扫描，应用MIP、SSD及VRT技术行肾血管三维重建。用于检查肾血管病变（筛选肾动脉狭窄等）。

（2）CT尿路造影（CT urography，CTU）：开始团注对比剂后5~30分钟，行全尿路扫描，应用MIP、VRT技术行尿路系统三维重建。用于整体观察肾盂、输尿管和膀胱，显示突向腔内的病变。

（五）MRI

MRI检查是泌尿系统CT和超声检查的重要补充方法，有助于病变的定性诊断。

1. 扫描技术与方法

（1）采用呼吸门控和呼吸补偿以减少呼吸运动产生的伪影。

（2）成像序列：平扫通常采用SE、FSE和/或GRE序列的T_1WI和T_2WI成像，增强扫描采用SE或GRE序列T_1WI检查，选择性应用压脂技术以确定病变内有无脂肪。

（3）扫描范围、增强扫描时间和期相与CT扫描相似。层厚4~10mm，间隔1~2mm。

2. 平扫 能够确定病变的组织学特性（脂肪、出血、钙化等），有利于病变的诊断和鉴别诊断。

3. 增强扫描 目的和价值与CT增强扫描相似。

4. 特殊检查方法

（1）肾血管MRA：用或不用对比剂，用于筛选肾血管疾病，但临床应用尚不广泛。

（2）磁共振尿路造影（MR urography，MRU）：临床应用较少，主要用于检查尿路梗阻性病变。

（六）超声检查

1. 检查技术

（1）通常用线阵式或凸阵式超声探头,频率 3.5MHz;消瘦者或新生儿用 5.0MHz。经直肠或阴道检查膀胱,需选用腔内探头。

（2）检查体位:通常采用俯卧、侧卧和仰卧位。经背部、侧腰部、腹壁扫查肾;自肾门向下扫查输尿管;经下腹壁、直肠或阴道扫查膀胱。

2. 通常作为泌尿系统影像学检查的首选方法,能够发现和诊断大多数泌尿系统病变,对结石的检出率很高。但诊断较小病变(小结石或小肿瘤等)、不伴有梗阻的输尿管病变困难,不易显示泌尿系统畸形的全貌。总体而言,诊断效果不及 CT 检查。

（七）核素显像

主要为肾动态显像(dynamic renal imaging),包括肾血流灌注显像(renal flow perfusion imaging)和肾功能显像(renal functional imaging)。

1. 检查技术　快速推注显像剂并进行采集。其中开始 1 分钟内(1 帧/s)所获得的系列图像为肾血流灌注图像,1 分钟至 20~40 分钟(1 帧/15~60s)所获得的系列图像为肾功能图像。

2. 特点　肾血流灌注显像主要用于评估肾血管病变导致的肾缺血,肾功能显像则是临床判断肾功能受损的可靠标准。

二、正常影像解剖和常见变异

（一）正常 X 线表现

1. 肾(kidney)周围有脂肪组织,前后位腹部平片能够显示双肾影(图 7-1-1)。

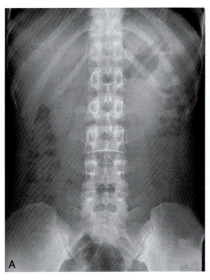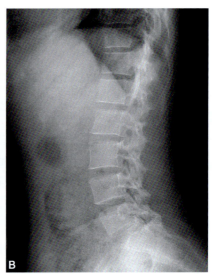

图 7-1-1　正常腹部平片(双肾影)

A. 前后位片,双肾影呈豆状,位于脊柱两侧,为软组织密度;B. 侧位片,双肾影与脊柱重叠。

（1）双肾呈豆状,外缘光整,内缘中部稍内凹,为肾门所在。

（2）正位呈"八"字状位于脊柱两侧,右肾略低。肾长轴自内上斜向外下,其延长线与脊柱交角为肾脊角(renal spine angle),正常为 15°~25°。侧位,双肾影与脊柱重叠。

（3）成人肾长径 12~13cm,宽径 5~6cm。

（4）密度均匀,略高于肾周脂肪密度。

2. 输尿管（ureter）不能显示。

3. 膀胱（urinary bladder）通常不能显示。

（二）正常尿路造影表现

排泄性尿路造影与逆行尿路造影的正常影像表现相似,逆行尿路造影注射压力过大,可造成对比剂肾内反流（intrarenal reflux）。

排泄性尿路造影的肾、输尿管和膀胱表现随摄片时间而异。注入对比剂后 1~2 分钟摄片,对比剂集中在肾小球（renal glomeruli）和肾小管（renal tubuli）内,肾实质显影,称为肾实质期。15 分钟和 30 分钟摄片,肾盏（calyces）和肾盂（pelvis）显影最浓。解除压迫后摄片,输尿管和膀胱显影（图 7-1-2）。

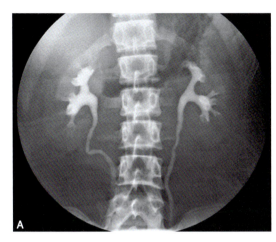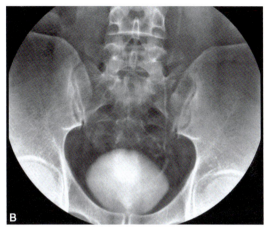

图 7-1-2　正常静脉性（排泄性）尿路造影
A. IVP,双侧肾盏、肾盂和输尿管显影,结构、形态和密度正常;B. IVP,膀胱显影,呈类圆形,位于耻骨联合上方。

1. 肾

（1）肾实质:显影密度均匀,双侧一致。

（2）肾盏:分为肾小盏（minor renal calice）和肾大盏（major renal calice）。肾大盏与肾小盏的形态、数目有很大差异,每侧肾各有 2~4 个肾大盏和 6~14 个肾小盏。

1）肾小盏呈边缘光整的"蛋杯"状,体部（漏斗部）与肾大盏相连,穹窿部顶端的杯口样凹陷为肾乳头（renal papillae）突入所致。

2）肾大盏呈边缘光整的长管状,顶端（尖部）连接一个或数个肾小盏,峡部（颈部）为长管状部分,基底部与肾盂相连（图 7-1-2A）。

（3）肾盂:多呈边缘光整的喇叭状,少数呈分支状或壶腹状,上缘隆突,下缘微凹。位置可有较大变异,完全位于肾门（renal hilum）之外者称为肾外肾盂（extra renal pelvis）。

2. 输尿管

表现为长约 25cm,宽 3~7mm,光滑的细条状致密影,常有折曲。

（1）分段:腹段与肾盂相连,向下走行在腹膜后间隙脊柱两侧,在骶髂关节内侧越骨性骨盆（bony pelvis）缘而续为盆段。盆段略向外行,再向内行入膀胱而为壁内段。壁内段由外上向内下穿越膀胱壁,进入膀胱三角区（trigone area of bladder）（图 7-1-2）。

（2）3 个生理性狭窄（physiological stenosis）区:与肾盂相连处、通过骨盆缘处（与髂总动脉交叉处）和膀胱入口处。

3. 膀胱

大小和形态取决于充盈程度。充盈较满的膀胱呈椭圆形,边缘光滑,横置在耻骨联合上方（图 7-1-2B）。

（三）正常肾动脉造影表现

1. **肾动脉期**　肾动脉主干和分支显影,自主干至分支逐渐变细,走行自然,边缘光滑（图 7-1-3）。

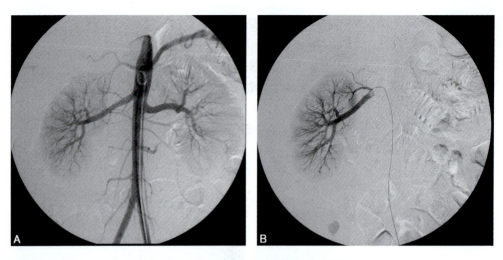

图 7-1-3　正常肾动脉造影（动脉期）
腹主动脉造影（A）和选择性肾动脉造影（B），肾动脉主干及其分支显影，自主干至分支逐渐变细，
走行自然。

2. 肾实质期　肾弥漫性显影，可清楚显示肾轮廓、大小和形态。

3. 肾静脉期　肾静脉显影，但不很清晰。

（四）正常 CT 表现

1. 平扫

（1）肾

1）肾实质：在轴位图像上呈边缘光整的圆形或椭圆形软组织密度，不能分辨肾皮质（renal cortex）
与肾髓质（renal medulla）（图 7-1-4A）。

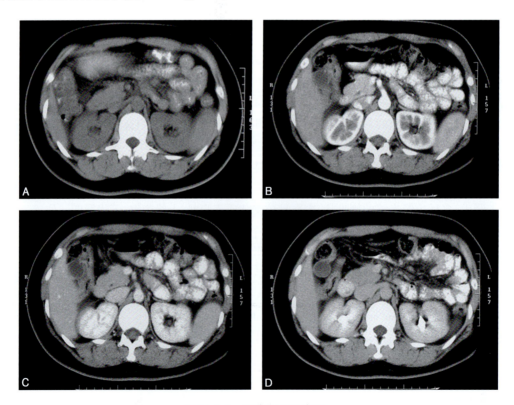

图 7-1-4　正常肾 CT 表现
A. 平扫 CT，双肾边缘光滑，密度均匀；B~D. 增强扫描：皮质期（B），周边部肾皮质和 Bertin 柱明显
强化，髓质呈较低密度；实质期（C），皮、髓质强化程度类似；排泄期（D），肾盏和肾盂明显强化。

2）肾门:位于肾中部层面,为肾内缘内凹,指向前内。肾动脉和肾静脉呈软组织密度窄带,自肾门向腹主动脉和下腔静脉走行。

3）肾窦:肾实质围绕的肾窦呈脂肪性低密度,其内肾盂呈水样低密度。

（2）输尿管:自肾盂向下追踪,可见腹段输尿管呈点状软组织密度影,位于腰大肌（psoas major muscle）前方。盆段输尿管常难以显示。

（3）膀胱:充盈的膀胱腔呈圆形、椭圆形或类方形的均匀水样低密度。膀胱壁呈厚度均一的薄壁软组织密度影,内、外缘均光整（图7-1-5B）。

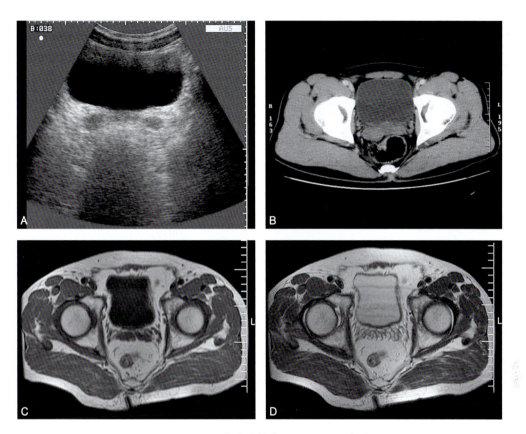

图7-1-5　正常膀胱超声、CT和MRI表现

A. 超声,膀胱腔呈均匀液性无回声区,侧壁和后方回声增强;B. CT平扫,膀胱腔呈均匀水样低密度,膀胱壁呈均一薄壁软组织密度,内外缘光整;C、D. MRI平扫,T_1WI（C）和T_2WI（D）上,膀胱腔呈均匀长T_1信号和长T_2信号,膀胱壁的信号强度类似肌肉。

2. 增强扫描

（1）肾:强化表现因扫描时间而异（图7-1-4B~D）。

1）皮质期:肾血管和肾皮质明显强化,而髓质强化不明显,仍呈较低密度。相邻髓质锥体（medullary pyramids）间明显强化的皮质部分称为"肾柱（Bertin columns）"。

2）实质期:皮、髓质强化程度类似。

3）排泄期:又称分泌期,肾实质强化程度减低,肾盏和肾盂明显强化。

（2）输尿管:排泄期输尿管内充有含对比剂的尿液,呈点状高密度影。

（3）膀胱:早期显示膀胱壁强化,延迟期膀胱腔内可见高密度对比剂浓聚,内壁光整。

3. 肾血管CTA影像表现　类似于DSA肾血管造影。

4. CTU影像表现　类似于静脉肾盂造影。

（五）正常 MRI 表现

1. 平扫

（1）肾

1）皮质在 T_1WI 上的信号强度略高于髓质，脂肪抑制像上更为明显；髓质在 T_2WI 上信号强度等于或略高于皮质（图 7-1-6A~C）。

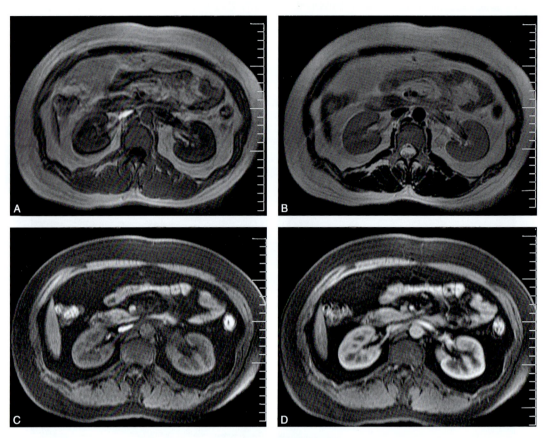

图 7-1-6　正常肾 MRI 表现

A~C. 平扫：T_1WI（A），肾皮质信号强度略高于髓质，T_1WI 脂肪抑制像（C），皮髓质信号差别更加明显；T_2WI（B）上，皮髓质信号强度类似，不能分辨；D. 增强扫描（皮质期），肾皮质明显强化。

2）肾窦脂肪在 T_1WI 和 T_2WI 上分别呈高信号和中高信号，肾盂呈 T_1 低信号和 T_2 高信号，肾血管呈无信号或低信号。

（2）输尿管：在轴位 T_1WI 和 T_2WI 上，腹段输尿管在周围高信号或中高信号脂肪组织对比下，呈点状低信号。

（3）膀胱

1）膀胱腔内尿液富含游离水，呈均匀 T_1 低信号和 T_2 高信号。

2）膀胱壁的信号强度类似肌肉，T_1WI 和 T_2WI 上分别高于和低于腔内尿液信号（图 7-1-5C、D）。

3）T_2WI 上，由于化学位移伪影（artifact from chemical shift），常使膀胱两侧壁分别出现线状高信号和低信号伪影。

2. 增强扫描

（1）肾：影像表现类似 CT 增强检查（图 7-1-6D）。

（2）输尿管：应用脂肪抑制技术可获得较佳对比。延迟期输尿管强化呈较高信号。

（3）膀胱：膀胱腔内尿液因对比剂进入而信号强度增高，但当对比剂超过一定浓度后反而呈低信号。

3. **肾血管 MRA**　正常表现类似于 DSA 肾血管造影。

4. **MRU**　正常表现类似于 X 线尿路造影检查(图 7-1-7)。

(六) 正常超声表现

1. 肾

(1)常规超声:正常肾随扫查方向,可呈圆形、卵圆形或豆状(图 7-1-8)。

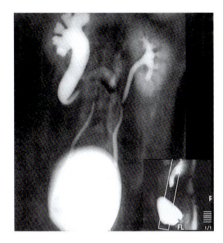

图 7-1-7　磁共振尿路造影(MRU)

左侧肾盏、肾盂和输尿管呈高信号,大小和形态正常;右侧肾盏、肾盂和上段输尿管扩张(腔静脉后输尿管)。

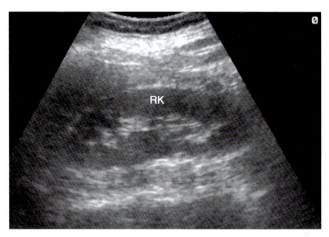

图 7-1-8　正常肾超声表现

沿肾长轴扫查,右肾(RK,right kidney)呈豆状,肾被膜呈线状高回声,肾实质呈较低回声,其中髓质锥体回声更低,肾窦脂肪则为较高回声。

1)肾被膜(renal capsule)呈光滑的线状高回声。

2)肾周皮质和肾柱呈略低回声,肾锥体则呈锥形、卵圆形或圆形的更低回声。

3)肾窦脂肪(renal sinus fat)呈不规则高回声。

(2)彩色多普勒超声:红色表示流向探头方向的血流,而蓝色则指示背离探头的血流。

2. 膀胱　正常充盈的膀胱腔呈均匀液性无回声区,膀胱壁的厚度 1~3mm(见图 7-1-5A)。经直肠腔内超声检查提高了膀胱壁的分辨力,黏膜呈明亮回声线,肌层呈中等回声带,浆膜层呈高回声线。

(七) 正常核素显像

1. 肾血流灌注显像　双肾显影并迅速增强,放射性分布均匀,所生成的双肾血流灌注曲线的形态和峰值大致对称。

2. 肾功能显像　双肾放射性活性增高且迅速达到高峰,其后逐渐消退。经处理可获取双肾摄取和清除显像剂的时间放射性曲线即肾图曲线(renogram curve)。由此,还可根据不同的显像剂,分别计算出肾小球滤过率(glomerular filtration rate,GFR)和肾有效血浆流量(effective renal plasma flow,ERPF)。

三、基本病变的影像表现

(一) X 线平片检查的异常表现

1. 钙化

(1)病因:主要为尿路结石(urolithiasis),包括肾结石(renal calculus)、输尿管结石(ureteral calculus)和膀胱结石(vesical calculus);还可见于肾结核(renal tuberculosis)、肾癌(renal carcinoma)、肾囊肿(renal cyst)和肾动脉瘤(renal arterial aneurysm)等。

(2)钙化的位置、形态常有助于病变的诊断:典型的铸型肾盂结石呈珊瑚状,肾癌钙化呈散在的点状,肾结核钙化呈点状或全肾钙化,肾囊肿和肾动脉瘤钙化呈弧线状。

2. 肾影位置、大小和轮廓改变　平片可大致观察这些改变,需进一步行超声或 CT 检查。

NOTES

（二）X 线尿路造影的异常表现

排泄性和逆行性尿路造影的异常表现相似,但对某些征象显示有差异。

1. 肾实质显影异常　仅在排泄性尿路造影显示。

（1）不显影:常见于肾积水（hydronephrosis）。

（2）显影浅淡:常见于肾功能减退（renal hypofunction）。

（3）显影增强:常见于输尿管梗阻（ureteral obstruction）。

2. 肾盏、肾盂的牵拉和变形　常见于肾内肿块,包括肾囊肿、肾肿瘤、肾血肿（renal hematoma）和肾脓肿（renal abscess）等,但难以鉴别（图 7-1-9A）。

3. 肾盏、肾盂破坏　表现为肾盏肾盂边缘不整,见于肾结核、肾盂癌和侵犯肾盏肾盂的肾癌。

4. 肾盏、肾盂、输尿管和膀胱内充盈缺损　常见于这些部位的结石、肿瘤、血块和气泡（图 7-1-9B、C）。

5. 肾积水、输尿管积水（hydroureter）和巨膀胱（megabladder）　早期表现为肾盏、肾盂、输尿管和膀胱明显扩张,常见于肿瘤、结石、血块或炎性狭窄引起的尿路梗阻所致（图 7-1-9D）。积水严重者,肾盏、肾盂及输尿管可不显影。

6. 膀胱输尿管反流（vesicoureteral reflux）　仅在逆行膀胱造影时显示,表现为对比剂由膀胱反流至输尿管内,可为先天性异常、尿道梗阻、感染等多种病因所致。

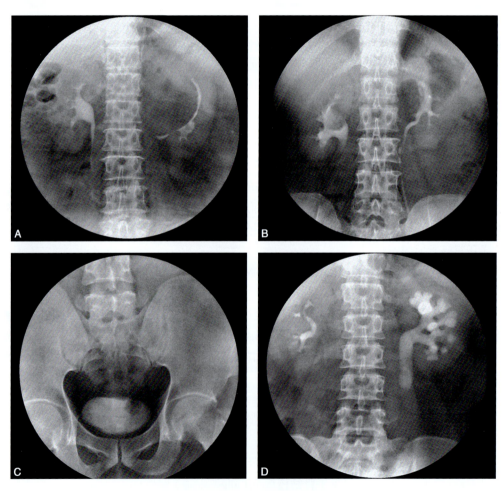

图 7-1-9　尿路造影异常征象

A. 肾盏肾盂牵拉变形（单纯性肾囊肿）,左肾上盏和肾盂牵拉变形,呈弧线状;B. 肾盏肾盂内充盈缺损（肾盂肿瘤）,右上肾盏和肾盂内显示低密度充盈缺损;C. 膀胱内充盈缺损（膀胱肿瘤）,膀胱腔近左上壁处低密度充盈缺损;D. 肾积水和输尿管积水（输尿管结石）,左侧肾盏肾盂和输尿管上段明显扩张。

（三）肾动脉造影的异常表现

1. **动脉狭窄**　常见于动脉粥样硬化斑块、纤维肌发育不良（fibromuscular dysplasia）和大动脉炎（Takayasu arteritis）等。不同病因造成的肾动脉狭窄部位和形态有所差异。

2. **动脉瘤**　指血管呈囊状或梭状扩张。常见于动脉粥样硬化、纤维肌发育不良和感染。

3. **动脉血栓、栓塞**　血栓表现为充盈缺损，栓塞表现为肾动脉或分支及其供血区肾实质不显影。

4. **动脉扭曲变形**　常见于富血管肿瘤。

5. **继发于肾肿瘤对血管的直接侵蚀而出现的异常改变**　例如动静脉瘘和对比剂池样充盈等，与肝内血管异常的表现相似。

（四）CT 检查与 MRI 检查的异常表现

1. **肾**

（1）肾位置、大小、数目和形态异常：MRI 与 CT 均可显示（表 7-1-1，图 7-1-10A、B）。

表 7-1-1　常见的肾位置、大小、数目和形态异常

项目	先天发育异常	其他原因
位置异常	异位肾，如盆腔肾、膈下肾等	肾外肿块压迫
大小异常（肾体积小）	肾发育不全（renal hypoplasia）	肾血管病变，如肾动脉狭窄；炎症，如慢性肾盂肾炎（chronic pyelonephritis）
数目异常	一侧肾缺如（renal agenesis）	肾切除术后
形态异常	马蹄肾（horseshoe kidney）、分叶肾和驼峰肾等	肾肿块

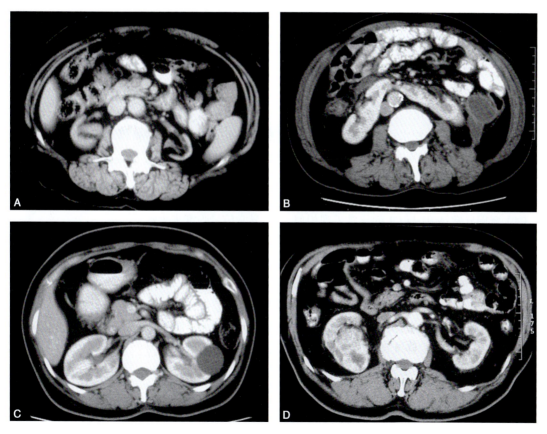

图 7-1-10　肾 CT 异常征象（增强扫描）

A. 肾体积小（慢性肾盂肾炎），显示双肾实质变薄；B. 肾形态异常（马蹄肾），双肾形态异常，肾门指向前外，双肾下极肾实质相连；C. 水样密度肿块（单纯性肾囊肿），左肾可见类圆形水样密度肿块，边缘光滑，无强化；D. 混杂密度不均匀强化肿块（肾癌），右肾肿块，皮质期呈明显不均匀强化，肿块侵犯肾窦。

NOTES

（2）肾实质异常：主要为肾实质肿块。

1）不同肾实质肿块的 CT 密度、形态和增强表现各异（表 7-1-2，图 7-1-10C、D）。

表 7-1-2　常见肾实质肿块的 CT 密度、形态和增强表现类型

类别	水样密度肿块	低密度、近似等密度或混杂密度肿块	高密度肿块
形态	圆形、边缘光滑	规则或不规则	规则或不规则
强化	无强化	不同形式和程度强化	无强化
病因	各种类型肾囊肿	各种类型良、恶性肿瘤，炎性肿块	外伤后急性肾内血肿，出血性肾囊肿

2）肾实质肿块因组织成分不同，MRI 信号强度与增强表现不相同（表 7-1-3，图 7-1-11）。

表 7-1-3　常见肾实质肿块的 MRI 信号强度、形态和增强表现类型

MRI 信号强度	形态	强化	病因
T_1WI 和 T_2WI 分别呈低信号和高信号，类似游离水	类圆形	无强化	单纯性肾囊肿（simple cyst of kidney）
T_1WI 和 T_2WI 均呈高信号的肿块	规则或不规则	无强化	出血性肾囊肿（hemorrhagic renal cyst），外伤后肾内血肿（intrarenal hematoma）
T_1WI 和 T_2WI 呈混杂信号的肿块，内有可被抑制的高信号（脂肪组织）	类圆形	不均匀强化	肾血管肌脂肪瘤（renal angiomyolipoma）
T_1WI 和 T_2WI 混杂信号的肿块，内可有高信号，但不被抑制（非脂肪组织）	规则或不规则	不均匀强化	肾癌

（3）肾盏和肾盂异常

1）CT 呈高密度钙化影，MRI 的 T_1WI 和 T_2WI 上皆呈极低信号灶：见于肾结石。

2）肾盏肾盂扩张、积水：肾盏肾盂扩张，CT 呈水样低密度，MRI 的 T_1WI 和 T_2WI 分别呈低信号和高信号，信号强度类似游离水。一般为下方尿路梗阻所致。

3）肾盏肾盂内肿块：肾盏肾盂肿瘤或血块在 CT 上均呈软组织密度，前者有强化。肾盏肾盂肿瘤在 T_1WI 和 T_2WI 上分别呈高于和低于尿液信号，有强化。

（4）肾周异常：MRI 与 CT 的异常表现相似，唯以异常信号强度来表示。

1）肾周脂肪密度增高或信号异常：见于炎症、外伤和肿瘤。

2）肾筋膜（renal fascia）增厚：见于炎症、外伤和肿瘤。

3）肾周积液：见于炎症和外伤。

2. 输尿管　主要异常表现为输尿管梗阻性和非梗阻性扩张、积水。

（1）梗阻性扩张、积水：常见，梗阻上方输尿管增粗，CT 呈水样低密度，MRI 的 T_1WI 和 T_2WI 分别呈低信号和高信号，信号强度类似游离水。在梗阻层面常可发现梗阻病因：

1）输尿管内钙化影：输尿管结石（图 7-1-12A）。

2）输尿管管壁增厚、软组织肿块：常为输尿管肿瘤（图 7-1-12B）。

3）输尿管周围软组织肿块：邻近炎症或肿瘤。

（2）非梗阻性扩张、积水：较少见，输尿管全程增粗，CT 呈水样低密度，MRI 的 T_1WI 和 T_2WI 分别呈低信号和高信号，信号强度类似游离水。

3. 膀胱

（1）膀胱壁增厚：弥漫性增厚见于炎症或尿道梗阻；局限性增厚多见于膀胱肿瘤。

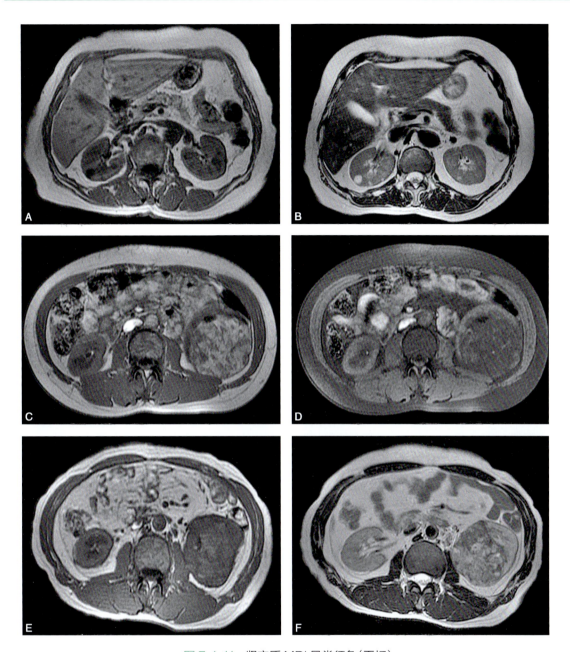

图 7-1-11　肾实质 MRI 异常征象（平扫）

A、B. 水样异常信号灶（单纯性肾囊肿）：右肾实质内多个类圆形水样 T_1WI 低信号（A）和 T_2WI 高信号结节（B）；C、D. 含有脂肪信号的混杂信号灶（肾血管肌脂肪瘤）：T_1WI（C）上，左肾混杂信号病变内可见脂肪性高、中信号灶，T_1WI 脂肪抑制像（D）上脂肪信号被抑制成低信号；E、F. 不含脂肪的混杂信号灶（肾癌）：T_1WI（E）和 T_2WI（F）上，可见左肾混杂信号肿块。

（2）膀胱肿块：膀胱肿瘤和血块在 CT 上呈软组织密度肿块，前者有强化（图 7-1-13A）。膀胱肿瘤的 MRI 信号强度类似膀胱壁，有强化。膀胱结石在 CT 上呈钙化性高密度，MRI 的 T_1WI 和 T_2WI 均呈极低信号（图 7-1-13B）。

4. **肾血管的 CTA 与 MRA 检查**　主要异常表现为肾动脉狭窄或异常扩张。

5. **CTU 和 MRU 检查**　异常表现类似 X 线尿路造影所见（图 7-1-12C、D）。

（五）超声检查的异常表现

1. **肾**

（1）肾位置、大小、数目和形态异常：同 CT、MRI 检查所见。

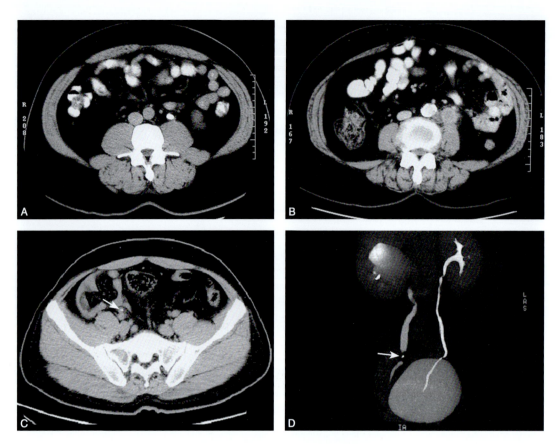

图 7-1-12　输尿管 CT 异常征象

A. 左输尿管内高密度钙化影（输尿管结石）：CT 平扫，左腰大肌前方输尿管内可见高密度钙化影，为输尿管结石；B. 输尿管软组织肿块（输尿管癌）：CT 增强扫描，左腰大肌前方软组织肿块，边缘毛糙，强化不均；C、D. 输尿管肾盂扩张积水（输尿管结石）：CT 平扫（C）示右输尿管中度扩张（箭头）；CTU（D）显示右输尿管内结石（箭头）和其上方输尿管和肾盂扩张积水，左侧输尿管和肾盂表现正常。

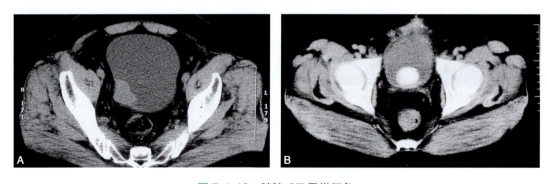

图 7-1-13　膀胱 CT 异常征象

A. 平扫 CT，膀胱右后壁处软组织肿块（膀胱肿瘤）；B. 平扫 CT，膀胱腔近后壁处钙化密度灶（膀胱结石）。

　　（2）肾实质回声异常：肿块的内部回声可以反映其囊实性。圆形无回声（anechogenicity）区常见于肾囊肿，有回声者常提示为实性肿瘤（图 7-1-14A）。

　　（3）肾窦回声异常

　　1）肾窦区低回声肿块：常见于肾盂癌（renal pelvic carcinoma），其多为肾移行细胞癌（renal transitional cell carcinoma）（图 7-1-14B）。

　　2）肾窦区为无回声液体（anechoic fluid）：常见于肾盂积水（图 7-1-14C），也见于肾盂旁囊肿（parapelvic cyst）。

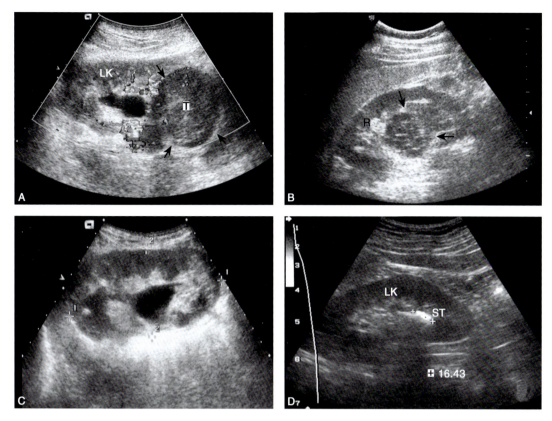

图 7-1-14　肾超声异常征象

A. 左肾（LK, left kidney）实质回声异常（肾癌）：肾下极不均质低回声肿块，边界较清；B. 肾窦回声异常（肾盂肿瘤）：肾窦区内低回声肿块（黑箭头）；C. 肾窦回声异常（肾盂积水）：肾窦分离，其内可见无回声液体；D. 左肾窦回声异常［肾结石（ST, stone）］：肾窦内高回声灶，后方伴声影。

3）肾窦内高回声灶，多伴有声影（acoustic shadow）：见于肾结石（图 7-1-14D）。

2. 输尿管　主要异常表现是输尿管扩张、积水，常并有肾盂扩张、积水。

3. 膀胱

（1）膀胱壁弥漫性增厚：常见于膀胱炎。膀胱壁回声减低且腔内有较多点状低回声者，为急性膀胱炎；膀胱壁回声不均，表面不光滑及膀胱容量减小则为慢性膀胱炎。

（2）膀胱腔内高回声灶，后方伴声影：见于膀胱结石。

（3）膀胱壁局灶性低回声肿块伴 CDFI 血流信号丰富：见于膀胱肿瘤。

（六）核素显像的异常表现

1. 肾血流灌注显像　肾显影延迟、放射性分布减低表示血流灌注缓慢或减低；灶性放射性分布增高或减低代表局部血流灌注增加或缺失。

2. 肾功能显像　异常肾图曲线主要包括功能受损型、无功能型、排出不良型和小肾图。GFR 和 ERPF 可表现不同程度减低。

第二节　肾　上　腺

Key points

● Adrenal glands are one of the most important endocrine glands in the human body.

● Imaging examination methods mainly include CT examination, MRI examination, and ultrasonography.

● Imaging examinations are not only the main method for the diagnosis of adrenal diseases, but also the important basis for the selection of treatment options.

一、常用的影像学检查方法

肾上腺（adrenal gland）是人体重要的内分泌腺。影像学检查方法包括 CT 检查、MRI 检查、超声检查和核素显像等。

（一）CT

1. 扫描技术与方法

（1）肠道准备与泌尿系统检查相似。

（2）扫描范围包括全部肾上腺及其病变。

（3）窗宽 300~400HU，窗位 30~50HU。

（4）层厚常使用 3~5mm。

2. 平扫与增强扫描

（1）CT 是目前肾上腺疾病最佳影像检查方法，亦是最主要的诊断方法。

（2）CT 薄层扫描利于检出小的病变。平扫能明确病变形态及其解剖关系，并可显示病变的某些组织特征（脂肪、钙化、液体等），从而对一些肾上腺疾病（增生、萎缩、髓脂瘤等）可做出诊断。

（3）对平扫检出的肾上腺肿块，常需行增强扫描或延迟扫描以明确诊断。

（二）MRI

1. 扫描技术与方法

（1）层厚 3~5mm，间隔 0.5~1mm。

（2）应用梯度回波序列的同、反相位成像以检测病变内是否混有相当比例的脂质，其他扫描参数（扫描序列）与泌尿系统相似。

2. 平扫与增强扫描通常作为肾上腺 CT 检查之后的补充检查方法。

（1）MRI 组织分辨力很高：能够确定脂肪、出血、液体（单纯或富有蛋白质的液体）等成分，对病变定性及鉴别诊断很有帮助。尤其是梯度回波序列的同、反相位成像常能可靠地鉴别肾上腺腺瘤与非腺瘤。

（2）MRI 空间分辨力相对较低：对肾上腺小病灶的检出不及 CT。

（三）超声

1. 超声探头及检查体位的选用与泌尿系统相似。

2. 常作为肾上腺疾病的初查方法，所用仪器需有较高分辨力，能够发现并确定较大的肾上腺肿块，但对较小的肾上腺功能性病变的检出和病变的定性诊断有一定限度。

二、正常影像解剖和常见变异

（一）正常 CT 表现

1. 平扫　肾上腺在周围低密度脂肪组织的对比下，能够清楚显示（图 7-1-15A、B）。

（1）位置：右肾上腺位于右侧膈脚与肝右叶内后缘之间，前方毗邻下腔静脉；左肾上腺位于左肾上极前内侧，前外方毗邻胰体、尾，内为左侧膈脚。

（2）密度：呈均匀软组织密度，不能分辨肾上腺皮质和髓质。

（3）形态：右肾上腺呈斜线状、倒"V"形或倒"Y"形；左肾上腺呈倒"V"形、倒"Y"形或三角形。不同层面上，肾上腺形态各异，边缘光滑或略凹。

（4）大小：肾上腺侧支（limb）厚度小于 10mm，一般不会超过同一扫描层面上的同侧膈脚最厚部分。肾上腺面积小于 150mm^2。

2. 增强扫描　肾上腺均匀强化，仍不能分辨皮、髓质（图 7-1-15C、D）。

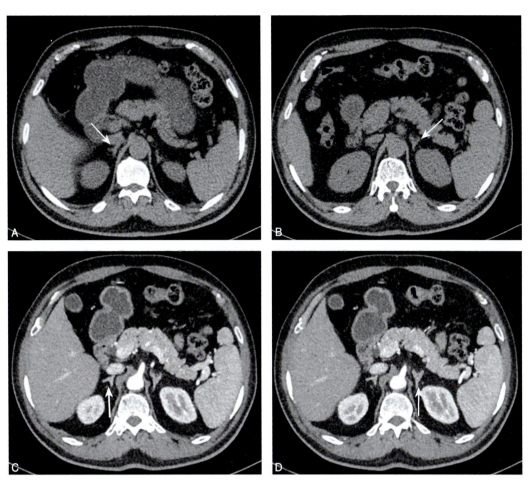

图 7-1-15　正常肾上腺 CT 表现

A、B. 平扫：左、右侧肾上腺（白箭头）表现为倒"V"形、倒"Y"形或三角形，呈均匀软组织密度（白箭头）；
C、D. 增强扫描，左、右侧肾上腺（白箭头）均匀强化。

（二）正常 MRI 表现

1. 平扫

（1）横轴位上，正常肾上腺的位置、形态和大小与 CT 相同。

（2）信号强度依检查序列而异：T_1WI 和 T_2WI 上肾上腺类似肝实质信号，低于周围脂肪；T_1WI 和 T_2WI 并压脂像上肾上腺信号强度高于周围被抑制的脂肪组织。冠状位，肾上腺位于肾上极内上方，为三角形或人字形（图 7-1-16）。

2. 增强扫描　肾上腺呈均匀强化。

（三）正常超声表现

1. 正常肾上腺位置和大小同 CT 检查所见。

2. 在周围高回声组织对比下，正常肾上腺呈较低回声带状结构。

3. 肾上腺形态与扫查方向有关，可呈横置"Y"形或"V"形、月牙形或"一"字形（图 7-1-17）。

三、基本病变的影像表现

（一）CT、MRI 检查异常表现

1. 肾上腺大小改变通常为双侧性　MRI 与 CT 所示相似，但对大小变化的判断不及 CT 敏感。

（1）肾上腺弥漫性增大（即横断面积大于 $150mm^2$，侧支厚度大于 10mm），形态和密度正常：常见于肾上腺皮质增生（adrenal cortical hyperplasia）（图 7-1-18）。

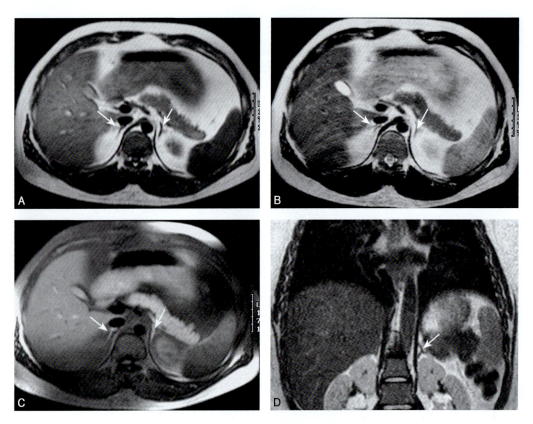

图 7-1-16 正常肾上腺 MRI 表现

A~D. 平扫：T_1WI（A）和 T_2WI（B）上，左、右侧肾上腺（白箭头）信号强度类似肝实质；T_1WI 脂肪抑制像（C）肾上腺（白箭头）呈高信号；冠状位 T_2WI（D），左侧肾上腺（白箭头）清晰显示。

（2）肾上腺弥漫性增大，密度正常，但边缘可见小结节影：见于肾上腺结节性皮质增生（adrenal nodular cortical hyperplasia）。

（3）肾上腺弥漫性变小，形态和密度仍维持正常：见于肾上腺萎缩（adrenal atrophy），常为垂体功能低下或特发性肾上腺萎缩所致。

2. 肾上腺肿块 肿块的数目、大小和密度（信号强度）及增强表现与其性质相关。

（1）肿块数目

1）双侧性肿块：常见于肾上腺转移瘤（adrenal metastases）（图 7-1-19A），也可见于肾上腺腺瘤（adrenal adenoma）、肾上腺嗜铬细胞瘤（pheochromocytoma）或肾上腺结核（adrenal tuberculosis）。

2）单侧性肿块：常见于肾上腺腺瘤、肾上腺嗜铬细胞瘤、肾上腺皮质癌（adrenocortical carcinoma）和肾上腺囊肿（adrenal cyst）等。

（2）肿块大小

1）良性功能性肿瘤常较小：原发醛固酮增多症（primary hyperaldosteronism）和库欣综合征（Cushing syndrome）中的腺瘤，直径常分别小于 2cm 和 3cm（图 7-1-19B）。

2）非功能性肿瘤和恶性肿瘤常较大：肾上腺皮质癌的直径常大于 8cm（图 7-1-19C）。

图 7-1-17 正常肾上腺超声表现

正常右侧肾上腺（白箭头）呈较低回声，周围为较高回声的脂肪组织。由于肾上腺较薄，常难以显示较低回声的腺体组织。RL，right lobe of liver；RK，right kidney；IVC，inferior vena cava。

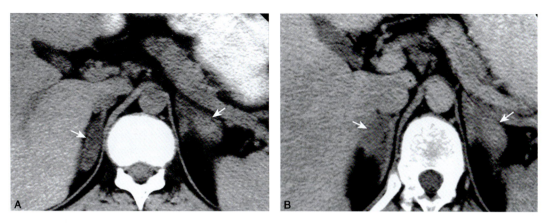

图 7-1-18　肾上腺 CT 异常征象（肾上腺弥漫性增大）

CT 平扫,示双侧肾上腺弥漫性增大(先天性肾上腺皮质增生)。

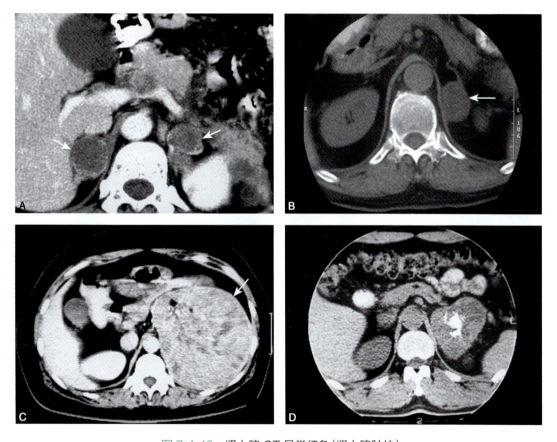

图 7-1-19　肾上腺 CT 异常征象（肾上腺肿块）

A. 双侧肾上腺肿块(肾上腺转移瘤):CT 增强扫描,双侧肾上腺类圆形和分叶状肿块(白箭头),边缘环状强化;B. 左肾上腺较低密度肿块(肾上腺库欣腺瘤):CT 平扫,左肾上腺椭圆形肿块(白箭头),密度较低;C. 左肾上腺较大肿块(肾上腺皮质癌):CT 增强扫描,左肾上腺不规则肿块(白箭头),呈不均匀强化;D. 左肾上腺混杂密度肿块(肾上腺嗜铬细胞瘤):CT 平扫,左肾上腺分叶状肿块,中心部位有钙化。

（3）肿块密度(或信号强度）与强化

1）CT 呈均匀较低密度肿块(CT 值低于 10HU,且可为负值),迅速强化并快速廓清;肿块在 T_1WI 和 T_2WI 上信号强度类似于肝实质,且化学位移反相位上其信号强度明显低于同相位(图 7-1-20A、B):常见于功能性腺瘤(functioning adenomas)和非功能性腺瘤。

2）CT 呈均匀水样低密度肿块,无强化;肿块在 T_1WI 和 T_2WI 上分别呈均匀低信号和高信号,类

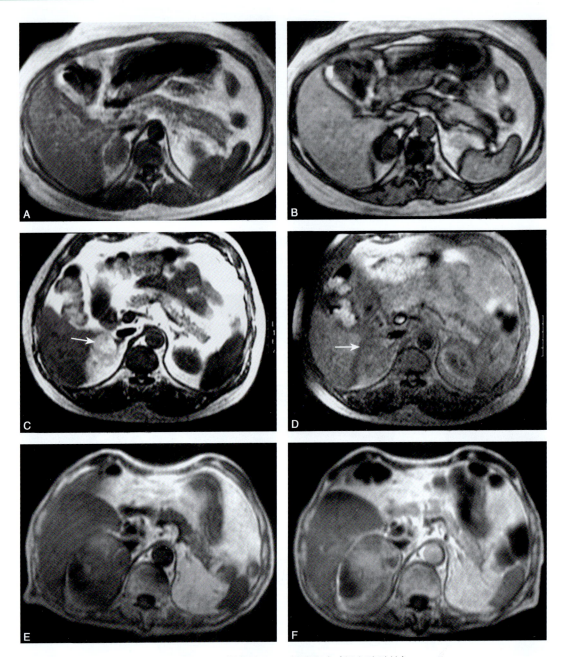

图 7-1-20　肾上腺 MRI 异常征象（肾上腺肿块）
A、B. 右肾上腺肿块（肾上腺腺瘤）：化学位移同相位（A）和反相位（B），二者相比，反相位上右肾上腺肿块
信号强度明显减低，为肾上腺腺瘤表现特征；C、D. 右肾上腺肿块（白箭头，肾上腺髓脂瘤）：T_1WI（C）示右
肾上腺肿块主要呈高信号表现，脂肪抑制 T_1WI（D）示肿块信号强度明显减低；E、F. 右肾上腺肿块（肾上腺转
移瘤）：平扫（E）和增强（F）T_1WI 示右肾上腺肿块呈混杂信号，强化不均匀。

似游离水，无强化：常见于肾上腺囊肿。

　　3）CT 呈混杂密度肿块，其内有脂肪性低密度灶；MRI 呈混杂信号肿块，其内有可被抑制的脂肪
性高信号灶（图 7-1-20C、D）：是肾上腺髓样脂肪瘤（adrenal myelolipoma）的特征表现。

　　4）CT 呈混杂密度肿块，中心有不规则的坏死、囊变低密度区或钙化，不均匀强化；MRI 呈混杂信
号肿块，不均匀强化：见于多种肿瘤，如皮质癌（图 7-1-19C）、嗜铬细胞瘤（图 7-1-19D）、神经母细胞
瘤（neuroblastoma）、转移瘤（图 7-1-20E、F）等，也可见于肾上腺结核（干酪化期）。

　　（二）超声检查异常表现

　　1. 肾上腺大小改变　超声检查不易发现其大小改变，其意义同 CT 检查。

2. 肾上腺肿块　肿块的数目、大小、形态和回声与其性质相关。

（1）肿块数目和大小：超声检查所示同 CT、MRI 检查。

（2）肿块回声

1）类圆形的光滑无回声病灶：见于肾上腺囊肿（图 7-1-21A）。

2）包膜完整的中等强回声或粗网状回声团块：为肾上腺髓脂肪瘤特征（图 7-1-21B）。

3）边缘回声高而光整，内部呈均质低回声的类圆形病灶：常见于肾上腺腺瘤（图 7-1-21C）。

4）内部呈混杂回声，常有不规则无回声区或高回声区：可见于肾上腺嗜铬细胞瘤（图 7-1-21D）、转移瘤和皮质腺癌等。

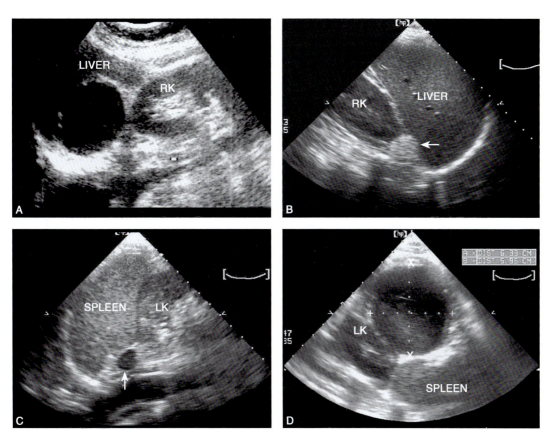

图 7-1-21　肾上腺超声异常征象（肾上腺肿块）

A. 肾上腺无回声肿块（肾上腺囊肿）：示右肾上腺无回声肿块，呈圆形，后方回声增强；B. 肾上腺高回声肿块（白箭头，肾上腺髓脂肪瘤）：示右肾上腺类圆形高回声肿块（白箭头）；C. 肾上腺低回声肿块（白箭头，肾上腺腺瘤）：示左肾上腺类圆形均质低回声肿块（白箭头）；D. 肾上腺混杂回声肿块（肾上腺嗜铬细胞瘤）：示左肾上腺类圆形混杂回声肿块，部分液化，呈无回声区。LK，left kidney；RK，right kidney。

思考题

1. 简述泌尿系统常用的影像检查方法。

2. 简述泌尿系统影像检查方法的优选。

3. 简述泌尿系统正常静脉肾盂造影解剖（肾盏和肾盂、输尿管、膀胱表现）。

4. 简述泌尿系统正常 CT 解剖（肾平扫表现，增强扫描皮质期、实质期和排泄期表现）。

5. 简述泌尿系统正常 MRI 解剖（肾平扫表现，输尿管和膀胱平扫和增强表现）。

6. 简述泌尿系统异常 CT 解剖（肾位置、大小、数目和形态异常，肾实质各种异常密度肿块，肾盏和肾盂钙化、积水和肿块，输尿管梗阻性积水，膀胱壁增厚和膀胱肿块）。

7. 简述泌尿系统异常 MRI 解剖（肾实质各种异常信号肿块，膀胱壁增厚和膀胱肿块）。

8. 简述泌尿系统异常超声解剖（肾实质各种异常回声肿块，肾窦异常回声，膀胱异常回声）。

9. 简述肾上腺影像检查方法的优选。

10. 简述肾上腺正常 CT 解剖（位置、形态、大小和密度）。

11. 简述肾上腺正常 MRI 解剖（信号强度）。

（陈　敏　张雪宁）

第二章

泌尿系统与肾上腺疾病

第一节　泌尿系统先天发育异常

Key points

- The common urinary tract developmental abnormalities include solitary kidney, duplex kidney, fused kidney, and congenital renal cystic diseases.

- Ultrasound is the preferred imaging method to evaluate congenital abnormalities of urinary system.

- For patients with normal renal function, the imaging method to diagnose congenital dysplasia of the urinary system is contrast-enhanced CT, while for patients with impaired renal function, the imaging method is MRI.

自胚胎第 3 周尿生殖嵴出现,到泌尿系统发育完成,共经历前肾(pronephros)、中肾(mesonephros)与后肾(metanephros)3 个时期。在泌尿系统发育的任何时期发生发育障碍均可形成先天性异常。

根据肾先天性异常与发育异常的关系,可分为后肾发育障碍,如肾发育不全(即小肾畸形)或不发育(即先天性孤立肾);肾小球肾小管结构异常,如重复肾或各种囊性畸形;后肾分离异常,主要为双侧肾的融合畸形(如融合肾);肾上升与旋转异常,如异位肾(ectopic kidney)等。

一、先天性孤立肾

肾不发育是由于输尿管芽未能穿过后肾中胚层,后肾缺乏诱导作用而不能发育所致,多同时伴有输尿管缺如,对侧孤立肾(solitary kidney)常代偿性肥大。

【临床表现】　常无临床症状,多偶然发现。

【影像学检查方法的选择】　无临床症状时多无需影像检查,需要与一侧肾萎缩或一侧异位肾鉴别时可选择影像检查。无肾功能损害的患者可选择静脉肾盂造影(intravenous pyelography, IVP)或增强 CT 检查(可包括三维重建、CTU 等),伴有血尿的患者可加做超声检查除外结石。有肾功能不全的患者可考虑超声结合 MRI 检查(可包括 MRU)。

【影像学征象】

(一) IVP 表现

仅单侧肾盂输尿管显影,但不能与功能性一侧肾盂输尿管不显影鉴别。质量好的造影片,仔细观察可见对侧肾影缺如。

(二) 超声、CT 与 MRI 表现

一侧肾影增大,肾皮质、髓质结构正常,可有轻度旋转不良,肾门朝向腹侧。对侧肾床内肾影不可见,常由胰尾(左侧)或结肠占据(图 7-2-1A、7-2-1B)。

【诊断与鉴别诊断】　先天性孤立肾与一侧异位肾、小肾畸形鉴别:

1. 检查范围应足够大,以确保异位肾的显示。

2. 肾畸形时,对侧肾可肥大,病变侧的肾床内可见小而无功能的肾,仔细观察还可见到与之相连

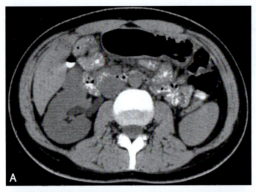

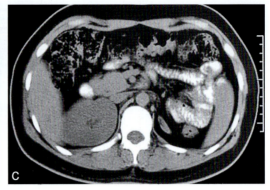

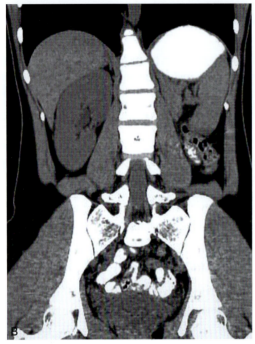

图 7-2-1 一侧孤立肾

A. CT 平扫,示左肾缺如,左肾床由脾脏及肠管占据,右侧孤立肾较大,肾形态、结构正常;B. CT 平扫冠状位 MPR,与 A 为同一例患者;C. 为一例小肾畸形患者的 CT 平扫,示左侧小肾,肾脏形态正常,右肾代偿肥大。

的肾动静脉(图 7-2-1C)。

二、重复肾

重复肾(duplex kidney)又称为肾盂输尿管重复畸形(pelviureteral duplication)。因中肾管出现 2 个输尿管芽同时进入后肾胚基引起,单侧多见,多头足侧排列。两个肾完全分离的少见,外表常为单个肾,但肾盂与肾门血管各自分离,两条输尿管可完全分离,分别进入膀胱,也可在不同水平汇合为单一输尿管,少数情况下可见输尿管异位开口于尿道、阴道等位置。重复肾常伴发积水,多发生于头侧半肾(上半肾)。

【临床表现】 未合并其他异常时无临床症状。女性患者合并输尿管异位开口时可出现尿失禁。

【影像学检查方法的选择】 无临床症状时多无需影像检查,合并有其他异常,如结石或积水时可选择影像检查,方法与孤立肾相似。

【影像学征象】

(一) IVP 表现

重复的肾盂与输尿管(图 7-2-2A),但合并有重复肾积水时则造影不能成功。

(二) CT 表现

增强 CT 的分泌期可见重复的肾盂与输尿管,CTU 及多层 CT 的冠状位 MPR 和 MIP 重建图像可显示重复的肾与肾血管(图 7-2-2B、图 7-2-2C)。

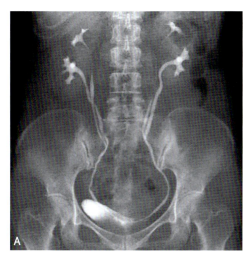

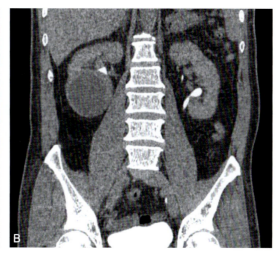

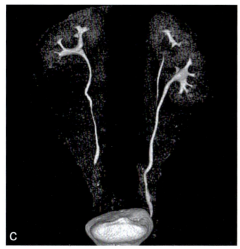

图 7-2-2　重复肾
A. 静脉肾盂造影,示双侧均为双肾盂双输尿管;
B. 另外一例左侧重复肾,多层 CT 增强扫描冠状位
MPR,示左侧双肾盂双输尿管,重复的两肾间没有
分界,右肾下部另见一肿块;C. CTU 成像,与 B 图为
同一患者,示左侧重复肾,右侧肾盂受压上抬。

(三) MRI 表现

MRI 冠状位图像可见重复的肾盂,MRU 可见重复的肾盂与输尿管。

【诊断与鉴别诊断】　重复肾合并重复肾积水与肾囊肿鉴别:重复肾可见重复的输尿管是两者的主要不同点。

三、融合肾

胚胎期两侧输尿管芽发生的方向朝向内侧,诱导形成的后肾组织在中线相互融合,形成单个的肾块。两肾的任何部位均可发生中线融合,但以双侧肾下极融合最多见,大体轮廓似马蹄铁,故称"马蹄肾(horseshoe kidney)"。马蹄肾是最常见的融合肾(fused kidney)。马蹄肾肾门朝向内侧,输尿管出肾门后要向下翻越融合的肾下极,可造成尿的引流障碍,继发肾盂结石,肾细胞癌发病率亦增高。融合肾可伴发肾动脉变异。

【临床表现】　常无临床症状,偶然发现或因继发结石就诊,或腹部可触及包块。

【影像学检查方法的选择】　与孤立肾相似。

【影像学征象】

(一) IVP 表现

双侧肾盂下极在中线附近靠近甚至融合呈倒"八"字形,双侧输尿管靠近中线(图 7-2-3A)。合并结石时,可见致密结节影。

(二) CT 与 MRI 表现

马蹄肾峡部在轴位图像上位于主动脉及下腔静脉前方,呈带状,内可见拉长的下肾盏。有时可见

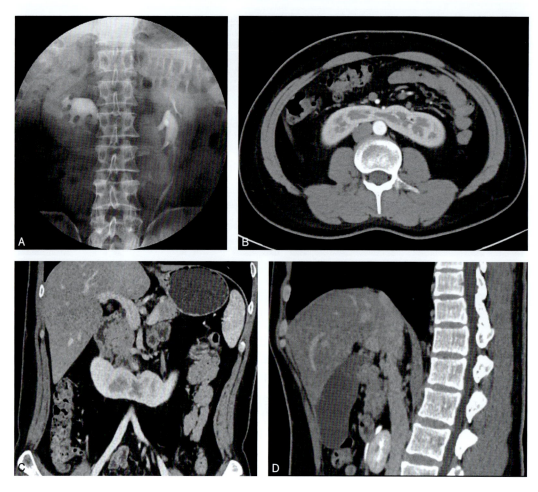

图 7-2-3 马蹄肾
A. 静脉肾盂造影,示双侧肾盂呈半月形排列,双侧输尿管位置内移;B. 增强 CT 扫描(肾下极水平);C. 增强 CT 冠状位 MPR,示双侧肾下极相互融合;D. 增强 CT 斜矢状位 MPR,示输尿管向前下跨过融合的肾下极下行,局部受压变窄。

肾盂结石。增强 CT 三维重建图像显示马蹄肾双侧的动脉与静脉及双侧输尿管跨越融合肾下极下行的形态(图 7-2-3B、C、D)。

四、先天性肾囊性疾病

先天性肾囊性疾病(congenital renal cystic diseases)多与遗传性疾病有关,共同形态特点是双侧肾不同水平的多囊性改变,包括多囊肾(polycystic kidney)、髓质海绵肾(medullary sponge kidney)、肾髓质囊性病(medullary cystic kidney disease)及多房性囊性肾发育不良(multi cystic dysplastic kidney)等。

(一) 多囊肾

多囊肾由 *PDK1* 及 *PDK2* 基因突变引起,为累及全身多个脏器的系统性疾病。按遗传方式可分为婴儿型多囊肾与成人型多囊肾(表 7-2-1)。

【临床表现】 婴儿型多囊肾常于出生后不久因肾衰竭死亡。成人型多囊肾的患者多于 30 岁以后出现肾功能异常,随着囊肿及肾脏体积的逐渐增大,最终发展为肾衰竭。成人型多囊肾可合并有肝多囊性病变及颅内动脉瘤及胰腺囊肿等。多囊肾不会增加肾细胞癌的风险。

【影像学检查方法的选择】 无肾功能损害的患者可选择 IVP 造影或平扫加增强 CT 检查,肾功能不全的患者可考虑超声结合平扫 MRI 检查(可包括 MRU)。

表7-2-1 多囊肾分型

项目	婴儿型多囊肾	成人型多囊肾
发病	罕见	较为多见
遗传方式	常染色体隐性遗传	常染色体显性遗传
肾外畸形	肝、胆、胰等内脏纤维化和囊性变	肝多囊性病变、胰腺囊肿、颅内动脉瘤等
肾衰	早期出现	30岁以后出现
大体形态	肾体积增大,双侧肾内充满数毫米大小的囊,为双侧肾小管的囊性扩张所致	双侧肾增大,肾实质内布满多个大小不等的圆形或长圆形的囊,囊内充满液体,囊间为正常的肾组织
发病机制	双侧肾小管的囊性扩张所致	肾小管与收集管发育中的缺陷,导致与肾小盏相连的近端肾小管盲端积水而形成囊肿

【影像学征象】

1. **IVP表现** 双侧肾盂肾盏拉长、变形,呈"蜘蛛足"样。早期囊性改变较小时,肾盂肾盏变化可不明显(图7-2-4A)。

2. **CT与MRI表现**

(1)平扫:双侧肾增大,肾内布满大小不一的圆形、类圆形水样密度(T_1WI呈低信号,T_2WI呈高

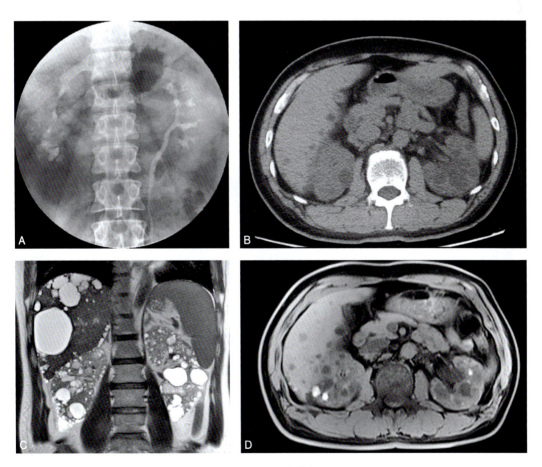

图7-2-4 多囊肾

A.静脉肾盂造影,示双侧肾盂肾盏扭曲;B.另一例多囊肾患者的CT平扫,示双侧肾实质内多发大小不等的圆形低密度囊,合并肝内多发囊性病变;C.MRI冠状位T_2WI像,示双侧肾增大,但仍保持肾外形,肾实质内多发大小不等的圆形囊性高T_2信号,肝内多发囊性病变;D.MRI横轴位T_1WI压脂像,部分囊呈T_1WI高信号,提示囊内出血。

信号)囊。囊内出血时,部分囊内密度可增高(等、高、低信号)。囊肿并发感染时,囊壁增厚伴有强化。部分囊肿可凸于肾外,囊壁极菲薄(图7-2-4B、C、D)。

（2）增强扫描:囊间的肾实质正常增强,囊壁无增强。分泌期囊内无对比剂进入。

【诊断与鉴别诊断】　成人型多囊肾与多发肾囊肿鉴别:

1. 多发肾囊肿是后天性病变,多见于中老年,很少引起肾功能损害。

2. 多发肾囊肿不合并有肝或胰的多囊性改变。

3. 多发肾囊肿很少引起肾明显增大,囊肿也相对可数。

（二）髓质海绵肾

髓质海绵肾属于先天性发育异常,可能与遗传有关。

【临床表现】　多在40岁左右出现高钙尿与尿路结石,易出现尿路感染。

【影像学检查方法的选择】　与孤立肾相似。MRI对本病诊断价值不大。

【病理生理基础】　多双侧发病,患肾不大,主要病理改变为肾乳头的集合管终端部分扩张,伴有憩室与小囊肿,囊腔内充以细小的结石,肾乳头可,呈海绵状。

【影像学征象】

1. **腹平片表现**　肾影内近肾门区簇状分布的高密度影,为双侧肾乳头内的细小结石(图7-2-5A)。

2. **CT表现**　CT平扫示脂肪密度的肾窦周围呈花瓣分布的簇状沙砾样致密小结节,位于肾乳头(图7-2-5B)。

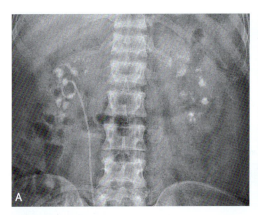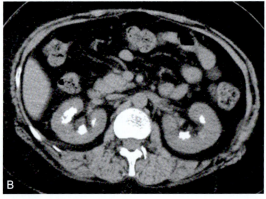

图7-2-5　海绵肾

A.腹平片,示双侧肾影内簇状分布的致密点状影,另于右肾门区见引流管影;B. CT平扫,示肾窦周围的致密簇状病变,位于肾乳头。

3. **MRI表现**　对本病诊断价值不大结石在T_1WI与T_2WI上均为无信号影像。

第二节　泌尿系统结石

Key points

● Urinary lithiasis can happen everywhere along the urinary system. The renal pelvis, renal calices and bladder lithiasis are more common, while ureteral calculi are considered to be caused by the downstream movement of the pelvic calculi.

● The components of urinary stones mainly include calcium oxalate, hydroxyapatite, cystine, and uric acid. Compared with biliary stones, more than 80% of the stones contain calcium, which are easy to be seen under X-ray examination.

● Dual-energy CT can distinguish uric acid and non-uric acid stones in vivo noninvasively.

泌尿系统结石（nephrolithiasis）好发于 20~30 岁男性，可发生于泌尿系统的任何部位，以肾盂肾盏及膀胱多见，输尿管结石多被认为是近端泌尿系统结石下行所致。泌尿系统结石主要有草酸钙结石、羟基磷灰石结石、胱氨酸结石、尿酸结石等，与胆系结石相比，80% 以上的结石含有钙的成分，X 线检查易于发现。

常见病因包括饮食习惯、职业习惯、机体代谢性疾病（甲状旁腺功能亢进，维生素 D 中毒等）；泌尿系统梗阻、泌尿系统感染等多量饮水有助于减少结石发生。

一、肾结石

肾结石（renal calculus）在泌尿系统结石中最为常见，多单侧发生，双侧发生者为 5%~10%。较小的肾结石位于肾盏穹窿部，大的结石几乎充满整个肾盂，称为铸形结石或鹿角状（stag horn）结石。

【临床表现】　小结石可无症状。较大的结石可因梗阻导致肾区绞痛伴放射，血尿常伴疼痛出现，镜下血尿或肉眼血尿较为常见，较大的肾盂结石引起积水时可为胀痛。合并尿路感染可出现脓尿。代谢性疾病伴发泌尿系统结石时，可出现原发疾病的相应临床表现。

【影像学检查方法的选择】　怀疑肾结石的患者，首选卧位腹平片（KUB）检查，同时配合超声，大多数结石可被检出。诊断不清时，可选择 CT 薄层平扫以获正确诊断。CTU 可用于泌尿系统结石的原发及继发影像表现改变及继发改变的全面评价。能量 CT 技术可用于在体无创判断泌尿系统结石成分用于指导治疗方案，尤其是判断是否为尿酸结石。IVP 检查目前已很少用于泌尿系统结石的临床诊断。MRU 可用于不适于接受 X 线辐射的人群。

【影像学征象】

1. **KUB 表现**　肾盂影内的致密结节影（图 7-2-6）。
2. **IVP 表现**　肾盂或肾盏内的低密度充盈缺损。

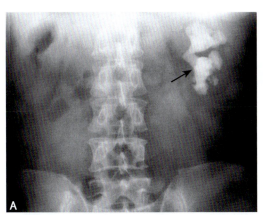
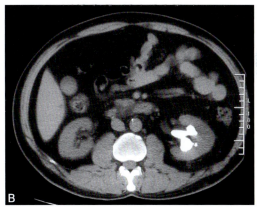
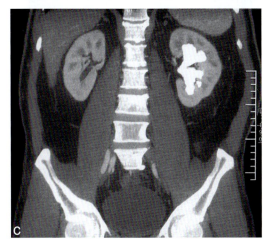

图 7-2-6　肾盂结石和鹿角结石
A. 腹平片，示左肾区内鹿角样致密影，外形与肾盂肾盏相似（箭头）；B. CT 平扫；C. 薄层 CT 平扫冠状位最大密度投影（slab MIP），示左侧肾盂内的致密结石几乎完全充填了左侧肾盂肾盏。

3. CT 表现

（1）泌尿系统结石密度多高于 100HU，尿酸石可通过双能量 CT 结石分析进行鉴别。CT 平扫可清晰显示结石形态（图 7-2-6），对肾盏小结石更为敏感（图 7-2-7）。

（2）肾盂输尿管结合部或肾大盏体部的嵌顿性结石，可继发近端的肾盂和/或肾盏积水扩张（图 7-2-8）。积水严重时影响到肾功能，增强 CT 可见患侧肾皮质强化程度低于健侧。

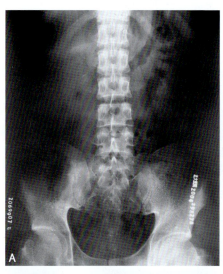

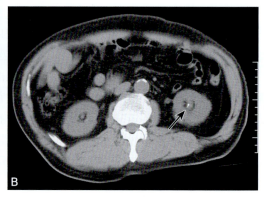

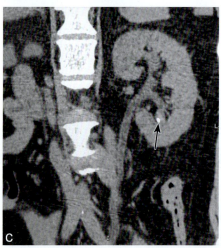

图 7-2-7　肾盏结石

A. 腹平片没有阳性发现；B. CT 平扫，示左肾下极小结节状结石；C. 薄层 CT 平扫沿左肾长轴的冠状位曲面重建（CPR），示该结石位于左肾下盏（箭头）。

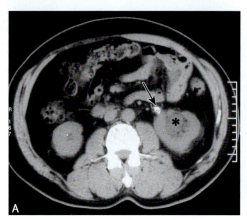

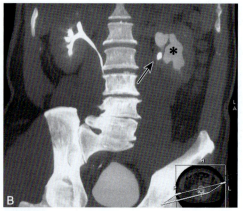

图 7-2-8　肾盂结石合并积水

A. CT 平扫，示左侧肾盂输尿管结合部高密度影，右侧肾窦内点状高密度影，提示双肾结石；B. 薄层 CT 增强分泌期 slab MIP，可见左侧肾盂输尿管结合部结石（箭头），继发左侧肾盂积水扩张（＊）。

二、输尿管结石

输尿管结石(ureteral calculus)常为数毫米大小,长圆形,长轴与输尿管的纵轴平行,多停留在输尿管3个生理性狭窄部位。结石嵌顿于输尿管内,可引起受累输尿管壁的损伤、肿胀,近端输尿管肾盂积水扩张。重复肾、融合肾等,常因输尿管引流不畅发生输尿管结石。

【临床表现】 与肾结石类似,但肾绞痛更为多见和剧烈。

【影像学检查方法的选择】 与肾结石的影像检查方法相似。

【影像学征象】

1. KUB表现 长圆形或米粒状致密影位于腰大肌影内或盆腔输尿管走行部位(图7-2-9)。

2. IVP表现 X线阴性结石表现为输尿管内的结节状充盈缺损。

3. CT平扫表现 高密度的结石周围可见软组织密度环,代表水肿的输尿管壁(图7-2-10)。盆腔内静脉石即静脉丛腔内小血栓的钙化,无此种表现,可鉴别。

4. MRU表现 输尿管内T_2WI高信号尿液被无信号结节中断,其近端输尿管及肾盂扩张,远端输尿管形态可正常。

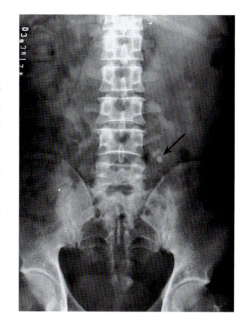

图7-2-9 输尿管结石
腹平片,示左侧第4~5腰椎间盘水平腰大肌影前致密小结节影(箭头)。

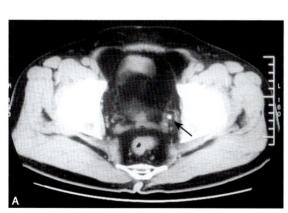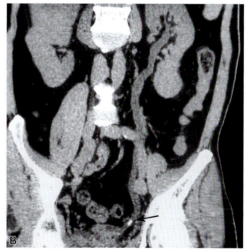

图7-2-10 输尿管结石
A. CT平扫,示盆腔左侧壁旁致密的小结节(箭头),周围软组织密度环绕,代表输尿管壁水肿;B. 薄层CT平扫沿左输尿管长轴的CPR,示结石位于左侧输尿管内(箭头)。

三、膀胱结石

膀胱结石(vesical calculus)较少见,多较大,可继发于尿路感染,膀胱憩室及不同原因的尿潴留等,也可为原发性结石,常见于营养不良的小儿及老年男性。结石刺激膀胱,可引起膀胱黏膜的炎症、溃疡等改变。

【临床表现】 尿痛、血尿或排尿困难。合并有尿路感染时尿常规检查中可有白细胞。

【影像学检查方法的选择】 怀疑膀胱结石的患者,首选卧位腹平片(KUB)检查,同时配合超声检查常可确诊。需检出较小的膀胱结石时可考虑选择CT平扫。膀胱结石通常不必做MRI检查。

【影像学征象】

1. KUB表现 耻骨联合上方的高密度影,多为卵圆形,也可为梨形或不规则形,大可至数厘米(图7-2-11)。

2. IVP表现 少数X线阴性结石表现为低密度的充盈缺损,随体位变换而移动,可与膀胱肿瘤形成的充盈缺损相鉴别。

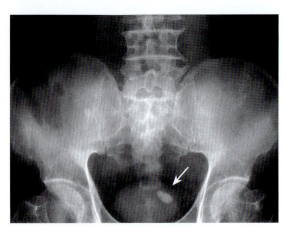

图 7-2-11   膀胱结石
骨盆X线平片,示膀胱内高密度的结石影(箭头)。

3. CT表现 膀胱内致密结节,骨窗可见结石内的分层结构(图7-2-12)。

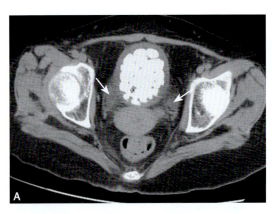
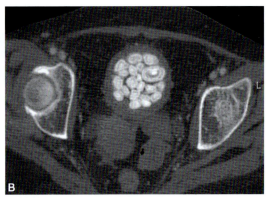

图 7-2-12   膀胱多发结石
A. CT增强扫描,示膀胱内多发致密结节,伴双侧输尿管积水扩张(箭头);B. 骨窗,示部分结石内的层状结构。

第三节   泌尿系统结核

Key points

- The clinical manifestations of urinary tuberculosis are diverse and closely related to the course of disease.
- The preferred imaging method for urinary tuberculosis is CT.
- The imaging findings of progressive and end-stage of urinary tuberculosis are typical, while the imaging findings of early stage of urinary tuberculosis are often atypical.

泌尿系统结核(urinary tuberculosis)可累及肾、输尿管与膀胱,肾结核多继发于全身其他部位结核病灶的血行播散,7%~8%的肺结核患者合并有肾结核。输尿管与膀胱结核多来自肾结核病灶病原菌沿尿路的播散感染。

一、肾结核

【临床表现】 肾结核(renal tuberculosis)发病年龄为20~40岁。早期可无症状,尿频、尿急、血尿(多为终末血尿或全程血尿)或脓尿是典型症状,少数患者有肾绞痛、肾区压痛与叩击痛。部分患者可出现结核中毒全身症状。

【**影像学检查方法的选择**】　超声检查显示肾结核的早期病变困难,IVP 是既往检查早期病变的影像方法,目前 CT 泌尿系统成像结合三维重建是检查早期病变的首选方法。MRI 不是泌尿系统结核的常规影像学检查方法。肾结核合并肾盂输尿管积水,特别是合并肾功能不全时,应选择超声或MRU 检查。KUB 仅用于显示肾结核钙化。

【**病理生理基础**】　单侧多见,双侧肾结核仅占约 10%。肾结核主要位于肾髓质锥体深部和乳头部。

早期肾结核可见肾乳头浅层及黏膜表面的结核结节或结核性肉芽肿发生干酪性坏死,坏死物由肾乳头排出形成细小空洞。

进展期肾结核可见干酪性空洞继续进展扩大,相互融合,形成较大空洞,累及肾盂、肾盏,形成多个空洞或肾盂积脓。

晚期肾结核可见肾结核在愈合过程中出现纤维性改变,造成肾盂肾盏变形狭窄,可继发肾盏积水。晚期病变钙化,严重时病变肾钙化广泛,肾功能丧失,称为“肾自截”。

【**影像学征象**】

（一）早期肾结核

1. IVP 表现　受累肾小盏的杯口形态消失,常呈“虫蚀”状改变(图 7-2-13)。

2. CT 平扫　检查不易显示病变。

（二）进展期肾结核

1. IVP 表现

（1）肾盏形态不规则或完全不显影,肾实质内可见对比剂聚集在坏死的不规则囊状空洞内(图7-2-14)。

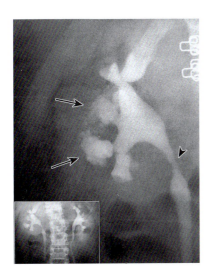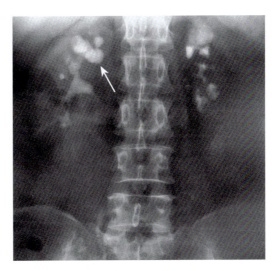

图 7-2-13　右肾早期结核
IVP,示右肾中下盏结构模糊,杯口正常形态消失,呈不规则虫蚀状(箭头),输尿管上端僵硬狭窄(短箭头)。

图 7-2 14　肾结核空洞
IVP,示右肾上极对比剂聚集(箭头)成囊状,代表肾实质坏死囊变、空洞形成。

（2）全肾受累严重时可致患侧完全不显影,逆行尿路造影可显示肾盂、肾盏区域及肾实质内不规则坏死囊腔内的对比剂聚集滞留。

2. CT 表现

（1）肾实质强化不均,肾实质内可见低密度坏死囊腔,增强延时扫描可见对比剂进入腔内沉积于底层,形成液-液平面(图 7-2-15)。

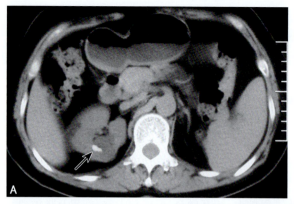

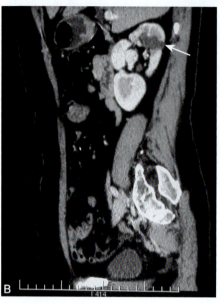

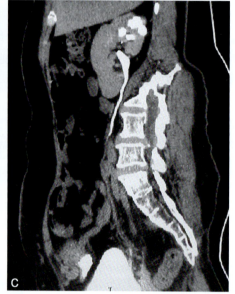

图 7-2-15　肾结核空洞
A. CT 平扫，示右肾上极背侧肾实质内水样密度囊状病变，壁有短弧形致密钙化（箭头）；B. 薄层 CT 增强扫描皮质期矢状位 MPR，示病变位于右肾上极，主要累及肾髓质与肾乳头（箭头）；C. 薄层 CT 增强扫描排泄期沿右输尿管长轴的 CPR，示肾上极病变内对比剂的延迟填充。

（2）扩张的肾盏环绕肾盂排列，肾盂扩张相对较轻。

（3）空洞壁可合并钙化。

（三）晚期肾结核

1. **KUB 表现**　一侧肾区的斑点状、云絮状致密影，外形与肾相似。

2. **IVP 表现**　肾盏狭窄变形或不显影，肾盂牵拉变形，但边缘光滑（图 7-2-16）。

3. **CT 表现**　病变肾广泛钙化，增强扫描实质已无明显强化，可合并萎缩。

二、输尿管与膀胱结核

输尿管结核（ureteric tuberculosis）与膀胱结核（bladder tuberculosis）多来自肾结核病灶沿尿路的播散。由于三者常同时存在，输尿管、膀胱结核与肾结核的临床表现多有重叠，影像学检查选择原则也相似。

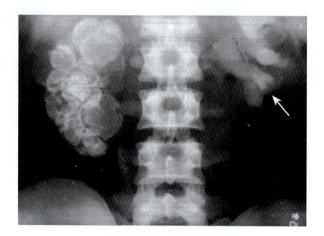

图 7-2-16　自截肾（右肾）
IVP，示右肾区花篮状致密钙化影，与肾外形一致；左肾盂积水扩大（箭头），对比剂滞留。

【病理生理基础】　输尿管黏膜的结核结节、溃疡、肉芽肿、纤维化，造成输尿管管壁增厚、管腔僵直、狭窄、挛缩，狭窄近侧输尿管积水。由于病变分布不均匀，这种狭窄分布并无规律。病变蔓延至膀

NOTES

胱,造成膀胱内壁不规则,累及肌层引起膀胱挛缩。

【影像学征象】

(一)输尿管结核

1. 早期 病变引起的狭窄不明显时,IVP 可无异常表现,增强 CT 扫描可显示受累管壁有毛糙增厚及异常强化。

2. 较晚期

(1) IVP、CTU、MRU 表现:输尿管多发狭窄与扩张呈不规则串珠样,输尿管僵硬、缩短,管壁虫蚀样改变(图 7-2-17A)。

(2) CT 表现:输尿管壁弥漫受累毛糙增厚(图 7-2-17B、C)伴异常强化,周围脂肪间隙内索条影,管腔多发狭窄与扩张呈串珠样。

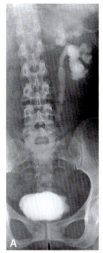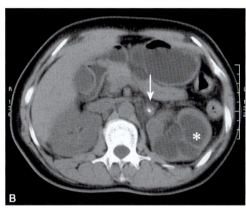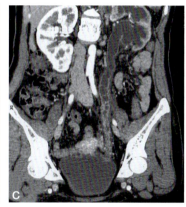

图 7-2-17 左侧输尿管结核

A. IVP,示左侧输尿管串珠样扩张,左侧肾盂肾盏积水扩张;B. CT 平扫,可见左侧肾盂积水,呈水样密度花瓣状(*),输尿管壁增厚,可见致密的点状钙化(箭头);C. 薄层 CT 增强皮髓质期沿左输尿管长轴的 CPR,可见左侧输尿管壁不规则增厚,轻度异常强化,输尿管串珠样扩张,肾盂肾盏积水。

(二)膀胱结核

IVP、超声、CTU 及 MRU 可显示病变的全貌。

1. 膀胱挛缩变小,呈小圆形或不规则形。病变的膀胱壁毛糙、增厚僵硬伴异常强化。

2. 膀胱输尿管反流,是由于输尿管末端的括约肌受累功能丧失所致。

3. 膀胱结核造成健侧输尿管末端或膀胱入口处的狭窄,可致患侧肾盂、输尿管呈串珠样或不显影,而健侧肾盂输尿管扩张积水。

第四节 泌尿系统肿瘤与肿瘤样病变

Key points

- Kidney cysts are round pouches of fluid that form on or in the kidneys, which are more often a type called simple kidney cysts and rarely cause symptoms.

- Multilocular cystic renal neoplasm of low malignant potential is in principle a malignant tumor, but is entirely composed of cysts, with very few cancer cells.

- More than 95% of kidney cancers have a characteristic morphology that can be classified as: clear cell, papillary and chromophobe renal cell carcinoma（RCC）, and collecting duct carcinoma.

● Renal angiomyolipoma（AML）is a type of tumor in kidney. Almost all are benign tumors. AML represent 1% of kidney tumors. They consist of varying proportions of mature fat, thick-walled blood vessels, and smooth muscle.

● Urothelium is present in the kidney pelvis, ureters, urinary bladder, and the urethra. Urothelial neoplasms can occur in all of these organs but >90% are in the urinary bladder.

　　泌尿系肿瘤与肿瘤样病变主要指来自肾实质（肾小管上皮、肾间质细胞）与移行上皮细胞的肿瘤以及肿瘤样病变。其中，肾实质来源肿瘤包括肾细胞癌（含常见的病理分型及少见分子分型）、低恶性潜能的多房→性囊性肾脏肿瘤（恶性肿瘤）以及肾血管平滑肌脂肪瘤、肾嗜酸细胞腺瘤等良性肿瘤。移行上皮细胞肿瘤包括起源于肾盂、输尿管、膀胱以及尿道的移行上皮细胞肿瘤，其中以膀胱癌常见。

一、肾囊肿

　　肾囊肿（renal cyst）为肾的囊性病变之一，多指单纯性肾囊肿，也包括肾盂旁囊肿（parapelvic cyst）。肾囊肿的病因尚不清楚，学界认为肾囊肿与肾脏组织的退行性改变有关，有研究表明肾小管缺血、闭塞可能是引起单纯性肾囊肿的直接原因，而肾盂旁囊肿则来源于肾窦旁淋巴管扩张。

　　【临床表现】　患者多无症状，常偶然发现。10cm 以上的囊肿可有患侧腹部或背部隐痛等局部压迫症状。囊肿内出血可使囊肿短时间内突然增大，患者可出现一侧腹部绞痛。囊肿巨大，可出现腹部包块，肾血管受压时可出现高血压。一般肾囊肿不伴有血尿。肾盂旁囊肿少见，多发生于中老年。

　　【影像学检查方法的选择】　超声检查为肾囊肿的首选影像学检查方法。在超声检查中，单纯性囊肿通常表现为具有光滑的囊壁或液性无回声区的病变。超声较难分辨肾盂旁囊肿与肾积水。此外若超声检查发现囊内回声、囊壁钙化或结节及囊内分隔等，则需进一步接受增强 CT 或 MRI 检查明确囊性病变分级（肾脏囊性病变的 Bosniak 分型）。IVP 及肾动脉造影偶用于鉴别诊断。

　　【病理生理基础】　单纯性肾囊肿的壁菲薄均匀，囊壁被单层扁平上皮覆盖。囊内为草褐色清亮液体。囊肿内可有出血，偶见囊壁钙化。小病灶可位于肾实质内，较大囊肿常部分凸于肾外。单纯性肾囊肿可单发，双侧多发更常见。

　　【影像学征象】

（一）CT 表现

1. 肾囊肿

（1）圆形、类圆形，边缘光整锐利，均匀的水样密度囊，CT 值 10HU 左右，囊壁不易显示。囊内出血或囊液蛋白质成分多时，囊肿密度较高，称为高密度肾囊肿。肿块位于肾实质内，凸出肾外的部分常显示"无壁"。相邻肾实质不同程度受压移位（图 7-2-18）。囊壁有钙化时，CT 上可见弧线形致密的囊壁（图 7-2-19）。

（2）增强扫描，病变无强化；延时扫描，对比剂不进入囊内。

2. 肾盂旁囊肿　肾窦内低密度区，延时扫描可见排泌到肾盂内的对比剂不进入囊内（图7-2-20），可与肾盂积水鉴别。

（二）MRI 表现

囊液在 T_1WI 呈低信号，T_2WI 呈高信号，与胆汁信号相似。囊壁菲薄不能显影（图 7-2-21）。

　　【诊断与鉴别诊断】　肾盂旁囊肿与肾盂积水鉴别。平扫CT、MRI 不易鉴别两者，但增强CT（MRI）及 IVP 可帮助鉴别。IVP 可显示较大肾囊肿致肾盂、肾盏的受压变形；而肾盂积水则可见对比剂进入扩张的肾盂、肾盏。

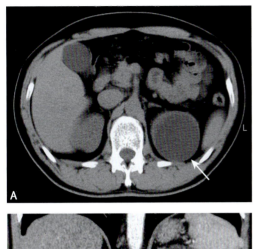
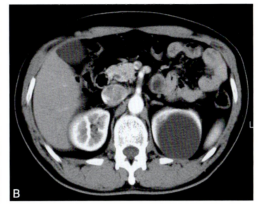
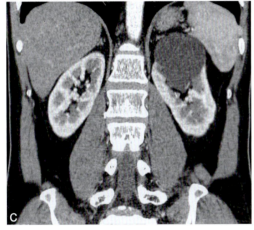

图 7-2-18 单纯性肾囊肿
A. CT 平扫;B. CT 增强扫描皮质期;C. 冠状位 MPR;示左肾上极类圆形囊性占位(箭头),"无壁",无强化。

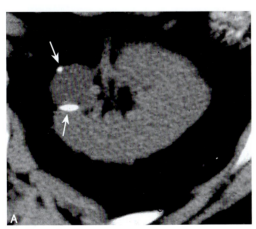
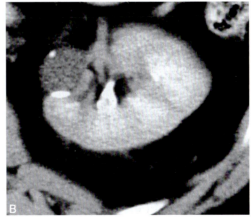

图 7-2-19 单纯性肾囊肿壁钙化
A. CT 平扫,示左肾门后唇囊肿,壁薄不能显示,后壁与内前侧壁可见致密钙化影(箭头);B. 增强 CT 扫描,囊肿无强化。

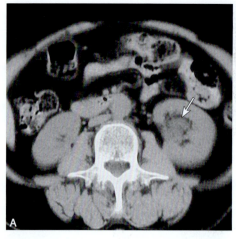
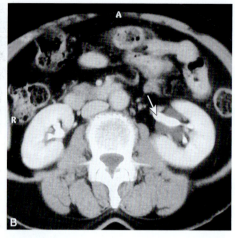

图 7-2-20　肾盂旁囊肿

A. CT 平扫示左侧肾窦内多个小圆形液体密度占位性病变（箭头）；B. 增强 CT 扫描分泌期，肾盂、肾盏内可见对比剂充盈（箭头），但病变内无对比剂填充。

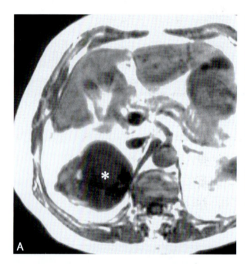
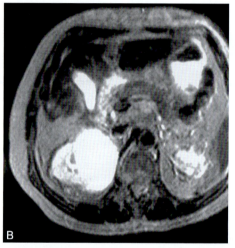

图 7-2-21　单纯性肾囊肿

A. T_1WI；B. T_2WI，示右肾上极类圆形占位性病变，"无壁"，T_1WI 极低信号（＊），T_2WI 极高信号。

【肾脏囊性病变的 Bosniak 分型】（表 7-2-2）

表 7-2-2　肾脏囊性病变的 Bosniak 分型（2019 版）

分级	CT 表现	临床意义
Ⅰ	（1）边界清晰，壁薄（≤2mm）且光滑 （2）均匀的纯液体密度（−9~20HU） （3）无分隔、钙化、囊壁可强化	良性单纯肾囊肿，无需随访
Ⅱ	边界清晰，壁薄（≤2mm）且光滑，分 6 类： （1）囊性病变伴少（1~3 个）且薄的分隔，囊壁及分隔可强化，可伴任意类型钙化 （2）CT 平扫上呈均匀高密度（≥70HU） （3）病变均匀无强化，CT 值 >20HU，可伴任意类型钙化 （4）未行增强 CT 检查时，病变密度均匀，CT 值−9~20HU （5）增强扫描实质期 CT 值为 21~30HU 的均匀密度病变 （6）太小而无法定性的均匀低密度病变	良性的Ⅱ级肾囊肿或近似良性Ⅱ的肾肿块，无需随访

续表

分级	CT 表现	临床意义
ⅡF	囊壁光滑、略增厚（3mm）且强化/略增厚的 1 个或多个强化分隔/多个（≥4 个）强化的光滑、薄（≤2mm）分隔	良性或惰性恶性病变，6、12 个月后随访，随后每年随访监测形态学变化
Ⅲ	至少 1 个强化的厚（≥4mm）壁或分隔/壁或分隔强化且不规则	中等程度可能性为恶性病变，需泌尿外科会诊
Ⅳ	至少 1 个强化结节	大多为恶性病变，需泌尿外科会诊

注："囊肿"这一概念仅适用于 Bosniak Ⅰ级病变，即单纯性囊肿。对于 Ⅱ~Ⅳ 级病变建议使用"囊性病变"。

二、肾血管平滑肌脂肪瘤

肾血管平滑肌脂肪瘤（angiomyolipoma，AML）也称肾错构瘤（hamartoma），是肾最常见的良性肿瘤，其细胞起源仍不清楚。约 80% 结节性硬化症（tuberous sclerosis）的患者合并肾错构瘤，常双侧多发，被称为结节性硬化复合征（tuberous sclerosis complex，TSC）。但大多数血管平滑肌脂肪瘤为散发，并不合并结节性硬化症。肾血管平滑肌脂肪瘤女性多见，发病年龄 20~50 岁。

【临床表现】 多数患者无症状，常偶然发现。腹痛、血尿、腹部包块是常见临床症状与体征。结节性硬化症的患者临床可伴有多发皮脂腺瘤，面部蝴蝶斑，以及癫痫等神经系统症状。

【影像学检查方法的选择】 应选用显示肿瘤内的脂肪成分敏感的影像学检查方法。超声常作为首选筛查手段。在超声检查中，发现肾脏高回声病灶可进一步行 CT 检查明确诊断。对于乏脂肪肾血管平滑肌脂肪瘤患者，超声与 CT 诊断常不明确，可进一步行 MRI 检查明确诊断。由于肾血管平滑肌脂肪瘤是一种富血管病变，常合并形成大小不一的动脉瘤，并可导致出血，因此 DSA 也具备一定的诊断价值。KUB 与 IVP 一般不选用。有双侧肾血管平滑肌脂肪瘤的患者应行头颅 CT 检查明确是否合并结节性硬化症。

【病理生理基础】 肾血管平滑肌脂肪瘤可单发，也可多发，当病变较大时，定位诊断较为困难。肾血管平滑肌脂肪瘤主要由血管、平滑肌与脂肪 3 种成分构成，3 种成分比例个体差异大，80% 以上的肿瘤内脂肪成分较多。肿瘤血管壁发育不完善，易破裂出血，直径 4cm 以上的肿瘤出血机会明显增大，为手术指征之一。

【影像学征象】

（一）CT 表现

1. 混杂低密度肿块，内可见脂肪成分，CT 值 -80~-20HU，具有一定特异性。但肿瘤内脂肪成分少于 20% 时，CT 定性诊断困难。增强扫描，非脂肪成分可见中度强化。乏脂肪肾血管平滑肌脂肪瘤病灶内无明确脂肪密度影，表现为稍高密度的实性肿块（图 7-2-22）。

2. 肿瘤内出血时，CT 平扫表现为高密度区，有时可见明显强化，提示肿瘤内假性动脉瘤形成（图 7-2-23）。

3. 结节性硬化症患者常合并双肾多发血管平滑肌脂肪瘤（图 7-2-24）。

（二）MRI 表现

1. 肿块内明确的脂肪成分在 T_1WI 呈高信号，T_2WI 呈中等信号，与皮下及腹腔内脂肪信号一致。脂肪抑制序列扫描可见肿瘤内的脂肪信号明显降低（图 7-2-25）。

2. MRI 同相位与反相位扫描可检出肿瘤内较少的脂肪成分，其表现为同相位较高信号，反相位较低信号。

【诊断与鉴别诊断】 乏脂性 AML 与肾透明细胞肾癌鉴别较难，乏脂性 AML 为良性肿瘤，生长缓慢，向肾外扩张突破皮质边缘，形成劈裂或杯口征。而肾透明细胞癌为侵袭性生长，可见病变边缘肾实质受侵犯征象。CT 平扫，乏脂性 AML 密度稍高，这是由于病变内异常血管及平滑肌成分相对较多。根据病灶内异常血管及平滑肌成分的比例不同，乏脂性 AML 可出现多种强化方式，而肾透明细胞癌则多呈现典型的"速升速降"的强化特点。

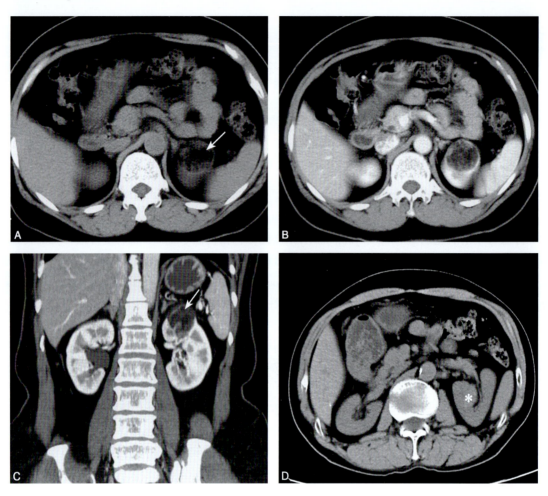

图 7-2-22　肾血管平滑肌脂肪瘤

A. CT平扫；B.增强CT扫描肾皮质期；C. CT增强扫描肾皮质期冠状位 MPR,示左肾上极类圆形占位性病变,边界清楚,病变内分布不均脂肪密度成分,与腹膜后脂肪密度相近(箭头);D. 乏脂肪肾血管平滑肌脂肪瘤,CT 平扫显示左肾中份实质内稍高密度肿块影,未见明显脂肪密度影,病变突出肾实质外生长(＊)。

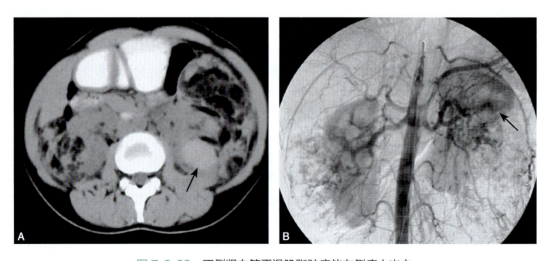

图 7-2-23　双侧肾血管平滑肌脂肪瘤伴左侧瘤内出血

A. CT 平扫,示左侧肿瘤内高密度的血肿(箭头);B. 腹主动脉血管造影,示左肾动脉轻度增粗,病变上侧边缘模糊的团状对比剂外溢(箭头),提示出血。

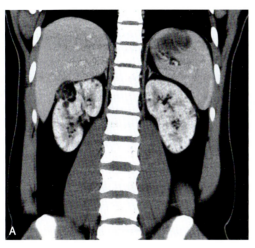
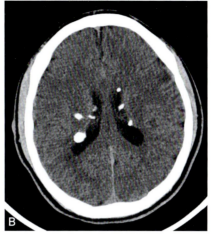

图 7-2-24 **肾血管平滑肌脂肪瘤**
A. CT 增强扫描动脉期提示双肾多发含脂肪密度占位性病变;B. 同一患者头颅 CT 平扫显示双侧侧脑旁及室管膜下多发结节钙化影,提示结节性硬化综合征。

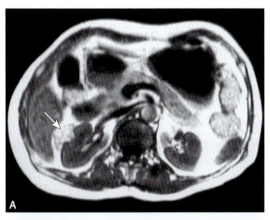
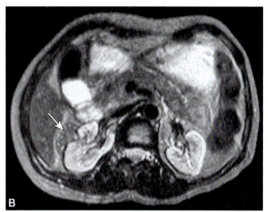

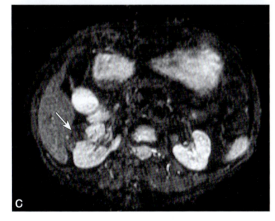

图 7-2-25 **肾血管平滑肌脂肪瘤**
A. T_1WI 示不均高信号的右肾血管平滑肌脂肪瘤(箭头),信号强度与皮下及腹腔内脂肪信号近似;B. T_2WI,示肿瘤为中等信号强度(箭头);C. T_2WI 脂肪抑制序列扫描,示肿瘤内的脂肪信号与腹部其他脂肪组织同时受到抑制,为低信号(箭头)。

三、肾细胞癌

肾细胞癌(renal cell carcinoma)是肾脏最常见的恶性肿瘤,约占所有肾脏恶性肿瘤的 90% 以上。肾细胞癌多发生于 40 岁以上患者,男女发病比例约为 1.5∶1。根据第 4 版 WHO 泌尿及生殖系统肿瘤分类标准,肾细胞癌包括透明细胞癌、乳头状肾细胞癌(包括Ⅰ型和Ⅱ型)、嫌色细胞癌以及其他少见的分子分型肿瘤等。

NOTES

【临床表现】 早期小肾癌多无症状,在体检时偶然发现。无痛性肉眼血尿、患侧肾绞痛、腰痛、患侧腹部包块是常见症状和体征。但上述 3 种症状同时出现的患者仅约 10%。肿瘤晚期可有下肢水肿,腹腔积液等下腔静脉梗阻的症状,以及远处转移等表现。

【影像学检查方法的选择】 根据欧洲泌尿外科协会(EAU)2022 版肾细胞癌诊疗指南,大部分肾细胞癌是其他原因进行腹部超声及 CT 检查时发现。增强 CT 检查可评估原发肿瘤的范围、形态、静脉累及、局部淋巴结以及邻近肾上腺或其他实质脏器的侵犯。病变实质的 CT 值在增强 CT 扫描前后出现 15HU 或更高的差异时具有诊断价值。诊断不明确时可行 MRI 检查(如 Bosniak ⅡF~Ⅲ型病变以及下腔静脉癌栓评估)。CT 或 MRI 检查无法有效鉴别肾细胞癌与乏脂性血管平滑肌脂肪瘤。肾动脉血管造影与下腔静脉造影的诊断作用有限。在肾功能受损的患者中,同位素肾图和总肾功能评估应可作为补充的核医学成像技术。不推荐 PET 检查用于肾细胞癌的评估。

【病理生理基础】 肾细胞癌主要来自肾小管的上皮细胞,以透明细胞癌最常见,常为富血供,易发生出血、坏死。肾细胞癌多发生于肾上极或下极的皮质内,有时可形成假包膜。

【影像学征象】

(一) CT 表现

1. 平扫　肾实质内类圆形肿块,边界清楚。肿瘤较小时,肾轮廓正常。肾癌较大时,肾轮廓局限增大,表面凹凸不平。肿块呈不均匀的略低、等或略高密度。当肿瘤内出现坏死、液化时,病变密度不均,其内可见不规则低密度区。肿瘤有较新的出血时,则肿块内可见斑片状高密度区。

2. 增强扫描　肾皮质期,肿瘤非坏死部分多呈不均匀明显强化,强化程度与相邻肾皮质相近。肾实质期及排泄期,肿块强化程度低于正常肾实质(图 7-2-26),呈现出"速升速降"的强化特点。肿瘤内低密度的坏死、液化区无强化(图 7-2-27)。

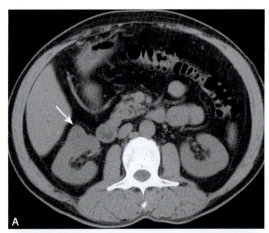
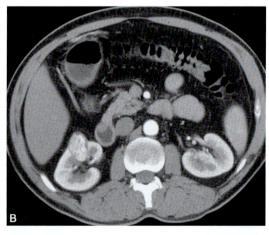
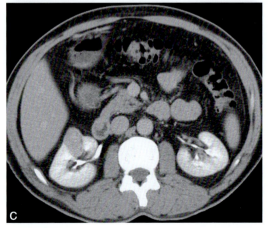

图 7-2-26　肾细胞癌
A. CT 平扫;B. 增强 CT 扫描肾皮质期;C. 增强 CT 扫描肾实质期,示右肾肾门水平等密度团块,肾皮质期病灶明显不均匀强化,与肾皮质强化程度相似,肿瘤边缘可见相对低强化的假包膜,肾实质期病灶快速廓清,呈相对低强化表现。

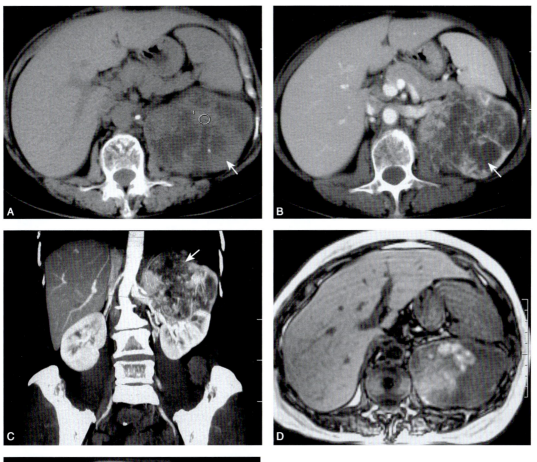

图 7-2-27 肾细胞癌

A. CT 平扫；B. 增强 CT 扫描肾皮质期；示左肾上极巨大软组织密度肿块（箭头），分叶状，密度不均，呈不均明显强化，不强化的部分代表肿瘤内的液化、坏死成分；C. 多层 CT 增强扫描冠状位厚层最大密度投影，示左肾上份正常肾组织受肿瘤侵犯、破坏，失去正常结构，肿瘤呈不均匀强化（箭头）；D. T_1WI，可见肿瘤为不均匀中等信号强度，不规则斑片状高信号代表肿瘤内的出血；E. T_2WI 示肿瘤内的出血与坏死、液化均为高信号。

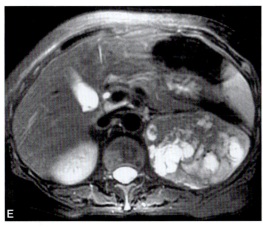

3. 肾静脉、下腔静脉瘤栓形成　表现为静脉增宽，增强后血管腔内可见软组织密度肿块形成的充盈缺损，强化特征可与原发肿瘤相似，下腔静脉内瘤栓可向上延伸至右心房（图 7-2-28），致下腔静脉完全梗阻，继发肝大、腹腔积液及腰静脉侧支循环开放等。

4. 肾窦可受压、变形、中断或移位。

5. 累及肾周脂肪间隙时，肾周脂肪模糊、密度增高、肾周间隙消失、肾筋膜增厚。

6. 淋巴结转移与远处转移，常见肺转移及骨转移。

（二）MRI 表现

1. **肾癌的信号特点**　大多数小肾癌为 T_1WI 等信号，T_2WI 高信号的类圆形病灶，周围有窄的低信号环，代表肿瘤的假包膜（图 7-2-29），DWI 呈高信号，呈较明显的弥散受限。

2. **肾癌中变性坏死区的信号特点**　肿瘤内的坏死、液化区在 T_1WI 上呈低信号，T_2WI 上呈不均

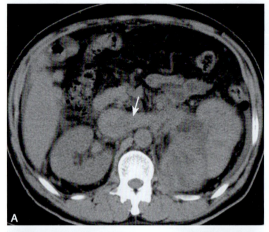

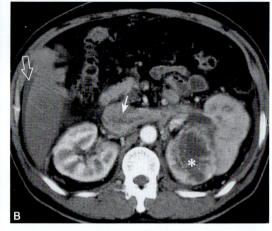

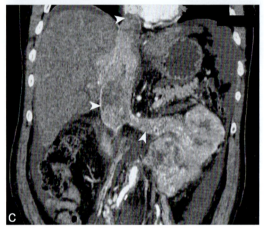

图 7-2-28　左肾癌伴肾静脉、下腔静脉瘤栓
A. CT 平扫;B. 增强 CT 扫描肾皮质期;示左肾中下极内侧软组织密度肿块(＊),密度不均,周围不均匀明显强化;左肾静脉与下腔静脉增粗,内可见不均匀强化的瘤栓(白箭头);由于肾静脉阻塞,左肾实质强化程度弱;肝右前间隙内少量积液(空箭头);C. 左肾静脉水平冠状位 MPR,可见左肾静脉、下腔静脉内瘤栓累及右心房(箭头)。

匀高信号(图 7-2-27);出血灶在 T_1WI 多呈斑片状高信号;约 80% 的透明细胞癌有细胞内脂质存在或脂肪变性,从而导致在 T_1WI 反相位图像上的信号强度较同相位图像信号减低。

3. 肾癌瘤栓的信号特点　肾静脉、下腔静脉瘤栓形成肾静脉及下腔静脉内的流空特征消失,代以软组织信号。

【肾细胞癌 TNM 分期】　详见表 7-2-3。

四、肾母细胞瘤

肾母细胞瘤(nephroblastoma),即肾胚胎瘤(renal embryoma),又称 Wilms 瘤,来自胚胎的间叶组织、上皮及胚芽组织,是小儿最常见的肾恶性肿瘤。儿童肾母细胞瘤对放化疗敏感,治愈率较高。

【临床表现】　多见于 1~3 岁小儿,成人罕见。

图 7-2-29　左肾小肾癌
MRI T_2WI,示左肾肾门水平外侧肾实质内高信号小结节,周围显示低信号假包膜(箭头)。

最常见的症状是腹部包块,多偶然发现。肿块增长迅速。肿块巨大时,患儿可有消瘦、气促、烦躁、食欲减退等症状。部分患儿出现血尿,多为镜下血尿,晚期患儿可见肉眼血尿。

【影像学检查方法的选择】　对于可疑患儿,超声可用于初始筛查,明确患者是否存在肾脏占位性病变。增强 CT 或 MRI 用于进一步评估肿块性质与范围。10%~20% 的患儿首诊时即合并肺转移,因此常行胸部 CT 确定是否存在转移性病灶。

NOTES

表 7-2-3　肾细胞癌 TNM 分期

T 分期：原发肿瘤

T_x	无法评估原发肿瘤
T_0	无原发肿瘤证据
T_1	肿瘤最大径≤7cm，局限于肾脏
	T_{1a}：肿瘤最大径≤4cm，局限于肾脏
	T_{1b}：4cm< 肿瘤最大径≤7cm，局限于肾脏
T_2	肿瘤最大径 >7cm，局限于肾脏
	T_{2a}：7cm< 肿瘤最大径≤10cm，局限于肾脏
	T_{2b}：肿瘤最大径 >10cm，局限于肾脏
T_3	肿瘤侵犯主要静脉或者肾周软组织，但是未侵及同侧的肾上腺和未超出 Gerota 筋膜
	T_{3a}：肿瘤侵犯肾静脉或其主要分支，侵及肾盂、肾周或肾窦脂肪组织，但未超出 Gerota 筋膜
	T_{3b}：肿瘤延伸至横膈以下下腔静脉
	T_{3c}：肿瘤延伸至横膈以下下腔静脉/侵犯腔静脉壁
T_4	肿瘤已超出 Gerota 筋膜，包括侵犯同侧肾上腺组织

N 分期：区域淋巴结

N_x	区域淋巴结无法评估
N_0	无区域淋巴结转移
N_1	区域淋巴结转移

M 分期：远处转移

M_0	无远处转移
M_1	有远处转移

【病理生理基础】　肾母细胞瘤可发生于肾的任何部位，但多见于肾实质，多单发，4%~10% 多发。肿瘤与相邻肾实质分界多清楚，部分可见假包膜。肿瘤多巨大，肾组织及肾盏、肾盂破坏范围大，瘤内常有坏死、液化和出血，约15% 的肿瘤内有钙化。病变肾外形改变明显，肿瘤向腹侧凸出，腹部脏器受压移位。

【影像学征象】

（一）CT 表现

1. 肾脏巨大肿块，可呈低密度浅分叶状，内可见斑片状、裂隙状更低密度坏死区，也可见高密度出血灶（图 7-2-30）。部分肿瘤内可见无定型的致密钙化灶或脂肪成分。

2. 肿块多呈轻度强化，周围受压的正常肾实质明显强化。

3. 肾静脉与下腔静脉受累、肾门与腹主动脉旁淋巴结肿大、远处转移等表现，与肾癌相似。

（二）MRI 表现

肿块在 T_1WI 上呈低信号，T_2WI 上呈高信号，信号不均匀。出血灶可在 T_1WI 呈斑片状高信号。

五、肾盂癌

肾盂癌（renal pelvic carcinoma）多为发生于肾盂、肾盏内的移行上皮细胞癌，少数为鳞状上皮细胞癌。可单独发生，也可沿尿路多中心发生。发生于输尿管的移行细胞癌称为输尿管癌。本部分仅

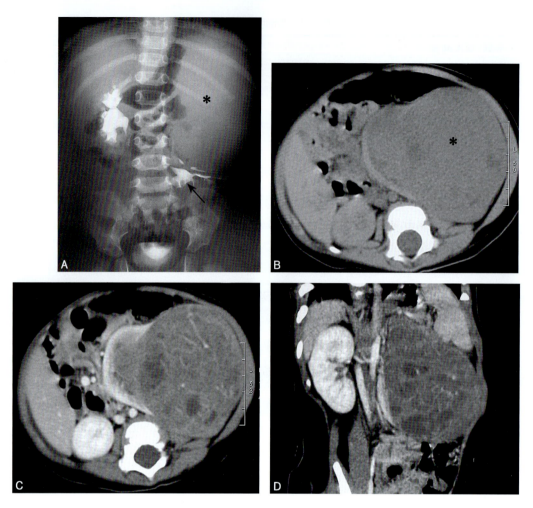

图 7-2-30　肾母细胞瘤

A. IVP,示左侧腹部巨大软组织影(∗),残余左肾盂下移(箭头),胃肠道内气体影右移;B. CT 平扫;C. 增强 CT 扫描;D. 斜冠状位 MPR;示左侧腹膜后巨大软组织肿块,密度不均,肿瘤内可见坏死液化形成的不规则斑片状低密度灶,不强化,肿瘤轻度增强,瘤内可见较多肿瘤血管;肿瘤边界尚清楚。

介绍肾盂、肾盏的移行上皮细胞癌。

【临床表现】　肾盂癌的常见发病年龄为 40 岁以上,男性多见。肾盂癌最主要的临床表现是血尿,多为间歇性无痛肉眼血尿。出血量大,形成血凝块阻塞输尿管时可出现肾绞痛。发生于肾盂输尿管结合部的肾盂癌可继发肾盂积水。患者可有腰背隐痛。

【影像学检查方法的选择】　常规平片以及 IVP 检查已被 CT 取代。CT 平扫和增强检查以及 CTU 检查均可很好显示病变,进行定性诊断与分期诊断。超声检查对肾盂癌伴有肾盂积水的诊断敏感性也较高。MRI 不是常规诊断技术,患者肾功能不全时,MRU 可起到辅助的诊断作用。

【病理生理基础】　肾盂癌大体病理上可分为两型:乳头状移行细胞癌与非乳头状移行细胞癌。前者进展缓慢,于附着部逐渐浸润,转移发生晚。非乳头移行细胞癌多为扁平状或结节状,浸润性强。从常规影像学表现上两者不易区别。

【影像学征象】

1. 肾盂造影表现　肾盂或肾盏内的结节状充盈缺损(图 7-2-31)。

2. CT 表现

(1)肾盂内软组织密度结节,静脉注射对比剂后结节轻度强化,排泄期扫描可见肾盂内肿瘤结节呈充盈缺损样改变(图 7-2-31)。

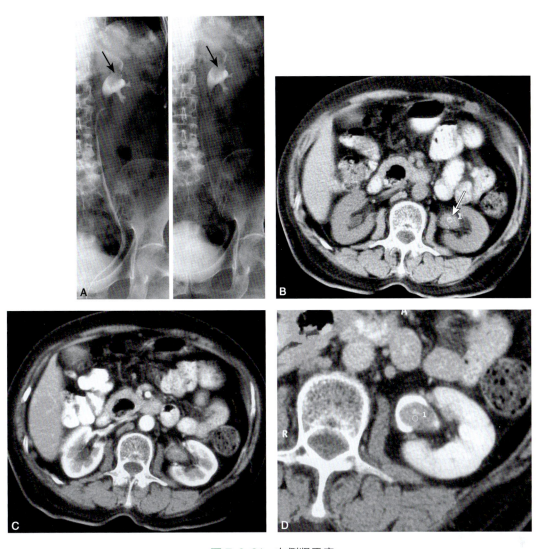

图 7-2-31 左侧肾盂癌

A. 左侧逆行性肾盂造影,示肾盂头侧结节状充盈缺损(箭头),左肾上盏显影不良;B. CT 平扫,示左侧肾盂内软组织密度结节(箭头),密度均匀;C. 增强 CT 扫描肾皮质期,肿瘤轻度强化;D. 增强 CT 分泌期扫描,肾盂内充盈高密度的对比剂,与软组织密度的肿瘤对比明显。

(2)肾盂癌侵犯肾实质,表现为肿瘤与相邻肾实质分界不清,相邻肾实质受浸润、破坏。晚期肿瘤可穿出肾实质侵犯肾周围脂肪或相邻解剖结构(图 7-2-32)。

3. MRU 表现 肾盂内肿瘤结节呈低信号充盈缺损。

六、膀胱癌

膀胱癌(bladder cancer)是泌尿系统最常见的肿瘤之一。

【临床表现】 占移行尿路上皮癌的 80%~90%,男性多于女性。主要临床表现为间歇性或持续性无痛性全程肉眼血尿。当有血凝块或肿瘤阻塞尿道口时,可发生排尿困难或尿潴留。有 70% 的患

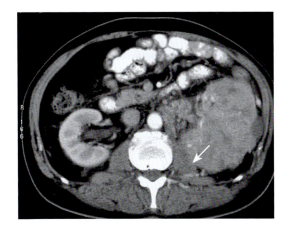

图 7-2-32 肾盂癌侵犯相邻腰大肌

增强 CT 扫描肾皮质期,示左肾窝内巨大软组织密度肿块,其内可见肿瘤血管强化。肿瘤与左侧腰大肌分界不清(箭头)。

者出现膀胱刺激症状,即尿频、尿急和尿痛。晚期肿瘤腹部可触及肿块,并且出现食欲减退、发热、贫血、消瘦、腹痛等表现。

【**影像学检查方法的选择**】 根据欧洲泌尿外科协会(EAU)2022 版膀胱癌诊疗指南。对于以血尿为首发症状的患者采用超声及 CTU 进行检查。超声检查可检测出肾盂积水及膀胱腔内的明显肿块。CT 及 MRI 检查均可进行肿瘤分期:CT 可检测膀胱周围脂肪浸润(T_{3b})及邻近组织浸润(T_4),但无法区分 T_a 至 T_{3a} 期之间的肿瘤。在现有的影像学检查技术中,CTU 具有最高的诊断准确率,它可以评估无占位效应的病变。同时,CTU 也可评估上尿路及其他远处器官的情况。MRI 由于良好的软组织分辨力,可有效区分 T_1 和 T_2 期肿瘤。采用多参数 MRI(T_2WI、DWI 以及 DCE-MRI)建立的标准化报告系统——膀胱成像报告及数据系统(vesical imaging-reporting and data system,VI-RADS)被用于膀胱癌的诊断,可有效区分 T_1 和 T_2 期膀胱癌。CT 和 MRI 对于检测淋巴结转移具相似效能。

【**病理生理基础**】 膀胱癌主要病理学类型包括移行上皮细胞癌、鳞状细胞癌和腺癌等,其中移行上皮癌占 90% 以上。膀胱癌多为单发,好发于膀胱三角区,其次为两侧壁。膀胱移行上皮癌可呈乳头状生长,蒂宽而短,而血管瘤、纤维瘤和平滑肌瘤等少见此种生长方式。也可呈浸润性生长,基底宽大,肿瘤表面呈菜花状。腺癌和鳞状上皮细胞癌多呈浸润性生长。肉瘤多发生于 4 岁以下儿童,后壁和三角区多见,较早发生转移。

【**影像学征象**】

(一)CT 表现

1. 肿瘤局限于黏膜和黏膜下层时,膀胱壁局限增厚或有菜花样结节(图 7-2-33)。晚期肿瘤可充满整个膀胱,膀胱轮廓可变形。

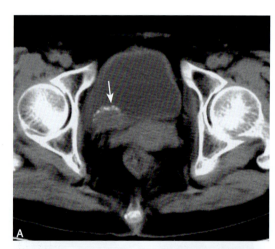
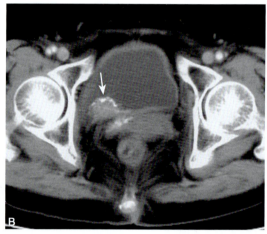
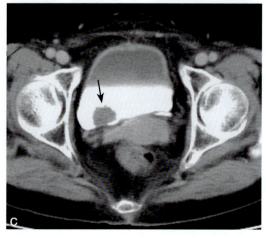

图 7-2-33 膀胱癌
A. CT 平扫,示膀胱右后壁软组织密度肿瘤(箭头),表面附着少许结石(箭头);B. 增强 CT 扫描,可见肿瘤(箭头)有中度强化;C. 膀胱充盈期扫描,对比剂在膀胱内形成液平面,肿瘤显示为充盈缺损(箭头),可见较窄的蒂。

2. 肿瘤位于输尿管口,可导致输尿管梗阻。

3. 累及膀胱周围组织时,膀胱周围脂肪层分界模糊,膀胱壁局部增厚,在周围脂肪中出现软组织密度影。

4. 区域淋巴结转移评估需参考最新版膀胱癌 TNM 分期(见表 7-2-4)。

(二) MRI 表现

1. 膀胱壁局限性增厚或有向腔内突出的肿块,T_1WI 上与正常膀胱壁信号相似,T_2WI 上比正常膀胱壁信号高。

2. 累及膀胱周围组织时,在 T_1WI 上膀胱周围脂肪内出现低信号,在 T_2WI 上可见膀胱壁连续性中断(图 7-2-34)。

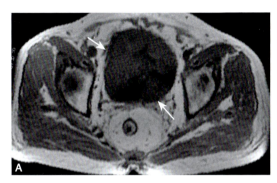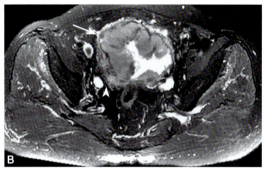

图 7-2-34   膀胱癌

A. MRI 轴位 T_1WI;B. MRI 轴位 T_2WI;示大部分膀胱壁不规则增厚,形成菜花样的软组织肿块向膀胱内突出(箭头),T_1WI 低信号,T_2WI 较高信号。膀胱外的软组织受侵(短箭头)。

3. MRU 对上尿路梗阻部位及原因、是否合并上尿路肿瘤等可较好显示,适用于对比剂过敏或肾功能不全、IVP 检查肾脏不显影及伴有肾盂输尿管积水患者。

【膀胱癌 TNM 分期】(表 7-2-4)

表 7-2-4   膀胱癌 TNM 分期

T 分期:原发肿瘤	
T_X	无法评估原发肿瘤
T_0	无原发肿瘤证据
T_a	非浸润性乳头状癌
T_{is}	原位癌
T_1	肿瘤侵犯膀胱上皮下结缔组织
T_2	肿瘤侵犯肌层
	T_{2a}:肿瘤侵犯浅表肌层(内层)
	T_{2b}:肿瘤侵犯深肌层(外层)
T_3	肿瘤侵犯膀胱周围间隙
	T_{3a}:显微镜下发现肿瘤侵犯膀胱周围组织
	T_{3b}:肉眼可见肿瘤侵犯膀胱周围组织(凸向腔外的肿块)
T_4	肿瘤侵犯以下任何一种组织器官:前列腺、精囊、子宫、阴道、盆壁、腹壁
	T_{4a}:肿瘤侵犯前列腺、精囊、子宫或阴道
	T_{4b}:肿瘤侵犯盆壁或腹壁

NOTES

续表

N 分期:区域淋巴结	
N_X	区域淋巴结无法评估
N_0	无区域淋巴结转移
N_1	真骨盆内(髂内、闭孔、髂外或骶前)的 1 个区域淋巴结转移
N_2	真骨盆内(髂内、闭孔、髂外或骶前)的多个区域淋巴结转移
N_3	髂总淋巴结转移
M 分期:远处转移	
M_0	无远处转移
M_1	有远处转移
	M_{1a}:区域淋巴结以为的淋巴结转移
	M_{1b}:其他远处转移

第五节　肾上腺疾病

Key points

- Contrast-enhanced CT is the preferred imaging method for adrenal disease, and MRI is the supplementary imaging method.

- The diagnosis of adrenal disease requires a comprehensive analysis of clinical symptoms, laboratory examinations and imaging examinations.

肾上腺病变依其是否产生过量激素或致正常激素分泌水平下降,而分为 3 种类型:即肾上腺功能亢进性病变、功能低下性病变和非功能性病变。肾上腺功能亢进性病变和功能低下病变常有典型临床表现,影像学检查的目的是确定病变的侧别、大小和性质;对于肾上腺非功能性病变,影像学检查的目的是发现病变和确定其性质。

一、肾上腺皮质增生

【临床表现】　肾上腺皮质增生(adrenal cortical hyperplasia)根据增生的组织来源和所分泌的激素不同而临床表现各异:包括皮质醇过多分泌导致的库欣综合征(Cushing syndrome),醛固酮增高导致的原发醛固酮增多症,以及性激素过量导致的女性假性性早熟和男性假两性畸形等。

【影像学检查方法的选择】　超声检查是婴幼儿肾上腺异常的首选影像学检查方法,也用于成人对肾上腺病变的初步筛查。CT 检查是诊断肾上腺病变的首选影像学检查方法。MRI 检查由于空间分辨力较低和容易受到伪影影响,对肾上腺体积的评估误差较大,但可显示肾上腺病变内的组织成分,有利于肾上腺结节的定性诊断。

【病理生理基础】　双侧肾上腺弥漫增厚,较正常肾上腺大。结节性肾上腺增生也是皮质增生的一种表现类型,除显示弥漫性增生所具有的双侧肾上腺增大外,增大肾上腺的边缘见一个或多个小结节影,且通常为双侧性。

【影像学征象】

（一）肾上腺弥漫性增生

CT、MRI 表现为双侧肾上腺对称性均匀增大,密度/信号均匀。肾上腺增大的诊断标准指肾上腺的侧肢平均厚度大于 5mm 和/或横断面积大于 $150mm^2$。

（二）肾上腺结节性增生

CT、MRI 表现为肾上腺增大基础上局限性结节状凸起,边缘不光整,少数肾上腺增生可呈大结节甚至巨大结节,结节内因含有丰富的脂类激素,CT 可呈稍低密度(图 7-2-35)。

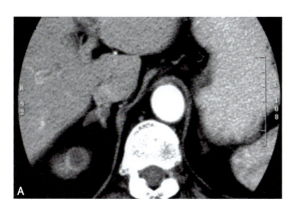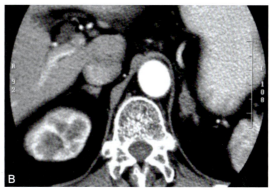

图 7-2-35　肾上腺结节样增生 CT 增强表现
A. 右肾上腺增强 CT;B. 左肾上腺增强 CT;示双侧肾上腺体积增大,可见多发低密度结节。

【诊断与鉴别诊断】　当临床诊断为库欣综合征、原发醛固酮增多症或肾上腺性性征异常,而影像检查发现双侧肾上腺弥漫性增大和/或多发小结节时,结合实验室的相关激素水平检查结果,可诊为双侧肾上腺增生。相当部分的肾上腺皮质增生并不引起腺体外形的明显改变,因此影像检查阴性不能排除肾上腺增生的诊断。

二、肾上腺皮质腺瘤

【临床表现】　肾上腺皮质腺瘤(adrenocortical adenoma)根据其是否引起临床内分泌紊乱,分为无功能性腺瘤和功能性肾上腺皮质腺瘤。功能性腺瘤依其来自肾上腺皮质的不同部位表现为原发性醛固酮增多症或皮质醇增多症,少数为性征异常综合征。无功能肾上腺皮质腺瘤由体检时或腹部影像检查时发现。

【影像学检查方法的选择】　超声检查用于对肾上腺皮质腺瘤的初步筛查,CT 检查是诊断皮质腺瘤的首选影像学检查方法。MRI 用于非功能性腺瘤的鉴别诊断。

【病理生理基础】　皮质腺瘤呈圆形、类圆形肿块,有包膜,富血管,约 70% 皮质腺瘤富含脂类物质,功能性者直径多在 3cm 以下,而非功能性者通常较大,可能出现黏液变性。

【影像学征象】

（一）CT 表现

边界清楚、密度均匀的圆形或椭圆形软组织肿块,边缘光滑。70% 腺瘤由于富含脂质而密度较低,少数肿块呈等密度。动态增强检查,肿块强化较明显且廓清迅速是特征性表现(图 7-2-36)。

（二）MRI 表现

在 T_1WI 和 T_2WI 图像上,信号强度分别近似和略高于肝实质(图 7-2-37)。由于富含脂质而在 T_1WI 反相位图像上相对于同相位图像,表现信号强度明显下降是腺瘤特征性表现。

【诊断与鉴别诊断】　临床诊断为库欣综合征或 Conn 综合征患者,若影像学检查发现肾上腺肿块并具有上述表现,可确诊为库欣腺瘤或 Conn 腺瘤。诊断困难的是非功能性腺瘤,应与其他非功能性

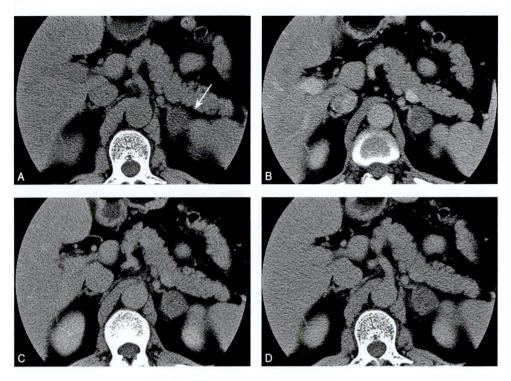

图7-2-36　左侧肾上腺皮质腺瘤 CT 表现

临床表现原发性醛固酮增多症：A. CT 平扫示左肾上腺外侧肢类圆形低密度结节，CT 值约−2.3HU（箭头）；B~D. 静脉注射对比剂后 1 分钟、5 分钟、7 分钟可见肿瘤中等强化，CT 值为；廓清迅速，平均 CT 值分别为 36.1HU，7.3HU 和 12.5HU。

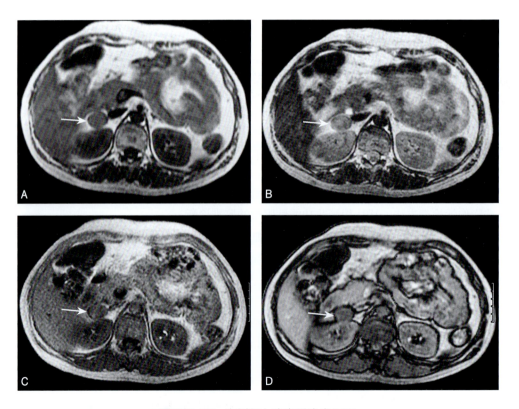

图7-2-37　右侧肾上腺皮质腺瘤 MRI

A. MRI T_1WI，腺瘤与肝实质信号强度相似；B. T_2WI，腺瘤呈中等信号强度；C、D. 反相位图像（D）与同相位图像（C）比较，肿瘤信号强度出现下降。

肿瘤如转移瘤等鉴别,CT动态增强检查及MRI同、反相位检查,腺瘤具有前述表现特征,据此可明确诊断。

三、嗜铬细胞瘤和副神经节瘤

【临床表现】 阵发性或持续性高血压为嗜铬细胞瘤(pheochromocytoma)和副神经节瘤(paraganglioma)的主要表现。病情发作时血压升高,常伴有头痛、多汗、面色苍白、心悸、恶心、呕吐等表现。

【影像学检查方法的选择】 嗜铬细胞瘤体积较大,利用超声、CT和MRI检查均可发现肾上腺肿物。对怀疑有嗜铬细胞瘤而影像检查未发现肾上腺肿瘤的患者,应进行腹主动脉旁、盆腔和颈胸部位的CT检查或MRI检查,以除外副神经节瘤。

【病理生理基础】 嗜铬细胞瘤和副神经节瘤均为起源于神经外胚层嗜铬组织的肿瘤,从颅底至盆腔各部位均可发生,80%~90%发生于肾上腺,称嗜铬细胞瘤,10%~15%发生于肾上腺外,称副神经节瘤。现已明确,30%的嗜铬细胞瘤具有家族遗传背景。肾上腺嗜铬细胞瘤常较大,分泌大量儿茶酚胺,具有一定恶性潜能,血供丰富,易出血、坏死、囊变和钙化。副神经节瘤的体积通常较肾上腺嗜铬细胞瘤小,恶性比例较高。

【影像学征象】

(一) CT 表现

嗜铬细胞瘤呈圆形或椭圆形,常较大,直径多在5cm以上;密度类似肾脏,较大肿块易因出血、坏死和囊变而致密度不均。CT增强检查,肿块实体部分发生明显强化(图7-2-38)。

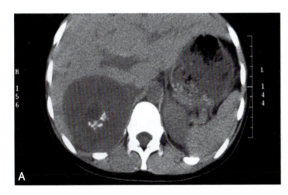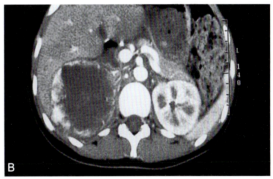

图 7-2-38 右侧肾上腺嗜铬细胞瘤

A. CT平扫,右侧肾上腺较大软组织密度肿块,中心可见囊变、钙化;B. 增强CT扫描,肿块呈边缘明显不均匀增强,中心坏死部分无增强。

(二) MRI 表现

肿瘤在T_1WI上信号强度类似肌肉,而T_2WI上由于富含水分和血窦而呈明显高信号。增强检查,肿瘤实体部分发生明显强化(图7-2-39)。

四、肾上腺皮质癌

【临床表现】 肾上腺皮质癌(adrenocortical carcinoma)以产生库欣综合征者常见,约占65%;约30%能够合成和分泌过量的雄激素或雌激素。

【影像学检查方法的选择】 肾上腺皮质癌体积较大,各种影像学检查均能发现肿块,鉴别诊断主要依靠CT检查和MRI检查。

【病理生理基础】 肿块较大,形状不规则,分叶,包膜不完整,易出血、坏死、囊变,有时含有钙化,通常不含脂类成分,淋巴结及远处转移出现早。

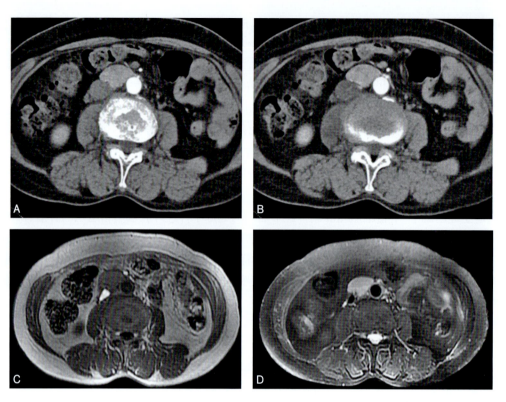

图 7-2-39   副神经节瘤影像表现
腹主动脉与下腔静脉间分叶状肿块于 CT 增强 30s（A）和 60s（B）表现明显快速强化；平扫 MRI 表现：T_1WI（C）等信号，T_2WI（D）明显高信号。

【影像学征象】

（一）CT 表现

肾上腺皮质癌表现为较大的肾上腺区肿块，直径常超过 6cm，呈类圆形、分叶状或不规则形。肿块密度不均，周围为软组织密度，中心常有坏死或陈旧出血所致的不规则低密度区；增强检查肿块呈不均质强化；此外 CT 检查还可发现下腔静脉受累、淋巴结转移及其他脏器转移（图 7-2-40）。

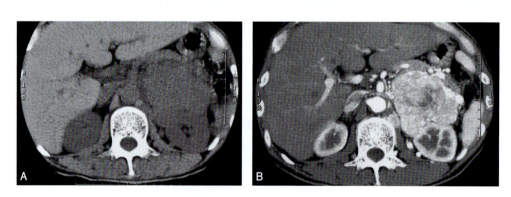

图 7-2-40   左肾上腺皮质癌
A. CT 平扫，示左肾上腺软组织密度肿块，密度不均，略呈分叶状，边缘模糊；B. 增强 CT 扫描，肿块呈明显不均匀增强，脾静脉被包绕。

（二）MRI 表现

肿块信号不均，常见坏死和出血信号灶，同、反相位成像时肿块无信号下降；增强检查，肿块呈不均一强化。当肿瘤侵犯下腔静脉时，其内流空信号影消失。MRI 检查也能敏感地发现腹膜后和纵隔淋巴结转移及脊椎、肝脏等处的转移灶。

【诊断与鉴别诊断】 超声、CT 和 MRI 检查，肾上腺皮质癌通常较大而易于发现。当发现肾上腺较大肿块，且内部密度、信号和回声不均，特别是并有下腔静脉侵犯和/或淋巴结转移、其他部位转移时，应提示为肾上腺皮质癌。

五、肾上腺转移

【临床表现】 肾上腺转移瘤（adrenal metastases）常见，多数来源于肺癌，也可为乳腺癌、胃癌、肝细胞癌、肾细胞癌和黑色素瘤等。肾上腺转移瘤极少影响肾上腺内分泌功能。

【影像学检查方法的选择】 CT 检查是诊断肾上腺转移的主要影像学检查方法，MRI 检查作为复杂病例的鉴别诊断手段。

【病理生理基础】 肾上腺转移开始发生的部位为髓质，而后累及皮质。较大肿瘤内可有坏死和出血。

【影像学征象】 超声、CT 和 MRI：肾上腺转移瘤常表现为双侧肾上腺肿块，偶为单侧性，呈圆形、椭圆形或分叶状，大小不等，常为 2~5cm，也可更大。肿块的回声、密度或信号强度可均一或不均。CT 或 MRI 增强检查，肿块为均一或不均一强化（图 7-2-41）。

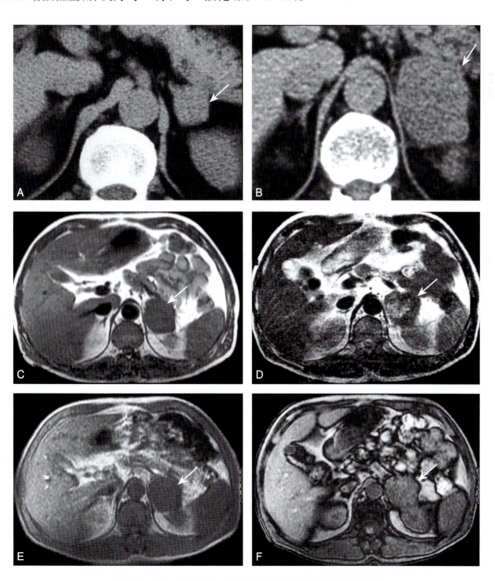

图 7-2-41　左侧肾上腺转移瘤 CT 和 MRI 表现（↑）

A、B. 平扫 CT：左肾上腺区类圆形软组织密度肿块（A）；3 个月后复查，肿块明显增大（B）。C~F. MRI 检查：肿块在 T₁WI 上（C）信号强度低于肝实质，在 T₂WI 上（D）肿块内有偏心性高信号坏死区；化学位移反相位（F）与同相位（E）比较：信号强度无明显变化，提示肿块内不含脂质。

【诊断与鉴别诊断】　对于已确诊为体内其他部位恶性肿瘤的患者,当影像学检查发现双侧肾上腺肿块时,应考虑为肾上腺转移瘤;若只发现单侧肾上腺肿块,则需与腺瘤和其他良性病变鉴别。

附:肾上腺意外瘤

肾上腺意外瘤(adrenal incidentaloma)指临床上无明确肾上腺功能异常表现,而在体检或因其他原因行影像学检查时所偶然发现的肾上腺肿块;其组织病理类型几乎囊括了所有肾上腺肿瘤及非肿瘤性病变,其中绝大多数为肿瘤性病变。在肿瘤性病变中:大多数肿瘤为非功能性肿瘤,少数为亚临床型的功能性肾上腺肿瘤。对于肾上腺意外瘤,首选实验室检查,明确意外瘤是否属于亚临床型功能性肾上腺肿瘤;对于非功能性肾上腺意外瘤,应选择 MRI T_1WI 同、反相位检查,当反相位检查不能确定为含脂质成分的腺瘤时,需要进一步行 CT 或 MRI 动态增强检查,根据前述肾上腺腺瘤的影像学特征,可鉴别出大多数肾上腺意外瘤中的非功能性腺瘤。

思考题

1. 简述肾先天发育畸形的常见类型与影像表现。
2. 简述肾单纯性囊肿与多囊肾的区别与影像鉴别。
3. 简述肾癌、肾母细胞癌与肾血管平滑肌脂肪瘤的影像鉴别。
4. 简述肾盂癌不同影像方法的表现及血尿患者的影像检查方法的合理选择。
5. 简述膀胱癌的病理分期及在超声声图上的表现。
6. 肾上腺腺瘤和增生如何鉴别?
7. 简述肾上腺嗜铬细胞瘤的影像特征。

(张伟国　孙浩然　薛华丹)

第八篇
生殖系统与乳腺

第一章

生殖系统与乳腺总论

第一节　男性生殖系统

Key points

- Ultrasound can be used to evaluate prostatic hyperplasia and residual urine volume.
- CT can be used to evaluate prostate enlargement and pelvic lymph node metastasis in prostate cancer.
- MRI is the best radiographic method to evaluate prostate lesions.
- mpMRI is the best imaging method for prostate cancer, which includes T_1WI, T_2WI, DWI, ADC, and DCE.
- The MRI scoring system for benign and malignant prostate lesions is PI-RADS.

一、常用的影像学检查方法

男性生殖系统（male genital organs）的主要影像学检查方法是 CT、MRI 和超声检查，它们对不同疾病的诊断价值各异。

（一）CT 检查

1. 扫描技术与方法

（1）检查前准备

1）肠道准备：为得到较高的图像质量，可于检查前 2~3 小时，分多次饮水 1 000ml，以充盈盆腔肠管。

2）膀胱准备：需在膀胱充盈状态下检查。

（2）扫描范围自髂骨（ilium）上缘至耻骨（pubic）下缘。

（3）窗宽 300~500HU，窗位 30~50HU。

（4）常规扫描层厚 5~7mm，薄层 2~3mm，层间距同层厚。

（5）增强扫描：扫描参数同平扫检查。

2. 平扫　主要用于诊断前列腺和睾丸形态改变，对于诊断肿瘤性病变的价值有限。

（1）能确切显示前列腺大小和形态改变。

（2）能够发现前列腺增生（prostatic hyperplasia）所致的腺体增大，但不能确定其内是否存在早期前列腺癌（prostate carcinoma）。

（3）能够发现非对称性睾丸增大、单侧或双侧睾丸缺如。

（4）能够发现少量盆腔积液、盆腔内钙化灶。

3. 增强扫描　是男性生殖系统常用的检查方法。

（1）难以检出限于被膜（capsule）内的早期前列腺癌；但对于已确诊的前列腺癌，能够明确肿瘤有无被膜外侵犯（extracapsular extension）、淋巴结转移和/或骨转移等，有助于肿瘤分期。

（2）对于睾丸肿瘤（testicular tumor）本身，增强 CT 检查定性诊断能力较弱，多用于评估恶性睾丸肿瘤有无腹膜后淋巴结转移。

（3）能够鉴别腹膜后和盆腔内肿大淋巴结与血管。

（二）MRI 检查

1. 扫描技术与方法

（1）膀胱准备：适当充盈膀胱。

（2）扫描序列：常规行盆腔轴位 SE、FSE 序列 T_1WI 和 T_2WI 检查，通常需要辅以冠状位和矢状位 FSE 序列 T_2WI 检查。

（3）线圈（coil）：3T MRI 设备用体部表面线圈（body surface coil）即可，1.5T MRI 设备建议联合应用直肠内表面线圈（endorectal surface coil），后者可提高前列腺和精囊图像质量。检查睾丸则需用小的环形表面线圈（circular surface coil）。

（4）层厚和层间隔：层厚 3~5mm，无间距扫描。

（5）增强扫描：扫描参数与平扫相同，也可采用快速成像序列，如 EPI 技术。

（6）磁共振扩散加权成像（DWI）：能够反映不同组织和病变内水分子运动的受限程度，通常采用 SE-EPI 序列进行 DWI 检查。

（7）^1H 磁共振波谱（^1H MRS）：其利用不同化合物中氢质子具有不同的共振频率的原理，用以检测正常前列腺及其病变组织的代谢产物。

1）线圈：3T MRI 设备用体部表面线圈，1.5T MRI 联合应用直肠内外相阵列线圈（integrated endorectal and external phased-array coil）。

2）定位技术：依定位技术不同，分为单体素波谱（sing voxel spectroscopy，SVS）和多体素波谱（multi-voxel spectroscopy，MVS）。前者仅能获得单一体积的谱线，后者则能获得多个体素的谱线。

2. 平扫
可作为前列腺疾病的首选影像学检查方法，对于睾丸肿瘤的诊断和分期亦有较高价值。

（1）用于前列腺癌的诊断、鉴别诊断和分期，但对限于中央腺体（central gland）内肿瘤的检出有限度。

（2）对于前列腺增生的诊断和鉴别诊断有较高价值，但同样难以判断中央腺体内有否小的前列腺癌。

（3）用于睾丸疾病的鉴别诊断和恶性睾丸肿瘤的分期。

3. DWI
常用于前列腺病变的检查，对于前列腺癌和前列腺良性增生的鉴别具有一定价值。

4. 增强扫描
目前临床多采用多期动态增强检查（dynamic contrast enhanced，DCE）。

5. ^1H MRS
由于图像采集时间长、图像质量不稳定，因此其诊断前列腺癌的临床价值并未被写进临床指南。

6. 多参数磁共振检查
包括 T_2WI、DWI 和 DCE，是目前诊断前列腺癌的最佳技术，具有很高的敏感度和特异度。目前临床上常用的前列腺影像报告与数据系统（prostate imaging reporting and data system，PI-RADS）即是基于以上 3 种成像序列，对 MRI 检查设备和技术要求提出了指导性建议，对检查要求、评估分类标准、技术规范及扫描参数进行了规范。

（1）用于各解剖带前列腺癌的检测和定位。

（2）提高前列腺癌分期（staging prostatic carcinoma）的准确性，评估危险度分级。

（3）引导前列腺疾病的穿吸活检（guiding needle biopsy of prostatic lesion）。

（4）评估前列腺癌的疗效，评估治疗后复发。

（三）超声检查

1. 前列腺和精囊的检查途径

（1）经下腹部扫查：患者应适当充盈膀胱，多用频率为 3.5MHz 或 5.0MHz 的凸阵式探头，取仰卧位进行检查。

（2）经直肠扫查：患者要排空大便并适度充盈膀胱，选用频率 5.0~7.5MHz 的单平面或多平面腔内探头，取膀胱截石位或左侧卧位进行检查。

2. 阴囊和睾丸的检查途径　无须特殊准备，选用 5.0~7.5MHz 线阵探头，多取仰卧位检查，必要时行站立位检查。

3. 诊断价值　超声检查是前列腺疾病影像学检查的初查方法，是睾丸疾病（本身）的主要检查方法。

（1）结合临床症状和实验室检查，能够发现、诊断大多数前列腺增生和前列腺炎，对部分前列腺癌病例诊断困难。

（2）超声检查对睾丸病变有较高的价值，常能鉴别睾丸肿瘤的良、恶性。

（3）超声引导下前列腺穿刺活检能够确诊前列腺癌。

二、正常影像解剖

（一）正常 CT 表现

1. 前列腺（prostate）　前列腺周围有低密度脂肪组织围绕，CT 能够清楚显示。

（1）位置：前列腺紧邻膀胱下缘（在耻骨联合下缘以下）。

（2）形态与密度：前列腺呈圆形或横置椭圆形，边缘光整，均匀软组织密度影，老年人可见钙化（图 8-1-1A）。无论 CT 平扫或是增强检查，均不能明确分辨前列腺各解剖带（zonal anatomy），也不能识别前列腺被膜（prostate capsule）。

（3）大小：前列腺径线随年龄而增大。年轻人，前列腺平均上下径、横径和前后径分别为 3.0cm、3.1cm、2.3cm，而老年人则分别为 5.0cm、4.8cm 和 4.3cm。

2. 精囊（seminal vesicle）

（1）位置：精囊位于膀胱后方，邻近前列腺上缘。

（2）形态与密度：精囊呈"八"字形均匀软组织密度影，边缘常呈小分叶状。

（3）精囊角（seminal vesicle angle）：指两侧精囊前缘与膀胱后壁之间各有一尖端向内的锐角形脂肪性低密度区（图 8-1-1B）。精囊角变化对前列腺癌分期很重要。

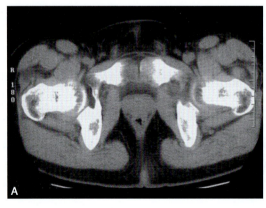
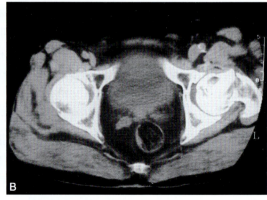

图 8-1-1　正常前列腺和精囊 CT 表现

A. 正常前列腺：平扫 CT，于直肠前方，前列腺呈横置椭圆形软组织密度影，边缘光整；B. 正常精囊：平扫 CT，双侧精囊呈"八"字形软组织密度影，其与膀胱后壁间的尖端向内脂肪性低密度区为精囊角。

（二）正常 MRI 表现

1. 常规 MRI 检查

（1）前列腺：MRI 能够多方位显示前列腺，轴位是观察前列腺的主要方位。

1）前列腺在 T_1WI 上呈均匀低信号,不能识别各解剖带(图 8-1-2A)。

2）由于组织结构和含水量差异,前列腺各解剖带(表 8-1-1)在 T_2WI 上呈不同信号强度(图 8-1-2B):移行带位于尿道前外侧,中央带主要构成前列腺基底部,二者难以区分。周围带位于前列腺后外侧及尖部,前纤维肌基质位于尿道前方。

表 8-1-1 前列腺各解剖带和 T_2WI 上信号强度

部位	解剖带	组织学	占腺体比例(青年)	T_2WI 信号强度
中央腺体(内腺) (central or inner gland)	移行带(transition zone)	腺体组织	5%	低信号
周围腺体(外腺)(peripheral or outer gland)	中央带(central zone)	腺体组织	25%	低信号
	外周带(peripheral zone)	腺体组织	70%	高信号
前纤维肌基质 (anterior fibromuscular stroma)		非腺体组织		低信号

3）前列腺包膜:位于前列腺周边,在 T_2WI 上呈细线状环形低信号(thin rim of decreased signal intensity)。

(2)精囊:由卷曲的细管(convoluted tubules)构成,其内充盈液体。在 T_1WI 上呈均一低信号,T_2WI 呈"铺路石"样高信号,壁为低信号(图 8-1-2C、D)。

(3)前列腺静脉丛(prostatic venous plexuses):表现为前列腺周围细线状、蜿蜒状结构,在 T_1WI 上

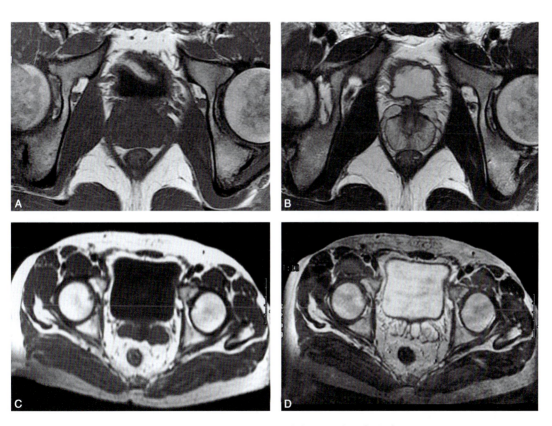

图 8-1-2 正常前列腺和精囊 MRI 表现(平扫)

A、B. 正常前列腺:T_1WI(A)上,前列腺呈均一低信号;T_2WI(B)上前列腺移行带和中央带呈低信号,外周带则呈较高信号;C、D. 正常精囊:T_1WI(C)上,精囊呈均一低信号;T_2WI(D)上,精囊呈高信号,其壁为低信号。

呈低信号,T_2WI 上呈高信号,双侧对称。

（4）阴囊和睾丸（scrotum and testes）

1）正常睾丸:呈卵圆形结构,T_1WI 上信号强度低于脂肪而高于水,T_2WI 上则高于脂肪低于水。

2）睾丸白膜（tunica albuginea of testis）:在 T_1WI 和 T_2WI 上呈线状低信号影,位于睾丸周边。

3）睾丸鞘膜（tunica vaginalis of testis）:内有少量液体,在 T_1WI 上呈低信号,T_2WI 呈高信号。

4）附睾（epididymis）:在 T_1WI 上呈等信号,在 T_2WI 上呈不均匀中等信号,强度低于睾丸。

2. DWI　正常前列腺中央腺体的信号强度略高于周围组织结构,外周带的信号强度低于周围组织结构。

3. 磁共振波谱　正常前列腺组织内含有高浓度的枸橼酸盐（citrate,Cit）,为腺体组织产生和分泌;此外,还含有胆碱（choline,Cho）及其化合物与肌酐（creatine,Cre）,其中前者与细胞膜的合成与降解有关,而后者参与能量代谢。在前列腺各解剖带,这些代谢物的含量有所差异:

（1）外周带的 Cit 波峰最高,波峰（Cho+Cre）/Cit 的比值约为 60%,且随年龄增长无明显改变（图8-1-3）。

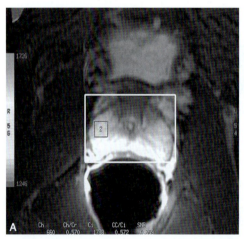
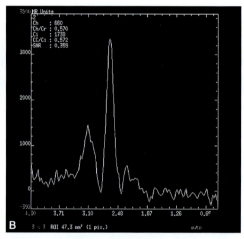

图 8-1-3　正常前列腺 MRS 表现

A. MRS 多体素检查定位像,大方框代表多体素 MRS 检查的范围;B. 为 A 图外周带（小方框 2）MRS 谱线图,谱线中位于 2.6ppm 的 Cit 波峰最高,而位于 3.0 和 3.2ppm 的 Cre 和 Cho 峰较低且融合在一起,（Cho+Cre）/Cit 的比值为 57.2%。

（2）中央腺体的 Cit 含量较低,但其波峰不应低于 Cho。随年龄增长,Cit 波峰由于腺体增生而增高。

（三）正常超声表现

1. 前列腺

（1）经腹横向扫查:前列腺呈三角形,被膜呈整齐的线状高回声,内部为均匀分布细小点状回声（图 8-1-4A）。尿道一般不显示,有时呈点状高回声,位于前列腺中央附近。

（2）经腹纵向扫查:尿道呈斜行高回声带。

（3）经直肠扫查:前列腺显示更为清楚。

2. 精囊　在前列腺底部的两侧后上方可探及低回声精囊（图 8-1-4B）。经腹横向扫查时,精囊呈蜿蜒条状低回声。经直肠纵向扫查,精囊呈三角形或椭圆形低回声。

3. 阴囊和睾丸

（1）阴囊壁:呈光滑带状强回声,无彩色血流。

（2）睾丸:呈椭圆形的中等或稍低回声,内部呈分布均匀的细点状低回声。睾丸边缘光滑,纵径、

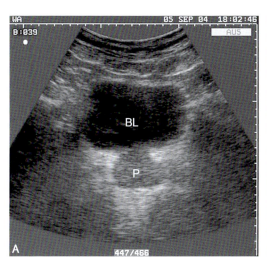
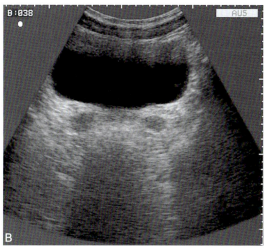

图 8-1-4 正常前列腺和精囊超声表现

A. 正常前列腺：经腹扫查，前列腺（P）位于膀胱（BL）后下方，边缘清楚，内部呈均匀细小点状回声；B. 正常精囊：经腹扫查，膀胱底后方可见呈低回声的精囊。

横径和前后径分别约为 5cm、3cm 和 2cm。

（3）附睾：附睾回声等或略强于睾丸回声。附睾头呈半圆形，紧邻睾丸上极。附睾体较薄，位于睾丸后方。尾部毗邻睾丸下极，难以显示。

（4）CDFI 能显示睾丸动脉。

三、基本病变的影像学征象

（一）CT 检查的异常表现

1. 前列腺

（1）前列腺增大（prostatic enlargement）：是常见的异常征象，表现前列腺横径 >5cm 或在耻骨联合（pubic symphysis）上方 2cm 层面仍可显示前列腺。

1）前列腺对称性增大（symmetric enlargement）：常见于良性前列腺增生（benign prostatic hyperplasia，BPH），但不能与局限于腺体内的前列腺癌鉴别（图 8-1-5A）。

2）前列腺非对称性增大（asymmetric enlargement）：常见于前列腺癌，也可见于前列腺局部较大结节样增生（图 8-1-5B）。

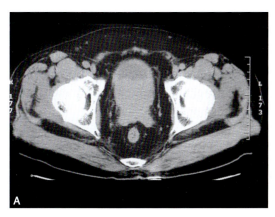
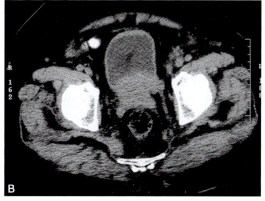

图 8-1-5 前列腺和精囊 CT 异常征象

A. 前列腺对称增大（前列腺增生）：平扫 CT，前列腺弥漫性增大，向上突入膀胱底部；B. 精囊角消失（前列腺癌）：平扫 CT，前列腺非对称性增大，右侧精囊角消失。

（2）形态异常:前列腺分叶伴有增大,多见于前列腺癌。

（3）密度异常:前列腺内低密度灶见于前列腺脓肿、囊肿或肿瘤坏死灶;前列腺内高密度钙化常为腺体内结石（lithiasis）。

2. 精囊

（1）大小异常:双侧精囊对称性增大通常由于液体滞留（fluid retention）所致。单侧精囊增大可见于囊肿、脓肿或肿瘤等。

（2）形态异常

1）精囊角消失（obliteration of seminal vesicles angle）:是常见的异常征象。在膀胱癌或前列腺癌时,这一征象意味肿瘤已侵犯精囊（图 8-1-5B）。

2）精囊肿块:见于精囊囊肿、脓肿、精囊肿瘤。

（3）密度异常

1）精囊肿块呈水样密度,常见于精囊囊肿或脓肿（cyst or abscess of seminal vesicle）。

2）精囊肿块呈不均匀软组织密度并有强化时,常见于精囊肿瘤（seminal vesicle tumor）。

（二）MRI 检查的异常表现

1. 前列腺

（1）前列腺增大

1）前列腺对称性增大,以移行带为主,外周带受压变薄:常见于良性前列腺增生（图 8-1-6C、D）。

2）前列腺非对称性增大,常见于前列腺癌,偶见于囊肿、脓肿和腺瘤。

（2）形态异常:表现和意义同 CT 检查。

（3）信号异常:常合并有前列腺大小和形态异常。

1）外周带在 T_2WI 上显示有低信号灶,常提示为前列腺癌（图 8-1-6A、B）,但也可见于慢性前列腺炎（chronic prostatitis）、肉芽肿性病变（granulomatous diseases）和活检后出血（postbiopsy blood）等良性病变。

2）移行带增大并 T_2WI 上多发不均匀高信号结节,提示为以腺体为主的良性前列腺增生（glandular BPH）。

3）移行带增大并 T_2WI 上多发不均匀中等信号结节,提示以基质为主的良性前列腺增生（stromal BPH）（图 8-1-6C、D）。

（4）DWI 检查:前列腺内局灶性高信号区,常提示为前列腺癌。

（5）磁共振波谱检查:前列腺病变区的 Cit 峰值明显下降以及（Cho+Cre）/Cit 的比值显著增高,均提示为前列腺癌（图 8-1-7）。

2. 精囊

（1）大小和形态异常:表现和意义同 CT 检查。

（2）信号异常:精囊肿块在 T_1WI 上呈低信号,T_2WI 呈高信号,多为精囊囊肿。精囊肿块与前列腺肿块相连且在 T_2WI 上均呈低信号,DWI 上均为高信号,提示前列腺癌已侵犯精囊。

3. 阴囊和睾丸   睾丸肿块相对常见,在 T_2WI 上多信号较低（与正常睾丸比）。睾丸精原细胞瘤（seminoma）信号均匀,而非精原细胞瘤（nonseminoma）多信号不均。

（三）超声检查的异常表现

1. 前列腺

（1）大小异常、形态异常:表现和意义同 CT 检查。

（2）回声异常:常合并有前列腺大小和形态改变。

1）前列腺对称性增大,内部回声较均匀,常有稍强回声的小结节,见于良性前列腺增生（图 8-1-8）。

2）前列腺非对称性增大,外腺区有低、等或高回声结节,CDFI 示结节内部、周围有丰富彩色血

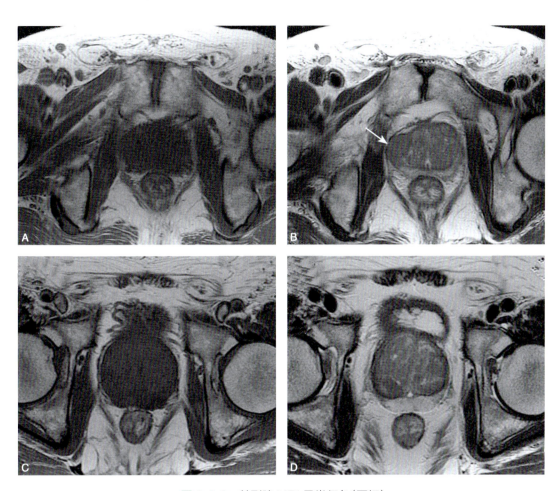

图 8-1-6　前列腺 MRI 异常征象（平扫）

A、B. 前列腺大小和信号异常（前列腺癌）：T₁WI（A）上前列腺增大，呈均一低信号；T₂WI（B）上右侧外周带内可见低信号结节（箭头）；C、D. 前列腺大小和信号异常（良性前列腺增生）：前列腺明显对称性增大，T₁WI（C）上呈均一低信号；T₂WI（D）上，增大的移行带信号不均，外周带显示受压，但仍维持较高信号。

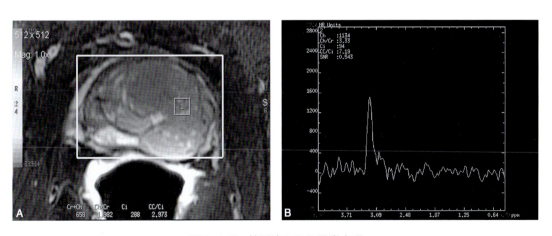

图 8-1-7　前列腺 MRS 异常表现

A. MRS 多体素检查定位像，大方框代表多体素 MRS 检查的范围；B. 为 A 图小方框 2 的 MRS 谱线图，谱线中位于 2.6ppm 处的 Cit 峰明显减低，而位于 3.0 和 3.2ppm 处的 Cre 和 Cho 峰明显增高，（Cho+Cre）/Cit 的比值为 719%，提示为前列腺癌。

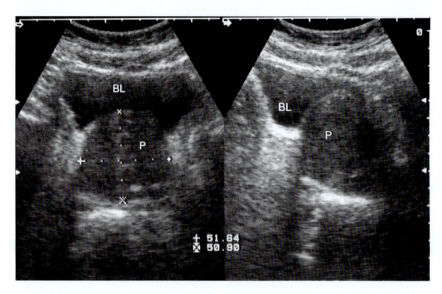

图 8-1-8 前列腺超声异常征象

前列腺对称性增大,内部回声较均匀,常有稍强回声的小结节。BL,bladder;P,prostate。
前列腺增大并回声异常(良性前列腺增生),经腹扫查横切和纵切显示前列腺增大,向
上突入膀胱底。

流,常提示为前列腺癌。

3)前列腺弥漫性轻度增大,边缘粗糙,内部回声不均,常有斑片状强回声,见于急、慢性前列
腺炎。

2. 精囊

(1)精囊增大,正常回声消失,代之以不均匀回声肿块,常为精囊肿瘤。

(2)精囊内椭圆形无回声区并后方回声增强,提示精囊囊肿。

3. 阴囊和睾丸

(1)睾丸增大,正常回声消失,而呈强弱不均或混杂回声肿块,CDFI 显示丰富血流信号,见于各
种类型睾丸肿瘤。

(2)阴囊增大,睾丸前方及左右侧可见带状无声区,无声区后部有正常睾丸,见于睾丸鞘膜积液
(hydrocele)。

(3)阴囊内无睾丸,常为隐睾(cryptorchidism),可于同侧腹股沟探及未降睾丸。

第二节 女性生殖系统

Key points

- For female reproductive organs, imaging examinations include uterine salpingography, pelvic artery angiography, CT, MRI, and ultrasound and many other methods.

- X-ray and CT examination have ionizing radiation damage, which should be carefully used for pregnant women and women of childbearing age.

- Ultrasound has no damage to fetal and ovarian tissue, and is the most important and preferred imaging method in the field of obstetrics. It is also the preferred imaging examination in the field of gynecology.

- MRI is an important supplementary examination after ultrasound, with good soft tissue resolution and the best display of uterus, vagina, and ovary. Commonly used sequences include T_2WI, T_1WI, fat suppression sequence, and DWI.

NOTES

一、常用的影像学检查方法

对女性生殖器官(female genital organ),影像学检查有子宫输卵管造影、盆腔动脉造影、CT检查、MRI检查、超声检查等诸多方法。应根据临床拟诊情况,有针对性地选择这些检查方法。需特别指出,X线和CT检查具有电离辐射损伤,对孕妇及育龄期妇女要慎用。

(一)子宫输卵管造影(hysterosalpingography)

属于有创性检查,是通过插管(cannula)经子宫外口(external ostium of uterus)注入对比剂,以显示宫腔(uterine cavity)和输卵管内腔的检查方法。用于检查各种子宫先天性异常(congenital uterine abnormalities)或输卵管梗阻(fallopian tubal obstruction)所致的不孕症(infertility)。

(二)盆腔动脉造影

行股动脉插管,将导管顶端置于腹主动脉分叉处、髂总动脉或髂内动脉内,注入对比剂,行造影检查以显示子宫动脉(uterine artery)。若导管顶端置于肾动脉起始处稍下方,则能显示卵巢动脉(ovarian artery)。用于女性生殖系统良、恶性肿瘤的介入性治疗。

(三)CT检查

1. 扫描技术与方法

(1)检查前准备、扫描参数同男性盆腔检查。为明确阴道(vagina)与子宫颈(cervix uteri)分界,可放置阴道塞(vaginal plug)。

(2)增强扫描的检查技术和对比剂用量均同男性盆腔增强检查。女性盆腔肿块性病变常需进行增强扫描。

2. CT检查　常作为超声之后的补充检查。

(1)能了解女性盆腔肿块与周围结构关系,判断肿块的起源和性质,但有一定限度。

(2)对已确诊的女性生殖系统恶性肿瘤,确定病变范围及转移情况,以利肿瘤分期和治疗。

(3)可判断女性生殖系统病变(恶性肿瘤等)的疗效及有无复发。

(四)MRI检查

1. 扫描技术与方法

(1)检查前准备:膀胱需适度充盈。

(2)扫描序列:常规采用FSE序列T_1WI和T_2WI检查,选择性应用脂肪抑制技术。其中T_2WI检查对显示子宫各部解剖和识别卵巢尤为重要。通常需要行矢状位、冠状位和轴位T_2WI检查。DWI成像有助于鉴别病变的性质。

(3)线圈:应用相阵列多线圈可获得女性盆腔高分辨力图像。

(4)参数:层厚5~6mm,间隔1mm。

(5)增强扫描的检查技术和对比剂用量:与男性盆腔MRI增强检查相同。

2. MRI检查　是超声之后的重要补充检查,显示子宫、阴道、卵巢最佳。

(1)能够显示子宫和卵巢的各种先天性发育异常。

(2)能够识别子宫各解剖层及卵巢,对于判断盆腔肿块的起源和性质要优于CT和超声检查。

(3)对已确诊的女性生殖系统恶性肿瘤,MRI分期的准确度亦优于CT和超声检查。

(4)治疗后随诊,和CT、超声检查相比,MRI能够分辨治疗后纤维化(post therapy fibrosis)与肿瘤复发(recurrent tumor)。

(五)超声检查

1. 检查方法

(1)经腹途径检查:膀胱需适度充盈,采用线阵、扇扫或凸阵探头,频率3.0~5.0MHz,先行纵向、再行横向扫查,并不断变换探头角度。

(2)经阴道超声检查(transvaginal ultrasonography,TVS):无需特殊准备,使用腔内探头,频率

5.0~7.5MHz,转动探头柄,行纵向、横向及多方向扫查。

2. 超声检查　对胎儿(fetus)和卵巢组织(ovarian tissue)无损伤,因而是产科领域最主要的影像检查方法,也是妇科领域首选的影像检查方法。

(1)可动态监控胎儿发育情况,判断有无先天性畸形、死胎和前置胎盘(placenta previa)。

(2)了解宫内节育器(intrauterine device,IUD)的位置和有无并发症。

(3)显示子宫各种先天性发育异常。

(4)能够识别正常卵巢,有助于确定盆腔肿块的起源。能够发现和诊断多数女性生殖系统病变(子宫和卵巢的各种良、恶性肿瘤和一些炎性病变等)。

二、正常影像解剖

子宫位于小骨盆内,前邻膀胱,后为直肠,上方游离与肠袢相邻。两侧为输卵管、卵巢及阔韧带。

(一)正常子宫输卵管造影表现

1. 宫腔呈倒置三角形,底边在上,为子宫底(fundus uteri);两侧角为子宫角(cornus uteri),与输卵管相通;下端与边缘呈羽毛状的子宫颈管(cervical canal)相通。

2. 输卵管自子宫角向外下走行,呈迁曲柔软的线状影,依次为峡部、壶腹部(ampulla portion)和伞端(fimbria portion)(图8-1-9A)。

3. 腹膜涂抹征　在注入对比剂后一定时间(依对比剂类型而定)复查,显示腹腔内有多发线状致密影,为对比剂流入腹腔的征象,提示输卵管通畅(图8-1-9B)。

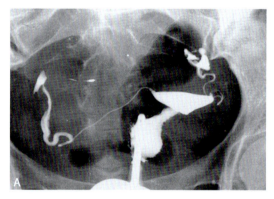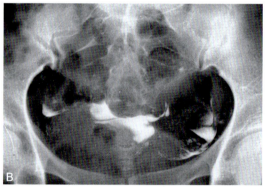

图8-1-9　正常子宫输卵管造影

A.子宫输卵管造影,宫颈管、宫腔和双侧输卵管充盈对比剂:宫颈管边缘呈羽毛状;宫腔为倒置三角形,边缘光整;输卵管自宫角处向外行,呈迁曲柔软的线状影,伞部膨大;B.复查片,显示盆腔内有多发线状致密影,指示输卵管通畅。

(二)正常盆腔动脉造影表现

1. 子宫动脉先向内下走行,发出分支供应宫颈和阴道,继而沿子宫侧缘转向上行,并不断发出螺旋状分支供应宫体和内膜。

2. 卵巢动脉自起始部迁曲下行,供应卵巢。

(三)正常CT表现

1. 子宫

(1)子宫体(corpus uteri)

1)形态:呈横置梭形或椭圆形软组织密度影,边缘光滑(图8-1-10),中心较小的类圆形或T形低密度区代表子宫腔。

2)大小:婴儿期子宫体与子宫颈比为1:2,成人为2:1。成人子宫从子宫底至子宫颈7~8cm,

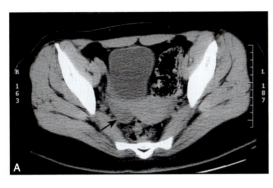
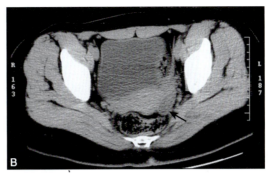

图 8-1-10　正常子宫和卵巢 CT 表现

A、B. 平扫 CT, 正常子宫位于膀胱后方, 呈梭形软组织密度影; 双侧卵巢呈椭圆形结构, 内含代表卵泡的低
密度灶(箭头)。

左右径 4~5cm, 前后径 2~3cm。产后略大, 绝经后缩小。

（2）宫颈: 在子宫体下方层面显示, 呈圆形或椭圆形软组织密度影, 外缘光滑, 横径小于 3cm。

（3）增强扫描: 子宫肌壁呈明显均匀强化, 反映子宫壁的丰富血供, 中心低密度宫腔不强化。子
宫颈由于间质成分多, 强化程度低于子宫壁。

2. 子宫旁组织（parametrium）　位于子宫体、子宫颈和阴道上部的两侧, 呈脂肪性低密度区, 内
可见输尿管、子宫静脉丛呈细小点状或条状软组织密度影。子宫圆韧带（round ligament of uterus）呈
条带状自宫底向前外侧走行。

3. 卵巢和输卵管　育龄期正常卵巢常可识别, 尤为增强检查时, 呈椭圆形结构, 内有代表卵泡的
低密度灶（图 8-1-10）; 但正常输卵管难以识别。

（四）正常 MRI 表现

1. 子宫和阴道

（1）平扫 T_1WI 上, 子宫体、子宫颈和阴道呈均匀等信号, 高信号的周围脂肪组织中常可见成对的
呈低信号的子宫圆韧带和子宫骶韧带（uterosacral ligament）。

（2）T_2WI 上, 子宫体、子宫颈和阴道呈分层表现（表 8-1-2, 图 8-1-11A、B）。从子宫内膜外缘至子
宫外缘的厚度 1~3cm。子宫内膜分泌期厚度 4~6mm, 增生期厚度 1~3mm, 绝经后内膜变薄, 信号减低。

表 8-1-2　子宫体、子宫颈和阴道在 T_2WI 上分层表现和信号强度

部位	信号强度	显示内容
子宫体	高信号	子宫内膜（endometrium）和腔内分泌物
	低信号	子宫肌内层（inner myometrium）, 称结合带（junctional zone, JZ）
	中等信号	子宫肌外层（outer myometrium）
子宫颈	高信号	子宫颈管内黏液
	中等信号	子宫颈黏膜皱襞（mucosal folds）
	低信号	子宫颈纤维基质（fibrous stroma）(其与宫体结合带连续)
	中等信号	子宫颈肌层（其与宫体子宫肌外层相续）
阴道	高信号	阴道上皮（epithelium of vagina）和内容物
	低信号	阴道壁（vaginal wall）

（3）增强扫描: 子宫体、宫颈和阴道各层的强化表现随时间而异。

2. 卵巢　MRI 横轴位和冠状位上多可识别出正常卵巢。卵巢在 T_1WI 上呈卵圆形均匀低信
号结构; 在 T_2WI 上, 其周边卵泡（follicle）呈高信号, 内部的中央基质（central stroma）呈低信号（图
8-1-11C、D）。

NOTES

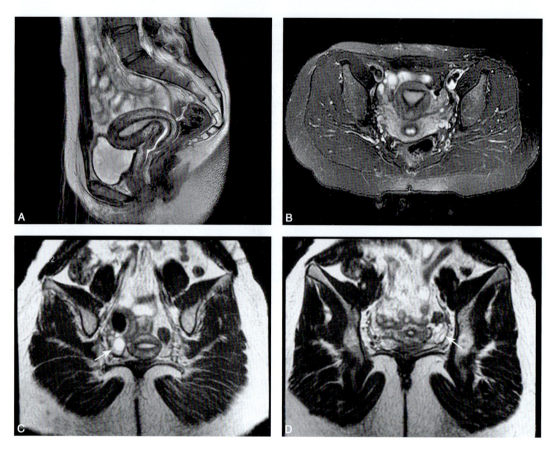

图 8-1-11 正常子宫和卵巢 MRI 表现
A、B. 正常子宫:T₂WI 矢状位(A)和横轴位脂肪抑制像(B)上,子宫体分三层信号,即中心高信号、中间低信号和周围中等信号,分别代表宫内膜和分泌物、子宫肌内层(结合带)和子宫肌外层;C、D. 正常卵巢:T₂WI 冠状位上,于子宫两侧分别可见含有数个高信号卵泡的右侧(C)和左侧卵巢(箭头)(D)。

(五)正常超声表现

1. 子宫

(1)纵向扫查,子宫呈倒置梨形;横向扫查,底部为三角形,体部呈椭圆形。

(2)子宫体呈均质中等回声,轮廓光滑(图 8-1-12A)。子宫腔呈线状高回声。内膜可为低或较高回声,其回声和厚度与月经周期(menstrual cycle)有关。

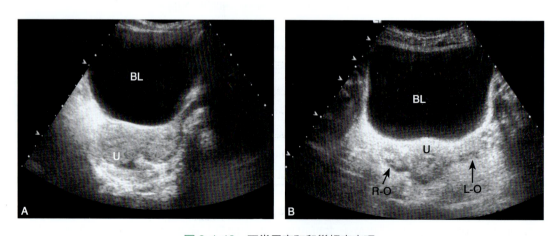

图 8-1-12 正常子宫和卵巢超声表现
A. 经腹纵向扫查,子宫体(U)位于膀胱(BL)后方,呈均质中等回声,轮廓光整;B. 经腹横向扫查,子宫体(U)两侧分别见左、右卵巢(L-O、R-O),其中央回声较高,周边为无回声区。

（3）子宫颈回声较宫体回声稍高，内可见带状高回声子宫颈管。

（4）阴道内常有少量气体而呈片状高回声带。

2. 卵巢与输卵管

卵巢通常位于子宫体两侧外上方，成人卵巢呈杏仁状，大小约为 4cm×3cm×1cm，呈中低回声，所含卵泡呈圆形液性无回声区（图 8-1-12B）。输卵管不易识别。

三、基本病变的影像表现

（一）子宫输卵管造影的异常表现

1. 子宫腔异常

（1）子宫腔大小和/或形态改变，边缘光整，常见于各种类型子宫先天性发育异常。

（2）子宫腔变形且边缘不整，见于炎性病变（图8-1-13）。

（3）子宫腔内圆形充盈缺损，见于黏膜下肌瘤（submucous myoma）或息肉。圆形或不规则形充盈缺损，可见于子宫内膜癌。

2. 输卵管异常 输卵管僵硬、狭窄、扩张和/或不通，常见于结核或非特异性炎症（图8-1-13）。

（二）盆腔动脉造影的异常表现

1. 子宫动脉或卵巢动脉增粗，并出现丰富迂曲、分布杂乱的病理血管，常见于女性生殖系统恶性肿瘤。

2. 对比剂血管外溢，提示有活动性出血。

（三）CT 检查的异常表现

1. 子宫异常

（1）大小异常

1）子宫增大：多见，常见于子宫肌瘤（uterine myoma）和子宫内膜癌（endometrial carcinoma）。

2）单纯小子宫：少见，见于子宫发育不良，如幼稚子宫（pubescent uterus）。

3）子宫颈增大：常见于子宫颈癌（cervical carcinoma）。

（2）形态异常：多与子宫增大并存。

1）子宫呈分叶状改变，见于子宫良、恶性肿瘤（图8-1-14A）。

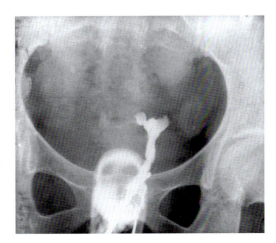

图 8-1-13　子宫输卵管造影异常征象
子宫腔和输卵管异常（宫腔炎症并双侧输卵管闭塞）：显示宫腔形态不规整，边缘不光滑，双侧输卵管未见对比剂充盈。

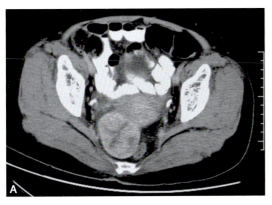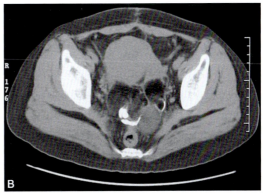

图 8-1-14　子宫和卵巢 CT 异常征象

A. 子宫形态异常（子宫肌瘤）：增强扫描，显示子宫增大，呈分叶状改变，并强化不均；B. 盆腔肿块（卵巢畸胎瘤）：平扫示盆腔宫体后方不规则形混杂密度肿块，内有脂肪性低密度区和高密度钙化灶。

2）其他：见于各种类型子宫发育异常，如单角子宫（unicornuate uterus）或双角子宫（bicornuate uterus）。

（3）密度异常：单纯密度异常少见，常与子宫大小和形态异常并存。常表现为不规则、边界不清的低密度区，代表肿瘤内变性（degeneration）或坏死组织。

2. 盆腔肿块　女性盆腔肿块常来自卵巢，也可为盆腔炎性肿块或其他来源的肿块。某些盆腔肿块具有一定影像特征。

（1）盆腔肿块呈混杂密度，内有明确脂肪性低密度灶和钙化，为卵巢畸胎瘤（ovarian teratoma）表现特征（图 8-1-14B）。

（2）盆腔肿块呈水样低密度，单房或多房，壁薄且轻度均匀强化，见于卵巢囊肿（ovarian cyst）或卵巢囊腺瘤（ovarian cystadenoma）。

（3）盆腔肿块呈囊、实性混杂密度，不均匀强化，常见于卵巢癌（ovarian cancer）。

（四）MRI 检查的异常表现

1. 子宫异常

（1）大小和形态异常：同 CT 检查所见。子宫形态发生改变，但子宫壁各层信号仍属正常，常见于子宫发育异常，例如单角子宫、双角子宫等。

（2）子宫信号异常

1）宫腔信号异常：①T$_2$WI 上，宫腔内有矢状走行的线状低信号，见于纵隔子宫（septate uterus）；②宫腔内有类圆形中等信号肿块，为息肉或黏膜下肌瘤；圆形或不规则形肿块，可见于子宫内膜癌。

2）宫壁信号异常：①结合带增宽，边界不清，见于子宫腺肌病（adenomyosis）。②宫壁内异常信号肿块见于子宫良、恶性肿瘤：肿块 T$_2$WI 上呈中等信号，并有结合带（JZ）破坏、中断且强化不均，DWI 为高信号伴 ADC 值减低，是子宫内膜癌的常见表现（图 8-1-15A、B）；肿块呈 T$_1$WI 等信号和 T$_2$WI 低信号，多为子宫肌瘤（图 8-1-15C、D）。

3）子宫颈信号异常：宫颈异常信号肿块在 T$_1$WI 上呈低或等信号，T$_2$WI 上呈中等信号并有宫颈纤维基质的低信号带中断，且 DWI 为高信号，见于子宫颈癌。

2. 盆腔肿块　卵巢肿块的形态和信号强度反映了其大体结构和组织特征。

（1）类圆形肿块，在 T$_1$WI 上呈低信号，T$_2$WI 呈高信号，与尿液信号强度相似，见于卵巢囊肿和囊腺瘤。

（2）分叶状或不规则肿块，呈囊实性混杂信号，实性部分明显强化，是卵巢癌的常见表现（见图 8-2-12A、B）。

（3）类圆形肿块，在 T$_1$WI 上呈略低信号，T$_2$WI 呈略低或高信号，并有不同程度强化，可为良性肿瘤，如卵巢泡膜纤维瘤（ovarian fibrothecoma），也可为恶性肿瘤，如卵巢转移瘤（ovarian metastasis）。

（4）类圆或分叶状混杂信号肿块，内有脂肪性高信号，提示为卵巢畸胎瘤。

（五）超声检查的异常表现

1. 子宫异常

（1）大小和形态异常：异常表现与意义同 CT 检查。

（2）回声异常：常与子宫大小和形态异常并存。

1）子宫腔回声异常：①子宫腔内膜"分离"，其间有中等或弱回声团块，见于黏膜下肌瘤或息肉；②子宫腔内出现液性无回声或伴有密集细小回声点，代表子宫腔积液或积脓；③子宫腔线增厚，边缘呈不规则中强回声，常见于子宫内膜癌。

2）宫壁回声异常：①子宫增大、变形，内有类圆形低回声或等回声肿块，子宫内膜移位、变形，是子宫肌瘤的主要表现（图 8-1-16）。肌瘤钙化，表现为成簇的高回声并伴后方声影。②子宫增大、变形，内有混杂回声实性肿块，CDFI 显示肿块周围及内部有丰富血流信号，见于子宫内膜癌。

3）宫颈回声异常：宫颈增大变形，回声不均，多呈内有强回声斑点的低回声，也可呈强回声团，见于子宫颈癌。

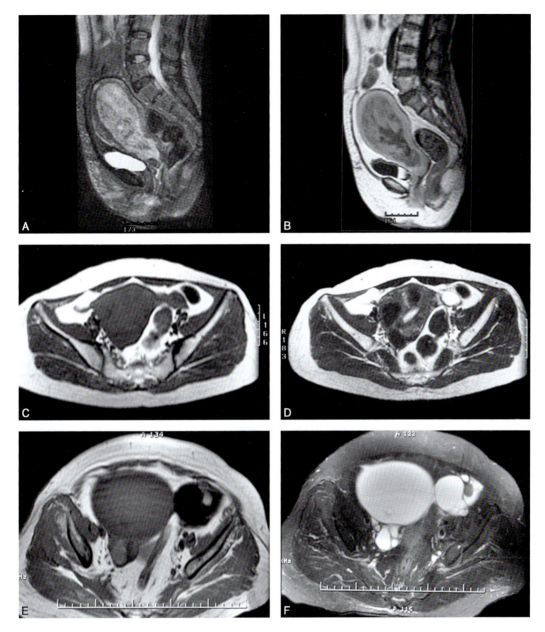

图 8-1-15　子宫和卵巢 MRI 异常征象

A、B. 子宫肿块（子宫内膜癌）：平扫矢状位脂肪抑制 T_2WI（A）示子宫增大，可见信号不均肿瘤侵入子宫前壁并延伸至宫颈，子宫颈管扩张，结合带局部中断；增强后矢状位 T_1WI（B）上，子宫肌层明显强化，肿瘤强化程度低于子宫肌层，中心无强化不规则低信号区代表坏死组织，肿瘤侵犯深肌层，子宫前壁变薄；C、D. 子宫肿块（子宫多发肌壁间肌瘤）：平扫横轴位 T_1WI（C）和 T_2WI（D）上，子宫前壁和后壁可见多个等 T_1 信号和短 T_2 信号结节；E、F. 盆腔肿块（卵巢囊腺癌）：平扫轴位 T_1WI（E）和 T_2WI（F）上，双侧卵巢区多房状以长 T_1 信号和长 T_2 信号为主的囊性肿块，其中左侧者有明显实性结节。

2. 盆腔肿块　起源于卵巢的肿块依回声表现可分为囊性肿块和实性肿块。

（1）卵巢囊性肿块

1）无回声囊，囊壁薄且均匀光滑，有或无纤细内隔，提示为各种类型卵巢囊肿或囊腺瘤。

2）囊壁不光滑、厚薄不均，囊内隔较厚并有明显实性部分，见于囊腺癌。

3）囊内有强回声团、强回声并后伴声影、脂液分层等，见于囊性畸胎瘤。

（2）卵巢实性肿块：较囊性肿块少见。表现为均质高回声或低回声，见于转移瘤、无性细胞瘤、内胚窦瘤等。

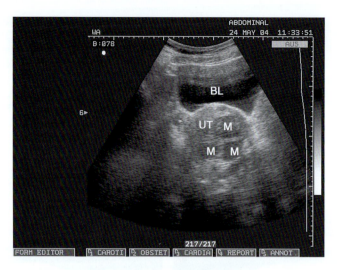

图 8-1-16 子宫超声异常征象

子宫（UT）增大并多发局灶性低回声区（M）（多发子宫肌瘤）。BL，膀胱。

第三节 乳 腺

Key points

● Morphology of Suspicious calcification include amorphous, coarse heterogeneous calcifications, fine pleomorphic, and fine linear or fine-linear branching.

● It is important to evaluate both lesion morphology and lesion kinetics and make an overall assessment of the lesion based on the most suspicious imaging findings within the lesion.

● Breast masses should be evaluated on both precontrast and postcontrast scans, T_1-weighted and T_2-weighted pulse sequences, and viewed in both axial and sagittal planes to evaluate both shapes and margins.

一、常用的影像学检查方法

乳腺（breast）常用的影像学检查方法包括乳腺 X 线摄影（mammography）、超声、MRI、PET-CT 及影像学检查引导下的穿刺活检等，各种检查方法各有其所长和所限，对乳腺病灶形态或功能评价各具优势。X 线摄影及超声检查是目前乳腺最主要的影像检查方法，两者结合是当前国际上广泛采用的检查方法。MRI 具有极好的软组织分辨力和无辐射特点，对乳腺检查具有独到的优势，已成为 X 线摄影及超声检查的重要补充方法。

（一）乳腺 X 线摄影

包括常规（屏-片）X 线摄影、乳腺数字化 X 线摄影和乳腺导管造影。

1. 乳腺常规及数字化 X 线摄影 检查时，通常包括双侧乳腺以便对比，常规采用内外侧斜位（mediolateral oblique，MLO）及头尾位（craniocaudal position；CC position），必要时辅以侧位、局部压迫点片（spot compression）及全乳或局部压迫点片放大摄影等。乳腺导管造影（galactography）为经乳腺导管在乳头开注入对比剂使乳腺导管显影的 X 线检查方法，目前应用日益减少。

2. 乳腺常规及数字化 X 线摄影 是目前乳腺影像检查首选方法，乳腺数字化 X 线摄影对乳管结构、微小钙化及皮肤改变显示更好。乳腺导管造影则适用于有乳头溢液的患者以了解乳腺导管情况。

（二）超声检查

1. 一般采用 高频线阵式探头，取仰卧位或侧卧位，将探头置于乳腺区顺序进行横切、纵切和斜

NOTES

切扫查,必要时行两侧乳腺对比观察。

2. 超声检查　在鉴别囊、实性病变方面明显优于乳腺 X 线摄影。

(三) MRI 检查

1. 扫描技术与方法

(1)体位:常规采用俯卧位。

(2)线圈:应用双侧乳腺相阵控表面线圈,将双乳自然悬垂于线圈的双孔内。

(3)扫描范围:自腋窝顶部至双乳下界。层厚一般不大于 3mm,无层间距。

(4)扫描方位:可采用横轴位、矢状位及冠状位。

(5)成像序列:常用自旋回波序列、三维梯度回波序列,选择性应用脂肪抑制序列。增强扫描采用三维梯度回波序列 T_1WI 行不同时相动态扫描,并或不并脂肪抑制技术。动态扫描一般 1~2 次/min,延迟 7~10 分钟。检查结束后对增强前后图像逐一进行数字减影后处理,并且评价病变的早期增强率(early phase enhancement rate)及廓清(wash out)情况等。观察病变强化廓清情况可通过时间-信号强度曲线(time signal intensity curve,TIC)来判断。

2. 特点　乳腺 MRI 检查具有极好的软组织分辨力和无射线辐射等特点,适宜乳腺影像学检查,在某些方面可弥补乳腺 X 线摄影和超声检查的局限性,已成为 X 线摄影及超声检查的重要补充方法。MRI 平扫鉴别囊、实性病变有较大优势,MRI 增强扫描利于发现病变并进行诊断与鉴别诊断。但 MRI 检查对微小钙化显示不直观。

二、正常影像解剖

乳腺是一终身变化的器官,年龄、月经周期、妊娠、经产、哺乳、乳腺的发育以及内分泌等因素均可对乳腺影像表现产生影响,故观察乳腺时应注意两侧对比,并结合年龄、生育史、临床及体检所见。

(一) 正常 X 线表现

1. 乳头及乳晕(nipple,areola)

(1)乳头:呈密度较高的类圆形影,一般两侧对称,位于锥形乳腺的顶端和乳晕的中央。

(2)乳晕:呈盘状高密度影,位于乳头四周。乳晕区的皮肤厚度 1~5mm,较其他部位的皮肤稍厚。

2. 皮肤及皮下脂肪层(subcutaneous fat)

(1)皮肤:呈略高密度线样影,光滑整齐,厚度为 0.5~3mm,但在下后方邻近胸壁反褶处的皮肤略厚。

(2)皮下脂肪层:呈低密度透亮带,位于皮肤下方,宽度为 5~25mm,其内交错、纤细而密度较淡的线样影为纤维间隔、血管及悬吊韧带。

(3)浅筋膜浅层(superficial layer of superficial fascia):位于皮下脂肪层与腺体组织间,呈连续的细线样影,线样影有时呈锯齿状,悬吊韧带附着在齿尖部。乳腺组织被包裹在浅筋膜浅层和深层之间。

(4)悬吊韧带(suspensory ligament or Cooper's ligament):指浅筋膜浅层与皮肤间相连的网状束带。悬吊韧带的发育因人而异:发育良好的悬吊韧带呈狭长的三角形影,其基底位于浅筋膜的浅层,尖端指向乳头;发育差者可不显示。

3. 腺体组织(glandular tissue)　每支乳管系统与相应乳叶对应,每侧乳腺有 15~20 个乳叶,乳叶含有很多小叶。X 线上的腺体结构(glandular configuration)呈片状致密影,边缘多较模糊,由许多小叶及其周围纤维组织间质融合而成。

腺体组织的 X 线表现随年龄增长变化较大:年轻女性或中年未育者,因腺体及结缔组织较丰富,脂肪组织较少,表现整个乳腺呈致密影,称为致密型乳腺(图 8-1-17A);中年女性随着年龄增加,腺体组织逐渐萎缩,脂肪组织增加,X 线表现为散在片状致密影,其间可见散在的脂肪透亮区,称为中间混合型乳腺;生育后的老年女性,整个乳腺大部或几乎全部由脂肪组织、乳导管、残留的结缔组织及血管构成,X 线上较为透亮,称为脂肪型乳腺(图 8-1-18A)。

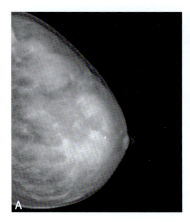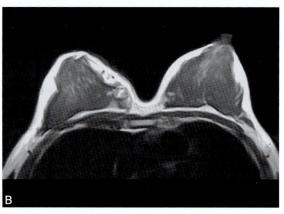

图 8-1-17　正常致密型乳腺
A. X 线钼靶平片；B. MRI。

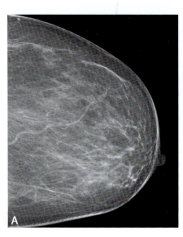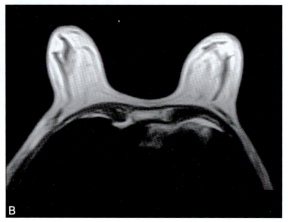

图 8-1-18　正常脂肪型乳腺
A. X 线钼靶平片；B. MRI。

4. 乳导管和乳腺小梁

（1）乳导管：每侧乳腺有 15~20 支乳导管，开口于乳头，向乳腺深部呈放射状逐渐分支，最后终止于腺泡。X 线平片上多能显示大导管，表现为均匀线样影，放射状自乳头向乳腺深部走行，若表现为均匀密度的扇形影则无法辨认各支导管。

（2）乳腺小梁（trabeculae）：各分支乳导管与 X 线成切线方向时，X 线平片上呈线样影，与纤维组织构成的线样影难分别，因而统称为乳腺小梁。

5. 乳后脂肪（retromammary adipose）　位于乳腺组织和胸壁之间，与胸壁平行，X 线平片上表现为线样透亮影，宽 0.5~2mm，向上可追溯到腋部。

6. 血管

（1）静脉：在乳腺上部的皮下脂肪层中多能见到静脉影，未婚妇女静脉多较细小，生育及哺乳后静脉增粗。一般两侧乳腺的静脉大致等粗。

（2）动脉：乳腺动脉在致密型乳腺多不易显示，在脂肪型乳腺有时可见迂曲走行的动脉影。动脉壁钙化呈双轨或柱状表现。

7. 淋巴结

（1）乳腺内淋巴结（intramammary lymph node）：一般不显影，偶尔可见圆形结节影，直径多小于 1cm。

（2）腋前或腋窝淋巴结：呈类圆形软组织密度影，边缘光滑。淋巴结的一侧凹陷称为"门"部，此处有较疏松的结缔组织，血管、神经和输出淋巴管由此进出淋巴结，表现为低密度区。

（二）正常超声表现

1. 皮肤 呈强回声的弧形带,厚 0.5~3mm,边界光滑整齐。

2. 皮下脂肪层、悬吊韧带和浅筋膜浅层 皮下脂肪层回声较低,悬吊韧带呈散在的点状、索条状或三角形的强回声,浅筋膜浅层常不能显示。

3. 腺体组织和乳导管 腺体组织呈中等回声,内交织着低回声的乳腺小导管。乳腺导管自乳头向乳腺深部放射状排列,管内径 1~8mm 的低回声。

（三）正常 MRI 表现

乳腺 MRI 表现因所用脉冲序列不同而有所差别。

1. 脂肪组织 通常在 T_1WI 及 T_2WI 上均呈高信号,在脂肪抑制序列上呈低信号,增强后几乎无强化。

2. 腺体组织和乳导管

（1）腺体组织:通常在 T_1WI 表现为较低或中等信号,与肌肉组织大致呈等信号。在 T_2WI 腺体组织表现为中等信号,高于肌肉,低于液体和脂肪。在 T_2WI 脂肪抑制序列上腺体组织表现为中等或较高信号。动态增强扫描时,正常乳腺实质表现为轻度、渐进性强化且不超过增强前信号强度的 1/3。乳导管最终汇集于乳头,以矢状位观察最清晰。

（2）不同类型乳腺 MRI 表现有所差异

1）致密型乳腺:致密型乳腺的腺体组织占乳腺的大部或全部,在 T_1WI 及 T_2WI 上表现为一致性的较低及中等信号,周围是高信号的皮下脂肪层(见图 8-1-17B)。

2）脂肪型乳腺:脂肪型乳腺主要由高信号的脂肪组织构成,在 T_1WI 及 T_2WI 上表现为高信号中杂有索条样中低信号(见图 8-1-18B)。

3）中间混合型乳腺:表现介于脂肪型与致密型之间,在高信号的脂肪组织中夹杂有斑片状的中等信号腺体组织。

3. 皮肤和乳头 乳腺皮肤厚度大致均匀,增强后呈程度不一的渐进性强化。双侧乳头大致对称,增强后亦呈轻至中等程度渐进性强化。

三、基本病变的影像学征象

（一）X 线检查的异常表现

1. 肿块 可见于良性及恶性乳腺病变(图 8-1-19,图 8-1-20)。

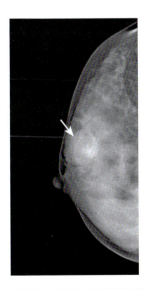

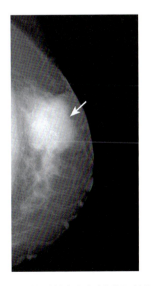

图 8-1-19 乳腺良性肿块(纤维腺瘤)X 线表现
肿块(箭头)轮廓清晰,边缘光滑,密度均匀并近于腺体密度。

图 8-1-20 乳腺恶性肿块(乳腺癌)伴恶性钙化 X 线表现
肿块(箭头)边缘不清,密度较高,肿块内可见细小沙砾状钙化,局部皮下脂肪层混浊且皮肤增厚。

（1）形状:肿块的形状分为圆形、卵圆形、分叶状及不规则形,按此顺序,良性病变的可能性依次递减,而癌的可能性依次递增。

（2）边缘:肿块边缘可以是边界清晰、模糊、小分叶和毛刺状。其中边缘清晰、光滑、锐利者多属良性病变;而小分叶、边缘模糊及毛刺状多为恶性征象。

（3）密度:根据与周围或对侧相同容积的正常乳腺腺体组织密度比较,分为高密度、等密度、低密度和含脂肪密度。一般良性病变呈等密度或低密度,多与正常腺体密度近似;而恶性病变密度多较高,极少数乳腺癌亦可呈低密度。含脂肪密度肿块仅见于良性病变,如错构瘤、脂肪瘤和含脂肪的囊肿等。

（4）大小:肿块大小对良、恶性的鉴别并无意义,但当临床扪及的肿块显著大于 X 线平片所示时,则提示恶性可能性较大。

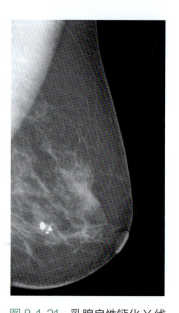

图 8-1-21　乳腺良性钙化 X 线钼靶平片表现

钙化较粗大,呈大小不等颗粒状,密度高。

2. **钙化**　乳腺良、恶性病变都可出现钙化。

（1）良性病变的钙化:通常较粗大(图 8-1-21),可呈颗粒状、条状、新月形或环形,密度较高,比较分散。

（2）恶性病变的钙化:多呈细小砂粒状,常密集成簇,粗细不均,浓淡不一,钙化可位于肿块内或外(图 8-1-20)。

（3）钙化的大小、形态和分布:是鉴别良、恶性病变的重要依据。大多数临床"隐性"乳腺癌仅凭钙化可作出诊断。

3. **结构扭曲（architectural distortion）**　乳腺实质与脂肪间界面发生扭曲、变形、紊乱,系浸润性癌引起的反应性纤维组织增生所致,但慢性炎症、术后瘢痕、近期行活检或放疗后瘢痕等亦可呈相似表现,应注意鉴别。

4. **局限性不对称致密（focal asymmetrical density）**　与以前 X 线片比较,发现一新出现的局限致密区,或两侧乳腺对比有不对称局限致密区,特别是当致密区呈进行性密度增高或扩大时,应考虑浸润性癌的可能,需行活检。

5. **皮肤改变**

（1）弥漫性皮肤增厚（skin thickening）:常见于炎症。

（2）局限性皮肤增厚、回缩（skin retraction）:多见于恶性肿瘤,也可见于手术后瘢痕。肿瘤浸润皮肤引起皮肤局限性增厚并向肿瘤方向回缩称为酒窝征（dimple sign）。

6. **乳头回缩（nipple retraction）与漏斗征（tunnel sign）**　乳头回缩、内陷见于癌肿与乳头间有浸润,也见于先天性乳头发育不良。漏斗征表现为位于乳头下方的致密三角形影,尖端指向深部,多由癌肿引起乳晕下非特异组织增生反应所致,少数为癌肿浸润乳晕下区。

7. **血供增多（increased vascularity）**　多见于恶性肿瘤,由于血供增加,可在乳腺内出现增粗的肿瘤引流静脉、患侧静脉较健侧明显增粗、病灶周围出现细小静脉丛。

8. **乳腺后间隙消失及淋巴结肿大**　恶性肿瘤侵及胸壁肌肉时,乳腺后间隙消失。有淋巴结转移时,在腋窝部及胸骨后可见肿大的淋巴结。

（二）超声检查的异常征象

乳腺肿块是常见的异常征象,良、恶性肿块的声像特点各异(表 8-1-3,图 8-1-22,图 8-1-23）。

（三）MRI 检查的异常表现

1. 乳头内陷及乳腺局部皮肤增厚回缩的 MRI 表现与 X 线表现相似,乳腺肿块形态学的 MRI 表现与 X 线表现也有相似之处。

2. 肿块信号强度及内部结构　平扫 T_1WI 上肿块多呈中低信号,T_2WI 上肿块信号各异,纤维成分含量多的肿块呈中低信号,细胞及含水量多的肿块呈高信号。

表 8-1-3　乳腺良、恶性肿块的声像特点

分类	形态边缘	横径/纵径	侧方声影	包膜回声	内部回声	后方回声	微小钙化	后方回声	CDFI
良性	规则光滑	>1	有	有	均匀低或无回声	增强	无	正常或增强	无血流信号
恶性	不规则粗糙	<1	少见	无	不均匀低回声	衰减	有	衰减	丰富的高速低阻的动脉血流

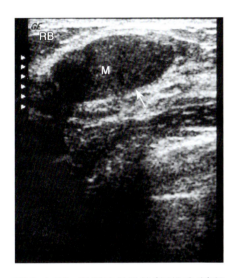

图 8-1-22　乳腺良性肿块(纤维腺瘤)超声表现

图中低回声区(M)为肿块(箭头)部位,其轮廓整齐,边缘光滑,横径大于纵径,肿块后方回声正常。

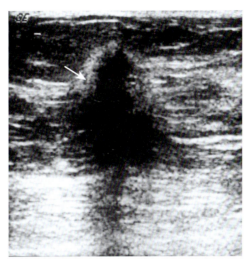

图 8-1-23　乳腺恶性肿块(乳腺癌)超声表现

图中低回声区(箭头)为肿块部位,其外形不规则,边界欠清晰,纵径大于横径,肿块后方回声衰减。

（1）一般良性病变的信号多较均匀;恶性病变内部可有液化、坏死、囊变或纤维化,甚至出血,可表现为高、中、低混杂信号。

（2）增强检查,恶性病变多呈不均匀强化或边缘强化,良性病变多呈均匀强化或弥漫性斑片样强化。

3. 动态增强表现　通常乳腺恶性病变增强后信号强度趋向快速明显增高且快速廓清,而良性病变则表现为延缓强化(图 8-1-24、图 8-1-25)。

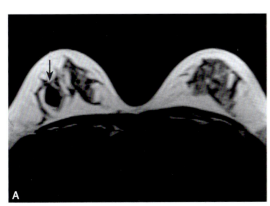

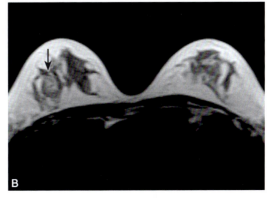

A　　　　　　　　　　　　　　B

NOTES

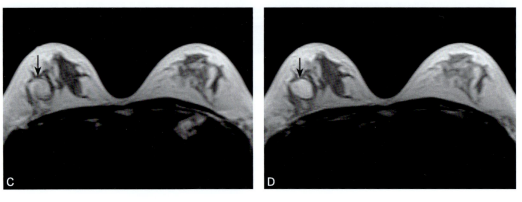

图 8-1-24   右乳腺良性肿块(纤维腺瘤)MRI 表现

A. 平扫;B~D. 增强后 1.5 分钟、3 分钟、7.5 分钟:动态增强扫描显示病变(箭头)轮廓清晰,信号强度随增强时间呈渐进性增加,且边缘整齐。

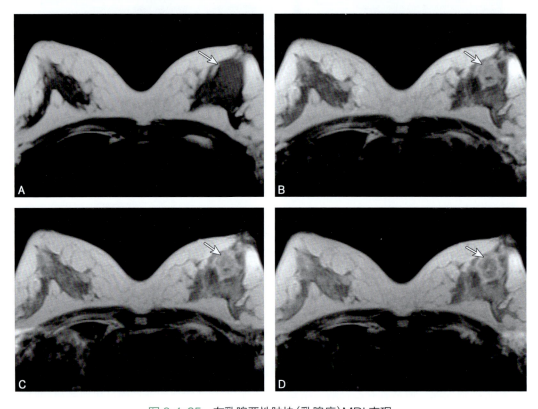

图 8-1-25   左乳腺恶性肿块(乳腺癌)MRI 表现

A. 平扫;B~D. 增强后 1.5 分钟、3 分钟、7.5 分钟:动态增强扫描显示病变(箭头)形态不规则,呈不均匀强化,且边缘强化较明显,强化廓清较迅速。

 思考题

    1. 简述男性生殖系统常用的影像检查方法。

    2. 简述男性生殖系统影像检查方法的优选。

    3. 简述男性生殖系统正常 CT 解剖(前列腺、精囊表现)。

    4. 简述男性生殖系统正常 MRI 解剖(前列腺各解剖带表现,阴囊和睾丸表现)和前列腺 MRS 表现。

NOTES

5. 简述男性生殖系统正常超声解剖(前列腺、精囊、阴囊和睾丸表现)。

6. 解释男性生殖系统影像检查概念:磁共振波谱,单体素和多体素波谱,精囊角,中央腺体、周围腺体,移行带、中央带、外周带,枸橼酸盐、胆碱、肌酐。

7. 简述男性生殖系统异常 CT 解剖(前列腺大小、形态和密度异常,精囊大小、形态和密度异常)。

8. 简述男性生殖系统异常 MRI 解剖(前列腺信号异常,精囊信号异常,睾丸肿块)。

9. 简述男性生殖系统异常超声解剖(前列腺回声异常,精囊回声异常,睾丸肿块)。

10. 简述女性生殖系统常用的影像检查方法。

11. 简述女性生殖系统影像检查方法的优选。

12. 简述女性生殖系统正常 X 线解剖(子宫输卵管造影表现,盆腔动脉造影表现)。

13. 简述女性生殖系统正常 CT 解剖(子宫体、子宫颈表现)。

14. 简述女性生殖系统正常 MRI 解剖(子宫体、子宫颈各解剖带表现,卵巢表现)。

15. 简述女性生殖系统正常超声解剖(子宫体、子宫颈回声,卵巢回声)。

16. 简述女性生殖系统影像检查概念(子宫角,子宫旁组织,结合带、子宫颈纤维基质)。

17. 简述女性生殖系统异常 X 线解剖(子宫腔异常表现,输卵管异常表现)。

18. 简述女性生殖系统异常 CT 解剖(子宫大小、形态、密度异常,盆腔各种异常密度肿块)。

19. 简述女性生殖系统异常 MRI 解剖(子宫信号异常,盆腔各种异常信号肿块)。

20. 简述女性生殖系统异常超声解剖(子宫回声异常,盆腔各种异常回声肿块)。

21. 简述乳腺影像检查方法的优选。

22. 简述乳腺正常 X 线解剖(乳头及乳晕、皮肤及皮下脂肪层、悬吊韧带、腺体组织、乳导管)。

23. 简述乳腺异常 X 线解剖(肿块、钙化、结构扭曲、局限性不对称致密影、皮肤局限性增厚、乳头回缩)。

24. 简述乳腺异常超声解剖(良性肿块、恶性肿块)。

25. 简述乳腺异常 MRI 解剖(动态增强 MRI 检查鉴别良、恶性肿块)。

(赵心明　薛华丹)

第二章

生殖系统与乳腺常见疾病

第一节　前列腺常见疾病

Key points

● Benign prostatic hyperplasia is a very common condition in older men. It is defined as the increase in size of the prostatic tissue in the transitional area around the urethra.

● On T_2WI, the nodules may have various signals, which are related to their relative stromal or epithelial components, with glandular tissue dominated nodules of hyperintensity and stromal tissue dominated nodules of hypointensity. Usually, both components are mixed in the nodules, giving them an appearance of a nonhomogeneous texture.

● Multi-parametric magnetic resonance imaging including T_2 weighted imaging, diffusion weighted imaging and dynamic contrast enhanced imaging are among the most important methods for the diagnosis and local staging of prostate cancer.

● Approximately 70% of prostate cancer occurs in the peripheral zone, and about 85% of the prostate cancer shows multifocal growth pattern.

● Prostate cancer is typically demonstrated hypointense signal at T_2-weighted imaging, markedly hyperintense signal at high b-value DWI or hypointense signal on ADC maps, and with early enhancement on dynamic contrast enhanced images.

● PI-RADS is a scoring system during the standardized interpretation of multi-parametric magnetic resonance imaging in judging the likelihood that clinically significant prostate cancer is present. The latest version 2.1 is released in 2019.

一、良性前列腺增生

良性前列腺增生（benign prostatic hyperplasia, BPH）又称前列腺肥大，是老年男性的常见病，通常发生在 40 岁以后，发病率随年龄增长而增高。其病因仍不完全清楚，目前认为老龄和体内性激素平衡失调是发病的重要因素。

【临床表现】　常见临床症状包括：夜尿次数增多、尿频、进行性排尿困难，当合并尿路感染、膀胱结石、肾功能损害时，可出现与之相应的临床症状。直肠指诊是最简单而极有价值的诊断方法，可触到前列腺增大，且表面光滑、质地中等而有弹性，边缘清楚，中间沟变浅或消失。

【影像学检查方法的选择】　经腹或经直肠超声检查（TRUS）为最常用的检查方法，经直肠超声更为准确。B 超不仅可以观察前列腺的大小、形态，测量其体积，而且还对测定残余尿量有参考价值，并可初步鉴别是否合并前列腺癌，是否合并膀胱结石、膀胱憩室等。MRI 检查是重要的辅助检查，主要用于鉴别诊断。CT 不作为常规检查，但有助于鉴别 BPH 与神经源性膀胱，并判断是否合并膀胱结石、上尿路梗阻。

【病理生理基础】　良性前列腺增生常发生在尿道周围的移行带。由平滑肌和结缔组织组成的间质增生以及由腺泡和腺管上皮细胞组成的腺体增生是其主要病理改变,增生结节可挤压其余腺体并形成假包膜。前列腺增生压迫尿道可引起下尿路梗阻。长期排尿障碍可致膀胱逼尿肌增厚、小梁增生、膀胱憩室。

【影像学征象】

（一）CT 表现

1. 前列腺增大（前列腺体积 >20ml）呈圆形、对称,边缘锐利。前列腺体积估算公式:

$$前列腺体积（ml）= 0.52 \times 左右径（cm）\times 前后径（cm）\times 上下径（cm）$$

2. 增强扫描前列腺中央部呈不均匀花斑状强化（图 8-2-1A）。

（二）MRI 表现

1. 前列腺轮廓光整,体积增大,且主要为移行带增大,而周围带受压变薄,甚至消失。

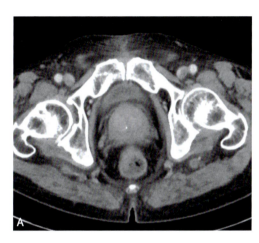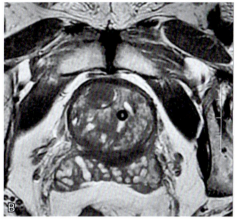

图 8-2-1　良性前列腺增生

A. CT 示前列腺增大,边界清晰,内伴钙化,增强后不均匀强化;B. T_2WI 示增生的前列腺信号不均匀,见多发斑片状、结节状等或高低信号;外周带受压变薄。

2. T_1WI 上呈均匀等或略低信号,T_2WI 上增生结节信号多样（图 8-2-1B）。

（1）以间质成分为主的增生结节,T_2WI 上呈低信号。

（2）以腺体成分为主的增生结节,T_2WI 上呈高信号。有时,周围可见环形低信号带,代表假包膜。

（3）通常,间质增生和腺体增生混合存在,呈混杂信号。

3. 增强扫描　增生结节呈不均匀明显强化。如行动态增强扫描可见持续强化。

二、前列腺癌

前列腺癌（prostate carcinoma）常见于老年男性,高发年龄为 65~80 岁,在欧美发病率高于亚洲地区。我国前列腺癌的发病率虽远低于欧美国家,但近年来呈逐年上升趋势。根据 2015 年数据,我国前列腺癌发病位居男性恶性肿瘤的第 6 位,死亡率位居男性恶性肿瘤的第 10 位。前列腺癌病因尚不明确,病因学研究显示与遗传、年龄、外源性因素（如环境因素、饮食习惯）等有密切关系。

【临床表现】　早期前列腺癌症状和体征多不明显。晚期可出现膀胱、输尿管梗阻症状:尿频、排尿费力、尿流变细、尿程延长、尿痛及尿潴留,且进行性加重。有时仅表现为骨转移或其他远处转移的症状。

【影像学检查方法的选择】　MRI 检查是前列腺癌诊断及局部分期的最重要方法之一。多参数 MRI（主要是 T_2WI、DWI、动态增强扫描）能够检出与诊断多数前列腺癌。MRS 对诊断困难的前列腺癌有较大帮助,可选择性采用。TRUS 加上超声引导下穿刺活检是目前确诊前列腺癌的最佳方法,但属侵入性检查,需要把握好指征。TRUS、MRI 检查对治疗后的随访检查也很有帮助。

　　CT 与 PET-CT 或 PET-MRI 检查能够显示前列腺癌的周围结构侵犯、淋巴结转移及远处转移,对于肿瘤分期有用。同位素骨扫描可用于检出骨转移。

　　【病理生理基础】　前列腺癌源于前列腺腺泡或导管上皮,好发于前列腺周围带,约占 70%,15%~25% 起源于移行带,其余 5%~10% 起源于中央带;约 85% 前列腺癌呈多灶性生长特点。病理类型中 95% 为腺癌,偶见鳞状或移行细胞癌。

　　前列腺癌可直接蔓延至膀胱、精囊及尿道,或经淋巴转移至髂外淋巴结、髂内淋巴结、骶岬前淋巴结等。易发生骨转移,以腰椎、骨盆多见。

　　【影像学征象】

(一) CT 表现

　　1. 局限性　CT 难以发现局限于前列腺内的较小癌肿,也难与良性前列腺增生鉴别。肿瘤较大时可显示前列腺局部结节状突起。肿瘤生长突破包膜后,可使前列腺轮廓不规则。

　　2. 周围结构侵犯

　　(1) 前列腺周围脂肪层消失、密度增高提示肿瘤外侵。

　　(2) 膀胱精囊角变窄或闭塞提示肿瘤累及精囊(图 8-2-2)。

　　(3) 膀胱受累时可见膀胱局部增厚且不规则。

　　3. 盆腔及腹膜后淋巴结肿大,通常以淋巴结短径 ≥1.0cm 为判断标准。

　　4. 混合型或成骨型骨转移,以骨盆及脊柱常见。

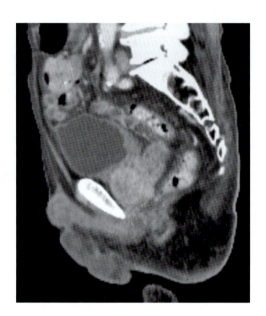

图 8-2-2　前列腺癌 CT

增强 CT 示前列腺肿块累及精囊腺及膀胱壁,膀胱精囊角变窄。

(二) MRI 表现

　　1. **前列腺癌的形态、信号及强化特征**　癌灶多呈椭圆形或不规则结节,边界不清。T_1WI 上多为等信号,T_2WI 上低信号,DWI 高信号,ADC 图低值,动态增强扫描早期高强化(图 8-2-3)。目前,国内外普遍采用前列腺影像报告与数据系统(prostate imaging reporting and data system,PI-RADS)来对多参数 MRI 的图像进行标准化解读,并以计分体系对有临床意义前列腺癌的可能性进行评估,目前最新版本为 2019 年发布的 PI-RADS v2.1。

　　2. **包膜受侵**　在 T_2WI 上病变处包膜的线样低信号模糊、不连续或不光滑。

　　3. **神经血管丛受累**　前列腺两侧偏后部的神经血管丛不对称,被外侵的肿瘤部分或全部包绕。

　　4. **肿瘤侵犯周围脂肪**　前列腺周围脂肪间隙内出现与肿瘤一致的异常信号,通常与前列腺内肿瘤直接延续。

　　5. **精囊受累**　肿瘤与精囊分界不清,T_2WI 上精囊信号减低,前列腺精囊角消失。

　　【诊断与鉴别诊断】　前列腺增生与前列腺癌鉴别(表 8-2-1)。

　　【前列腺癌的分期】　通常采用美国癌症联合委员会的 TNM 分期系统(表 8-2-2)。

　　【直肠指诊、前列腺特异抗原】　直肠指诊和前列腺特异抗原(prostatic special antigen,PSA)常用于筛查前列腺癌,发现异常后进行影像学检查。

　　1. **直肠指诊**　是诊断前列腺癌最简便可靠的方法。由于前列腺癌多发于周围带,表现为坚硬的结节,肿瘤增大到一定程度可经直肠指诊扪及。

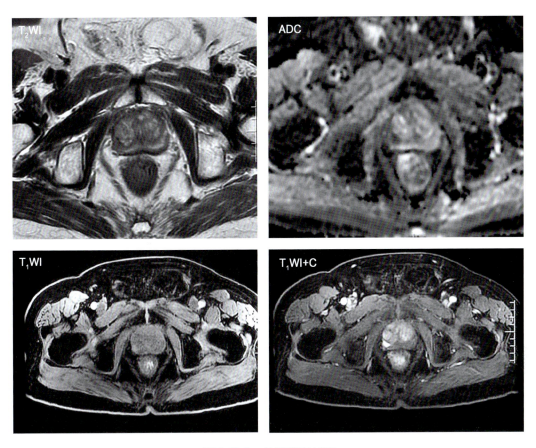

图 8-2-3　前列腺癌 MRI

T_2WI 示前列腺右侧外周带可见小斑片状稍低信号，ADC 图呈低信号，T_1WI 呈稍高信号，增强后明显强化。

表 8-2-1　前列腺增生与前列腺癌鉴别诊断

项目	前列腺增生	前列腺癌
好发部位	移行带	周围带
形态	规整，不同程度对称性增大	不规整，左右不对称性增大
包膜	完整	模糊、中断
超声	内腺出现大小不等结节呈等回声。外腺受压变薄	内腺受压变形。周围带出现结节呈低或混杂回声
CDFI	结节内部有增多血流，周边血流稀少	结节内部、周围有丰富彩色血流
MRI（T_2WI）	周围带变薄、消失。移行带内增生结节信号多样，呈不规则低或高信号	周围带内出现低信号结节
扩散加权成像（DWI）	可呈稍高信号	高信号
动态增强 MRI	渐进性强化	增强早期强化
MRS	—	癌肿的 Cit 峰值明显下降以及（Cho+Cre）/Cit 的比值显著增高
周围侵犯	无	可有
盆腹腔淋巴结肿大	无	可有
骨转移	无	可有
直肠指诊	前列腺肿大，光滑	前列腺扪及质硬结节
PSAD（ng/ml^2）	正常	>0.15

表 8-2-2　前列腺癌的 TNM 分期(第 8 版)

TNM 分期	定义
临床 T 分期	原发肿瘤
cT_1	临床上不能检出的隐匿性肿瘤
T_{1a}	组织学检查的偶然发现,癌灶占切除组织的比例≤5%
T_{1b}	组织学检查的偶然发现,癌灶占切除组织的比例 >5%
T_{1c}	穿刺活检确定的单侧或双侧肿瘤,但临床不能检出
T_2	肿瘤可检出,且局限于前列腺内
T_{2a}	前列腺单侧受累不超过一半
T_{2b}	前列腺单侧受累在一半以上,但非双侧受累
T_{2c}	前列腺双侧受累
T_3	肿瘤侵犯至前列腺外,但不固定或未侵犯邻近结构
T_{3a}	肿瘤侵犯至前列腺外(单侧或双侧)
T_{3b}	肿瘤侵犯精囊
T_4	肿瘤固定或侵犯除精囊外的其他邻近结构
N	区域淋巴结
N_0	无区域淋巴结转移
N_1	有区域淋巴结转移
M	远处转移
M_0	无远处转移
M_1	有远处转移
M_{1a}	非区域性的淋巴结转移
M_{1b}	骨转移
M_{1c}	其他部位转移,伴或不伴骨转移 注:当转移部位超过 1 个时归入最晚类别。M_{1c} 为最晚的类别

2. 前列腺特异抗原　是前列腺腺泡和导管上皮产生的一种糖蛋白酶,可作为前列腺癌的一种比较敏感的血清肿瘤标志物。正常情况下主要局限于前列腺组织内,当前列腺发生癌变时,正常组织破坏后,大量 PSA 进入机体的血液循环使血清中 PSA 升高,且主要为复合 PSA,测定患者血中 PSA、游离 PSA/总 PSA 比值、前列腺特异抗原密度(PSAD)可帮助诊断前列腺癌。

第二节　子宫常见疾病

Key points

● Uterine myoma are the most common benign tumor, mostly seen in 30 to 50 years old women of reproductive age.

● Uterine myoma may have various degenerative changes, such as hyaline degeneration, myxoid (or cystic) degeneration, fatty degeneration, calcification, red degeneration, necrotic degeneration, and sarcomatous transformation.

● In China, cervical carcinoma represents the second most common malignancy in women after breast cancer.

● MRI plays an important role in the diagnosis, preoperative staging, and follow-up after treatment of cervical cancer.

● Ultrasound is the most commonly used examination for endometrial cancer.

● MRI has high specificity for evaluating the depth and extent of myometrial invasion and cervical stromal involvement in endometrial cancer.

一、子宫肌瘤

子宫肌瘤（uterine myoma）是子宫最常见的良性肿瘤，多发生于 30~50 岁育龄期妇女。子宫肌瘤确切的病因尚不明了，其发生可能与女性激素，特别是雌激素相关。神经中枢活动对肌瘤的发生也可能起重要作用。绝经后肌瘤可以萎缩。

【临床表现】　子宫肌瘤的临床症状与肌瘤的部位、生长速度及肌瘤有无变性等关系密切。常见的症状为月经量过多、白带过多，也可出现阴道出血、不孕、腹痛、腹部肿块及压迫症状。

【影像学检查方法的选择】　超声检查被公认为是首选方法，联合应用经腹、经阴道的超声检查能够检出与诊断多数肌瘤，但超声检查对判断肌瘤玻璃样变、黏液样变及红色样变以及肌瘤的早期恶变不敏感。因肌瘤的密度及强化与正常子宫肌相近，CT 对小肌瘤的检出敏感性不高，定位准确性不高，判断肌瘤变性不敏感。但 CT 对发现肌瘤钙化灶敏感，当表现为急腹症时有助于明确病因，而 CTA 对介入栓塞治疗前后的评价有用。带蒂或突出子宫表面的浆膜下肌瘤需行二维及三维图像后处理帮助判断其起源。MRI 有最佳的软组织分辨能力，能发现直径仅 0.3cm 的小肌瘤，可准确评估肌瘤大小、数目、部位（尤其是需要和来自附件的肿块鉴别时）以及诊断各种继发变性，尤其适用于较复杂的病例的诊断及鉴别诊断。

【病理生理基础】　肌瘤原发于子宫肌层，根据肌瘤发展过程中与子宫肌壁的关系可将子宫肌瘤分为 3 类：肌壁间肌瘤（intramural myoma）、浆膜下肌瘤（subserous myoma）、黏膜下肌瘤（submucous myoma）。肌壁间肌瘤最为常见，不同类型的肌瘤可发生在同一子宫中。

子宫肌瘤常多发，可以发生在子宫的任何部位，以子宫体最多见。子宫肌瘤一般为实质性圆形结节，表面光滑。肿瘤组织坚实致密，细胞呈束状交错编织或呈漩涡状排列，周围的子宫肌纤维可受压形成假包膜。肿瘤的血液供应主要来自邻近的子宫肌组织，血供不足时可以继发多种变性，变性多自肿瘤中心开始。常见的变性有：玻璃样变、黏液变性或囊变、脂肪变性、钙化、红色变性、坏死变性、肉瘤变。病理学上，红色（或出血性）变性通常是肌瘤静脉回流受阻所致的出血性梗死。

【影像学征象】　子宫肌瘤的影像学表现主要反映肿瘤的大体病理改变。

（一）CT 表现

1. 子宫均匀或分叶状增大，轮廓呈波浪状。突向腹腔的瘤体与周围脂肪有清楚界限。

2. CT 平扫　子宫肌瘤与肌层均呈相近的软组织密度，肌瘤内密度均匀或不均匀，有时可见肿瘤内的钙化。

3. 增强扫描　子宫肌瘤与肌层呈明显均匀强化（图 8-2-4）。无变性时，相对于子宫肌层，可为低强化、等强化或高强化。伴有变性时，多数肌瘤强化程度低于子宫肌层。CT 对肌瘤发生玻璃样变、水肿或黏液变性及红色样变的诊断无特异性。

4. 动态增强扫描　肉瘤变在增强早期有明显强化。

（二）MRI 表现

1. 子宫增大、轮廓凹凸不平。

2. 在 T_1WI 上肌瘤与邻近子宫肌信号相仿。T_2WI 上呈低信号（图 8-2-5）。

3. 变性的肌瘤信号不均，根据不同的病理改变而信号各异。

（1）玻璃样变与钙化在 T_2WI 上呈更低信号。

（2）黏液变性在 T_2WI 像上呈高、低混合信号。

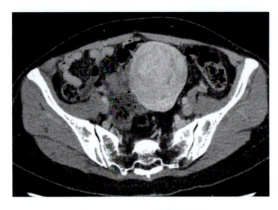

图 8-2-4　子宫肌瘤 CT

增强 CT 示子宫多发肌瘤。

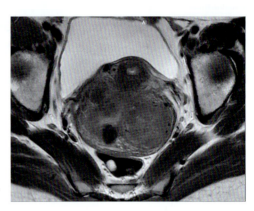

图 8-2-5　子宫肌瘤 MRI

T_2WI 示子宫多发肌瘤,大部分呈低信号,部分呈不均匀稍高信号。

（3）囊性变在 T_2WI 像上呈高信号。

（4）红色样变时,病灶边界模糊不清,MRI 影像上可见不同时期出血信号。同时可能发现相应血管的异常改变。

（5）脂肪变性在非脂肪抑制序列（T_1WI 或 T_2WI）上信号增高,而脂肪抑制后信号减低,同反相位成像示反相位信号较同相位信号减低。

（6）肉瘤变时,由于瘤体内有不规则坏死区和出血,在 T_1WI 及 T_2WI 上均呈不规则的高、低混杂信号。动态增强扫描增强早期明显强化。

二、子宫颈癌

子宫颈癌（cervical carcinoma）是最常见的妇科恶性肿瘤之一,发病率在我国女性恶性肿瘤中居第二位,仅次于乳腺癌。我国子宫颈癌患者主要好发于 2 个年龄段,以 40~50 岁为最多,60~70 岁又有一高峰出现,然而近年来子宫颈癌的平均发病年龄在逐渐降低,有年轻化趋势。发生子宫颈癌的最重要原因是持续性高危型人乳头瘤病毒（human papillomavirus,HPV）感染,99% 的子宫颈癌可以检测到 HPV 阳性。子宫颈/阴道细胞学涂片检查及 HPV 检测是现阶段发现早期子宫颈癌及癌前病变宫颈上皮内瘤样病变（cervical intraepithelial neoplasia,CIN）的初筛手段。阴道镜或直视下的子宫颈组织学活检病理检查是最终确诊子宫颈癌的"金标准"。

【临床表现】　早期子宫颈癌常无症状。自发性或接触性阴道出血、白带异常是常见症状。进展期癌组织侵犯盆腔其他器官可引起腰痛、尿路刺激征、下肢水肿等症状。

【影像学检查方法的选择】　虽然妇科检查是子宫颈癌临床分期的最重要手段,但影像学检查是判断肿瘤侵犯范围和程度以及有无转移的重要客观依据,可指导临床决策并用于疗效评价。其中,盆腔 MRI 是子宫颈癌术前分期及放疗后随访的最佳影像学检查方法,有助于病变的检出和大小、位置的判断,明确病变侵犯范围及深度,判断病变是否侵犯宫旁或侵犯盆壁,提示膀胱、直肠壁的侵犯,同时检出盆腔及腹股沟的淋巴结转移。平扫 CT 的诊断价值不大,CT 增强扫描也难以诊断早期子宫颈癌,但可用于评价进展期子宫颈癌与周围结构（如膀胱、直肠等）的关系,淋巴结转移情况,以及大范围胸腹盆腔扫描了解其他器官是否存在转移。

【病理生理基础】　子宫颈癌好发于子宫颈鳞状上皮与柱状上皮移行区,以鳞癌多见,约占80%,其次为腺癌。由子宫颈上皮不典型增生发展为原位癌,再进一步发展为浸润癌。肿瘤最初局限于子宫颈的纤维肌间质内,浸润破坏间质层后即侵犯子宫旁组织,可沿子宫各韧带浸润蔓延至盆壁,也可上下方向蔓延至阴道及子宫体,晚期可侵犯膀胱及直肠。子宫颈癌主要转移途径为淋巴转移。肿瘤侵犯腹膜反折可能继发腹腔内种植转移。血行转移一般发生于晚期,以肺、骨、肝等处较多。

【影像学征象】

(一) CT 表现

1. CT 平扫　肿瘤呈软组织密度而与子宫正常组织难以分辨,仅在肿块较大时表现为子宫颈不规则增大。

2. 增强扫描　可能显示不规则异常强化肿块,相对于正常子宫可为等、低、高强化,以环形高强化为多见,肿块较大者通常强化不均匀(图 8-2-6)。

3. 侵犯周围结构及远处转移　侵犯子宫旁组织出现子宫旁边界不清肿块,与周围组织或器官(如盆壁结构、膀胱或直肠)之间脂肪间隙消失,侵犯输尿管可致输尿管梗阻并上方输尿管扩张、肾积水。ⅣB 期肿瘤为远处器官转移,如颅脑、肝、肺等,表现为相应器官内结节或肿块。

4. 放疗后肿块退缩,宫颈纤维化,呈强化减弱。

(二) MRI 表现

1. **肿瘤的信号**　肿块的典型表现为:在 T_1WI 像呈等信号,肿瘤坏死区为低信号;在 T_2WI 像上呈中、高信号(图 8-2-7);DWI 呈高信号,ADC 图呈低值;T_2WI 和 DWI 是显示肿瘤的主要序列。

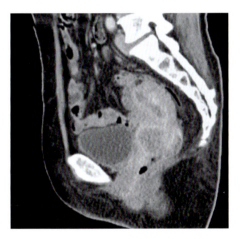

图 8-2-6　子宫颈癌增强 CT

子宫颈肿块不规则强化。

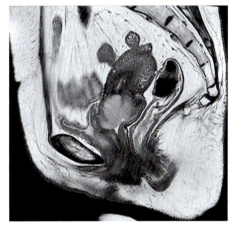

图 8-2-7　子宫颈癌

矢状位 T_2WI 示子宫颈不规则肿块,累及子宫体、阴道,边缘不规则,局部宫旁脂肪组织内可见低信号线条。

2. **动态增强扫描**　肿瘤可有多种强化模式,其中以增强早期高强化、增强晚期低强化(伴或不伴周边部高强化环)多见。

3. **子宫颈癌分期及其 MRI 表现**　一般按照国际妇产科联盟(FIGO)分期的标准评价肿瘤(表8-2-3)。

4. **子宫颈癌放疗后及复发的影像表现**　肿瘤放疗后消退于 T_2WI 重现正常宫颈间质低信号,遗留放疗后纤维化则在 T_2WI 上呈现低信号。残余肿瘤及放疗后复发灶具有与原肿瘤相似信号及强化特征,在 T_2WI 上呈现中等信号,在 DWI 高信号,ADC 图低值。动态增强扫描肿瘤复发灶可表现为低强化背景上的局限性高强化。

【子宫颈癌临床分期】　子宫颈癌治疗方案的选择取决于肿瘤的临床分期。目前国际上几乎都沿用国际妇产科联盟(FIGO)的临床分期方案(表 8-2-3)。

NOTES

表 8-2-3　子宫颈癌 FIGO 分期与 MRI 表现

FIGO 分期	MRI 判断依据及有关说明
Ⅰ期	肿瘤局限于子宫颈(不考虑是否扩展至宫体) 子宫颈外缘低信号纤维基质环完整为排除宫旁侵犯的可靠依据 如肿瘤在 MRI 上不能被发现或子宫颈间质浸润浅表(深度 <5mm),可判断为ⅠA 期;如肿瘤浸润子宫颈间质深度≥5mm,可根据肿块最大径(在肿瘤的最大层面测量,下同),分为ⅠB$_1$期(最大径≤2cm)、ⅠB$_2$期(最大径≥2cm 且 <4cm)、ⅠB$_3$期(最大径≥4cm)
Ⅱ	肿瘤侵犯超出子宫,但未达骨盆壁或未达阴道下 1/3 MRI 采用尿道内口水平作为阴道上 2/3 与下 1/3 的分界依据;MRI 上宫旁侵犯的判断依据为肿块侵犯宫颈全层(子宫颈外缘低信号纤维基质环中断)且出现以下任何情况之一:①肿瘤与宫旁组织界面呈棘状不光滑;②肿瘤呈结节样向宫旁突起;③肿瘤包绕宫旁血管
ⅡA	如肿块侵犯阴道上 2/3 且无子宫旁侵犯,可根据肿瘤最大径,分为ⅡA1 期(<4cm)、ⅡA2(≥4cm)
ⅡB	有子宫旁侵犯,但未达盆壁;伴或不伴阴道上 2/3 侵犯
Ⅲ	肿瘤侵犯达骨盆壁和/或累及阴道下 1/3 和/或引起肾盂积水或肾无功能者和/或累及盆腔或腹主动脉旁淋巴结 骨盆壁定义为盆壁肌肉(闭孔内肌和梨状肌)、筋膜(覆盖在盆腔前、后和两侧壁内面以及梨状肌、闭孔内肌表面的筋膜,向下至盆底与盆膈上筋膜相续)、神经血管及骨盆的骨质结构
ⅢA	肿瘤累及阴道下 1/3,但未侵及骨盆壁
ⅢB	肿瘤侵及骨盆壁和/或宫旁侵犯直接累及输尿管导致肾积水
ⅢC	盆腔和/或腹主动脉旁淋巴结转移,无论肿瘤大小和范围 淋巴结转移的主要判断依据为淋巴结大小,以短径≥1.0cm 为标准,敏感性 56%~61%,特异性 89%~91%,以 0.8cm 为阈值则敏感性提高而特异性降低;结合形态学特征(圆形、边缘棘状不光滑、内部信号不均匀、与对侧淋巴结不对称)可提高敏感性
ⅢC1r	淋巴结转移限于盆腔淋巴结,包括髂总淋巴结、髂内淋巴结、髂外淋巴结
ⅢC2r	淋巴结转移至腹主动脉旁,伴或不伴盆腔淋巴结转移
Ⅳ	肿瘤播散超出真骨盆或(活检证实)侵犯膀胱或直肠黏膜
ⅣA	肿瘤播散至盆腔内的邻近器官(卵巢侵犯不计入) 肿瘤与膀胱及直肠之间脂肪间隙消失,膀胱壁或直肠壁正常肌肉的低信号中断,黏膜面不光滑,甚至出现膀胱或直肠腔内肿块。累及膀胱及直肠但未达黏膜面,仍不能分为ⅣA 期
ⅣB	肿瘤播散至真骨盆以外的器官(包括腹股沟淋巴结,不包括腹主动脉旁淋巴结)

三、子宫内膜癌

　　子宫内膜癌(endometrial carcinoma)是子宫内膜最常见的肿瘤,又称子宫体癌(carcinoma of uterine body),是女性生殖道常见三大恶性肿瘤之一。子宫内膜癌的病因尚不清楚,与外源性雌激素广泛应用、肥胖、糖尿病、高血压、不孕、绝经较晚等因素有关。近年来,由于饮食和生活方式的影响,子宫内膜癌在我国的发病率呈上升趋势。

　　【临床表现】　子宫内膜癌好发于绝经后 50~60 岁的老年患者。子宫出血不规则阴道流血、阴道分泌物过多、下腹痛为其主要症状,但早期常无明显临床症状。妇科检查可扪及子宫增大或盆腔不规则结节状肿物。

　　【影像学检查方法的选择】　经阴道超声检查(transvaginal ultrasonography,TVS)是筛查子宫内膜癌的首选检查方法,它可以发现子宫内膜的异常增厚,结合诊断性刮宫及病理检查可以确诊本病。CT 检查主要用于检测盆腔及腹膜后淋巴结转移和远处转移,对子宫内膜癌的早期检出帮助不大,CT 增强扫描对内膜癌肌层和宫旁侵犯范围的判断准确性较低,假阳性率较高。MRI 检查是判断初诊子宫内膜癌浸润范围的最佳检查方法,T_2WI 结合 DWI 或动态增强扫描可判断肿瘤部位、范围,对肌层浸润深度、子宫颈及宫旁侵犯比 TVS、CT 更为准确。CT 和 MRI 检查均可用于子宫内膜癌术后随诊。

【病理生理基础】　子宫内膜癌的大体病理可分为局限型和弥漫型。局限型:好发于宫底及宫角,后壁多见,病变处内膜呈息肉或结节状。弥漫型:在临床上更为常见,肿瘤累及大部分或全部子宫内膜,病变的内膜明显增厚、粗糙不平,可不同程度地浸润子宫肌层。子宫内膜癌以腺癌为主。

大多数子宫内膜癌生长较缓慢,其扩散途径主要为直接蔓延、淋巴转移。

【影像学征象】

（一）CT 表现

动态增强扫描可显示子宫肌、肿瘤与宫腔积液(图 8-2-8)。

1. 子宫不匀称性增大,宫腔扩张积液。

2. 肿瘤的强化程度低于正常肌层。

3. 子宫外侵犯可表现为宫旁不规则软组织肿块,盆腔内脂肪间隙模糊、消失。

4. 腹盆腔淋巴结转移可表现为淋巴结肿大。

（二）MRI 表现

1. 肿瘤的典型信号及强化特征　T_2WI 上呈中等信号(信号强度高于子宫肌层,但低于正常子宫内膜);DWI 序列示肿瘤扩散受限,在 DWI 图像上呈高信号,相应 ADC 图低值;T_1WI 上呈等信号;动态增强扫描,正常子宫肌层先于肿瘤在早期强化,且肿瘤强化幅度低于子宫肌。

2. 肿瘤限于子宫内膜　仅见子宫内膜局限性结节状增厚或弥漫性不规则增厚,伴或不伴子宫腔积液。

3. 肿瘤侵犯子宫肌层或子宫颈纤维基质　T_2WI 上中等信号的肿瘤首先侵犯子宫结合带或子宫颈纤维基质,导致其低信号的连续性中断。动态增强扫描示子宫肌层或子宫颈纤维基质的强化被低强化肿瘤侵犯中断。

4. 肿瘤侵出子宫　正常子宫外缘(浆膜面)光滑,如肿瘤累及子宫浆膜面,可致局限性外缘不光滑。宫旁侵犯出现子宫不规则增大,宫旁轮廓不清,与周围组织的脂肪间隙消失。此外,还可能出现盆腔或腹膜后淋巴结肿大、骨盆转移等征象(图 8-2-9)。

5. 放疗后纤维化在 T_1WI、T_2WI 上均呈低信号。复发则重现肿瘤的信号。

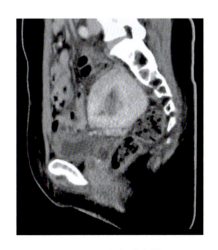

图 8-2-8　子宫内膜癌增强 CT
增强 CT 示子宫肿块及宫腔积液。

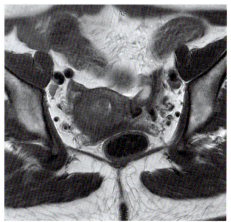

图 8-2-9　子宫内膜癌 MRI
轴位 T_2WI 示子宫腔扩大,肿块呈稍高信号,边界不规则伴宫旁侵犯,右侧髂血管旁可见肿大淋巴结。

【**子宫内膜癌临床分期**】 一般沿用国际妇产科联盟（FIGO）病理学分期（表8-2-4）。

表8-2-4   子宫内膜癌FIGO手术—病理学分期

分期	描述
I	肿瘤局限于子宫体
I A	肿瘤浸润深度<1/2肌层
I B	肿瘤浸润深度≥1/2肌层
II	肿瘤侵犯子宫颈间质，但无子宫外蔓延
III	肿瘤局部和/或区域扩散
III A	肿瘤侵犯子宫浆膜层和/或附件
III B	阴道受累和/或子宫旁受累
III C	盆腔淋巴结和/或腹主动脉旁淋巴结转移
III C$_1$	盆腔淋巴结转移
III C$_2$	腹主动脉旁淋巴结转移，伴或不伴盆腔淋巴结转移
IV	肿瘤侵及膀胱和/或直肠黏膜，和/或远处转移
IV A	肿瘤侵及膀胱和/或直肠黏膜
IV B	远处转移，包括腹腔内转移和/或腹股沟淋巴结转移

第三节   卵巢常见疾病

Key points

● Ovarian cyst is usually asymptomatic, pain or menstrual disorder. Signal and density is near water, without enhancement.

● Ovarian cystadenoma is the most common benign epithelial ovarian neoplasm, usually asymptomatic. MRI is superior to CT and ultrasound in diagnostic performance. Unilocular or multilocular ovarian cyst, and the cyst wall and papilla may be enhanced.

● Ovarian carcinoma is the most common malignant tumor of the ovary, especially serous cystadenocarcinoma, which is often discovered in the late stage., intraperitoneal dissemination is common. The common symptoms are pelvic mass and bloat, significantly elevated CA125. Ovarian carcinoma can appear as cystic, solid or mixed mass, usually with ascites and intraperitoneal metastases. Some signs of peritoneal metastases can be used to assess the necessity of adjuvant therapy before surgery.

一、卵巢囊肿

卵巢囊肿（ovarian cyst）是一个笼统的概念，指一类组织学表现相似的卵巢囊泡状病变，多数为与卵巢功能密切相关的潴留性囊肿。分为单纯性囊肿、滤泡囊肿、黄体囊肿、子宫内膜异位囊肿等。部分囊肿能自行消退。

【**临床表现**】 常无症状，也可使月经周期紊乱，子宫内膜异位囊肿会引起痛经等症状。

【**影像学检查方法的选择**】 超声是检查囊肿最简便的方法。MRI对囊肿的形态及囊液成分的判定较CT准确和敏感。

【**病理生理基础**】 单纯囊肿表面光滑，囊液为水样，壁薄。子宫内膜异位囊肿内为不同时期血性成分。

【影像学征象】

1. CT 表现　单侧或双侧卵巢区圆形或卵圆形低密度囊腔,内为液体密度影,无强化。出血时或子宫内膜异位囊肿密度增高。

2. MRI 表现　多数肿块在 T_1WI 为低或等信号,在 T_2WI 为高信号,边界清、光滑、无强化(图8-2-10)。囊液含蛋白质时在 T_1WI 上信号高于水,囊内出血时在 T_1WI 上呈高信号。

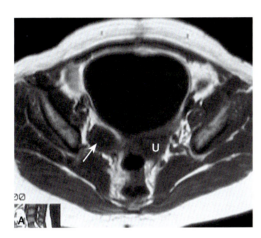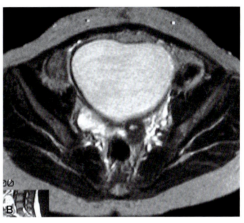

图 8-2-10　右侧卵巢囊肿
A. T_1WI;B. T_2WI,示右侧卵巢类圆形肿块,T_1 低信号(箭头),T_2 高信号,边缘光整。U:子宫。

二、卵巢囊腺瘤

卵巢肿瘤组织成分非常复杂,主要组织学类型为上皮性肿瘤、生殖细胞肿瘤、性索-间质肿瘤及转移性肿瘤,以上皮性肿瘤最为常见。卵巢囊腺瘤(ovarian cystadenoma)属于上皮性来源的卵巢良性肿瘤,包括浆液性囊腺瘤(serous cystadenoma)和黏液性囊腺瘤(mucinous cystadenoma),浆液性囊腺瘤又分为单纯性囊腺瘤和乳头状囊腺瘤。

【临床表现】　发病年龄 20~50 岁。常无临床症状,少数患者有腹部不适或隐痛、腹部包块、消化不良、月经紊乱等。

【影像学检查方法的选择】　卵巢囊腺瘤的诊断首选超声检查,超声检查能诊断大部分浆液性或黏液性囊腺瘤,但单房囊腺瘤易被误诊为卵巢囊肿。MRI 鉴别浆液性或黏液性囊腺瘤较准确。CT 对囊腺瘤的诊断价值与超声相似。

【病理生理基础】　浆液性囊腺瘤以单房多见,囊壁薄,内壁光滑,囊内充满淡黄色清澈液体;多房囊内可见乳头,乳头可伴有沙砾样钙化。

黏液性囊腺瘤常为多房性,体积较大,囊壁厚,囊内含胶冻样黏液,囊内少见乳头。

【影像学征象】

(一) CT 表现

平扫卵巢区可见薄壁、外缘光滑的单房或多房囊性病变。黏液性囊腺瘤囊内密度较浆液性高。增强扫描囊壁、乳头明显强化(图8-2-11)。

(二) MRI 表现

肿瘤间隔在 T_2WI 上为线状较低信号。浆液性囊腺瘤在 T_2WI 上呈高信号,T_1WI 上呈低信号。黏液性囊腺瘤因各囊所含蛋白质和黏液成分不同,T_1WI 上信号高于浆液性囊腺瘤。增强扫描囊壁、乳头明显强化。

NOTES

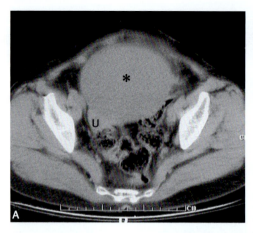
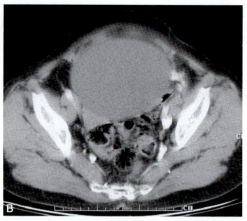

图 8-2-11　卵巢黏液性囊腺瘤

A. CT 平扫；B. 增强 CT 扫描，示盆腔内巨大囊性类圆形肿块，边缘光整，呈软组织密度，密度均匀，无增强（ * ）。U：子宫角。

三、卵巢癌

卵巢恶性肿瘤中以卵巢癌（ovarian cancer）常见，囊腺癌最多见。

【临床表现】　卵巢癌早期无症状，患者确诊时常为晚期，通常可出现盆腔肿块和腹腔积液，肿瘤标志物 CA125 可明显升高。

【影像学检查方法的选择】　卵巢癌的诊断首选超声检查，能诊断大部分囊腺癌。平扫及增强 CT 检查能够发现卵巢癌的腹膜种植转移、淋巴结转移、远处转移，是目前最常用的术前评估手段。对于晚期卵巢癌，一部分征象可以作为评估患者是否接受新辅助治疗的观察指标（Suidan 评分）。MRI 用于卵巢癌表现不典型时的鉴别诊断，另外，MRI 对腹膜小转移灶的显示能力优于 CT。

【病理生理基础】　卵巢囊腺癌来源于上皮组织，传统认为起源于卵巢表面上皮，但目前认为，卵巢上皮性癌的组织学起源具有多样性。浆液性囊腺癌（serous cystadenocarcinoma）远较黏液性囊腺癌（mucinous cystadenocarcinoma）多见。约 50% 的浆液性囊腺癌双侧发生，瘤体较大，切面多为多房，有外生乳头或囊内乳头，常伴出血、坏死，囊液清亮或浑浊。黏液性囊腺癌单侧多见，瘤体巨大，囊壁可见结节，切面多房，囊液浑浊或血性。

卵巢癌易发生种植播散，多广泛形成腹膜种植，包括膈下、大网膜、腹腔脏器表面、壁腹膜等。淋巴转移主要至髂内和髂外淋巴结、主动脉旁及主动脉前淋巴结。血行播散较少见。

【影像学征象】　盆腔肿块是最常见的异常表现。

1. 囊性、囊实性或实性肿块，类圆形或不规则形，可与子宫分界不清，实性成分往往明显强化（表 8-2-5，图 8-2-12）。

表 8-2-5　盆腔肿块的 CT、MRI 表现

影像学方法	肿块	囊壁与间隔
CT	低密度、混杂密度、软组织密度，少数可见钙化	不均匀增厚，有较多的乳头样或菜花样软组织密度结节，增强后明显强化
MRI	T_1WI 呈中等或略低信号，T_2WI 为略高或高信号，且信号不均匀	不规整，可见较多囊壁结节或乳头状突起，T_1WI 呈等信号，T_2WI 为略高信号，增强后明显强化

2. 腹腔积液　常见，因卵巢癌的腹腔积液不是漏出液，CT 值较高，MRI 信号强度 T_1WI 可高于膀胱。

3. 大网膜转移　常见，表现为小肠、横结肠与前腹壁之间大网膜密度增高，斑点状或结节状软组

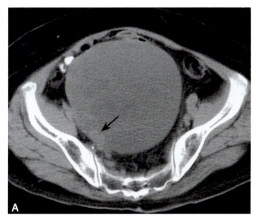
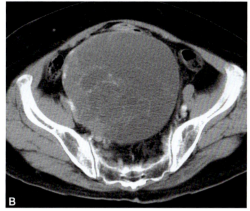
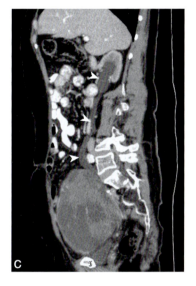

图 8-2-12　卵巢囊腺癌

A. CT 平扫,示盆腔内巨大囊性肿块,右侧壁略高密度的实性部分显示不很清晰(箭头);B. 增强 CT 扫描,可见肿物分隔及实性部分有增强;C. 沿输尿管长轴矢状曲面 MPR,左侧输尿管受累积水(箭头)。

织影,甚至形成扁平肿块(网膜饼),边界不规则,与周围组织界限不清。CT 呈不均匀软组织密度,MRI 的 T_1WI、T_2WI 上分别呈不均匀等信号、高信号。

4. 腹腔播散　部分患者可见,表现为不规则结节或肿块位于腹腔内各个部位,与肠袢分界不清。CT 呈软组织密度,MRI 的 T_2WI 上呈高信号。

5. 钙化转移　少见,CT 在转移病灶内可见钙化。

6. 转移的淋巴结　主要位于主动脉旁、髂内和髂外淋巴结。

【诊断与鉴别诊断】　卵巢囊腺癌与囊腺瘤的鉴别(表 8-2-6)。

表 8-2-6　卵巢囊腺癌与囊腺瘤的鉴别诊断

项目	囊腺瘤	卵巢囊腺癌
肿块形态	清晰光滑	模糊,不规则
囊壁与分隔	薄,均匀光滑,有乳头状突起	不规则增厚,有较多乳头状突起或团块
CT(MRI)增强	囊壁、分隔与乳头状突起呈均匀轻度强化	囊壁与分隔呈明显强化,乳头状突起或团块呈不均匀强化
种植转移	无	可有
淋巴结肿大	无	可有
远处转移	无	可有

NOTES

【卵巢癌的分期】 根据临床、手术和病理结果,采用美国癌症联合委员会(AJCC)和国际妇产科联盟(FIGO)制定的分期标准(表 8-2-7):

表 8-2-7　卵巢癌、输卵管癌、腹膜癌的 TNM 分期和 FIGO 分期系统(2017 年,第 8 版)

TNM	FIGO	定义
T 分期		
T_x		原发肿瘤无法评估
T_0		无原发肿瘤证据
T_1	I	肿瘤局限于(单侧或双侧)卵巢(输卵管)
T_{1a}	I A	肿瘤局限于单侧卵巢(包膜完整)或输卵管,卵巢或输卵管表面没有肿瘤;腹腔积液或腹腔冲洗液未见恶性细胞
T_{1b}	I B	肿瘤局限于双侧卵巢(包膜完整)或输卵管,卵巢或输卵管表面没有肿瘤;腹腔积液或腹腔冲洗液未见恶性细胞
T_{1c}	I C	肿瘤局限于单侧或双侧卵巢或输卵管,并伴有以下情况之一
T_{1c1}	I C_1	术中肿瘤包膜破裂
T_{1c2}	I C_2	术中肿瘤包膜破裂或卵巢(输卵管)表面有肿瘤
T_{1c3}	I C_3	腹腔积液或腹腔冲洗液有恶性细胞
T_2	II	肿瘤累及单侧或双侧卵巢(输卵管),有盆腔浸润和/或种植,或为原发性腹膜癌
T_{2a}	II A	浸润和/或种植到子宫和/或输卵管,和/或卵巢
T_{2b}	II B	浸润和/或种植到盆腔其他组织
T_3	III	肿瘤累及单侧或双侧卵巢(输卵管),或原发性腹膜癌,伴有镜下证实的盆腔外腹膜转移,和/或腹膜后(盆腔和/或主动脉旁)淋巴结转移
T_{3a}	III A	镜下证实的盆腔外腹膜转移,伴或不伴腹膜后淋巴结转移
T_{3b}	III B	肉眼可见的盆腔外腹膜转移,转移灶最大径≤2cm,伴或不伴腹膜后淋巴结转移
T_{3c}	III C	肉眼可见的盆腔外腹膜转移,转移灶最大径>2cm,伴或不伴腹膜后淋巴结转移
N 分期		
N_x		区域淋巴结无法评估
N_0		无区域淋巴结转移
$N_0(i+)$		区域淋巴结中发现的转移灶≤0.2mm
N_1	III A_1	仅腹膜后淋巴结转移(组织学证实)
N_{1a}	III A_{1i}	淋巴结转移灶最大径≤10mm
N_{1b}	III A_{1ii}	淋巴结转移灶最大径>10mm
M 分期		
M_0		无远处转移
M_1	IV	远处转移,包括胸腔积液细胞学阳性,肝脏、脾脏实质的转移,腹腔外器官的转移(包括腹股沟淋巴结和腹腔外淋巴结),肠壁受累
M_{1a}	IV A	胸腔积液细胞学阳性
M_{1b}	IV B	肝脏、脾脏实质的转移,腹腔外器官的转移(包括腹股沟淋巴结和腹腔外淋巴结),肠壁受累

【卵巢癌的术前评估】 Suidan 多因素评估量表,当评分≥3 分时,推荐肿瘤细胞减灭术前行新辅助化疗(表 8-2-8)。

表 8-2-8　晚期卵巢癌 Suidan 多因素评估量表

项目	分值	项目	分值
临床因素（3 个）		CT 影像学特征（8 个）	
年龄≥60 岁	1	脾周区域病变直径 >1cm	1
CA125≥500kU/L	1	肝门/肝、十二指肠韧带病变	1
ASA 评分 3~4 分	1	肾门上腹膜后淋巴结直径 >1cm	1
		弥漫性小肠粘连或增厚	1
		中重度腹腔积液	2
		胆囊窝/肝叶间裂病变	2
		网墨囊病变直径 >1cm	2
		肠系膜上动脉根部病变直径 >1cm	4

ASA 评分：美国麻醉医师协会评分。

第四节　乳腺常见疾病

- Hyperplasia of breast is the most common disease of breast. Mammography and ultrasound are commonly used, and MRI is generally used to identify breast.

- Fibroadenoma of breast is the most common benign breast tumor, usually asymptomatic. Mammography and ultrasound are initial modality. MRI is commonly used to identify breast cancer. Oval, circumscribed mass with benign calcification.

- Breast cancer is one of the most common malignant tumors in women. Asymptomatic in early clinical stage; breast mass, nipple invagination or discharge, orange peel skin, and prone to axillary lymph node metastasis in the advanced stage. Imaging appearance includes irregular mass with spiculated, thicken skin, nipple invagination etc. Breast imaging reporting and data system (BI-RADS) is recommended.

一、乳腺增生

乳腺增生（hyperplasia of breast）是女性乳腺中最常见的病变，多见于 30~45 岁的妇女，应与乳腺癌进行鉴别。乳腺增生可能与雌激素过多，黄体素缺乏，卵巢内分泌功能失调有关，或为乳腺组织对月经周期激素变化的异常反应。

【临床表现】　乳腺胀痛或刺痛及乳腺肿块是最常见的症状。肿块可同时或相继出现，多为双侧多发，常局限于外上象限，肿块与周围组织分界欠清，与皮肤及深层组织无粘连，可推移。疼痛和肿块在月经前明显，经后减轻或消失。少数患者可出现乳头溢液，溢液多为澄清淡黄色浆液。

【影像学检查方法的选择】　乳腺 X 线摄影及超声检查是发现、诊断乳腺增生常用的检查方法。乳腺 MRI 检查一般用于鉴别诊断。

【病理生理基础】　乳管和腺泡上皮增生致乳管膨胀，乳腺间质组织增生伴淋巴细胞浸润，或为乳管或腺泡上皮呈乳头状增生伴有乳管囊性扩张等。其病程多在数月或 1~2 年自行缓解。

【影像学征象】　以腺小叶增生为主时 X 线表现多为孤立、密集或散在的结节，也可表现为片状不均匀的密度增高影。导管增生时呈索条状致密影。钙化少见。当乳腺增生累及悬韧带和周围纤维组织引起结构改变时，可见韧带增粗、变形。

二、乳腺纤维腺瘤

纤维腺瘤（fibroadenoma of breast）是乳腺最常见的良性肿瘤，多见于 20~25 岁的青春期及年轻女性，10%~15% 为多发病变。其发生与体内雌激素作用过于活跃有关，因此月经初潮前和绝经后较为少见。

【临床表现】　多数患者无症状，也可出现乳腺胀痛或刺痛及乳腺肿块。乳腺内可扪及圆形或卵圆形无痛性肿块。一般直径 1~3cm，多为于外上象限。肿块表面光滑，与周围组织分界清楚，无粘连，质硬韧，活动度良好。

【影像学检查方法的选择】　乳腺 X 线摄影及超声检查是发现、诊断乳腺纤维腺瘤常用的检查方法。乳腺 MRI 检查一般用于鉴别诊断。

【病理生理基础】　肿瘤有完整包膜，生长缓慢。组织学上属于上皮细胞和结缔组织混合瘤，根据结构分为 3 种：管内型（导管和腺泡上皮下纤维组织细胞增生，管壁和腺泡增厚向腔内突出形成）；管外型（源于导管和腺泡周围的上皮下弹力纤维以外的纤维组织增生）；混合型（具有上述两者特征）。

【影像学征象】

1. X 线表现　类圆形结节边界清楚，可见分叶，病变密度较均匀致密，边缘可见透亮晕征。肿块内可见点状、片状或类圆形钙化。病变可单发或多发（图 8-2-13）。

2. MRI 表现　边界清楚的类圆形结节，在 T_1WI 上呈中低信号，在 T_2WI 上可呈不同信号强度（低、中、高信号），信号均匀。增强后，结节可强化或不强化。

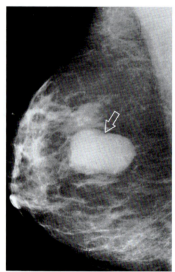

图 8-2-13　乳腺纤维腺瘤
钼靶 X 线平片，示肿瘤密度均匀，有浅切迹（空箭头），周围可见低密度的"晕"环绕——"晕征"。

三、乳腺癌

乳腺癌（breast cancer）是女性最常见的恶性肿瘤之一。乳腺癌的发生与家族史、生育与哺乳史、月经情况、饮食习惯及嗜好、乳腺手术和外伤史等因素相关。

【临床表现】　早期多无明显的临床症状。乳腺肿块常为首发症状，触诊可扪及肿块不规则，不活动，无明确边界，中心突起、表面不平、坚硬。晚期可引起乳腺外形改变：乳头内陷，局部皮肤出现红斑、橘皮征等特异性体征。淋巴结转移时同侧腋窝淋巴结肿大。

【影像学检查方法的选择】　乳腺 X 线摄影检查是发现、诊断乳腺癌首选检查方法，特别是对以钙化为主的乳腺癌。对有乳头溢液表现的患者，宜选乳导管造影或超声检查。超声、MRI 检查适于检查致密型乳腺内的病灶。X 线钼靶摄片是经 FDA 认证的可用于乳腺癌筛查的唯一方法。CT 基本已不用于乳腺癌检查。目前，影像学检查大多使用美国放射学院（ACR）的乳腺影像报告与数据系统（breast imaging reporting and data system，BI-RADS）。

【病理生理基础】　乳腺癌源于导管上皮细胞，为腺癌。根据其浸润程度分为原位癌和浸润性癌。原位癌是指源于终末导管，肿瘤局限于乳管内，未突破基底膜。治疗多采用局部切除及放化疗。五年生存率可达 100%。乳腺癌主要可经腋淋巴回流至同侧腋窝淋巴结。少数可经胸内侧淋巴回流。乳腺癌远处转移多见于肺、肝脏和骨骼。

【影像学征象】

（一）X 线表现

1. 直接征象　常出现下列征象。

（1）恶性钙化（图 8-2-14）。

（2）肿块：边缘欠清或有毛刺，密度不均，大小常小于临床测量。晚期可见肿块与邻近皮肤间有致密索条影相连（淋巴管受侵）（图 8-2-15）。

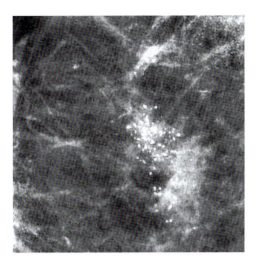

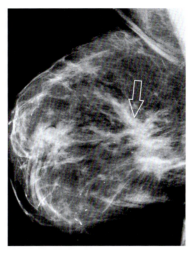

图 8-2-14 乳腺癌沙砾样钙化

钼靶 X 线平片,示乳腺组织内簇状分布的沙砾样钙化灶。

图 8-2-15 乳腺癌

钼靶 X 线平片,示肿块周围较长的软组织密度毛刺(空箭头)。

2. 间接征象 常出现下列征象。

(1)皮肤局限增厚、局部凹陷(酒窝征)。

(2)乳头内陷、漏斗征:多见于中晚期乳腺癌。

(3)血供增加:多见于中晚期乳腺癌。

(4)病灶周水肿呈不规则的透亮环。

(5)彗星尾征:指病灶后或上方,逐渐变细的狭长三角形致密影。是肿瘤侵犯和/或牵拉乳腺实质所致。

(6)结构紊乱:多见于早期乳腺癌。

(7)乳腺后间隙消失:深位乳腺癌在早期即可出现。

(8)腋窝淋巴结肿大。

(二)MRI 表现

平扫肿块在 T_1WI 上多呈低信号,T_2WI 呈不均匀高信号,边界可清楚或不清楚,边缘可见分叶及毛刺,增强扫描示肿块多呈不均匀明显强化(图 8-2-16),常早期强化,动态增强曲线呈平台型或流出型。

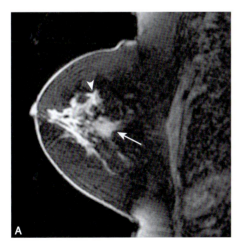

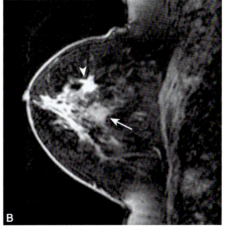

图 8-2-16 乳腺癌与乳腺纤维腺瘤

T_1 脂肪抑制序列扫描:A. 平扫;B. 增强扫描,纤维腺瘤(短箭头)强化不明显;腺癌结节(箭头)则有明显强化。

NOTES

【诊断与鉴别诊断】 乳腺良、恶性肿瘤的鉴别（表 8-2-9）。

表 8-2-9　乳腺良、恶性肿瘤的影像学特点

项目	良性	恶性
肿块形态	规则	不规则
肿块边缘	光滑	分叶、毛刺
肿块大小	X 线上≥临床测量	X 线上＜临床测量
肿块密度	均匀,与正常腺体密度相似	不均,高于正常腺体密度
肿块信号	T_1WI 呈低信号,T_2WI 呈高信号	T_1WI 呈低信号,T_2WI 呈高信号
声像图	肿块内部呈均匀低或强回声,后方回声无衰减。CDFI 显示少血流	肿块内部回声不均,边缘回声增强,后方回声衰减。CDFI 显示血流丰富
CT 增强	轻度强化,CT 值升高小于 20HU	明显强化,CT 值升高 50HU 以上
MRI 增强	轻度强化,延迟强化	明显强化,早期强化
钙化	少见,呈粗大颗粒状、条状,比较分散,位于肿块内	多见,呈粗细不均的细砂粒状,常密集成簇,位于肿块内或外
周围组织	受推压,肿块周围有光滑透亮带	受侵犯,肿块周围有不规则透亮带
血供增多	少见	多见
结构扭曲	少见	多见
皮肤	正常	局限性皮肤增厚、回缩
乳头	正常	回缩

【乳腺影像报告与数据系统】 参考美国放射学院乳腺影像报告与数据系统（BI-RADS）,钼靶为 2013 年第 5 版,MRI 是第 2 版（表 8-2-10）。

表 8-2-10　乳腺影像报告与数据系统（BI-RADS）

分级	说明
0 类	评估不完全,需结合其他影像学检查,通常由于技术原因,图像质量和信息不能满足诊断要求,仅行 MRI 平扫而未行动态增强扫描也应归为 0 级,需要再次行完善的 MRI 检查,或超声、X 线等其他影像检查等
1 类	阴性,恶性可能性 0,建议常规筛查
2 类	良性,恶性可能性 0,包括乳腺内淋巴结、金属异物（如外科夹）、明确的纤维腺瘤、囊肿、不增强的陈旧或近期瘢痕、术后积液、含脂肪病变（如含油囊肿、脂肪瘤、错构瘤、积乳囊肿）、假体等,建议常规筛查
3 类	可能是良性病变,恶性可能性 <2%,建议短期随访
4 类	恶性可能性 2%~95%,建议活检（MRI 目前没有 4 类亚分类）（4A:2%~10%,4B:10%~50%:4C:50%~95%）
5 类	高度提示恶性病变,可能性 >95%,临床应适当采取措施
6 类	活检已证实为乳腺癌

思考题

1. 简述前列腺增生与前列腺癌的诊断与鉴别诊断。
2. 简述子宫肌瘤的不同病理类型与影像表现。

3. 简述子宫内膜癌的影像表现与分期。

4. 简述子宫颈癌的分期与影像表现及影像检查的意义。

5. 简述不同卵巢囊性肿块的影像表现区别。

6. 简述乳腺纤维腺瘤与乳腺癌的影像鉴别。

7. 简述乳腺增生的影像特征。

8. 简述主要的异常妊娠及其超声诊断。

（张惠茅　廖伟华）

第九篇
骨骼肌肉系统

第一章

骨骼肌肉系统总论

第一节 常用的影像学检查方法

Key points

- There are many imaging modalities for musculoskeletal system. The X ray and CT have advantages in displaying bone and calcification.
- MRI has better soft tissue resolution and favors for joint structure and soft tissue imaging.

骨骼肌肉系统（musculoskeletal system）（包括软组织）的影像学检查方法有普通 X 线检查、超声、CT、MRI、DSA、核素扫描、PET 及 PET-CT 检查等，不同检查方法所获得的信息量和信息类型有所不同。综合运用各种影像检查手段，多数病变可做出正确诊断。根据病变的病理性质或解剖部位的不同，以及临床需要的不同，优化选择不同的影像学检查方法十分必要。

一、X 线检查

普通 X 线检查包括透视、摄片及 CR、DR、体层摄影等。

（一）透视

除了某些骨折复位时需要在透视下进行外，现已很少应用。

（二）普通 X 线摄片

X 线摄片是骨骼肌肉系统最常用的影像学检查方法，其不仅能显示病变的位置、范围和程度，而且对于一些病变可做出定性诊断，特别是对钙化和骨皮质破坏的显示以及对病变的跟踪随访很有价值。骨骼肌肉系统摄片的基本要求如下：

1. **摄影体位** 正位及侧位是骨骼肌肉系统最常用的两个位置，此外根据不同的位置和临床需要还可摄斜位、切线位和轴位片。

2. **摄片范围** 应包括骨关节及周围软组织，检查四肢长骨病变时，应至少包括邻近的一侧关节，两侧对称的骨关节，常需同时投照双侧以利于对照观察。

3. **特殊检查** 某些特殊情况，如解剖结构较为复杂或细小或结构重叠较多的部位、细微骨折、某些病变的特殊时期（如炎症或肿瘤早期等，X 线表现比病理和临床表现出现晚）等，初次 X 线摄片检查可能显示无异常，应定期复查或进一步作 CT、MRI 检查。

（三）计算机 X 线摄影（CR）和数字化摄影（DR）

CR、DR 作为新的 X 线成像技术，在一些医院逐步替代了 X 线摄片，要求与 X 线摄片相同。

（四）体层摄影

曾用于显示平片难以显示的解剖结构，例如重叠较多的部位或的细小病变区域，由于 CT 的广泛应用，目前本项检查已基本被淘汰。

（五）放大摄影

主要用于观察骨小梁或微小病变，由于 CT 的广泛应用，目前本项检查已基本被淘汰。

二、CT 检查

CT 在骨骼肌肉系统中的应用弥补了 X 线摄影的影像重叠及软组织结构分辨不清的缺点,提高了病变的检出率和诊断的准确性。目前,常用的是螺旋 CT 检查,由于其具有扫描速度快、图像质量好、图像后处理功能强大等优点,在骨骼肌肉系统的应用越来越被重视。

(一) 基本扫描参数与技术

1. 扫描范围及位置　需依据病变部位或范围而确定,若需要,还常同时扫描双侧以利于对照观察。由于 MSCT 具有强大的后处理功能,因此,多采用轴位扫描,然后根据需要进行冠状位、矢状位及其他各种斜位图像重建,以最大程度显示解剖结构、病变以及空间位置关系。

2. 窗宽与窗位　骨骼窗宽一般采用 1 000~2 000HU,窗位 200~250HU;软组织窗宽多采用 400~600HU,窗位 0~100HU。

3. 扫描技术与方法

(1) 长骨、四肢或脊柱区域常规扫描层厚 3~5mm。细小病变或细微解剖结构区域如腕、踝等,一般采用 1~2mm 层厚,螺距小于或等于 1。

(2) 需要二维或三维图像重建的病例,可根据实际情况采用更薄的层厚进行扫描,重建间隔采用 50%~60% 有效层厚,以达到满意的图像质量。

(3) 采用高分辨力 CT 及骨算法,重建图像可更好观察骨结构。

(二) CT 平扫

CT 平扫已成为骨骼肌肉系统最常用的检查方法之一,尤其是螺旋 CT 扫描及其图像后处理技术,如多平面重建(MPR)、最大密度投影(MIP)、表面遮盖显示(SSD)和容积再现(VR)等技术,有助于显示解剖结构复杂、重叠较多的部位,帮助了解其三维空间关系,可用于显示松质骨、皮质骨、骨髓腔及部分周围软组织结构,如皮肤、皮下脂肪、肌肉、肌间隙及较大的神经、血管结构,但对韧带、滑膜、半月板及关节软骨的显示不够理想。

(三) CT 增强扫描

1. CT 常规增强扫描　指应用高压注射器经外周静脉注入含碘对比剂(一般用量 60~80ml,注射速率 2.0~3.0ml/s)后,分别进行动脉期、静脉期或延迟扫描。动脉期扫描一般延迟时间为 25~30 秒,静脉期扫描延迟时间为 60~70 秒。CT 常规增强扫描主要用于显示病变血供情况,确定病变范围,发现病变有无坏死等,以利于定性诊断。

2. 动态 CT 增强扫描　主要用于了解组织、器官或病变的血流动力学情况。

3. CT 血管成像　主要用于观察骨骼肌肉病变的供血血管情况,在诊断方面,已逐步取代 DSA。

(四) CT 关节造影

通过向关节腔内注射含碘对比剂,使关节腔扩张,并且可以更清晰观察关节的解剖结构,如关节骨端、关节软骨、关节内结构及关节囊等。

(五) CT 引导下穿刺活检

通过 CT 引导,对骨骼肌肉病变进行取样,从而进行定性诊断。

三、MRI 检查

MRI 是骨关节及肌肉系统常用的检查方法。MRI 具有软组织密度分辨力最高,多方位、多参数成像等优势,显示骨与骨髓、关节与关节软骨、关节内结构和软组织病变等优于 CT,但对钙化、细小骨化及骨皮质等的显示,不如 X 线和 CT,且价格较 CT 更为昂贵。

(一) MRI 平扫

扫描范围同 CT,扫描方位除轴位外,还可直接进行冠状位、矢状位或其他任意方位扫描。有多种扫描系列,常用序列如下所述。

1. 自旋回波（spin echo，SE）序列　是骨骼肌肉系统MRI检查的基本序列，常用下列3种加权图像。

（1）T_1WI（TR 300~600ms，TE 10~30ms）：为基本检查序列之一，可显示肌肉、骨骼的解剖结构。

（2）质子密度加权像（proton density weighted image，PDWI）（TR 1 800~3 000ms，TE 10~30ms）：为基本检查序列之一，常与预饱和脂肪抑制技术合用，对显示骨髓、软骨及软组织病变有价值。

（3）T_2WI（TR 1 800~3 000ms，TE 80~120ms）：为基本检查序列之一，常与预饱和脂肪抑制技术合用，利于显示病变的形态和范围。

2. 梯度回波序列　扫描速度快，可获得准T_1和准T_2图像，还可进行三维扫描，利于显示软骨结构，但信噪比差，磁敏感伪影明显。梯度回波序列在肌肉骨骼系统中的应用价值不如自旋回波序列，应用较少。

3. 脂肪抑制序列　常用技术包括翻转恢复脂肪抑制序列和预饱和脂肪抑制技术，后者常与T_1WI、PDWI或T_2WI联用，对骨髓、软组织病变的显示有价值。

（二）MRI 增强扫描

1. 常规增强扫描　常使用SE T_1WI联合使用预饱和法脂肪抑制技术，主要用于检查肌肉骨骼病变血供情况、确定病变与水肿的界限、区分肿瘤活性成分和坏死成分，也可用于检测肿瘤术后复发，是肿瘤治疗前后疗效观察的有效方法之一。

2. 动态增强扫描　常使用回波平面成像（echo planar imaging，EPI）序列，主要用于了解组织、器官或病变的血液供应状况。

（三）MRI 血管成像

最初肌肉骨骼系统非增强血管造影常使用2D TOF技术，多用于四肢动脉成像，但成像时间长，图像质量较差，目前已较少应用。近年来涌现出多种非增强血管造影技术，例如相位对比血管成像、静态间隔单次激发序列、心电触发三维半傅里叶快速自旋回波序列等，缩短了成像时间，改善了图像质量。上述部分序列可联合对比剂注入实现增强血管造影成像。而传统的增强血管造影常使用3D TOF技术联合应用对比剂快速团注技术进行成像，可用于体部及四肢血管成像。本方法成像速度快、对比分辨力高，为目前肢体血管的主要MRI成像技术。

（四）MRI 引导下穿刺活检

MRI软组织分辨力高，可相对选择肿瘤活性成分进行取材，以得到更准确的病理结果，但价格昂贵且费时。

（五）MRI 关节造影

关节内注射1∶200钆喷酸葡胺稀释液后，进行MRI成像，多使用T_1WI联合使用预饱和法脂肪抑制技术序列，利于观察关节内呈高信号的区域，例如软骨盂唇结合部。

四、数字减影血管造影检查

常规数字减影血管造影检查（DSA）摄影体位为正位，为避免血管的重叠，可加照不同角度的斜位像。因为DSA为有创性检查且价格昂贵，CTA和MRA有逐渐取代DSA在显示四肢血管病变及肌肉骨骼系统病变血供等方面的应用。目前，DSA主要用于骨骼肌肉系统疑难病例的诊断、手术方案的制订或介入治疗。在骨骼肌肉系统可以进行四肢的动脉数字造影及静脉数字造影。

五、超声检查

超声检查具有价格便宜、无辐射的优点。主要用于下列几个方面：①用于评估软组织、软骨、骨表面及四肢大血管的病变。超声对肌腱损伤、软组织囊实性病变的鉴别具有较大优势，对四肢动静脉的阻塞和静脉曲张的诊断也有一定价值。②超声引导下穿刺活检，简单易行，并可对囊性病变进行治疗。超声检查的缺点包括扫查野有限，密度分辨力不及CT和MRI，尤其是对骨骼的评价不如X线平片、CT和MRI。

六、核素检查

放射性核素骨显像在骨骼肌肉系统中的应用非常广泛,对早期骨转移、骨坏死、骨髓病变等的显示非常敏感,但特异性差。^{99m}Tc 标记的磷酸盐化合物是常用的骨显像剂。

七、正电子发射断层显像

正电子发射断层显像(PET)在肌肉骨骼系统中主要用于肿瘤,尤其是骨转移瘤的诊断与鉴别诊断。缺点是价格昂贵。近年来较广泛应用的 PET 检查目前主要用于良恶性肿瘤鉴别、肿瘤复发和转移灶的监控、肿瘤放疗靶区定位、肿瘤治疗后疗效评估等方面。

第二节 正常影像解剖

Key points

- The bone consists of periosteum, cortical bone, spongy bone and medullary space.
- The joint consists of joint space, bony articular surface, joint capsule and ligament, among which the articular cartilage, meniscus and ligament are more clearly displayed on MRI.
- The main structure of spine is divided into vertebration and intervertebral disc. The structure of vertebration includes vertebral body, transverse process, pedicle and spinous process. The structure of intervertebral disc is more clearly displayed on MRI.

骨骼按其形态的不同分为长管状骨、短管状骨、扁骨和不规则骨,按骨结构不同又分为密质骨和松质骨。密质骨构成骨的外层,即骨皮质。松质骨间隙大而多,骨小梁呈网格状,其中充以骨髓组织。除了关节端外,骨皮质表面都覆盖有骨膜,骨膜分内外两层,内层为富含血管的结缔组织,内含成骨细胞;外层为致密纤维组织,内含血管、淋巴管、神经。骨的中央为骨髓腔,腔内充满骨髓。

一、正常 X 线平片

(一)长骨

成人的长骨分为骨干和骨端两部分(图 9-1-1)。

1. 骨干

(1)骨膜(periosteum):正常骨膜在 X 线平片上不显影,如出现骨膜则为病理现象。

(2)骨皮质(cortical bone):为密质骨(compact bone)形成,密度均匀致密,在骨干中段最厚,向两端逐渐变薄。骨皮质外缘光滑整齐,仅在肌肉及肌腱韧带附着处隆起或凹凸不平。

(3)骨松质(spongy bone):表现为致密的网格状骨纹理结构。

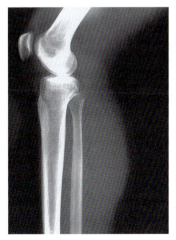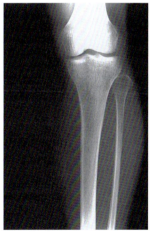

图 9-1-1 正常长骨和关节的正侧位 X 线平片

(4)骨髓腔(medullary space):常被骨皮质和骨松质遮盖而显示不清,在骨干中段可显示为边界不清、较为透亮的带状区。

2. 骨端 骨端的骨皮质多较菲薄且光滑锐利,但韧带附着处可不规则。其内可见较清晰的网络状的骨纹理,为骨小梁和小梁间隙构成的骨松质影像。

3. 常见变异

（1）骨岛（bone island）：表现为直径1~4cm的边缘清楚的圆形或卵圆形致密影,可见清楚的骨纹理结构,位于正常骨松质内。

（2）软骨岛（cartilage island）：表现为边界清楚的圆形透光区,边缘常围以硬化环。软骨岛钙化时,呈圆形致密影,与骨岛相似,但无骨纹理。

（3）发育障碍线（developmental disturbance line）：又称为生长障碍线（growth disturbance line）,位于干骺区的一条或数条横行致密线,原因不明,可能为长骨纵向生长中受到暂时障碍,影响正常化骨而遗留下来的痕迹。

（4）骨骺板遗迹（epiphyseal plate residuum）：在长骨两端,相当于儿童时期骺软骨板的位置,可见有一条细致密影横贯骨干,可终身存在。

（二）关节

1. 关节间隙（joint space） X线平片上为两个骨端骨性关节面间的透亮间隙,是关节软骨、关节间纤维软骨和真正的关节腔的投影。

2. 骨性关节面（bony articular surface） 表现为边缘光滑锐利的线样致密影,通常凹侧关节面较凸侧为厚。

3. 关节囊 一般在X线平片上不显影,有时在关节囊外脂肪层的衬托下可见其边缘。关节积液时,其内层滑膜肿胀亦可显影。

4. 韧带 大关节的韧带在脂肪的衬托下有时可显影。

（三）脊柱

脊柱由脊椎和其间的椎间盘组成（图9-1-2）。

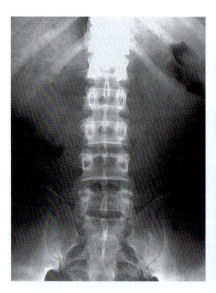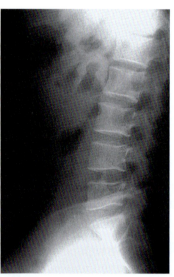

图9-1-2　正常成人腰椎的正侧位X线平片

1. 正位片

（1）椎体：呈长方形,从颈椎、胸椎到腰椎依次增大。椎体边缘密度较高而均匀,轮廓光滑。椎体上下缘为致密线状影,其间的透明间隙为椎间隙（intervertebral space）,是椎间盘的投影。

（2）横突：椎体两侧可见横突影,其外侧端圆滑。

（3）椎弓根：指椎弓与椎体连结处,呈环状致密影。椎弓根的上、下方分别为上关节突、下关节突的影像。

（4）棘突：表现为椎体中央偏下方呈尖端向上类三角形的致密影。

2. 侧位片

（1）椎体：呈长方形，上下缘与后缘呈直角。自下胸椎起，椎间隙向下逐渐增宽。侧位片可更好观察椎间隙。

（2）椎板：位于椎弓根与棘突之间，左右椎板联合形成椎弓，椎体后方纵行的半透亮区为椎管影像。棘突指向后下方。

（3）上、下关节突：分别位于椎弓根与椎弓板连结之上、下方，下关节突位于下一椎体上关节突的后方。同一脊椎上、下关节突之间为椎弓峡部。

（4）椎间孔：位于相邻的椎弓根、椎体、关节突和椎间盘之间。

3. 斜位片　腰椎斜位片可更好显示椎弓峡部，上下关节突。颈椎斜位片可较好显示椎间孔。

4. 常见变异

（1）椎体永存骨骺（permanent epiphysis）：是椎体前上缘多余的圆形小骨块。

（2）棘突、横突、上、下关节突的永存骨骺：在上述骨突处可见分离的小骨块。

（3）椎体数目变异：常见腰椎骶化或骶椎腰化。

（4）椎弓部不愈合：常见于第4、5腰椎及第1骶椎。

（5）游离棘突（free spinous processes）：多见于第4、5腰椎和第1骶椎，棘突与椎弓未愈合。

（四）软组织

由于各种软组织密度差别不大，缺乏明确的天然对比，故X线平片无法显示清楚，仅可观察某些肌肉、肌腱和韧带的轮廓。

（五）儿童期骨关节的X线特点

儿童骨、关节处在发育阶段，具有与成人不同的特点（图9-1-3）。

1. 骨干　表现与成人相似，但较成人细小，随年龄增长而逐渐增大。

2. 干骺端（metaphysis）　为骨干增宽的端部，主要为松质骨结构，是骨骼生长最活跃的部位。X线平片表现为互相连接而交叉成海绵状的条状阴影。干骺端骺侧可见一不规则致密线，为先期钙化带（provisional zone of calcification），由钙化的软骨基质和初级骨小梁组成。

3. 骨骺（epiphysis）　位于长骨两端或突出部，开始多为软骨，即骺软骨（epiphyseal cartilage），X线平片上不显影。儿童发育期，四

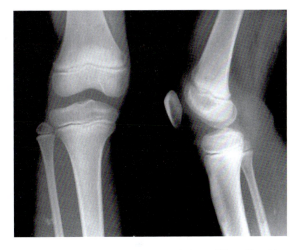

图9-1-3　儿童正常长骨和关节的正侧位X线平片

肢长骨/短骨的骺软骨中心出现二次骨化中心（secondary ossification center），X线表现为小点状致密影，随年龄增长，二次骨化中心逐渐增大形成骨松质，边缘也逐渐变光整，最后与骨干愈合。

4. 骨骺板（epiphyseal plate）和骨骺线（epiphyseal line）　为干骺端与骨骺间的软骨投影。儿童期呈透明带，称为骨骺板，随年龄的增大逐渐变窄呈透亮线，称为骨骺线，最终消失。

5. 关节间隙　儿童骺软骨未完全骨化而较厚，因此关节间隙较成人宽。

二、正常 CT 表现

（一）骨

在CT轴位骨窗图像上，骨皮质呈致密的线状、带状影，骨小梁表现为细密的网状影，骨髓腔因含脂肪而呈低密度（图9-1-4）。多平面重建冠状位、矢状位影像表现与X线平片相似，但因层厚薄、无

重叠而显示更清晰。

(二) 关节

CT 轴位骨窗图像可显示关节骨端和骨性关节面,后者表现为线状高密度影(图 9-1-5)。适当调整窗宽、窗位可见关节囊、周围肌肉和韧带的断面,但显示不如 MRI 清晰。正常少量关节腔内液体在 CT 上难以发现。多平面重建可显示冠状位、矢状位影像(图 9-1-6)。

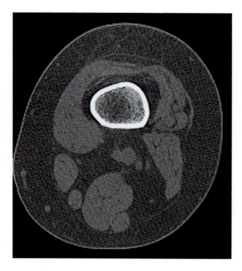

图 9-1-4　正常骨干横轴位 CT 图像

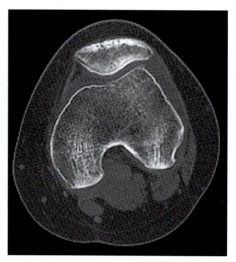

图 9-1-5　正常关节轴位 CT 图像

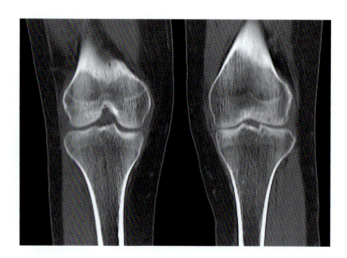

图 9-1-6　正常关节及长骨 MPR 冠状位 CT 图像

(三) 脊柱

1. 经椎体中部的层面　椎体呈后缘向前凹的圆形结构,可见由椎体、椎弓根和椎弓板构成的椎管骨环,环的两侧有横突,后方可见棘突。椎弓板内侧可见附着的黄韧带(ligamentum flava),呈 2~4mm 厚的软组织密度影(图 9-1-7)。

2. 经椎体上、下部的层面　椎体呈后缘向前凹的肾形,其后方可见椎间孔和上下关节突(图 9-1-8)。

3. 经椎间盘的层面　椎间盘密度高于硬膜囊而低于椎体,其后方可见呈软组织密度的硬膜囊影(dural sac)(图 9-1-9)。

(四) 软组织

在 CT 轴位断面上,软组织窗可显示软组织结构,能区分肌肉、脂肪、血管等结构(图 9-1-10)。

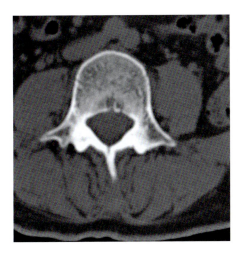

图 9-1-7　经腰椎椎体中部层面的正常 CT 横轴位图像

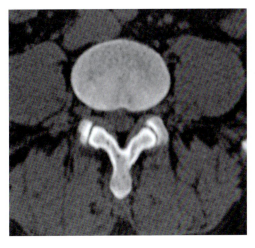

图 9-1-8　经腰椎椎体上部层面的正常 CT 横轴位图像

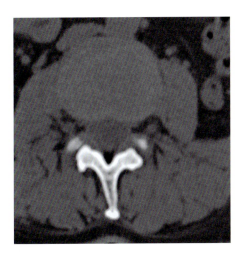

图 9-1-9　经腰椎椎间盘层面正常 CT 横轴位图像

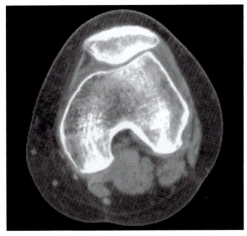

图 9-1-10　正常膝关节 CT 横轴位软组织窗图像

三、正常 MRI 表现

(一)骨骼

MRI 能清楚显示骨骼的各种结构(图 9-1-11、图 9-1-12)。

1. 骨组织因缺乏氢质子,在所有序列中骨皮质和骨松质均为极低信号。

2. 黄骨髓信号与脂肪相似,在 T_1WI 与 T_2WI 上均为高信号。

3. 新生儿期红骨髓在 T_1WI 上信号强度等于或低于肌肉,儿童和成人期红骨髓高于肌肉低于脂肪。红骨髓在 T_2WI 上信号强度增高,类似于皮下脂肪信号。

(二)关节

MRI 可清楚显示关节的各种结构(图 9-1-13、图 9-1-14)。

1. **关节软骨(joint cartilage)**　在 T_1WI 与 T_2WI 上均呈弧形中等或略高信号,信号均匀,表面光滑。半月板由纤维软骨构成,在 T_1WI、PDWI 和 T_2WI 上均呈均匀的低信号影。

2. **骨性关节面**　位于关节软骨下方,在 T_1WI 与 T_2WI 上均呈清晰锐利的低信号。

3. **骨髓腔**　位于骨性关节面下方及骨干中央区,在 T_1WI 与 T_2WI 上均呈高信号。

4. **关节内其他结构**　韧带、关节囊等在 T_1WI 与 T_2WI 上均呈低信号。关节腔内液体(滑液)在

NOTES

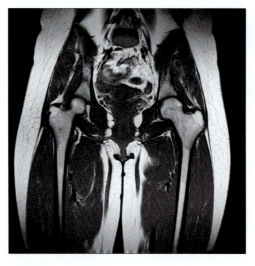

图 9-1-11　正常股骨中上段 MRI 冠状位 T$_1$WI 图像

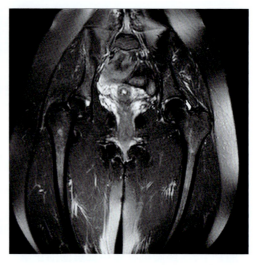

图 9-1-12　正常股骨中上段 MRI 冠状位脂肪抑制 T$_2$WI 图像

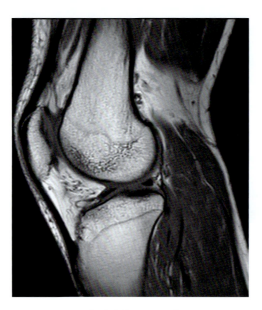

图 9-1-13　正常膝关节 MRI 矢状位 T$_1$WI 图像

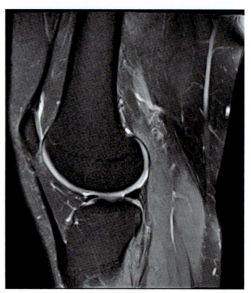

图 9-1-14　正常膝关节 MRI 矢状位 T$_2$WI 图像

T$_1$WI 呈薄层低信号影,在 T$_2$WI 上呈高信号。

（三）脊柱

MRI 矢状位、横轴位和冠状位可连续显示脊柱的解剖结构（图 9-1-15、图 9-1-16）。

1. 椎间盘　在 T$_1$WI 上呈较低信号,髓核（nucleus pulposus）和内、外纤维环（annulus fibrosus）不能区分,而在 T$_2$WI 上,髓核和纤维环内层呈高信号,纤维环外层呈低信号。随着年龄增长,髓核开始被排列无序的纤维软骨取代,同时髓核和纤维环含水量也进行性下降,最终髓核与纤维环混合,椎间盘完全干化、碎裂,T$_2$WI 上呈低信号。

2. 椎管内脑脊液　在 T$_1$WI 为低信号,在 T$_2$WI 上为高信号。

3. 椎体骨髓　在 T$_1$WI 为高信号,在 T$_2$WI 上为中等或略高信号。

4. 椎体边缘骨皮质、前及后纵韧带、黄韧带和椎间盘纤维环最外层纤维在各种序列上均为低信号,不易区别。

5. MRI 还能显示硬膜外脂肪（epidural fat）、硬膜囊和脊髓（spinal cord）等结构。

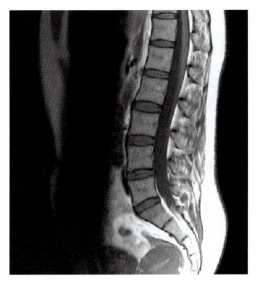

图 9-1-15　正常腰椎 MRI 矢状位 T₁WI 图像

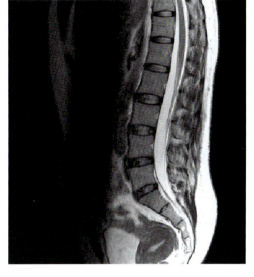

图 9-1-16　正常腰椎 MRI 矢状位 T₂WI 图像

（四）软组织

骨与关节周围的软组织结构在 MRI 上可清晰显示。

1. 肌肉在 T_1WI 呈等或略低信号，T_2WI 为低信号。
2. 脂肪在 T_1WI 与 T_2WI 上均为高信号。
3. 纤维组织、肌腱、韧带在各种序列上均为低信号。
4. 血管因其内血液流动，在 MRI 上呈流空现象而表现为无信号的圆形或条状结构。
5. 神经结构呈中等软组织信号。

四、放射性核素骨显像

（一）成人

全身骨骼显像呈对称性放射性浓集，扁平骨（肋骨、颅骨等）、长骨的骨端放射性浓聚较多，而长骨骨干放射性浓聚较少。

（二）儿童

长骨骨骺端及肋骨前缘放射性浓聚较多，股骨远端、胫骨近端、肱骨近端浓聚最多，与其代谢活跃程度成正比。

第三节　基本病变的影像学征象

Key points

- The basic pathological changes in bone consist of osteoporosis, osteomalacia, bone destruction, osteosclerosis, periosteal proliferation（periosteal reaction）, chondral calcification, mineral deposits in the bone and deformation of bone.

- The basic pathological changes of joint consist of swelling of joint, joint space, degeneration of joint, destruction of joint, dislocation of joint, ankylosis of joint（bony ankylosis and fibrotic ankylosis）, fracture of joint, intraarticular loose body and intra articular gas.

- The basic pathological changes of soft tissue consist of soft tissue swelling, soft tissue ossification and soft tissue mass.

一、骨骼

（一）骨质疏松

1. 概念　骨质疏松（osteoporosis）是指单位体积内骨组织的含量减少。骨组织的有机成分和无机成分同时按比例减少,骨微细结构变脆弱,骨折危险性增加。组织学变化主要是皮质骨变薄,哈弗氏管和福尔克曼氏管扩大,骨小梁减少、变细甚至消失,小梁间隙加大。

2. 病因　骨质疏松的病因复杂繁多,并导致其表现多样化。根据其表现分为局限性和全身性两类,其发病原因也分为先天性骨质疏松和后天（获得）性骨质疏松。

（1）局限性骨质疏松:多见于外伤后固定肢体、长期失用、局部血管神经功能障碍和肿瘤等病变。

（2）全身性骨质疏松:又分为原发性及继发性骨质疏松。原发性骨质疏松病因复杂、有些不清。继发性骨质疏松常见内分泌性疾病、代谢性疾病、酒精中毒、妊娠及绝经后等。

3. X 线表现

（1）骨密度降低,骨皮质变薄,皮质内部出现条状或隧道状透亮影,称为皮质条纹征。骨小梁变细、减少,但边缘清晰,骨髓腔和小梁间隙增宽（图 9-1-17）。严重者骨密度与软组织密度相仿,骨小梁几乎完全消失,骨皮质细如线状,可合并病理性骨折及肢体或躯干畸形。

（2）脊椎体骨质疏松主要表现为横行骨小梁减少或消失,纵行骨小梁相对明显;严重时,椎体变扁呈双凹状,椎间隙增宽,常可因轻微外伤导致椎体压缩骨折呈楔形（图 9-1-18）。

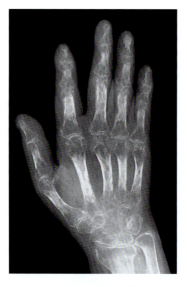
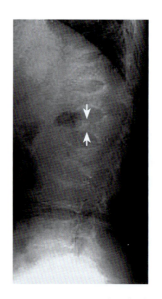

图 9-1-17　骨质疏松（1）
X 线平片,示右手掌指骨及腕骨骨小梁稀少,骨髓腔和小梁间隙增宽。

图 9-1-18　骨质疏松（2）
X 线平片,示腰椎骨质密度减低,下胸上腰椎椎体变扁并呈双凹征（箭头）。

4. CT 表现　与 X 线表现基本相同。

5. MRI 表现

（1）老年性骨质疏松:由于骨小梁变细减少,松质骨在 T_1WI 和 T_2WI 信号均增高。骨皮质变薄,皮质内部可出现条状高信号。

（2）炎症、肿瘤、骨折等引起的骨质疏松,因局部充血、水肿可表现为 T_1WI 低信号、T_2WI 高信号。

6. 骨显像表现

（1）多数正常。

（2）严重者可见骨骼放射性稀疏。

（二）骨质软化

1. 概念　骨质软化（osteomalacia）是指单位体积内类骨质钙化不足，骨的有机成分正常，钙盐含量降低，导致骨质变软。组织学变化主要是未钙化的骨样组织增多，骨骼失去硬度而变软、变形，尤以负重部位为著。

2. 病因　多见于钙磷代谢障碍和维生素 D 缺乏。

3. X 线表现

（1）与骨质疏松相似处：骨质密度降低，骨皮质变薄，骨小梁变细、减少。

（2）与骨质疏松不同之处：骨质软化的骨小梁和骨皮质因含有大量未钙化的骨样组织而边缘模糊；由于骨质变软，承重骨常发生各种变形，并可出现假骨折线（pseudo fracture line），又称为 Looser 带（图 9-1-19、图 9-1-20）。

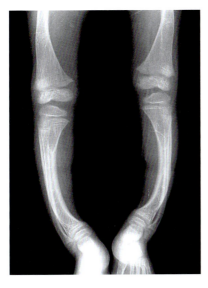

图 9-1-19　骨质软化（1）
X 线平片，示双下肢长骨弯曲变形呈 O 形腿，干骺端增宽、毛糙。

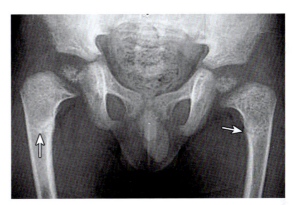

图 9-1-20　骨质软化（2）
X 线平片，示双侧股骨上段可见假骨折线（箭头）。

（3）干骺端和骨骺的改变：在干骺未愈合前可见骺板增宽、先期钙化带不规则或消失，干骺端呈杯口状，边缘呈毛刷状。

4. CT 表现　与 X 线表现基本相同，以冠状位或矢状位多平面重建图像显示更清楚。

5. MRI 表现　MRI 很少用于诊断骨质软化。

（三）骨质破坏

1. 概念　骨质破坏（bone destruction）指局部骨质为病理组织所取代造成的局部骨组织缺失。它是通常由病理组织直接累及骨组织导致其溶解吸收，或由病理组织引起的破骨细胞生成及活动亢进所致。骨皮质和松质骨均可发生骨质破坏。

2. 病因　多见于炎症、肉芽组织、肿瘤、神经营养性障碍等疾病。

3. X 线表现

（1）局部骨质密度减低、骨小梁稀疏、正常骨结构消失。松质骨破坏，在早期表现为局限性骨小梁缺损。骨皮质破坏，在早期发生于哈弗氏管，造成管腔扩大，呈筛孔状，骨皮质内外表层均破坏时则呈虫蚀状（图 9-1-21）。骨破坏严重时往往有骨皮质和松质骨的大片缺失。

（2）不同原因引起的骨质破坏各具特点：①急性炎症或恶性肿瘤常引起活动性或进行性骨质破坏，骨质破坏进展较迅速，形状不规则，边界模糊，常呈大片状，称为溶骨性骨质破坏（osteolytic destruction）（图 9-1-22）；②慢性炎症或良性骨肿瘤引起的骨质破坏进展较缓慢,边界清楚,有时在骨破坏边缘可见致密的反应性骨质增生硬化带。骨质破坏靠近骨外膜时,骨质破坏区不断向周围扩大,伴有骨膜下新骨不断生成,造成骨轮廓的膨胀,称为膨胀性骨质破坏；③神经营养性障碍时,因局部麻木,不自觉的屡次受到外伤,而出现骨质破坏,骨关节结构严重紊乱,骨端的碎骨片散布于关节周围,骨关节严重破坏,而自觉症状轻微为其特点。

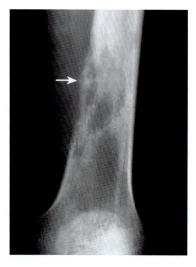

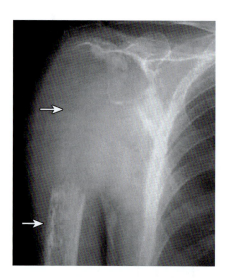

图 9-1-21   骨质破坏的 X 线表现（1）
X 线平片,示股骨远段偏心性不规则骨皮质破坏,边缘呈鼠咬状（箭头）。

图 9-1-22   骨质破坏的 X 线表现（2）
X 线平片,示肱骨近端溶骨性骨质破坏（箭头）,局部骨结构消失。

4. CT 表现   比 X 线平片更早、更易显示骨质破坏,MPR 图像还可从多方位观察病变（图 9-1-23）。

（1）骨皮质破坏:CT 表现为骨皮质内出现小透亮区,或骨皮质内外表面呈不规则虫蚀状改变,骨皮质变薄或出现缺损。

（2）松质骨破坏:早期骨质破坏的 CT 表现为骨小梁稀疏,局限性骨小梁缺损区多呈软组织密度,逐渐发展为斑片状甚至大片状缺损。

5. MRI 表现

（1）骨皮质破坏表现与 CT 相似,破坏区周围的骨髓因水肿呈模糊的 T_1WI 低信号、T_2WI 高信号。

（2）骨松质破坏表现为高信号的骨髓被较低信号或混杂信号的病理组织取代（图 9-1-24）。

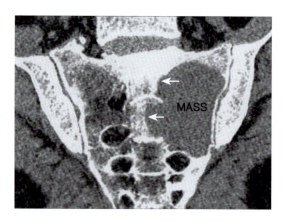

图 9-1-23   骨质破坏的 CT 表现（1）
CT 的 MPR 冠状位图像,示左侧骶骨骨质破坏（箭头）,并可见软组织肿块（MASS）。

6. 骨显像表现

（1）异常放射性浓聚区:最常见,反映骨破坏和新骨形成,骨代谢活跃。见于骨转移瘤、恶性骨肿瘤、骨折、畸形性骨炎等。

（2）异常放射性稀疏区:反映局部溶骨迅速,来不及形成新骨,骨血供减低。常见于进展迅速的恶性肿瘤。

（四）骨质硬化与增生

1. 概念   骨质硬化（osteosclerosis）与骨质增生（hyperostosis）是指单位体积内骨质数量增多。组织学上可见骨皮质增厚、骨小梁增多增粗。

2. 病因　成骨活动增多、破骨活动减少或二者同时作用的结果。

（1）全身性骨质硬化：常见于代谢性骨病、金属中毒、遗传性骨发育障碍，如肾性骨硬化、铅中毒、骨硬化病等。

（2）局限性骨质硬化：常见于慢性炎症、退行性变、外伤后的修复及成骨性肿瘤等。

3. X 线表现　骨质密度增高，骨皮质增厚，骨小梁增多、增粗，小梁间隙变窄、消失，髓腔变窄，严重者难以区分骨皮质与骨松质（图9-1-25）。

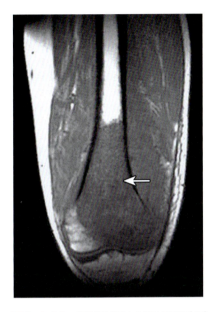 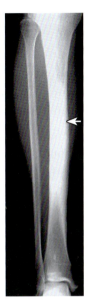

图 9-1-24　骨质破坏的 MRI 表现（2）
MRI 的 T_1WI，示股骨下段高信号的骨髓被低信号病理组织（箭头）取代。

图 9-1-25　骨质增生硬化的 X 线表现
X 线平片，示胫骨增粗、密度增高，髓腔与皮质难以区分（箭头）。

4. CT 表现　与 X 线表现基本相似。CT 显示重叠部位及细小的骨质硬化较佳，MPR 图像还可从多方位观察病变（图9-1-26）。

5. MRI 表现　增生硬化的骨质在 T_1WI 和 T_2WI 上均呈低信号。

（五）骨膜增生

1. 概念　骨膜增生（periosteal proliferation）又称骨膜反应（periosteal reaction），指在病理情况下骨膜内层的成骨细胞活动增加所产生的骨膜新生骨（periosteal new bone）。骨膜反应一般意味着骨质有破坏或损伤。组织学上可见骨膜内层成骨细胞增多，形成新生骨小梁。

2. 病因　多见于炎症、肿瘤、外伤等。

3. X 线表现

（1）早期表现为与骨皮质平行的、长短不一的细线样致密影，与骨皮质间有较窄的透明间隙（图9-1-27）；随之骨膜新生骨逐渐增厚，由于骨小梁排列形式不同而表现各异，可呈线状、层状、花边状（图9-1-28）。

（2）骨膜增生的厚度、范围及形态与病变的性质、部位和发展阶段有关：①一般炎症所致的骨膜反应较广泛，肿瘤引起的较局限；②边缘光滑、致密的骨膜反应多见于良性病变，骨膜增生的厚度

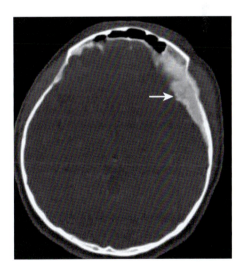

图 9-1-26　骨质增生硬化的 CT 表现
平扫 CT 骨窗，示左侧额骨肥厚，呈高密度磨玻璃样改变（箭头）。

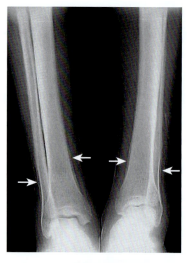

图 9-1-27　骨膜反应的 X 线表现

X 线平片,示胫腓骨周围可见与骨皮质平行的线样致密影(箭头),与皮质间有较窄的透明间隙。

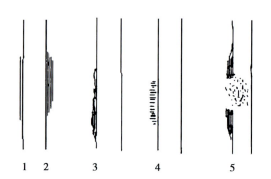

图 9-1-28　各种类型骨膜反应的示意图

1. 线状;2. 成层状;3. 花边状;4. 放射状;5. 骨膜三角(Codman 三角)。

超过 1mm 者,良性机会更大;③针状或日光状骨膜反应(sunburst periosteal reaction)常提示病变进展迅速、侵蚀性较强(图 9-1-29);④层状、葱皮样骨膜反应(laminar periosteal reaction)可见于良性或恶性病变(图 9-1-30);⑤浅淡的骨膜增生常见于急性炎症或高度恶性肿瘤;⑥骨膜三角(Codman triangle):骨膜新生骨可重新被破坏,破坏区两端残留的骨膜呈三角形或袖口状(图 9-1-31),常为恶性肿瘤的征象。

4. CT 表现　与 X 线表现基本相似。CT 显示重叠部位的骨骼以及扁平骨、不规则骨的骨膜增生较佳,MPR 图像还可从多方位观察病变(图 9-1-32)。

5. MRI 表现　MRI 对骨膜增生的显示要早于 CT 和 X 线平片。

(1)在矿物质沉积前,表现为骨膜增厚,T_1WI 呈等信号、T_2WI 呈高信号的连续线样影。

(2)矿物质明显沉积后,在 T_1WI 和 T_2WI 上一般均呈低信号。

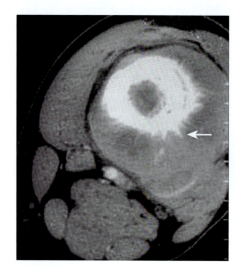

图 9-1-29　骨肉瘤骨膜反应 CT 表现

股骨骨肉瘤:平扫 CT,示放射样骨膜反应(箭头)。

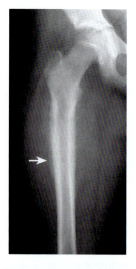

图 9-1-30　尤因肉瘤骨膜反应 X 线表现

尤因肉瘤:X 线平片,示葱皮样骨膜反应(箭头)。

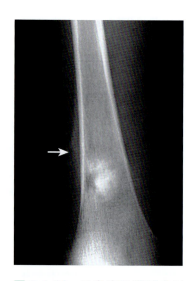

图 9-1-31　骨肉瘤骨膜反应 X 线表现

股骨下端骨肉瘤:X 线平片,示肿瘤内上方骨膜三角(箭头)出现。

（六）骨质坏死

1. 概念 骨质坏死（osteonecrosis）是指骨组织的局部代谢停止，细胞成分死亡，坏死的骨质称为死骨片（sequestrum）。组织学上见骨细胞死亡、消失。早期骨的骨质结构和无机盐含量尚无变化，骨无明显的形态学变化；修复阶段周围新生肉芽组织向死骨片生长，出现破骨细胞对死骨片吸收、成骨细胞形成新骨。

2. 病因 常见于炎症、外伤、梗死、某些药物、放射性损伤等。

3. X 线表现

（1）早期无阳性表现。

（2）1~2 月后在死骨片周围骨质被吸收导致密度降低，或周围肉芽组织及脓液的衬托下，坏死骨组织呈相对密度增高影，且正常骨纹理结构消失（图 9-1-33）。随后坏死骨组织压缩，新生肉芽组织侵入并清除死骨片，死骨片内部出现骨质疏松区和囊变区（图 9-1-34）。

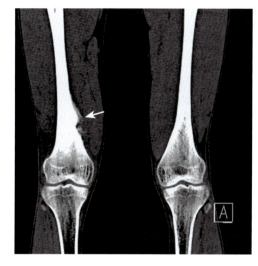

图 9-1-32 骨质反应的 CT 表现
CT 的冠状位 MPR，可见位于内侧的骨膜三角（箭头）。

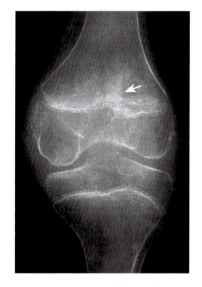

图 9-1-33 死骨片的 X 线表现
股骨下端骨髓炎：X 线平片，示破坏区斑片状略高密度的死骨（箭头）。

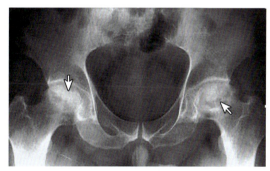

图 9-1-34 骨质坏死的 X 线表现
X 线平片，示双侧股骨头密度增高，周围出现不规则低密度区和囊变区（箭头）。

（3）晚期死骨片被清除，新骨形成，出现真正的骨质密度增高。

4. CT 表现 与 X 线表现基本相似，但更早发现骨坏死（骨小梁排列异常），更易发现细小的死骨片。

5. MRI 表现 MRI 对骨质坏死的显示要早于 CT 和 X 线。

（1）在骨密度和形态尚无变化前，即可出现骨髓信号的改变，坏死区形态多不规则，T_1WI 上呈均匀或不均匀的等或低信号，T_2WI 上呈中到高信号。死骨片外周为 T_1WI 呈低信号、T_2WI 呈高信号的肉芽组织和软骨化生组织带；最外侧为 T_1WI 和 T_2WI 均呈低信号的新生骨质硬化带构成双线样征像（图 9-1-35）。

（2）晚期，坏死区出现纤维化和骨质增生硬化，在 T_1WI 和 T_2WI 上一般均呈低信号。

6. 骨显像表现 坏死区呈"冷区"或放射性稀疏区，周边常可见放射性浓聚。

NOTES

(七)软骨钙化

1. 概念 软骨钙化(chondral calcification)是指软骨基质钙化,标志着骨内或外有软骨组织或瘤软骨的存在。软骨钙化分为生理性(如肋软骨钙化)和病理性(如瘤软骨的钙化)。

2. X 线表现 软骨钙化表现为大小不同的环形或半环形高密度影,中心部密度可减低,或呈磨玻璃状。

(1)良性病变的软骨钙化密度较高,环形影清楚、完整(图 9-1-36、图 9-1-37)。

(2)恶性病变的软骨钙化密度减低、边缘模糊,环形影多不完整,钙化量也较少。

3. CT 表现 与 X 线表现基本相似(图 9-1-38),但由于避免了组织重叠,能更好显示钙化的位置和特点(图 9-1-39A、B),MPR 图像及三维成像显示软骨钙化范围、部位及与周围骨和其他组织的更佳(图 9-1-39C)。

4. MRI 表现 瘤软骨钙化在 T_1WI 和 T_2WI 上一般均呈低信号。

(八)骨内矿物质沉积

部分矿物质进入人体后,可部分沉积于骨内或引起骨代谢变化。

铅、磷、铋等进入体内后,大部分沉积于骨内。生长期主要沉积于生长较快干骺端,X 线表现为干骺端多条横行的厚薄不一的致密带;于成年期则一般不易显示。

氟进入人体过多可引起成骨活跃,产生骨增

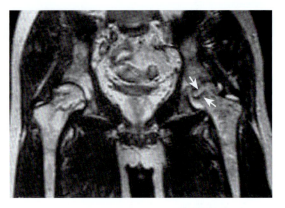

图 9-1-35 股骨头坏死的 MRI 表现
双侧股骨头坏死:MRI 的冠状位 T_2WI,示"双线征"。

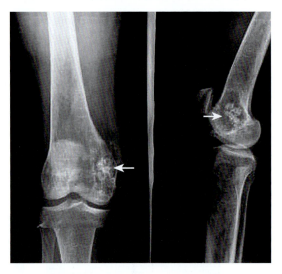

图 9-1-36 软骨钙化 X 线表现
股骨下段成软骨细胞瘤:X 线平片,示病变内见环状或半环状钙化(箭头)。

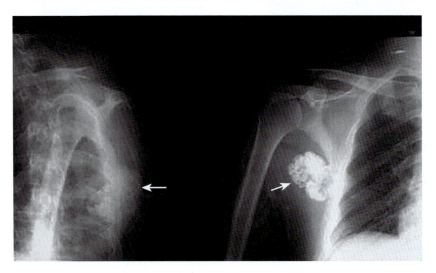

图 9-1-37 软骨钙化 X 线表现
X 线平片,示右侧肩胛骨下外方可见团状钙化(箭头)。

NOTES

生、硬化;亦可引起破骨活动增加,骨样组织增多,发生骨质疏松或软化。氟与骨基质中的钙质结合后导致的骨质变化称为氟骨症,骨质结构变化以躯干骨明显,X线表现为骨小梁粗糙、紊乱而骨密度增高。

(九) 骨骼变形

骨骼变形(deformation of bone)多与骨骼的大小改变并存,可累及一骨、多骨或全身骨骼。局部病变和全身性疾病均可引起,如骨的先天性发育异常、创伤、炎症、代谢性、营养性、遗传性、地方流行性和肿瘤性病变均可导致骨骼变形。局部骨骼增大可见于血供增加和发育畸形等病变,如软组织和骨的血管瘤、巨肢症和骨纤

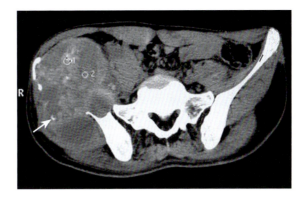

图 9-1-38　软骨钙化 CT 表现(1)
髂骨软骨肉瘤:平扫 CT,示骨质破坏区及软组织肿块内有斑点状钙化(箭头)。

维性结构不良等。全身性骨骼短小可见于内分泌障碍,如垂体性侏儒等。骨骺和骺软骨板的损伤可使肢体骨缩短。骨肿瘤可导致骨局部膨大凸出。脊椎的先天畸形如半椎体、蝴蝶椎可引起脊柱侧弯、后凸。骨软化症和成骨不全可引起全身骨骼变形。

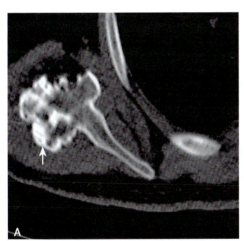

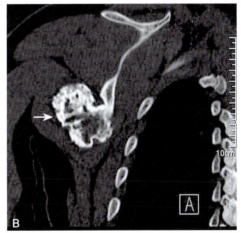

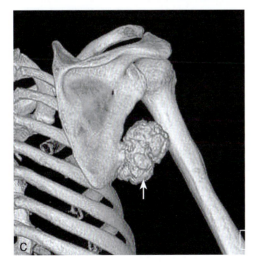

图 9-1-39　软骨钙化 CT 线表现(2)
A. CT 横轴位;B. 冠状位 MPR;C. 三维图像;示右侧肩胛骨下外方团状钙化(箭头),三维图像清晰显示钙化与肩胛骨关系。

二、关节

(一) 关节肿胀

1. 概念　关节肿胀(swelling of joint)多由于关节腔积液或关节囊及其周围软组织急、慢性炎症(充血、水肿)、出血所致。

2. 病因　常见于炎症、外伤及出血性疾病等。

3. X 线表现

(1) 关节周围软组织肿胀,结构层次不清,脂肪间隙模糊,关节区密度增高(图 9-1-40)。

(2) 关节间隙增宽:关节腔积液量较多时可见。

4. CT 表现　显示关节周围软组织肿胀优于 X 线平片,CT 可以直接显示关节腔内的液体和关节囊的增厚(图 9-1-41)。

5. MRI 表现　显示关节周围软组织肿胀、关节腔内的液体、关节囊的增厚优于 CT。关节积液及软组织水肿呈 T_1WI 低信号、T_2WI 高信号(图 9-1-42)。

(二) 关节间隙异常

1. 概念　关节间隙异常可表现为增宽、变窄或宽窄不均。

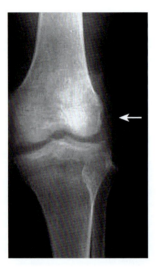

图 9-1-40　关节肿胀 X 线表现
X 线平片,示关节周围软组织肿大,密度增高,周围结构层次不清,脂肪间隙模糊(箭头)。

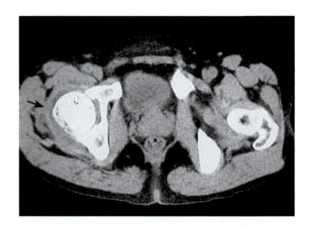

图 9-1-41　关节肿胀(积液)CT 表现
平扫 CT,示右侧骶髂关节关节囊肿胀,成环形低密度区(黑箭)。

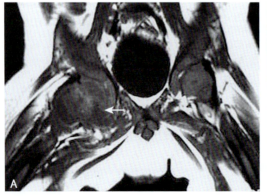

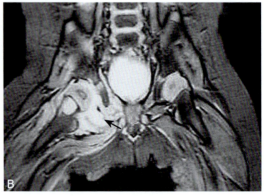

图 9-1-42　关节肿胀(积液)MRI 表现
A. T_1WI;B. T_2WI;示右髋关节明显肿胀,呈 T_1WI 低、T_2WI 高信号(箭头)。

NOTES

2. **病因** 关节间隙增宽常见于关节积液、关节软骨增厚、滑膜肿瘤。关节间隙变窄常见于退行性骨关节病(关节软骨广泛磨损、破坏)。若局部关节软骨细胞增生与坏死同时存在则可引起关节间隙宽窄不均。

3. **影像表现** X线平片可发现病变关节间隙和局部骨质的改变(图9-1-43),而CT和MRI不仅可发现间隙的改变,还能发现造成改变的某些原因,如CT和MRI均可直接显示导致关节间隙增宽的关节积液,MRI可较早显示关节软骨的变薄、缺损,还可显示滑膜的增厚。

(三) 关节破坏

1. **概念** 关节破坏(destruction of joint)是指关节软骨及其下方的骨质被病理组织侵犯、代替。

2. **病因** 常见于急慢性关节感染、肿瘤、类风湿关节炎、痛风等。

3. **X线表现** 早期仅累及关节软骨时,表现为关节间隙变窄。累及骨质时据病因表现为不同形态的骨破坏和缺损(图9-1-44)。根据关节破坏的开始部位和病变进程,可以鉴别急性化脓性关节炎、关节结核与类风湿关节炎引起的关节破坏类型。

4. **CT表现** 与X线表现基本相似,但能较早发现细小的骨质破坏。

5. **MRI表现** 能早期发现关节软骨及软组织改变。

(四) 关节退行性变

1. **概念** 关节退行性变(degeneration of joint)是指关节软骨变性坏死,逐渐被纤维组织取代,病变可累及软骨下骨质,引起骨质增生硬化致使关节面凹凸不平、关节边缘骨赘形成,关节囊增厚、韧带骨化等改变。

2. **病因** 多见于老年人、慢性创伤、长期关节过度负重、化脓性关节炎等。

3. **X线表现**

(1) 早期:骨性关节面模糊、中断和部分消失。

(2) 中晚期:关节间隙变窄(尤其在关节负重部位),关节面骨质增生硬化,关节囊肥厚,韧带骨化,关节非负重部位可形成明显的骨赘。关节面下出现大小不等的透亮区,表明有软骨下骨囊肿形成。重者可发生关节变形(图9-1-45)。

4. **CT表现** 与X线表现基本相似,CT显示软骨下骨囊肿、关节囊肥厚、韧带增生、钙化与骨化好于X线平片(图9-1-46)。

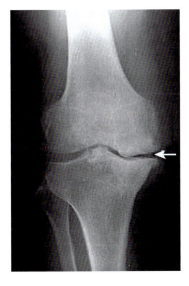

图9-1-43 关节间隙异常X线表现

X线平片,示膝关节骨关节炎关节间隙宽窄不均(内侧变窄,白箭)。

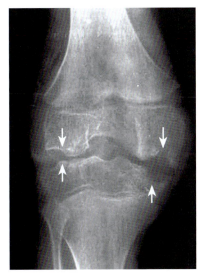

图9-1-44 关节破坏X线表现

X线平片,示关节软骨下骨质缺损,关节面凹凸不平(白箭)。

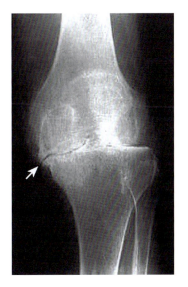

图9-1-45 关节退行性变X线表现

X线平片,示关节间隙变窄,边缘骨赘形成,关节变形(白箭)。

5. MRI 表现　能早期发现关节软骨的改变,在显示软骨下骨囊肿,滑膜增生,关节囊肥厚方面有优势。

(五)关节强直

1. 概念　关节强直(ankylosis of joint)是指关节骨端之间被异常的骨或纤维组织连结,可分为骨性强直和纤维性强直两种。

2. 病因

(1)骨性强直:常见于化脓性关节炎、强直性脊柱炎。

(2)纤维性强直:常见于关节结核、类风湿关节炎。

3. X 线表现

(1)骨性强直:关节间隙明显变窄,部分性或完全消失;可见骨小梁通过关节间隙连结两侧骨端(图9-1-47)。

(2)纤维性强直:关节间隙变窄,仍保留关节间隙透亮影,无骨小梁贯穿。

4. CT 表现　与 X 线表现基本相似,MPR 图像可清晰显示关节间隙改变和有无骨小梁贯穿关节(图9-1-48)。

5. MRI 表现　与 CT 表现相似,但因骨或纤维组织在各脉冲序列均为低信号,故显示关节强直不如 CT 清晰。

(六)关节脱位

1. 概念　关节脱位(joint dislocation)是指构成关节的骨端对应关系发生异常改变,不能回到正常状。分为全脱位(关节组成骨完全脱开)和半脱位(关节部分性丧失正常位置关系)。

2. 病因　分为外伤性、先天性、病理性。

3. X 线表现　平片仅能显示骨结构的变化,骨端位置改变或距离增宽(图9-1-49、图9-1-50)。关节造影能了解整个关节结构和关节囊的情况。

4. CT 表现　MPR 图像可更清晰显示关节结构和关节囊改变,三维重建图像可以整体显示骨性关节结构(图9-1-51),并可进行有关测量。

5. MRI 表现　能清晰显示关节结构,对关节软组织、软骨、关节囊、韧带显示尤佳。

(七)关节骨折

1. 概念　关节骨折(fracture of joint)是指外伤性或病理性骨折累及关节的骨折。

2. X 线表现　骨折线累及关节组成骨,骨端骨折,关节塌陷,骨折片陷入骨内或撕脱游离于关节

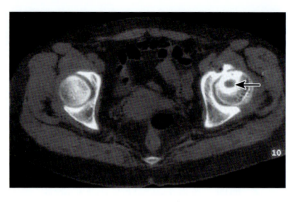

图 9-1-46　关节退行性变 CT 表现
平扫 CT,示双髋关节骨质增生硬化,左股骨头有软骨下囊变(黑箭)。

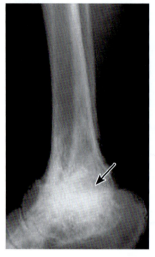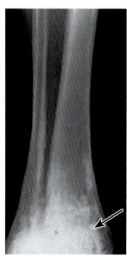

图 9-1-47　关节强直 X 线表现
X 线平片,示踝关节关节间隙小时,关节骨性强直(黑箭)。

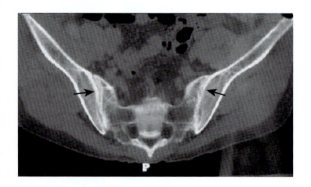

图 9-1-48　关节强直 CT 表现
强直性脊柱炎:平扫 CT 骨窗,示双侧骶髂关节骨质硬化,间隙消失(黑箭)。

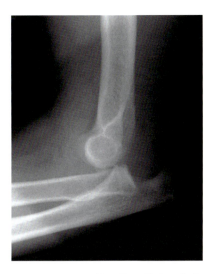

图9-1-49　关节脱位X线表现(1)
外伤性肘关节脱位:X线平片,示尺骨鹰嘴向后方移位。

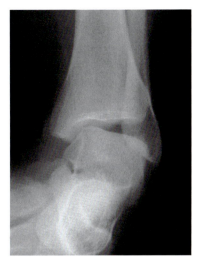

图9-1-50　关节脱位X线表现(2)
踝关节不完全性脱位:X线平片,示踝关节间隙不等宽。

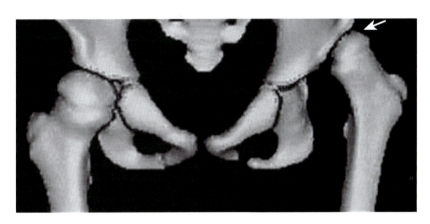

图9-1-51　关节脱位CT三维重建表现
CT三维重建图像(SSD),示左侧先天性髋脱位(白箭)。

腔内。病理性骨折除骨折征象外还有原有病变引起的骨质改变。

3. CT表现　与X线表现相似,但CT发现隐匿性骨折、重叠部位的骨折优于X线平片(图9-1-52),MPR及三维重建图像能更精确显示骨折及移位情况(图9-1-53)。

4. MRI表现　MRI显示骨折线不如CT,对于显示微骨折或隐匿性骨折优于X线平片和CT,还可清晰显示骨折周围出血、水肿和软组织损伤。

(八)关节内游离体

1. 概念　关节内游离体(intra articular loose body)又称关节鼠(joint mouse),是由骨端撕脱的骨碎片、滑膜面脱离的滑膜性骨软骨瘤、半月板撕裂等进入关节内所形成。游离体可为骨性、软骨性、纤维性或混合性。

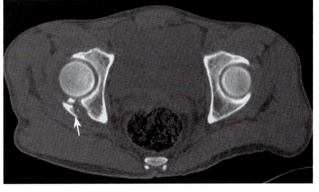

图9-1-52　关节内骨折CT表现(1)
平扫CT骨窗,示右侧髋臼后唇撕脱性骨折,关节腔内见碎骨片(白箭)。

NOTES

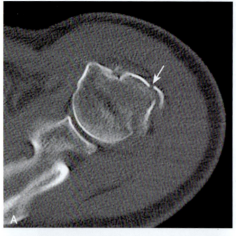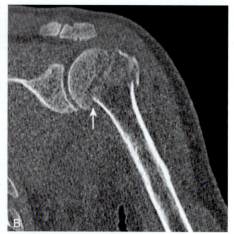

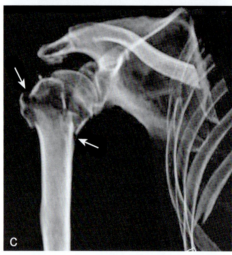

图 9-1-53 关节内骨折 CT 表现（2）
A. CT横轴位；B.冠状位 MPR；C.三维重建；
示肱骨头骨折和轻度塌陷（箭头）。

2. X 线表现

（1）X 线平片可显示关节内骨性游离体及钙化的软骨性游离体（图 9-1-54），但有时与韧带和关节囊的钙化或骨化难以区别。

（2）关节造影可见被对比剂包绕的游离体。

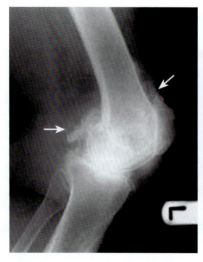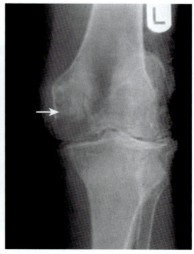

图 9-1-54 关节内游离体 X 线表现
X 线平片，示膝关节多发的骨性游离体（白箭）。

3. CT表现 与X线表现基本相似,CT在区分关节内游离体与韧带和关节囊的钙化或骨化(图9-1-55),显示未钙化软骨性及纤维性游离体方面优于X线平片,MPR图像可观察游离体与关节关系。

4. MRI表现 关节内骨性游离体及钙化的软骨性游离体在各序列上均为低信号,软骨及滑膜增生也呈相似低信号。T_2WI及GRE序列,滑液呈高信号,易于检出低信号游离体。

(九) 关节内气体

关节内气体(intra articular gas)可因直接穿通伤或产气杆菌感染而发生,关节受到异常牵拉时,关节内压下降,体液或血液中气体亦可进入关节腔内。

在X线平片与CT上,关节腔内见不同形状的极低密度影(图9-1-56),MRI各序列上均呈低信号。CT能准确显示关节腔内少量的气体。

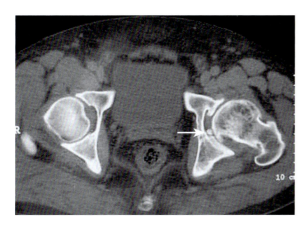

图9-1-55 关节内游离体CT表现
平扫CT骨窗,示左髋关节腔内有一小圆形高密度影(白箭)。

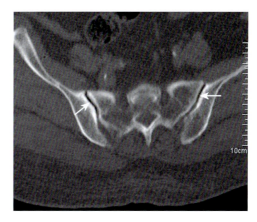

图9-1-56 关节内气体CT表现
平扫CT骨窗,示双侧骶髂关节内有气体密度影(白箭)。

三、软组织

(一) 软组织肿胀

软组织肿胀(soft tissue swelling)主要因炎症、出血、水肿或脓肿而引起。

1. X线表现

(1)病变部位密度略高于邻近正常软组织。

(2)皮下脂肪层内可出现网状结构影,皮下组织与肌肉间境界不清,肌间隙模糊,软组织层次不清。

(3)脓肿的边界可较清楚,邻近肌束受压移位。结核性脓肿壁可发生钙化。血肿的边界可锐利清晰或模糊不清。

2. CT表现 与X线表现基本相似(图9-1-57),但CT显示软组织肿胀优于X线平片。脓肿的边界较清楚,内可见液体密度区(图9-1-58);血肿呈边界清晰或模糊的高密度区。

3. MRI表现 MRI分辨血肿、水肿及脓肿优于CT。水肿及脓肿呈T_1WI低信号、T_2WI高信号;血肿根据形成时期不同呈现不同信号,亚急性期血肿呈T_1WI高信号、T_2WI高信号。

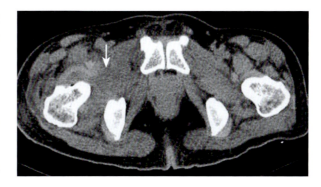

图9-1-57 软组织肿胀CT表现
平扫CT软组织窗,示右侧髋关节周围软组织肿胀,脂肪间隙模糊消失(白箭)。

NOTES

（二）软组织肿块

软组织肿块（soft tissue mass）多因软组织良、恶性肿瘤和肿瘤样病变引起，骨恶性肿瘤突破骨皮质侵入软组织内也可引起软组织肿块，亦可见于某些炎症引起的包块。

1. X线表现

（1）良性肿块：多边界清楚，邻近软组织可受压移位，邻近骨表面可出现压迫性骨吸收及反应性骨硬化。

（2）恶性肿块：边缘模糊，邻近骨表面骨皮质受侵袭。

（3）病变组织成分不同，密度有所差别：脂肪瘤密度比一般软组织低（图 9-1-59）；软骨类肿瘤可出现钙化影；骨化性肌炎内可出现成熟的骨组织影。

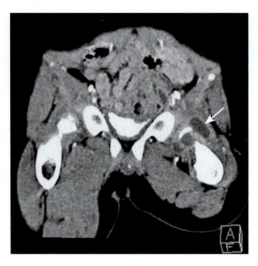

图 9-1-58　软组织肿胀 CT 表现

增强 CT 冠状位重建软组织窗，示左侧髋关节下方软组织内多发脓肿，边界较清楚，囊壁呈环状中度强化，内有液体密度影（白箭）。

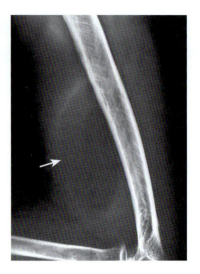

图 9-1-59　软组织肿块 X 线表现

脂肪瘤：X 线平片，示右上臂软组织内可见一椭圆形低密度肿物（白箭）。

2. CT 表现　CT 显示软组织肿块的边界、密度（是否含有脂肪成分、液化与坏死、钙化或骨化等）优于 X 线平片（图 9-1-60）。增强扫描可区别肿块与邻近组织，区分肿瘤与瘤周水肿，了解肿瘤血供情况及其内有无液化、坏死，了解肿瘤与周围血管关系。

3. MRI 表现　MRI 对软组织肿块观察优于 CT（对钙化的显示不如 CT）。

（1）肿块多呈均匀或不均匀的 T_1WI 略低信号、T_2WI 脂肪抑制序列高信号（图 9-1-61B、C）。

（2）液化坏死区呈明显 T_1WI 更低信（白箭）；T_2WI 更高信号（白箭）有时可见液-液平面，上层为液体信号，下层为坏死组织或血液信号。

（3）脂肪成分呈 T_1WI 高信号、T_2WI 呈略高信号（图 9-1-61），脂肪抑制序列上其信号可被抑制。

（4）增强扫描可提供与 CT 相似的更详细的信息。

（三）软组织钙化和骨化

软组织钙化和骨化（ossification）可发生在肌肉、肌腱、关节囊、血管、淋巴结等处，因出血、退变、坏死、结核、肿瘤、寄生虫感染、血管病变等引起。

1. X线表现

（1）多表现为各种不同形状的钙质样高密度影。

（2）不同病变的钙化和骨化各有特点：软骨组织钙化多为环形、半环形或点状高密度影（图 9-1-62）；骨化性肌炎骨化常呈片状（图 9-1-63），可见骨小梁甚至骨皮质；成骨性骨肉瘤瘤骨多呈云絮状或针状。

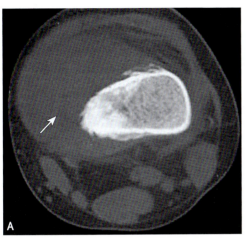

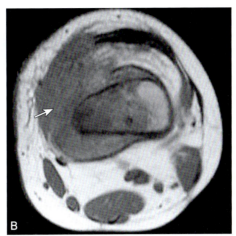

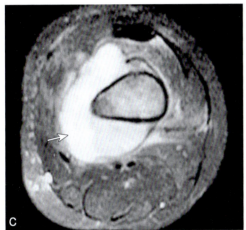

图 9-1-60　软组织肿块 CT、MRI 表现
骨肉瘤侵入软组织：A. 平扫 CT 骨窗，示中
等密度软组织肿块，边界清楚（白箭）；B. MRI
的 T_1WI，示软组织肿块呈略低信号（白箭）；
C. T_2WI 脂肪抑制，示肿块呈高信号（白箭）。

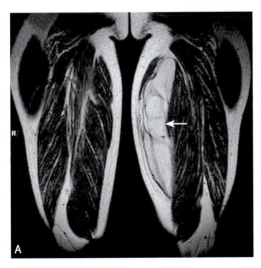

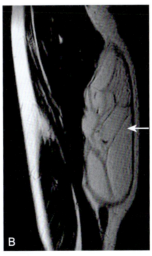

图 9-1-61　软组织肿块 MRI 表现
脂肪瘤：A. MRI 的 T_1WI 冠状位，示左大腿内侧肿块呈高信号（白箭）；B. T_2WI 矢
状位，示肿块呈略高信号（白箭）。

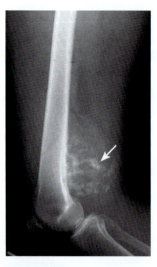

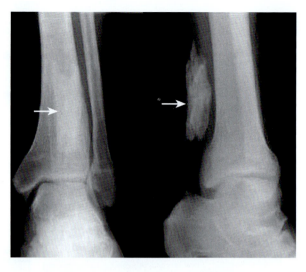

图 9-1-62　软组织钙化 X 线表现（1）
周围型软骨肉瘤：X 线平片，示股骨下端后方软组织内不规则钙化（白箭）。

图 9-1-63　软组织钙化 X 线表现（2）
骨化性肌炎：X 线平片，示束带状高密度影（白箭）。

2. CT 表现　显示软组织内钙化和骨化最佳（图 9-1-64、图 9-1-65）。

3. MRI 表现　显示软组织内钙化和骨化不如 CT，在 MRI 上各序列上均为均匀或不均匀低信号。

（四）软组织内气体

软组织内气体可因外伤、手术或产气杆菌感染引起。

软组织内气体在 X 线平片与 CT 上呈不同形状的极低密度影（图 9-1-66），在 MRI 各序列上均呈

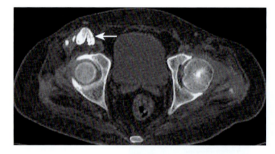

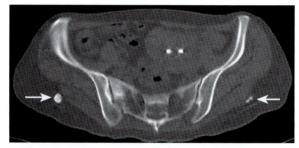

图 9-1-64　软组织钙化 CT 表现（1）
骨化性肌炎：平扫 CT，示右侧髋臼前方软组织内肿块状钙化（白箭）。

图 9-1-65　软组织钙化 CT 表现（2）
平扫 CT，示双侧臀部软组织内钙化，以右侧为著（白箭）。

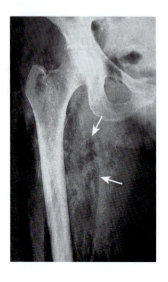

图 9-1-66　软组织气体影像表现
外伤所致大腿广泛软组织气肿：X 线平片，可见泡状和条带状透光影（白箭）。

低信号。CT 能准确显示软组织内少量的气体。

思考题

1. 简述骨与关节 X 线摄片的基本要求。
2. 简述骨与关节 CT 扫描图像后处理的常用技术。
3. 简述 MRI 检查骨与关节的优势及常用成像序列。
4. 简述 X 线、超声、CT、MRI 检查骨与关节的各自优势。
5. 简述骨干的 X 线解剖。
6. 简述骨与关节的常见变异。
7. 简述关节的 X 线解剖。
8. 简述儿童期骨与关节的 X 线特点。
9. 简述骨骼的 CT、MRI 表现。
10. 简述骨质疏松的基本影像学表现。
11. 简述骨质软化的基本影像学表现及其病理学基础。
12. 简述骨质破坏的 CT、MRI 表现。
13. 简述关节退行性变的 CT、MRI 表现。
14. 简述软组织肿块的基本影像学表现。

（徐文坚 曹代荣 王绍武）

第二章

骨骼肌肉系统疾病

第一节　骨与关节创伤

Key points

• Most of the fractures are acute traumatic fractures caused by direct or indirect violence. Typical clinical manifestations include swelling, pain, and deformation with motor dysfunction. Typical imaging features include interrupted bone continuity, visible bright fracture lines or embedded dense bands with swelling of the surrounding soft tissues. External fixation can be used for fracture treatment, and operative internal fixation can be performed according to the specific situation.

• Trauma of joint is mostly caused by acute trauma or chronic motor injury. Typical clinical manifestations include joint swelling, pain and tenderness, and limited motion of joint. Imaging examinations are crucial in decisions about diagnostic management and evaluation of joint trauma. Typical imaging features include joint dislocation or subluxation, joint fibrocartilage injury, ligament and tendon tears, and intra-articular fractures affecting the articular surface.

• Joint dislocation can be reduced manually or by surgery. Partial tears of articular fibrocartilage, ligament and tendon can be treated conservatively, while complete tears should be treated surgically. Intra-articular fractures need surgical treatment.

一、骨折

骨结构连续性或完整性中断称为骨折（fracture）。根据骨折的程度和形态，骨折可分为不完全性骨折（incomplete fracture）和完全性骨折（complete fracture）。前者包括裂缝骨折和青枝骨折，后者包括横断、斜形、纵形、螺旋、粉碎、嵌插和压缩骨折。根据骨折成因，可分为创伤性骨折、应力性骨折和病理性骨折。

【临床表现】

1. 骨折部位多出现疼痛、压痛、局部肿胀与瘀斑、功能障碍。

2. 骨折特有体征包括畸形、反常活动和骨擦音。如科利斯骨折（Colles 骨折）后手腕呈"餐叉"样畸形或"枪刺"样畸形。

3. 全身表现，如骨折导致大出血时可引起休克，内出血的血肿吸收时体温轻微升高等。

【影像学检查方法的选择】　应视骨折的类型、部位、新旧和累及范围情况选用影像学检查方法。

1. 一般外伤性骨折凭 X 线平片即可诊断。疑疲劳性骨折首选 X 线平片，MRI 检查作为必要的辅助。疑骨内隐匿性骨折须行 MRI 检查。

2. 疑骨折累及关节面软骨以及儿童的骺离骨折应选 MRI。应用脂肪抑制（fat suppressed, FS）T_2WI 了解骨髓水肿最佳。

3. 脊椎骨折首选 X 线平片，还需 CT 检查以了解游离碎骨片向椎管内移位的情况。对脊髓损伤的评价以及脊柱新近与陈旧性骨折的判断应选 MRI。

4. 颌面、颅底等复杂部位的骨折,常需借助 CT(包括三维重建)和 MRI 检查。

【影像学征象】

(一)青枝骨折

青枝骨折(greenstick fracture)指发生于幼儿和青少年长骨骨干的不完全性骨折。因幼儿、青少年长骨的有机成分多,骨骼柔韧性大,在轻、中度外力作用下易发生不完全性骨折。

X 线平片上表现为部分骨皮质横行断裂,或表现为一侧的骨皮质局部发生皱褶或隆起,长骨轻微弯曲变形,形似折而不断的柳枝(图9-2-1)。

(二)骺离骨折

骺离骨折(epiphyseal fracture)指的是骨折线通过骺线(板)和/或骨骺的骨折,常引起部分或全骨骺甚至部分干骺端的移位,发生于骨干、骨骺愈合前,多见于 4~8 岁儿童。常见于肱骨远端。骺离骨折的影像学诊断有重要意义,及早治疗可避免骨生长障碍。

1. X 线平片　未骨化的骨骺不显影,因此难以发现骺离骨折,只有在骨骺骨化后并有较明显移位的情况下才能发现(图9-2-2)。

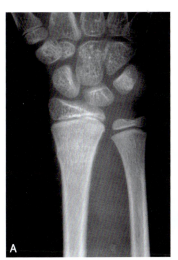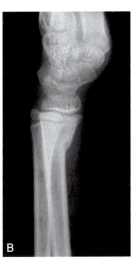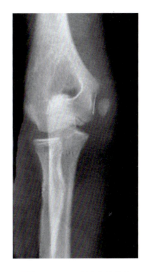

图9-2-1　青枝骨折
A. 腕正位 X 线平片,示桡骨远端两侧皮质局限性皱褶、隆起;
B. 腕侧位 X 线平片,示掌侧皮质中断、内陷成角。

图9-2-2　骺离骨折
正位 X 线平片,示肱骨内上髁骨骺骨折,骨骺移位。

2. MRI　可直接显示骺软骨中断和分离。

(三)桡骨远端骨折

桡骨远端骨折指发生于桡骨远端3cm 范围内横行或粉碎性骨折,多见于中老年人。跌倒时,前臂旋前,手掌着地,引起伸展型桡骨远端骨折(Colles 骨折),骨折移位明显者手部呈典型的"餐叉"样畸形。如跌倒时手背着地,腕关节急剧掌曲可引起屈曲型桡骨远端骨折(Smith 骨折),情况与 Colles 骨折相反,骨折远端向掌侧移位,典型病例可出现"工兵铲"样畸形。

1. Colles 骨折　正位片上桡骨骨折远端向桡侧移位,可见骨折线。常合并下尺桡关节脱位和尺骨茎突骨折。侧位片上显示桡骨骨折远端向背侧移位,断端向掌侧成角,原桡骨腕关节面向掌侧倾斜度和向尺侧倾斜度减少或消失(图9-2-3)。

2. Smith 骨折　骨折远端向掌侧移位,断端向背侧成角(图9-2-4)。可合并尺骨茎突骨折。

(四)脊柱骨折

多数系由间接外力所致。根据外力和脊柱所处位置的不同,可分过伸性损伤和过屈性损伤。过伸性损伤少见,以附件骨折为主,椎体骨折少见。过屈性损伤多见,多表现为椎体压缩性骨折,可伴附件骨折。

1. X 线平片表现

（1）椎体压缩，多呈前窄后宽之楔形变扁，椎体上部骨质塌陷、密度增高（图 9-2-5）。

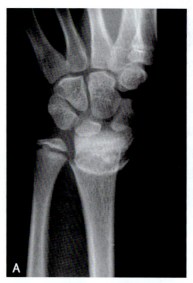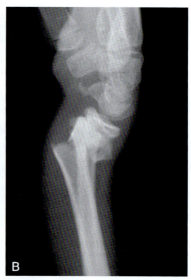

图 9-2-3　Colles 骨折
A. 腕正位 X 线平片，示桡骨远端骨质断裂，远端向桡侧移位；B. 腕侧位 X 线平片，示桡骨远端向背侧移位，断端向掌侧成角。

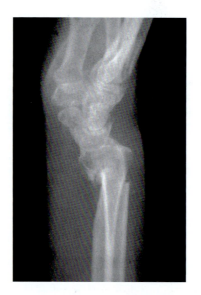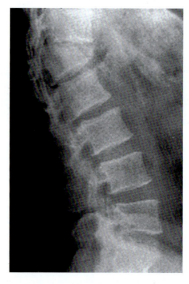

图 9-2-4　Smith 骨折
侧位 X 线平片，桡骨远端骨质断裂，远端向掌侧移位，断端向背侧成角。

图 9-2-5　脊柱骨折椎体压缩
腰椎侧位 X 线平片，示第 1 腰椎椎体压缩，楔形变扁。

（2）椎体边缘皮质中断/凹陷（图 9-2-6）。

（3）有时椎体压缩较轻，但椎体边缘出现骨折线或碎骨片（图 9-2-7）。

（4）附件骨质中断。

（5）椎间隙多保持正常。

2. CT 表现　显示附件骨折（图 9-2-8）及骨折碎片情况较好，尤其适于了解椎管内有无碎骨片（图 9-2-9）。

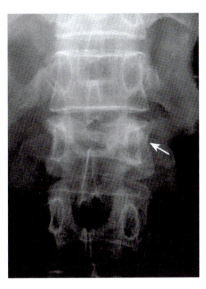

图 9-2-6　脊柱骨折骨皮质中断
胸腰椎正位 X 线平片,示第 1 腰椎椎体上缘及左侧缘(白箭头)皮质中断、下陷。

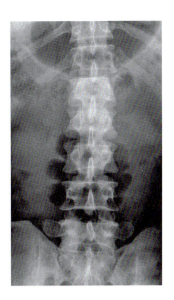

图 9-2-7　脊柱骨折椎体边缘碎骨片
腰椎正位 X 线平片,示第 1 腰椎椎体轻微压缩,两侧缘皮质中断、碎裂。

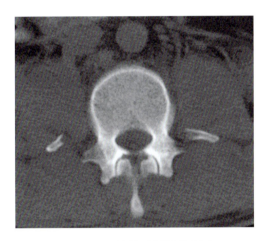

图 9-2-8　脊柱骨折附件中断
椎体横轴位 CT,示双侧横突中断、移位。

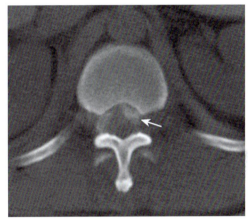

图 9-2-9　脊柱骨折碎片
胸椎横轴位 CT,示椎体骨折碎片嵌入椎管内(白箭头),椎体后方见碎骨片。

3. MRI 表现

(1)轻微的椎体压缩,椎体骨髓内的水肿和可能的终板断裂。

(2)椎体压缩、楔形变扁,呈 T_1WI 低信号、T_2WI 不均匀高信号。MRI 信号异常改变系椎体内骨髓水肿、出血所致(图 9-2-10)。

(3)椎体上缘终板断裂、下陷,侧缘皮质中断、内陷。

(4)压缩椎体后上缘向后突入椎管,脊膜囊和脊髓受压(图 9-2-10)。

(5)邻近软组织水肿、增厚,T_2WI 上呈高信号。

(五) 非外伤性脊柱骨折

在骨质疏松的老年人群中,在自身重力或轻微外力作用下,可发生一个或多个椎体的压缩。如老年患者在轻微外伤后出现腰背疼痛症状,需明确是否并发急性脊柱骨折。

1. 慢性椎体压缩骨折　X 线平片上压缩椎体边缘较光整,边缘骨质增生多见。

2. 急性椎体压缩骨折　X 线平片表现为椎体上缘骨质不完整,甚至下陷(图 9-2-11)。有时凭 X

NOTES

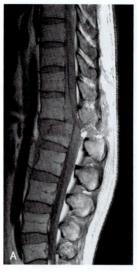
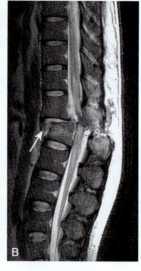

图 9-2-10　脊柱骨折
A. MRI 矢状位 T₁WI,示第 1 腰椎椎体压缩,椎体上部信号减低;B. 矢状位 T₂WI,示椎体上部信号增高,上终板断裂,椎前碎骨片(白箭头),椎板、棘突断裂,椎体后上缘突入椎管,脊髓断裂、水肿,压缩椎体及其上下水平硬膜外血肿。

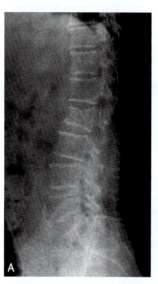
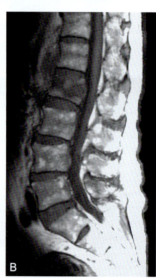
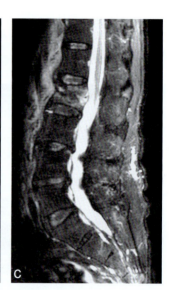

图 9-2-11　骨质疏松并发急性椎体压缩性骨折
A. X 线平片,示腰椎骨质疏松、增生,第 2 腰椎椎体压缩;B. T₁WI,示压缩椎体内大片低信号,椎体后缘膨隆;C.FS T₂WI,示压缩椎体信号不均匀增高。

线平片难以鉴别,需借助 MRI 检查。MRI 上压缩椎体后缘可弧形凸出,急性椎体压缩性骨折在 T₂WI 尤其是 FS T₂WI 上信号明显高于邻近未压缩的椎体(图 9-2-11)。

(六) 疲劳骨折

疲劳骨折(fatigue fracture)指较轻的外力反复集中作用于正常骨骼某一点引起的骨折,是应力性骨折(stress fracture)的一种,好发于第 2 和第 3 跖骨,以及胫骨、腓骨。骨折端无移位。

1. X 线平片表现　有时可见骨折线,多横行,边缘光整;大的管状骨疲劳骨折线常发生于一侧骨皮质,而不贯穿骨干;也可不见骨折线,仅见骨痂和局部骨质增生硬化(图 9-2-12)。

2. MRI 表现　在 T₁WI,骨内见片状低信号区,其内见线条状更低信号影;在 T₂WI 可见线条状低信号影为大片高信号区围绕,骨外软组织可见水肿(图 9-2-12)。

(七) 隐匿性骨折

一般指发生于骨内的骨小梁骨折,伴有骨髓水肿、出血,即骨挫伤。X 线平片不能显示骨折线(图 9-2-13),CT 也难以显示骨折线。MRI 对隐匿性骨折非常敏感,在骨折发生的早期即可显示患骨骨髓水肿,有时可见 T₁WI 低信号、T₂WI 高信号的骨折线(图 9-2-13)。

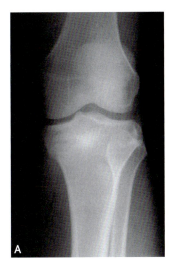
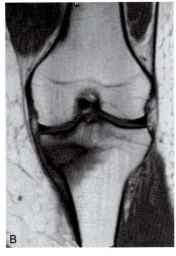
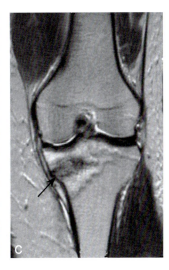

图 9-2-12 疲劳骨折

A. X 线平片,示胫骨胫侧干骺端横形稍低密度影,隐约见骨膜反应,其内侧骨质增生;B. T₁WI,示胫骨胫侧干骺端及骨骺片状低信号影,胫侧副韧带水肿、增厚;C. T₂WI,对应平片稍低密度的等信号区为骨痂(黑箭头),周围水肿呈高信号。

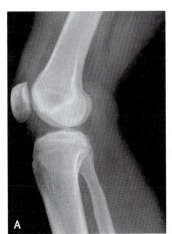
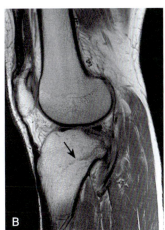
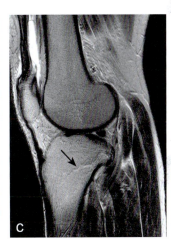

图 9-2-13 隐匿性骨折

A. 胫骨侧位 X 线平片,未见骨折线;B. T₁WI,示干骺端斜形低信号骨折线(黑箭头);C. T₂WI,示骨折线呈高信号(黑箭头)。

二、关节创伤

关节创伤(trauma of joint)主要包括关节脱位(joint dislocation)以及关节内及其周围邻近结构的损伤。

【临床表现】 患者多为中青年,常有外伤史。常见症状为关节局部疼痛、肿胀、关节畸形和关节功能障碍。

【影像学方法的选择】 诊断关节创伤的影像学方法的选择应视脱位关节的部位、可能损伤的程度和患者的年龄情况来定。

1. 儿童先天性髋关节脱位以超声检查为首选。

2. 一般肢体关节脱位,如肩关节、肘关节脱位,宜选用 X 线平片。

3. 解剖结构复杂部位的关节创伤,特别是关节囊撕裂、半月板损伤和关节软骨骨折等情况,应首选 MRI。

4. 对脊椎关节创伤,CT、MRI 均可选用。寰枢关节脱位的诊断首选 CT(包括三维重建)。

【影像学征象】 关节脱位的重要征象是关节组成骨正常解剖位置关系丧失。明显关节脱位诊断不难，但轻微半脱位诊断多较困难，常需作特殊位置的 X 线摄片，有时需作关节测量或与健侧关节在同一位置的图像比较才能得出结论。

关节损伤还可造成有关韧带、肌腱和半月板等纤维软骨结构的撕裂以及关节面软骨和关节附近骨质结构的骨折，常合并关节积液、积血。

（一）肩关节创伤

关节盂浅，关节囊和韧带松弛，关节活动范围大，结构不稳，外伤性关节脱位较为常见。

1. 肩关节脱位 根据肱骨头相对于肩胛骨的前后方向，分前脱位和后脱位，以前者多见。肩关节前脱位于前后位平片上显示肱骨头向下内方移位，根据移位程度的不同可出现肱骨头喙突下脱位（图 9-2-14）、盂下脱位/锁骨下脱位和胸内脱位，前者最多见。肩关节脱位常伴有肱骨大结节撕脱骨折。

2. 肩袖撕裂（rotator cuff tears） 肩袖由冈上肌腱、冈下肌腱、肩胛下肌腱和小圆肌腱组成，对肩关节的活动及稳定起重要作用。肩袖撕裂即为这些结构的损伤，其中一条、多条肌腱部分或完全撕裂，并可脱离肱骨头止点回缩；好发于 40 岁以上男性，临床表现主要为肩部疼痛、活动受限，抬肩力量减弱，病程长者不能将手放在头部或背部。

肩袖撕裂中最常见的是冈上肌肌腱撕裂，在 X 线平片上难以确诊，但有些征象可提示肩袖撕裂的可能，如肱骨头上移，肩峰骨质增生硬化、变形，肩锁关节骨性关节炎，肱骨头大结节处骨质硬化和关节面下囊变等。

在 MRI 上，肩袖撕裂表现为肌腱连续性部分或完全中断；撕裂端可回缩，一般见于完全撕裂，偶尔见于严重的部分撕裂。病变处在 T_2WI 上呈明显高信号，在 T_1WI 信号可与正常相仿或有所增高；但后者是非特异性的表现，可能是肌腱变性、撕裂、部分容积效应或魔角效应所致；如肌腱在 T_1WI 上的信号较正常增高，但其形态及 T_2WI 信号正常，则可能为正常表现。

肩袖撕裂可伴关节积液，冈上肌肌腱完全撕裂时关节内积液可经撕裂处进入肩峰下三角肌下滑囊。撕裂肌腱所属肌肉可萎缩，表现为肌肉体积缩小，其内出现脂肪成分，后者在 T_1WI 显示最好，表现为肌肉内的条纹状高信号影。另外，肌腱的肱骨附着部可见呈 T_1WI 低信号、T_2WI 高信号的囊变区或骨髓水肿。

（二）肘关节脱位

多见于青少年，以肘关节后脱位多见。

X 线平片表现为尺桡骨向肱骨下端的后上方移位，常伴尺骨鹰嘴和肱骨下端骨折（图 9-2-15）。

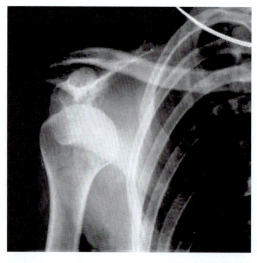

图 9-2-14　肩关节前脱位
肩关节正位 X 线平片，示肱骨头脱离肩关节盂，向前、下、内侧移位。

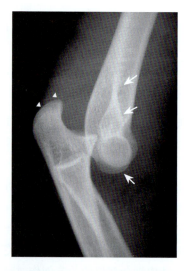

图 9-2-15　肘关节脱位
肘关节侧位 X 线平片，示尺骨上端（小三角）移位至肱骨下端（箭头）后、上方。

小儿因肱骨和尺桡骨的骨骺发育不完全,关节面之间的关系不易确定,因此小儿轻微肘关节脱位诊断多较困难,常须摄对侧肘关节片作对照,并须与肱骨远端骨骺分离鉴别。

(三)髋关节脱位

多见于青壮年。根据股骨头脱位的方向,可分为前脱位、后脱位和中心脱位。因髋关节囊后壁较薄弱,故以后脱位最为常见。

1. 后脱位 股骨头脱离髋臼并向后、上移位,Shenton 线不连续,可伴有髋臼和股骨头骨折(图9-2-16)。

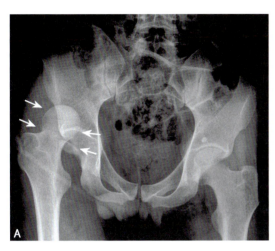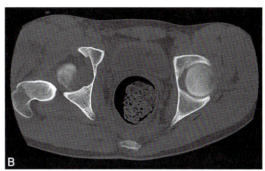

图 9-2-16　髋关节后脱位

A. 髋关节正位 X 线平片,示右侧股骨头(白箭)脱离髋臼,向后、上移位,髋臼窝内碎骨片;B. 髋关节 CT,示股骨头骨质撕裂,髋臼骨质完整。

2. 前脱位 股骨头突破关节囊向前、下方移位,Shenton 线不连续,可合并髋臼前缘骨折。

3. 中心脱位 继发于髋臼骨折,股骨头通过髋臼底骨折处突入盆腔内。此型骨折脱位较为严重,常合并髂外动脉损伤。

(四)膝关节创伤

固定膝关节的韧带强大,关节脱位罕见。常见的损伤是急性创伤性骨折、半月板撕裂和前后交叉韧带撕裂等。

1. 半月板撕裂(meniscus tear) MRI 是目前诊断半月板损伤敏感度和特异度最高的影像学方法。半月板病变表现为相对的高信号影。根据半月板内异常信号的形态可将其分为 3 级:①1 级为半月板内的点状或小结节状高信号,不伸延至半月板的上下关节面,通常代表早期变性;②2 级为半月板内水平走行的线状高信号,可伸延到半月板与关节囊的交界处,但不到半月板的关节面,通常表示半月板的退行性改变;③3 级为伸延到半月板关节面的线样或形态复杂的高信号影,表示半月板撕裂(图9-2-17)。半月板撕裂还可导致半月板形态的改变,如体积变小、内缘变钝、上下缘关节面切迹样改变等,撕裂的半月板部分可分离移位。半月板撕裂可伴有邻近关节面下的骨挫伤或骨髓水肿以及半月板旁囊肿,后者表现为半月板旁的囊状 T_2WI 高信号影,与半月板紧邻或者通过 T_2WI 高信号的条管状通道与半月板边缘相连。

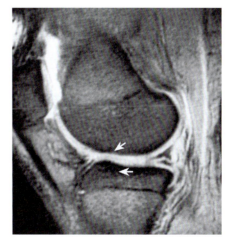

图 9-2-17　半月板撕裂

半月板后角可见延伸至关节面的曲线样高信号影(白箭)。

2. 前、后交叉韧带损伤(anterior and posterior cruciate ligament injuries) 多见于青壮年,常伴有侧副韧带或半月板损伤。暴力撞击胫骨上端后方,使胫骨向前滑移,则造成前交叉韧带撕裂;如膝关节半屈位,暴力打击胫骨上端前方,使胫骨向后移动,则会产生后交叉韧带撕裂,并使关节囊后壁破裂。膝关节外旋15°~20°的 MRI 矢状位扫描更利于显示前交叉韧带。正常前交叉韧带表现为直条形或扇形(在胫骨附着处较宽)的低信号或稍低信号影,其信号常较后交叉韧带高,为前交叉韧带纤维较分散,并有容积效应所致。膝关节伸直或轻度屈曲时,后交叉韧带在矢状位上为弓形低信号影。MRI 是显示交叉韧带撕裂的最佳影像学方法,其共同特征为:扫描平面上见不到正常的交叉韧带;或者出现交叉韧带信号中断或增粗,边缘不规则或呈波浪状,其内在 T₂WI 上出现高信号影。

(五) 寰枢关节脱位

寰枢关节脱位多与局部韧带尤其是横韧带的损伤或炎症等病变有关,X 线检查所见包括:

1. 寰枢关节间隙增宽 寰椎前弓后缘与齿状突前缘之间的距离增宽,为脱位的主要依据(图9-2-18)。这一距离在正常成人小于3mm,在正常儿童小于5mm。部分正常人寰椎前弓后缘与齿状突前缘之间的间隙上宽下窄,这时测量应在寰椎前弓下部水平进行。

2. 齿状突与寰椎侧块的关系失常 齿状突偏位,与寰椎两侧侧块的距离不等;侧块与枢椎椎体之间的间隙两侧也不对称(图9-2-18),可合并齿状突骨折。

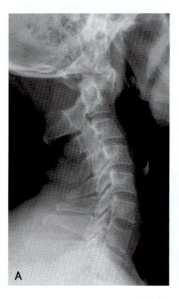
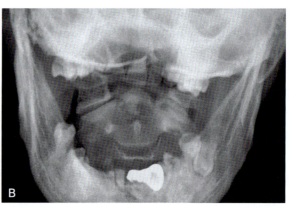

图 9-2-18 寰枢关节脱位
A. 颈椎侧位,示寰椎前弓、侧块向前下移位;B. 颈椎开口位,示齿状突骨折,左侧关节间隙变窄。

第二节 骨与关节感染性疾病

Key points

● Pyogenic osteomyelitis is characterized by rapid onset and progression, and pyogenic bacteria involve periosteum, bone cortex and bone marrow cavity. Typical imaging features include acute phase dominated by bone destruction, dead bone and periosteal reaction; In the chronic stage, hyperostosis, dead bone and sinus tract were dominant.

● Pyogenic arthritis has a rapid onset and progression, with early destruction of articular cartilage and subchondral bone. Typical imaging features include narrowing of the joint space, destruction of bone below the joint surface of the bearing surface, and joint ankylosis in the late stage.

● Tuberculosis of bone and joint has an insidious onset and a long course of disease. It infects bone and joints with mycobacterium tuberculosis, and is more common in children and adolescents. Typical imaging features include below. Bone tuberculosis shows mostly unilateral bone destruction with small dead bones. Joint tuberculosis shows non-bearing surface bone destruction with joint space stenosis. Spinal tuberculosis showed bone destruction of adjacent vertebral bodies, intervertebral space stenosis, and paravertebral cold abscess.

一、化脓性骨髓炎

化脓性骨髓炎（suppurative osteomyelitis），可由血源性感染或直接感染引起。常见的致病菌为金黄色葡萄球菌，其他少见的包括溶血性葡萄球菌、链球菌、大肠杆菌和布鲁杆菌等。

【临床表现】

1. **急性化脓性骨髓炎**　起病急，进展快，多有高热、寒战，局部可出现红、肿、热、痛等炎症表现。实验室检查可见白细胞计数明显增高。

2. **慢性化脓性骨髓炎**　多无全身症状，但患骨局部可出现肿、痛、窦道形成、流脓，久治不愈。

3. **慢性硬化性骨髓炎**　无全身症状，主要表现为反复发作的病区肿胀、疼痛。

【影像学方法的选择】

检查方法的选用，主要取决于化脓性骨髓炎发展的阶段。

X线平片是常规检查方法，对急性进展期及慢性期的化脓性骨髓炎有重要诊断价值，还可评价疗效。MRI检查对慢性骨髓炎的鉴别诊断有较大作用。

早期急性化脓性骨髓炎应首选MRI，MRI对骨髓水肿和软组织改变非常灵敏，其DWI序列可敏感地显示骨髓腔内脓肿、骨膜下脓肿及软组织脓肿，为临床诊治提供重要帮助。CT对发现早期骨髓内小脓肿优于X线平片；X线平片诊断价值有限。MRI对慢性骨髓炎的诊断价值高于CT和平片，对病变的范围界定和病变性质的鉴定有较大作用。

【病理生理基础】

（一）急性化脓性骨髓炎

急性化脓性骨髓炎（acute suppurative osteomyelitis）多由金黄色葡萄球菌血行感染引起，以四肢长骨多见。骨髓炎在长骨干骺端开始，以胫骨上端、股骨下端、肱骨和桡尺骨多见。

1. 急性化脓性骨髓早期病理改变为炎症细胞渗出、浸润，骨内压力增高、静脉回流受阻。此阶段临床症状明显，但X线改变轻微。

2. 起病后1~2周内，骨内局部开始形成脓肿，并引起骨质破坏。在骨质破坏的早期，即出现骨质修复和骨膜新生骨（periosteal new bone）。

3. 随着脓肿向外发展穿破骨皮质及在骨髓腔内蔓延形成髓内多发脓肿，脓液经皮质破口、哈弗斯管和福尔克曼管到达骨膜下，形成骨膜下脓肿。骨膜下脓肿可在骨膜下扩展、蔓延，又可穿过皮质返回骨髓腔，进一步加剧骨脓肿形成和骨质破坏。

4. 骨膜下脓肿扩大，使长骨骨干血供中断，同时长骨供血动脉发生血栓性动脉炎，结果造成大片骨质坏死，即死骨片（sequestrum）。骨膜下新生骨包围死骨片，形成骨性包壳。反应性新生骨和其内的死骨片称为"骨柩"。脓液可侵蚀、穿破包壳及骨外软组织形成窦道。

（二）慢性化脓性骨髓炎

急性化脓性骨髓炎若治疗不彻底，即转化为慢性化脓性骨髓炎（chronic suppurative osteomyelitis），也可以感染一开始就表现为慢性经过。

骨质破坏区缩小、周围大量骨质增生，骨小梁增粗、紊乱，密度明显增高，可呈象牙质样高密度。骨膜新生骨显著，呈密实的致密影，并与残存的骨皮质融合，骨轮廓不规整、骨干增粗。残留的骨破坏区内部充满脓液和肉芽组织，在新骨包裹下成为死腔，内可有死骨片并常有经久不愈的窦道。

NOTES

（三）慢性硬化性骨髓炎

慢性硬化性骨髓炎（chronic sclerosing osteomyelitis）是由低毒性感染引起的慢性骨髓炎，病灶中不能培养出病菌，以骨质增生、硬化为主要征象。较大儿童及成人多见，好发于长骨骨干、锁骨和下颌骨。

【影像学征象】

（一）急性化脓性骨髓炎

1. 急性化脓性骨髓早期

（1）X 线表现：轻微。主要为软组织肿胀，皮下脂肪层模糊并可出现网状影。

（2）MRI 表现：广泛的骨髓水肿和软组织肿胀。

2. 起病 1~2 周后

（1）X 线平片：干骺端松质骨内斑片状低密度骨质破坏，骨小梁结构模糊，可出现轻微骨膜新生骨（图 9-2-19）。

（2）CT 表现：可显示早期骨髓内脓肿的部位和蔓延范围，骨髓充满脓液，密度稍高。

（3）MRI 表现：由于骨髓内脓肿形成和骨髓水肿、渗出，形成髓内广泛病变，在 T_1WI 呈低信号、在 T_2WI 呈不均匀高信号（图 9-2-20）。

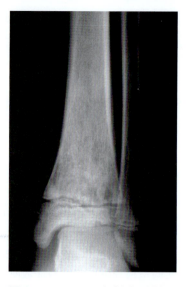

图 9-2-19　胫骨急性化脓性骨髓炎

胫骨正位 X 线平片，示胫骨远侧干骺端髓腔内和皮质下见多发小灶性低密度骨质破坏区，边界欠清。

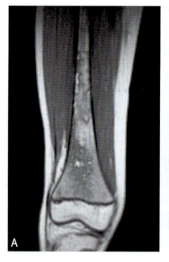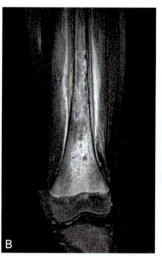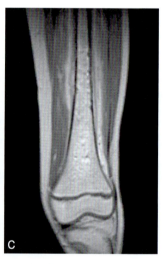

图 9-2-20　股骨急性化脓性骨髓炎

A. MRI 冠状位 T_1WI，示股骨远侧干骺端至骨干髓腔内斑片状低信号区，骨皮质中断；B. MRI 冠状位 FS T_2WI，示病灶呈高信号；C. T_1WI 增强扫描，示病灶明显强化。

3. 随着脓肿向外发展

（1）X 线表现：干骺端骨质破坏范围扩大、融合，累及骨皮质，也可累及整个骨干，可有片状甚至大块死骨片出现（图 9-2-21）。骨骺多不受侵犯。骨膜新生骨明显，呈葱皮状或花边状（图 9-2-22）；也可因骨膜掀起、穿破，而表现为"袖口"样或断续状。

（2）MRI 表现：髓内病变和骨皮质病变往往相互融合。骨皮质脓肿表现为皮质内多发的虫蚀状骨质破坏，在 T_1WI 呈低信号、在 T_2WI 呈高信号。骨膜反应在 T_1WI、T_2WI 上均表现为连续的环状稍高信号；增强扫描明显强化（图 9-2-23）。

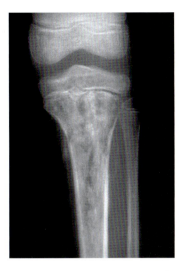

图 9-2-21 胫骨急性化脓性骨髓炎
X 线平片,示胫骨近侧干骺端髓腔内广泛骨质破坏,呈片状低密度改变,邻近骨质轻度增生,可见"袖口"样骨膜反应。

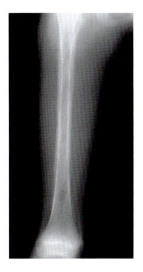

图 9-2-22 股骨急性化脓性骨髓炎
X 线平片,示股骨髓腔广泛骨质破坏并轻度骨质增生,骨皮质外见葱皮状骨膜反应。

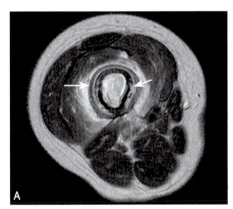
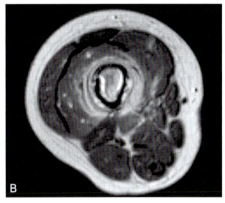

图 9-2-23 股骨急性化脓性骨髓炎
A. 横轴位 T_2WI,示骨皮质内脓肿(短箭头)和环形骨膜反应(长箭头),呈高信号;B. T_1WI 增强扫描,病灶明显强化。

(二) 慢性化脓性骨髓炎

1. X 线平片表现

(1)死骨片:长条形或方形高密度影,长轴与骨干平行,骨小梁结构模糊;周围骨质增生硬化显著。死骨片边缘绕以低密度环,系隔离死骨片与正常骨质的肉芽组织或脓液(图 9-2-24)。

(2)骨质破坏区周围大量骨质增生,骨小梁增粗、紊乱,密度明显增高,可呈象牙质样高密度(图 9-2-25、图 9-2-26)。

(3)髓腔骨质破坏趋于局限,内部充满脓液和肉芽组织,在新骨包裹下成为死腔,内可有死骨片(骨枢)(图 9-2-26)。窦道表现为通向软组织的低密度影(图 9-2-27)。

(4)骨膜新生骨显著,呈密实的致密影,与残存的骨皮质融合,骨外廓不规整。

2. CT 表现 与 X 线平片表现相似,但显示髓腔内死骨片、

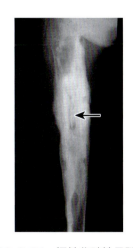

图 9-2-24 慢性化脓性骨髓炎
X 线平片,示股骨上段纵形细条状死骨片(黑箭头),周围低密度影环绕。

NOTES

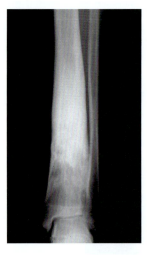
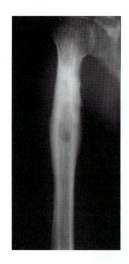
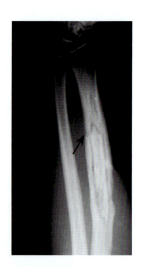

图 9-2-25　慢性化脓性骨髓炎骨质修复
X 线平片,示胫骨下段轻微膨胀,骨质明显增生致密,远端见骨质坏死。

图 9-2-26　慢性化脓性骨髓炎骨髓死腔
X 线平片,示肱骨上段骨质增生硬化,骨干增粗,髓腔内见低密度死腔。

图 9-2-27　慢性化脓性骨髓炎
X 线平片,示桡骨中段大块状死骨片,骨性包壳上低密度影为窦道(黑箭头)。

包壳以及脓肿的数目、位置、形态优于 X 线平片。

3. **MRI 表现**　病灶内的水肿、炎性病变、肉芽组织和脓液在 T_1WI 上均呈低信号,在 T_2WI 上为明显高信号;骨质增生在 T_1WI、T_2WI 上均呈低信号;皮下脂肪水肿在 T_1WI 上表现为垂直于表面的低信号索条状影(图 9-2-28)。

（三）慢性硬化性骨髓炎

1. 患骨局灶性的或广泛的骨质增生、硬化,骨质密度明显增高。骨质硬化区内通常无低密度破坏灶。
2. 皮质增厚甚至局部变形、膨大,骨髓腔变窄。
3. 骨膜新生骨少见。软组织一般正常(图 9-2-29)。

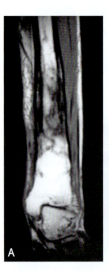
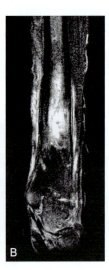
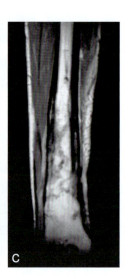
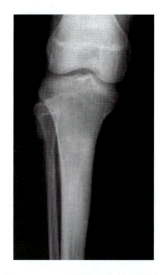

图 9-2-28　慢性骨髓炎
A. MRI 冠状位 T_1WI,示胫骨中下段增粗,皮质增厚,髓腔变窄,髓腔内见条状、片状低信号,皮下脂肪水肿垂直于骨表面;B. 冠状位 FS T_2WI,示髓腔内见高信号;C. T_1WI 增强扫描,示病灶呈不均匀强化。

图 9-2-29　慢性硬化性骨髓炎
X 线平片,示胫骨上段轻微增粗,骨质密度均匀增高,未见骨质破坏灶。

【诊断与鉴别诊断】

1. 急性化脓性骨髓炎与骨结核的影像学鉴别(表 9-2-1)。

表 9-2-1　急性化脓性骨髓炎与骨结核的影像学鉴别

鉴别要点	急性化脓性骨髓炎	骨结核
起病	急	隐匿
骨质破坏	范围广	范围小
死骨片	较大、块状	细小、沙砾样
骨硬化	明显	邻近区骨质疏松
骨膜新生骨	明显	不明显
越过骨骺线	不易	容易

2. 慢性化脓性骨髓炎与硬化型骨肉瘤的影像学鉴别（表 9-2-2）。

表 9-2-2　慢性化脓性骨髓炎与硬化型骨肉瘤的影像学鉴别

鉴别要点	慢性化脓性骨髓炎	硬化型骨肉瘤
临床特点	反复发作，局部窦道流脓	进展快，间歇或持续疼痛
骨质硬化	广泛	云絮状、斑片状、针状瘤骨
死骨片	大块状	无
骨膜新生骨	广泛、成熟	不成熟且可被破坏
周围软组织	常无明显肿胀	肿块，内可有瘤骨

二、化脓性关节炎

化脓性关节炎（suppurative arthritis）为化脓性细菌侵犯关节而引起的急性炎症，多数由葡萄球菌、链球菌和肺炎双球菌等经血行进入关节所致，也可由邻近软组织感染、骨髓炎蔓延或创伤直接引起感染所致。全身关节均可受累，但以承重关节多见，多为单发。

【临床表现】　儿童较成人多见。一般起病急，高热、寒战，关节红、肿、热、痛，压痛和波动感，关节可因肌肉痉挛而呈强迫体位。

【影像学检查方法的选择】　X 线平片是影像检查的基础，可了解软组织肿胀、骨质疏松及骨质破坏等情况。化脓性关节炎影像诊断的目的是早期诊断以指导早期治疗。MRI 检查是早期诊断化脓性关节炎的最重要手段。CT 检查显示关节肿胀、积液较 X 线平片清晰，但显示关节软骨病变不佳。

【病理生理基础】　致病菌首先侵犯滑膜，引起滑膜肿胀、充血、浆液渗出，关节积液，继之，纤维蛋白渗出。感染严重时，滑膜坏死，脓液渗出，中性粒细胞溶酶体破裂，蛋白质分解酶侵蚀关节软骨，继而破坏软骨下骨质。关节软骨和软骨下骨质破坏，以关节面承重部分为著。关节周围软组织常被累及。病变愈合时，肉芽组织长入关节腔，出现纤维化或骨化，最终导致关节纤维性强直或骨性强直。

【影像学征象】

（一）化脓性关节炎早期

1. X 线表现

（1）关节周围软组织肿胀，软组织增厚、层次模糊不清。关节囊肿胀，呈稍高密度软组织影，关节和骨端两旁低密度脂肪层弧形受压、向外移位，关节间隙可增宽（图 9-2-30），起病后 1 周内出现。

（2）骨质疏松：以关节面骨皮质下骨质疏松为著，炎症充血和疼痛失用所致。

（3）关节面骨质破坏和关节畸形，骨性关节面虫蚀状或小片状破坏，此时关节间隙可变窄；肌肉痉挛可造成关节脱位或半脱位（图 9-2-31）。

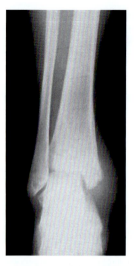

图 9-2-30　化脓性踝关节炎（早期）
X 线平片,示踝关节囊明显肿胀,骨质无异常改变。

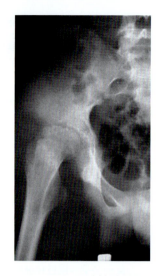

图 9-2-31　化脓性髋关节炎
X 线平片,右侧髋关节骨性关节面虫蚀状破坏,关节间隙变窄。

2. MRI 表现

（1）滑膜水肿,不均匀增厚,内壁毛糙不整,呈片状 T_1WI 低信号、T_2WI 高信号,边界不清。

（2）关节面软骨和关节面下骨质破坏:关节面软骨破坏呈 T_1WI 低、T_2WI 等信号的虫蚀状或小片状软骨缺损,关节面下骨质破坏呈局灶性 T_1WI 低信号、T_2WI 高信号。

（3）关节周围软组织肿胀:软组织增厚、层次模糊不清,在 T_2WI 上呈增高信号。

（二）化脓性关节炎晚期

1. X 线表现　关节承重面骨质破坏、邻近骨质增生,关节间隙狭窄,最后出现关节纤维性强直（图 9-2-32）,即关节间隙仍存在但关节活动功能明显受限或骨性强直即关节间隙消失、可见骨小梁连接关节的两骨端（图 9-2-33）。

2. MRI 表现　关节软骨大量破坏,MRI 显示正常软骨消失,为纤维组织和肉芽组织取代,关节间隙变窄或消失。

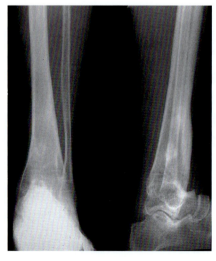

图 9-2-32　化脓性踝关节炎晚期
X 线平片,示踝关节纤维性强直,关节间隙模糊不清。

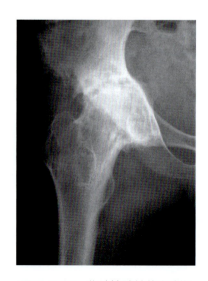

图 9-2-33　化脓性髋关节炎晚期
X 线平片,示右髋关节骨性强直,关节面骨质破坏并显著骨质增生,关节间隙变窄、模糊,部分骨性融合。

【诊断与鉴别诊断】 化脓性关节炎与关节结核的鉴别（表9-2-3）。

表9-2-3 化脓性关节炎与关节结核的影像鉴别诊断

鉴别要点	化脓性关节炎	关节结核
起病	急，进展迅速，病程较短	缓慢，病程长
临床表现	发热，局部红肿热痛	关节疼痛和"白肿"
关节软骨及骨质破坏	进展快，先累及持重面、范围广	进展慢，始于关节边缘
关节间隙狭窄	早期出现	晚期出现
关节强直	常为骨性	纤维性
患肢软组织萎缩	急性期很少	有

三、骨关节结核

骨关节结核（osteoarticular tuberculosis）大多数是体内其他部位结核灶内的结核分枝杆菌经血行播散的结果，进展比较缓慢。

【临床表现】 好发于儿童及青少年，近年来中老年患者也不少见。骨关节结核病变进展缓慢，临床表现多较轻微。全身症状有不规则低热、乏力。早期局部症状为疼痛、肿胀和功能障碍，无明显发红、发热。晚期冷脓肿形成，穿破后形成窦道。长期的结核病变，可导致发育障碍、骨关节畸形和严重功能障碍。

【影像学检查方法的选择】 X线平片是基本的影像学检查方法，不但可用于诊断，也适于作治疗追踪观察。早期的关节结核宜选MRI检查。早期脊椎结核宜选用CT、MRI检查。较X线平片，CT、MRI更早发现骨质破坏和椎旁软组织改变，更清晰显示椎旁脓肿。MRI可较CT更早发现椎体终板下的骨质异常。

【病理生理基础】

1. 骨结核 来自肺、淋巴结等部位的活动性结核病灶的结核菌随血流侵犯血管丰富的松质骨和骨髓，引起局部结核性炎症改变。按病变的主要病理改变分为增生型和干酪型。骨结核进展缓慢，结核性肉芽组织侵蚀邻近骨质形成大小不一的骨破坏区。结核性肉芽组织很少有成骨倾向也极少引起骨膜新生骨。干酪型结核可出现死骨片，但一般较小、密度也较低，称为"泥沙样"死骨片。结核病变好侵犯软骨，常在骨骺发病、易向关节端蔓延而侵犯关节。骨内结核灶穿破后在软组织内形成冷脓肿。

2. 关节结核 形成途径主要有两种：骨端结核侵犯关节（骨型）和结核菌血行侵犯滑膜炎（滑膜型）。基本病变以四肢大关节较典型。最初为关节软组织肿胀，渗液较多时可见关节间隙增宽；关节软骨破坏继之出现骨性关节面边缘局限性骨质侵蚀，之后可全关节被破坏。关节间隙狭窄，可合并关节脱位。严重病例最后常导致纤维性关节强直。早期即可出现近关节骨质疏松。儿童和青少年的滑膜型关节结核中，由于慢性充血的作用，常发生骨化程序增速及骨骺增大。

3. 脊椎结核 根据病灶的部位，脊椎结核分为椎体结核和附件结核，前者又分为中央型、边缘型和韧带下型3种。中心型椎体结核多发生于儿童胸椎，病变在椎体中央近前侧开始，病变以骨质破坏为主；边缘型椎体结核多见于成人腰椎，病灶多从椎体前缘、骨膜下和韧带下椎间盘开始；各型均可产生椎旁脓肿。

【影像学征象】

（一）长骨骨骺、干骺端结核

1. 侵犯骨骺、近骺板的干骺端，病灶常穿越骺板。

2. 圆形、类圆形或分叶状局限性骨质破坏,边缘清楚,破坏区内可见细小死骨片,周围可有少量不规则骨质增生硬化,邻近骨质疏松明显(图 9-2-34)。

3. 通常无骨膜新生骨出现。

4. 骨骺、干骺端结核可侵犯关节,形成骨型关节结核。

(二) 短骨结核

1. 多发生于 10 岁以下儿童,多为双侧多骨发病,多见于指、趾、掌、跖等短管状骨。

2. 患部骨质疏松,患骨骨干膨胀、皮质变薄,骨膜新生骨较明显,为"骨气臌"征(spongy lesion of bone)(图 9-2-35)。

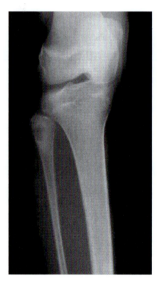

图 9-2-34 长骨干骺端结核

X 线平片,示腓骨头干骺端及骨骺类圆形骨质破坏,边缘清晰,周围轻微骨质硬化。

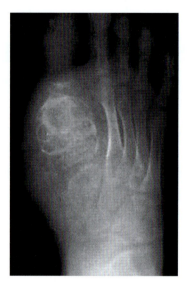

图 9-2-35 儿童短骨结核

X 线平片,示第 1 跖骨明显膨胀性骨质破坏,累及髓腔和皮质。

(三) 髋关节结核

在四肢关节结核中最多见,多发生于儿童和少年。骨型多见,滑膜型较少见。

1. **早期表现** 关节囊外脂肪线影模糊、消失,关节积液较多时关节间隙增宽,关节周围骨质疏松。若是骨型关节结核,则在髋臼、股骨头和颈可见局限性骨破坏区。

2. **进展期表现** 骨性关节面及其下方骨质破坏,股骨头或髋臼表面不规则,关节间隙变窄(图 9-2-36)。

3. **晚期表现** 关节间隙明显狭窄,髋臼和股骨头骨质破坏显著,髋关节可脱位或半脱位(图 9-2-37)。

(四) 膝关节结核

膝关节结核以滑膜型为主。

1. 早期滑膜型结核

(1) X 现表现:关节周围软组织肿胀(图 9-2-38),邻近骨质疏松,骨质破坏先发生于非承重的关节边缘部位。

(2) MRI 表现:关节腔内积液呈均匀 T_1WI 低信号、T_2WI 高信号。增厚滑膜呈 T_1WI 低信号、T_2WI 略高信号,增强后呈较明显强化。近干骺端的骨髓因水肿呈 T_1WI 低信号、T_2WI 高信号。

2. 中晚期滑膜型结核

(1) X 现表现:骨端边缘非承重面出现虫蚀样骨质破坏,边缘模糊,常为关节上下缘对称受累。继而出现关节间隙明显非匀称性变窄,骨质破坏严重的可致关节畸形,关节周围可有脓肿和窦道形成。

NOTES

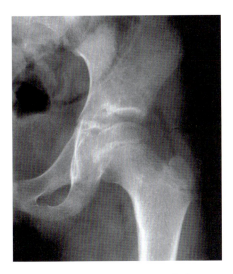

图 9-2-36　髋关节结核（1）

X 线平片,示左侧髋臼及股骨头关节面片状骨质破坏,关节间隙变窄。

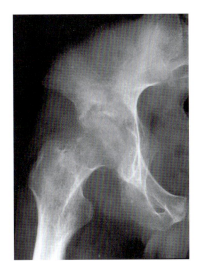

图 9-2-37　髋关节结核（2）

X 线平片,示右侧髋臼及股骨头广泛骨质破坏,关节面消失,关节间隙变窄,局部骨质疏松。

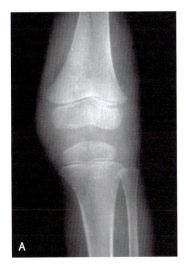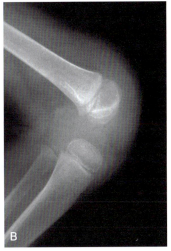

图 9-2-38　膝关节滑膜型结核

A.膝关节正位 X 线平片,示膝关节囊肿胀、密度增高,关节间隙增宽;

B.膝关节侧位平片,示关节间隙增宽,髌下脂肪垫模糊。

（2）MRI 表现:在 T_1WI 上关节软骨模糊、不连续。关节面下骨侵蚀呈 T_1WI 低信号、T_2WI 不均匀高信号。增强后,骨破坏区的肉芽组织、关节腔内及滑囊内肉芽组织和增厚滑膜呈明显不均匀强化。

3.骨型结核　多起源于股骨或胫骨的骨骺或干骺端结核,关节面不规则,关节间隙变窄,对侧关节面骨质破坏及关节面不规则(图 9-2-39)。

（五）脊椎结核

在骨关节结核中最多见,约占 40%。腰椎受累最常见,其次是胸椎,少数病例可多节段发病。

1.中心型椎体结核　早期 X 线平片表现为 1 个或两个相邻椎体中央松质骨出现低密度破坏灶。继之破坏灶向上、下扩展,椎体塌陷变扁,椎旁脓肿形成。椎间盘破坏后椎间隙变窄,并可侵犯邻近椎体(图 9-2-40)。

2.边缘型椎体结核　早期椎体上缘或下缘局部骨质破坏,并邻近椎间盘破坏,椎间隙变窄,病

NOTES

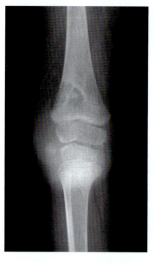

图 9-2-39 膝关节骨型结核
X 线平片,示右膝关节囊肿胀,关节囊内见斑片样钙化,膝关节骨质疏松。股骨远侧干骺端见骨质破坏,边缘轻度硬化。

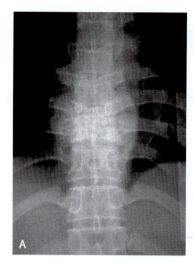 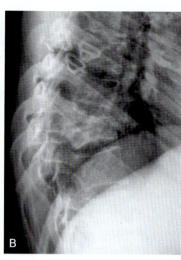

图 9-2-40 中央型脊椎结核
A. 胸椎正位平片,示第 8~9 胸椎体破坏、变扁,两侧椎旁脓肿形成;B. 胸椎侧位平片,示第 8~9 胸椎间隙消失,椎体明显变扁。

变常波及受累间盘上、下两个椎体。椎旁脓肿多见,在胸椎常呈以胸椎为中轴的梭形椎旁脓肿;下胸椎和/或腰椎受累时呈一侧或双侧腰大肌肿胀(腰大肌脓肿)(图 9-2-41);在颈椎多表现为咽后脓肿。

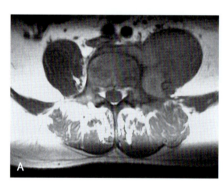 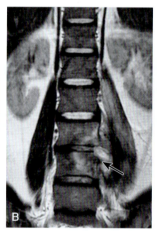 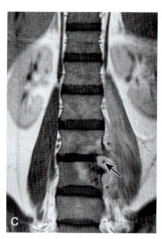

图 9-2-41 边缘型脊椎结核
A. 横轴位 T_1WI,示第 3~4 腰椎体左侧及邻近椎间盘破坏区呈低信号,左侧椎旁脓肿呈等信;B. 冠状位 T_2WI,椎体病灶及左侧椎旁脓肿均呈高信号,脓肿壁呈稍高信号(黑箭头);C. 冠状位 T_1WI 增强扫描,示椎体病灶及脓肿壁均明显强化,脓肿内见坏死灶(黑箭头);左侧腰大肌弥漫性水肿、肿胀。

3. 韧带下型椎体结核 少见。主要发生于前纵韧带下方,为较特殊的脊椎结核。X 线平片、MRI 表现为连续 1~2 个或多个椎体前缘骨质破坏,脓肿多位于前纵韧带与椎体前缘之间,椎间盘可正常(图 9-2-42)。

4. 附件结核 少见,多发生于成人。可发生于椎板、横突、棘突和椎弓根,局部骨质破坏,多有冷脓肿形成。

【诊断与鉴别诊断】 脊椎结核与转移性肿瘤、椎体压缩性骨折的鉴别(表 9-2-4)。

NOTES

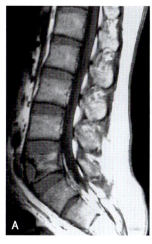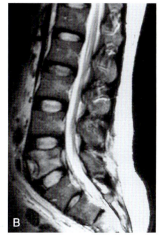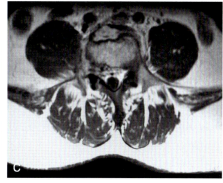

图 9-2-42 韧带下型脊椎结核

A. 矢状位 T_1WI，示第 5 腰椎前纵韧带下椎体前缘弧形骨质破坏区呈低信号；B. 矢状位 T_2WI，示病灶呈不均匀高信号，椎体内见片状水肿信号；C. 横轴位 T_1WI 增强扫描，示椎体前缘病灶不均匀强化。

表 9-2-4 脊椎结核与转移性肿瘤、椎体压缩性骨折的影像学鉴别

鉴别要点	脊椎结核	椎体转移性肿瘤	外伤性椎体压缩性骨折
骨质破坏	有	有	无，骨皮质中断、内陷
椎体变形	有，变扁或呈楔形	早期正常，晚期塌陷	有，多呈楔形，椎体前缘可见碎骨片
骨质破坏周围骨质硬化	可有，轻微	混合性转移可有骨增生质破坏和硬化，两者无固定的空间关系	骨小梁可因压缩而致密，无骨质破坏
椎间隙狭窄	有	无	无
椎旁软组织肿块/肿胀	有肿胀，可见钙化	可见肿块，局限	无
增强扫描	病变椎体呈不均匀强化，脓肿壁明显强化	部分可有明显强化	强化不明显

第三节 慢性骨与关节疾病

Key points

- Disc protrusion is common in the lower lumbar and lower cervical spine, and MRI examination is the preferred examination method.

- Degenerative osteoarthropathy is common in the middle to elderly people. It mainly occurs in load-bearing joints and hyperactive joints. The main manifestations are cartilage degeneration, pseudocyst under the articular surface, joint osteosclerosis and joint space stenosis.

- Rheumatoid arthritis is a systemic disease characterized by multiple, nonspecific chronic arthritis. Being a disease that primarily attacks synovial tissues. The rheumatoid factor is usually positive. The symmetrical involvement of joint of hand, wrist and feet is the earliest and most common.

- Ankylosing spondylitis is a systemic disease mainly characterized by chronic inflammation of the axial joint with HLA-B27 positive. Sacroiliitis is usually the first manifestation, then the spine is affected from the bottom up.

NOTES

一、椎间盘突出症

椎间盘突出症（intervertebral disc herniation）是在髓核和纤维环变性的基础上，髓核经纤维环向周围突出的病理状态。大多为慢性损伤所致，急性外伤可加剧症状。

【临床表现】 椎间盘突出症多见于 30~50 岁人群，男性较多。好发于脊柱活动度较大的部位，以腰椎间盘突出最多见，颈椎间盘次之，胸椎间盘突出少见，其中以下部腰椎和下部颈椎椎间盘最多见。主要表现为神经根和脊髓的压迫症状。

【影像学方法的选择】

1. X 线平片　诊断价值非常有限，可用于排除其他引起类似症状的原因和了解椎间盘突出症后继发的椎体骨质改变。

2. CT 检查　包括三维重建，可用于诊断椎间盘突出症，但不如 MRI。

3. MRI 检查　为椎间盘突出症的首选检查方法，常规采用矢状位和横轴位 T_1WI 和 T_2WI 序列。怀疑椎间盘合并继发性病变或术后复查时，可行 MRI 增强扫描。

【病理生理基础】

1. 椎间盘的退行性变　主要表现为椎间盘髓核的脱水、变性、弹性减低、出现裂隙以及周围纤维环的变性、撕裂；邻近椎体的软骨终板可出现凹陷、断裂。

2. 椎间盘成分的移位　可分为膨出和突出。

（1）椎间盘膨出：变性的椎间盘纤维环松弛但完整，椎间盘向周围较均匀膨隆，纤维环超出椎体终板的边缘，周围组织结构受压、变形、移位。

（2）椎间盘突出：髓核经纤维环薄弱处或部分性撕裂处的局限性外突，但髓核仍局限于纤维环内。椎间盘疝出也称为椎间盘脱出，为椎间盘突出的一种类型，指纤维环全层撕裂，髓核、纤维环等成分经纤维环破口突出于纤维环外。若突出于纤维环外的髓核与本体分离、移位至纤维环外的其他部位，则称为髓核游离。椎间盘可向前、后或外侧突出，以向后方的椎管内和椎间孔内突出更具临床意义。突出依部位不同可分为后正中型、后外侧型、椎间孔型和外侧型。

（3）施莫尔结节（Schmorl nodules）：指髓核经相邻的椎体软骨板薄弱区突入椎体骨松质内所形成的结节样骨质缺损区，目前认为是特殊类型的椎间盘突出症。

（4）椎体边缘软骨结节：发病机制学说不一，包括外伤、永存骨骺和椎间盘突出等，目前均倾向于后者，即在异常外力作用下诱发髓核突出疝入椎体前缘或后缘，使椎体环状骨骺与椎体分离，导致椎体骨质局限性翘起、移位，常发生于腰椎椎体前缘或后缘。

【影像学征象】

（一）椎间盘膨出

1. X 线平片　不能直接显示椎间盘，不作为椎间盘膨出的检查方法。

2. CT 表现

（1）椎间盘向周围较均匀膨隆，后纵韧带受压后移。矢状位图像显示椎间盘前、后缘分别推压前、后纵韧带。多层面上观察膨出的椎间盘在各方向上均大于相邻的椎体终板。

（2）两侧椎间孔与椎管内硬膜外脂肪对称性弧形受压，膨出程度明显时硬脊膜囊前缘受压呈弧形凹陷。CT 脊髓造影显示蛛网膜下腔、脊髓及神经根受压更清晰。

3. MRI 表现　与 CT 表现相似。硬脊膜囊前缘弧形压迹在 T_2WI 上显示更清晰。椎间盘变性可表现为椎间盘变扁，T_2WI 髓核信号减低（图 9-2-43）。

（二）椎间盘突出

1. X 线平片　表现无特异性，部分征象可提示诊断：①椎间隙变窄或前窄后宽；②椎体后缘骨质增生或有游离骨块；③脊柱生理曲度异常。

2. CT 表现

（1）直接征象：椎间盘向纤维环外局限性膨隆，局部密度与椎间盘一致，椎间盘外缘光滑曲线的连续性中断（图 9-2-44）。突出的椎间盘可发生钙化。髓核游离时，游离碎片多位于硬脊膜外，密度高于硬脊膜囊。

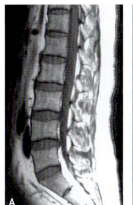
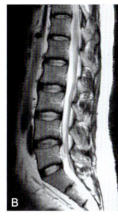
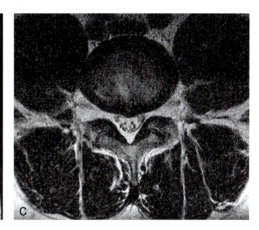

图 9-2-43 椎间盘膨出

A. 矢状位 T₁WI，示第 4~5 腰椎间盘向周围均匀膨隆；B. 矢状位 T₂WI，示椎间盘信号轻度减低；C. 横轴位 T₂WI，示前、后纵韧带弧形受压，硬脊膜囊前缘轻微受压。

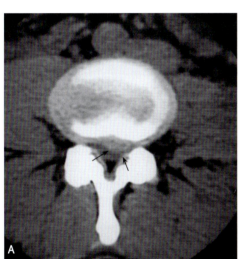
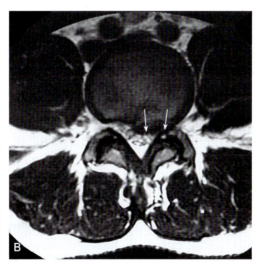
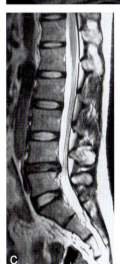
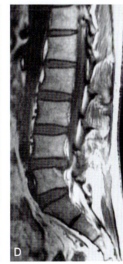

图 9-2-44 腰椎间盘突出

A. 腰椎 CT，示第 4~5 腰椎间盘向左侧后方突出，纤维环向左侧后方局限性膨隆（箭头），硬脊膜囊左前缘受压、变形；B. MRI 横轴位 T₂WI，与 CT 表现相同，示第 4~5 腰椎间盘向左侧后方突出（箭头），硬脊膜囊左前缘受压、变形；C、D. 腰椎 MRI 矢状位 T₂WI 和 T₁WI，示第 4~5 腰椎间盘向后方突出，硬脊膜囊前缘受压、变形。T₂WI 上第 4~5 腰椎间盘信号减低。

（2）间接征象：硬脊膜外脂肪间隙变窄、移位或消失，硬脊膜囊前缘或前外侧缘及神经根受压、变形、移位。施莫尔结节表现为椎体上或下缘隐窝状压迹，以椎体中后 1/3 交界部多见，可多椎体、上下对称出现，边界清楚，常有硬化边环绕。椎体边缘软骨结节以腰椎前缘或后缘多见，表现为椎体边缘局限性凹陷，其内结构与椎间盘相连，椎体皮质翘起、移位（图 9-2-45）。

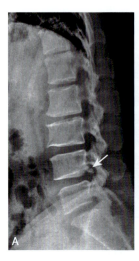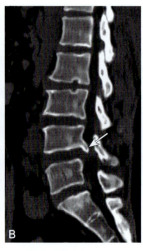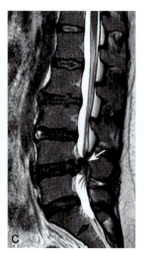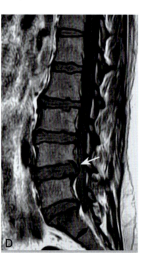

图 9-2-45 腰椎间盘突出并多发施莫尔结节及腰 4 椎体后下缘软骨结节

A.腰椎 X 线平片，示第 3 腰椎椎体上缘局限性结节样凹陷（施莫尔结节），第 4 腰椎椎体后下缘骨质翘起、后移（椎体后缘软骨结节，白箭头）；B.腰椎矢状位 CT 重建，示第 2~3 腰椎椎体相对缘中后 1/3 交界部隐窝状压迹，有硬化边（施莫尔结节）。第 4 腰椎椎体后下缘局限性凹陷，后部骨质局限性翘起、后移（椎体后缘软骨结节，白箭头）；C、D.腰椎矢状位 T_2WI 和 T_1WI，示第 2~3 腰椎椎体相对缘中后 1/3 交界部隐窝状压迹，周围硬化边呈低信号（施莫尔结节）。第 4~5 腰椎椎间盘向后突出并向椎体后下缘疝入（白箭头），第 4 腰椎椎体后下缘骨质局限性翘起、后移显示不如 CT；硬脊膜囊受压变形。

3. MRI 表现

（1）直接征象：①髓核突出：髓核突出于低信号的纤维环之外，呈扁平形、圆形、卵圆形或不规则形，信号强度与髓核变性及脱水程度有关，一般 T_1WI 呈等信号，T_2WI 呈高信号，变性明显者 T_2WI 呈低信号（图 9-2-46）；突出的髓核与髓核本体常有一细颈相连；②髓核游离：为突出的髓核与本体分离。

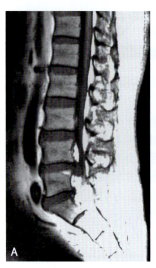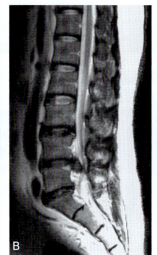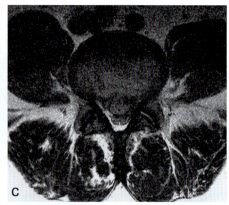

图 9-2-46 椎间盘突出（中央型）

A、B.矢状位 T_1WI 和 T_2WI，示第 4~5 腰椎椎间盘向后正中突入椎管，脱出的髓核呈等信号，硬脊膜囊前缘明显受压变形；C.横轴位 T_2WI，髓核向后正中突出，信号不均匀，硬脊膜囊受压变形。

游离的髓核可位于椎间盘水平,也可移位至椎间盘上方或下方的椎体后方(图9-2-47);③施莫尔结节:表现为椎体上或下缘隐窝状压迹,其内容与同水平椎间盘等信号,周边环绕一薄层低信号带(图9-2-45);④椎体边缘软骨结节:表现为椎体边缘局限性凹陷,其内结构及信号与同水平髓核相连,椎体皮质翘起、移位的显示不如CT(图9-2-45)。

（2）间接征象:①硬脊膜囊、脊髓前缘或神经根局限性受压、变形或移位(图9-2-48),与突出的髓核相对应;硬膜外脂肪变窄或消失;②受压节段脊髓水肿或缺血变性,在T_1WI呈等或低信号,T_2WI呈高信号;③硬脊膜外间隙内静脉丛受压、迂曲,T_2WI上表现为病变椎间盘后缘与硬脊膜之间出现短条状、弧状或点状高信号;④相邻椎体骨结构出现骨质增生硬化及骨髓异常信号改变。

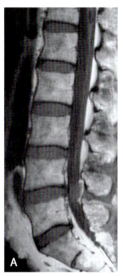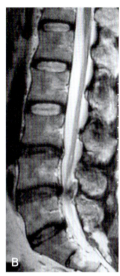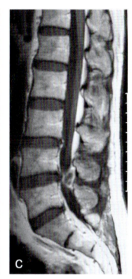

图9-2-47　髓核游离

A.矢状位T_1WI,示第4~5腰椎椎间盘突出,同水平椎管内见游离的髓核呈片状略低信号;B.矢状位T_2WI,示第4~5腰椎水平椎管内游离的髓核呈高低混杂信号;C.矢状位T_1WI增强扫描,游离髓核的边缘部呈环形强化。

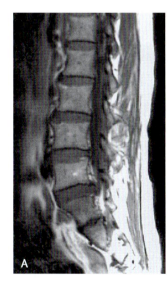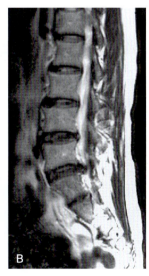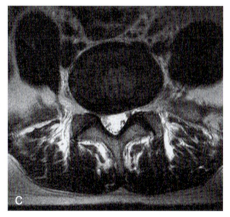

图9-2-48　椎间盘突出(右侧后型)

A.矢状位T_1WI和B.T_2WI,示第5腰椎~第1骶椎椎间盘向右侧后方突出,硬脊膜囊前缘受压变形;C.横轴位T_2WI,示椎间盘右侧后方局限性突出,椎间盘外缘连续性中断;右侧椎间孔和神经根受压。

4. 许莫氏结节 为髓核通过相邻椎体上、下位终板薄弱处突入椎体内所引起的结节样骨质缺损区,结节周围常有环形反应性骨质硬化。

（1）X 线和 CT 表现:平片显示椎体上缘和/或下缘半圆形凹陷,边缘硬化,常上下对称出现;CT 上表现为骨质缺损,中心呈低密度,外周为薄层硬化环。

（2）MRI 表现:在 T_1WI、T_2WI 上,结节信号与邻近的椎间盘接近或相连,结节周围硬化环呈低信号,外侧为黄髓化的骨髓呈高信号,与结节相邻的椎间盘常有变性改变(见图 9-2-45)。

二、退行性骨关节病

退行性骨关节病(degenerative osteoarthropathy)又称为骨性关节炎(osteoarthritis),是关节软骨变性引起的骨关节病变,常见于中、老年人,好发于承重关节和多动关节,以髋、膝、指间关节和脊柱多见。

【临床表现】 病变的过程和机体适应性的个体差异很大,症状轻重与影像学改变程度不成比例。一般起病缓慢,以某一关节或一组关节出现症状,表现为病变部位钝痛、刺痛,关节活动受限。一般无关节肿胀、关节强直或全身症状。

【影像学检查方法的选择】 X 线平片是首选,通常能全面了解关节间隙与关节面骨质改变,起到良好的筛查作用。CT(包括三维重建图像)显示关节面下的骨质改变优于 X 线平片,可作 X 线平片的补充。MRI 用于检查关节软骨的早期病变。

【病理生理基础】 退行性骨关节病的病理改变开始于关节软骨变性,原来的透明软骨转化为致密混浊、少弹性的纤维软骨,表面出现裂隙和溃疡。软骨退变刺激机体的修复功能,关节面下的骨质增生,形成关节边缘骨赘和关节面增厚、硬化。由于病变中关节囊内压力增高,关节滑液通过关节面上的裂隙进入关节面下骨质,形成关节面下和骨内的含滑液的假性囊肿。假性囊肿可单发,也可多发,大小不一,直径 0.1~2.5cm。多发者,呈蜂窝状,囊腔相互沟通。假囊肿周围骨质常常增生硬化。软骨损伤和关节面变形,使关节间隙变窄。经常的磨损使关节软骨和骨质碎裂、脱落在关节腔内形成关节游离体。

【影像学征象】

（一）关节间隙不匀称狭窄

在关节软骨损伤变薄之后出现。

1. X 线平片表现 因关节面承重的差异和软骨损伤的程度不一,两侧关节间隙狭窄常不对称。

2. MRI 表现 关节面软骨变薄不光整,或局部软骨缺损甚至是全层缺损(图 9-2-49)。

（二）关节面骨质硬化、变形和骨赘形成

1. X 线平片表现 关节面承重部位出现不同程度的骨质增生硬化;关节面受压、下陷,关节面增大;关节韧带肌腱附着处骨质增生显著,关节边缘锐利,呈骨刺状突起(骨赘),尖端指向外方;上、下关节面的骨刺常常靠拢如唇状,可形成骨桥(图 9-2-50)。

2. MRI 表现 骨质增生硬化在 T_1WI、T_2WI 上均为稍低信号。

（三）关节面下假囊肿

1. X 线平片表现 圆形或卵圆形的透光区,边缘带状反应性骨质增生(图 9-2-51)。

2. CT 表现 显示上述征象较 X 线平片更清晰(图 9-2-52)。

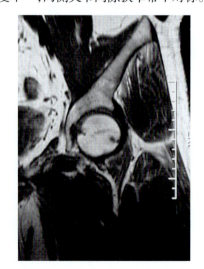

图 9-2-49　髋关节面软骨损伤
左髋关节冠状位 T_1WI,示股骨头关节面软骨局部缺损,累及骨性关节面及股骨头骨质。

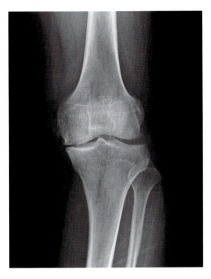

图 9-2-50 膝关节退行性骨关节病

X 线平片,示左膝关节面骨质增生硬化,边缘呈唇样增生硬化,内侧关节间隙明显变窄。

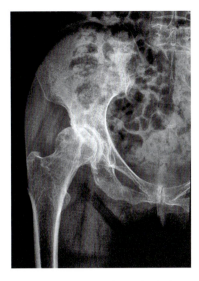

图 9-2-51 关节面下假囊肿

X 线平片,示右髋关节上、下关节面下见多发类圆形骨质缺损,边缘轻度硬化。

3. MRI 表现 囊性病灶在 T_1WI 呈低信号、在 T_2WI 呈高信号,边缘骨质增生呈稍低信号(图 9-2-53)。

(四)关节内游离体

位于关节内的圆形或椭圆形结节,边缘光滑锐利,大小不等,一般 0.1~1.5cm(图 9-2-54)。

三、类风湿关节炎与强直性脊柱炎

类风湿关节炎(rheumatoid arthritis,RA)是以慢性、多发性、侵蚀性关节炎为主的炎症性疾病,以对称性、进行性关节病变为主要特征,可累及全身各器官。

强直性脊柱炎(ankylosing spondylitis,AS)是慢性非特异性炎性疾病,以侵犯中轴关节和进行性脊柱强直为特征,可不同程度地累及全身各器官。因类风湿因子多阴性,故属于血清阴性关节炎(seronegative spondyloarthropathy)。

【临床表现】 类风湿关节炎与强直性脊柱炎各有一定的临床特点(表 9-2-5)。

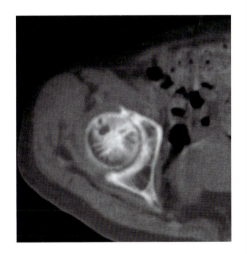

图 9-2-52 关节面下假囊肿

右髋关节 CT,示右股骨头关节面下多发类圆形骨质缺损,边缘轻度硬化。

表 9-2-5 类风湿关节炎与强直性脊柱炎的临床特点

特点	类风湿关节炎	强直性脊柱炎
性别	女性多见	男性多见
好发年龄	30~50 岁	青年人多见
血清学	类风湿因子阳性	HLA-B27 阳性
临床表现	对称性的手、足、腕关节肿痛;晨僵;类风湿结节;血管炎;肺纤维化;	慢性腰背部隐痛,休息后加重,运动后减轻;葡萄膜炎;炎性肠病;银屑病
好发关节	手、腕关节、踝关节和肘关节	骶髂关节、脊柱和髋关节
发病特征	双侧对称,多关节炎,自手足小关节向心性侵犯大关节	自骶髂关节开始,逐渐上行发展,依次累及腰椎、胸椎及颈椎

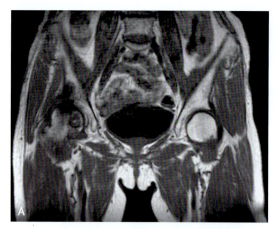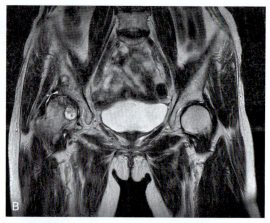

图 9-2-53 关节面下假囊肿

A. MRI 冠状位 T$_1$WI,示右髋关节面下假囊肿呈低信号;B. MRI 冠状位 T$_2$WI,示右侧股骨头关节面下假囊肿呈高信号。

【影像学检查方法的选择】 类风湿关节炎与强直性脊柱炎,宜首选 X 线平片进行筛查诊断。早期的类风湿关节炎与强直性脊柱炎宜选 MRI 检查。

【病理生理基础】 类风湿关节炎属全身性自身免疫病。大量免疫复合物沉积于关节腔内,引起水解酶释放,导致滑膜的炎性改变,滑膜炎性肉芽组织形成血管翳侵蚀关节软骨和其下骨质,骨侵蚀始于关节边缘,呈虫蚀状、穿凿样骨质缺损,称为边缘性侵蚀(marginal erosion)。最后导致关节破坏及关节纤维性强直和骨性关节强直。

强直性脊柱炎是一种多系统慢性炎症性疾病。非特异性的滑膜炎和血管翳的形成可导致关节软骨及软骨下骨质侵蚀破坏,纤维增殖导致软骨化生及软骨内化骨,造成关节骨性强直及关节囊钙化。附着点炎,即肌腱、韧带、关节囊等附着位置的非特异性炎症,可造成邻近的骨髓炎,即肉芽组织形成,炎症修复后,受累处可出现钙化、新骨形成。

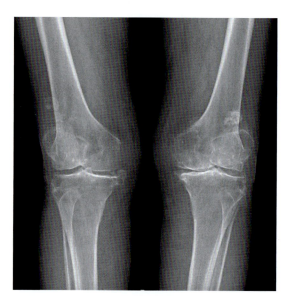

图 9-2-54 关节内游离体

X 线平片,示双膝关节面骨质增生硬化,关节腔内见多发游离骨性小结节。

【影像学征象】 类风湿关节炎与强直性脊柱炎的影像学表现各具特点(表 9-2-6、图 9-2-55~9-2-60)。

表 9-2-6 类风湿关节炎与强直性脊柱炎的影像学表现

表现	类风湿关节炎	强直性脊柱炎
好发部位	腕骨、掌指关节及近端指间关节	骶髂关节(下 2/3)、脊柱
其他受累部位	脊柱(颈椎最为常见)、肘关节、足、肩关节、骨盆、膝关节	髋关节、骨盆、膝关节、手(单侧受累)、肩关节
早期表现	MRI:滑膜充血、增生、血管翳形成,软骨变薄,关节周围骨髓水肿;X 线:近尺侧关节旁的骨质疏松	MRI:骨髓水肿,滑囊炎,附着点炎
中晚期表现	弥漫骨质疏松;软骨下囊肿;广泛、对称性的关节间隙狭窄;关节半脱位、脱位(在脊柱寰枢关节最易受累);关节纤维性强直;周围软组织肿胀	全身骨质疏松;骶髂关节面下骨质侵蚀、骨质硬化、关节间隙狭窄乃至消失;脊柱自下而上进展,形成方椎,竹节状脊柱,棘上韧带钙化;关节骨性强直

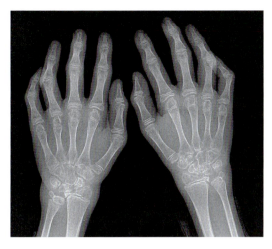

图 9-2-55 双手类风湿关节炎
X 线平片,示双侧指间关节囊肿胀,掌骨远侧关节面边缘部小灶状骨质破坏。

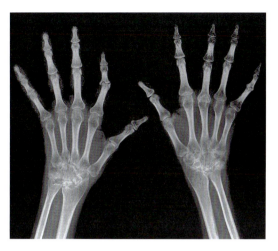

图 9-2-56 双腕类风湿关节炎
X 线平片,示双侧腕关节骨质疏松,关节面多发囊状骨质破坏,关节间隙变窄。

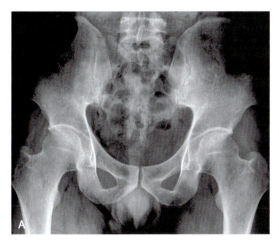

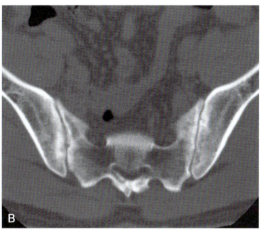

图 9-2-57 骶髂关节强直性脊柱炎(早期)
A. X 线平片,示双侧骶髂关节面多发虫噬样骨质破坏并轻度骨质硬化,边界欠清;B. CT 示双侧骶髂关节面下多发小囊状破坏并轻度骨质硬化,关节面模糊,关节间隙狭窄。

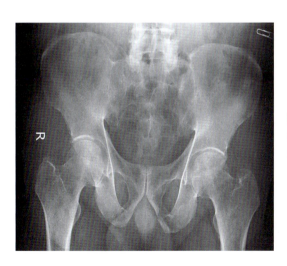

图 9-2-58 强直性脊柱炎(晚期)骶髂关节改变
骨盆 X 线平片,示双侧骶髂关节面模糊,关节间隙消失。

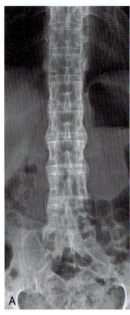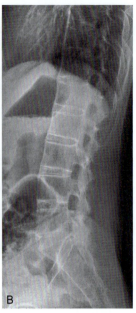

图 9-2-59   强直性脊柱炎腰椎改变

A、B. 腰椎正侧位 X 线平片, 示椎体边缘骨质增生, 椎小关节间隙模糊, 椎间盘纤维环及前纵韧带钙化, 椎体呈"方椎"和"竹节椎"改变。

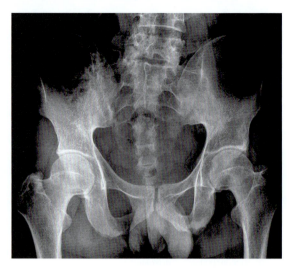

图 9-2-60   强直性脊柱炎累及坐骨结节

X 线平片, 示左侧坐骨结节多发囊状骨质破坏, 边缘毛糙。

【诊断及鉴别诊断】 类风湿关节炎需要和退行性骨关节病进行鉴别, 后者主要累及远端指间关节, 可伴有明显的骨质增生、关节间隙不均匀狭窄, 不伴有骨质侵蚀及关节强直。强直性脊柱炎需要与弥漫特发性骨肥厚症进行鉴别, 后者主要表现为前纵韧带的连续钙化, 受累部位多见于胸椎, 无骨质疏松及骶髂关节炎表现。

第四节 营养与代谢性骨病

Key points

- Vitamin D deficiency is the systemic calcium and phosphorus metabolic abnormalities due to Vitamin D deficiency, resulting in mineralization deficiency and osteomalacia. Typical appearances on conventional radiology includes diffuse decrease of bone density, metaphysis widened and depressed in shape of cup-mouth, provisional calcification zone blurred, epiphyseal plate widened with shape of brush, the secondary ossification delayed, bone deformity, and Looser zone.

- Chronic kidney disease causes abnormal metabolism of calcium, phosphorus, parathyroid hormone, and Vitamin D, and finally result in abnormal bone transformation, mineralization, bone quantity and intensity. Typical imaging appearance: osteoporosis, osteomalacia, secondary hyperparathyroidism (HPTH), ectopic calcification of soft tissue in glomerular osteopathy, rickets, and osteomalacia in renal tubular osteopathy.

一、维生素 D 缺乏症

维生素 D 缺乏症 (Vitamin D deficiency) 是由于维生素 D 及其代谢产物缺乏引起全身性钙、磷代谢异常, 导致骨骼矿化不足、成骨异常及骨质软化等改变。在儿童期骨骼未发育成熟前, 称之为佝偻病 (rickets), 成人期称为骨质软化 (osteomalacia) 症。

【临床表现】 维生素 D 缺乏性佝偻病多见于 3 个月至 2 岁的小儿。成人期本病女性多于男性, 早期症状常不明显。

NOTES

1. 症状和体征

（1）早期：患儿易激惹、烦闹、夜间啼哭、多汗、睡眠不安、枕秃等。随病情进展，出现肌张力低下、关节韧带松懈、腹部膨大如蛙腹。发育迟缓，独立行走较晚。

（2）骨骼改变：随着病情进展，可出现下列改变：①颅骨软化，多见于 3~6 个月婴儿，手指压迫时颅骨有凹陷，如乒乓球感觉；方颅，前囟迟闭，出牙延迟等；②胸部出现"串珠肋"，肋骨内陷形成赫氏沟，鸡胸、漏斗胸等；③脊柱及四肢出现弯曲变形，长骨干骺端膨大，腕及踝部似"手镯""脚镯"样改变，下肢呈"O"形或"X"形弯曲。成人期，随着骨质软化程度进展，可出现间歇性或持续性骨痛，骨骼弯曲变形、脊柱侧弯、驼背、骨盆变形倾斜、身高变矮、轻微外力可引起病理性骨折等。

2. 实验室检查异常　血清钙、磷降低，血清碱性磷酸酶升高。

3. 经治疗和日光照射后，临床症状和体征逐渐减轻、消失，骨质形态、密度逐渐恢复正常。

【影像学检查方法的选择】　X 线平片为诊断佝偻病的首选影像学手段，而且可用于患儿治疗后的追踪复查。本病 CT 和 MRI 检查应用较少。

【病理生理基础】　维生素 D 缺乏引起钙、磷代谢紊乱，肠道内钙、磷吸收减少，使血钙、血磷下降。血钙减低促使甲状旁腺素分泌增加，后者促进破骨细胞溶解骨盐，使骨质脱钙。甲状旁腺素还抑制肾小管对磷的再吸收，以致尿磷增加、血磷降低，使得体内骨骼成骨时钙化受阻。成骨细胞代偿性增生，造成骨骺、干骺端及骨膜下大量骨样组织堆积，不能如期钙化，最终导致骨质变软，表现为干骺端膨大、骺板增宽、临时钙化带不规则、骨龄延迟。病变可累及全身骨骼，但以生长迅速的长骨干骺端最为严重。本病常见病因包括接受日光照射不足、维生素 D 摄入不足、维生素 D 需求增加、肠道吸收不良或维生素 D 活化障碍等。

【影像学征象】

（一）活动期 X 线表现

1. 弥漫性骨密度减低，骨皮质变薄，骨小梁稀疏，小梁间隙模糊。

2. 长骨干骺端　增宽、膨大、凹陷，呈杯口状变形；先期钙化带模糊或消失，骺板增宽，呈毛刷状改变。二次骨化中心出现延迟、轮廓毛糙不整（图 9-2-61）。

3. 骨骼变形　常见脊柱侧弯，椎体双凹变形。髋臼内陷，骨盆三叶草样变形。长骨弯曲变形（图 9-2-62）。也可出现不全性病理性骨折并骨痂形成、堆积。

4. 骨内假骨折线形成　为骨内未矿化的骨样组织聚积所致，亦称 Looser 带。表现为与骨表面垂

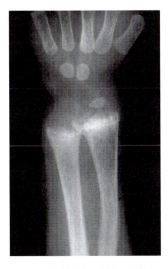

图 9-2-61　佝偻病活动期 X 线表现（1）
X 线平片示腕关节诸骨密度减低，桡、尺骨远侧干骺端膨大呈杯口状凹陷，骺板增宽，先期钙化带模糊毛糙，边缘呈毛刷状改变。

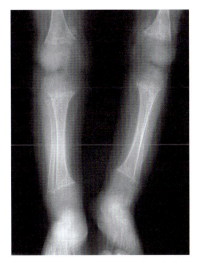

图 9-2-62　佝偻病活动期 X 线表现（2）
X 线平片示双侧膝、踝关节诸骨密度减低，骨骺未见显示，干骺端膨大，先期钙化带模糊不清，小腿长骨弯曲变形。

NOTES

直的带状骨质密度减低区,宽约数毫米,不贯穿骨骼横径,常双侧对称出现,一般无骨痂形成,尤以耻骨、坐骨、股骨颈、肋骨和肩胛骨腋缘处表现典型,为成人骨质软化特征性 X 线表现。

5. 其他表现   骨生长迟缓。肋软骨和骨交界处隆起形成肋串珠。颅骨骨化障碍、骨缝结缔组织代偿性增生,囟门延迟闭合、颅缝增宽。额顶部骨样组织堆积形成方颅畸形等。

(二) 恢复期 X 线表现

治疗后,干骺端逐渐趋向正常化,表现为干骺端先期钙化带再出现、骨骺再钙化:①干骺端先期钙化带再出现:表现为干骺端另出现斑点高密度影,之后成一高密度横线,再逐渐增宽为高密度横带;②骨骺再钙化:先出现环状致密影,逐渐增厚与中央骨质融合(图 9-2-63);③全骨变化:骨皮质密度和骨小梁结构渐趋正常。

(三) 后遗症期 X 线表现

长骨骨干弯曲变形、屈侧骨皮质代偿性增厚和干骺端膨大。佝偻病痊愈后如不注意矫形,这些改变可长期存在(图 9-2-64)。

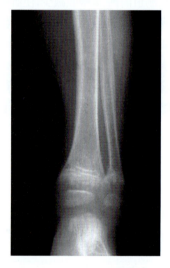 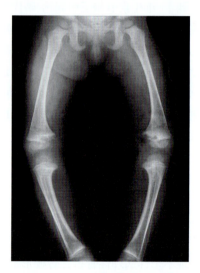

图 9-2-63   佝偻病修复期
X 线平片示胫骨和腓骨远侧骨骺成骨增多,密度增高,远侧干骺端先期钙化带出现较致密钙化。

图 9-2-64   佝偻病后遗症期
X 线平片,示双侧股骨远侧及胫骨近侧干骺端膨大变形,先期钙化带凸凹不平。双侧股骨、胫骨弯曲变形,呈 "O" 形腿。

【诊断及鉴别诊断】   本病影像学诊断主要依靠 X 线平片,表现典型,容易诊断。有时需与下列疾病鉴别:①垂体性侏儒:骨骺二次骨化中心出现延迟,厚板闭合晚或终生不闭合,但干骺端无增宽、杯口状及毛刷状改变;②软骨发育不全:可出现四肢短粗,干骺端增宽、倾斜,骨盆变形等表现,但无明细弥漫性骨质密度减低、干骺端毛刷状和杯口状改变;③另外,软骨发育不全临床上有四肢短小、三叉手畸形等特征性表现,容易与佝偻病鉴别。

二、肾性骨病

由于慢性肾脏疾病影响体内钙磷代谢,导致血钙、血磷、甲状旁腺素、维生素 D 水平等出现一种或多种异常,最终引起骨转化、骨矿化、骨量、骨强度等异常改变,称为肾性骨病(renal osteopathy),也称为肾性骨营养不良(renal osteodystrophy)。根据病因不同,可分为肾小球性骨病(glomerular osteopathy)和肾小管性骨病(renal tubular osteopathy)。

【临床表现】   肾小球性骨病多见于青少年,主要症状为肢体疼痛和压痛,肌肉乏力,行动困难,常误诊为神经系统疾病。幼年起病者,身材矮小,严重者可合并全身骨骼畸形。生化检查见血磷增高,血钙正常或偏低,血清碱性磷酸酶及甲状旁腺素增高。

肾小管性骨病（renal tubular osteopathy）多有遗传因素，儿童发病年龄高于营养缺乏性佝偻病。在成人表现为骨质软化症，出现四肢乏力、骨痛和畸形。血钙正常或降低，血磷降低，碱性磷酸酶增高。治疗须用大剂量维生素 D。

【**影像学检查方法的选择**】　肾性骨病的诊断、疗效判断及随诊复查的影像学手段应首选 X 线平片，需结合 X 线表现、临床表现和实验室检查进行诊断。

【**病理生理基础**】

1. 肾小球性骨病　常见于慢性肾炎、尿路梗阻、多囊肾等疾病引起的慢性肾小球功能衰竭，肾小球对磷的滤过减低，导致高血磷症和抗维生素 D 状态，进而出现低血钙，血内钙磷比例紊乱。低血钙又刺激甲状旁腺素分泌增多以维持血清钙浓度，最终导致骨骼出现异常。儿童或青少年期以佝偻病表现为主，成人期则以继发性甲状旁腺功能亢进所致的骨质疏松和纤维囊性骨炎为主。部分患者可见骨质软化、骨质硬化、软组织异位钙化等改变。

2. 肾小管性骨病　比肾小球性骨病少见，多见于先天性肾小管功能失常，包括肾近曲小管、远曲小管病变。近曲小管对磷的再吸收减少，尿中排磷增多，形成低血磷性佝偻病或骨质软化及抗维生素 D 性佝偻病表现。

【**影像学征象**】

（一）肾小球性骨病

1. 佝偻病及骨质软化表现　以生长快骨骼承重部分改变明显（图 9-2-65）。

2. 继发性甲状旁腺功能亢进表现

（1）骨膜下骨吸收（subperiosteal bone resorption）：表现为骨皮质边缘毛糙、模糊乃至消失，最早见于指骨末端以及示指和中指中节指骨桡侧，其他部位包括胫骨、肱骨、股骨、肋骨、齿槽骨硬板等处。

（2）纤维囊性骨炎：表现为骨内膨胀性囊状骨质破坏，边界清楚或模糊，常多发，多见于股骨、骨盆、肋骨、面骨，也可累及四肢骨（图 9-2-66）和脊柱（图 9-2-67）。

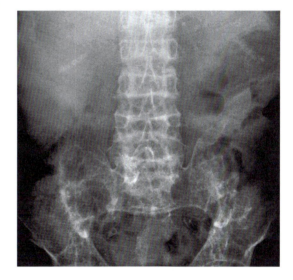

图 9-2-65　骨质软化
X 线平片示腰椎、骨盆弥漫性骨质密度减低，骨小梁结构模糊，椎体变扁。

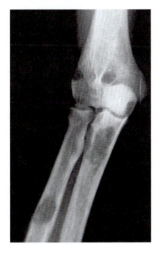

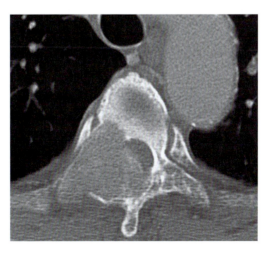

图 9-2-66　长骨纤维囊性骨炎
X 线平片示桡骨、尺骨近端多发囊状骨质破坏区，边界欠清。

图 9-2-67　脊椎纤维囊性骨炎
横轴位 CT 平扫示胸椎体右后部、椎弓根、椎板及横突区囊状膨胀性骨质破坏，累及椎管。

NOTES

（3）弥漫性骨质疏松改变。

3. 骨质硬化　为本症特殊表现，表现为骨内骨质硬化区，密度均匀，好发于中轴骨，如脊柱、骨盆和肋骨等。在脊柱，椎体上、下缘骨质硬化呈带状高密度影，与椎体中部相对正常的密度区形成"夹心椎"样改变（图 9-2-68）。长骨也可见骨质硬化，好发于干骺端和骨端。

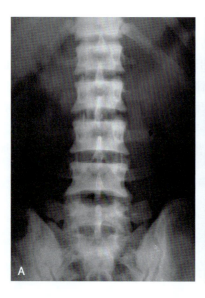
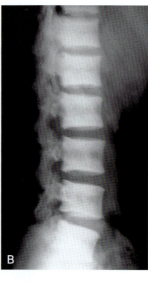

图 9-2-68　脊椎骨质硬化
A、B. 腰椎正侧位 X 线平片示椎体上下缘带状骨质硬化，呈"夹心椎"样改变，椎间隙及椎间小关节未见明确异常。

4. 软组织异位钙化　多见于关节附近软组织，钙化呈条状或斑块状（图 9-2-69）。动脉壁钙化也较常见。

（二）肾小管性骨病

1. 佝偻病和骨质软化　儿童期干骺愈合前以佝偻病表现为主，成人期以骨质软化表现为主（图 9-2-70）。

2. 肾区钙化　可合并尿路结石（图 9-2-71）。

【诊断与鉴别诊断】　肾脏疾病出现典型肾性骨病异常改变时，提示疾病已属晚期。骨组织活检是肾性骨病明确诊断分类的"金标准"，缺乏骨组织学诊断依据时，通常依靠病史、临床表现、X 线与实验室检查结果进行。影像学上需对肾小球性骨病、肾小管性骨病、原发性甲状旁腺功能亢进进行鉴别，以便结合临床及实验室检查及早明确骨病的原因（表9-2-7）。

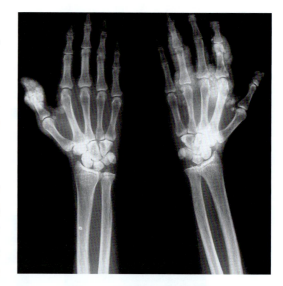

图 9-2-69　异位软组织钙化
X 线平片示双侧掌、手指软组织内多发斑片状无定形钙化。

表 9-2-7　肾小管性骨病、肾小球性骨病与原发性甲状旁腺功能亢进鉴别诊断

疾病	发病年龄	血钙	血磷	佝偻病/骨质软化	骨质硬化	骨膜下骨吸收	纤维囊性骨炎	异位钙化
原发性甲旁亢	成人	增高	降低	−	±	++	++	++
肾小球性骨病	青少年	正常或降低	增高	++	+	++	+	++
肾小管性骨病	青少年	正常或降低	降低	++	−	−	−	−

NOTES

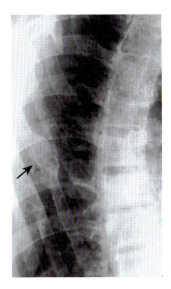

图 9-2-70 骨质软化并骨折后骨痂堆积

X 线平片示肋骨骨质软化骨折后骨痂堆积(箭头)。

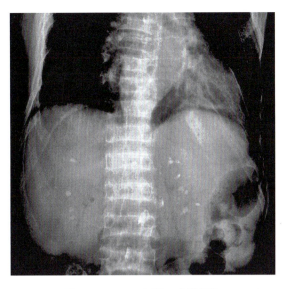

图 9-2-71 双侧肾区多发钙化

X 线平片示双侧肾区多发斑片状钙化影,脊椎弥漫性骨质密度减低,骨小梁模糊,椎体变扁。

第五节 骨缺血性坏死

Key points

* Femoral head is the most common site of avascular necrosis of bone. It usually occurs bilateral hip. Pathology: bone cell necrosis, sequestrums, granulation tissue hyperplasia, new bone formation, bone structure cystic, and joint surface collapse, finally with degenerative osteoarthritis in late stage. Imaging diagnoses: MRI has the highest sensitivity and specificity in detection of avascular necrosis of the femoral head. Typical Imaging findings are same as the pathological changes.

* Osteochondrosis of tibial tuberosity is an apophysitis due to traumatic or traction injury of patellar ligament on tibial tubercle in male adolescents, common with traumatic history in unilateral knee. Pathologic features include irregular enlargement and fragmented ossification of tibial tubercle. Imaging appearance on radiography is typical and diagnosis easily.

* Vertebral osteochondrosis is common multiple vertebra involved in the middle to lower thoracic and upper lumbar. Clinical manifestations include hump, back pain, and so on. Typical imaging findings includes multiple wedge-shaped vertebrae, irregular vertebral end-plate, Schmorl nodules, and kyphosis.

骨缺血性坏死(avascular necrosis of bone)是局部血供障碍引起的骨质坏死。与发病有关的因素包括创伤、使用皮质激素、镰状细胞贫血、酗酒、戈谢病(Gaucher 病)、减压病、辐射、胶原病等。习惯上,儿童期骨骺或骨突的缺血性坏死又称为骨软骨炎(osteochondritis)或骨软骨病。

一、股骨头缺血性坏死

【临床表现】 股骨头缺血性坏死(avascular necrosis of femoral head)好发于 50~60 岁男性,50%~80% 的患者最终双侧受累。主要症状和体征为髋部疼痛、压痛、活动受限、跛行及 "4" 字试验阳性。晚期,关节活动受限、疼痛加重,同时可有肢体短缩、肌肉萎缩等。

【影像学检查方法的选择】 MRI 是最敏感的影像学诊断方法,尤其利于对病变早期的显示。常规 X 线平片出现明确异常征象时,多提示病变已到中、晚期。CT 对病变早期诊断的作用也有限。

NOTES

【病理生理基础】 股骨头易患缺血性坏死,与其特殊的供血有关。股骨头韧带动脉仅供应股骨头凹的有限区域,股骨头其余部分和股骨颈由旋股内动脉和旋股外动脉供血,两支动脉从股骨颈基底部进入,供血路径长,易受外伤等因素影响。股骨头血供中断引起骨细胞及骨髓细胞成分死亡,死骨片形成,随后出现炎性细胞趋化、毛细血管及纤维肉芽组织等间质成分增生、局部死骨片吸收和新生骨细胞形成,周围反应性骨质增生硬化等修复反应,继而出现股骨头骨质结构紊乱、囊变、关节面塌陷,后期常合并退行性骨关节炎,治疗不及时多遗留永久畸形。

【影像学征象】

1. X 线表现　虽然 X 线平片对股骨头坏死早期诊断不敏感,但仍是股骨头坏死临床分期的重要依据。2012 年 9 月中华医学会骨科分会显微修复学组及中国修复重建外科专业委员会骨缺损及骨坏死学组推出了《成人股骨头坏死诊疗标准专家共识》,其中建议对股骨头坏死采用国际骨循环学会(Association Research Circulation Osseous,ARCO)的分期方法进行评价:

0 期:各种检查均正常或难以确诊。

Ⅰ期:X 线平片表现正常,MRI 和/或核素骨扫描异常(图 9-2-72)。病变的部位可分为内侧、中央和外侧。

Ⅱ期:X 线平片上股骨头密度不均,出现低密度骨质疏松、吸收区和高密度硬化性改变。但股骨头仍呈球形,无塌陷,髋关节间隙和髋臼无异常(图 9-2-73)。

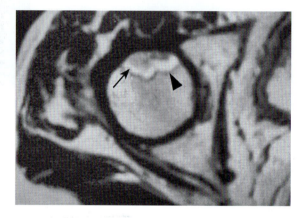

图 9-2-72　股骨头缺血性坏死初期
股骨头横轴位 T₂WI,示线状低信号之新生骨(箭头)和带状高信号之肉芽组织(黑箭),肉芽组织外侧低信号为坏死。

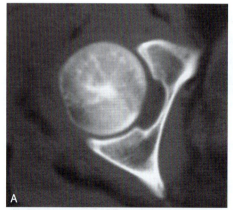

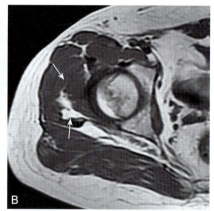

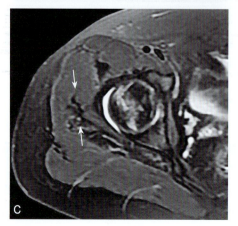

图 9-2-73　股骨头缺血性坏死早期
A. 横轴位 CT 示股骨头内见“星芒”状致密高密度影;B. MRI 横轴位 T₁WI 示围绕坏死区的弯曲线样低信号(箭头);C. 脂肪抑制 T₂WI 示坏死区周围肉芽组织形成,呈片状高信号(箭头)。

Ⅲ期:股骨头骨质坏死引起关节软骨下骨折、关节面塌陷,X线平片上出现关节面下低密度新月状骨折线,也称为新月征。病变进一步发展将出现关节面变平乃至塌陷;本阶段髋关节间隙无狭窄,髋臼尚未受累(图9-2-74)。

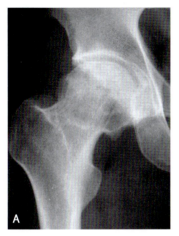
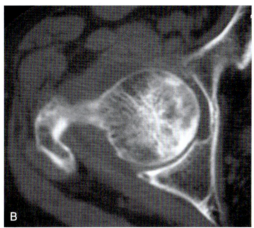
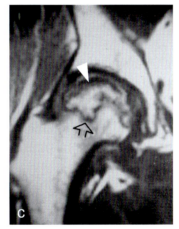

图 9-2-74　股骨头缺血性坏死中期
A. X 线平片示股骨头轻度变扁,关节面下及股骨头内见多发片状、囊状骨质密度减低区;B. CT 示股骨头内多发骨质吸收区;C. 冠状位 T_1WI 示坏死区信号不均(白箭头),周围有弯曲低信号带环绕(黑箭头)。

Ⅳ期:X 线平片显示股骨头关节面变平、塌陷,关节间隙开始变窄;病变进一步发展累及髋臼,出现骨质硬化、囊变及边缘性骨赘等骨性关节炎表现(图9-2-75)。最终,病变将导致髋关节严重的退

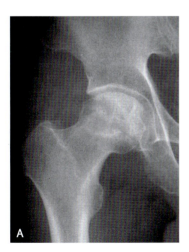
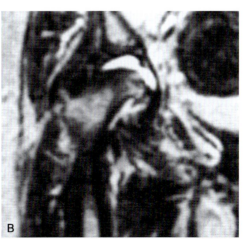

图 9-2-75　股骨头缺血性坏死晚期
A. X 线平片示右侧股骨头变形、塌陷,内见多发片状骨质密度减低区及环绕的骨质硬化区;B. 冠状位 T_2WI 示股骨头骨髓脂肪信号大部消失,为片状、条状低信号取代。

行性变乃至完全毁损(图 9-2-76)。

2. CT 表现　股骨头缺血坏死 CT 表现与 X 线平片相仿,但敏感性和准确性不如 MRI,不能显示 ARCO 分期的 0 期和 I 期病变,但可显示股骨头内"星芒"状改变(见图 9-2-73),对关节面下骨小梁骨折、股骨头塌陷,以及病变范围的评估有优势。

3. MRI 表现　MRI 显示股骨头缺血性坏死的敏感性(97%)和特异性(98%)最高,但其对股骨头缺血性坏死分期的评价只用于股骨头塌陷前的阶段。股骨头发生缺血性坏死时,坏死组织和正常骨交界部在 T_1WI 上可见边界清楚的线条状低信号影,T_2WI 上可见低信号和高信号伴行的"双线征"。一般前者位于外周,后者位于内侧(见图 9-2-72~图 9-2-75)。既往认为"双线征"中的低信号影代表反应性新生骨,高信号影主要代表肉芽组织,但近来有学者认为这一征象可能与化学位移伪影有关。"双线征"内部的组织与正常骨髓相比可呈低、等或高信号。高场 MRI 检

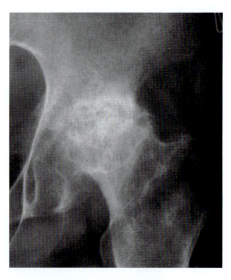

图 9-2-76　**股骨头缺血性坏死末期**
X 线平片示左侧股骨头大部被破坏、吸收,失去正常形态,髋关节呈骨性关节炎改变。

查常用脂肪抑制快速自旋回波 T_2WI 序列,一般不显示双线征,只见线条状高信号影。另外,MRI 还可显示股骨头缺血坏死区周围骨髓水肿和关节积液。骨髓水肿与疼痛等症状有关,且可以预示关节面塌陷的风险。骨质坏死区周围修复性肉芽组织 MRI 增强扫描可见强化。

【诊断与鉴别诊断】

1. 髋关节结核与早期股骨头缺血性坏死　骨型髋关节结核多由股骨头结核、股骨颈结核发展而来,常见股骨头、颈骨骨质破坏,无"双线征"。股骨头、颈和髋臼边缘可见骨侵蚀,关节面边缘部出现骨质破坏。病变易累及关节间隙,出现间隙变窄。MRI 增强扫描可显示滑膜不均匀增厚并强化。缺血坏死无股骨颈和髋臼破坏,关节间隙多保持正常,MRI 增强扫描显示滑膜轻度均匀增厚。

2. 退行性关节病与晚期股骨头缺血性坏死　前者多见于老年患者,发病较晚,关节间隙狭窄、骨赘增生和关节软骨下囊性变较后者显著,但股骨头无塌陷和明显变形,也不会出现双线征或黑线征;后者主要是关节面塌陷,末期股骨颈变短、增粗及股骨头、髋臼变形较前者重。

二、胫骨结节骨软骨病

【临床表现】　胫骨结节骨软骨病(osteochondrosis of tibial tuberosity),也称为 Osgood-Schlatter 病或胫骨结节缺血性坏死(ischemic necrosis of tibial tuberosity)。好发于 10~15 岁爱运动的男孩,常为单侧,也可双侧发病。局部疼痛、肿胀,患者多有明确的外伤史。

【影像学检查方法的选择】　胫骨结节缺血性坏死首选 X 线平片检查,可选 CT 检查作为 X 线平片的补充。

【病理生理基础】　本病发病机制尚不统一,目前多认为由于膝部外伤或髌韧带过度牵拉,导致胫骨结节部分性撕脱;骨骺血供受影响,发生缺血坏死、碎裂;以及上述因素共同作用,引起局部成纤维细胞和成骨细胞活动,髌韧带胫骨附着部及其附近的软组织发生钙化和骨化,胫骨结节骨质增生、不规则骨块形成。也有观点认为,本病非缺血坏死,而是一种发育变异。

【影像学征象】

1. X 线/CT 表现

(1)早期:胫骨结节前局部软组织肿胀,髌韧带附着处出现多发斑点状或块状钙化。

(2)病变进展:胫骨结节舌样隆突或不规则增大,密度增高,骨骺碎裂呈大小、形态不一的骨块(图 9-2-77)。骨块可与胫骨母体分离,胫骨局部可见大于骨碎片的骨质缺损区。

（3）修复期：胫骨结节骨质可恢复正常，残留的软骨碎片可随软骨化骨而继续长大，可与胫骨结节融合形成骨性隆起，也可保持游离。

2. MRI 表现 由于 X 线平片和 CT 表现典型，MRI 较少应用。MRI 可显示软骨碎片和骨块，还可显示 X 线平片和 CT 不能显示的病变信息：

（1）碎裂骨块及邻近胫骨结节区的骨髓水肿。

（2）髌韧带增粗、水肿，周围软组织肿胀。

（3）髌下深囊扩张。

【诊断与鉴别诊断】 胫骨结节骨软骨病好发于爱运动男性青少年，常有外伤史，多单侧发病。影像学表现为髌韧带肿胀增粗，胫骨结节骨骺增大、形态不规则、碎裂、密度不均匀等，与正常发育期胫骨结节容易鉴别。

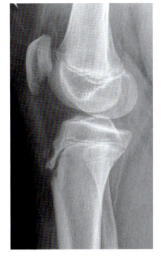

图 9-2-77 胫骨结节骨软骨病
X 线平片示胫骨结节碎裂，密度增高。

三、椎体骺板缺血性坏死

【临床表现】 椎体骺板缺血性坏死（vertebral osteochondrosis）又称舒尔曼病（Scheuermann disease）、青少年驼背，是一种最常见的青少年结构性后凸畸形性疾病，多发生于 10~18 岁，男性多于女性。常侵犯多个椎体，好发于胸椎中下段和腰椎上段，尤其以第 6 至第 11 胸椎多见。常见症状为驼背、下胸段脊椎呈圆驼状，腰背痛，久站后加重。确切病因尚不清楚，曾认为系椎体继发骨化中心缺血坏死所致；也有认为外伤、过度负重引起椎间盘软骨终板损伤，导致的椎体终板疝。

【影像学检查方法的选择】 X 线平片简单易行，可大范围显示椎体形态变化；CT 平扫及三维重建可更清晰显示椎体形态、结构及密度变化，对施莫尔结节的显示更清楚；MRI 显示椎体、椎间盘、椎管及施莫尔结节等结构比 CT 更全面、清晰。

【影像学征象】 胸椎侧位 X 线平片可见多发椎体（至少 3 个连续椎体）楔形变扁，椎体上下缘凹凸不整，可见多发施莫尔结节。椎体上下缘局部可呈阶梯状，椎间隙常前宽后窄。脊柱后凸呈圆驼状。椎体异常改变可遗留到成年。腰椎受累表现类似（图9-2-78）。

【诊断与鉴别诊断】 本病好发于青少年胸椎中下段和腰椎上段，常多椎体受累及。椎体呈楔形变扁，上下缘阶梯状变形及施莫尔结节，脊柱后突畸形。影像学表现典型，诊断不难。有时需与椎体原发骨化中心缺血坏死鉴别，后者多累及单一椎体，随病变进展椎体逐渐塌陷变扁、密度增高，重者呈扁平盘状，其表现与舒尔曼病明显不同。另外，需与多发施莫尔结节鉴别，单纯施莫尔结节无椎体楔变、变扁，无脊柱后突畸形。

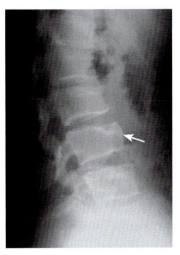

图 9-2-78 舒尔曼病
X 线平片示第 2~5 腰椎椎体前上缘凹陷，第 4 腰椎椎体前缘膨隆，骨质不连续（箭头）。

第六节 骨 肿 瘤

Key points

● Osteochondroma is composed of bony base, tumor body and cartilaginous cap. The cortical and cancellous structure of tumor continue with the host bone respectively. Growing in direction is far away

NOTES

from the joint. Radiography is the best examination of tumor. Cartilaginous cap can be clearly shown on MRI. If cartilage cap is thicker than 2.0cm, chondrosarcoma should be considered.

- The peak incidence giant cell tumor of bone is at 20~40 years old (65%). Predilection occurs in the end of long bone end and the bone process part of the extremity, rare before epiphyseal union. The imaging features include eccentric, expansive, soap bubble destruction of bone, no tumor bone. Osteosclerosis and periosteal reactions are rare.

- Osteosarcoma is the most common malignant bone tumor in adolescence, usually found in the metaphysis of long bone, with highly malignant degree, fast progress, lung metastasis early, and worse prognosis. Imaging findings include bone destruction, periosteal reaction (Codman triangle), tumor bone, and soft tissue mass.

- Skeletal system is third most common site involved by metastatic tumor, following lung and liver. Metastatic tumor is most common found in middle-aged and old people, frequently in axial bone region with hematopoiesis marrow and multiple metastases. MRI can detect intramedullary metastatic tumors that cannot be detected by radiography and CT before the abnormalities of bone structure.

骨肿瘤发病率占全身肿瘤的 2%~3%，种类繁多，其临床、影像学甚至病理学表现复杂多变，诊断困难。2020 年，《WHO 骨与软组织肿瘤分册》(第 5 版) 根据其组织起源，将骨肿瘤分为软骨源性肿瘤、骨源性肿瘤、纤维源性肿瘤、骨血管肿瘤、富含破骨性巨细胞的肿瘤、脊索源性肿瘤、骨的其他间叶性肿瘤、骨造血系统肿瘤等类型，每类肿瘤又分为良性、交界性和恶性肿瘤 3 类。除部分具有典型表现的骨肿瘤易于诊断外，多数病例临床表现、影像学表现常不具特异性，甚至单凭病理学检查也难以确定诊断。骨肿瘤的诊断常需要临床、影像、病理三者结合才能完成，其中影像学诊断具有决定性作用。本节只介绍其中几种常见、多发的骨肿瘤影像诊断。

一、骨瘤

骨瘤 (osteoma) 是一种良性成骨性肿瘤，占骨良性肿瘤的 8%，多见于膜内化骨的骨骼，也可见于其他骨骼有膜内成骨的部分。

【临床表现】　骨瘤好发于 11~30 岁，男多于女。较小骨瘤可无症状，较大者随部位不同表现不一。表浅部位者，仅表现为局部无痛性隆起；位置深在且体积较大者，可引起相应压迫症状，如鼻旁窦较大骨瘤，可堵塞窦口引起继发性鼻窦炎表现。

【影像学检查方法的选择】　X 线和 CT 均是骨瘤的理想检查手段，解剖结构复杂部位 X 线平片上可疑骨瘤时，应做 CT 检查以清楚显示肿瘤。一般无需 MRI 检查。

【病理生理基础】　骨瘤为起源于骨的良性肿瘤，多见于颅盖骨和面骨等膜内化骨，以鼻旁窦内最常见，软骨内化骨的骨膜下也可发生。骨瘤基本结构与正常骨组织相似，分为致密型和松质型。前者主要由成熟的板层骨构成，后者由板层骨和编织骨构成，其内无哈弗斯系统，表面被覆骨膜。病变区无骨膜反应和骨质破坏。

【影像学征象】　主要依靠 X 线平片和 CT 检查，主要征象包括：

1. **致密型**　单发多见，呈丘状、分叶状突出于骨外或内表面的骨性致密影，基底与骨皮质相连，边缘清楚 (图 9-2-79)。

2. **松质型**　较少见，多呈半球状或扁平块状外突的致密影，边界清楚，密度似板障或磨玻璃样改变，表面覆有骨皮质 (图 9-2-80)。

【诊断与鉴别诊断】　骨瘤影像表现特殊，容易诊断。有时需与下列疾病鉴别：

1. **继发性颅骨骨质增厚**　骨质如脑膜瘤等所致颅骨增厚，一般边界不清，局部密度轻中度增高，邻近常见软组织肿块，CT 检查可明确诊断。

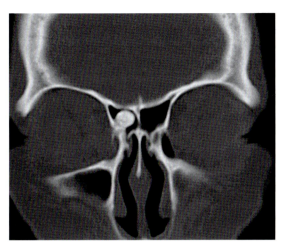

图 9-2-79　致密型骨瘤

X 线平片示右侧额窦内类圆形骨性密影,底部附于眼眶内壁。

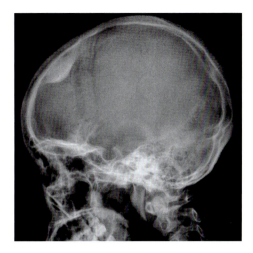

图 9-2-80　海绵型骨瘤

X 线平片示近颅骨内板扁平状骨质隆起,内表面光整。

2. 骨旁骨肉瘤　好发于中年,多见于股骨远端后侧。肿块一般较大,呈象牙质样或发髻样致密影,外形不规则,边缘不光滑。肿块有包绕骨干的倾向,与骨皮质间可有透亮间隙,部分病例骨皮质和髓腔可受侵犯。

二、骨软骨瘤

骨软骨瘤(osteochondroma)又名骨软骨外生性骨疣(osteocartilaginous exostosis),是指发生于骨表面的骨性突出物,顶端覆以软骨帽,是最常见的良性骨肿瘤。

【临床表现】　骨软骨瘤多发生于 10~20 岁,男性多于女性。分单发和多发两种,单发者瘤体较小,无遗传倾向;多发者为常染色体显性遗传病,瘤体常较大,患者大多身材矮小、骨骼塑形异常,称为多发性骨软骨瘤(multiple osteochondromatosis),又称遗传性多发性外生性骨疣(hereditary multiple exostosis),有恶变为软骨肉瘤(chondrosarcoma)的倾向。

本病一般无症状,多为意外发现,少数因肿瘤长大出现局部轻微疼痛。局部可触及肿块。肿瘤增大后压迫邻近组织,引起疼痛和功能障碍。

【影像学检查方法的选择】　X 线平片为首选方法,大多数骨软骨瘤可作出准确诊断。对发生于骨质重叠部位的病变,有时需作特殊位置的摄片或 CT 检查,以观察肿瘤与病骨的解剖关系。观察病变软骨帽和纤维包膜宜选 MRI 检查。

【病理生理基础】　骨软骨瘤多见于四肢长骨干骺端,以股骨下端、胫骨上端多见,其次是肱骨上端、桡骨下端、胫骨下端和腓骨两端。多发性者多见于下肢骨。

肿瘤由骨性基底、瘤体、软骨帽和纤维包膜构成。骨性基底可宽可窄,内为骨小梁和骨髓,外被薄层骨皮质,均分别与宿主骨的相应部分相连续。瘤体可呈半球状、杵状或菜花状,背向关节方向生长为其特征。软骨帽为透明软骨,呈球面状位于骨性突起的顶部,覆盖瘤体的膨大部分,厚薄不一,一般随年龄增大而变薄,至成年可完全骨化。软骨帽纤维膜与正常骨膜延续,其深层的成软骨组织产生透明软骨,经软骨化骨形成骨质。

【影像学征象】

1. 瘤体　表现为自宿主骨皮质向外伸延突出的骨性赘生物,多背离关节方向生长,其内可见骨小梁,且与宿主骨的小梁相延续。

2. 肿瘤基底部　骨皮质、骨松质分别与宿主骨相应部分相延续,X 线平片、CT 和 MRI 均可显示,是诊断骨软骨瘤最重要的依据(图 9-2-81)。

3. 软骨帽　在 X 线平片和 CT 上难以观察,MRI 表现为 T_1WI 低信号、T_2WI 高信号,脂肪抑制 T_2WI 上呈明显高信号(图 9-2-82)。软骨帽可发生钙化。厚度大于 2cm 时,常提示有恶变。

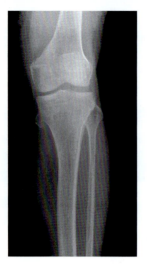

图 9-2-81　骨软骨瘤
X 线平片示胫骨近侧干骺端指向骨干之骨性突起,骨皮质、骨松质与胫骨延续。

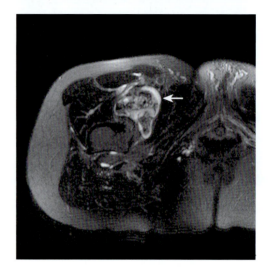

图 9-2-82　软骨帽
右髋部横轴位脂肪抑制 T_2WI 示骨软骨瘤呈菜花状,表面的软骨帽呈弯条状高信号影(白箭头)。

【诊断与鉴别诊断】　骨软骨瘤 X 线表现具有特征性,发生于解剖结构复杂区域者需借助 CT 检查确诊。MRI 可直接显示骨软骨瘤软骨帽,厚度超过 2cm 时,提示肿瘤有恶变。本病需与周围型软骨肉瘤、成熟型骨化性肌炎(myositis ossificans)鉴别:周围型软骨肉瘤大部分系骨软骨瘤恶变所致,表现为软骨帽明显增厚,形成软组织肿块,肿块内见不规则点状、环状钙化影。瘤体和骨性基底被破坏;成熟型骨化性肌炎的骨化影与邻近骨质不相延续。

三、骨囊肿

单纯性骨囊肿(simple bone cyst)常简称为骨囊肿,为原因不明的骨内良性、膨胀性、充满棕黄色液体的囊腔,现归类为骨的其他间叶性肿瘤。

【临床表现】　骨囊肿多见于 10~15 岁的青少年,男性稍多于女性。一般无临床症状,多数因发生病理性骨折才被发现。病因不明,有观点认为与外伤有关。好发于长骨干骺端,以肱骨上端或骨干最多见,约占一半,其次为股骨上端、胫骨上端和腓骨上端。短骨和扁骨也可发生。

【影像学检查方法的选择】　首选 X 线平片,CT、MRI 检查有助于显示囊内成分、骨折碎片。

【病理生理基础】　骨囊肿大多表现为椭圆形囊状骨质破坏,长轴与骨干平行,多为单房性,也可多房性。囊内为淡黄色清亮液体,常继发出血。囊壁衬以由纤维组织和多核巨细胞组成的纤维薄膜。膜外为骨壁,可菲薄呈纸样,易发生病理性骨折。

【影像学征象】

1. X 线表现

(1)椭圆形、膨胀性骨质破坏区,边缘锐利,可有细薄的硬化边(图 9-2-83)。

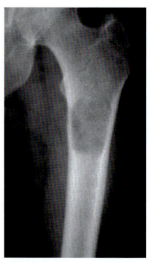

图 9-2-83　股骨骨囊肿
X 线平片示股骨近侧干骺端膨胀性骨质破坏,边缘锐利。

（2）中心性生长,纵向生长超过横向,且有随骨骼生长逐渐移向骨干倾向。

（3）骨皮质膨胀变薄,病理性骨折多见,表现为骨皮质断裂,骨折碎片可掉入囊腔内,出现所谓"骨片陷落征(fallen fragment sign)"。骨折后局部可见少量骨膜新生骨(图9-2-84)。有时囊肿可因骨折而完全消失。

2. CT表现　囊内呈均匀液性低密度,骨壁受压变薄,轮廓完整(图9-2-85)。

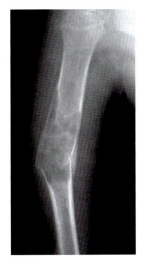

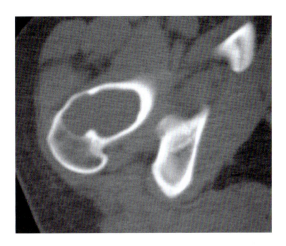

图9-2-84　骨囊肿合并骨折
X线平片示骨囊肿并病理性骨折和骨痂形成。

图9-2-85　骨囊肿
CT示囊内为液性低密度区,内壁光整,边缘轻微硬化。

3. MRI表现　囊肿呈T_1WI低信号,T_2WI呈水样高信号,囊内可有少量分隔。增强扫描囊液区无强化,囊壁和分隔可有强化(图9-2-86)。周围软组织无异常改变。

【诊断与鉴别诊断】　骨囊肿需与下列疾病进行鉴别:

1. 动脉瘤样骨囊肿(aneurysmal bone cyst)　多呈偏心性、明显膨胀性生长,常呈多房状,有粗细不等分隔。CT、MRI上骨破坏区内常见多发液-液平面。

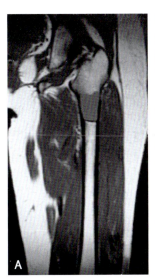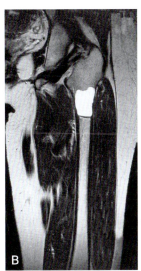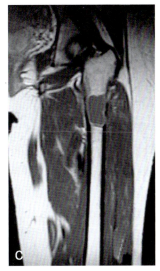

图9-2-86　骨囊肿
A. 左股骨冠状位T_1WI示病灶呈低信号;B. T_2WI病灶呈水样高信号;C. T_1WI增强扫描示囊壁强化。

2. 骨纤维性结构不良（fibrous dysplasia）　儿童多见，好发于股骨粗隆间和胫骨，病变区呈磨玻璃样改变。

3. 朗格汉斯细胞组织细胞增生症（Langerhans cell histiocytosis）　常呈多发溶骨性骨质破坏，其内为实性软组织结构，以颅骨、脊柱常见，也可发生于四肢长骨。破坏区周围可见软组织侵犯。

四、骨巨细胞瘤

骨巨细胞瘤（giant cell tumor of bone）是一种局部侵袭性肿瘤，在我国是最常见的骨肿瘤之一，占所有骨肿瘤的 14.13%，居第三位。

【**临床表现**】　骨巨细胞瘤好发年龄 20~40 岁（约占 65%），男女发病率相近。以四肢长骨骨端和骨突部多见，其中股骨远端、胫骨近端和桡骨远端尤其常见。骨骺愈合前本病少见。主要症状是患部疼痛和压痛。骨质膨胀变薄时，压之可有捏乒乓球感，或有牛皮纸音。肿瘤穿破骨皮质形成软组织肿块后，皮肤可呈暗红色，表面静脉充盈曲张。

【**影像学方法的恰当选择**】　X 线平片简单易行，易于显示肿瘤整体情况，为首选检查方法。CT 利于显示瘤内骨质改变和骨壳形态，MRI 利于显示肿瘤侵犯范围、肿瘤与周围结构关系以及软组织侵犯。

【**病理生理基础**】　瘤组织富于血管，大体切面呈灰红色肉芽状，常合并出血、坏死、血铁黄素蛋白沉着、动脉瘤样改变。邻近的骨皮质膨胀，可形成菲薄、不完整的骨壳，肿瘤可穿破骨壳长入软组织，可侵犯关节软骨并破入关节腔，也可发生远隔转移。肿瘤主要由单核基质细胞和多核巨细胞构成，前者决定肿瘤的性质。根据单核细胞和多核巨细胞的数量比例和组织学特点，骨巨细胞瘤可分为三级：

Ⅰ级：为"良性"型，多核巨细胞数量多于单核细胞；

Ⅱ级：为"过渡"型，两种细胞数量均衡；

Ⅲ级：为"恶性"型，单核细胞数量多于多核巨细胞，后者数量少、体积小、细胞核数少，而单核细胞核大，有间变现象，排列紊乱。

【**影像学征象**】

1. X 线表现　骨端圆形或椭圆形偏心性、膨胀性骨质破坏，边缘欠规则，典型者破坏区呈分房状或皂泡状，为肿瘤骨壳内面方向不一的骨嵴投影所致。骨破坏区常直达骨性关节面。肿瘤有横向生长倾向，横径可大于纵径。骨皮质膨胀、变薄，随着肿瘤增大，骨皮质呈薄壳状，骨皮质可被穿破，在周围形成软组织肿块（图 9-2-87）。肿瘤边缘常不锐利，有移行带，少有硬化边。骨膜反应少见，有时在破坏区与正常骨交界部的皮质外可出现少量骨膜新生骨。瘤内无瘤骨和钙化。

肿瘤侵犯关节时，因在关节软骨下的部分生长受阻，肿瘤可从四周边缘包围关节面（图 9-2-88）。发生于脊椎者可单椎或多椎发病，椎体和附件均可受侵。表现为膨胀性骨质破坏，骨皮质变薄，椎体可压缩、塌陷。椎间盘多保持正常，但常嵌入破坏的椎体内，平片上可表现为椎间隙狭窄。椎旁软组织肿块多见（图 9-2-89）。

2. CT 表现　与 X 线表现相似，但肿瘤呈等低密度，增强扫描明显强化（图 9-2-90）。

3. MRI 表现　肿瘤呈不均匀 T_1WI 低信号、T_2WI 高信号，瘤内夹杂不规则形低信号、等信号和高信号区（图 9-2-91）。部分病例瘤内可见低信号的血铁黄素蛋白沉积。

【**诊断与鉴别诊断**】　骨巨细胞瘤诊断时须与下列疾病进行鉴别：

1. 骨肉瘤（osteosarcoma）　好发于青少年长骨干骺端，浸润性骨质破坏，边界不清，骨皮质破坏中断，骨膜反应、软组织肿块和肿瘤骨常见，有时见 Codman 三角。

2. 动脉瘤样骨囊肿（aneurysmal bone cyst）　好发于四肢长骨干骺端和脊柱，偏心性、膨胀性生长，骨壳常完整，CT、MRI 上骨破坏区内常见多发液-液平面。

3. 软骨母细胞瘤（chondroblastoma）　多见于 20 岁以下青少年，好发于四肢长骨的骨骺部，骨骺破坏区内常见絮状或沙砾状钙化。

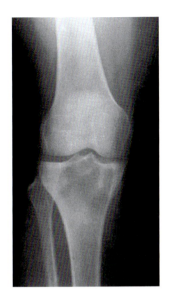

图 9-2-87 胫骨骨巨细胞瘤
X 线平片示胫骨近侧干骺端、骨骺椭圆形
骨质破坏,向上侵及关节面下。

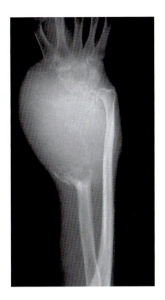

图 9-2-88 桡骨骨巨细胞瘤
X 线平片示桡骨远侧巨大膨胀性骨质破坏,侵犯桡
骨腕关节面。

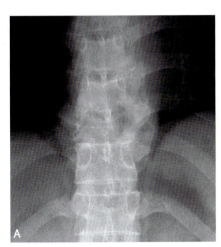

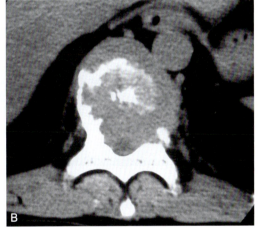

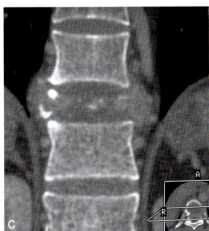

图 9-2-89 胸椎骨巨细胞瘤
A. X 线平片示第 10 胸椎椎体压缩变扁,椎弓根征
消失,椎旁软组织肿胀;B. 横轴位 CT 示椎体溶骨
性破坏,侵犯椎弓根、侵入椎管;C. 冠状位重建 CT
示肿瘤向两侧突出,形成软组织肿块。

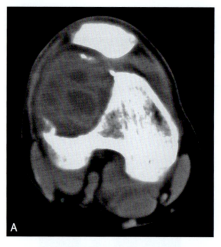
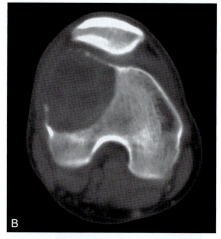

图 9-2-90　股骨骨巨细胞瘤

A.横轴位 CT 示股骨下端偏心性骨质破坏,肿瘤密度稍低于肌肉,内见多个坏死灶;B.横轴位 CT 示骨质破坏边缘清晰、不整。

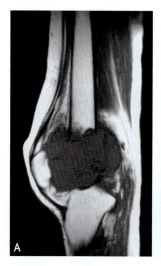
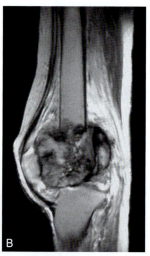

图 9-2-91　股骨骨巨细胞瘤

A. 股骨矢状位 T_1WI,示股骨下端骨质破坏并软组织肿块,呈低信号;B. 股骨矢状位 T_2WI,肿块呈稍高信号,侵及股骨膝关节面和髌骨关节面。

五、骨肉瘤

骨肉瘤(osteosarcoma)也称成骨肉瘤(osteogenic sarcoma),是最常见的原发性恶性骨肿瘤,发病率约占骨恶性肿瘤的 34%。可分为原发性和继发性两种,后者是指在原有骨疾病基础上所发生的骨肉瘤,如畸形性骨炎、慢性化脓性骨髓炎、放射线照射后等。

【临床表现】　骨肉瘤好发年龄为 11~30 岁,男性多于女性。恶性程度高,进展快,疼痛、局部肿胀和运动障碍是其三大主要症状,多早期发生肺转移。实验室检查多数有碱性磷酸酶明显升高。

【影像学检查方法的选择】　X 线平片是诊断骨肉瘤首选和必备的影像学检查方法。CT 在显示复杂解剖区域的肿瘤、边缘骨质改变、肿瘤骨等方面有重要价值。MRI 对肿瘤分期、肿瘤髓内侵犯、跳跃性病灶、软组织及神经血管侵犯等的显示明显优于 X 线平片和 CT。

【病理生理基础】　骨肉瘤起源于原始的成骨性结缔组织,有肿瘤性成骨组织、肿瘤性软骨组织和肿瘤性纤维组织,其中以肿瘤性成骨细胞直接形成瘤骨为特征。肿瘤切面呈鱼肉状,可见浅黄色瘤骨和沙砾样钙化。瘤内出血、坏死和囊性变等常见。

　　肿瘤一方面经髓腔向骨干和骨骺端蔓延,骨骺软骨对肿瘤的侵犯有一定屏障作用;另一方面肿瘤侵犯骨皮质哈弗斯系统,穿破骨皮质至骨膜下并侵及软组织形成肿块。骨质破坏和肿瘤骨形成,贯穿于骨肉瘤的发生、发展过程,二者交错进行。成骨性肿瘤细胞形成肿瘤骨,已形成的肿瘤骨又可被周围的瘤组织破坏。瘤内瘤骨形成差异很大,自微量沙砾样骨质至象牙质样骨化不等。根据成骨和溶骨的多少,影像学上,骨肉瘤可分为成骨型、溶骨型和混合型。

　　骨膜受肿瘤的刺激,可出现各种形式的骨膜反应增生,其本质上与骨折、炎症所产生的骨膜反应相同,不一定代表肿瘤侵及骨膜。已形成的骨膜新生骨又可被肿瘤组织本身破坏,残留的骨膜新生骨形成 Codman 三角。供应骨膜的大量微血管垂直于骨干,当肿瘤侵至骨外软组织时,血管周围形成的新骨多呈针状垂直排列。

【影像学征象】

1. X 线平片表现

　　(1)发病部位:好发于四肢长骨干骺端,以股骨下端最为多见,其次为胫骨上端和肱骨上端。其他骨中以髂骨较多见。

　　(2)骨质破坏:早期呈筛孔样、虫噬样骨质破坏,为肿瘤浸润破坏皮质内的哈弗斯管和福尔克曼管所致(图 9-2-92)。随病变进展,出现大片状或地图样骨破坏,骨皮质破坏中断(图 9-2-93)。

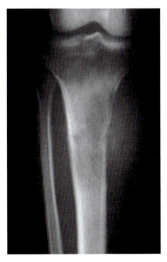

图 9-2-92　胫骨上端骨肉瘤
X 线平片示胫骨近侧干骺端皮质和髓腔广泛筛孔样骨质破坏,边界不清。

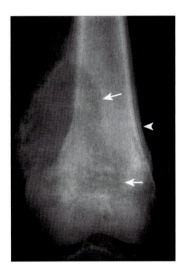

图 9-2-93　股骨下端骨肉瘤
X 线平片示股骨下端大片骨质破坏,边界不清(白箭),骨外层状骨膜反应(箭头)。

　　(3)骨膜反应:可呈葱皮样(图 9-2-93)、线状(图 9-2-94)等多种形态,为肿瘤突破骨皮质刺激骨膜所引起。骨膜反应被肿瘤破坏后,导致其连续性中断,断端与骨皮质之间呈三角形或袖口状改变,称为 Codman 三角或"袖口征"(图 9-2-95)。

　　(4)肿瘤骨:为骨肉瘤的特征性 X 线表现,见于骨破坏区和周围软组织肿块内,分化差的瘤骨呈均匀毛玻璃样密度增高(图 9-2-96),分化较好的肿瘤骨呈斑片状、团块状象牙质样高密度影(图9-2-97)。

　　(5)软组织肿块:肿瘤突破骨皮质和骨膜后可侵犯周围软组织,形成软组织肿块,边界不清。肿块内可出现放射针状、云絮状或斑片状瘤骨,其中针状瘤骨表现为由骨皮质向外延伸,大部与骨皮质垂直(图 9-2-98)。

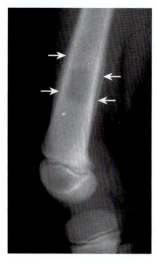
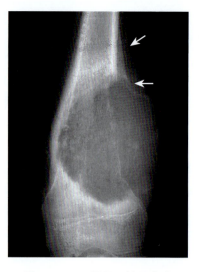
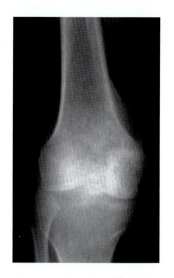

图 9-2-94 股骨下端骨肉瘤
X 线平片示股骨下端前、后缘线状骨膜反应(箭头)。

图 9-2-95 股骨下端骨肉瘤
X 线平片示股骨下端大片骨质破坏并 Codman 三角(箭头)。

图 9-2-96 股骨下端骨肉瘤
X 线平片示瘤骨呈均匀毛玻璃样密度增高影,内侧见骨膜反应。

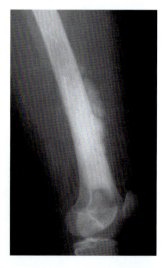
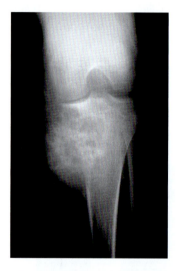

图 9-2-97 股骨下端骨肉瘤
X 线平片示骨内及骨外软组织肿块内斑片状、团块状高密度瘤骨。

图 9-2-98 胫骨上端骨肉瘤
X 线平片示胫骨上端骨肉瘤骨质破坏并胫侧软组织肿块,肿块内大量肿瘤骨形成。

(6) 分型:①溶骨型:以溶骨性骨质破坏为主,可见骨膜反应、Codman 三角和软组织肿块,瘤骨相对较少;②成骨型:又称硬化型,以肿瘤性成骨为主,骨破坏区和软组织肿块内均见较多致密瘤骨,骨膜新生骨明显,骨破坏少;③混合型:成骨与溶骨改变大致相当。

2. CT 表现 与 X 线平片表现相似,可更清楚显示肿瘤内出血、坏死、骨内跳跃性病灶和软组织肿块、细小瘤骨等(图 9-2-99)。增强扫描肿瘤的非骨化部分明显强化。肿瘤包绕或紧邻血管、神经等结构,若其间脂肪间隙消失,表明肿瘤可能侵犯这些毗邻结构。肿瘤早期即可发生肺转移,CT 表现为肺内单发或多发高密度结节影。部分患者甚至查体先发现肺转移灶,再查出原发的骨肉瘤病灶。

3. MRI 表现 骨内及软组织内肿瘤组织呈不均匀 T_1WI 低信号、T_2WI 高信号,增强扫描明显强化。瘤骨呈斑片状 T_1WI 低信号、T_2WI 低信号。瘤内坏死多呈 T_1WI 等低信号,T_2WI 高信号(图9-2-100,图 9-2-101)。骨膜反应在肿瘤组织信号和骨皮质衬托下呈线样较低信号,但不如 X 线和 CT 显示直观。MRI 还可显示骨内跳跃性病灶(图 9-2-102)。

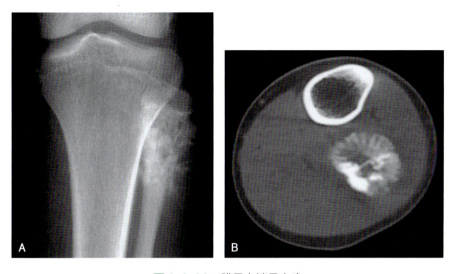

图 9-2-99 腓骨上端骨肉瘤

A. X 线平片,示腓骨近侧干骺端骨质破坏并瘤骨形成;B. 横轴位 CT,示瘤骨呈放射状。

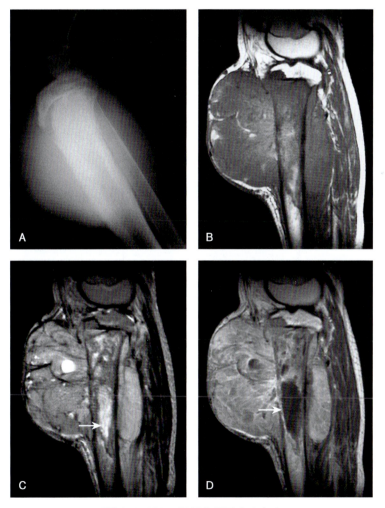

图 9-2-100 胫骨上端骨肉瘤(1)

A. X 线平片,示胫骨上端密度增高、巨大软组织肿块形成,前侧皮质破坏并骨膜反应;B. MRI 矢状位 T_1WI,示肿瘤侵犯胫骨上端和骨骺并巨大软组织肿块形成,呈不均匀低信号;C. T_2WI,示病灶呈不均匀稍高信号,内见 T_2WI 高信号坏死灶(白箭);D. 增强扫描,肿块呈不均匀强化,内见多个坏死灶无强化呈低信号(白箭)。

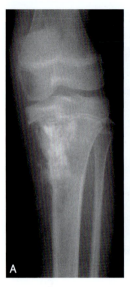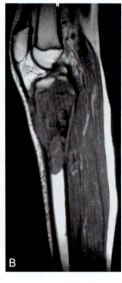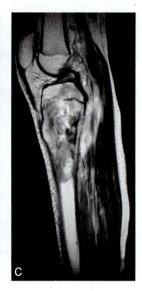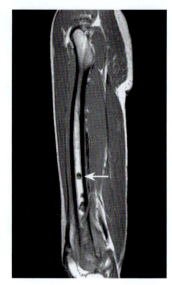

图 9-2-101 胫骨上端骨肉瘤（2）
A. X 线平片，示胫骨上端骨质破坏、瘤骨形成；B. MRI 矢状位 T_1WI，示肿瘤侵犯干骺端和骨骺，呈不均匀低信号；C. T_2WI，病灶呈不均匀稍高低混杂信号（瘤骨呈低信号）。

图 9-2-102 股骨下端骨肉瘤
MRI 矢状位 T_1WI，示股骨中段远离下端原发病变的跳跃性病灶（白箭头）。

【诊断与鉴别诊断】 骨肉瘤需与下列疾病进行鉴别：

1. **化脓性骨髓炎** 多有明确急性炎症表现，病情进展迅速。影像学上骨质破坏、新生骨和骨膜反应等改变从早期到后期的变化规律与骨肉瘤不同，表现为早期骨质破坏模糊，新生骨密度低，骨膜反应轻微，后期骨质破坏清楚、新生骨密度增高，骨膜反应光滑完整，其骨质增生与骨质破坏同步进行，即骨质破坏周围有反应性骨质增生。骨髓炎早期广泛软组织肿胀，随病变进展逐渐减退、消退。

2. **尤因肉瘤** 好发年龄低于骨肉瘤，可发生于骨干。病变区髓腔和皮质内呈筛孔状、虫蚀样骨质破坏，病变沿骨干向两端广泛蔓延，多见葱皮样骨膜反应，软组织肿块较明显，甚至大于骨质破坏区。

3. **应力性骨折** 局部骨质硬化及骨痂形成，MRI 可显示骨内骨折线，无肿瘤骨，无骨质破坏，无软组织肿块。

六、骨转移瘤

在转移性肿瘤中，骨转移瘤仅次于肺和肝脏，为第三大常见部位。多见于中、老年人，易发生于红骨髓集中的区域，如脊柱、骨盆、颅骨、肋骨等区域，肘、膝以下的骨骼较少发生。原发瘤以癌多见，占 85%~90%，其中肺癌、前列腺癌、乳腺癌、鼻咽癌、甲状腺癌、肾癌等最常见，其次为消化道肿瘤和生殖系统肿瘤。

【临床表现】 临床表现视转移部位、原发肿瘤的类型和生长速度的不同而异。早期，一般为局部间歇性疼痛，程度较轻；随病变发展，疼痛程度加重，可持续性发作。多部位转移者，常出现恶病质。血清钙、磷和碱性磷酸酶的检查，对了解肿瘤的成骨、溶骨活性有较大意义。

【影像学检查方法的选择】 MRI 可发现限于骨髓内病变、尚未骨质改变的早期转移瘤，利于早期诊断。对于出现骨质改变的转移瘤，X 线平片和 CT 检查有助于鉴别诊断。

【病理生理基础】 骨转移瘤最常发生于红骨髓区和松质骨内，主要经血行途径转移至骨骼，为大多数恶性肿瘤的转移途径；部分病例为骨骼周围软组织恶性肿瘤直接向骨骼蔓延或侵犯，如鼻咽癌侵犯颅底，鼻旁窦肿瘤侵犯上颌骨等。骨转移灶发现的时间早晚不一，有以下几种情况：①先发现原发性肿瘤,以后出现骨转移;②先发现骨转移瘤,后发现原发性肿瘤;③发现骨转移瘤后,生前不能查出原发肿瘤,甚至尸检也不能发现。理论上,任何恶性肿瘤都有发生骨转移的可能性,但部分肿瘤很少转移至骨骼,称为厌骨性肿瘤,如皮肤、口腔、食管和胃的恶性肿瘤;有些肿瘤则极易发生骨转移,称为亲骨性肿瘤,如肺癌、前列腺癌、乳腺癌等。

【影像学征象】

1. X线表现 按肿瘤密度分为溶骨型、成骨型和混合型

（1）溶骨型:单骨或多骨发病,初期呈虫噬样、鼠咬状,进展后相互融合呈大片状溶骨性骨质破坏,边缘不规则,界限不清楚,无硬化边,骨膜反应少见。周围可见局限性软组织肿块(图9-2-103)。

（2）成骨型:多发多见,结节状、棉球状或块状骨质硬化样影,边缘不整,也可呈弥漫性骨质硬化改变。骨外形大多无改变,可有骨膜新生骨和放射状骨针形成(图9-2-104)。

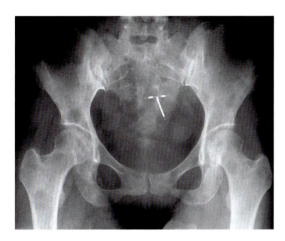

图9-2-103　**骨盆溶骨性骨转移瘤**
X线平片示双侧股骨上段、坐骨、耻骨和髂骨见多发圆形、类圆形骨质破坏区,边界欠清。

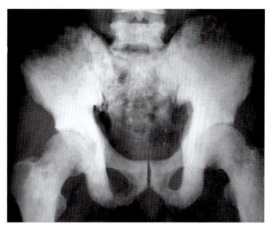

图9-2-104　**骨盆成骨性骨转移瘤**
X线平片,示骨盆诸骨和下腰椎见弥漫性高密度影,边缘模糊。

（3）混合型:兼具溶骨型和成骨型改变,随病情进展或治疗后,转移瘤的类型可发生转变。

2. CT表现 基本与X线表现相同,但对显示转移瘤细微结构、复杂部位骨结构及软组织改变更清晰、准确。

3. MRI表现 溶骨型转移瘤多数在T_1WI上呈低或等信号,T_2WI呈等或高信号,边缘不整,边界较清楚;成骨型病变在T_1WI和T_2WI上大多表现为低信号,但部分病例在T_2WI上并不呈低信号,可能与瘤内含水量较多有关。MRI可显示X线平片和CT不能显示的骨质发生改变之前的骨髓内转移病变,同时可直接显示椎管内、骨髓及周围软组织侵犯情况。

4. 常见部位转移瘤影像学表现特点

（1）脊椎转移瘤:为骨转移瘤最常发生的区域,各种类型骨转移瘤均可发生,以溶骨型多见。通常最早转移至椎体,继而由椎体向后发展侵犯椎弓根。X线平片上的"椎弓根征",即椎弓根骨皮质破坏,轮廓消失,提示椎体转移灶侵及椎弓根。椎体溶骨性骨质破坏可致椎体塌陷,但相邻椎间隙大多保持完整(图9-2-105A)。CT表现为椎体一侧或全椎体骨质破坏及软组织肿块(图9-2-105B)。MRI对椎体转移瘤的检查至关重要,除显示骨质破坏、椎体终板塌陷和软组织肿块外,还可显示肿瘤对椎管内脊膜囊、脊髓和神经根的侵犯情况(图9-2-106A、B)。

（2）颅骨转移瘤:以穿窿骨的溶骨性转移多见,表现为多发穿凿样、虫蚀状骨质破坏,可有局限性软组织肿块形成(图9-2-107)。CT和MRI可显示肿瘤对颅内脑膜和脑的侵犯情况(图9-2-108)。

【诊断与鉴别诊断】 骨转移瘤与下列疾病进行鉴别:

1. 骨髓瘤（myeloma） 影像学上与骨转移瘤相似,均多见于中老年人,以红骨髓区好发。骨髓

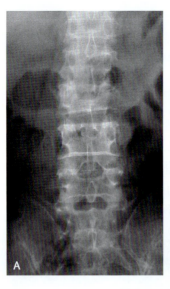
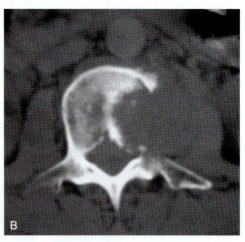

图 9-2-105　腰椎溶骨性骨转移瘤

A. X 线平片,示第 3 腰椎左侧变扁,左侧缘皮质破坏,左侧椎弓根模糊;B. CT,示左半椎体及椎弓根破坏。

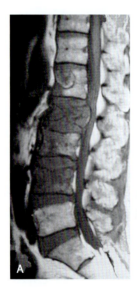
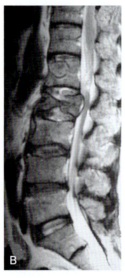

图 9-2-106　腰椎骨转移瘤

A. 矢状位 T_1WI 示腰椎多发病灶呈低信号,第 2 腰椎椎体变扁;B. 矢状位 T_2WI 示病灶呈等-高信号,第 2 腰椎椎体变扁、椎体终板断裂塌陷,椎体后缘突向椎管。

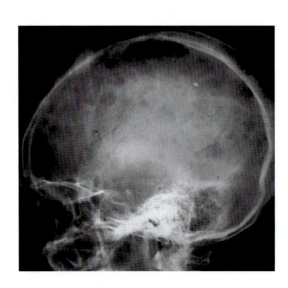

图 9-2-107　颅骨转移瘤

X 线平片示颅骨多发大小不一的类圆形骨质破坏区,边缘清楚。

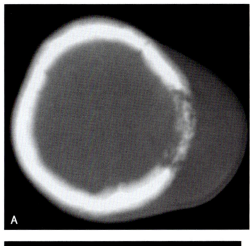
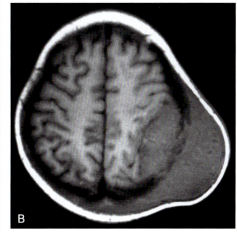
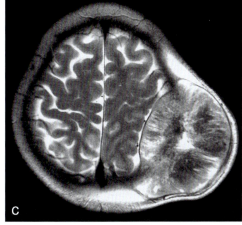

图 9-2-108 *颅骨转移瘤*
A. CT 骨窗示左顶骨骨质破坏并颅外软组织肿块；B. T₁WI 示骨质破坏和颅内、外软组织肿块呈低信号；C. T₂WI 示骨质破坏区和颅内、外软组织肿块呈不均匀稍高信号，脑组织受压移位。

瘤表现为多发穿凿样骨质破坏并弥漫性骨质疏松，少有骨质硬化。临床上无原发肿瘤病史，尿本周蛋白（＋）有助于鉴别诊断。

2. 朗格汉斯细胞组织细胞增生症（Langerhans cell histiocytosis） 多见于儿童或青少年，患者一般情况好，影像学表现为单发或多发溶骨性骨质破坏，边缘整齐，周围可伴骨质硬化。

第七节 软组织病变

Key points

- Soft tissue inflammation localized with redness, swelling, heat, or pain, or systemic fever and elevated white blood cell count. On CT, the affected muscle appears as a patchy low-density area with blurred muscle spaces and adipose layers. On MRI, the pus showed low signal intensity on T_1WI and high signal intensity on T_2WI. Contrast-enhanced abscess wall ring enhancement.

- Myositis ossificans have a clear history of trauma, especially in the elbow and hip. MRI is the first choice for imaging examination in myositis ossificans. The typical imaging features of myositis ossificans are high-density shadow of lamellar or layered calcification or ossification in the affected soft tissue.

- Lipoma is the most common benign tumor of soft tissue. The CT value of lipoma is usually about $-125 \sim -40HU$, which is very characteristic. MRI of typical lipoma showed uniform high signal on T_1WI and T_2WI, and low signal on fat suppression sequence. The tumor was not enhanced.

- Liposarcoma is one of the most common soft tissue sarcomas. It mostly occurs in the deep soft tissue area of pelvis and thigh and retroperitoneum. Myxoid liposarcoma is the most common subtype.

NOTES

• Embryonic rhabdomyosarcoma is the most common type of rhabdomyosarcoma in children, which usually occurs in the head and neck. Different signals on MRI reflect the content of blood vessels, myxoid stroma and necrosis. After enhancement, embryonic rhabdomyosarcoma usually shows significant enhancement.

一、软组织炎症

软组织炎症（soft tissue inflammation）病因多样。影像学检查目的是协助临床明确炎症的位置、范围、有无脓腔及邻近骨关节受累情况。

【临床表现】　原发于软组织炎症常急性发病，局部表现红、肿、热、痛，或者全身发热及白细胞计数升高等。软组织炎症也可继发于骨髓炎，出现骨髓炎的相应表现。

【影像学检查方法的选择】　首选 MRI 检查，CT 不如 MRI，X 线平片显示欠佳。

【病理生理基础】　急性期主要是充血、水肿、炎性细胞浸润及组织坏死，继而形成脓肿，脓肿可局限亦可沿肌间隙扩散。慢性期病灶内可出现钙化，病灶边缘有时会包绕一层纤维组织。

【影像学征象】

1. X 线表现　X 线显示软组织炎症有很大的局限性。一般只可见局部软组织肿胀、密度略有增高、肌间隔的脂肪层模糊及皮下脂肪中出现网状影。

2. CT 表现　受累肌肉明显肿胀，并呈片状低密度区，肌间隙和脂肪层模糊。脓肿表现为一液性区，壁较均匀，通常内壁光整，如发现气泡影提示产气菌感染。增强扫描脓肿壁环形强化。

3. MRI 表现　早期病变表现为受累肌肉的肿胀，病变边界不清，肌间隙模糊；炎症进一步发展形成脓肿时，脓液呈 T_1WI 低信号、T_2WI 高信号，增强扫描脓腔不强化，脓壁呈环形强化（图 9-2-109）。

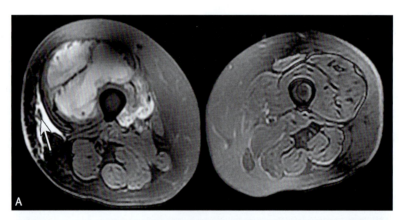

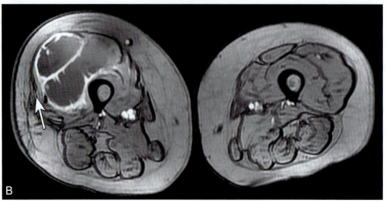

图 9-2-109　股部软组织脓肿 MRI 表现

A. T_2WI 示股部肌肉组织肿胀，内见明显高信号灶（箭头）；B. FSPGR 增强图像示病灶呈环形强化，中心分隔强化（箭头）。

二、骨化性肌炎

软组织钙化是软组织内钙盐沉积所致,软组织骨化则是由排列不规则的骨松质构成。钙化与骨化常是病理过程的不同阶段。引起软组织钙化、骨化的病因主要包括组织变性坏死或外伤出血、感染、代谢性疾病和肿瘤等。重点介绍骨化性肌炎(myositis ossificans)。

【临床表现】 多发生于外伤局部血肿后,可发生于任何易受外伤的部位,以肘部和臀部多见。病变多有明确的外伤史。早期伤处有压痛并可扪及包块,邻近关节活动受限。后期肿块体积变小并渐硬,多无明显症状。

【影像学检查方法的选择】 首选 MRI 检查,CT 检查不如 MRI,X 线平片有助于显示软组织中得钙化灶。

【病理生理基础】 早期血肿机化,内见大量新生血管和成纤维细胞,类似肉瘤样改变。1 个月后病灶外围出现钙化,并逐渐向中心区扩展;4~5 个月后病灶逐渐骨化,外围为致密钙斑或骨组织,中部为类骨质呈低密度;最后病灶渐小甚至消失或形成片状或块状骨块。

【影像学征象】 骨化性肌炎不同阶段呈现不同的影像学表现。

1. 早期 在 MRI 上可发现受累肌肉处边界模糊、范围较大的水肿。

2. 3~4 周后 X 线平片上显示淡薄的无定形钙化影,邻近骨骼可出现骨膜反应。CT 早于 X 线平片显示特征性的层状钙化。

3. 1 个月后 病灶逐渐局限,出现边界清晰的层状钙化,并向中心渐进性发展,且与邻近骨质间有透亮间隙相隔(图 9-2-110)。

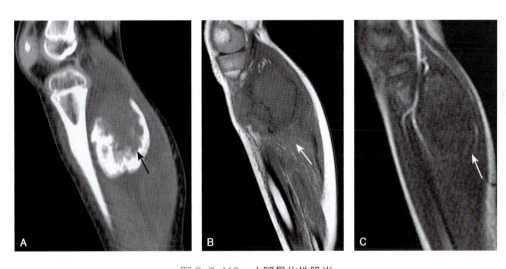

图 9-2-110 小腿骨化性肌炎

A. CT,示胫腓骨外侧软组织内见团片状高密度影,分布不均,与胫骨之间可见透亮间隙(黑箭头);
B. T₁WI 显示软组织内见中心等信号、边缘低信号的团块状病灶(白箭头);C. T₁WI 增强扫描,病灶强化不明显(白箭头)。

4. 4~5 个月后 肿块内除斑片状钙化外,还可见网状致密影。之后,骨化逐渐明显,呈条纹状或层状结构,与肌束方向平行,肿块体积渐小,软组织成分渐少。病灶最终形成片状或块状骨块,可见清晰的骨小梁结构。

【诊断与鉴别诊断】 骨化性肌炎典型 X 线表现为受累软组织内片状或层状钙化或骨化的高密度影,结合外伤史和病理特点,诊断不难。早期由于骨化性肌炎与肿瘤的临床和影像表现很相似,但其发病机制和病理基础有本质不同,影像学上主要鉴别"骨化"和"瘤骨"。"骨化"成分为钙化的骨样组织和成熟的骨小梁,骨化影呈条片状或不定形,但其间可见骨小梁甚至骨皮质结构。而起源于骨和软骨的骨肿瘤可有"瘤骨"或"瘤软骨"形成,前者呈云絮状、斑块状或针状但一般不会分化成为成熟的骨组织即骨小梁和骨皮质。

三、软组织肿瘤

软组织肿瘤(soft tissue tumor)是起源于软组织的一大组群肿瘤,其种类繁多、分布广泛。《WHO骨与软组织肿瘤分册》(第5版)将软组织肿瘤分为脂肪细胞肿瘤、成纤维细胞/肌成纤维细胞性肿瘤、纤维组织细胞性肿瘤、血管性肿瘤、周细胞性(血管周细胞性)肿瘤、平滑肌肿瘤、骨骼肌肿瘤、胃肠道间质瘤、软骨-骨性肿瘤、周围神经鞘膜肿瘤、未确定分化的肿瘤以及骨与软组织未分化小圆细胞肉瘤共12大组织学类型,其中每个组织学类型又分出若干亚型。软组织良、恶性肿瘤的总发病率之比约为100:1,软组织良性肿瘤每年总发病率约为300/10万。软组织良性肿瘤中,脂肪瘤约占30%,纤维性及纤维组织细胞性肿瘤约占30%,血管肿瘤约占10%,神经鞘肿瘤约占5%。软组织肉瘤是软组织肿瘤中一组最具有高度异质性的恶性肿瘤,其特点具有局部侵袭性、呈浸润性或破坏性生长、可局部复发和远处转移。软组织肉瘤最常见的部位是肢体,约占53%,其次是腹膜后(19%)、躯干(12%)、头颈部(11%)等。

(一)脂肪瘤

【临床表现】

1. 脂肪瘤 是最常见的软组织良性肿瘤,可见于任何年龄,以30~50岁最多见,男女发病比率为15:1~25:1,可位于任何含有脂肪组织的部位。脂肪瘤常无明显临床症状,若显著压迫邻近结构时可出现相应临床表现。血管脂肪瘤(angiolipoma)常表现为多发性病变,以前臂的皮下组织最为好发,常浸润肌肉、骨骼和神经,引起局部疼痛和压痛。

2. 脂肪母细胞瘤(lipoblastoma) 多见于婴幼儿,90%见于3岁以内,40%见于1岁以内,一般不超过8岁。肿瘤为无痛性肿块,常见于四肢、腋窝、头颅和躯干的皮下。当肿瘤弥漫生长浸润皮下组织和肌肉时,常界限不清,称为脂肪母细胞瘤病(lipoblastomatosis)。

【影像学检查方法的选择】 首选MRI检查,CT不如MRI,X线平片一般不用于脂肪瘤诊断。

【病理生理基础】 脂肪瘤可位于任何含有脂肪组织的部位,多数位于皮下组织,特别是身体的近心端,如躯干、颈部和肢体近端,位于深部者少见。脂肪瘤常为单发,常无明显生长或生长非常缓慢。

脂肪瘤包膜完整,呈圆形或分叶状,一般质软,含纤维组织多时可坚韧,肿瘤巨大时可出现脂肪的坏死、液化、囊变和钙化。肿瘤主要由成熟脂肪细胞组成,也可含有其他间叶组织成分,最常见者为纤维结缔组织。少数脂肪瘤可有多种变异,主要根据组织成分的特性和部位的不同加以区分,如有软骨或骨化生者称为软骨脂肪瘤或骨脂肪瘤;富于血管者称为血管脂肪瘤。

【影像学征象】

1. CT表现 脂肪瘤为软组织内呈类圆形、边界清楚的特殊低密度区,与其他组织的CT值明显不同,CT值通常在−125~−40HU左右,极具特征性(图9-2-111)。

2. MRI表现

(1)典型的脂肪瘤:软组织内类圆形、边界清楚的异常信号区,在各MRI序列上与皮下脂肪信号相似,在T_1WI和T_2WI上均呈均匀高信号,脂肪抑制序列上均为低信号(图9-2-112)。肿瘤内纤维分隔厚度常小于2mm,在T_1WI和T_2WI上均呈略低信号,分隔脂肪瘤呈类似多小叶状。增强后肿瘤本身无强化,肿瘤内分隔轻度强化。

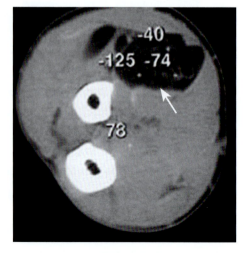

图9-2-111 肌肉内脂肪瘤CT表现
CT平扫,示前臂肌肉内类圆形低密度灶,CT值−125~−40HU,边界清楚(白箭)。

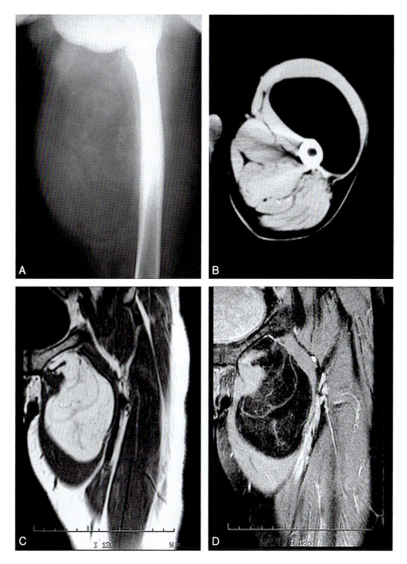

图 9-2-112　左股部软组织脂肪瘤 MRI 表现
A. 左股部平片,左股部软组织肿胀,其内示低密度肿块;B. 左股部 CT,左股部软组织内示肾形脂肪密度肿块,边缘清楚;C、D. 左股部软组织肿块,SE T_1WI 示高信号,脂肪抑制 PDWI 示低信号,其内见多发等信号间隔。

（2）血管脂肪瘤:在 T_1WI 上信号很不均匀,瘤血管成分呈等略低信号,脂肪组织呈高信号,两者信号差别较大;T_2WI 上两者均呈高信号,信号差别小。增强后肿瘤呈明显的不均匀强化,肿瘤内脂肪成分无强化。

【诊断与鉴别诊断】　脂肪瘤主要应与以下含脂肪组织的病变进行鉴别:

1. 畸胎瘤　含有骨化和脂肪组织的畸胎瘤由 3 个胚层组织构成,常含有其他软组织成分和/或液性成分,在 MRI 上信号表现更不均匀。若出现骨骼或牙齿等结构对畸胎瘤的确诊更具意义。

2. 血肿　常由血液病或外伤引起,病史比较明确,血肿周围常有明显的水肿。根据 CT 值可直接鉴别。MRI 上亚急性期血肿无论 T_1WI 或 T_2WI 上均呈高信号,应与脂肪瘤鉴别,通过脂肪抑制序列扫描可鉴别,血肿在脂肪抑制序列仍呈高信号。

（二）血管瘤

【临床表现】

1. 毛细血管瘤　最常见,主要发生于 1 岁内婴儿。好发于头面部的皮肤和皮下组织,尤以口唇及眼睑部为多见。

NOTES

2. 海绵状血管瘤　较毛细血管瘤少见,儿童和成人均可发生,在儿童者常见于身体上部的软组织,成人的分布更广泛。多为单发,病变常较大,生长缓慢。

3. 肌间血管瘤　深部软组织中最常见的一种血管瘤。好发于青年人下肢,特别是大腿部肌肉,但毛细血管型肌间血管瘤则多发于头颈部。临床多表现为肿块。

【影像学检查方法的选择】　MRI 检查是海绵状血管瘤的首选检查方法,但显示静脉石不如 CT、X 线平片。毛细血管瘤很少进行影像学检查。

【病理生理基础】　血管瘤是软组织最常见的肿瘤之一,按照血管腔的大小和血管类型分为毛细血管型、海绵型、静脉型和混合型;按照发生的部位可分为皮肤、皮下、肌间和滑膜等类型。肌间血管瘤病理上也分为毛细血管型、海绵状血管型和混合型。

毛细血管瘤呈紫红色的隆起性包块,边界清楚,加压不褪色也不缩小。肿瘤无包膜。海绵状血管瘤位于表浅部位者呈凹凸不平的蓝色隆起性肿块,位于深部软组织者呈表面颜色较淡的弥漫性肿块。肿瘤大小多在 9cm 以下,质地柔软,有假包膜。切面呈腔隙状,由具有囊性扩张管腔的、薄壁的较大血管构成,内含大量淤滞的血液。

【影像学征象】

1. 毛细血管瘤　常见于眼眶部的皮肤和皮下,外观有特征性,很少行影像学检查。

2. 海绵状血管瘤　MRI 对海绵状血管瘤的诊断更佳。

（1）常有钙化,约 50% 为静脉石,在 X 线和 CT 上有特征性(图 9-2-113)。

（2）动态增强后病变呈逐渐强化的特点,延迟强化病变的密度或信号更均匀。

（3）典型海绵状血管瘤因含有粗细不等的血管且其内充满淤滞的血液,病变在 T_1WI 上呈等或稍高信号,T_2WI 上呈明显高信号,较有特征性。

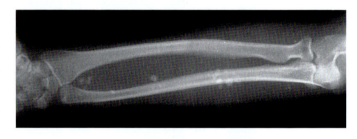

图 9-2-113　前臂血管瘤 X 线平片表现
X 线平片,示前臂软组织内见多个斑点状钙化影(静脉石)。

此外,海绵状血管瘤常含有不同比例的脂肪、纤维、黏液、平滑肌、钙化和骨质等成分,病变的信号或密度通常是不均匀的。

3. 肌间血管瘤　部位深在,多局限于一组或一块肌肉内。其中海绵型较毛细血管型包含更多的非血管组织,特别是含有更多的脂肪组织,而混合型中非血管成分很少。非血管成分的多少很大程度上影响了病变总体的 MRI 信号。在 T_1WI 上瘤血管呈等信号,与正常肌肉分界不清,只可显示部分非血管结构,其中以脂肪成分居多,呈点状、花边状或带状,信号与皮下脂肪相似,纤维分隔呈线样。在 T_2WI 上病变呈高于皮下脂肪的明显高信号,边界比较清楚。增强后瘤血管成分显著强化,非血管性成分强化不明显(图 9-2-114)。

（三）脂肪肉瘤

脂肪肉瘤是最常见的软组织肉瘤之一,占软组织肉瘤的 10%~18%。

【临床表现】　脂肪肉瘤多见于 40~60 岁,儿童少见,男性多于女性。病变多发生于股部、盆部深部软组织及腹膜后区,极少从皮下脂肪层发生,与脂肪瘤的分布相反。

【影像学检查方法的选择】　MRI 是首选影像检查方法。

【病理生理基础】　脂肪肉瘤分为高分化脂肪肉瘤、去分化脂肪肉瘤、黏液样脂肪肉瘤、多形性黏液样脂肪肉瘤等亚型,黏液样脂肪肉瘤是最常见的类型,占脂肪肉瘤的 30%~55%,黏液样脂肪肉瘤由从原始间叶细胞到各种分化阶段的脂肪母细胞组成,部分区域可出现成熟脂肪细胞或多形性脂肪细胞,间质内含有大量黏液样基质,在黏液性物质中规则地分布着丰富的毛细血管网。

【影像学征象】　黏液样脂肪肉瘤常发生于肌肉内,体积大,边界清楚,可推压或包绕邻近神经血

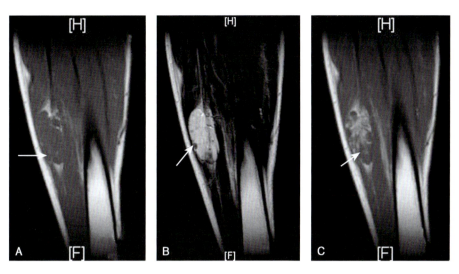

图 9-2-114　肌间血管瘤 MRI 表现

A. 在 T_1WI 上肿块中心呈等信号,周边呈稍高信号(白箭头);B. 在 T_2WI 上呈明显高信号
(白箭头);C. 增强扫描瘤血管成分强化明显(白箭头)。

管束,若邻近骨骼常围绕骨骼生长,一般不破坏骨质。在 MRI 上其成熟脂肪组织部分的信号特征与皮下脂肪相似;肿瘤内的黏液性区域常占到肿瘤体积的 20% 以上,有时整个肿瘤全部呈黏液性,该区域在 MRI 上呈 T_1WI 等低信号、T_2WI 高信号,内可由低信号的纤维间隔分隔成多小叶状;肿瘤内含有丰富的血管网,增强后肿瘤常有显著的网格状强化(图 9-2-115)。此外,部分肿瘤可发生钙化,此时 CT 有利于明确诊断。

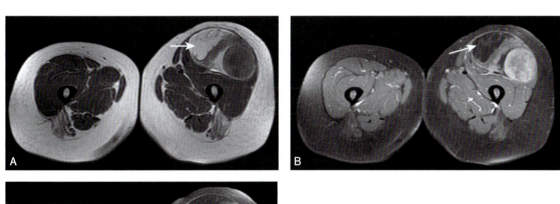

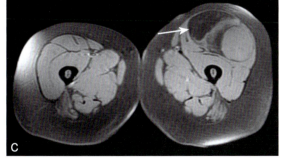

图 9-2-115　左侧股直肌黏液样脂肪肉瘤 MRI 表现

A. MRI 横轴位 T_1WI 示左侧股直肌混杂信号的肿物
(白箭头);B. 脂肪抑制 T_2WI 示混杂信号的肿物脂肪
信号变低(白箭头);C. T_1WI 增强扫描示股直肌肿块
不均匀强化(白箭头)

(四) 横纹肌肉瘤

横纹肌肉瘤占全部软组织肉瘤的 10%~20%,一般认为肿瘤可能来源于向横纹肌分化的多潜能原始间叶细胞。

【临床表现】　胚胎性横纹肌肉瘤(embryonal rhabdomyosarcoma)是儿童最常见的横纹肌肉瘤类型,多发生于 10 岁以下,6 岁以下的儿童最多见。好发于头颈部(约 47%),其中眼眶、鼻咽、中耳和口腔相对多见,其次为泌尿生殖系统(约28%)。多形性横纹肌肉瘤几乎全发生于20岁以后。

临床症状一般因肿块和梗阻所致,发生在头颈者,依生长部位可有眼球突出、复视、鼻窦炎或单侧耳聋。泌尿生殖系统肿瘤可产生阴囊肿物或尿潴留。临床症状一般与快速生长的软组织肿物有关。

【病理生理基础】 组织病理学上胚胎性横纹肌肉瘤由不同发育阶段的横纹肌母细胞构成,组织学结构类似胚胎性肌肉,肌母细胞排列紧密的致密区域和疏松的黏液样组织交替分布。葡萄状亚型外观呈特征性息肉状,瘤细胞成分少,黏液性基质和扩张型血管丰富。腺泡状横纹肌肉瘤由圆形细胞构成,类似淋巴瘤,但具有原始肌母细胞性分化。

【影像学征象】 影像学检查主要用于术前明确肿瘤的范围。影像学上主要表现为膨胀性软组织肿物,肿瘤可侵犯邻近骨质、产生骨质破坏(图9-2-116),头颈部病变甚至可侵入颅内。位于空腔脏器(如口腔、膀胱和胆囊等)者可呈葡萄串样生长,此为葡萄状亚型的特征性表现。MRI上不同信号反映血管、黏液样间质和坏死的含量,其中葡萄状亚型可表现为特征性的簇状不同大小的肿瘤结节。增强后胚胎性横纹肌肉瘤多表现为显著强化,且为均匀性或轻度不均匀性,而葡萄状亚型还可表现为葡萄串样多环形强化。

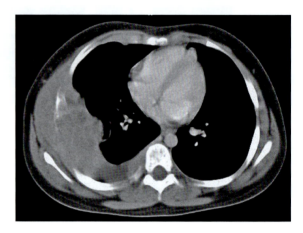

图 9-2-116 右胸壁横纹肌肉瘤 CT 表现
CT平扫,示右胸壁软组织肿块,向胸腔内外生长,相邻肋骨骨质破坏。

(五) 滑膜肉瘤

滑膜肉瘤(synovial sarcoma)占恶性软组织肿瘤的5%~10%,是具有一定程度上皮分化的间叶组织梭形细胞肿瘤。按照《WHO骨与软组织肿瘤分册》(第5版),滑膜肉瘤属于分化不确定肿瘤的一种亚型。

【临床与病理】 多见于15~40岁,男性略多于女性。常见发病部位是四肢大关节附近,以膝关节周围最多。临床症状包括局部隐痛、软组织渐进性肿胀,常伴压痛,病程数月至数年,易误诊为良性病变。如果肿瘤增长迅速,可出现局部皮温升高、皮肤静脉曲张、皮肤溃烂等。

病理上,多数肿瘤紧密附着于周围肌腱、腱鞘或关节囊的外壁,肿瘤呈圆形或分叶状,边界清楚或不清,表面可由受压的邻近组织形成假包膜。切面呈褐色或灰白色,甚至鱼肉状,常见出血和坏死灶。按组织病理学特点,分为非特指类型、梭形细胞型及双相型和差分化型。

【影像学征象】

1. X线和CT表现 软组织肿块、肿瘤钙化及局部骨质破坏是滑膜肉瘤的基本X线表现。CT可较清楚显示肿块的大小、范围与周围组织的关系以及X线平片难以显示的钙化。CT平扫呈圆形或分叶状肿块,边界清楚,密度多低于肌肉且多不均匀,内见更低密度的液化、坏死及高密度出血区;滑膜肉瘤钙化常位于病灶的周边,称边缘性钙化(图9-2-117),是滑膜肉瘤CT平扫常见的特征。CT增强扫描肿瘤多呈不均匀强化,少数肿瘤周围可见异常增粗的血管。

2. MRI表现 肿瘤多为类圆形或分叶状肿块,在T_1WI上多呈等低信号,肿瘤合并出血时早期呈小斑片状低信号,中后期呈高信号。在T_2WI上信号多不均匀,肿瘤内常呈现高、中、低信号混合存在的征象,有人称其为"三信号征";有时在T_2WI脂肪抑制序列上能见到特征性"铺路石"征象,部分病例肿块内可出现液-液平面。MRI增强检查肿瘤呈片絮状不均匀强化(图9-2-118),其内也可夹杂点片状无强化区。

【诊断与鉴别诊断】 滑膜肉瘤好发于青年人四肢关节旁软组织,影像学上表现为关节旁软组织肿块、边缘性钙化、MRI的"三信号征"、特征性"铺路石"征象的出现具有一定特点,最后确诊需病理

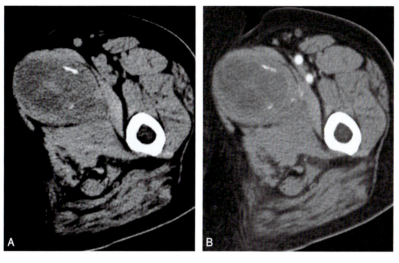

图 9-2-117　滑膜肉瘤 CT 表现

A. CT 平扫示左大腿内侧类圆形肿块,边界清楚,密度不均,以低密度为主,边缘见点、条状钙化;B. CT 增强扫描示肿块不均匀轻度强化。

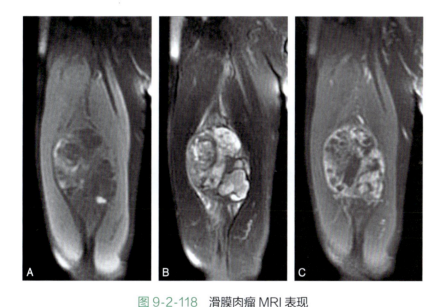

图 9-2-118　滑膜肉瘤 MRI 表现

A. T_1WI 示大腿背侧类圆形肿块,边界较清,呈低信号为主的混杂信号,内见小片状高信号;B. T_2WI 示肿块内高、中、低 3 种信号混合存在,呈 "三信号征";C. T_1WI 增强扫描示肿瘤不均匀明显强化。

组织学检查。

　　滑膜肉瘤需与色素沉着绒毛结节性滑膜炎、纤维肉瘤、侵袭性纤维瘤、恶性神经鞘瘤等鉴别:①色素沉着绒毛结节性滑膜炎可同时侵及关节内外组织;病灶内因有大量血铁黄素蛋白沉积,且于 T_1WI、T_2WI 上均呈低信号,具有一定特异性;较少出现钙化。②纤维肉瘤发病年龄较滑膜肉瘤大,软组织肿块巨大而骨质破坏较轻,无明显钙化,免疫组化 CK、EMA 表达阴性,Vim 表达弥漫阳性。③侵袭性纤维瘤多见于中年,好发于大腿、腹壁及腹膜后,密度低于肌肉,且多均匀,T_1WI 及 T_2WI 上多因富含纤维成分而呈低信号,增强扫描多呈渐进性强化。④恶性神经鞘瘤多包绕神经束,且有 "靶环征",S-100 表达高阳性。

NOTES

思考题

1. 简述 Colles 骨折的临床与影像学表现。
2. 简述疲劳性骨折的概念与影像特征。
3. 简述寰枢关节脱位的影像学表现。
4. 简述椎间盘膨出和脱出的影像学表现与病理基础。
5. 简述椎间盘突出症的继发性改变的影像学征象与病理基础。
6. 简述化脓性骨髓炎的病理与 X 线平片特征。
7. 简述化脓性关节炎早期影像学表现。
8. 简述脊椎结核的分型及其病理基础。
9. 简述脊椎结核与转移性肿瘤的鉴别。
10. 简述类风湿关节炎与强直性脊柱炎的鉴别。
11. 简述退行性骨关节病的病理基础与常见影像学表现。
12. 简述佝偻病的发病机制与活动期 X 线表现。
13. 简述肾性骨病的概念与常见 X 线表现。
14. 简述股骨头骨骺缺血性坏死的影像学表现及其病理基础。
15. 简述良恶性骨肿瘤影像鉴别诊断。
16. 简述骨巨细胞瘤的影像学特征。
17. 简述骨肉瘤肿瘤骨的病理与 X 线平片表现特征。
18. 简述 Codman 三角的概念及其临床意义。
19. 简述脊椎转移瘤的影像学特征。
20. 简述骨囊肿的发病特点与影像学表现特征。
21. 简述骨化性肌炎的影像学特征。
22. 简述脂肪瘤和血管瘤的 CT 和 MRI 表现特征。
23. 简述脂肪肉瘤的 MRI 表现。
24. 简述滑膜肉瘤的 MRI 表现。

（徐文坚　曹代荣　王绍武）

第十篇
介入放射学

第一章

介入放射学总论

第一节 概念、技术与分类

Key points

- Interventional radiology(IR)employs image-guided techniques to perform minimally invasive procedures for diagnosis and treatment, providing lower-risk alternatives to many traditional medical and surgical therapies.
- Interventional radiology(IR)techniques include a variety of techniques such as Seldinger technique, angiography, embolization, plasty, stent implantation, puncture drainage, puncture biopsy, ablation, port-catheter system implantation, et al.
- Interventional radiology is divided into vascular interventional radiology(VIR)and non-vascular interventional radiology(NVIR)according to application of treatment field.

一、概念

介入放射学(interventional radiology,IR)是以影像诊断为基础,在影像设备的导向下,利用穿刺针、导管、导丝及其他介入器材,对疾病进行治疗或取得组织学、细胞学、细菌学、生理与生化资料以明确病变性质的学科,属于微创医学,与内科、外科并列为三大治疗学。

二、技术

介入放射学技术主要包括 Seldinger 技术(Seldinger technique)、血管造影术(angiography)、栓塞术(embolization)、灌注术(infusion)、成形术(plasty)、支架植入术(stent implantation)、穿刺引流术(puncture drainage)、穿刺活检术(puncture biopsy)、消融术(ablation)、取异物术(taking out foreign body)、取石术(lithotripsy)、下腔静脉滤器置入术(inferior cava filter implantation)、经颈静脉肝内门腔静脉分流术(transjugular intrahepatic portosystemic shunt,TIPS)、放射性粒子植入术(radioactive particle implantation)、神经根阻滞术(nerve root block technique)、造瘘术(fistulization)、球囊阻断术(balloon block technique)、输液港植入术(venous-access ports implantation)、药盒植入术(implantable drug delivery systems)等。

三、分类

介入放射学的分类方法较多,一般按治疗领域分为血管介入放射学(vascular interventional radiology,VIR)与非血管介入放射学(non-vascular interventional radiology,NVIR)。

第二节 设备与器材

Key points

- Imaging guidance modalities involved in IR include X-ray television fluoroscopy, ultrasound, CT and

MRI, each of these systems has advantages and disadvantages.

- There are many kinds of special devices performed in IR procedure, and the most commonly used devices are needle, guide wire and catheter.

一、影像导引设备

介入放射学的影像导引设备包括 X 线电视透视、超声、CT 和 MRI,各有特点(表 10-1-1)。

表 10-1-1　各种导引设备的特点

导引设备	优点	缺点
X 线电视透视(包括 DSA)	实时显像	重叠影像,多需要对比剂,有放射损伤
超声	实时、多方位显像,使用方便,无放射损伤	断层影像,整体感差,有"盲区"
CT	断层影像,显示病变清晰	除 CT 透视外,难以实时成像,放射损伤较大
MRI	断层、多方位成像,无放射损伤	需专用器材,价格昂贵

二、专用器材

介入放射学有很多专用器材(表 10-1-2)。

表 10-1-2　介入主要专用器材及用途

器材	用途
穿刺针(needle)	用于建立操作通道
导管(catheter)	根据用途分为造影导管、引流导管、溶栓导管和球囊扩张导管等
导丝(guide wire)	引入导管或引导导管选择性插管
导管鞘(sheath)	用于导管交接、引导导管进入血管
扩张管	用于扩张导管进入血管的通路、减轻血管损伤、利于导管进入血管
支架(stent)	支撑狭窄管腔以达到恢复管腔流通。广义上包括用于非血管系统的内涵管(endoprosthesis)和用于血管及非血管系统的金属支架(metal stent)
特殊器材	种类多,用途广泛,如下腔静脉滤器、活检针与活检枪、椎间盘切割仪、网篮导管用于取异物或结石。激光、微波、冷冻器材用于肿瘤消融治疗

第三节　常用药物

Key point

- Drugs commonly used in IR procedure include narcotic analgesics and interventional agents such as hemostatic agents, anticoagulants, thrombolytic agents, vasodilators, chemotherapy agents, and antibiotics.

介入治疗中可通过镇静、镇痛和麻醉治疗使患者在术中的焦虑、不适、疼痛和躁动减轻至最低程度,使手术顺利进行。对于可配合的成年患者,主要使用地西泮或哌替啶进行清醒镇静;对于小儿、老人等不配合和躁动的患者,要进行深度镇静。大多数介入操作可在局部麻醉下进行,包括皮肤和血管周围浸润麻醉、穿刺道麻醉和黏膜表面麻醉等几种方式;而全身麻醉主要用于生命体征十分不平稳、难以通过深度镇静来满足介入手术要求的患者,以及配合胸腹主动脉瘤覆膜支架置入术等复杂操作。常用药物主要分为麻醉镇痛药,如利多卡因、镇静药,如地西泮(diazepam)以及介入治疗常用药,包

NOTES

括：氨甲苯酸（止血芳酸）、鱼精蛋白（protamine）、酚磺乙胺（止血敏）、凝血酶（thrombin）等止血药，肝素（heparin）、华法林（warfarin）、阿司匹林（aspirin）等抗凝药，链激酶（streptokinase）、尿激酶（urokinase）、组织型纤溶酶原激活物（tissue-type plasminogen activator）等溶栓药，罂粟碱（papaverine）、妥拉唑林（tolazoline）、硝苯地平（nifedipine）等血管扩张剂以及一些常用的肿瘤化疗药物和抗生素（具体用法参考临床用药指南）。

第四节   术前准备与术后处理

Key point

• Sufficient preoperative preparation and proper postoperative management are two important factors that determine the success or failure of interventional therapy.

一、术前准备

介入治疗术前常规准备包括：

1. 介入治疗室常规消毒，保证无菌操作。

2. 手术者作好思想和物品准备，完成各项医疗文书，了解患者病史（尤其有无药物过敏史，糖尿病，哮喘）、症状、体征、临床和影像检查结果，有无禁忌证，设计治疗方案，准备防范措施。

3. 患者思想工作，详细与患者及其家属谈话，患者或其委托家属签署手术知情同意书。

4. 术前相关检验和检查，如三大常规（血、尿、便），出、凝血时间，肝肾功能，胸片，心电图等。

5. 术前4~6小时禁食，术前2小时可少量饮水或饮料，需全麻患者禁食禁饮12小时，必要时给予静脉补液。

6. 穿刺部位备皮。

7. 对尿失禁或操作时间过长者，留置导尿管。

8. 根据手术需要，术前进行胃肠道准备或预防性使用抗生素。

9. 建立静脉输液通道。

10. 术前应备好各种抢救药品与器械。

二、术后处理

介入术后常规处理包括：

1. 拔除导管和导管鞘后，穿刺点压迫包扎。

2. 股动脉穿刺后，患者卧床休息至少8小时，注意观察足背动脉搏动情况。

3. 24小时内观察穿刺部位有无出血或血肿，监测患者的血压、脉搏、体温、心率、尿量等生命体征。

4. 静脉补液，予以对症支持治疗。

5. 对溶栓、血管成形术后患者需行抗感染、抗凝治疗；对出血患者给予止血药。

6. 对置管引流者，记录引流管位置、引流物颜色、性质和量。

第五节   禁忌证与并发症

Key points

• There are no absolute contraindications in interventional therapy, but the relative contraindications still need to be strictly controlled.

• All kinds of interventional procedures can cause complications. The occurrence of these complications is often associated with puncture, intubation and contrast agent.

一、禁忌证

介入治疗无绝对禁忌证,相对禁忌证包括:

1. 严重对比剂过敏者。
2. 难以纠正的凝血功能障碍。
3. 心、肺、肝、肾功能严重损害或衰竭者。
4. 近期接受过静脉全身化疗或放疗者。
5. 全身感染者。
6. 显著低蛋白血症者。
7. WBC<3.5×10^9/L,Pt<80×10^9/L(脾功能亢进行部分性脾栓塞例外)。
8. 严重电解质紊乱,尤其是血钾异常。

二、并发症

各种介入操作均可引起并发症,与穿刺、插管、对比剂相关并发症包括:

1. 穿刺点并发症有大的血肿、血管痉挛闭塞、假性动脉瘤或动静脉瘘形成、感染等。
2. 导管或导丝相关并发症有血管夹层、穿孔、血栓或气栓、导管或导丝打折或断裂等。
3. 对比剂过敏反应、对比剂相关肾病等。

思考题

1. 简述介入放射学的分类。
2. 介入放射学主要技术包括哪些?
3. 介入治疗的术后处理包括哪些?
4. 简述介入治疗的相对禁忌证和并发症。

（王　维　郑传胜）

第二章

介入放射学各论

第一节　血管介入放射学

Key points

● Vascular interventional radiology（VIR）is the subject of interventional diagnosis and treatment of cardiovascular system under the guidance of medical imaging equipment. Its development is based on Seldinger technique.

● The common techniques of VIR include transcatheter arterial infusion，transcatheter arterial embolization，and percutaneous transluminal angioplasty，et al.

血管介入放射学（vascular interventional radiology，VIR）是研究在医学影像设备引导下对心血管部位作介入性诊治的学科，其发展基础为 Seldinger 技术（Seldinger technique）。该技术经典操作步骤为：用穿刺针经皮穿透血管前、后壁，回退穿刺针，发现回血、经穿刺针送入导丝、固定导丝、退穿刺针、沿导丝送入导管。如果穿透血管前后壁为经典 Seldinger 技术；如果只穿透前壁而未穿透后壁为改良 Seldinger 技术（图 10-2-1）。

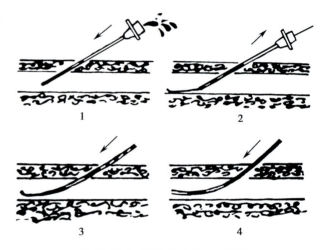

图 10-2-1　改良 Seldinger 技术
1. 穿刺针进入血管腔；2. 插入导丝退出穿刺针；3. 引入导管；
4. 退导丝，将导管插至靶血管。

一、经导管血管灌注术

经导管血管灌注术（transcatheter vascular infusion，TVI）指经导管向靶血管内注入药物，如血管收缩剂、化疗药、溶栓药等而达到治疗目的的技术。主要用于动脉系统，故常被称为经导管动脉灌注术（transcatheter arterial infusion，TAI）。

（一）适应证、禁忌证、并发症

经导管血管灌注术的适应证、禁忌证、并发症见表 10-2-1。

表 10-2-1　经导管血管灌注术的适应证、禁忌证、并发症

类型	适应证	禁忌证	并发症
血管收缩治疗	主要用于控制食管贲门黏膜撕裂、出血性胃炎、食管静脉曲张、胃十二指肠溃疡、小肠和结肠炎症、憩室等引起的消化道出血	无绝对禁忌，但对老年人、冠心病和肾功能不全患者应慎用	抗利尿反应：尿潴留、脑水肿、电解质失调等；心血管系统反应：心律失常、心肌梗死、严重高血压等；内脏缺血反应：痉挛性腹痛等

续表

类型	适应证	禁忌证	并发症
化疗药物灌注治疗	全身各部位的实体性肿瘤,只要能进行选择性动脉插管,都可进行化疗药物灌注。常用于术前术后辅助化疗或晚期姑息性化疗。常与栓塞剂联合应用	无绝对禁忌证	主要是化疗药引起的副作用
动静脉血栓的溶栓药物治疗	主要用于急性血栓形成或栓子脱落导致的冠状动脉、脑动脉、肺动脉、腹主动脉、肾动脉、肠系膜上动脉和四肢动脉栓塞,也可用于静脉系统和人工血管或血液透析通路的急性血栓形成。对慢性血栓形成一般效果不佳	各种活动性或近期(30天内)内出血;近期大手术或外伤;严重的未控制的高血压(收缩压 >180mmHg 或舒张压 >110mmHg);心源性栓子或左心内活动性血栓;亚急性细菌性心内膜炎或怀疑感染性栓子;凝血功能障碍;妊娠或产后 10 天内和女性月经期	主要为出血,多发生于穿刺部位、消化系统和中枢神经系统
缺血性病变的灌注治疗	蛛网膜下腔出血导致的脑血管痉挛;急性非闭塞性肠系膜血管缺血;创伤、药物、冻伤和雷诺病等引起的四肢缺血性病变	严重的心脏病变(特别是伴有严重低血压者);完全性房室传导阻滞和闭角型青光眼是使用罂粟碱的禁忌证	低血容性休克;心律失常

(二)治疗原理

提高病变区域的药物浓度,延长药物与病变组织接触时间,使药物高浓度地直接作用于病变。

(三)器材

各种选择性导管和留置管均适合,特殊器材包括灌注导丝、共轴导管、球囊阻塞导管、全植入式导管药盒系统、溶栓导管。

(四)操作方法和注意事项

1. 血管收缩治疗

(1)应采用超选择性插管技术,使导管尽量接近出血部位;同时要注意有多支血管同时出血的可能,不要遗漏。

(2)通过导管向动脉内灌注血管升压素,血管升压素灌注应自 0.1~0.2U/min 的小剂量开始,连续灌注 30 分钟后复查,如仍有出血,则加量至 0.4U/min,连续 30 分钟,如仍未奏效,应及时改用其他方法,如栓塞或手术治疗。

(3)暂时控制出血,多用于急救。待患者病情稳定后,应针对出血病因采取积极的内外科治疗。

2. 化疗药物灌注治疗

(1)根据肿瘤细胞类型选择敏感的药物配伍:细胞周期非特异性药物,如顺铂(cisplatin,DDP)、阿霉素(adriamycin,ADM)、丝裂霉素(mitomycin,MMC)等应一次性大剂量给药;细胞周期特异性药物,如氟尿嘧啶(fluorouracil,5 - FU)和甲氨蝶呤(methotrexate,MTX)宜用动脉输液泵持续滴注。

(2)灌注方式:包括一次性冲击疗法、保留导管持续灌注法、植入导管药盒系统灌注法(图 10-2-2)等。每种方法各有优缺点,应根据患者具体情况和操作者技术条件选择应用。

3. 动静脉血栓的溶栓药物治疗(thrombolytic therapy,thrombolysis)

(1)原则上,溶栓时机越早越好。

(2)选择性插管至病变处,造影明确栓塞部位、范围和程度,了解血管本身有无狭窄和侧支循环情况;导管应尽量靠近血栓或插入血栓内进行接触溶栓,必要时可配合机械性碎栓、血栓抽吸及支架取栓等方法(图 10-2-3,图 10-2-4)。

(3)目前并无一致的溶栓方案,进行溶栓药物灌注时,应自小剂量开始,适当调整溶栓药物的注

NOTES

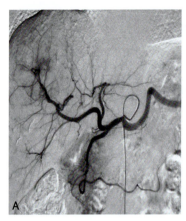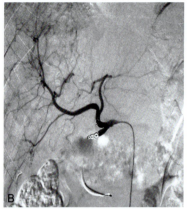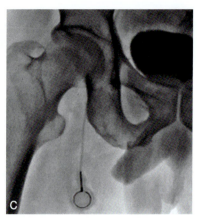

图 10-2-2　植入导管药盒系统灌注法

A. 导管远端置于靶血管；B. 弹簧圈栓塞胃十二指肠动脉和胃右动脉；C. 导管药盒置于大腿根部内侧皮下。

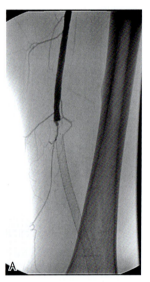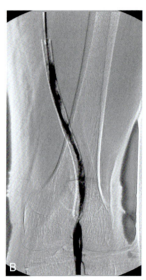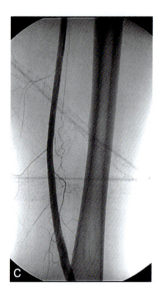

图 10-2-3　经导管动脉溶栓

A. 股动脉支架急性闭塞；B. 溶栓导管置入支架内进行溶栓；C. 溶栓后复查造影示支架内血栓溶解、血流恢复良好。

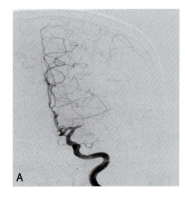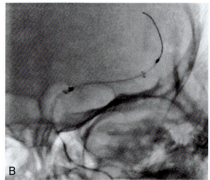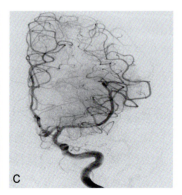

图 10-2-4　大脑中动脉急性闭塞支架取栓

A. 左颈内动脉造影显示大脑中动脉 M1 中远段闭塞；B. 取栓支架置入左侧大脑中动脉 M1~M2 段，释放支架进行取栓；C. 取栓后，复查造影示左侧大脑中动脉显影良好，血流恢复。

NOTES

入速度。定时造影观察血管开通情况,严密监测出血、凝血状态,一旦患者病情恶化或发生严重的出血并发症时,应立即停止溶栓。

（4）溶栓过程中和术后应配合抗凝、抗血小板药物治疗;对于血管本身存在狭窄者,溶栓治疗后应采用血管成形术或外科手术等措施,以消除诱发血栓形成的潜在因素,防止栓塞复发。

4. 缺血性病变的灌注治疗

（1）选择性插管行诊断性血管造影,显示动脉的狭窄或闭塞以及侧支循环情况。

（2）保留导管于靶动脉内行持续性药物灌注,常用的血管扩张剂有罂粟碱、妥拉唑林和前列腺素等。灌注时间根据病情和血管造影复查的情况适当调整。

（3）药物灌注前应充分补足患者的血容量,灌注期间连续监测血压、心率、脉搏及液体出入量。

二、经导管血管栓塞术

经导管血管栓塞术（transcatheter arterial embolization,TAE）是指经导管向靶血管内注入栓塞剂,使靶血管暂时性或永久性闭塞,而达到治疗目的的技术。

(一) 适应证

1. 血管性病变　治疗血管性病变,纠正异常血流动力学用于动脉瘤、动静脉畸形、动静脉瘘和静脉曲张等（图10-2-5）。

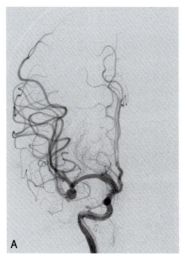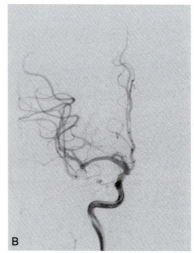

图10-2-5　脑动脉瘤栓塞
A. 右颈内动脉造影见右侧大脑中动脉瘤;B. 微弹簧圈栓塞后动脉瘤呈致密
填塞,复查造影示动脉瘤消失。

2. 止血　主要用于外伤、术后、肿瘤等导致的颌面部、呼吸道、消化道、泌尿道、腹盆腔脏器等部位大出血的紧急处理（图10-2-6）以及支气管扩张所致咯血。

3. 治疗肿瘤　主要用于血供丰富的实体性肿瘤对恶性肿瘤如肝癌、肾癌的栓塞治疗常与局部化疗药物灌注结合进行,称为化疗性栓塞（chemoembolization）,目的是术前辅助性栓塞提高肿瘤切除率或用于晚期肿瘤的姑息性治疗;对良性肿瘤如脑膜瘤、鼻咽血管纤维瘤,主要作为术前辅助措施以减少术中出血,对肝海绵状血管瘤和子宫肌瘤（图10-2-7）可使肿瘤稳定或缩小而免除手术。

4. 血流重分布　即保护性栓塞正常的非靶血管,使栓塞物质或化疗药物不致进入非靶器官造成副作用和并发症。

5. 内科性器官切除　消除或抑制亢进的器官功能,如治疗脾功能亢进（图10-2-8）、甲状腺功能亢进等。

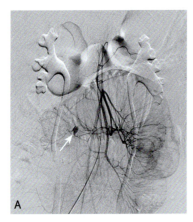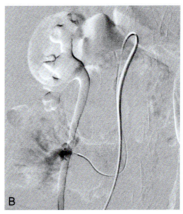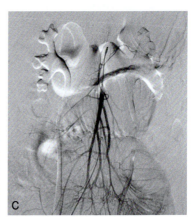

图 10-2-6　消化道出血栓塞治疗

A. 肠系膜上动脉造影见右中腹部小肠区对比剂外溢；B. 超选择插管至该出血动脉（回肠动脉分支）远端；C. 注入明胶海绵颗粒栓塞后，出血停止。

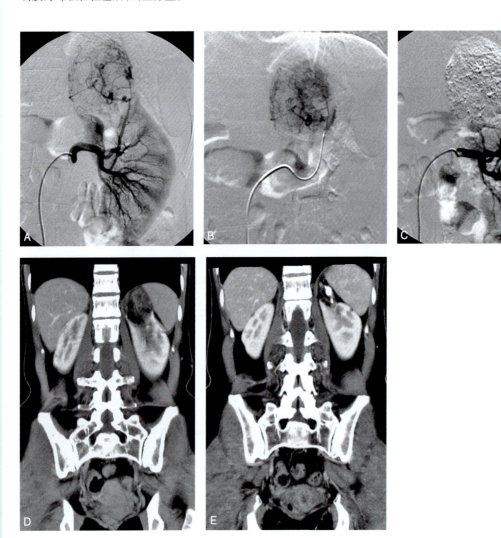

图 10-2-7　肾脏血管平滑肌脂肪瘤 TAE

A. 左肾动脉造影示左肾上极异常肿瘤染色，部分叶间动脉瘤样扩张；B. 微导管超选进入肿瘤供血血管造影示肿瘤范围；C. 注入碘油栓塞后复查造影示肿瘤区域碘油沉积良好，正常肾动脉显影良好；D. CT 增强示左侧肾上极混杂密度肿块；E. 2 年后复查 CT 示：左肾上极肿瘤明显缩小，其内仍可见碘化油沉积。

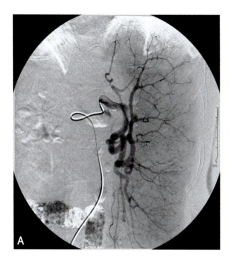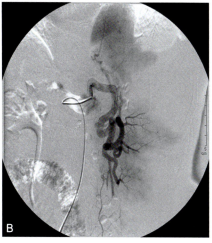

图 10-2-8　巨脾并脾功能亢进行脾动脉栓塞

A. 脾动脉造影示脾脏体积重度增大,染色明显增多;B. 注入明胶海绵颗粒(500~700μm)行栓塞治疗,脾中下极栓塞程度约70%。

(二) 禁忌证

1. 难以纠正的凝血机制障碍、严重感染、重要器官功能衰竭和恶病质患者。

2. 导管不能稳定地深入靶动脉者。

3. 靶血管与供应邻近重要器官的非靶血管之间有交通,超选择插管不能避开者。

(三) TAE 的治疗机制

1. 阻塞靶血管使肿瘤或靶器官缺血坏死。

2. 阻塞或破坏异常血管床、腔隙和通道使血流动力学恢复正常。

3. 阻塞血管使远端压力下降或直接封堵破裂的血管以利于止血。

(四) 常用栓塞物质

常用栓塞物质为短期栓塞物质、中期栓塞物质和长期栓塞物质,具体分类、作用时间和用途见表10-2-2。

表 10-2-2　常用栓塞物质

类型	名称与分类	作用时间	主要用途
短期栓塞物质	自体血凝块	6~12 小时	目前很少用
中期栓塞物质	明胶海绵	数周	止血、良恶性肿瘤的术前和姑息性栓塞
	碘化油	数天、数周至数月	恶性肿瘤、肝海绵状血管瘤
长期栓塞物质	无水乙醇	永久	恶性肿瘤、动静脉畸形和静脉曲张
	医用胶(IBCA、NBCA)	永久	动静脉畸形
	聚乙烯醇微粒(PVA)	永久	良恶性肿瘤、动静脉畸形
	金属弹簧圈	永久	较大血管、动脉瘤和肿瘤
	可脱离球囊	永久	动静脉瘘

(五) 操作技术和基本原则

1. 诊断性血管造影,明确病变的性质、部位、范围和程度。

2. 靶血管插管。

3. 根据病变性质、栓塞目的和靶血管情况选择适宜的栓塞物质。

4. 影像监视下，准确释放栓塞物质，避免反流和误栓，控制栓塞范围和程度。

5. 再次造影，观察栓塞效果。

（六）栓塞反应和并发症

1. 栓塞后综合征（post-embolization syndrome） 指肿瘤和器官动脉栓塞后，因组织缺血坏死引起的恶心、呕吐、局部疼痛、发热、反射性肠淤胀或麻痹性肠梗阻、食欲下降等症状。对症处理后 1 周左右逐渐减轻、消失。

2. 栓塞并发症 所栓塞器官组织功能衰竭、胃肠及胆管穿孔、误栓和感染等，其发生与适应证的选择不当、栓塞剂的选择不当、过度栓塞、误栓、无菌操作不严、操作技术不熟、术后处理不当等密切相关。

三、经皮腔内血管成形术

经皮腔内血管成形术（percutaneous transluminal angioplasty，PTA）是采用导管技术扩张或再通技术，治疗动脉粥样硬化或其他原因所致的血管狭窄或闭塞性病变的介入方法。近年来也用于胸、腹主动脉瘤以及假性动脉瘤等的腔内隔绝治疗、主要包括球囊血管成形术和血管支架置入术两种方法。

（一）适应证

1. 球囊血管成形术

（1）对大多数动脉、静脉系统的狭窄闭塞性病变均可首选球囊血管成形术进行治疗，其最佳适应证是大、中血管的局限短段狭窄或闭塞。

（2）作为内支架置入术的前期准备。

2. 血管支架置入术 置入血管支架应十分慎重，不宜滥用。主要用于以下情况：

（1）PTA 无效或失败者或复发狭窄者。

（2）PTA 后出现并发症者，如内膜剥离、严重血管痉挛等导致的急性血管闭塞。

（3）长段血管狭窄或闭塞。

（4）伴有溃疡性斑块或严重钙化的病变。

（5）腔静脉狭窄-闭塞性病变的治疗。

（6）对主动脉夹层、主动脉瘤及假性动脉瘤等可置入覆膜支架，对颅内宽颈动脉瘤可在支架成形术基础上进行栓塞治疗。

（二）禁忌证

伴溃疡性斑块、有严重钙化或长段狭窄闭塞性病变为球囊血管成形术的相对禁忌证。广泛性血管狭窄与大动脉炎活动期为血管支架置入术的相对禁忌证。

（三）治疗原理

PTA 是对狭窄段的血管组织有限度地损伤和撕裂，使其管径扩大，受损组织再修复，达到管腔重建。支架是利用其支撑力将狭窄的血管撑开覆膜支架将扩大的血管腔或有异常通道的瘘口分隔开，形成人工通道。

（四）器材

1. 球囊导管、引导导管、球囊充胀枪、球囊充胀压力表、导丝等。

2. 血管管内金属支架：主要按展开方式分为自膨式（self-expending）和球囊扩张式（balloon inflatable）两类。

（五）操作方法与注意事项

此处仅叙述一般原则，针对具体患者和疾病还有特殊性。

（1）建立静脉输液通路，进行必要的术中监护。

（2）选择性血管造影，进一步明确病变性质、部位和程度，测量狭窄段两端压力差。

（3）根据凝血情况进行血液肝素化，必要时配合使用抗血管痉挛药物。

（4）在导丝引导下，引入球囊导管对狭窄段进行扩张 2~4 次，必要时置入支架（图 10-2-9）。

（5）重复血管造影，评价治疗效果，发现早期并发症并及时处理。

（6）拔管后彻底压迫止血包扎，根据患者病情进行临床监护。

（7）术后抗凝、抗血小板药物治疗。

（8）术后定期随访复查。

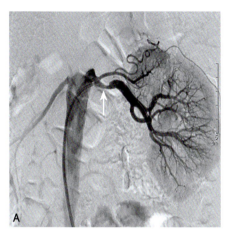
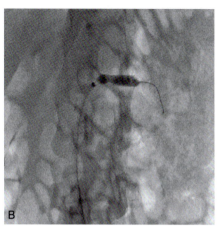
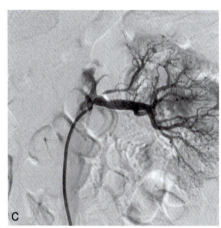

图 10-2-9　肾动脉 PTA 及支架置入术
A. 腹主动脉造影显示左肾动脉近段重度狭窄，狭窄程度为 80%；B. 沿导丝引入球囊导管对狭窄段进行扩张，球囊"腰"部示狭窄部位；C. 置入支架后复查造影示左肾动脉管腔基本恢复正常。

第二节　非血管介入放射学

Key points

- Non-vascular interventional radiology (NVIR) is a subject that using puncture needles, drainage catheters, stents and other interventional devices to perform histological examination or treatment under the guidance of medical imaging equipment.

- Most common techniques performed in NVIR procedure include percutaneous biopsy, percutaneous ablation, percutaneous drainage, and non-vascular lumen dilatation.

非血管介入放射学（non-vascular interventional radiology, NVIR）是在影像手段的监视下，利用穿刺针、引流导管、支架等介入器材，进行组织学检查或对非血管系统疾病进行治疗的学科。

一、经皮穿刺活检

经皮穿刺活检（percutaneous biopsy）是在影像设备的引导下，经皮穿刺器官或组织后取得细胞学或组织学标本以用于辅助诊断的技术。根据穿刺针形态和抽取组织细胞的方式不同，主要分为细针抽吸活检和组织切割活检两种，对骨骼病变还应用旋切活检。

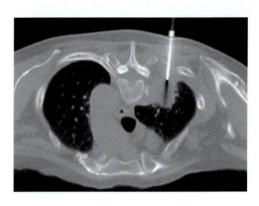

图 10-2-10　右上肺肿块行 CT 引导下经皮肺穿刺活检术

肺窗显示穿刺针进入肿块内部。

（一）适应证

经皮穿刺活检可用于占位性病变定性不明者（图 10-2-10），须取细胞或组织等进行细菌学、生化等检查者。

（二）禁忌证

1. 难以纠正的凝血机制障碍。
2. 无安全的穿刺途径。
3. 患者严重躁动不配合。

（三）器材

千叶针用于取得细胞学资料，切割针用于取得组织学检查标本。

（四）操作方法与注意事项

1. **导向设备选择**　根据病变所在部位。
2. **体位选择**　以方便穿刺及患者舒适为原则。
3. **穿刺路径选择**　进针点与靶目标的直线距离最短；针道上无重要结构。
4. **取材部位**　宜选取在肿块非坏死区或肿块边缘部，尽可能多部位取材。
5. **术后观察**　局部情况和生命体征，及时发现并发症。

（五）并发症

常见并发症有出血、邻近重要器官或组织的损伤、气胸、感染；肿瘤沿针道种植转移、空气栓塞等并发症则罕见。

二、经皮穿刺消融术

经皮穿刺消融术（percutaneous ablation）是在影像设备监视下，采用经皮穿刺技术，通过化学性或物理性等手段对病变组织进行破坏，从而达到治疗目的的技术。

（一）适应证

经皮穿刺消融术适用于：①直径小于 3cm 或 TAE 术后残余肿瘤（图 10-2-11，图 10-2-12）的灭活治疗；②囊性病变行硬化治疗；③体表静脉畸形行硬化治疗；④腹腔神经丛阻滞止痛；⑤腰椎间盘脱出行经皮化学性髓核溶解术（percutaneous chemonucleolysis）和经皮激光椎间盘减压术（percutaneous laser disk decompression，PLDD）。

（二）禁忌证

禁忌证同活检术。

（三）器材和药品

器材为千叶针或专用注药针。消融手段包括化学性，如无水乙醇、醋酸、化疗药物；物理性如热盐水、激光、微波、射频和冷冻；放射性核素；生物免疫制剂或基因。

（四）操作方法与注意事项

1. 穿刺方法同活检术。
2. 注射药物加碘对比剂作为示踪。
3. 缓慢、多点注射，使药物均匀弥散于整个肿块。
4. 术后观察局部情况和生命体征，及时发现并发症。

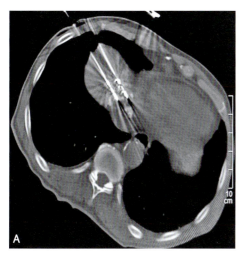
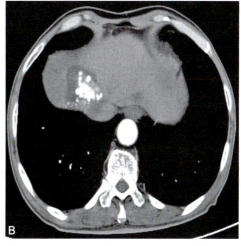

图 10-2-11　原发性肝癌,行经皮穿刺消融术

A. CT 引导下对肝脏肿瘤碘油沉积区域行微波消融治疗,采用双针法;B. 消融后复查增强 CT 显示肿块周围呈低密度改变,增强扫描肿块未见强化。

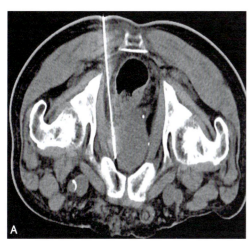
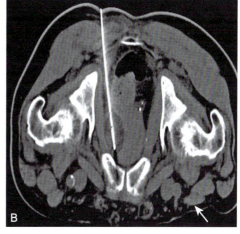

图 10-2-12　前列腺转移癌,行经皮冷冻消融术

A. CT 引导下将消融针置入前列腺肿块中央;B. 消融后即刻复查 CT 示肿块呈低密度,消融范围成功覆盖病灶。

(五) 并发症

并发症同活检术。注射消融药物时需注意药物副作用及消融区域过大引起的损伤。

三、经皮穿刺引流术

经皮穿刺引流术(percutaneous drainage)是在影像设备的导引下,对全身各部位的脓肿、囊肿、浆膜腔积液、胆道或泌尿道梗阻、颅内血肿等进行经皮穿刺,并置入引流管的技术,兼具诊断和治疗作用。

(一) 适应证

由于正常人体管道阻塞而导致的阻塞段以上液体的过量积聚,如梗阻性黄疸或肾积水的姑息治疗(图10-2-13);体腔内异常积气、积液、积血或积脓,引起脏器

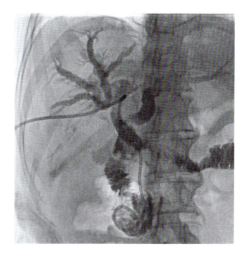

图 10-2-13　胰头癌致胆总管梗阻行经皮穿刺胆道造影并内外引流术

受压、功能受损,或有害物质吸收造成机体损害;实质脏器(肝、脾、胰、肾等)的脓肿(图 10-2-14)或巨大囊肿。

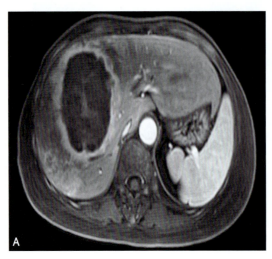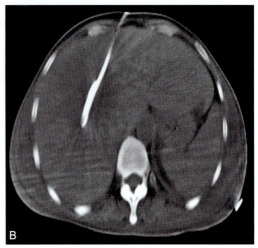

图 10-2-14　肝脓肿经皮穿刺引流

A. MRI 示肝右叶椭圆形低密度环形强化区,其内大量液化坏死,符合肝脓肿影像学表现;B. 经皮穿肝脓肿置入引流管。

(二) 禁忌证

禁忌证同活检术。穿刺引流未成熟或含有大量稠厚坏死组织的脓肿以及包虫囊肿时要慎重(包虫囊肿渗漏可引起过敏反应或胸腹腔种植)。

(三) 器材

千叶针,套管针,引流管。

(四) 操作方法与注意事项

1. 导向手段　常用 X 线透视、超声或 CT,多数情况下只需其中一种设备,有时则需联合应用。

2. 选择穿刺途径　应尽量避开重要脏器或血管、神经等结构,在此前提下,应使穿刺引流途径最短。

3. 穿刺方法　穿刺点消毒,局麻下以穿刺针按预定的角度和深度穿刺,抽出液体后,送入导丝,退出穿刺针,再沿导丝置入引流管,此为 Seldinger 法。对于大量积液或浅表的病变,穿刺途径很安全时,可应用套管法一次性完成穿刺和引流,更为简便。

4. 注意事项　引流管要固定牢固,防止意外脱出。术后注意观察患者生命体征、血象、引流物的量和性质,根据情况及时调整引流管位置或更换引流管,防止引流管阻塞。

5. 拔除引流管　根据患者的临床表现和影像复查结果,判断原发病变是否解除或得到控制,由此决定引流管是否能够拔除。

(五) 并发症

同活检术。

四、非血管管腔扩张术

人体内的气道、消化道、胆管、尿路以及输卵管、鼻泪管等非血管管腔发生狭窄闭塞性病变,除手术治疗外,还可用采用球囊成形术和支架置入术进行治疗,短期效果令人满意。

(一) 适应证

①先天性、外压性、外伤、术后或放疗后气管支气管狭窄;气管软化和气道塌陷;②先天性食管狭

窄、贲门失弛缓症;外压、炎症、放疗、化学物质灼伤、恶性肿瘤等导致的食管、胃十二指肠、直结肠狭窄及术后吻合口狭窄(图10-2-15);食管气管瘘、直肠结肠瘘;③手术、炎症、结石、外伤、外压、恶性肿瘤等造成的胆道狭窄;④肾盂、输尿管连接部短段狭窄;输尿管良性狭窄;前列腺增生所致尿道梗阻;⑤输卵管间质部、峡部和壶腹部的阻塞;⑥泪囊阻塞、泪管阻塞。

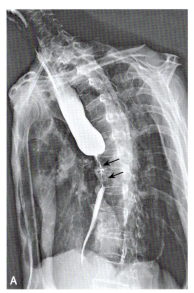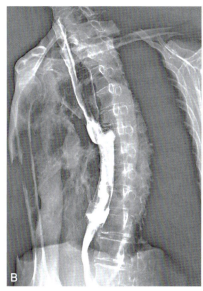

图10-2-15 食管癌致食管梗阻,行食管支架置入术
A. 食管钡餐造影示食管胸中段重度狭窄,黏膜破坏,近端食管扩张梗阻;B. 支架置入术后复查造影示食管狭窄解除,管腔通畅。

(二) 禁忌证

1. 可手术治疗的良性气道狭窄;气道活动性炎症;距离声门5cm以内的高位气道狭窄;婴幼儿的气道狭窄。

2. 食管灼伤后的急性炎症期;消化道手术后3周以内;距离食管上括约肌2cm或距离直肠齿状线2cm以内的狭窄;消化道局部有严重的出血或坏死性病变;广泛的肠粘连并发多处小肠梗阻。

3. 胆道梗阻伴大量腹腔积液或肝功能衰竭。

4. 泌尿系统活动性结核或其他感染;患侧肾萎缩、肾功能严重受损。

5. 输卵管壶腹远端、伞段阻塞;间质部严重闭塞;结核性输卵管阻塞及盆腔炎症;月经期。

6. 上或下泪小管阻塞;急性泪道感染;泪道畸形;肿瘤等所致继发性鼻泪管阻塞。

(三) 器材

不同部位有专用球囊扩张导管及支架植入系统。

(四) 操作方法与注意事项

1. **术前影像学检查与准备** 全面了解病史、症状与体征,明确病变的部位、范围和程度,进行必要的药物准备。

2. **选择或建立进入管腔的途径** 对气道、消化道、泌尿道和输卵管等开放性管腔,可经体外自然腔道开口进行;对胆管等封闭性管腔,需经肝穿刺胆管或经手术后T形管窦道或经内镜进入。

3. **术中监测** 在X线透视或内镜引导下,引入导管、导丝、球囊导管等器材,对狭窄段进行扩张,必要时置入支架或内涵管。成形术后即刻复查造影了解手术效果,并发现需紧急处理的并发症。

4. **术后护理及复查** 术后全面监护患者情况,予以必要的止血、抗感染药物治疗。对胆管、泌尿道扩张后需置管引流。

5. 注意事项

（1）必须遵循无菌原则。

（2）进行球囊扩张或置入支架前,必须证实器械在管腔之内,否则绝对禁忌操作。

（3）非血管管腔扩张术的主要目的是解除或减轻症状、改善生活质量,对疾病本身并无治疗作用,因此应配合其他治疗措施,以取得更好的效果。

（五）并发症

常见并发症主要有:出血,管腔穿孔或破裂,再狭窄,支架移位、脱落、断裂和闭塞等。

第三节 综合介入治疗技术

Key points

- Integrative interventional therapy refers to the use of two or more IR techniques for the treatment of the same lesion in the same patient.

- Transjugular intrahepatic portosystemic shunt(TIPS)is an important interventional technique for the treatment of portal hypertension in liver cirrhosis. It integrates many interventional techniques, such as puncture portal vein,plasty and stent implantation,and is the most representative comprehensive interventional technique.

- TIPS is created between a hepatic vein and the portal vein to alleviate the symptoms of portal hypertension. It is a very effective treatment in reducing portal hypertensive bleeding and refractory ascites.

根据患者的病情需要和个体特点,临床上常常对同患者的同一病变应用两种或两种以上的介入放射学方法进行治疗即采用综合介入治疗技术,以获得更好的疗效。经颈静脉肝内门体静脉分流术(transjugular intrahepatic portosystemic shunt,TIPS)是最具代表性的综合介入治疗技术。TIPS 是近年来逐渐成熟的用于治疗肝硬化门静脉高压的一项介入性治疗技术,它集穿刺、成形术和支架置入等多项介入技术于一体。

一、适应证

1. 内科药物治疗难以控制的门静脉高压食管、胃底及肠道曲张静脉出血。

2. 内镜硬化剂治疗难以控制的复发性门静脉高压曲张静脉出血。

3. 肝静脉压力梯度 >20mmHg 的门静脉高压出血高危患者。

4. 肝硬化门静脉高压性顽固性腹腔积液。

5. 外科门腔分流术后通道闭塞,或患者不能承受外科分流手术治疗。

6. 某些类型的巴德-吉亚利综合征(Budd-Chiari syndrome,BCS)。

7. 肝硬化门静脉高压合并门静脉血栓。

二、禁忌证

（一）绝对禁忌证

1. 严重的或迅速进展的肝功能衰竭。

2. 难以纠正的凝血功能异常。

3. 充血性心力衰竭。

（二）相对禁忌证

下列一些情况会增加 TIPS 的操作难度。

1. 胆道梗阻。
2. 肝或胰恶性肿瘤。
3. 门静脉海绵样变。
4. 下腔静脉或肝静脉血栓形成。
5. 多囊肝。
6. 肝严重萎缩、大量腹腔积液者。

三、基本原理

TIPS 基本原理是经皮穿刺颈静脉,引入特殊的介入治疗器材,在肝内建立一条肝静脉与门静脉分支之间的人工分流通道,使部分门静脉血流直接分流入下腔静脉,降低门静脉压力,从而控制和预防门静脉高压引起的严重并发症,如食管胃冠状静脉曲张出血和顽固性腹腔积液等。

四、术前准备

1. 术前影像学检查明确肝实质、门静脉及肝静脉等情况。
2. 争取患者的血液动力学状态稳定,静脉输注抗生素预防感染。
3. 术前镇静及麻醉,备好术中监护、急救设备、手术器材。

五、操作要点和注意事项

1. 颈内静脉穿刺,成功后置入血管鞘和造影导管。
2. 选择性肝静脉造影,同时测量右心房和下腔静脉压力及肝静脉楔压。
3. 门静脉穿刺及门静脉造影。在导丝引导下,引入门静脉穿刺装置进入选择的肝静脉内,调整穿刺针方向和位置穿刺肝内门静脉分支。穿刺成功后,引入带侧孔造影导管进行门静脉造影和测压(图 10-2-16A)。
4. 胃冠状静脉造影,行栓塞治疗(10-2-16B)。
5. 球囊扩张肝内分流通道(图 10-2-16C、D)。
6. 置入支架。
7. 支架置放成功后,再次引入带侧孔导管进行门静脉造影和测压(图 10-2-16E)。
8. 必要时对支架进行扩张以达到预定直径。

六、术后处理

1. 术后全面监护患者情况,予以必要的抗感染药物治疗。
2. 常规保肝、对症治疗,预防肝性脑病的发生。
3. 如无出血倾向,常规抗凝治疗,防止分流道血栓形成。
4. 术后定期随访复查肝肾功及分流道情况,发现问题及时处理。

七、并发症

1. 腹腔内出血。
2. 肝性脑病。
3. 胆道出血。
4. 支架移位或急性狭窄闭塞。

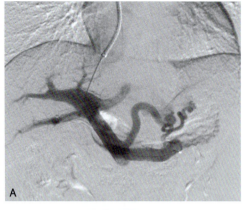
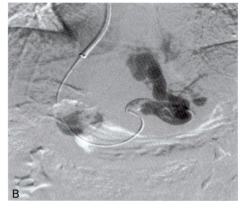
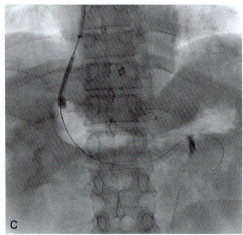
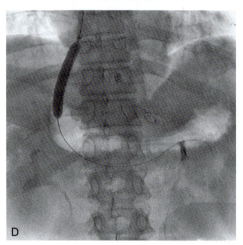
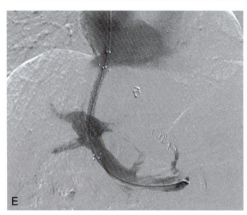

图 10-2-16　经颈静脉肝内门静脉分流术
（TIPS）
A. 经颈经肝静脉穿刺门静脉右支；B. 胃冠状静脉造影示增粗、扭曲侧支血管，予以弹簧圈栓塞减流；C、D. 球囊扩张肝内穿刺道；E. 置入支架，复查造影示支架血流通畅，侧支循环基本消失。

思考题

1. 名词解释：介入放射学、PTA、化疗栓塞、栓塞后综合征、TIPS。
2. 各种影像监视手段的优缺点有哪些？
3. 简述 Seldinger 技术要点。
4. 简述经导管血管栓塞术的治疗机制和临床应用。
5. 球囊血管成形术和支架置入术的主要适应证有哪些？
6. 经皮穿刺引流术的应用范围包括哪些？

（王　维　郑传胜）

推 荐 阅 读

［1］白人驹,张云亭,冯敢生.内分泌疾病影像学诊断.北京:人民卫生出版社,2003.

［2］陈敏,王霄英.中华影像医学(泌尿生殖系统卷).3版.北京:人民卫生出版社,2019.

［3］戴汝平,支爱华.心血管病CT诊断学.3版.北京:人民卫生出版社,2022.

［4］龚启勇,卢光明,程敬亮.中华影像医学(中枢神经系统卷).3版.北京:人民卫生出版社,2019.

［5］龚启勇,冯晓源.神经放射诊断学.北京:人民卫生出版社,2018.

［6］郭启勇.实用放射学.4版.北京:人民卫生出版社,2020.

［7］金征宇,龚启勇.医学影像学.3版.北京:人民卫生出版社,2020.

［8］李真林,于兹喜.医学影像检查技术学.5版.北京:人民卫生出版社,2022.

［9］梁长虹,胡道予.中华影像医学(消化系统卷).3版.北京:人民卫生出版社,2019.

［10］刘士远,高剑波.胸部放射诊断学.北京:人民卫生出版社,2018.

［11］卢光明,徐海波.分子影像学.北京:人民卫生出版社,2019.

［12］吕滨,范占明.心血管放射诊断学.北京:人民卫生出版社,2018.

［13］宋彬,严福华.中华影像医学(肝胆胰脾卷).3版.北京:人民卫生出版社,2019.

［14］唐光健,秦乃姗.现代全身CT诊断学.4版.北京:人民卫生出版社,2019.

［15］王荣福,安锐.核医学.9版.北京:人民卫生出版社,2018.

［16］王振常,解军舫.中华影像医学(头颈部卷).3版.北京:人民卫生出版社,2019.

［17］徐克,龚启勇,韩萍.医学影像学.8版.北京:人民卫生出版社,2018.

［18］徐文坚,袁慧书.中华影像医学(骨肌系统卷).3版.北京:人民卫生出版社,2019.

［19］于春水,郑传胜,王振常.医学影像诊断学.5版.北京:人民卫生出版社,2022.

［20］余建明,李真林.医学影像技术学.4版.北京:科学出版社,2018.

［21］张龙江,卢光明.全身CT血管成像诊断学.2版.北京:军事科学出版社,2020.

［22］赵德伟,胡永成.成人股骨头坏死诊疗标准专家共识(2012年版).中华关节外科杂志(电子版),2012,6(3):479-484.

［23］中国临床肿瘤学会指南工作委员会.软组织肉瘤诊疗指南.北京:人民卫生出版社,2021.

［24］中华医学会呼吸病学分会肺癌学组.肺结节诊治中国专家共识(2018年版).中华结核和呼吸杂志,2018,41(10):763-771.

［25］周纯武.中华影像医学(乳腺卷).3版.北京:人民卫生出版社,2019.

［26］马戴尔.核心放射学:影像诊断图解教程.王维平,译.北京:人民卫生出版社,2017.

［27］BROWN R W,CHENG Y C N,HACCKE E M,et al. Magnetic Resonance Imaging:Physical Principles and Sequence Design. 2nd ed. New Jersey:Wiley-Blackwell,2014.

［28］BUDOFF M J,SHINBANE J S. Cardiac CT imaging:diagnosis of cardiovascular disease. 3rd ed. Berlin:Springer,2016.

［29］DALE B M,BROWN M A,SEMELKA R C. MRI:Basic Principles and Applications. 5th ed. Jersey:Wiley-Blackwell,2015.

［30］DAVIS K W,BLANKENBAKER D G,BERNARD S. Diagnostic Imaging:Musculoskeletal Non-Traumatic Disease. 3rd ed. Berlin:Elsevier,2022.

［31］FISCHER U. Practical MR Mammography:High-Resolution MRI of the Breast. 2nd ed. Stuttgart:Thieme,2019.

［32］FORSTNER R,CUNHA TM,HAMM B. MRI and CT of the Female Pelvis. 2nd ed. Berlin:Springer,2018.

［33］FREYSCHMIDT J,BROSSMANN J. Borderlands of Normal and Early Pathological Findings in Skeletal Radiography. 5th ed. Stuttgart:Thieme,2011.

［34］GRAG A,GUPTA A K,KHANDELWAL N. Diagnostic Radiology:Chest and Cardiovascular Imaging. New Delhi:Jaypee Brothers Medical Pub,2018.

［35］HAAGA J R,BOLL D T. CT and MRI of the whole body. 6th ed. Berlin:Elsevier,2016.

［36］HAGEN-ANSERT S L. Textbook of Diagnostic Sonography. 8th ed. Berlin:Elsevier,2018.

［37］HARISINGHANI M G,CHEN J W,WEISSLEDER R. Primer of Diagnostic Imaging. 6th ed. Berlin:Elsevier,2018.

［38］KLEIN J,VINSON E N,BRANT W E,et al. Brant and Helms' Fundamentals of Diagnostic Radiology.5th ed. Philadelphia:Lippincott Williams and Wilkins,2018.

［39］KOCH B L,VATTOTH S,CHAPMAN P R. Diagnostic Imaging:Head and Neck. 4th ed. Berlin:Elsevier,2021.

［40］LEE E Y,HUNSAKER A,SIEWERT B. Computed Body Tomography with MRI Correlation. 5th ed. Philadelphia:Lippincott Williams and Wilkins,2019.

［41］LOMBARDI M,PLEIN S,PETERSEN S,et al. The EACVI textbook of cardiovascular magnetic resonance. Oxford:Oxford University Press,2018.

［42］ROSS B D,GAMBHIR S S. Molecular Imaging:Principles and Practice. 2nd ed. Berlin:Elsevier,2021.

［43］RUBIN G D,ROFSKY N M. CT and MR angiography:Comprehensive vascular assessment. Philadelphia:Lippincott Williams and Wilkins,2012.

［44］SUN E X. SHI J Z,MANDELL J C. Core Radiology:A Visual Approach to Diagnostic Imaging. 2nd ed. Cambridge:Cambridge University Press,2021.

［45］WHO Classification of Tumors Editorial Board. Soft tissue and bone tumors. 5th ed. Geneva:World Health Organization,2020.

中英文名词对照索引